中国科学院教材建设专家委员会规划教材
全国高等医药院校规划教材

供临床、预防、基础、护理、影像、检验、麻醉、中西医结合、口腔、药学、法医等专业使用

系统解剖学

主　编 康　健

副主编 羊惠君　萧洪文　黄秀峰　杨开明　余　彦

编　者（按姓氏笔画为序）

王继丰（泸州医学院）　　　　　　张　潜（遵义医学院）
羊惠君（成都医学院）　　　　　　陈秉朴（右江民族医学院）
孙善全（重庆医科大学）　　　　　陈金源（天津武警医学院）
杨开明（大理学院）　　　　　　　范光碧（泸州医学院）
李　华（四川大学华西医学中心）　周鸿鹰（四川大学华西医学中心）
李开荣（泸州医学院）　　　　　　贺桂琼（重庆医科大学）
李成军（川北医学院）　　　　　　黄秀峰（右江民族医学院）
余　彦（贵阳医学院）　　　　　　萧洪文（泸州医学院）
余崇林（泸州医学院）　　　　　　康　健（川北医学院）
佘永华（川北医学院）　　　　　　蔡昌平（川北医学院）
张正治（第三军医大学）　　　　　薛　黔（遵义医学院）

科学出版社

北京

· 版权所有 侵权必究 ·

举报电话:010-64030229;010-64034315;13501151303(打假办)

内 容 简 介

为了适应医学教育改革和发展的需要,根据全国 5 年制医学生的培养目标编写本教材。全书分为运动系统、内脏学、脉管系统、感觉器、神经系统和内分泌系统共五篇 21 章。在内容方面除了借鉴国内外同类教材的优点外,力求做到科学性、先进性和适用性的统一。在编写形式方面,增加了知识框、专业英文名词含量、中英文图注、英文小结和临床联系等。

本书适用于全国高等医药院校 5 年制临床医学、医学影像学、口腔医学、麻醉学、法医学、预防医学、护理学等专业学生使用。

图书在版编目(CIP)数据

系统解剖学 / 康健主编. —北京:科学出版社,2009
(中国科学院教材建设专家委员会规划教材·全国高等医药院校规划教材)
ISBN 978-7-03-026448-0

Ⅰ. 系… Ⅱ. 康… Ⅲ. 系统解剖学-医学院校-教材 Ⅳ. R322

中国版本图书馆 CIP 数据核字(2010)第 011002 号

策划编辑:李国红 邹梦娜 / 责任编辑:邹梦娜 李国红 / 责任校对:包志虹
责任印制:赵 博 / 封面设计:黄 超

版权所有,违者必究。未经本社许可,数字图书馆不得使用

科学出版社 出版
北京东黄城根北街 16 号
邮政编码:100717
http://www.sciencep.com

三河市骏圭印刷有限公司 印刷
科学出版社发行 各地新华书店经销

*

2009 年 12 月第 一 版　开本:850×1168　1/16
2018 年 1 月第十二次印刷　印张:23
字数:662 000
定价:69.00 元
(如有印装质量问题,我社负责调换)

前　言

为了适应新形势下医学教育改革和发展的需要，为全国高等医药院校5年制学生提供合适的《系统解剖学》教材，由川北医学院负责组织全国10多所高等医药院校的解剖学专家教授编写了本教材。本教材定位于培养我国5年制高等医药本科学生这一特定的对象和培养目标，力争做到教师好教，学生好学，学时适宜，理念创新，编写新颖，保证质量。

本教材共分五篇21章，为了增强教材的适用性，在内容方面除了借鉴国内外同类教材的优点外，根据5年制本科学生的实际情况，总结多年5年制本学科教学经验，以学生为中心，以少而精为原则，突出重点，文字简练易懂，便于学生理解和自学；适当反映近年来解剖科学所取得的新进展。同时，我们在教材编写中增加了知识框和知识扩展框：在每章内容前面，提出学习本章知识应达到的目的要求；在一些知识点后面，提出一些与本章知识有关的临床应用，使解剖知识密切联系临床实际，以培养学生的学习兴趣和思维方法，并提高学生分析问题和解决问题的能力。为了促进双语教学，在重要解剖名词后面附有英文名词，插图用中英文图注，每章末有英文小结。为了做到"以人为本"，方便学生复习和自学，我们同时出版了与此教材相匹配的有特色的《系统解剖学教学光盘》。

本教材的编委来自全国11所高等医药院校解剖学专家教授，他们常年工作在解剖教学的第一线，本教材的完成是大家共同努力的结果。在此，主编衷心感谢全书各编委单位的领导、各专家编委、科学出版社领导以及编审人员对编写工作的大力支持和帮助；感谢川北医学院贾飞云、曹俊芳二位老师为教材配制动画课件。

我们衷心希望本教材能够适应全国5年制高等医药院校学生教学的实际需要，符合新形势下教育改革和发展的要求。但由于我们的知识水平有限，遗漏和不足之处在所难免，敬请同行和医学生提出宝贵意见，以便为今后再版时提供依据和参考。

康　健
2009年9月

目 录

绪论 ··· (1)

第一篇 运动系统

第1章 骨学 ··· (5)
第一节 总论 ·· (5)
第二节 中轴骨 ··· (9)
第三节 四肢骨 ··· (24)

第2章 关节学 ··· (33)
第一节 总论 ·· (33)
第二节 躯干骨的连结 ·· (37)
第三节 颅骨的连结 ··· (42)
第四节 四肢骨连结 ··· (43)

第3章 肌学 ··· (55)
第一节 总论 ·· (55)
第二节 头肌 ·· (58)
第三节 颈肌 ·· (60)
第四节 躯干肌 ··· (63)
第五节 上肢肌 ··· (70)
第六节 下肢肌 ··· (78)
第七节 体表的肌性标志 ··· (86)

第二篇 内脏学

第4章 总论 ··· (87)

第5章 消化系统 ··· (90)
第一节 口腔 ·· (90)
第二节 咽 ·· (95)
第三节 食管 ·· (97)
第四节 胃 ·· (97)
第五节 小肠 ·· (99)
第六节 大肠 ·· (101)
第七节 肝 ·· (104)
第八节 胰 ·· (108)

第6章 呼吸系统 ··· (111)
第一节 鼻 ·· (111)
第二节 喉 ·· (114)
第三节 气管与支气管 ·· (118)
第四节 肺 ·· (119)

iii

第五节　胸膜 ··· (121)
　　第六节　纵隔 ··· (122)
第 7 章　泌尿系统 ··· (124)
　　第一节　肾 ·· (124)
　　第二节　输尿管 ·· (128)
　　第三节　膀胱 ··· (129)
　　第四节　尿道 ··· (130)
第 8 章　男性生殖系统 ·· (132)
　　第一节　男性内生殖器 ··· (132)
　　第二节　男性外生殖器 ··· (136)
　　第三节　男性尿道 ··· (139)
第 9 章　女性生殖系统 ·· (140)
　　第一节　女性内生殖器 ··· (141)
　　第二节　女性外生殖器 ··· (145)
　　附　乳房 ·· (146)
　　附　会阴 ·· (148)
第 10 章　腹膜 ·· (153)

第三篇　脉管系统

第 11 章　心血管系统 ·· (160)
　　第一节　总论 ··· (160)
　　第二节　心 ·· (163)
　　第三节　动脉 ··· (175)
　　第四节　静脉 ··· (190)
第 12 章　淋巴系统 ·· (200)
　　第一节　总论 ··· (200)
　　第二节　淋巴导管 ··· (202)
　　第三节　淋巴结的位置和淋巴引流范围 ·· (203)
　　第四节　部分器官的淋巴引流 ·· (209)
　　第五节　胸腺 ··· (210)
　　第六节　脾 ·· (210)

第四篇　感　觉　器

第 13 章　总论 ·· (212)
第 14 章　视器 ·· (213)
　　第一节　眼球 ··· (213)
　　第二节　眼副器 ·· (216)
　　第三节　眼的血管和神经 ·· (219)
第 15 章　前庭蜗器 ·· (222)
　　第一节　外耳 ··· (222)
　　第二节　中耳 ··· (223)
　　第三节　内耳 ··· (225)

第五篇　神经系统和内分泌系统

- 第16章　神经系统总论 …………………………………………………………………（230）
- 第17章　中枢神经系统 …………………………………………………………………（236）
  - 第一节　脊髓 ………………………………………………………………………（236）
  - 第二节　脑 …………………………………………………………………………（243）
- 第18章　周围神经系统 …………………………………………………………………（277）
  - 第一节　脊神经 ……………………………………………………………………（277）
  - 第二节　脑神经 ……………………………………………………………………（288）
  - 第三节　内脏神经系统 ……………………………………………………………（303）
- 第19章　神经系统的传导通路 …………………………………………………………（315）
  - 第一节　感觉传导通路 ……………………………………………………………（315）
  - 第二节　运动传导通路 ……………………………………………………………（321）
- 第20章　脑和脊髓的被膜、血管和脑脊液循环 ………………………………………（327）
  - 第一节　脑和脊髓的被膜 …………………………………………………………（327）
  - 第二节　脑和脊髓的血管 …………………………………………………………（330）
  - 第三节　脑脊液及其循环 …………………………………………………………（335）
  - 第四节　脑屏障 ……………………………………………………………………（336）
- 第21章　内分泌系统 ……………………………………………………………………（338）
- 参考文献 …………………………………………………………………………………（342）
- 中英文名词对照索引 ……………………………………………………………………（343）

绪 论

> **学习目的**
> 掌握：①系统解剖学的定义、内容、重要性及学习方法；②解剖学姿势、人体的轴、面及方位术语。

一、系统解剖学的定义和重要性

系统解剖学 systematic anatomy 是按人体功能系统（如运动系统、内脏系统、脉管系统、神经系统等）学习人体各器官结构的正常形态、位置、血供、神经支配、生长发育规律及其功能的一门科学，是医学课程中重要的基础课之一。医学生只有在掌握人体正常形态结构的基础上，才能在后续课程（包括局部解剖学）中进一步理解人体的生理功能和病理发展过程，逐步培养判断人体正常与异常、对疾病进行正确诊断和治疗的能力。

在数百年甚至上千年的解剖学发展过程中，经过数代学者的努力，绝大多数人体结构都有了统一规范的解剖学名词，它们为当今所有的医学名词提供了坚实的基础。在学习系统解剖学的过程中，医学生将面临所有的人体结构，掌握人体结构的解剖学名词，逐渐培养自己熟练运用解剖学名词和解剖学对结构描述的方法与同行交流的能力，也为系统解剖学重要的学习内容。

二、人体解剖学发展简史

人体解剖学是一门比较古老的形态科学，凝聚着人们大量的辛勤劳动，像其他科学一样，也在不断地发生变化。早在公元前400多年以前，我国第一部医学巨著《内经》中就有人体结构方面的论述。在古希腊，"现代医学之父"Hippocrates（460～377 B.C.）丰富的医学著作中也有解剖学方面的内容。哲学家和动物学家 Aristotle（384～322B.C.）做过许多动物解剖。Galen（130～200A.D.）将前人的解剖学记载系统化，在巨著《医经》中有较完整的解剖学叙述。虽然他的依据都是动物解剖资料，错误较多，仍在当时被大家作为解剖学教科书，并使解剖学受其影响长达1300多年，至今解剖学中尚有许多名词来源于 Galen 的著作。

在15世纪欧洲文艺复兴时期，Andreas Vesalius（1514～1564）冒着被宗教迫害的危险，大量解剖人尸，根据自己解剖的第一手资料出版了7册《人体结构学》（De Fabrica Corporis Humani），系统完善地记述了人体器官的形态结构。19世纪，现代医学快速发展，一些疾病得到有效地控制，合法获得尸体和进行解剖学研究得到社会和学术界的认可，人体解剖学研究为充实医学知识、促进医学发展的作用受到普遍称赞。此时解剖学家所研究的内容和领域也远远超过了解剖尸体、仅仅肉眼观察的范围。

到了20世纪初，随着医学研究领域的专业化和技术手段的不断发展，人体解剖学的研究范围也逐步延伸，一些新的分支出现并独立成为新的学科，如组织学 histology，细胞学 cytology，胚胎学 embryology，发育生物学 developmental biology，神经生物学 neurobiology 等等。现代人体解剖学越来越关注活的人体结构，关心人体结构的发生、发育、成熟、生殖、衰老和直至死亡的动态过程。同时，人体解剖学与生物化学、分子生物学、分子遗传学和生理学等学科联系越来越密切，各学科的发展相互促进，使人类可从不同角度和不同水平达到自我认识。

三、人体解剖学的分科

狭义的人体解剖学又常被称为**大体解剖学** gross anatomy，仅限于切割、肉眼观察和记述人体的结构特征，以探讨它们的功能。根据学习方法和手段的不同，我国医学院校常将人体解剖学内容分为系统解剖学和局部解剖学。**系统解剖学** systemic anatomy 是按照人体各系统（如骨骼系统、消化系统、神经系统等）来学习人体器官的形态构造。**局部解剖学** regional anatomy 是在学习了系统解剖学之后，就人体的某一局部，由浅至深侧重学习其组成结构相互位置、毗邻关系的人体解剖学。两者同样主要用肉眼观察人体的结构，但各自强调的方面有所不同。它们是医学生不断深入认识人体结构的两个阶段，互为补充，能从不同的角度增强医学生对人体结构的理解和记忆深度，同时也促进培养学生分析归纳的能力。

由于研究角度和目的不同，人体解剖学又分出若干门类。如从外科应用角度研究人体结构的**应用解剖学** applied anatomy 或**外科解剖学** surgical anatomy；联系 B 超、计算机断层扫描（CT）和磁共振成像（MRI）应用，研究人体各局部或器官断面形态特点的**断层解剖学** sectional anatomy；研究人体器官体表投影特点的**表面解剖学** surface anatomy；运用 X 线摄影技术研究人体器官形态的 **X-线解剖学** X-ray anatomy；研究个体生长发育、器官年龄变化的**年龄解剖学** age-specific anatomy 等等。

四、人体的结构

构成人体的基本单位是细胞。许多来源、功能相似的细胞结合起来构成组织。人体的组织可分为四大类，即**上皮组织**、**结缔组织**、**肌组织**和**神经组织**。几种不同组织组合成具有一定形态和功能的结构称器官，如：胃、肝、心、肌、脑、眼等。若干器官组合起来完成一定的生理功能，构成系统。人体由九大系统组成：**运动系统**（骨学、关节学、肌学）、**内脏学**（消化系统、呼吸系统、泌尿系统、生殖系统）、**脉管系统**（心血管系统、淋巴系统）、**感觉器**（视器、前庭蜗器）、**神经系统**（中枢神经系统、周围神经系统）和**内分泌系统**。

为了学习方便，通常将人体分为 5 个部分，即：**头部** head、**颈部** neck、**躯干部** trunk、**上肢** upper limb 和**下肢** lower limb。头部可进一步分为颅、面部，颈部分为颈、项部，躯干部可分为背部、胸部、腹部、盆部和会阴部，上肢可分为肩部、臂部、前臂和手，下肢可分髋部、股部、小腿和足。

五、人体解剖学的基本术语

在描述人体结构的位置关系时，为避免混乱，必须使用国际上通用的统一标准姿势，这一标准姿势亦称为解剖学姿势，在整个医学界都是通用的。在此姿势的基础上，再使用统一的方位术语来描述人体各结构的位置关系。必须牢记：无论标本、模型或临床上处于任何体位的病人，都必须按照解剖学姿势描述人体结构，以免产生误解或引发医疗差错。

（一）解剖学姿势

解剖学姿势 anatomical position 是人体直立，两眼平视前方，上肢在躯干两侧自然下垂，手掌向前，两足并拢，趾尖向前。

（二）方位术语

在解剖学姿势下，要正确描述各器官或结构的方位及相互的位置关系，必须有统一的方位术语。

上 superior 和**下** inferior，用于描述器官或结构距颅顶或足底的相对远近关系。凡距颅顶近的为上，距足底近的为下。如眼位于鼻的上方，口位于鼻的下方。为了与比较解剖学统一，也可用**颅侧** cranial 和**尾侧** caudal 作为对应。

前 anterior（或**腹侧** ventral）和**后** posterior（或**背侧** dorsal），是指距身体前、后面相对远近的关系。凡距身体腹面近者为前，距背面近者为后。腹侧和背侧这组术语可通用于人体和四足动物。

内侧 medial 和**外侧** lateral，用于描述结构与正中面的相对距离关系。如眼在鼻的外侧，而在耳的内侧。

内 internal 和**外** external，与内侧和外侧不同，是用于表示与体腔或器官空腔的相互位置关系，近内腔的为内，远离内腔的为外。

浅 superficial 和**深** deep，指与皮肤表面的相对距离关系。离皮肤近者为浅，反之为深。

在四肢，上又称为**近侧** proximal，下称为**远侧** distal。上肢的**尺侧** ulnar 与**桡侧** radial 和下肢的**胫侧** tibial 与**腓侧** fibular，相当于内侧和与外侧，是根据前臂和小腿的相应骨—尺骨、桡骨与胫骨、腓骨而来的。

（三）轴和面

为了准确表达和理解人体在标准姿势下关节运动或器官的形态位置，人体可设计互相垂直的三种轴和三种面（图 0-1）。

1. 轴

（1）**垂直轴** vertical axis：为上下方向与身体长轴平行，与地面垂直的轴。

（2）**矢状轴** sagittal axis：为前后方向与身体长轴垂直的轴。

（3）**冠状轴** coronal axis：为左右方向与身体长轴垂直的轴。

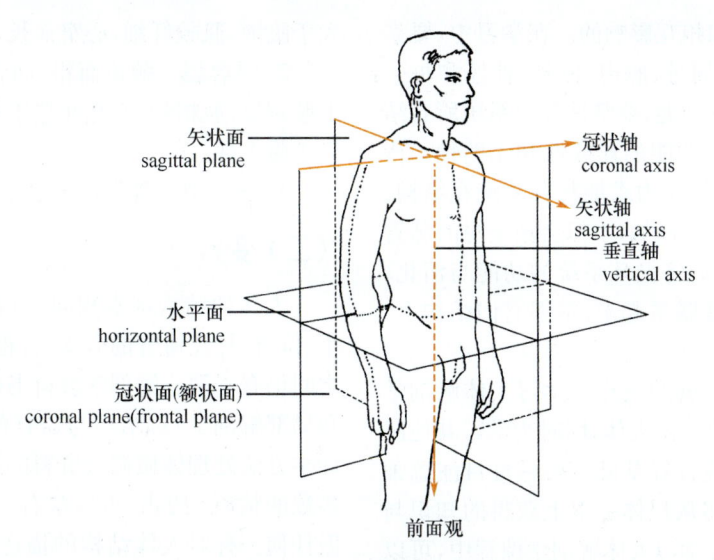

图 0-1 人体的轴和面

2. 面

（1）**矢状面** sagittal plane：是沿矢状轴方向将人体分为左、右两部分的剖面。通过人体正中的矢状面（分人体为左、右相等的两半）称为**正中矢状面** median plane。

（2）**冠状面** coronal plane：又称额状面 frontal plane，是沿冠状轴方向将人体分为前、后两部分的剖面。

（3）**水平面** horizontal plane：又称**横切面** transverse plane，与地平面平行，与上述两种面相互垂直，此面将人体分为上、下两部分。

六、系统解剖学的学习方法

学习系统解剖学有很多方面值得注意。除了自己用手、用眼辨认各结构器官的形态特征，做到书本知识与实物标本相结合之外，还要理解所听到的、读到的、看到的、摸到的和感受到的，并在理解的基础上记忆。另一方面，作为低年级的医学生，从学习系统解剖学开始，就要练习用标准的解剖学术语来描述人体结构器官，做到能运用已掌握的知识经口或笔与同行交流。

在学习过程中，还须具备以下几个基本观点。

1. 进化的观点 人类是在漫长岁月中由单细胞进化发展而来的，现代人也在重复由单细胞逐步发育而成的过程。人体胚胎在发育过程中受内在环境（如基因等遗传因素）和外部环境（如母体的健康状况、生活条件、劳动条件等）的影响，导致人体相互之间在外形、内部结构方面有差异，甚至可能出现：①返祖现象，如多乳、有尾、毛人等；②胚胎发育不全，如缺肾、无肢、无脑等；③发育停滞，如隐睾、兔唇等；④发育异常，如双输尿管、马蹄肾等。

2. 发育、成熟和衰老的观点 出生后，在内在环境（如基因等遗传因素）和外部环境（如生活条件、自然条件、劳动条件等）的影响下，人体随时间的推移，逐步经历发育、成熟、衰老最终死亡的过程。这样导致复杂的人体结构有时空的不稳定性，同一个体在不同时间有外形和内部结构的差异。学习人体解剖学的最终目的，是要掌握具有生命活力的人体结构、形态特点及其与之对应的功能，解剖学实验室显示的标本，为遗体捐献者过世一瞬间结构器官的结构特点，要学会将不同的标本进行比较，掌握不同年龄人体结构的特点，也是学习人体解剖学的目的之一。

3. 结构与机能相适应的观点 每个器官的形态结构是其机能活动的物质基础，机能的变化影响器官形态结构的改变，形态结构的变化也必然导致机能的改变。因此，形态与机能两者既相互联系又相互制约。人体的形态结构除由遗传基因的内在因素决定外，还与周围环境及机能活动密切相关。例如，通过在生理范围内适当地增加机能活动，将使器官组织发生有益于身体健康和增强体质的变化，而长期卧床则会使肌肉萎缩、骨质疏松。

4. 系统与整体统一的观点 人体是个统一的整体，虽然可以分为若干器官、系统进行学习研究，但任何一个器官或系统都是整体不可分割的一部分。各器官之间、各系统之间在结构和功能上是相互联系和相互影响的。在学习中,要掌握每一块(条)骨、韧带、肌肉、血管、神经和每一器官的形态特点和功能,要掌握各个系统所有结构在完成某一特定功能的连续性和完整性。待学完系统解剖学时,还力求能将各系统在结构、功能方面联系起来。例如,不但会把全身的脉管系统连接起来,并能将循环系统的功能与消化、呼吸等系统的功能联系起来,掌握它们结构上、功能上的联系。

5. 理论联系实际的观点 学习人体解剖学的目的就是更好地认识人体,同时为学习其他医学课程和临床实践打好基础。切忌盲目注意细节,死记硬背,应将从尸体标本上获得的知识与活体联系起来。在学习人体解剖学课程中,可以在自己的身上扪摸所学的骨性体表标志,相互之间观望体表所能看到的结构,并逐步学会用解剖学知识去解释、解决防治疾病的一些问题。

当然,教师在授课时常常联系一些临床问题,其目的是强调某些结构在临床实践的重要性,并不是超越阶段去探讨临床问题。

七、人体器官的变异与畸形

(一) 体形

因家族遗传因素、发育情况及生活环境等的不同,人有高矮、胖瘦之分,其内部器官的形态与位置也有一定的差异。一般可将人分为三种体形:

1. 瘦长型 身体细长,肋骨倾斜度大,胸围大于腹围,肌较纤细,心窄而长,胃长而下垂。

2. 矮胖型 颈短而粗,肋骨位置趋于水平,下肢较短,肌粗壮,心宽而趋于水平位,胃短而横列于腹上部。

3. 适中型 各种情况居于上述两型之间。

(二) 变异

人体的结构基本相同,但各器官的形态、大小、位置,神经血管的分支、行程、配布等,在个体之间仍有不同。解剖学教科书(包括系统解剖学和局部解剖学)对结构与器官的描述,是根据统计学方法处理体质调查资料的结果,用以表达大多数的情况(约占50%左右),即所谓的正常。但任何一种对人体结构的描述并不完全适合所有个体,这就是个体之间的差异。有的差异不同于大多数,甚至偏离所谓"正常范围",如某一动脉的起点不同于记载并具有特殊的行程、某肌具有多余的起点或完全缺失、器官处于超常的位置,但这些变化不影响结构的正常功能,被称为变异。

(三) 畸形

一般指因遗传或环境因素导致胚胎发育时期出现的器质性改变,如唇裂、缺肾、缺肢、多指(趾)、内脏反位等,有的畸形也可能正常生活多年而不被发现。出生后的病患或手术、外伤等也可导致畸形。

(羊惠君)

第一篇 运动系统

运动系统 locomotor system 由骨、关节和骨骼肌三部分组成,运动系统的器官约占成人体重的60%。在神经系统的调节和其他各系统的配合下,运动系统具有支持、保护和运动的功能。

全身各骨通过关节相连形成骨骼。骨骼构成了人体的支架,与肌共同赋予人体的基本形态,并构成体腔的壁,以支持和保护脑、心、肺、肝、脾等器官。如颅支持和保护脑,胸廓支持和保护心、肺、肝、脾等。骨骼肌附着于骨,在神经系统支配下收缩和舒张,收缩时牵引骨通过关节产生运动。在运动中骨起杠杆作用,关节为运动的枢纽,骨骼肌则是动力器官。因此,骨骼肌是运动的主动部分,而骨和关节是运动的被动部分。

第1章 骨学

学习目的

掌握:①骨的形态分类及骨的构造;②躯干骨的组成,椎骨的一般形态结构和各部椎骨的结构特点,骶骨、胸骨和肋骨的一般形态结构;③颅的组成和各颅骨的名称、位置,颅的各面观;④上、下肢的组成、位置、数目及肩胛骨、肱骨、桡骨、尺骨、髋骨、股骨、胫骨的形态结构。

第一节 总 论

骨 bone 是一种器官,主要由骨组织构成。每一块骨都具有一定的形态、构造和功能,外被骨膜,内容骨髓,含有丰富的血管、淋巴管及神经,能不断地进行新陈代谢和生长发育,并有改建、修复和再生的能力。经常锻炼可促进骨的良好发育和生长,长期废用则会出现骨质疏松。骨基质中有大量钙盐和磷酸盐沉积,是人体钙、磷的储备库,参与体内钙、磷代谢。骨髓还有造血功能。

一、骨的形态分类

成人有206块骨(图1-1),约占体重的1/5。按部位,可分为**颅骨**、**躯干骨**和**四肢骨**三部分。前二者统称为**中轴骨**。按形态,骨可分为长骨、短骨、扁骨和不规则骨四类(图1-2)。

(一)长骨

长骨 long bone 呈长管状,分布于四肢,分一体两端。体又称**骨干** diaphysis shaft,骨质致密,内有空腔称**髓腔** medullary cavity,容纳骨髓。骨干表面有1~2个血管出入的孔称**滋养孔** nutrient foramen。两端膨大称**骺** epiphysis,骺上有光滑的关节面,活体时被关节软骨覆盖。骨干与骺相连的部分称**干骺端** metaphysis,幼年时保留一片软骨称**骺软骨** epiphysial cartilage。骺软骨的细胞不断分裂繁殖和骨化,使骨不断加长。成年后,骺软骨全部骨化,骨干与骺融合为一体,在原来骺软骨部位留下一痕迹为**骺线** epiphysial line。

(二)短骨

短骨 short bone 呈立方形,多成群分布于承受压力较大而运动复杂的部位,如腕骨和跗骨。

(三)扁骨

扁骨 flat bone 呈板状,主要构成颅腔、胸腔和盆腔的壁,起保护腔内器官的作用,如颅盖骨、胸骨和肋骨。

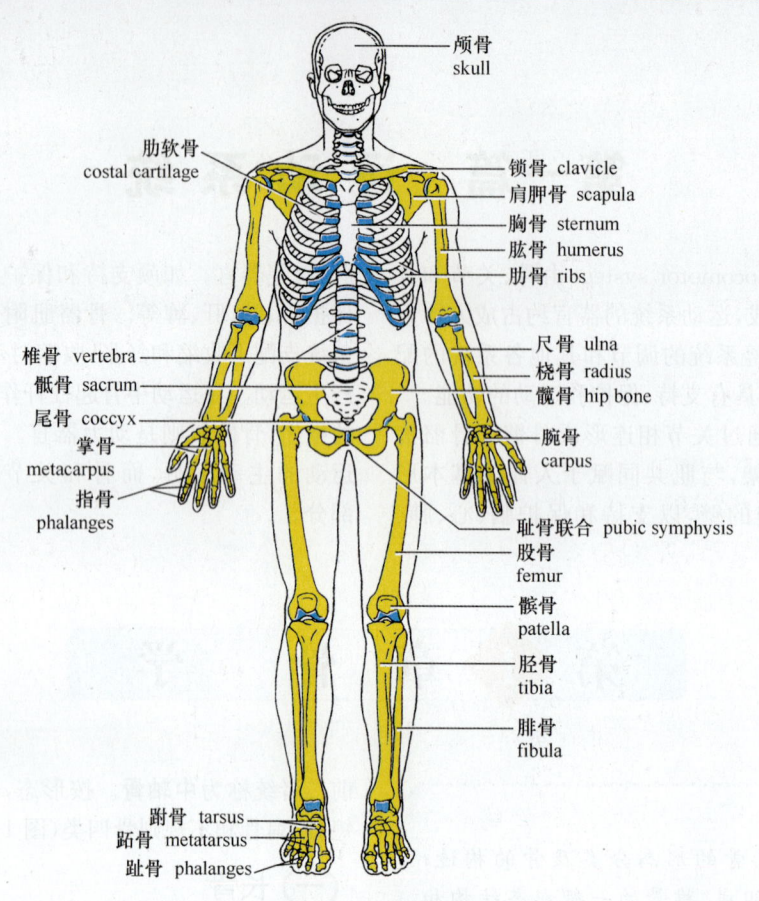

图 1-1　全身骨骼

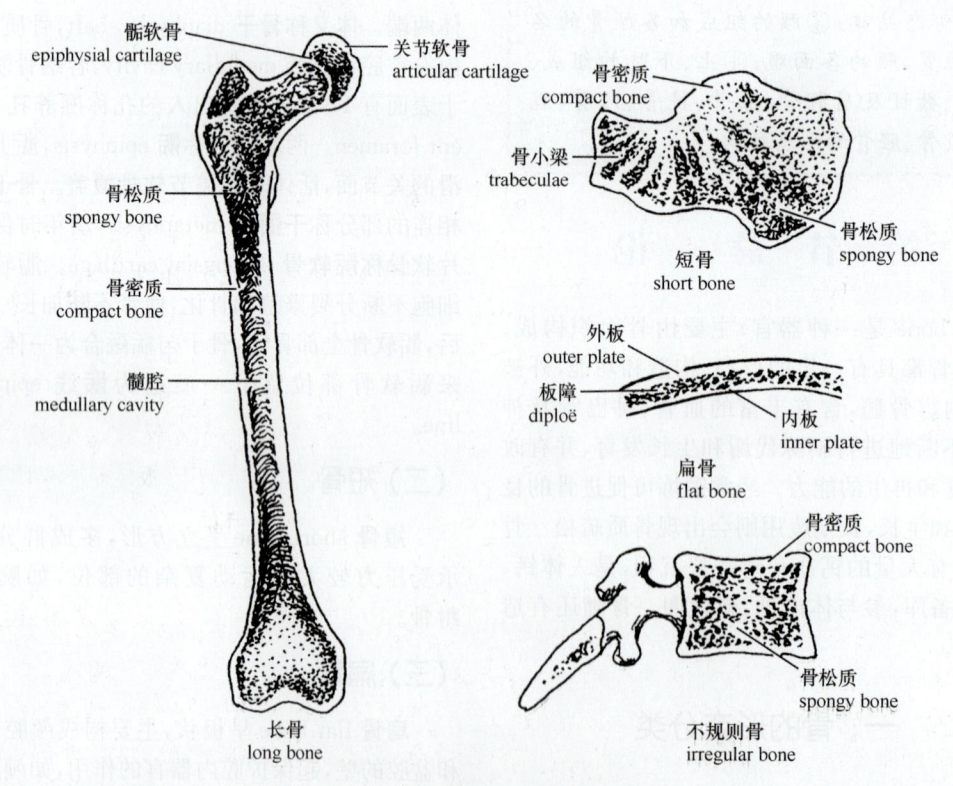

图 1-2　骨的形态及构造

(四)不规则骨

不规则骨 irregular bone 形状不规则,如椎骨、筛骨。有些不规则骨内有含气的腔称**含气骨** pneumatic bone,如上颌骨、蝶骨。

此外,位于某些肌腱内的颗粒状小骨称**籽骨** sesamoid bone,在运动中起减少摩擦和改变肌牵引方向的作用,髌骨是人体最大的籽骨。

二、骨的表面形态

骨的表面常因肌肉牵拉或血管、神经的走行以及邻近器官的接触等影响,而形成不同的表面形态。在解剖学描述中,常依其形态而赋予一定的名称。

(一)骨的突起

骨面上突然高起的部分称**突** process,尖锐而小的突起称**棘** spine;基底较广的突起称**隆起** eminence,粗糙的隆起称**粗隆** tuberosity;小而圆的粗隆称**结节** tubercle,细长形的锐缘称**嵴** crest,低而粗涩的长形隆起称**线** line。这些突起常与肌、腱和韧带的附着有关。

(二)骨的凹陷

骨面上大的凹陷称**窝** fossa,小的凹陷称**凹** fovea 或**小凹** foveola;长形的凹陷称**沟** sulcus,浅的凹陷称**压迹** impression。这些凹陷与受邻近器官的压迫有关。

(三)骨的空腔

骨内的空腔称**腔** cavity、**窦** sinus 或**房** antrum,小的空腔称**小房** cellules,长形的空腔称**管** canal 或**道** meatus。腔或管的开口称**口** aperture 或**孔** foramen,不整齐的口称**裂孔** hiatus。这些空腔与容纳某些结构或与通过某些结构有关。

(四)骨端的膨大

较圆者称**头** head 或**小头** capitulum,常参与组成关节。头下略细的部分称**颈** neck。椭圆形的膨大称**髁** condyle,髁上的突出部分称**上髁** epicondyle。头与髁常具有关节面,上髁则往往有韧带或肌的附着。

此外,平滑的骨面称**面** surface,骨的边缘称**缘** border,边缘上的缺陷称**切迹** notch。

三、骨的构造与功能

骨主要由骨质、骨膜、骨髓构成,此外还有血管、淋巴管和神经(图1-3)。

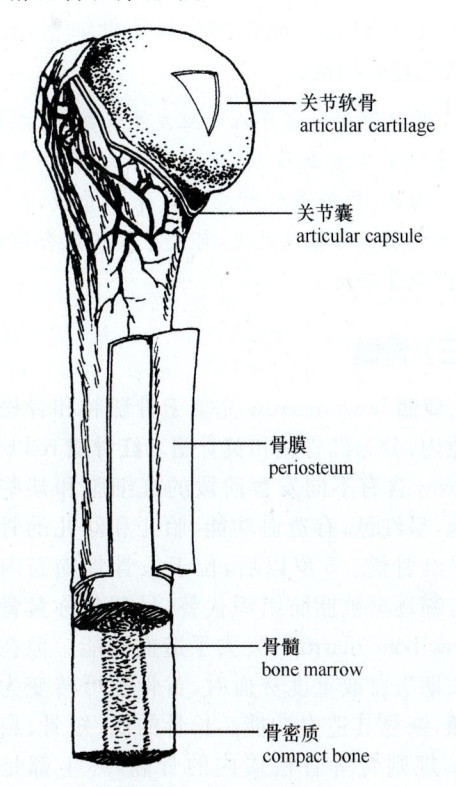

图1-3 长骨的构造
关节软骨 articular cartilage
关节囊 articular capsule
骨膜 periosteum
骨髓 bone marrow
骨密质 compact bone

(一)骨质

骨质 bony substance 是骨的主要组成部分,由骨组织构成,分骨密质和骨松质。**骨密质** compact bone,质地致密,耐压性较大,分布于骨的表面。**骨松质** spongy bone,呈海绵状,由相互交织的骨小梁排列而成,分布于骨的内部。骨小梁的排列与骨所承受的压力和张力方向一致,因而能承受较大的重量。颅盖骨表层的密质,分别称外板和内板(图1-2),内、外板之间的松质称**板障** diploë,有板障静脉通过。

(二)骨膜

骨膜 periosteum 覆盖在除关节面以外的新鲜骨的表面,由致密结缔组织构成,含有丰富的神经、血管和淋巴管,对骨的营养、再生和感觉有重要作用。骨膜可分为内、外两层,外层厚而致密,有许多胶原纤维束穿入骨质,使之固着于骨面;内层疏松有**成骨细胞**和**破骨细胞**,分别具有产生新骨质和破坏骨质的功能,幼年期功能非常活跃，直接参与骨的生成；到成年时则转为静止状态，但是，一旦发生骨损伤，如骨折，骨膜又重新恢复其功能，参与骨折端的修复愈合。衬覆在骨髓腔内面和骨松质间隙内的骨膜称**骨内膜** endosteum，是菲薄的结缔组织，也含有成骨细胞和破骨细胞，有造骨和破骨的功能。

> **临床意义** 成年人一旦发生骨折，骨膜的成骨功能又重新活跃，促进骨折端的修复愈合。因此，骨折手术时应尽量保护骨膜，如骨膜剥离太多或损伤过大，可发生骨折愈合困难或出现骨坏死。

（三）骨髓

骨髓 bone marrow 充填于骨髓腔和骨松质间隙内，分为红骨髓和黄骨髓。**红骨髓** red bone marrow 含有不同发育阶段的红细胞和某些白细胞，呈红色，有造血功能，胎儿和幼儿的骨髓全是红骨髓。5 岁以后，位于长骨骨髓腔内的红骨髓逐渐被脂肪组织代替，呈黄色称**黄骨髓** yellow bone marrow，失去了造血功能。但在慢性长期失血或重度贫血时，黄骨髓可转变为红骨髓，恢复其造血功能。长骨的骺、短骨、扁骨和不规则骨等骨松质内的骨髓，终生都是红骨髓。

> **临床意义** 临床上常选髂前上棘、髂嵴等处进行骨髓穿刺，检查骨髓象，以诊断某些血液系统疾病。

（四）骨的血管、淋巴管和神经

1. **血管** blood vessel 长骨的动脉包括滋养动脉、干骺端动脉及骨膜动脉等，上述动脉均有静脉伴行。滋养动脉是长骨的主要动脉，一般有 1~2 支，多在骨干中段斜穿滋养孔进入骨髓腔。不规则骨、扁骨和短骨的动脉来自骨膜动脉或滋养动脉。

2. **淋巴管** lymphatic vessel 骨膜的淋巴管很丰富，但骨的淋巴管是否存在，尚有争议。

3. **神经** nerve 骨的神经伴随血管进入骨内，骨膜的神经最丰富，对张力和撕扯的刺激较为敏感，故骨脓肿或骨折常引起剧烈疼痛。

四、骨质的化学成分和物理性质

骨质由有机质和无机质组成。有机质主要是骨胶原纤维束和粘多糖蛋白等，使骨具有弹性和韧性而构成骨的支架。无机质主要是碱性磷酸钙为主的钙盐，赋予骨的硬度和脆性。去掉无机质的脱钙骨仍具原骨形状，但柔软而有弹性（图 1-4）；燃烧后去掉有机质的煅烧骨，虽有原形状和一定硬度，但脆而易碎。

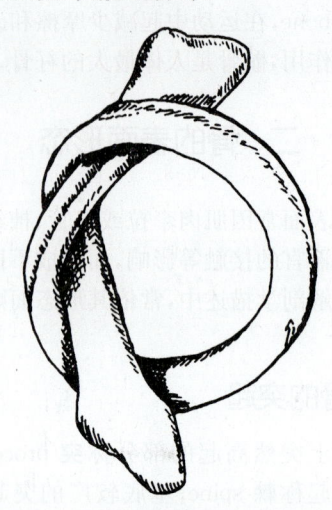

图 1-4 脱钙后的腓骨可以打结

骨的化学成分决定着骨的物理性质，骨质中两种成分的比例，随年龄的增长而发生变化，幼儿骨的有机质和无机质约各占一半，故弹性较大硬度较小、柔软而易变形，在外力的作用下不易骨折或折而不断，称青枝状骨折。成年人骨的有机质和无机质比例约为 3∶7，最为合适，因而骨具有较大硬度和一定的弹性，较坚韧。老年人的骨，无机质所占比例更大，且因激素水平下降易发生骨质疏松，脆性较大，易发生骨折。

五、骨的发生和发育

骨来源于胚胎时期的间充质，约在胚胎第 8 周开始，间充质以两种方式发育成骨，即**膜内成骨** intramembranous ossification 和**软骨内成骨** endochondral ossification。

（一）膜内成骨

由间充质细胞增殖发育成结缔组织膜，再在结缔组织膜的基础上骨化成骨。如颅盖的扁骨。结缔组织膜内有些细胞分化为成骨细胞，成骨细胞产生纤维和基质，之后基质内逐渐出现钙沉积，形成骨质。开始产生骨的部位称**骨化点**或**骨化中心**，由此向外做放射状增生，形成海绵状骨质。新生骨质周围的间充质膜形成骨膜。骨膜下的成骨细胞不断产生骨质，使骨不断加厚。骨化点边缘不断产生新骨质,使骨不断加宽。同时破骨细胞不断将已形成的骨质进行破坏和吸收,成骨细胞再将其改造和重建,如此不断改进,最终形成成体骨的形态。

(二) 软骨内成骨

以长骨为例,由间充质先形成软骨雏形,再由软骨改建为骨,软骨周围的间充质形成软骨膜,膜下的一些细胞分化为成骨细胞,在软骨体周围产生骨质称**骨领**。骨领处原来的软骨膜即成为骨膜。骨领生成的同时,有血管和间充质进入软骨体中央形成红骨髓。其中的间充质细胞分化成为成骨细胞和破骨细胞,开始造骨,此处称原发骨化点或**初级骨化中心**,中心被破骨细胞破坏而形成的腔即骨髓腔。胎儿出生前后,在骨两端的软骨内也先后出现骨化点,称继发骨化点或**次级骨化中心**,由继发骨化点形成的结构称骺。骨膜、原发骨化点和继发骨化点均不断造骨,分别形成骨干和骺,但二者之间有骺软骨。此后,外周的骨膜不断造骨与改建,使骨干不断加粗。骨髓腔内也不断地破骨、造骨与重建,使骨髓腔不断扩大。同时骺软骨也不断增长和骨化,使骨不断加长。近成年时,骺软骨停止生长而骨化形成界于骨干与骺之间的**骺线**。骺形成关节面部分的软骨,成为关节软骨,终身不骨化。

六、骨的可塑性

骨的基本形态是由遗传因素决定的,但体内、外环境因素对骨的生长发育也有密切关系。影响骨生长发育的因素包括内分泌、营养、神经、疾病及物理、化学因素等。经常参加体育锻炼或从事体力劳动的人,在神经系统的调节下骨质增生,骨坚韧粗壮;反之,骨质则变得细弱疏松。内分泌对骨的发育有很大影响,如成年以前,垂体生长激素分泌亢进,骨会出现过快过度生长而形成巨人症;若分泌不足,则发育停滞成为侏儒。维生素 A、D 对保持骨的生长发育也起着重要作用,缺乏时会影响骨的钙化,在儿童期造成佝偻病,在成年人导致骨质软化病。此外,在骨的发育中,长期不正确的姿势或机械性压迫,均可引起骨的变形。

第二节 中 轴 骨

一、躯 干 骨

躯干骨 bones of trunk 包括 24 块椎骨、1 块骶骨、1 块尾骨、1 块胸骨和 12 对肋骨。它们分别参与构成脊柱、骨性胸廓和骨盆。

(一) 椎骨

幼年时为 32 或 33 块,即颈椎 7 块,胸椎 12 块,腰椎 5 块,骶椎 5 块,尾椎 3～4 块。成年后 5 块骶椎融合为 1 块骶骨,3～4 块尾椎融合为 1 块尾骨。

1. 椎骨的一般形态 椎骨 vertebrae 由前方呈短圆柱形的椎体和后方呈弓形骨板的椎弓构成(图 1-5)。

(1) **椎体** vertebral body:是椎骨负重的主要部分,表面密质较薄,内部充满松质,上、下面平坦。椎体后面微凹陷,与椎弓共同围成**椎孔** vertebral foramen。各椎孔连接起来构成**椎管** vertebral canal,容纳脊髓。

(2) **椎弓** vertebral arch:为弓形骨板,与椎体连接的缩窄部分称**椎弓根** pedicle of vertebral arch。椎弓根的上、下缘各有一切迹,相邻椎骨的上、下切迹,共同围成**椎间孔** intervertebral foramina,有脊神经和血管通过。两侧的椎弓根向后内侧扩展变宽称**椎弓板** lamina of vertebral arch。两侧椎弓板在正中线相互会合。由椎弓发出 7 个突起:①**棘突** spinous process 1 个,伸向后方或后下方,尖端可以在体表扪到,是重要的骨性标志;②**横突** transverse process 1 对,伸向两侧,棘突和横突都是肌和韧带的附着处;③**关节突** articular process 2 对,在椎弓根与椎弓板结合处分别向上、下方发出,即**上关节突和下关节突** superior and inferior articular process。相邻椎骨的上、下关节突构成关节突关节。

2. 各部椎骨的主要特征

(1) **颈椎** cervical vertebrae(图 1-6):椎体较小,横断面呈椭圆形,上、下关节突的关节面几乎呈水平位。第 3～7 颈椎体上面,两侧缘向上突起称**椎体钩** uncus of vertebral body。若椎体钩与上位椎体的唇缘相接,则形成**钩椎关节**,即 Luschka 关节,如椎体钩过度增生肥大,可使椎间孔狭窄,压迫脊神经而产生颈椎病的症状。颈椎的椎孔较大,呈三角形。横突上有孔称**横突孔** transverse foramen,有椎动脉和椎静脉通过。第 6 颈椎横突末端前方的结节特别大称**颈动脉结节** carotid tubercle,颈总动脉行于颈动脉结节前方,当头部出血时,可将颈总动脉压于此结节,进行暂时性止血。第 2～6 颈椎的棘突较短,末端分叉。

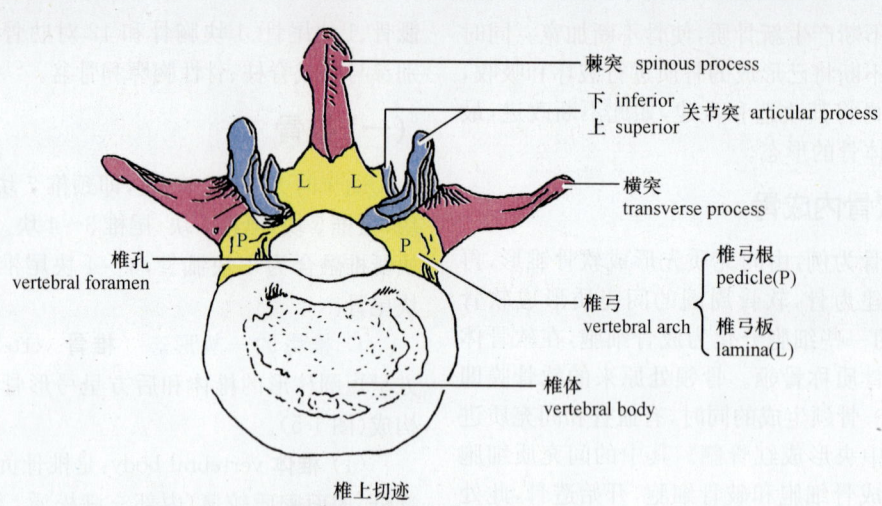

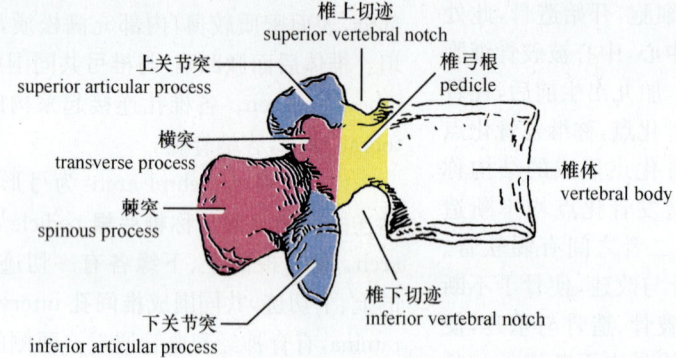

图 1-5　椎骨的一般形态（腰椎）

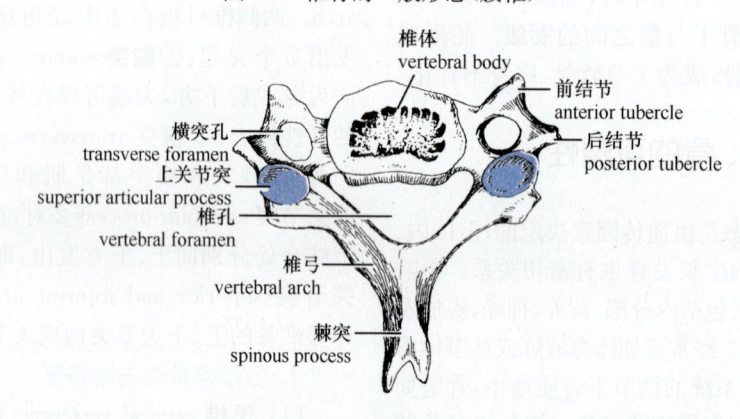

图 1-6　颈椎（上面）

第1颈椎又名**寰椎** atlas，呈环状，无椎体、棘突和关节突，由前弓、后弓及两个侧块组成（图1-7）。前弓较短，后面正中有一小关节面称**齿突凹** dental fovea，与第2颈椎的齿突相关节。侧块位于两侧，连接前后弓，上面各有一椭圆形的关节面，与枕髁相关节；下面有圆形关节面与第2颈椎上关节面相关节。后弓较长，位于上关节面后方，上面有横行的**椎动脉沟** groove for vertebral artery，有同名动脉通过。

第2颈椎又名**枢椎** axis，其特点是椎体向上伸出指状突起称**齿突** dens of axis（图1-8），与寰椎齿突凹相关节。齿突原为寰椎的椎体，发育过程中脱离寰椎而与枢椎体融合。

第7颈椎又名**隆椎** vertebral prominens 棘突特长，末端不分叉（图1-9），活体易于触及，常作为计数椎骨序数的标志。

(2) **胸椎** thoracic vertebrae（图1-10）：椎体从上向下逐渐增大，横断面呈心形。椎体侧面后份，接近椎体上缘和下缘处，各有一半圆形浅凹称**上、下肋凹** superior and inferior costal fovea，与肋头相关节。横突近末端前面，有与肋结节相关节的**横突肋凹** transverse costal fovea。关节突的关节面几乎呈冠状位。棘突较长，向后下方倾斜，各相连胸椎的棘突呈叠瓦状排列。

图 1-7 寰椎

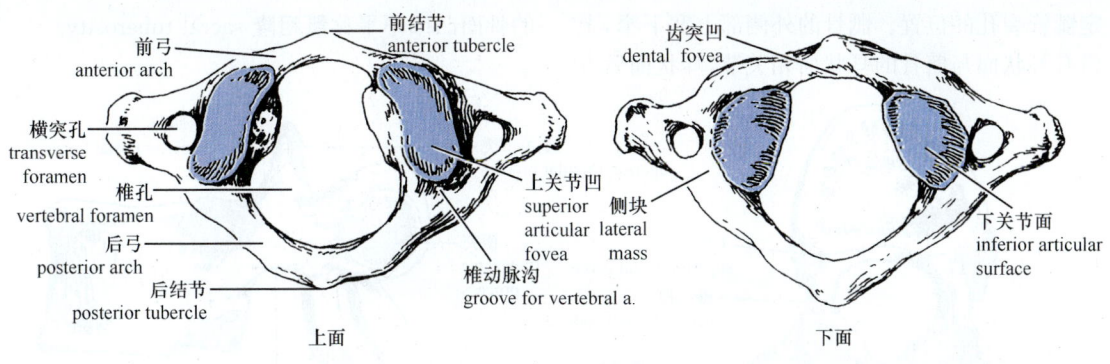

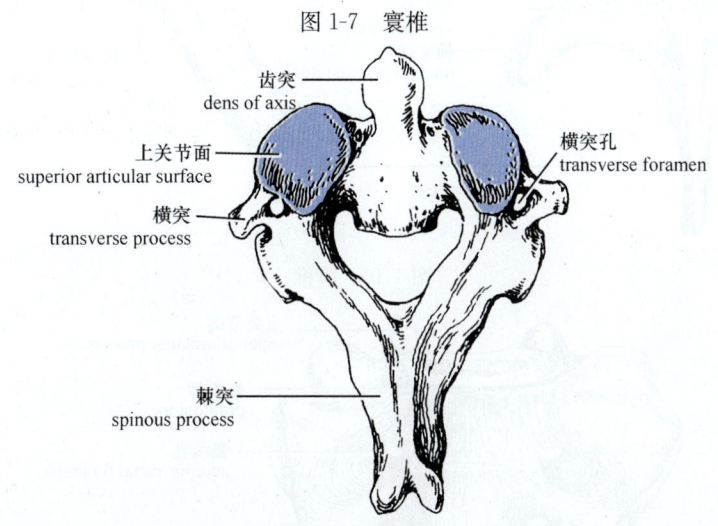

图 1-8 枢椎

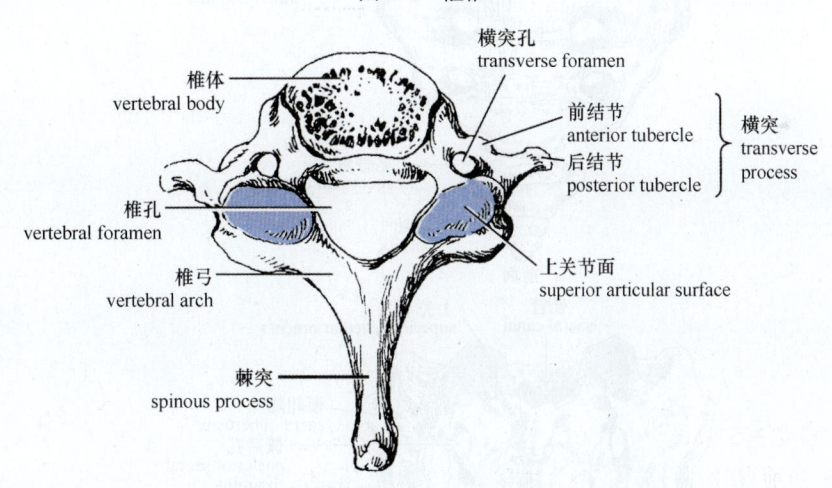

图 1-9 隆椎

(3) **腰椎** lumbar vertebrae(图 1-5):椎体粗壮,横断面呈肾形。椎孔大,呈三角形。上、下关节突粗大,关节面几乎呈矢状位。棘突短而宽,呈板状,水平伸向后方,各棘突之间的间隙较宽,临床上可在此做腰椎穿刺术。

(4) **骶骨** sacrum:由 5 块骶椎融合而成,呈三角形,可分为底、尖、盆面、背面及侧缘(图 1-11)。底向上,中间部分借纤维软骨与第 5 腰椎相连。尖向下,与尾骨相接。盆面(前面)凹陷,其上缘中份向前隆凸称**岬** promontory。其中部有四条横线,是各骶椎体融合的痕迹。横线两端有 4 对骶前孔。背面粗糙隆凸,沿正中线上有骶椎棘突融合而成的骶正中嵴,骶正中嵴的外侧有 4 对骶后孔。骶前、后孔均与骶管相通,分别有骶神经的前、后支通过。骶管由骶椎的椎孔连接而成,上端与椎管相连,下端的开口称**骶管裂孔** sacral hiatus。裂孔两侧有向下突出的**骶角** sacral cornu,临床上进行骶管麻醉常以骶角来确定骶管裂孔的位置。骶骨的外侧部上宽下窄,上份有耳状面与髂骨的耳状面相关节,耳状面后方的骨面凸凹不平称**骶粗隆** sacral tuberosity。

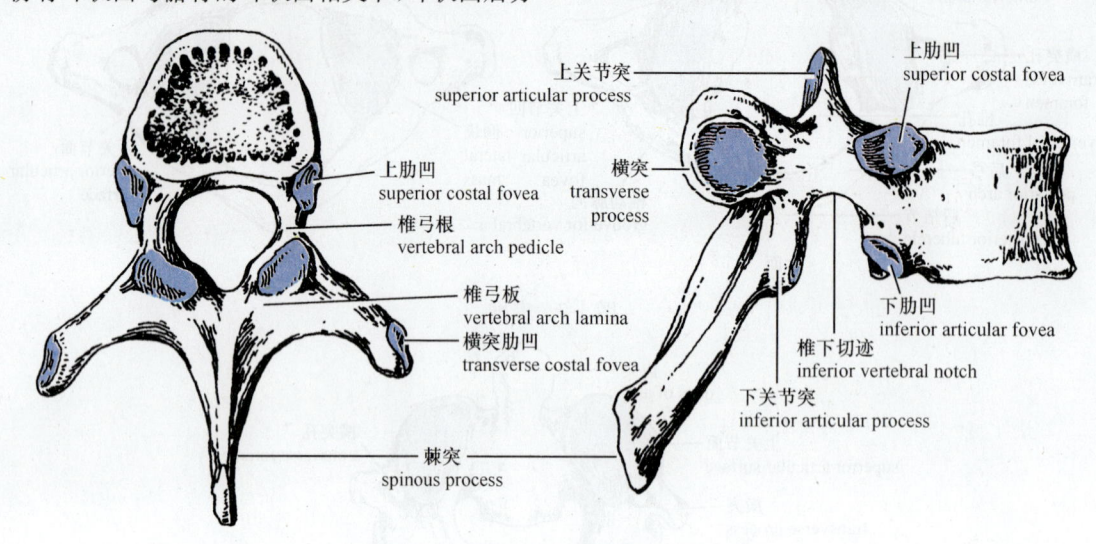

图 1-10 胸椎

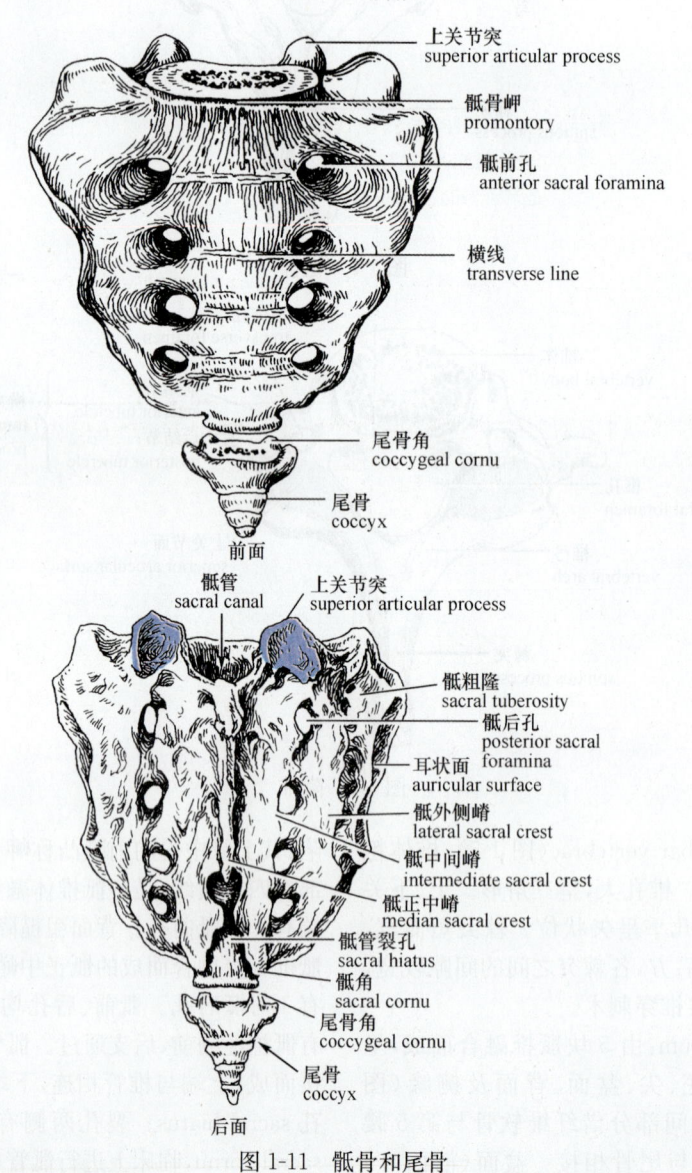

图 1-11 骶骨和尾骨

（5）**尾骨** coccyx：由 3～4 块退化的尾椎融合而成。上接骶骨，下端游离为尾骨尖。

（二）胸骨

胸骨 sternum 位于胸前壁正中，扁而长，上宽下窄，前面微凸，后面稍凹，自上而下分为柄、体和剑突三部分（图 1-12）。**胸骨柄** manubrium sterni 上部宽厚，下部稍窄而薄。上缘中份稍凹陷称**颈静脉切迹** jugular notch，切迹的两侧有**锁切迹** clavicular notch 与锁骨相关节。外侧缘上份有第 1 肋切迹，与第 1 肋软骨相结合。胸骨柄与体连接处形成微向前的突起称**胸骨角** sternal angle，可在体表扪及。胸骨角两侧平对第 2 肋，是计数肋的重要标志。胸骨角向后平对第 4 胸椎体下缘。**胸骨体** body of sternum 呈长方形，外侧缘有肋切迹，分别接第 2～7 肋软骨。**剑突** xiphoid process 扁而薄，其形态差异较大，下端游离。

（三）肋

肋 ribs 由肋骨与肋软骨组成，共 12 对。第 1～7 对肋其前端与胸骨连接称**真肋** true ribs；第 8～10 对肋前端不与胸骨直接相连称**假肋** false ribs，第 11、12 肋的前端游离于腹壁肌层中称**浮肋** floating ribs。

1. 肋骨 costal bone 呈长条形，属扁骨，分为体和前、后两端（图 1-13）。肋骨后端膨大称**肋头** costal head，有关节面与相应胸椎的上、下肋凹相关节。肋头外侧稍细称**肋颈** costal neck。肋颈外侧向后方的粗糙突起称**肋结节** costal tubercle，有关节面与相应胸椎的横突肋凹相关节。

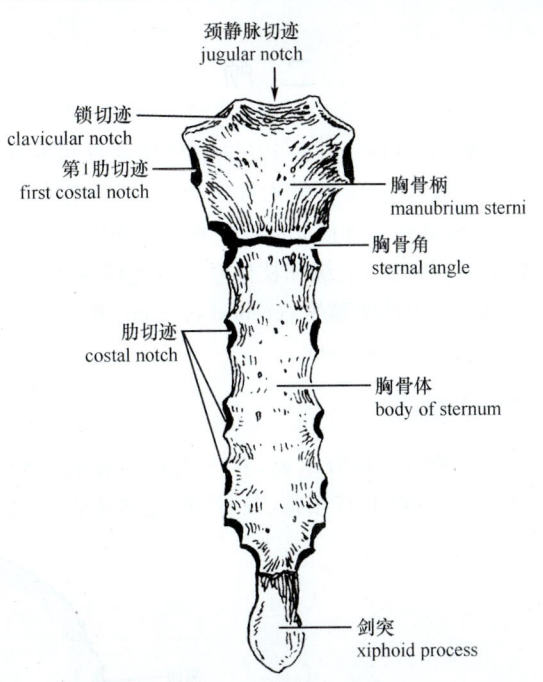

图 1-12 胸骨（前面）

肋体 shaft of rib 长、扁而弯曲，分为内、外两面和上、下两缘。内面近下缘处有**肋沟** costal groove，有肋间神经、血管经过。肋体的后份向前急转处称**肋角** costal angle。前端稍宽与肋软骨相接。

第 1 肋骨扁宽而短，有上、下两面和内、外侧两缘，无肋角和肋沟。其内侧缘的前份有**斜角肌结节**，其前方有锁骨下静脉沟，后方有锁骨下动脉沟。第 2 肋骨为第 1 肋骨与典型肋骨的过渡型。第 11、12 肋骨无肋结节、肋颈及肋角。

2. 肋软骨 costal cartilage 由透明软骨构成，位于各肋骨的前端，终生不骨化。

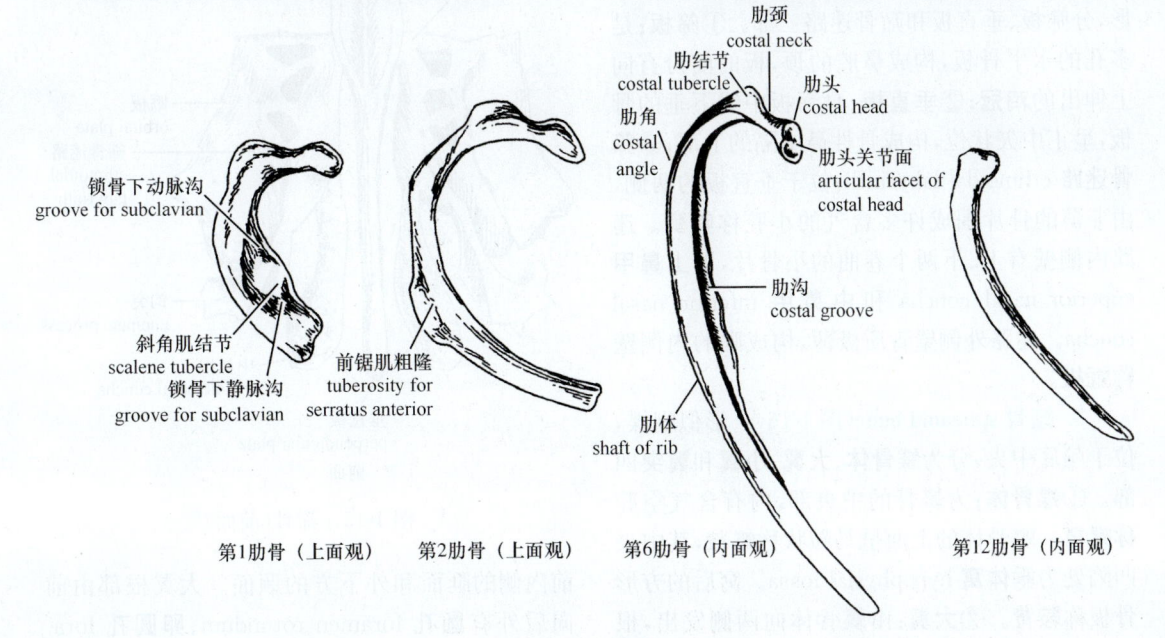

第1肋骨（上面观）　第2肋骨（上面观）　第6肋骨（内面观）　第12肋骨（内面观）

图 1-13 肋骨

二、颅

颅 skull 位于脊柱上方,由 23 块扁骨和不规则骨组成(3 对听小骨未计入)。除下颌骨和舌骨以外,其余各骨彼此借缝或软骨牢固连结。以眶上缘、外耳门上缘和枕外隆凸的连线为界,将颅分为后上部的**脑颅** cerebral cranium 和前下部的**面颅** facial cranium。

(一)脑颅

脑颅由 8 块骨组成,其中成对的有颞骨和顶骨,不成对的有额骨、筛骨、蝶骨和枕骨。成对的位居两侧,不成对的位于颅的中间区,它们共同围成颅腔,容纳脑。颅腔的顶是穹窿形的**颅盖** calvaria,由额骨、顶骨及枕骨构成。颅腔的底凹凸不平,由位于中央的蝶骨及其后方的枕骨、两侧的颞骨、前方的额骨和筛骨构成。筛骨只有一小部分参与脑颅,其余部分参与构成面颅。

1. 额骨 frontal bone(图 1-14) 位于颅的前上部,分为三部:①**额鳞**:呈瓢形状的扁骨,内含空腔称额窦;②**眶部**:为水平位的薄骨板,构成眶上壁;③**鼻部**:位于两侧眶部之间,呈马蹄铁形,缺口处接筛骨。

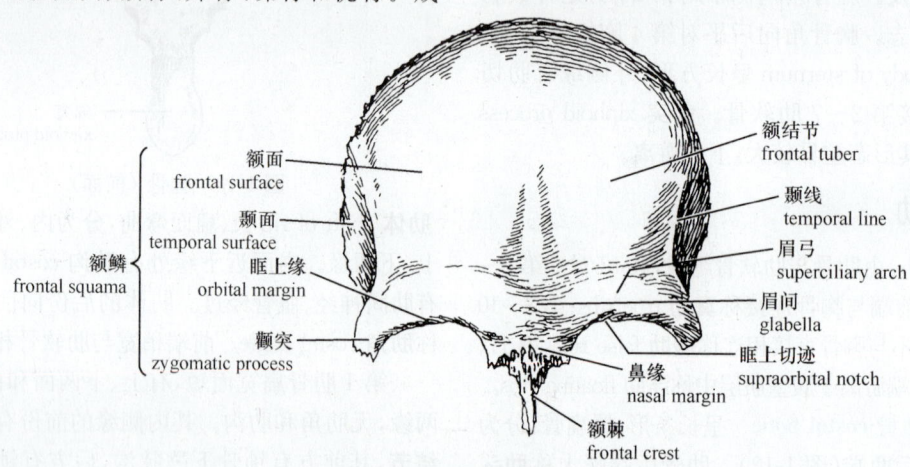

图 1-14 额骨(前面)

2. 筛骨 ethmoid bone(图 1-15) 位于两眶之间,蝶骨体的前方,构成鼻腔的上部和外侧壁,为脆弱的含气骨。筛骨在额状切面上呈"巾"字形,分筛板、垂直板和筛骨迷路三部。①**筛板**:是多孔的水平骨板,构成鼻腔的顶,板的前份有向上伸出的鸡冠;②**垂直板**:自筛板中线下垂的骨板,呈正中矢状位,构成骨性鼻中隔的上部;③**筛骨迷路** ethmoidal labyrinth:位于垂直板的两侧,由菲薄的骨片围成许多含气的小腔称筛窦。迷路内侧壁有上、下两个卷曲的小骨片,即**上鼻甲** superior nasal concha 和**中鼻甲** inferior nasal concha。迷路外侧壁骨质极薄,构成眶的内侧壁称眶板。

3. 蝶骨 sphenoid bone(图 1-16) 形似蝴蝶,位于颅底中央,分为**蝶骨体**、**大翼**、**小翼**和**翼突**四部。①**蝶骨体**:为蝶骨的中央部,内有含气空腔称蝶窦。蝶骨体的上面呈马鞍状称蝶鞍,其中央凹陷处为**垂体窝** hypophysial fossa。窝后的方形骨板称鞍背。②**大翼**:由蝶骨体向两侧发出,根部宽大,向外上方伸展。可分为凹陷的大脑面、前内侧的眶面和外下方的颞面。大翼根部由前向后外有**圆孔** foramen rotundum、**卵圆孔** foramen ovale 和**棘孔** foramen spinosum,分别通过重

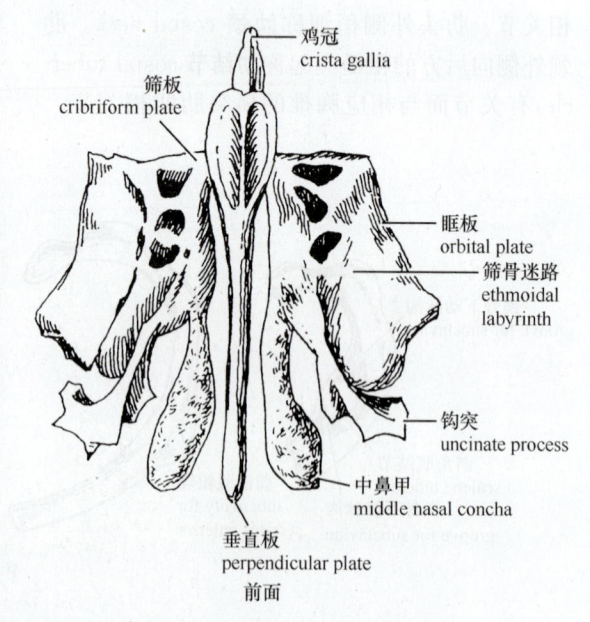

图 1-15 筛骨(前面)

要的神经和血管。③**小翼**：为三角形的薄板，从蝶骨体的前上份向两侧发出。小翼上面是颅前窝的后部，下面构成眶上壁的后部。小翼与体的交界处有**视神经管** optic canal。小翼与大翼之间的裂隙称为**眶上裂** superior orbital fissure。④**翼突** pterygoid process：左右各一，从蝶骨体与大翼结合处的下垂，向后敞开成为**翼突内侧板**和**翼突外侧板**。翼突根部有一矢状方向的细管称**翼管** pterygoid canal，向前通入翼腭窝。

4. 颞骨 temporal bone（图1-17）　参与构成颅底和颅腔侧壁，以外耳门为中心分为三部：①**鳞部** squamous part：位于外耳门前上方，呈鳞片状。内面有脑回的压迹和脑膜中动脉沟；外面光滑，前下部有伸向前的颧突，与颧骨的颞突构成**颧弓** zygomatic arch。颧突根部下面的深窝为**下颌窝** mandibular fossa，窝的前缘特别突起称**关节结节** articular tubercle。②**鼓部** tympanic part：位于下颌窝的后方，为弯曲的骨片，从前、下、后三面围绕外耳道。③**岩部** petrous part：呈三棱锥形，尖端伸向前内，对着蝶骨体，基底部与颞鳞相连。前面朝向颅中窝，中央有**弓状隆起**，隆起外侧与颞鳞之间较薄的部分称**鼓室盖**，前面近尖端处有光滑的**三叉神经压迹**。后面中央部有一较大的孔即**内耳门** internal acoustic pore，通入内耳道。下面凹凸不平，中央有**颈动脉管外口**，向前内通入**颈动脉管** carotid canal。此管先垂直上行，继而折向前内，开口于岩部尖端称**颈动脉管内口**。颈动脉管外口后方的深窝是颈静脉窝，后外侧的细长骨性突起为**茎突** styloid process。外耳门后方，岩部后份向下的突起称**乳突** mastoid process，内有许多腔隙称**乳突小房**。茎突根部与乳突之间的小孔为**茎乳孔** stylomastoid foramen。

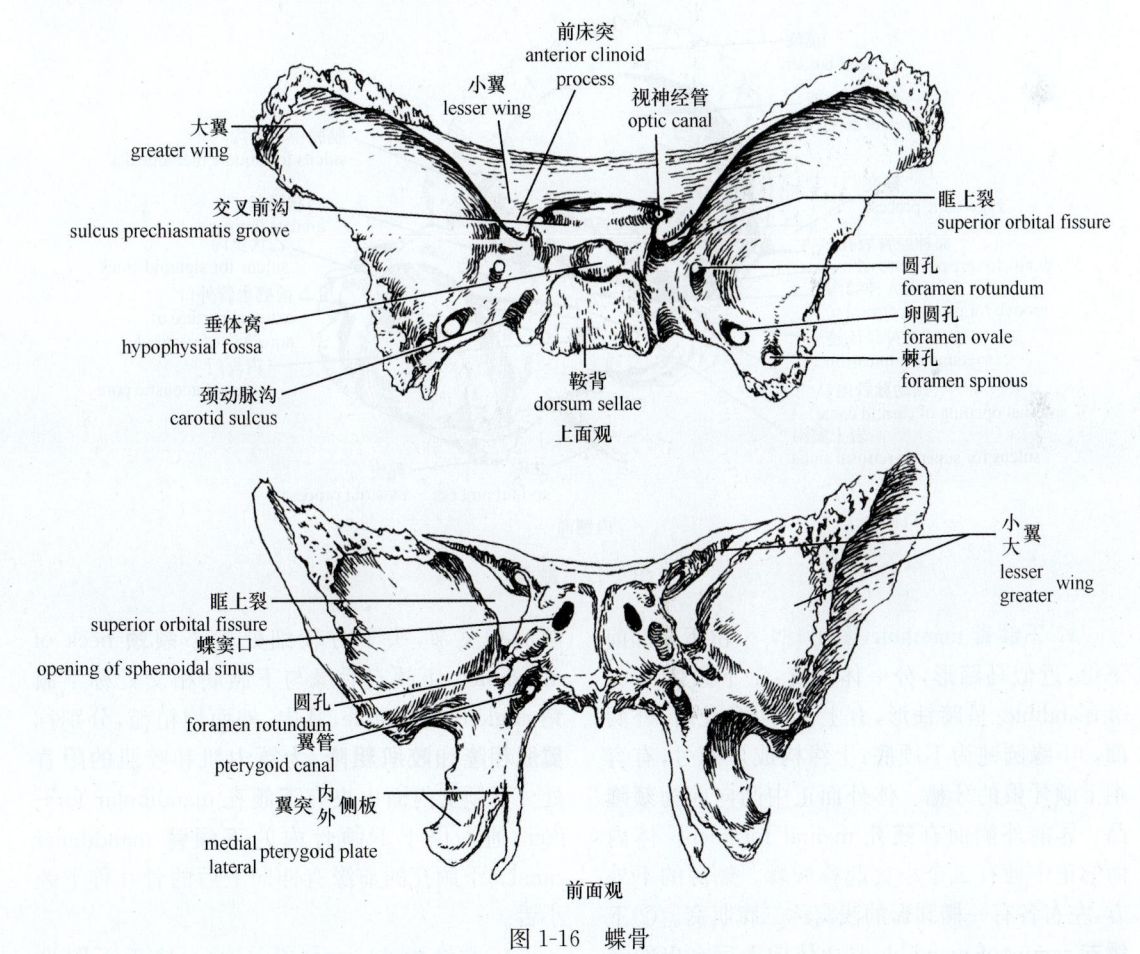

图1-16　蝶骨

5. 枕骨 occipital bone　位于颅的后下部，呈勺状，前下部有**枕骨大孔** foramen magnum。枕骨借枕骨大孔分为四部：前方为**基底部**，后方为**枕鳞**，两侧为**侧部**。侧部的下方有椭圆形的突起称枕髁，枕髁下面的关节面与寰椎的上关节面相关节。

6. 顶骨 parietal bone　呈四边形的扁骨，位于颅顶中部，左右各一。

（二）面颅

面颅有15块骨，其中成对的有上颌骨、腭骨、颧骨、鼻骨、泪骨及下鼻甲，不成对的有犁骨、下颌骨和舌骨，面颅骨围成眶腔、骨性鼻腔和口腔。

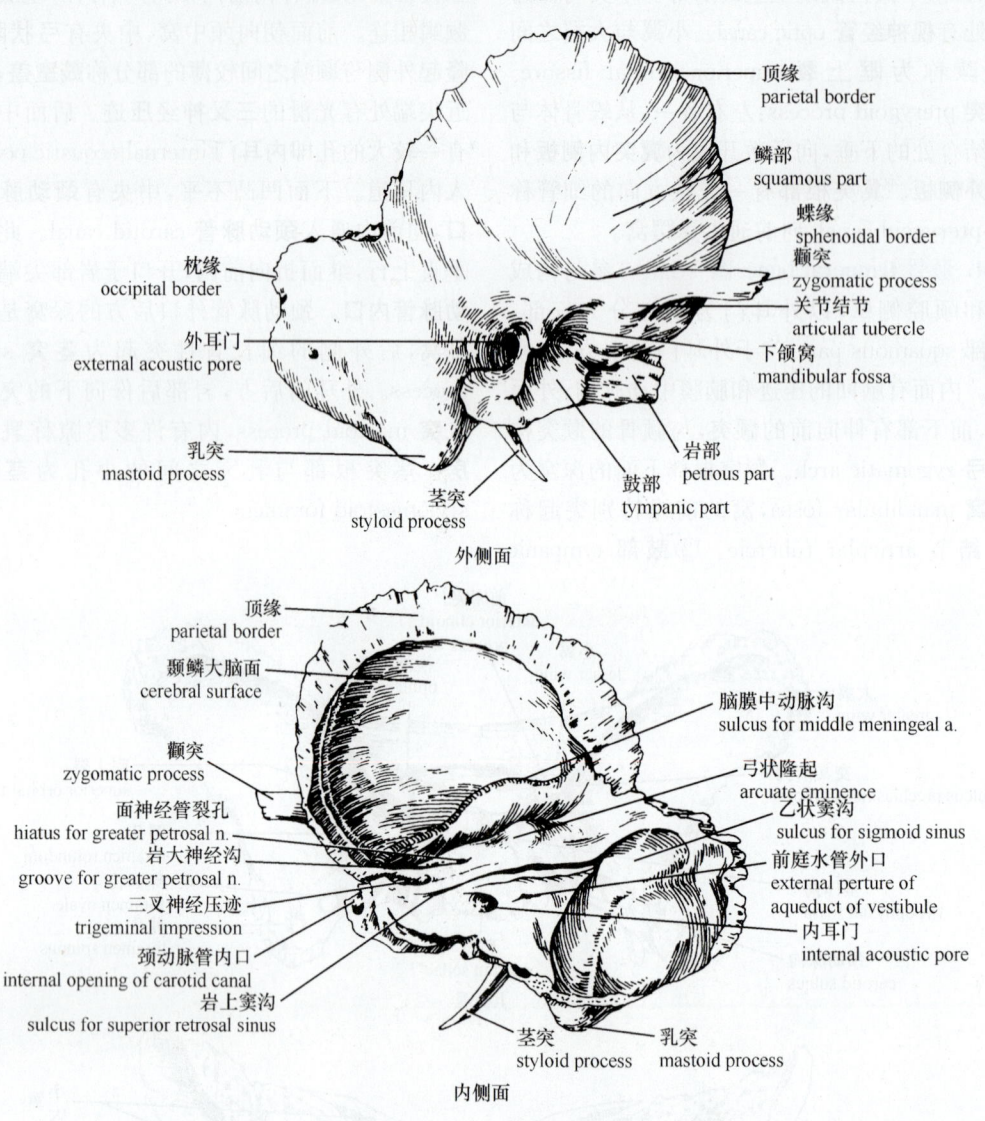

图 1-17 颞骨

1. 下颌骨 mandible（图1-18） 位于面部前下份，近似马蹄形，分一体两支：①**下颌体** body of mandible：呈蹄铁形，有上、下两缘及内、外两面。下缘圆钝为下颌底；上缘构成牙槽弓，有容纳下颌牙根的牙槽。体外面正中凸向前为**颏隆凸**。体前外侧面有**颏孔** mental foramen。体内面的正中处有二个小突起称颏棘。颏棘的下外方，左右各有一椭圆形的浅窝称二腹肌窝。②**下颌支** ramus of mandible 是由体向上后突出的方形骨板，末端有两个突起，前方的称**冠突** coronoid process，后方的称**髁突** condylar process，两突之间的凹陷为**下颌切迹** mandibular notch。髁突的上端膨大为**下颌头** head of mandible，与下颌窝相关节，头下方较细处为**下颌颈** neck of mandible。下颌支后缘与下颌底相交处称**下颌角** angle of mandible，其内、外面均粗糙，分别称**翼肌粗隆**和**咬肌粗隆**，为翼内肌和咬肌的附着处。下颌支内面中央有**下颌孔** mandibular foramen，通入位于下颌骨内的**下颌管** mandibular canal。下颌孔的前缘有伸向上后的骨片称下颌小舌。

2. 舌骨 hyoid bone（图1-19） 位于下颌骨的下后方，呈马蹄铁形。中间部分称**体**，由体向后外延伸的长突为**大角**，向上后伸出的短小突起为**小角**。舌骨大角和体均可在体表扪到。

3. 上颌骨 maxilla（图 1-20） 成对，构成颜面的中央部，几乎与全部面颅骨相接，分为一体和四个突起。

上颌体：内含上颌窦，分为前面、颞下面、眶面及鼻面。前面的上份有一孔为**眶下孔** infraorbital foramen，孔下方凹陷称尖牙窝。颞下面朝向后外。眶面构成眶的下壁，此面有矢状位的眶下沟，向前下经眶下管通眶下孔。鼻面构成鼻腔外侧壁，其后份有大的**上颌窦裂孔**，通入上颌窦，其前份有纵行的泪沟。

四个突起：**额突** frontal process 由体的前面向上突出，接额骨、鼻骨和泪骨。**颧突** zygomatic process 由体伸向外侧，接颧骨。**牙槽突** alveolar process 由体向下伸出，其下缘有牙槽，容纳上颌牙根。**腭突** palatine process 由体向内伸出，于正中线上与对侧的腭突结合，组成骨腭的前份。

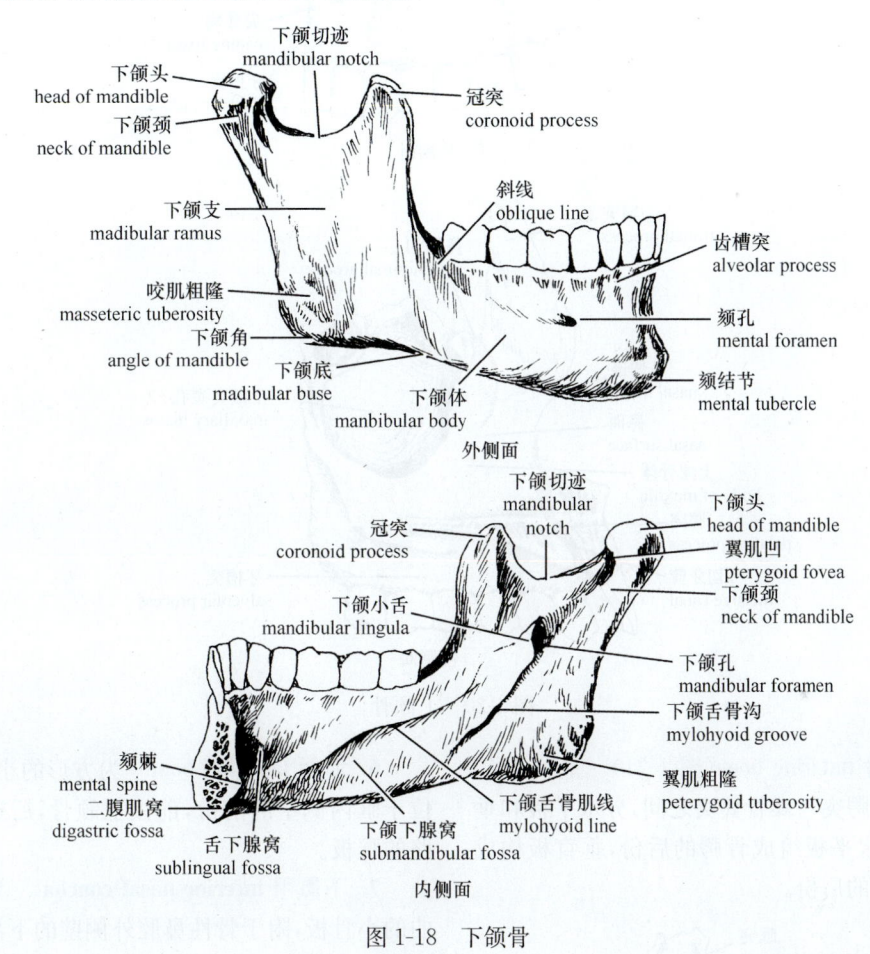

图 1-18 下颌骨

图 1-19 舌骨

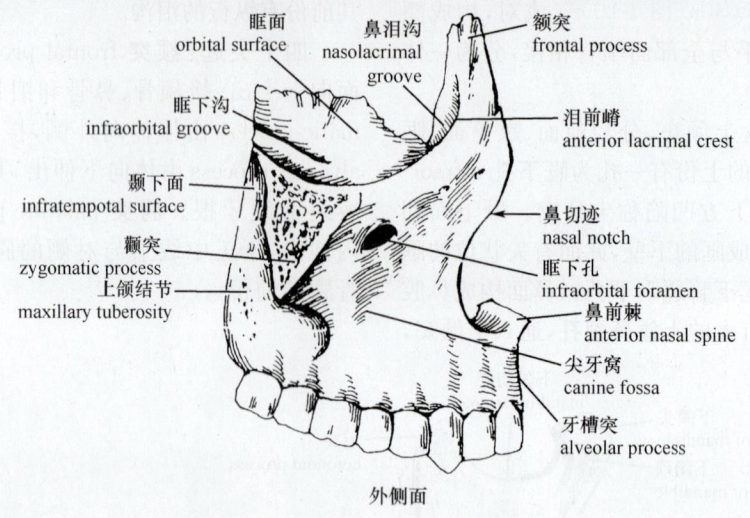

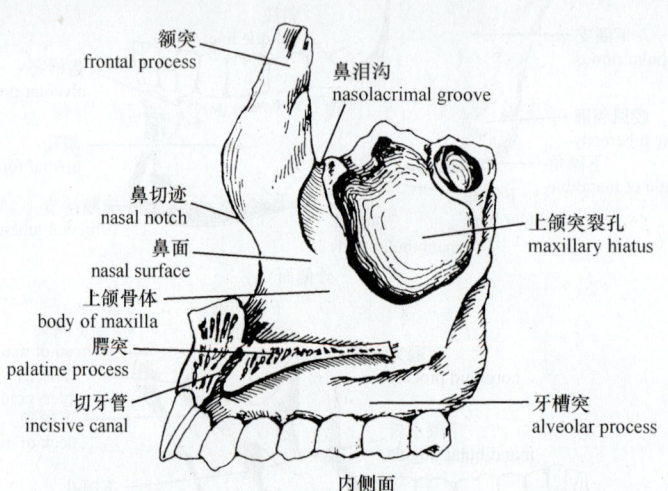

图 1-20 上颌骨

4. 腭骨 palatine bone（图 1-21） 呈"L"形，位于上颌骨腭突与蝶骨翼突之间，分水平板和垂直板两部，水平板组成骨腭的后份，垂直板构成鼻腔外侧壁的后份。

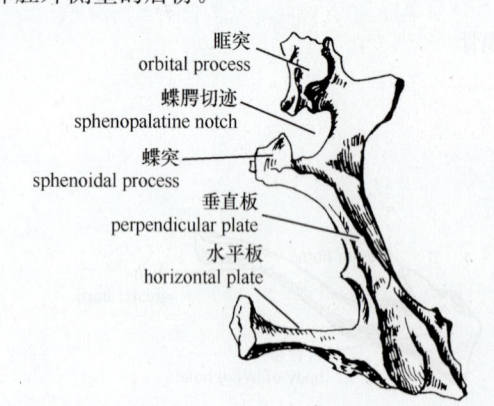

图 1-21 腭骨（后面）

5. 鼻骨 nasal bone 位于鼻背，为成对的上窄下宽的长条形小骨片。

6. 泪骨 lacrimal bone 为方形的小薄骨片，位于眶内侧壁的前份，前接上颌骨，后连筛骨迷路的眶板。

7. 下鼻甲 inferior nasal concha 为薄而卷曲的小骨板，附于骨性鼻腔外侧壁的下部。

8. 颧骨 zygomatic bone 位于眶的外下方，呈菱形，形成面颊部的骨性突起。

9. 犁骨 vomer 为斜方形骨板，组成鼻中隔的后下份。

（三）颅的整体观

除下颌骨和舌骨外，颅的各骨均借结缔组织牢固地结合成一整体。

1. 颅的顶面观（图 1-22） 颅顶呈前窄后宽的卵圆形，表面光滑隆凸，顶骨中央的最隆凸处称顶结节。额骨与两侧顶骨之间有**冠状缝** coronal suture。两侧顶骨之间有**矢状缝** sagittal suture，两侧顶骨与枕骨之间有**人字缝** lambdoid suture。

第1章 骨 学

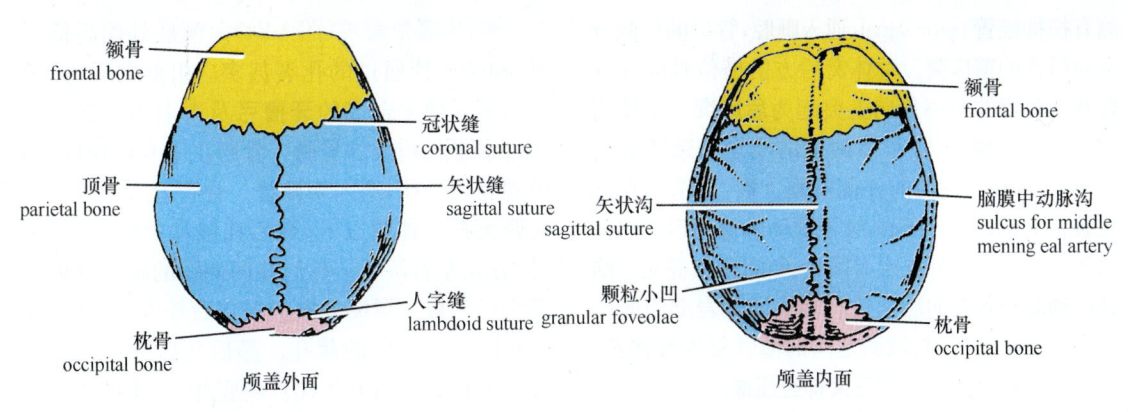

图 1-22 颅的顶面观

2. 颅的后面观 可见人字缝和枕鳞。枕鳞中央最突出的部分是**枕外隆凸** external occipital protuberance。隆凸两侧有呈弓形的骨嵴称上项线,下方有与其平行的下项线。

3. 颅的内面观 颅盖内面凹陷,并有许多与脑的沟回相对应的压迹与骨嵴。两侧有树枝状的动脉沟,是脑膜中动脉及其分支的压迹。位于正中线上的一条浅沟为**上矢状窦沟**,沟的两侧有许多颗粒小凹(图1-22)。

颅底内面高低不平,呈阶梯状,前部最高,后部最低,分别称颅前、中、后窝(图1-23)。各窝内有很多孔和裂,大都与颅底外面相通。

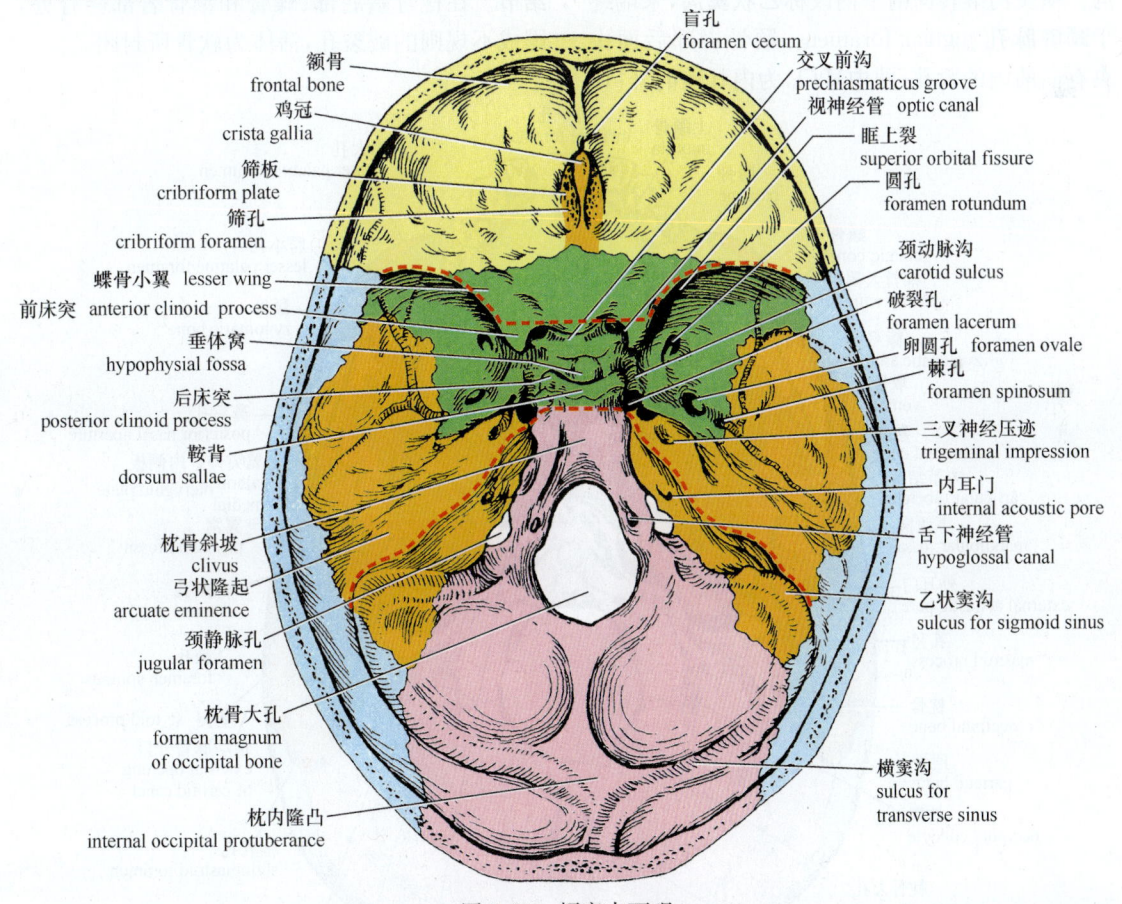

图 1-23 颅底内面观

(1) **颅前窝** anterior cranial fossa:由额骨眶部、筛骨筛板和蝶骨小翼构成。以蝶骨小翼的后缘与颅中窝相邻。窝底正中线上由前至后有**额嵴、盲孔、鸡冠**等。**筛板**上有**筛孔**通鼻腔,此处薄弱,易发生骨折。

(2) **颅中窝** middle cranial fossa:由蝶骨体及大翼、颞骨岩部等构成。中间狭窄,两侧宽广。中央是**蝶骨体**,上面有**垂体窝** hypophysial fossa,其前外侧有**视神经管** opitic canal，通入眶腔，管口的外侧有突向后方的**前床突**。垂体窝后方的横位骨隆起为**鞍背**。鞍背的两侧角向上突起为**后床突**。垂体窝和鞍背统称**蝶鞍**，蝶骨体两侧的浅沟为**颈动脉沟** carotid sulcus。沟的前外侧有眶上裂，后端的孔称**破裂孔** foramen lacerum，续于**颈动脉管内口**。蝶鞍两侧由前内向后外依次有圆孔、卵圆孔和棘孔。**脑膜中动脉**自棘孔向后上方行走。颞骨岩部前面中央有**弓状隆起**，它与颞鳞之间的薄骨板为**鼓室盖**。在岩部尖端有一浅窝称三叉神经压迹。

（3）**颅后窝** posterior cranial fossa：位置最深，主要由枕骨和颞骨岩部后面构成，窝的中央有枕骨大孔。此孔前上方的平坦斜面称**斜坡** clivus。孔的前外侧缘有**舌下神经管内口**；孔的后上方有一十字形的隆起，其交汇处称**枕内隆凸** internal occipital protuberance，由此向上延续为**上矢状窦沟**，向下续于枕内嵴，向两侧续为**横窦沟**。横窦沟继转向前下内改称乙状窦沟，末端终于**颈静脉孔** jugular foramen。颞骨岩部后面中央向前内的大孔，即**内耳门**，为内耳道的开口。

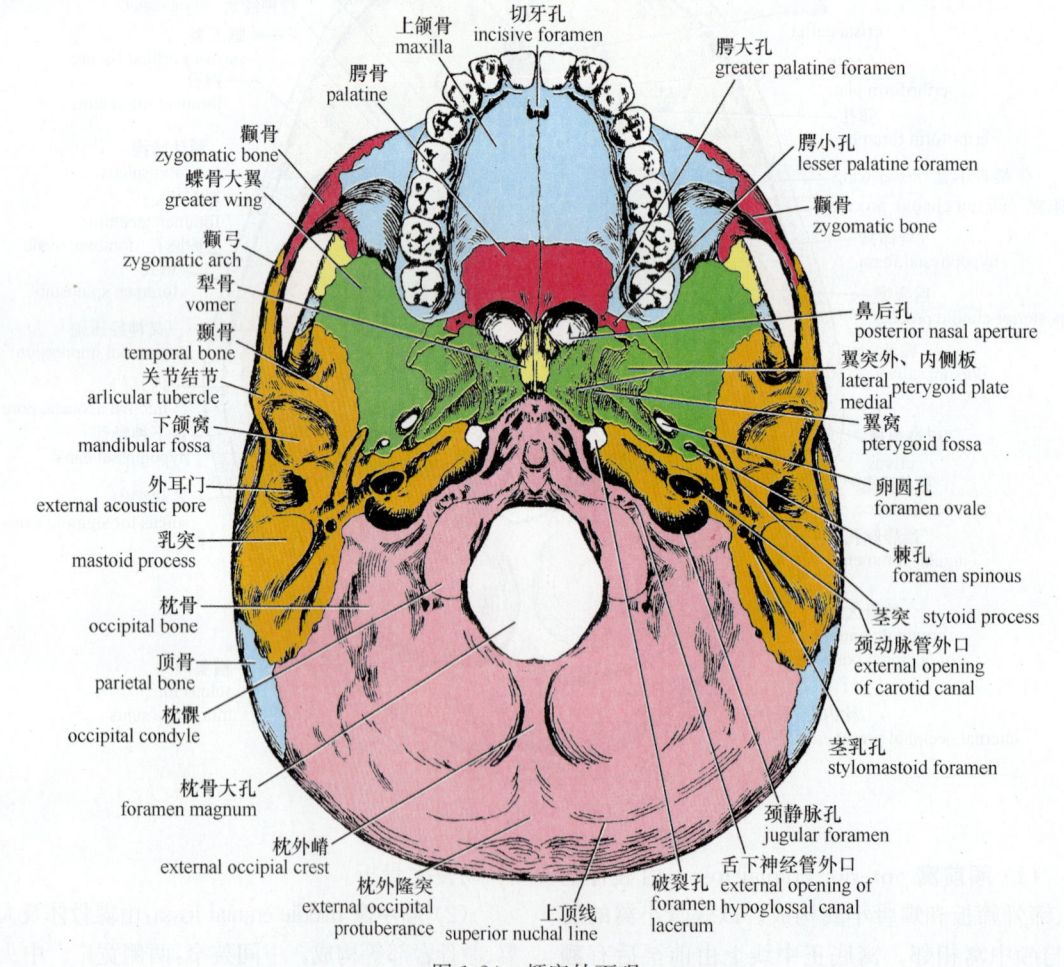

4. 颅底外面观（图1-24） 颅底外面高低不平，神经血管通过的孔裂甚多。由前向后可见：由两侧牙槽突合成的**牙槽弓**及由上颌骨腭突与腭骨水平板构成的**骨腭**。骨腭正中有**腭中缝**，其前端有切牙孔，通入切牙管。骨腭近后缘的两侧有**腭大孔**。骨腭以上，**鼻后孔**被鼻中隔后缘（犁骨）分成左右两半。鼻后孔两侧壁的垂直骨板即翼突内侧板。翼突外侧板根部后外方，可见较大的卵圆孔和较小的棘孔。鼻后孔后方中央可见**枕骨大孔**。孔前方为枕骨基底部，与蝶骨体直接结合（25岁以前借软骨结合）；孔的两侧有椭圆形的关节面为**枕髁**。髁的前外侧上方有**舌下神经管外口**；髁的后方有不恒定的**髁管**。在枕髁外侧有一不规则的颈静脉孔，其前方为圆形的**颈动脉管外口**。在颈静脉孔的后外侧，有细长的茎突，茎突根部后方有茎乳孔。在颧弓根部后方有**下颌窝**，与下颌头相关节。窝的前缘隆起称**关节结节**。在枕骨基底部、蝶骨和颞骨岩部会合处，围成不规则的破裂孔，活体为软骨所封闭。

图1-24 颅底外面观

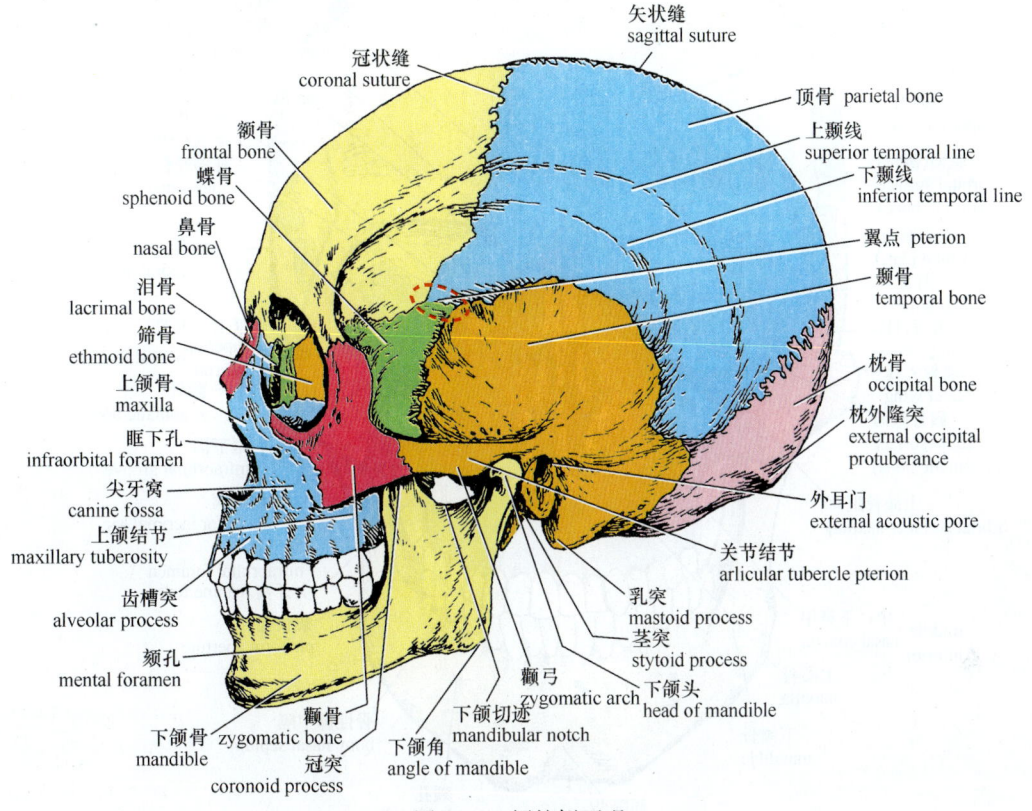

5. 颅的侧面观(图1-25)　颅的侧面由额骨、蝶骨、顶骨、颞骨、枕骨及面颅的颧骨和上、下颌骨构成。侧面中部有外耳门，外耳门前方为**颧弓**，后方为**乳突**，二者可在体表摸到，是重要的体表标志。颧弓将颅侧面分为上方的**颞窝**和下方的**颞下窝**。

图1-25　颅的侧面观

颞窝 temporal fossa：上界为**颞线**，起自额骨与颧骨相接处，弯向上后，经额骨、顶骨、再转向下前达乳突的根部。颞窝底的前下部骨质较薄，在额、顶、颞、蝶四骨会合处最为薄弱，此处常构成"H"形的缝称**翼点** pterion，其内面有脑膜中动脉前支通过，骨折时易伤及此动脉。

颞下窝 infratemporal fossa：是颧弓平面以下、上颌骨体和颧骨后方的不规则间隙，容纳咀嚼肌和血管神经等。窝向上与颞窝连通。窝的前壁为上颌骨体和颧骨，内侧壁为翼突外侧板，外侧壁为下颌支，下壁与后壁空缺。此窝向上借卵圆孔和棘孔与颅中窝相通，向前借眶下裂通眶，向内侧借上颌骨与翼突之间呈纵形的**翼上颌裂**通翼腭窝。

翼腭窝 pterygopalatine fossa(图1-26)：为上颌骨体、蝶骨翼突和腭骨之间的狭窄间隙，深藏于颞下窝内侧，有许多重要的神经血管经过。此窝向外借翼上颌裂通颞下窝，向前借眶下裂通眶，向内借腭骨与蝶骨共同围成的**蝶腭孔**通鼻腔，向后借圆孔通颅中窝，借翼管通颅底外面，向下移行于腭大管，并经腭大孔通口腔。

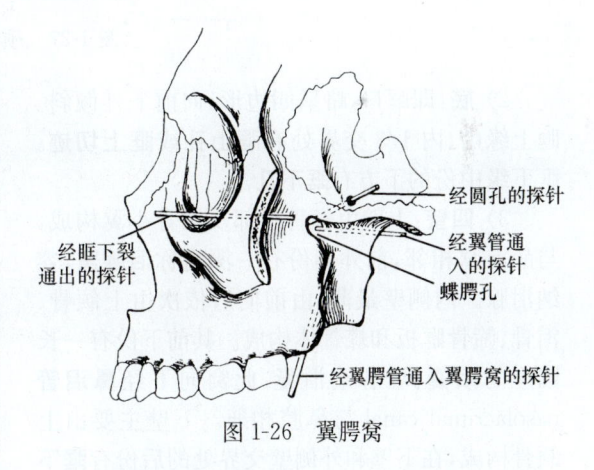

图1-26　翼腭窝

6. 颅的前面观(图1-27)　颅的前面可分为额区、眶、骨性鼻腔和骨性口腔几个区。

(1) **额区**：为眶以上的部分，由**额鳞** frontal squama组成。两侧可见隆起的额结节。结节的下方，有与眶上缘平行的弓形隆起称**眉弓**。左右眉弓之间的平坦部称**眉间**。眉弓与眉间都是重要的体表标志。

(2) **眶** orbit：为四棱锥形深腔，容纳眼球及附属结构。有一尖、一底和四壁。

1) **尖**：向后内方，尖端有视神经管通向颅中窝。

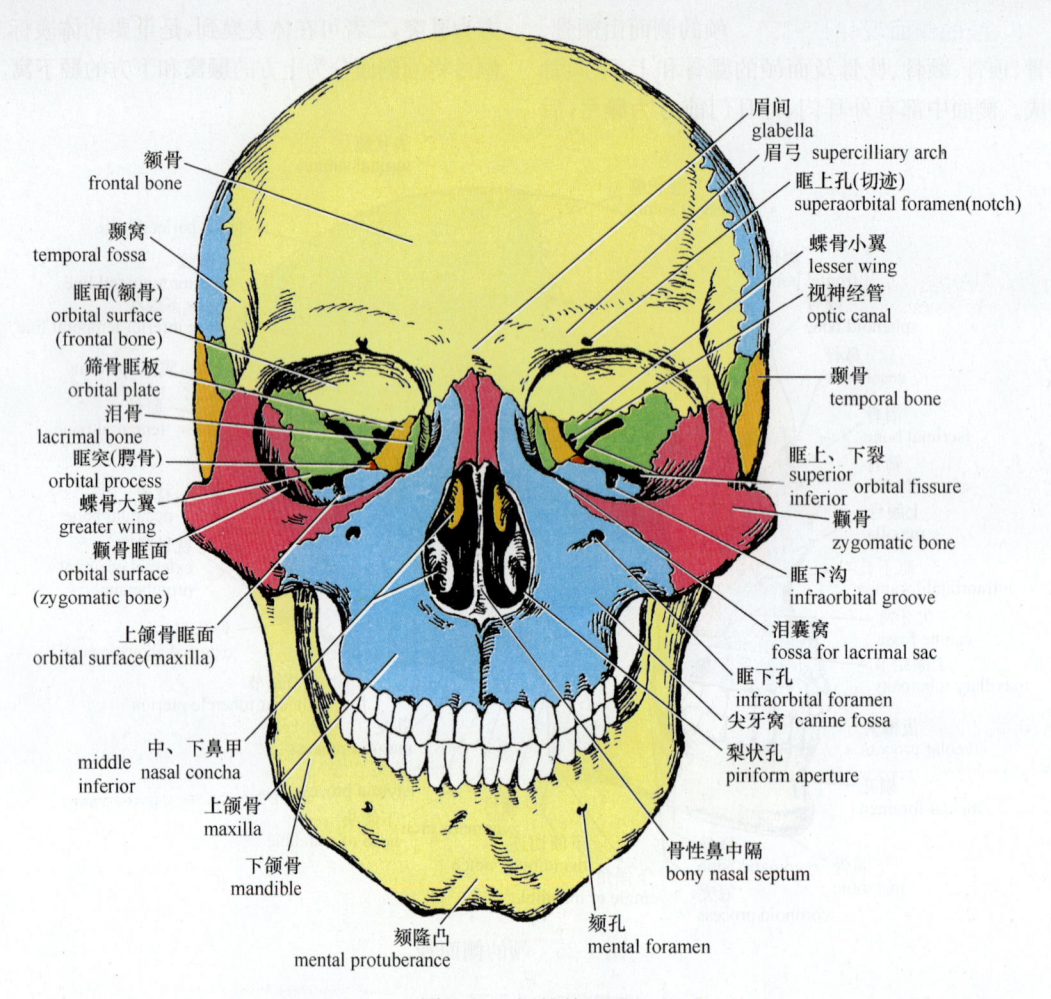

图 1-27 颅的前面观

2）底：即眶口，略呈四边形，向前下外倾斜。眶上缘中、内 1/3 交界处有**眶上孔**或**眶上切迹**。眶下缘中份的下方有**眶下孔**。

3）四壁：上壁由额骨眶部及蝶骨小翼构成，与颅前窝相邻，前外侧份有一深窝称**泪腺窝**，容纳泪腺。内侧壁最薄，由前向后依次由上颌骨、泪骨、筛骨眶板和蝶骨体构成。其前下份有一长圆形的**泪囊窝**，容纳泪囊，此窝向下经**鼻泪管** nasolacrimal canal 与鼻腔相通。下壁主要由上颌骨构成，在下壁和外侧壁交界处的后份有**眶下裂** inferior orbital fissure，向后通翼腭窝和颞下窝。眶下裂中份有前行的眶下沟，向前经**眶下管**开口于眶下孔。外侧壁较厚，由颧骨和蝶骨大翼构成。外侧壁与上壁交界处的后份有眶上裂，向后通颅中窝。

(3) 骨性鼻腔：位于面颅中央，由犁骨和筛骨垂直板构成的骨性鼻中隔（图 1-28），将其分为左、右两半。鼻腔的顶主要由筛板构成，有筛孔通颅前窝。底为骨腭，在腭正中缝前端有**切牙管**，通向口腔。外侧壁自上而下有三个弯曲的骨片，分别称上、中、下鼻甲（图 1-29），每个鼻甲下方为相应的**鼻道** nasal meatus，分别称上、中、下鼻道。上鼻甲后上方与蝶骨之间的浅窝称**蝶筛隐窝**。中鼻甲后方有蝶腭孔，通向翼腭窝。鼻腔前方的开口称**梨状孔**，通外界。后方的开口称**鼻后孔**，通咽腔。

(4) 鼻旁窦 paranasal sinuses（图 1-29，图 1-30）：是上颌骨、额骨、蝶骨及筛骨内含气的腔隙，位于鼻腔周围，均开口于鼻腔，它们对发音起共鸣的作用。

1) **额窦** frontal sinus：位于额骨内，居眉弓深面，左右各一，窦口向后下，开口于中鼻道前部。

2) **蝶窦** sphenoidal sinus：位于蝶骨体内，被薄骨板分隔成左右两腔，多不对称，向前开口于蝶筛隐窝。

3) **筛窦** ethmoidal sinuses：是筛骨迷路内许多呈蜂窝状的筛小房的总称，分前、中、后三群，前、中群开口于中鼻道，后群开口于上鼻道。

第 1 章 骨 学

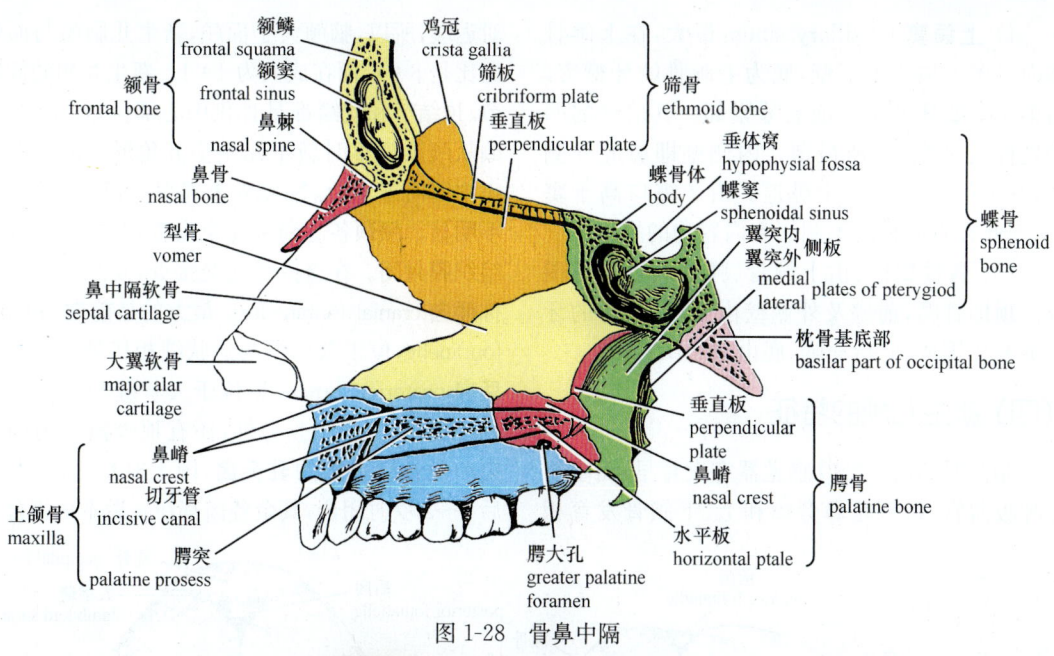

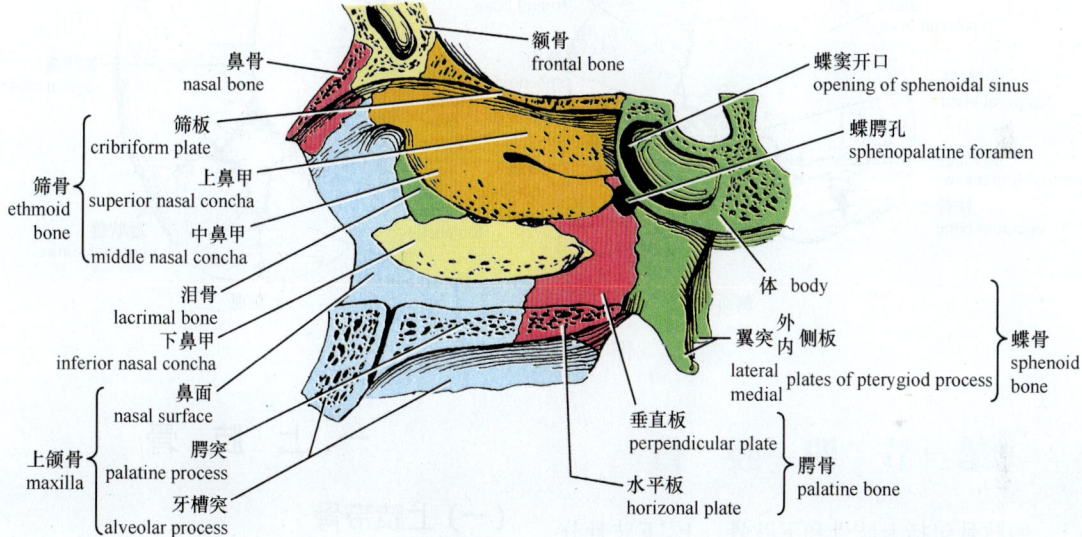

图 1-28 骨鼻中隔

图 1-29 骨性鼻腔外侧壁

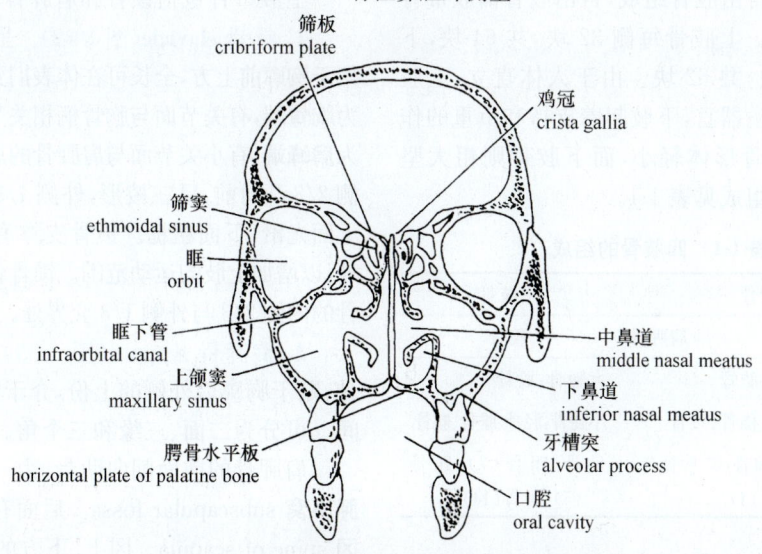

图 1-30 颅的冠状切面（通过第 3 磨牙）

4) **上颌窦** maxillary sinus：最大，在上颌骨体内。窦的顶为眶下壁，底为上颌骨的牙槽突，与第1、2磨牙及第2前磨牙紧邻。其前壁的凹陷处称尖牙窝，骨质最薄。内侧壁即鼻腔外侧壁，有窦的开口通入中鼻道。由于窦口高于窦底，因此在直立位时不利于窦内容物的排出。

（5）**骨性口腔**：由上颌骨、腭骨及下颌骨围成。顶即骨腭，前壁及外侧壁由上、下颌骨的牙槽突及牙围成，向后通咽，底由软组织封闭。

（四）新生儿颅的特征

胎儿时期由于脑及感觉器官发育早，而咀嚼和呼吸器官，特别是鼻旁窦和上、下颌骨发育相对迟缓，所以，脑颅大于面颅，新生儿脑颅与面颅之比是8：1，而在成人为4：1。新生儿颅的额结节、顶结节和枕鳞都是骨化中心部位，发育明显，故从颅顶观察时新生儿颅呈五角形。由于额骨正中缝尚未愈合，额窦尚未发育，故眉弓及眉间不明显。颅顶各骨尚未完全发育，骨缝间由纤维组织膜封闭。在这些骨的交接处，间隙的膜较大称**颅囟** cranial fontanelles。最大的是**前囟** anterior fontanelle，位于矢状缝与冠状缝相接处，呈菱形。**后囟** posterior fontanelle 位于矢状缝与人字缝的相接处，呈三角形。另外，还有顶骨前下角的**蝶囟**和顶骨后下角的**乳突囟**（图1-31）。前囟在生后1~2岁时闭合，其余各囟都在生后不久闭合。

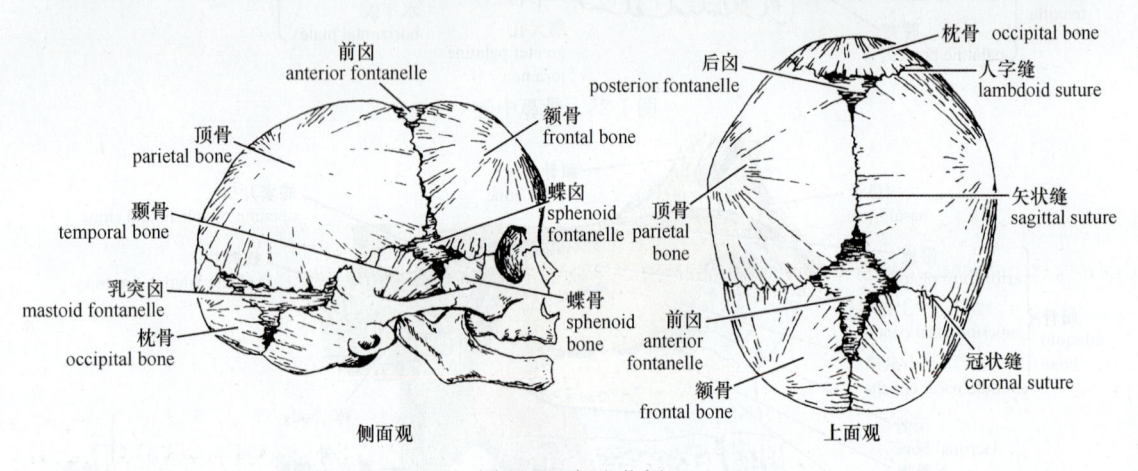

图 1-31　新生儿颅

第三节　四肢骨

四肢骨包括上肢骨和下肢骨。上、下肢骨分别由肢带骨和自由肢骨组成，自由肢骨借肢带骨与躯干相连结。上肢骨每侧32块，共64块，下肢骨每侧31块，共62块。由于人体直立，上肢成为灵活的劳动器官，下肢起着支持和负重的作用，因此，上肢骨形体轻小，而下肢骨则粗大坚实。四肢骨的组成见表1-1。

表 1-1　四肢骨的组成

	上肢骨		下肢骨
肢带骨	锁骨	肩胛骨	髋骨
自由肢骨	上臂骨：肱骨		大腿骨：股骨
	前臂骨：桡骨、尺骨		小腿骨：胫骨、腓骨、髌骨
	手骨：腕骨(8)掌骨(5)指骨(14)		足骨：跗骨(7)、跖骨(5)、趾骨(14)

一、上 肢 骨

（一）上肢带骨

上肢带骨包括锁骨和肩胛骨。

1. 锁骨 clavicle（图1-32）　呈"～"形弯曲，横架于胸廓前上方，全长可在体表扪到。内侧端粗大为**胸骨端**，有关节面与胸骨柄相关节。外侧端扁平为**肩峰端**，有小关节面与肩胛骨的肩峰相关节。内侧2/3凸向前，呈三棱形，外侧1/3扁平，凸向后。上面光滑，下面粗糙。锁骨支撑肩胛骨于胸廓之外，以增加上肢的运动范围。锁骨骨折多发生在锁骨的内侧2/3与外侧1/3交界处。

2. 肩胛骨 scapula（图1-33）　为三角形扁骨，贴于胸廓后外侧的上份，介于第2~7肋之间。可分为二面、三缘和三个角。

肩胛骨的前面朝向肋骨，为一大的浅窝称**肩胛下窝** subscapular fossa。后面有一横嵴称**肩胛冈** spine of scapula。冈上、下方的浅窝分别称**冈上窝** supraspinous fossa 和**冈下窝** infraspinous fossa。肩胛冈外侧端的扁平突起称**肩峰** acromion，与锁骨外侧端相接。

肩胛骨的上缘短而薄，外侧份有肩胛切迹，切迹外侧有一弯曲的指状突起称**喙突** coracoid process。内侧缘邻近脊柱，又称**脊柱缘**，薄而锐利。外侧缘肥厚邻近腋窝，又称**腋缘**。

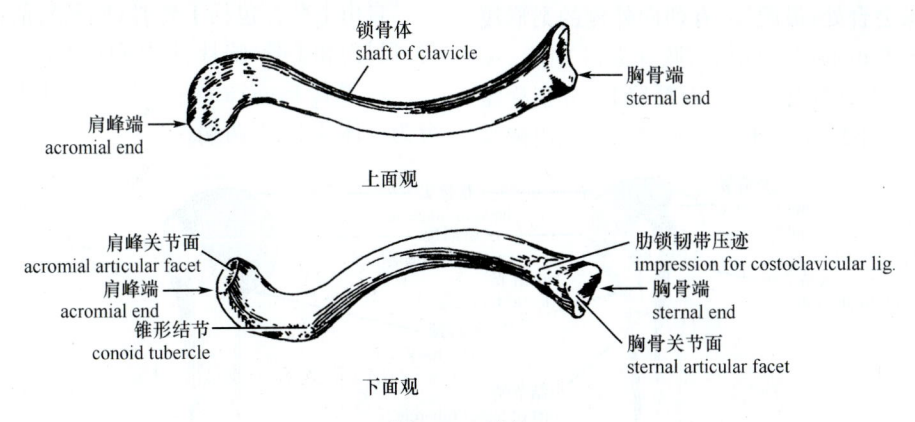

图 1-32 锁骨

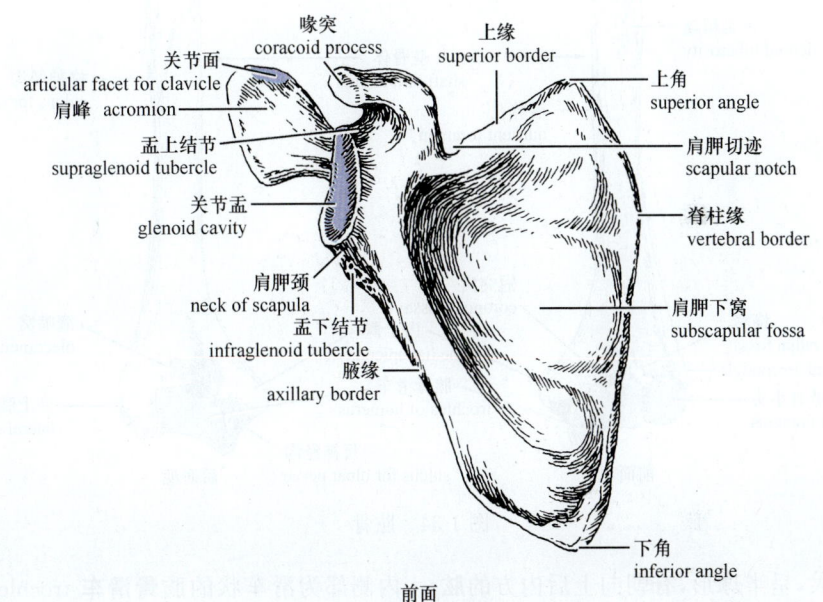

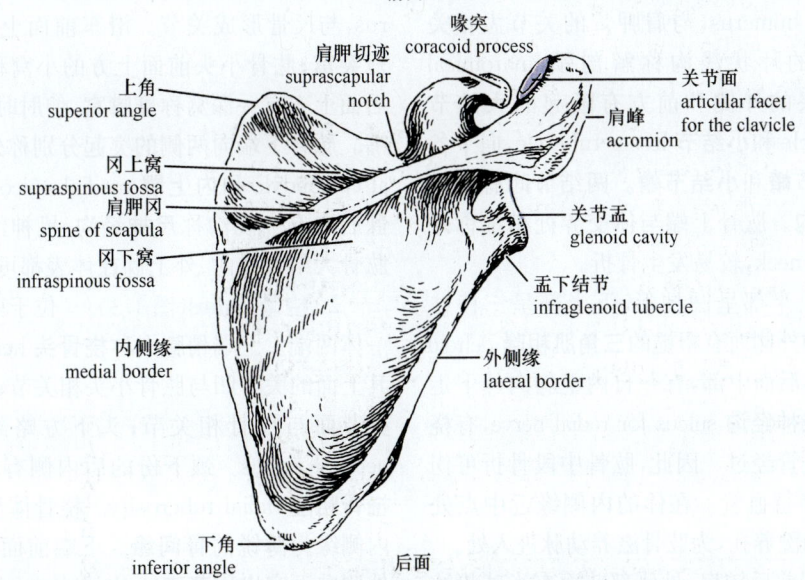

图 1-33 肩胛骨

肩胛骨的**上角**为上缘与脊柱缘会合处,平对第2肋。**下角**为脊柱缘与腋缘会合处,平对第7肋或第7肋间隙,为计数肋的标志。**外侧角**为腋缘与上缘会合处,最肥厚,有朝向外侧的梨形浅窝称**关节盂** glenoid cavity,与肱骨头相关节。关节盂的上、下方各有一小的粗糙隆起,分别称**盂上结节**和**盂下结节**。肩胛冈、肩峰、下角、内侧缘及喙突都可在体表扪到。

(二) 自由上肢骨

自由上肢骨包括上臂骨(肱骨)、前臂骨(桡骨、尺骨)和手骨(腕骨、掌骨和指骨)。

1. 肱骨 humerus(图 1-34) 为上臂的长骨,分为一体及上、下两端。

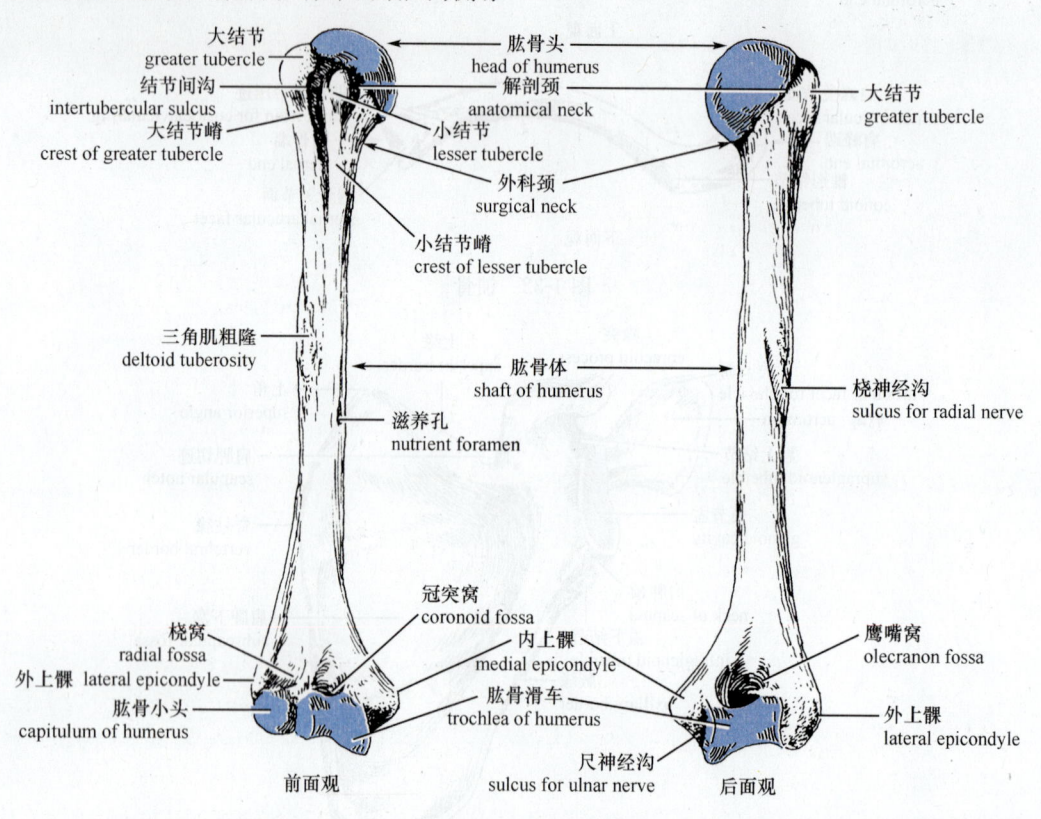

图 1-34 肱骨

上端膨大,呈半球形,有朝向上后内方的**肱骨头** head of humerus,与肩胛骨的关节盂相关节。头周围的环状浅沟称**解剖颈** anatomical neck。肱骨头的外侧和前方有隆起的**大结节** greater tubercle 和**小结节** lesser tubercle,向下各延伸为**大结节嵴**和**小结节嵴**。两结节间有一纵沟称**结节间沟**。肱骨上端与体交界处稍细称**外科颈** surgical neck,较易发生骨折。

肱骨体上半部呈圆柱形,下半部呈三棱柱形。体中部的外侧面有粗糙的**三角肌粗隆** deltoid tuberosity。体后面中部,有一自内上斜向外下走行的浅沟称**桡神经沟** sulcus for radial nerve,有桡神经和伴行血管经过。因此,肱骨中段骨折可伤及桡神经及伴行血管。在体的内侧缘近中点处有开口向上的滋养孔,为肱骨滋养动脉进入处。

肱骨下端前后较扁,外侧部前面有半球状的**肱骨小头** capitulum of humerus,与桡骨相关节;内侧部为滑车状的**肱骨滑车** trochlea of humerus,与尺骨形成关节。滑车前面上方有一窝称**冠突窝**;肱骨小头前面上方的小窝称**桡窝**;滑车后面上方有一深窝称**鹰嘴窝**,伸肘时容纳尺骨鹰嘴。肱骨下端向两侧的突起分别称**外上髁** lateral epicondyle 和**内上髁** medial epicondyle。内上髁后方有一浅沟称**尺神经沟**,尺神经由此经过。肱骨大结节和内、外上髁在体表都可扪到。

2. 桡骨 radius(图 1-35) 位于前臂外侧,分一体两端。上端稍膨大称**桡骨头** head of radius,其上面的关节凹与肱骨小头相关节;周围的环状关节面与尺骨相关节;头下方略细称**桡骨颈** neck of radius。颈下份的后内侧有粗糙突起称**桡骨粗隆** radial tuberosity。桡骨体呈三棱柱形,内侧缘为薄锐的**骨间缘**。下端前面凹,后面凸,外侧向下突出称**茎突** styloid process。下端的内侧面有关节面称**尺切迹**,与尺骨头相关节。下端的下面有腕关节面与腕骨相关节。桡骨茎突和桡骨头都可在体表扪到。

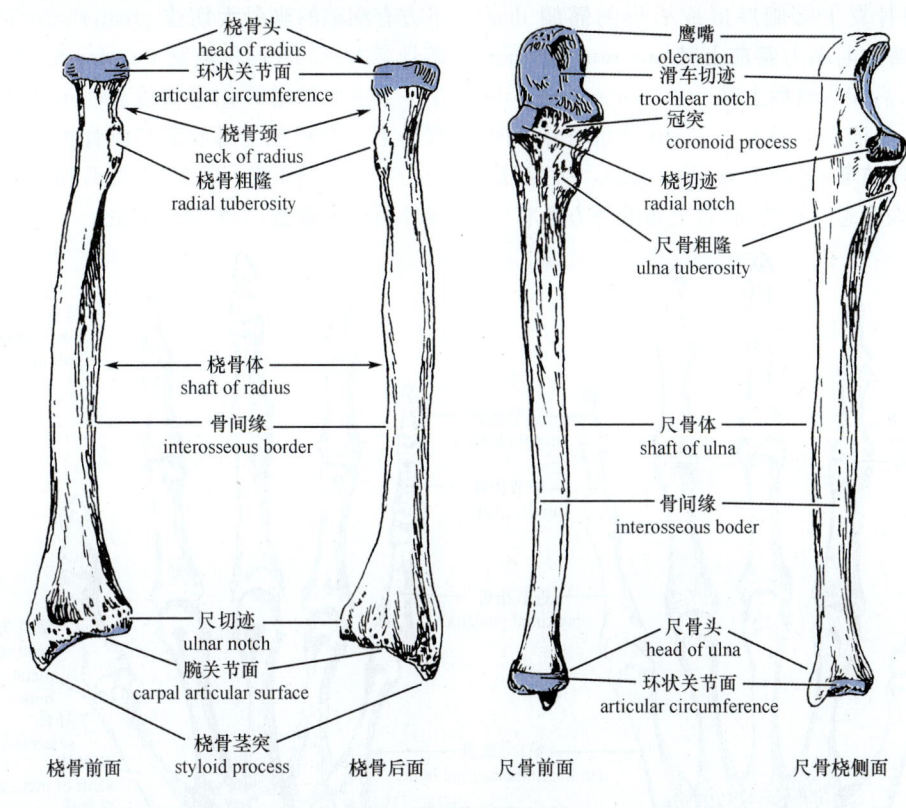

图 1-35 桡骨和尺骨

3. **尺骨** ulna　位于前臂内侧，分一体两端。上端较粗大，前有一半圆形的深凹称**滑车切迹** trochlear notch，与肱骨滑车相关节。切迹后上方的突起称**鹰嘴** olecranon，前下方的突起称**冠突** coronoid process。冠突外侧面有**桡切迹**，与桡骨头相关节；冠突下方的粗糙隆起称**尺骨粗隆** ulnar tuberosity。尺骨体上段粗，下段细，外缘锐利与桡骨相对称骨间缘。下端为**尺骨头** head of ulna，其前、外、后三面有环状关节面与桡骨的尺切迹相关节，下面光滑。尺骨头后内侧的向下突起称**尺骨茎突** styloid process，比桡骨茎突约高 1cm。尺骨鹰嘴、尺骨后缘全长、尺骨头和尺骨茎突，都可在体表扪到。

4. **手骨**　包括腕骨、掌骨和指骨（图 1-36）。
（1）**腕骨** carpal bones：为 8 块小型短骨，于腕部排列成近侧和远侧二列，每列 4 块。近侧列由桡侧向尺侧依次为：**手舟骨** scaphoid bone、**月骨** lunate bone、**三角骨** triquetral bone 和**豌豆骨** pisiform bone。远侧列依次为：**大多角骨** trapezium bone、**小多角骨** trapezoid bone、**头状骨** capitate bone 和**钩骨** hamate bone。8 块腕骨构成一掌面凹陷的**腕骨沟**。各骨的相邻面都有关节面，彼此形成腕骨间关节。手舟骨、月骨和三角骨的近端共同形成一椭圆形的关节面，参与构成桡腕关节。

（2）**掌骨** metacarpal bones：为小型长骨，共 5 块，由桡侧向尺侧依次为第 1~5 掌骨。掌骨的近端为**底**，接腕骨；远侧端为**头**，接指骨；头与底之间的部分为**体**。第 1 掌骨最短，最粗，其底有鞍状关节面，与大多角骨相关节。

（3）**指骨** phalanges of fingers：也是小型长骨，共 14 块。拇指为 2 节指骨，其余各指均为 3 节。由近侧至远侧，依次为**近节指骨**、**中节指骨**和**远节指骨**。每节指骨的近侧端为指骨**底**，中间部分为指骨**体**，远侧端为指骨**滑车**。远节指骨的远侧端掌面粗糙称**远节指骨粗隆**。

二、下 肢 骨

（一）下肢带骨

髋骨 hip bone（图 1-37，图 1-38）是不规则骨，上部扁阔，中部狭窄肥厚，并有朝向下外的深窝称**髋臼**；下部有一大孔称**闭孔**。左右髋骨与骶骨、尾骨组成骨盆。髋骨由髂骨、耻骨和坐骨组成，三骨会合于髋臼，16 岁左右完全融合。

1. **髂骨** ilium　构成髋骨的上部，分为肥厚的**髂骨体**和扁阔的**髂骨翼**。髂骨体构成髋臼的上2/5，髂骨翼上缘肥厚形成弓形的**髂嵴** iliac crest。髂嵴的前端为**髂前上棘** anterior superior iliac spine，后端为**髂后上棘** posterior superior iliac spine。髂前上棘后方5～7cm处髂嵴外唇向外突起称**髂结节** tubercle of iliac crest，它们都是重要的体表标志。在髂前、后上棘的下方各有一小突起，分别称**髂前下棘**和**髂后下棘**。髂后下棘下方有深陷的**坐骨大切迹** greater sciatic notch。髂骨翼内面的浅窝称**髂窝** iliac fossa。髂窝下界是一条突出的骨嵴称**弓状线** arcuate line。髂骨翼后下方有粗糙的**耳状面**与骶骨相关节。耳状面后上方有髂粗隆，借韧带与骶骨相连结。髂骨翼外面称为**臀面**，为臀肌附着处。

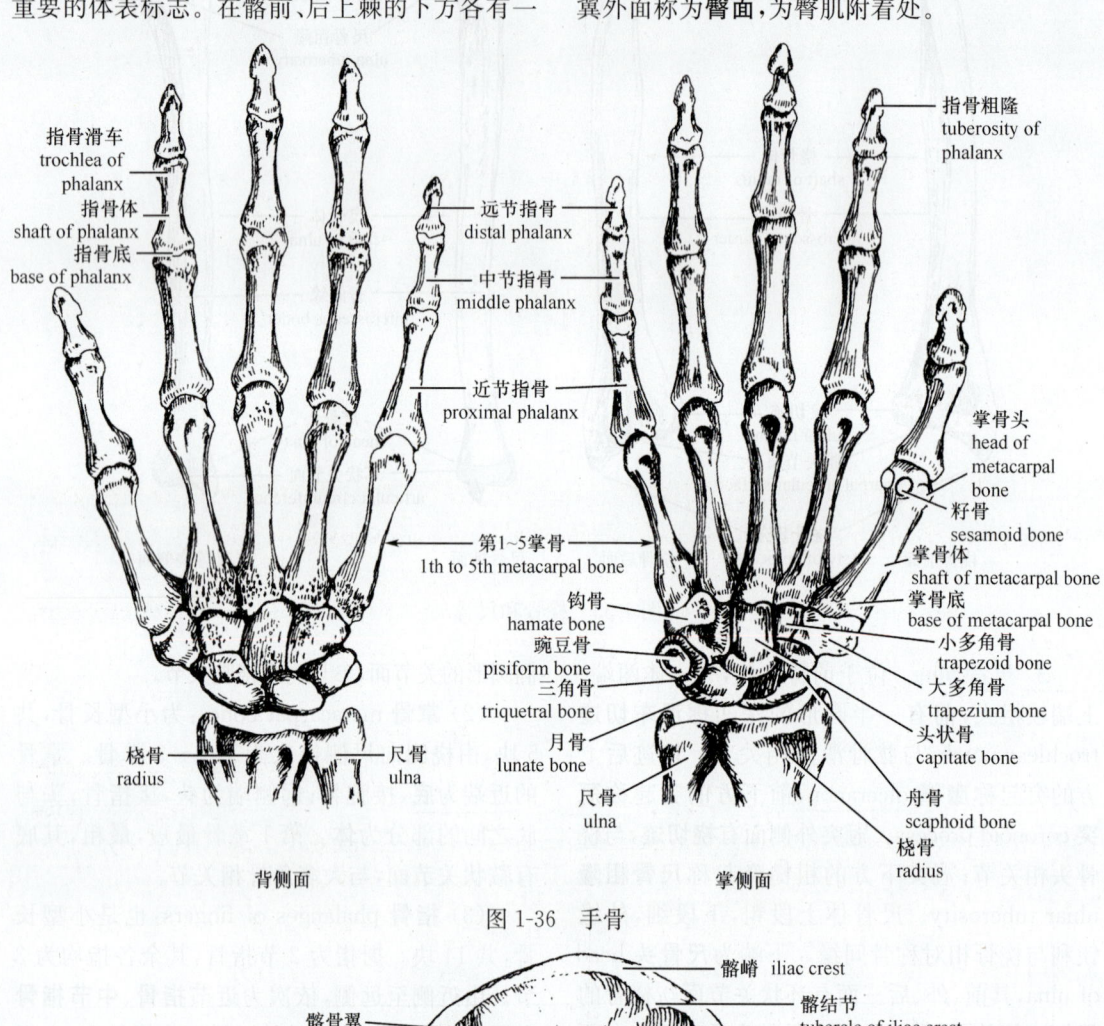

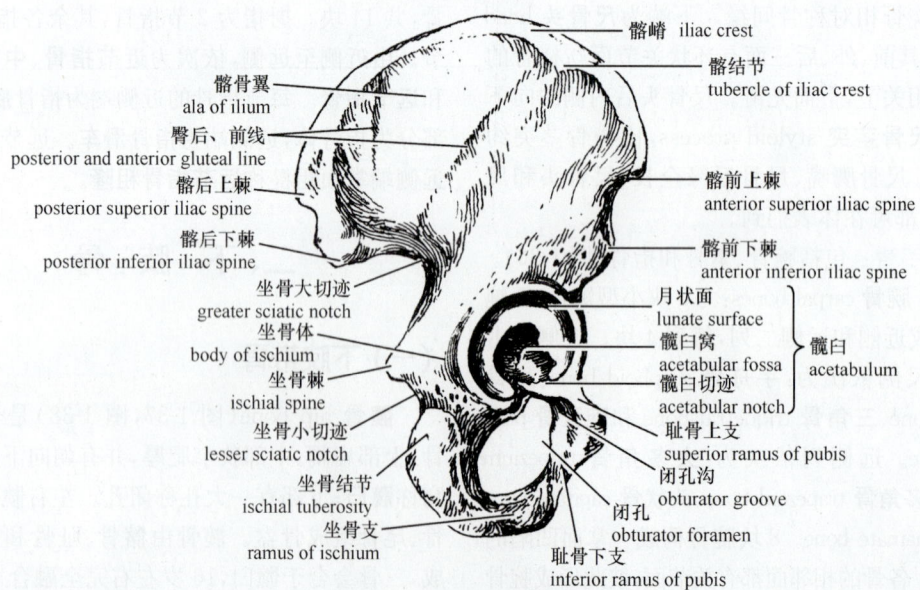

图 1-36 手骨

图 1-37 髋骨（外面）

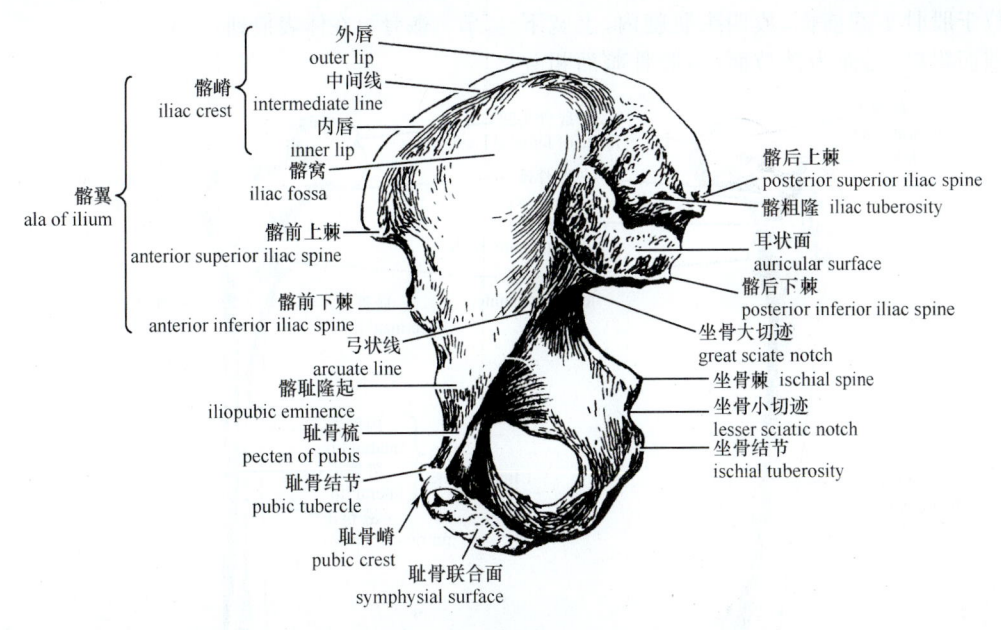

图 1-38 髋骨(内面)

2. 坐骨 ischium 构成髋骨的下部，分为**坐骨体**和**坐骨支**。坐骨体组成髋臼的后下 2/5，其后缘有尖形的**坐骨棘** ischial spine，坐骨棘下方有**坐骨小切迹** lesser sciatic notch。坐骨体下端向前、上、内延伸为较细的坐骨支，其末端与耻骨下支结合。坐骨体与坐骨支移行处的后部是粗糙的隆起称**坐骨结节** ischial tuberosity，是坐骨的最低部，在体表可扪到。

3. 耻骨 pubis 构成髋骨的前下部，分为体和上、下二支。耻骨体参与组成髋臼的前下 1/5，与髂骨体结合处的骨面呈粗糙隆起称**髂耻隆起** iliopubic eminence，由此向前内伸出**耻骨上支**，其末端急转向下成为**耻骨下支**。耻骨上支上面有一条较锐的骨嵴称**耻骨梳** pecten pubis，向后移行于弓状线，向前终于**耻骨结节** pubic tubercle，是重要的体表标志。从耻骨结节到中线的粗钝上缘为**耻骨嵴** pubic crest，也可在体表扪到。耻骨上、下支相互移行处内侧的椭圆形粗糙面称**耻骨联合面** symphysial surface，两侧耻骨联合面借软骨相接，构成耻骨联合。耻骨下支伸向后下外方，与坐骨支结合。耻骨与坐骨共同围成**闭孔** obturator foramen。

髋臼 acetabulum 由髂、坐、耻三骨的体合成。窝内有半月形的关节面称**月状面** lunate surface。窝的中央未形成关节面的部分称**髋臼窝** acetabular fossa。髋臼边缘下部的缺口称**髋臼切迹** acetabular notch。

(二) 自由下肢骨

自由下肢骨包括大腿骨(股骨)、小腿骨(胫骨、腓骨、髌骨)和足骨(跗骨、跖骨和趾骨)。

1. 股骨 femur(图 1-39) 是全身最粗大的长骨，其长度约为身高的 1/4，可分为一体两端。上端有朝向内上的**股骨头** femoral head，呈球形，与髋臼相关节。头的顶端接近关节面中心处，有一小凹称**股骨头凹**。头的下外方狭细部分称**股骨颈** neck of femur。颈与体交界处上外侧的方形隆起称**大转子** greater trochanter，内下方的隆起称**小转子** lesser trochanter，有肌肉附着。大转子是重要的体表标志。大、小转子之间，前面有**转子间线**，后面有**转子间嵴**相连。

股骨体略弓向前，上段呈圆柱形，中段呈三棱形，下段前后略扁。体后面有纵形的骨嵴称**粗线** linea aspera。此线上端分叉，向上外延续于粗糙的**臀肌粗隆** gluteal tuberosity，向上内则延续为**耻骨肌线**。粗线下端则分为内、外两线，二线之间的骨面称**腘面**。在粗线的中点附近，有开口朝下的滋养孔。

股骨下端有两个向后下方膨大的突起，分别称**内侧髁** medial condyle 和**外侧髁** lateral condyle。内、外侧髁的前面、下面和后面都是光滑的关节面。两髁前方的关节面彼此相连形成髌面，与髌骨相接。两髁后份之间的深窝称**髁间窝** intercondylar fossa。两髁侧面的最突起处分别称**内上髁** medial epicondyle 和**外上髁** lateral epicondyle。位于内上髁上方的小突起称**收肌结节** adductor tubercle。它们都是在体表可扪到的重要标志。

2. 髌骨 patella(图 1-40) 是人体最大的籽

骨，位于股骨下端前面，股四头肌腱内，上宽下尖，前面粗糙，后面为关节面，与股骨髌面相关节。髌骨可在体表摸到。

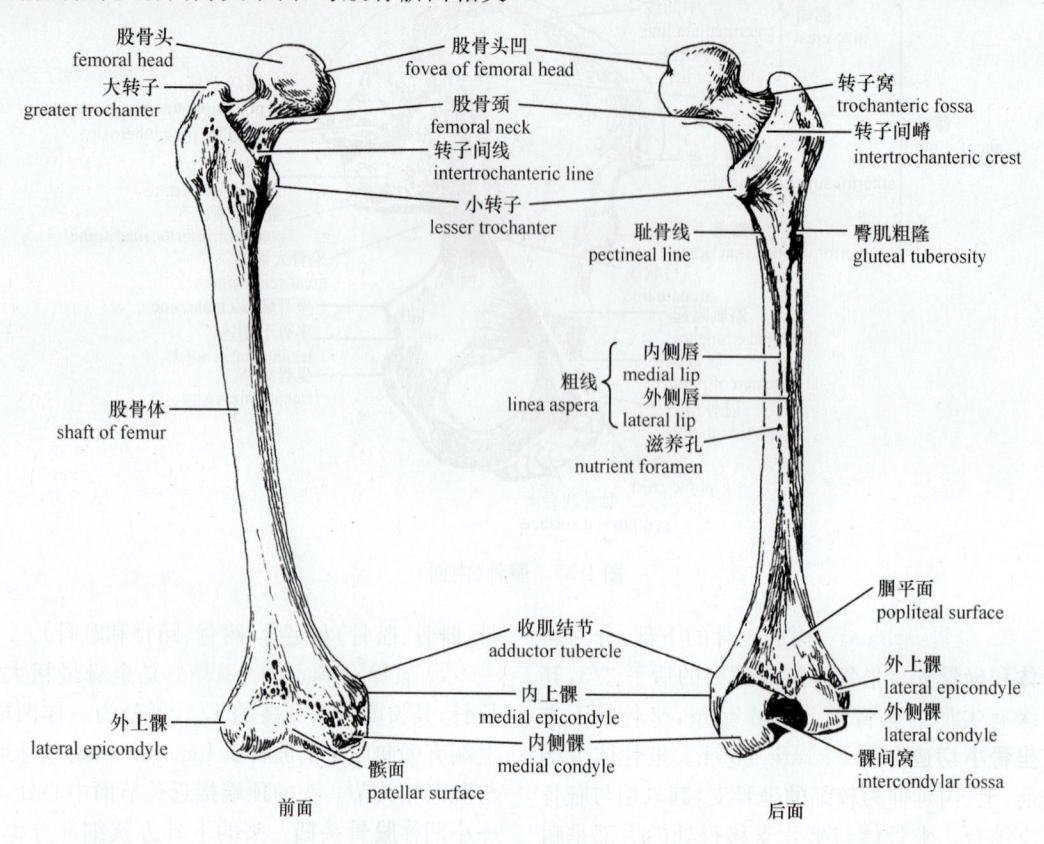

图 1-39 股骨

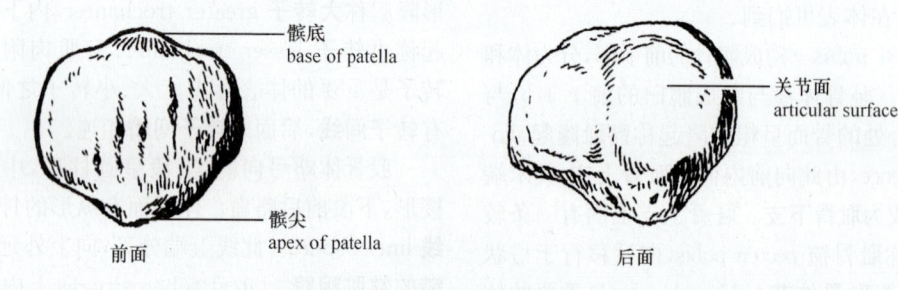

图 1-40 髌骨

3. 胫骨 tibia（图 1-41） 位于小腿内侧，是粗大的长骨，分为一体两端。上端膨大，向两侧突出，形成**内侧髁**和**外侧髁**。两髁上面各有一关节面与股骨内、外侧髁的关节面相关节。两上关节面之间有粗糙的小隆起称**髁间隆起** intercondylar eminence。外侧髁的后下方有小的腓关节面与腓骨头相关节。上端前面的隆起称**胫骨粗隆** tibial tuberosity。内、外侧髁和胫骨粗隆在体表都可扪到。胫骨体呈三棱柱形，较锐的前缘和内侧面直接位于皮下。外侧缘为小腿骨间膜所附着称**骨间缘**。后面上份有斜向下内的粗涩的**比目鱼肌线**。体上、中 1/3 交界处的附近，有开口向上的滋养孔。胫骨下端稍膨大，其内侧向下的突起称**内踝** medial malleolus。下端的下面与内踝的外侧面都有关节面与距骨相关节。下端的外侧面有腓切迹与腓骨相接。内踝可在体表扪到。

4. 腓骨 fibula（图 1-41） 细长，位于小腿外侧，分一体两端。上端稍膨大称**腓骨头** fibular head，有腓骨头关节面与胫骨相关节。头下方缩细称**腓骨颈** neck of fibula。体的内侧缘锐利称骨间缘，有小腿骨间膜附着。体内侧近中点处，有开口向上的滋养孔。下端膨大称**外踝** lateral malleolus，其内侧有外踝关节面与距骨相关节。腓骨头和外踝都可在体表扪到。

5. 足骨（图 1-42） 包括跗骨、跖骨和趾骨。

（1）**跗骨** tarsal bones：共 7 块，属短骨，分

前、中、后三列。后列包括位于前上方的**距骨** talus 和后下方的**跟骨** calcaneus；中列为位于距骨前方的**足舟骨** navicular bone；前列由内侧向外侧，依次为**内侧楔骨** medial cuneiform bone、**中间楔骨** intermediate cuneiform bone 和**外侧楔骨** lateral cuneiform bone，以及位于跟骨前方的**骰骨** cuboid bone。跗骨几乎占全足的一半，与下肢的支持和负重功能相适应。距骨上面有前宽后窄的关节面称**距骨滑车**，与内、外踝和胫骨的下关节面相关节。距骨下方与跟骨相接。跟骨后端隆突为**跟骨结节** calcaneal tuberosity。距骨前接足舟骨，舟骨的内下方隆起为**舟骨粗隆**，是重要体表标志。足舟骨的前方与3块楔骨相关节。外侧的骰骨后方与跟骨相接。

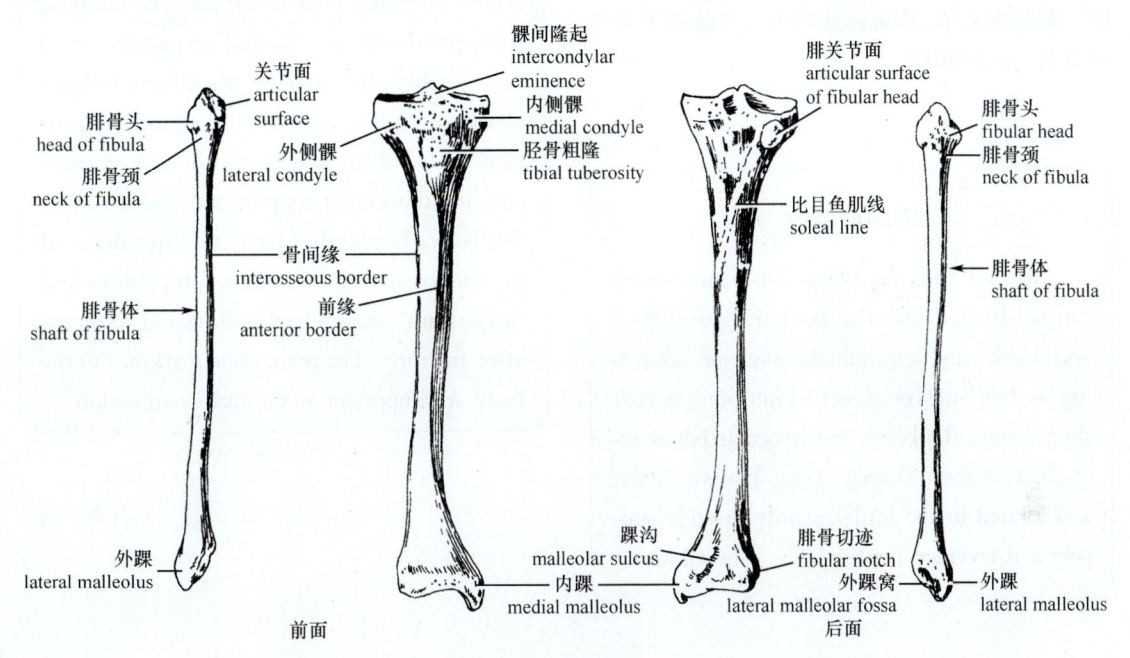

图 1-41 胫骨和腓骨

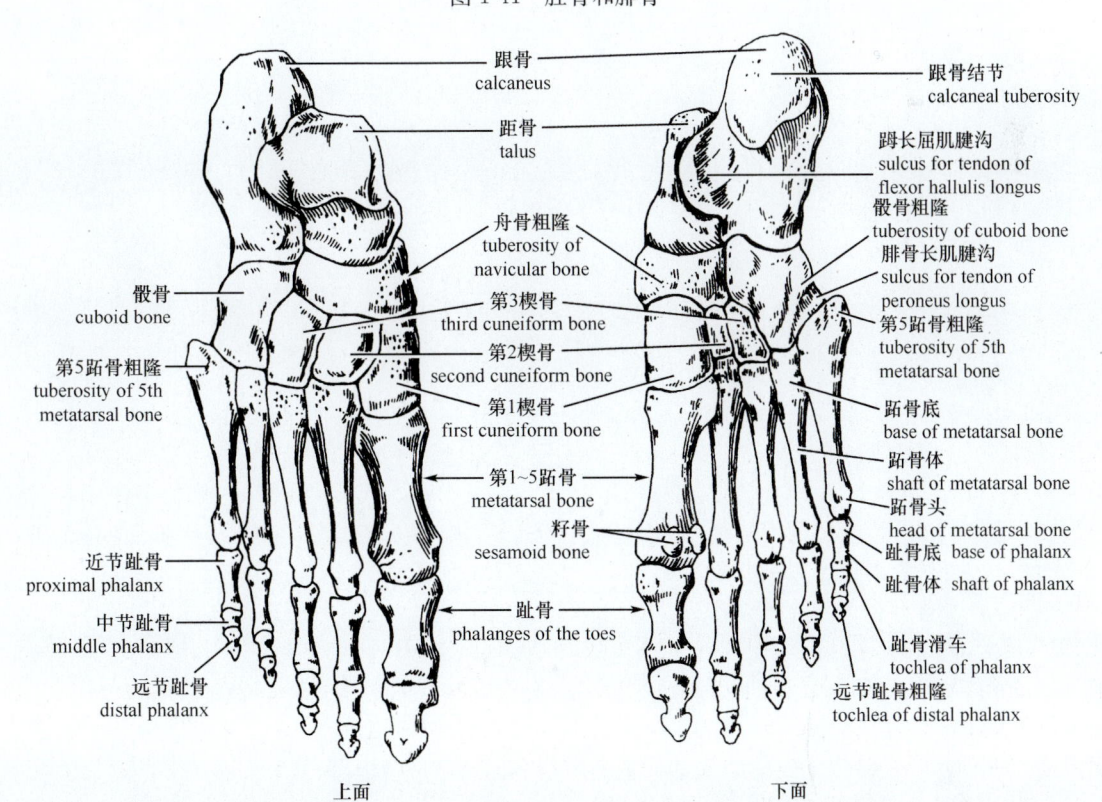

图 1-42 足骨

(2) **跖骨** metatarsal bones：属长骨，共5块。其形状和排列大致与掌骨相当，但比掌骨粗大，位于跗骨和趾骨之间，由内侧向外侧，依次为第1～5跖骨。跖骨近侧端为**底**，与跗骨相接，中间为**体**，远侧端称**头**，与近节趾骨底相接。第5跖骨底向后外突出称**第5跖骨粗隆**，在体表可扪到。

(3) **趾骨** phalanges of toes：属长骨，共14块。姆趾为2节，其余各趾均为3节趾骨的形态和命名与指骨相同。

（杨开明）

Summary

In the adult, there exist 206 bones, which can be divided into the axial skeleton (skull and trunk) and appendicular skeleton according to their sites, or classified into long bones, short bones, flat bones and irregular bones according to their shapes. Long bones, tubular and located in the limbs, mainly provide support and leverage for the body. Short bones are cuboidal and are found only in the wrist and ankle. Flat bones are plate shaped and protect organs in the skull, chest and pelvic cavity. Irregular bones have various shapes, and some of them have cavities connected with the outside, thus called gas-bearing bones. A typical bone is composed of the bone substance, bone marrow and periosteum, rigid and flexible. It is rich in blood vessels, lymphatic vessels and nerves, with abilities to continue metabolism and to repair and regenerate. In addition to support and protection of the body, bones also have the functions of hematopoiesis, salts (calcium, phosphorus and magnesium) storage and healing and repairing after fracture. The main bone markings in the body are important in clinical examination.

（李 华）

第 2 章 关 节 学

学习目的
掌握：①骨连结的分类，滑膜关节的结构、分类及运动；②椎骨的连结、椎间盘的结构及脊柱的四个生理性弯曲，胸廓的组成；③颞下颌关节、肩关节、肘关节、桡腕关节、髋关节、膝关节、踝关节的组成、结构特点及运动。

骨与骨之间借纤维结缔组织、软骨或骨相连，形成**骨连结**。研究全身骨连结的科学称**关节学**。根据全身骨连结的方式不同，可分为直接连结和间接连结两大类。

第一节 总 论

一、直接连结

直接连结的两相对骨面之间无腔隙，连结较牢固，不活动或仅有少许活动。按连结两骨之间的组织不同，又分为纤维连结、软骨连结和骨性结合三大类(图 2-1)。

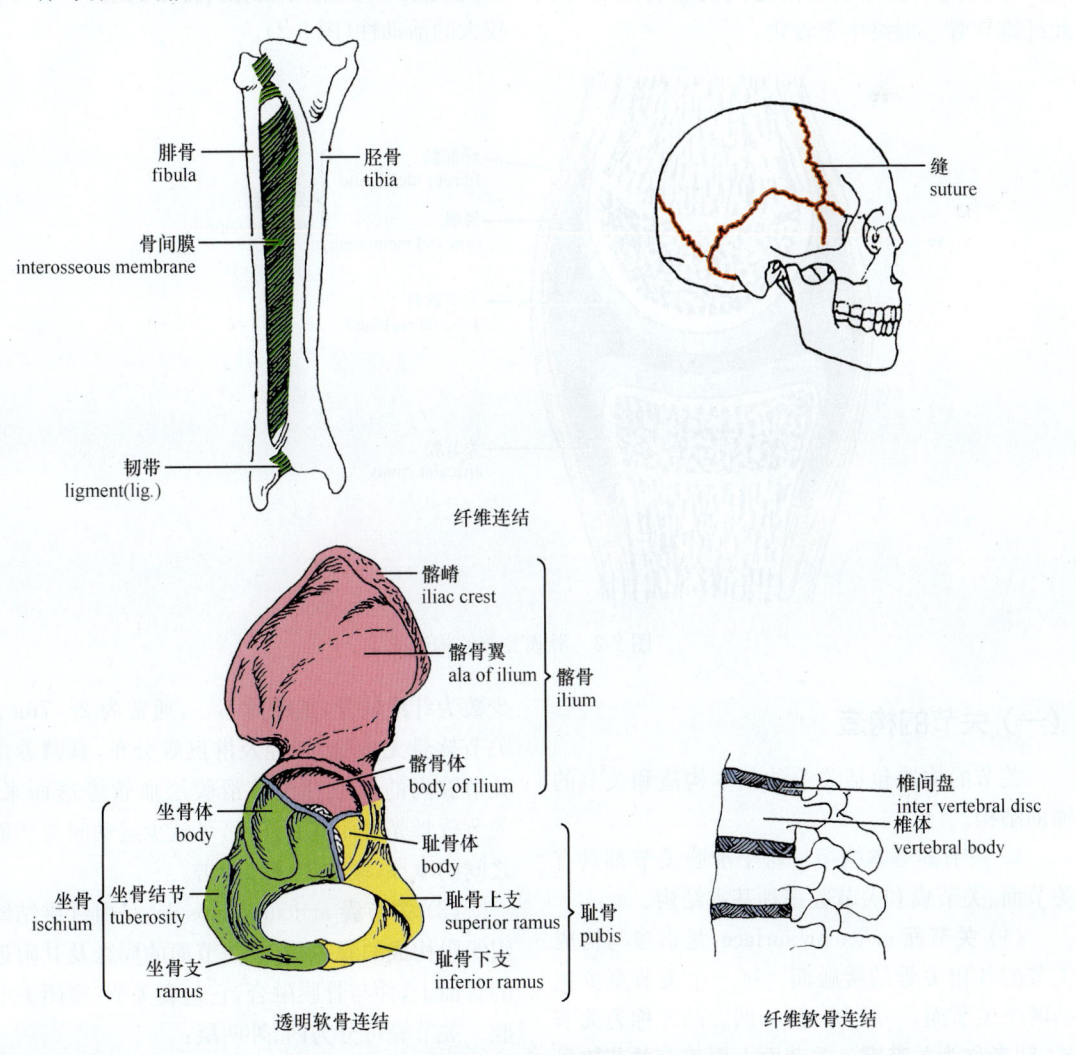

图 2-1 直接相连的分类

（一）纤维连结

骨与骨之间以纤维结缔组织直接相连，形成纤维连结，这种连结有两种形式：

1. 缝 suture 是指两骨之间仅以少量纤维结缔组织相连，仅见于颅骨之间，如颅的冠状缝、矢状缝和人字缝等。随着年龄增长，缝可骨化成为骨性结合。

2. 韧带连结 syndesmosis 连结两骨的纤维结缔组织较长，呈条索状或膜板状，如椎弓之间的黄韧带和前臂骨间膜等。

（二）软骨连结

骨与骨之间借软骨相连，形成软骨连结，软骨有弹性和韧性，可缓冲震荡。软骨连结有两种形式：

1. 纤维软骨联合 symphysis 如椎体之间的椎间盘以及两耻骨联合面之间的耻骨联合等。此纤维软骨一般终生不骨化。

2. 透明软骨结合 synchondrosis 如长骨骨干与骺之间的骺软骨，婴幼儿髋骨的髂骨、耻骨、坐骨于髋臼处结合，蝶骨与枕骨之间的结合等，此种软骨随着年龄的增长，可骨化形成骨性结合。

（三）骨性结合

骨与骨之间以骨组织相连，此骨组织常由纤维结缔组织或透明软骨骨化而成，如各骶椎骨之间的骨性结合及髂骨、耻骨、坐骨之间在髋臼处的骨性结合等。

二、间接连结

间接连结又称**关节 articulation** 或**滑膜关节 synovial joint**，是骨连结的最高分化形式。间接连结的两相对骨面之间互相分离，其间有充以滑液的腔隙，周围借结缔组织囊相连结，一般具有较大的活动性（图2-2）。

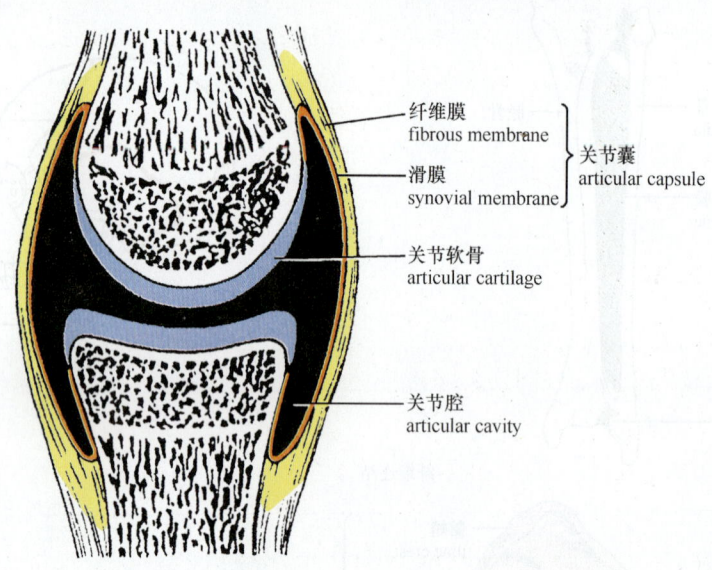

图 2-2 滑膜关节的构造

（一）关节的构造

关节的构造包括关节的基本构造和关节的辅助结构。

1. 关节的基本构造 每个滑膜关节都具有关节面、关节囊和关节腔三种基本结构。

（1）**关节面** articular surface：是指参与构成关节的各相关骨的接触面。每一个关节至少包括两个关节面，一般为一凸一凹。凸者称为**关节头**，凹者称为**关节窝**。关节面上覆盖有**关节软骨** articular cartilage。关节软骨多数为透明软骨，少数为纤维软骨，其厚薄不一，通常为2~7mm。关节软骨无血管、神经及淋巴管分布，其营养由关节腔内的滑液和关节滑膜层血管渗透而来。关节软骨光滑而富有弹性，可减少运动时关节面之间的摩擦，缓冲震荡和冲击。

（2）**关节囊** articular capsule：是由纤维结缔组织膜构成的囊，附着于关节面的周缘及其附近的骨面上，并与骨膜融合，它包裹关节，密闭关节腔。关节囊可分为内、外两层：

1）**纤维膜** fibrous membrane：为关节囊的外层，由致密的纤维结缔组织构成，厚而坚韧，含有丰富的血管和神经。纤维膜的厚薄通常与关节的运动和负重的大小有关,如下肢关节负重较大,纤维膜较厚而紧张,而上肢关节运动灵活,纤维膜则薄而松弛。纤维膜在某些部位明显增厚形成韧带,以增强关节的稳固性,限制关节的过度运动。

2) **滑膜** synovial membrane:为关节囊的内层,由薄而柔软的疏松结缔组织膜构成,紧贴于纤维膜内面,其边缘附着于关节软骨的周缘,包被关节腔内除关节软骨、关节盘和关节唇以外的所有结构。滑膜富含血管、淋巴管和神经,可产生**滑液** synovial fluid。滑液是透明的蛋白样液体,量少,呈弱碱性,它不仅保证了关节软骨的新陈代谢,而且能增加润滑,减少摩擦。

(3) **关节腔** articular cavity:为关节软骨和关节囊滑膜层共同围成的密闭腔隙,腔内含有少量滑液,可减少关节运动时关节面之间的摩擦。关节腔内呈负压,对维持关节的稳固性有一定作用。

2. 关节的辅助结构 关节除具有上述的关节面、关节囊和关节腔三项基本结构外,某些关节为适应其功能还形成了一些特殊的辅助结构,如韧带、关节内软骨、滑膜囊和滑膜襞等,以增加关节的稳固性或灵活性。

(1) **韧带** ligament:为连于相邻两骨之间的致密结缔组织束,可加强关节的稳固性或限制关节的过度运动。韧带可位于关节囊周围或关节囊内,前者称**囊外韧带**,后者称**囊内韧带**。有的囊外韧带与关节囊相贴,由关节囊的纤维膜局部增厚形成,如髋关节的髂股韧带;有的囊外韧带不与关节囊相贴,是关节囊周围独立存在的致密结缔组织束,如膝关节的腓侧副韧带;有的囊外韧带则是关节周围肌腱的直接延续,如膝关节的髌韧带。囊内韧带被滑膜包裹,如膝关节内的交叉韧带和髋关节内的股骨头韧带等。

(2) **关节盘和关节唇**:是位于关节腔内的两种不同形态的纤维软骨。

1) **关节盘** articular disc:位于两骨的关节面之间,其周缘附着于关节囊内面,将关节腔分为两部。关节盘多呈圆盘状,其周缘略厚,中央稍薄。膝关节内的关节盘呈半月形称关节半月板。关节盘使两骨关节面更加适应,可减少外力对关节的震荡和冲击。此外,被关节盘分隔而成的两个关节腔可增加关节的运动形式和运动范围。

2) **关节唇** articular labrum:是附着于关节窝周缘的**纤维软骨环**,可加深关节窝,增大关节面,增加关节的稳固性,如髋臼唇等。

(3) **滑膜襞和滑膜囊** synovial fold and synovial bursa:有些关节囊的滑膜表面积大于纤维膜,滑膜重叠卷折并突入关节腔,形成滑膜襞。有时滑膜襞内含有脂肪,则形成**滑膜脂垫**。关节运动时,关节腔的形状、容积及压力发生改变,滑膜脂垫可起填充和调节作用。同时,滑膜襞和滑膜脂垫增大了滑膜的面积,有利于滑液的分泌和吸收。在某些关节,滑膜从关节纤维膜的薄弱或缺如处成囊状向外突出,充填于肌腱与骨面之间,形成滑膜囊,可减少肌肉活动时与骨面之间的摩擦。

决定关节灵活性和稳固性的主要因素有:关节面的形状、关节面的面差、关节囊的厚薄和松紧、关节韧带的强弱,有无关节盘的介入以及关节周围肌肉的强弱和收缩幅度等。例如,肩关节的关节头大、关节盂浅,关节面的面差大,关节囊薄而松弛,关节周围肌肉多,故肩关节运动灵活;髋关节的关节头大、髋臼深,关节面的面差小,关节囊厚而紧张,韧带多,关节周围有强大的肌肉,因此,髋关节的稳固性大,运动幅度小。

(二) 关节的运动

关节的运动一般都是围绕三种运动轴而进行,围绕某一运动轴可产生两种方向相反的运动形式。根据运动轴的方位不同,滑膜关节的运动主要有以下几种形式。

1. 屈和伸 flexion and extension 是关节沿冠状轴进行的运动。运动时,相关节的两骨之间的角度减小为屈,角度增大为伸。一般关节的屈,指的是向腹侧面成角,而膝关节则相反,小腿向后贴近大腿的运动为膝关节的屈,反之则为伸。在踝关节,足尖向上,足背向小腿前面靠拢为伸,亦称**背屈** dorsiflexion;足尖下垂为屈,亦称**跖屈** plantarflexion。

2. 内收和外展 adduction and abduction 是关节沿矢状轴进行的运动。骨向正中矢状面靠拢为内收,远离正中矢状面为外展。但手指(第2~5指)的内收和外展是以中指的中轴为准,远离中指的中轴的运动为外展,反之为内收。而拇指的内收、外展是围绕冠状轴进行,拇指向示指靠拢为内收,远离示指为外展。足趾的内收和外展则以第2趾的中轴为准。

3. 旋转 rotation 是关节沿垂直轴进行的运动。骨向前内侧旋转为**旋内** medial rotation,

向后外侧旋转为**旋外** lateral rotation。在前臂，将手背转向前方的运动称**旋前** pronation，将手掌恢复到向前而手背转向后方的运动称**旋后** supination。足底转向内侧的运动为内翻，反之为外翻。

4. 环转 circumduction 是指运动骨的上端在原位转动，下端则做圆周运动，运动时整个骨描绘成一圆锥形的轨迹。能沿两轴以上运动的关节均可做环转运动，实际上是屈、外展、伸、内收的依次连续运动，如肩关节、髋关节和桡腕关节等。

（三）关节的分类

关节的分类方法有多种，有的按构成关节的骨数目分为单关节（由两块骨构成）和复关节（由两块以上的骨构成）；也可按一个或多个关节同时运动的方式分为单动关节（如肩关节、髋关节等）和联合关节（如颞下颌关节、关节突关节等）。常用的关节分类是按关节运动轴的数目及关节面的形态分为以下三类（图2-3）。

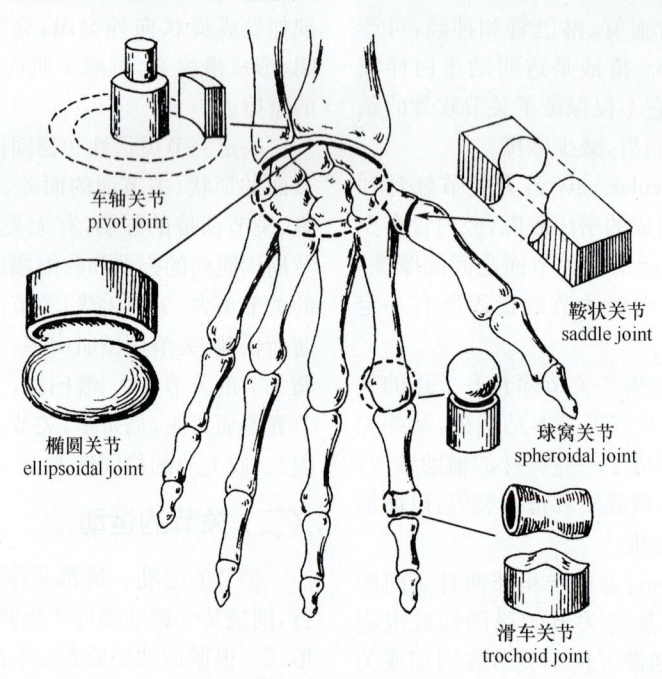

图 2-3 滑膜关节的类型

1. 单轴关节 关节仅能沿一个运动轴进行一组运动，包括两种形式：

（1）**屈戌关节** hinge joint：又称滑车关节，一骨的关节头呈滑车状，另一骨有相应的关节窝。通常只沿冠状轴做屈、伸运动，如指骨间关节。

（2）**车轴关节** trochoid joint：由圆柱状的关节头与凹面状的关节窝构成。关节窝通常由骨和韧带连成环，可沿垂直轴做旋转运动，如寰枢正中关节和桡尺近侧关节等。

2. 双轴关节 关节可沿两个相互垂直的运动轴进行两组运动，也可做环转运动。包括两种形式。

（1）**椭圆关节** ellipsoidal joint：关节头呈椭圆形的凸面，关节窝呈相应的椭圆形凹面。可沿冠状轴做屈、伸运动，沿矢状轴作内收、外展运动，并可做环转运动。如桡腕关节和掌指关节等。

（2）**鞍状关节** sellar joint or saddle joint：两骨的关节面都呈马鞍状，互为关节头和关节窝。可做屈、伸、内收、外展和环转运动。如拇指腕掌关节。

3. 多轴关节 关节具有三个相互垂直的运动轴，可做多种方向的运动。通常包括两种形式：

（1）**球窝关节** spheroidal joint：关节头较大呈球形，关节窝浅而小，其面积不及关节头的1/3。如肩关节，可做屈、伸、内收、外展、旋内、旋外和环转运动。也有的关节窝较深，包绕关节头的大部分，虽属球窝关节，但运动范围受到一定限制，如髋关节等。

（2）**平面关节** plane joint：两骨的关节面近似平面，但仍具有一定的弧度，虽然可做多轴性滑动，但其运动幅度甚微，如腕骨间关节和肩锁关节等。

第二节 躯干骨的连结

躯干骨的连结包括由椎骨、骶骨和尾骨互相连结起来形成的脊柱，以及由胸椎、肋以及胸骨互相连结起来构成的胸廓。

一、脊　柱

脊柱 vertebral column 由 24 块椎骨、1 块骶骨和 1 块尾骨互相连结起来组成，构成人体的中轴，上承托颅，下接下肢带骨。

（一）椎骨间的连结

各椎骨之间借韧带、软骨及滑膜关节相连，可分为椎体间的连结和椎弓间的连结。

1. **椎体间的连结**　各椎体之间借椎间盘、前纵韧带和后纵韧带相连。

（1）**椎间盘** intervertebral disc：是连结相邻两个椎体的纤维软骨盘（除第 1、2 颈椎之间外），成人有 23 个椎间盘。椎间盘由两部分构成（图 2-4）。中央部为**髓核** nucleus pulposus，是柔软而富有弹性的胶状物质；外周部为**纤维环** anulus fibrosus，环绕在髓核周围，由多层同心圆排列的纤维软骨环构成。纤维环坚韧，牢固地连结相邻两个椎体的上、下面，并保护和限制髓核向外膨出。椎间盘既坚韧，又富有弹性，承受压力时被压缩，除去压力后又复原，具有"弹性垫"样作用，可缓冲外力对脊柱的震荡和冲击，也可增加脊柱的运动范围。23 个椎间盘的纤维环均为前厚后薄，但各部的厚薄不同，腰部最厚，颈部次之，中胸部最薄，所以颈、腰椎的活动度较大。

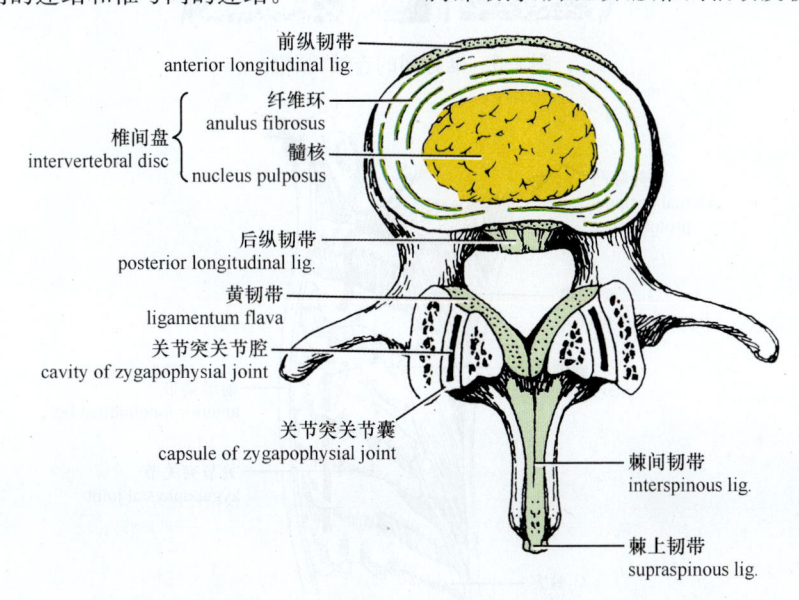

图 2-4　椎间盘和关节突关节（上面观）

> **临床意义**　椎间盘脱出症：由于纤维环的后部较薄，在外伤或椎间盘发生退行性病变时，在外力作用下可导致后部纤维环断裂，于是髓核向后突入椎管或椎间孔，压迫脊髓或脊神经根引起疼痛，即为椎间盘脱出症。由于脊柱前屈活动多，特别是腰部活动度大，相应的椎间盘受挤压机会多，故椎间盘脱出多发生在腰部。

（2）**前纵韧带** anterior longitudinal ligament：是位于椎体前面的一宽而坚韧的纵行纤维束。上自枕骨大孔前缘，下达第 1 或第 2 骶椎体。其纤维牢固地附于椎体及椎间盘，有防止脊柱过度后伸及椎间盘向前脱出的作用。

（3）**后纵韧带** posterior longitudinal ligament：为一窄而坚韧的纵长韧带，位于椎管前壁，附于所有椎体及椎间盘后面，下达骶骨。有限制脊柱过度前屈的作用。

2. **椎弓间的连结**　包括椎弓板、棘突、横突之间的韧带连结和上、下关节突之间的滑膜关节连结（图 2-5）。

（1）**黄韧带** ligamenta flava：为连结相邻两椎弓板之间的韧带，由弹力纤维构成。黄韧带参与围成椎管，并有限制脊柱过度前屈的作用。

（2）**棘间韧带** interspinal ligament：为连结相邻两棘突之间的短韧带，向前接黄韧带，向后移行为棘上韧带和项韧带。棘间韧带可限制脊柱过度前屈。

(3) **棘上韧带** supraspinal ligament：为连结胸、腰、骶椎各棘突尖之间的纵长韧带，其前方与棘间韧带融合，有限制脊柱前屈的作用。在颈部，从颈椎棘突尖向后扩展成三角形的弹性膜称**项韧带** ligamentum nuchae（图 2-6）。项韧带向上附于枕外隆凸及枕外嵴，向下达第七颈椎棘突并与棘上韧带相延续。项韧带起肌间隔的作用，并供项部肌附着。

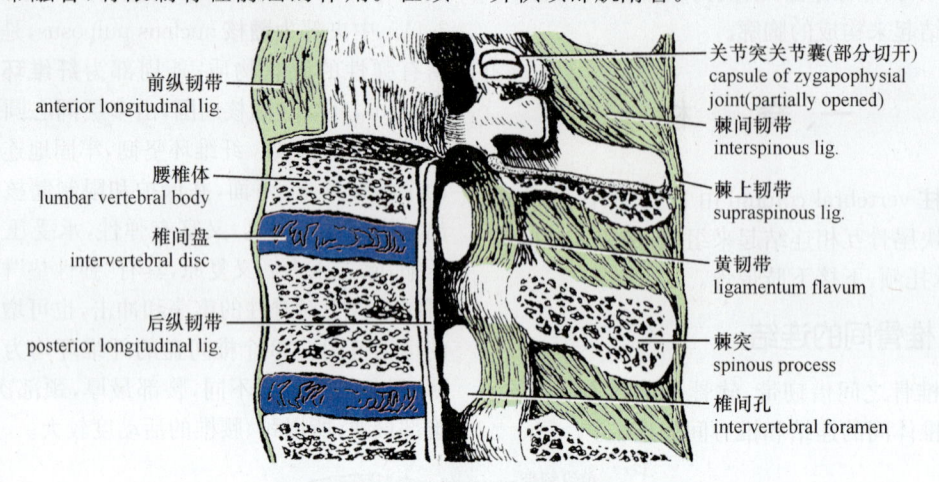

图 2-5 椎骨间的连结（腰椎）

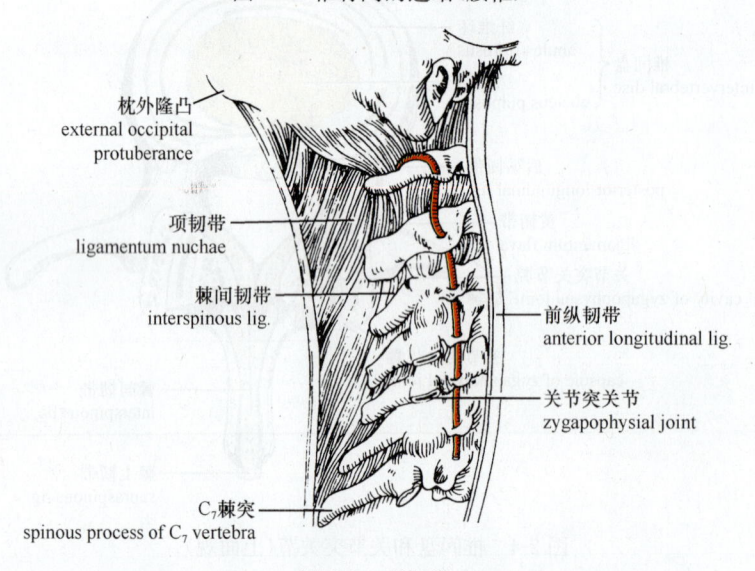

图 2-6 项韧带

(4) **横突间韧带** intertransverse ligament：为连结相邻椎骨横突之间的韧带，可限制脊柱过度侧屈。

(5) **关节突关节** zygapophysial joint：由相邻椎骨的上、下关节突的关节面构成，属平面关节，只能做轻微滑动，但各椎骨之间的运动总和却很大。

3. 寰椎与枕骨及枢椎的关节

(1) **寰枕关节** atlantooccipital joints（图 2-7）：由寰椎侧块的上关节凹与枕髁构成的联合关节，属椭圆关节。两侧关节同时活动，可使头做前俯、后仰及侧屈运动。关节囊的前后被寰枕前、后膜增强，**寰枕前膜**是前纵韧带的最上部分，连结枕骨大孔前缘与寰椎前弓上缘之间；**寰枕后膜**位于枕骨大孔后缘与寰椎后弓上缘之间。

(2) **寰枢关节** atlantoaxial joints：寰枢关节包括三个关节，即两个**寰枢外侧关节**和一个**寰枢正中关节**（图 2-7）。寰枢外侧关节由寰椎侧块的下关节面与枢椎的上关节面构成，关节囊的后部及内侧均有韧带加强。寰枢正中关节由齿突、寰椎前弓后面的关节面和齿突后方的寰椎横韧带构成。寰枢关节沿齿突垂直轴运动，使头连同寰椎做左、右旋转运动。寰枕关节和寰枢关节的联合运动，可使头做前俯、后仰、侧屈和旋转运动。

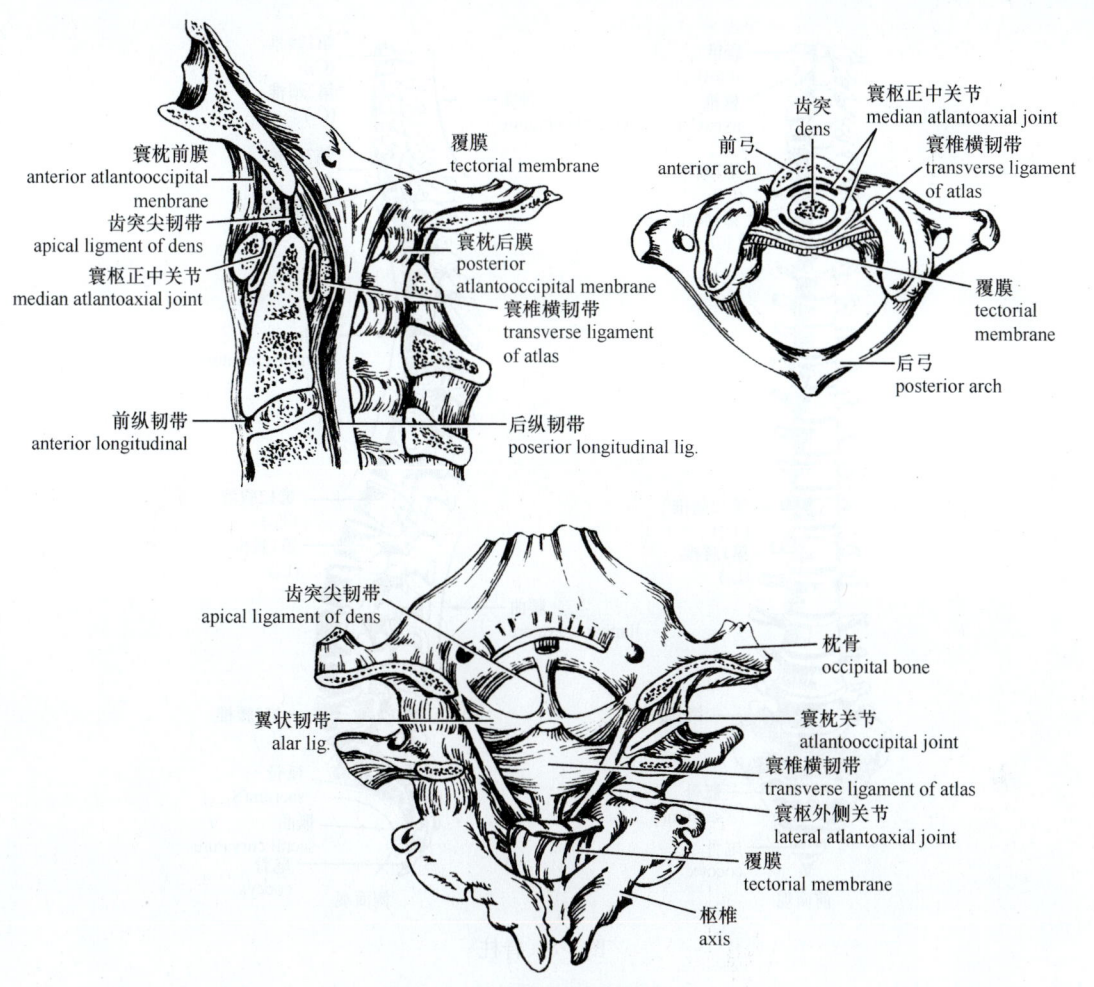

图 2-7　寰枕关节和寰枢关节

椎骨之间的连结包括了骨连结的所有形式：

骨连结 ⎰ 直接连结 ⎰ 纤维连结：前纵韧带、后纵韧带、黄韧带、棘间韧带、棘上韧带、横突间韧带
　　　　　　　　　　 软骨连结：椎间盘
　　　　　　　　　　 骨性结合：5 个骶椎结合为 1 个骶骨，3~4 个尾椎结合为 1 个尾骨
　　　　 间接连结：关节突关节、寰枢外侧关节、寰枢正中关节

（二）脊柱的整体观

成人脊柱长约 70cm，女性略短，其长度可因姿势的不同而略有差异，静卧比站立时可长出 2~3cm，这是因为站立时椎间盘被压缩之故。椎间盘的总长度约占脊柱全长的 1/4，老年人因椎间盘变薄，椎体因骨质疏松而变宽变薄，使脊柱长度变短，颈曲和胸曲的曲度增大。从不同方位观察脊柱，各有不同的形态特征（图 2-8）。

1. 前面观　可见椎体从上到下逐渐加宽，到第 2 骶椎为最宽，这与椎体的负重逐渐增加有关。自骶骨耳状面以下，由于重力经髋骨传到下肢骨，椎体已无承重意义，体积也逐渐缩小。

2. 后面观　可见椎骨棘突在后正中线上连贯成纵嵴，颈椎棘突短而分叉，近水平位。胸椎棘突长而倾向后下方，呈叠瓦状。腰椎棘突呈板状，水平伸向后方，棘突间隙较宽。

3. 侧面观　从侧面观察脊柱，可见成人脊柱有 4 个生理性弯曲：即**颈曲、胸曲、腰曲、骶曲**。其中，颈曲和腰曲凸向前，胸曲和骶曲凸向后。脊柱的这些弯曲，增大了脊柱的弹性，对维持人体重心的稳定和减轻震荡有重要意义。在胎儿时已形成胸曲和骶曲，颈曲和腰曲是在生后获得的。当婴儿开始抬头时出现颈曲，婴儿开始坐起和站立时出现腰曲。脊柱的每一个弯曲都有它的功能意义。颈曲支持头的抬起，腰曲使身体重心垂线后移，以维持身体的前后平衡，保持稳固的直立姿势，胸曲和骶曲在一定程度上扩大了胸腔和盆腔的容积。

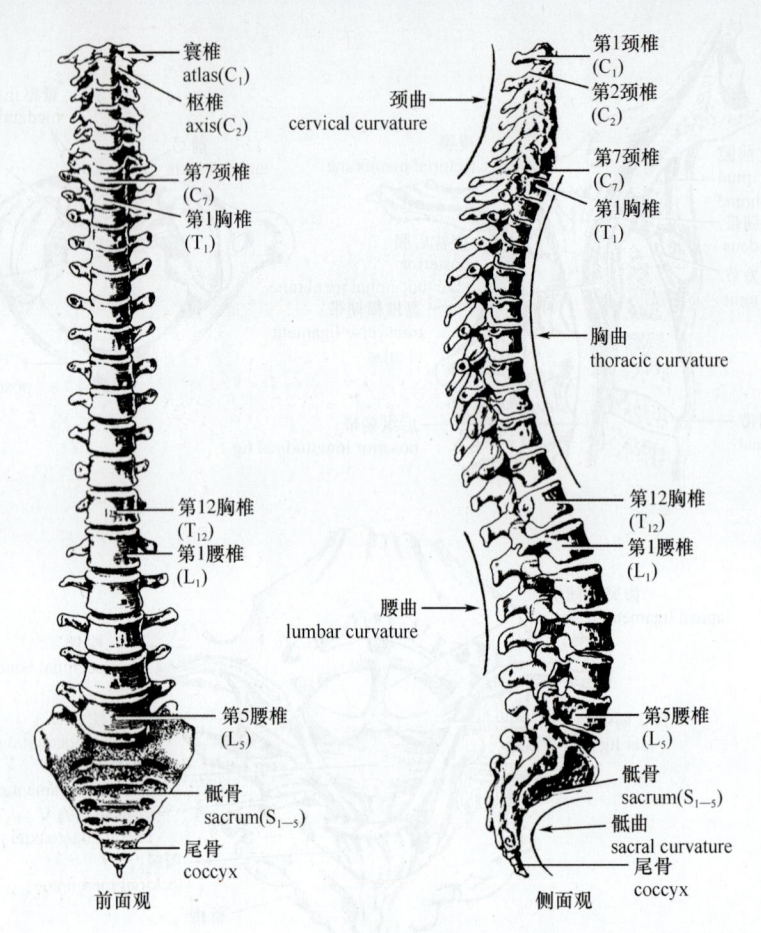

图 2-8 脊柱

（三）脊柱的运动

脊柱的运动虽然在两相邻椎骨间是有限的，但整个脊柱的运动范围是很大的，脊柱可做屈、伸、侧曲、旋转和环转运动。脊柱各部的运动性质及范围不同，这主要取决于关节面的方向和形状、椎间盘的厚度、韧带的位置及厚薄等，同时也与年龄、性别和锻炼程度有关。颈椎关节突的关节面略呈水平位，关节囊松弛，椎间盘较厚，故屈伸及旋转运动的幅度较大。在胸部，胸椎与肋骨相连，关节突的关节面呈冠状位，椎间盘较薄，棘突呈叠瓦状，这些因素限制了脊柱的运动，故运动范围较小。在腰部，椎间盘最厚，屈伸运动灵活，因关节突的关节面几呈矢状位，限制了旋转运动。由于颈、腰部运动灵活，故损伤多见于颈、腰部。

二、胸　廓

胸廓 thoracic cage 由12块胸椎、12对肋、1块胸骨和它们之间的连结共同组成，构成胸廓的关节主要有肋椎关节和胸肋关节。

（一）肋椎关节

肋椎关节为肋骨后端与胸椎之间构成的关节，包括肋头关节和肋横突关节（图2-9）。**肋头关节**由肋头的关节面与相应胸椎体的肋凹构成，属于微动关节。**肋横突关节**由肋结节关节面与相应椎骨的横突肋凹构成，亦属微动关节。这两个关节在功能上是联合关节，运动时肋骨沿肋头至肋结节的轴线旋转，使肋的前部上升或下降，以增大或缩小胸廓前后径和横径，从而改变胸腔的容积有助于呼吸。

（二）胸肋关节

胸肋关节 sternocostal joint 由第2~7肋软骨与胸骨相应的肋切迹构成，属于微动关节。第1肋与胸骨柄之间为软骨连结，第8~10肋软骨的前端不直接与胸骨相连，而依次与上位肋软骨形成软骨连结，在两侧各形成一个**肋弓** costal arch。第11和12肋的前端游离于腹壁肌肉之中（图2-10）。

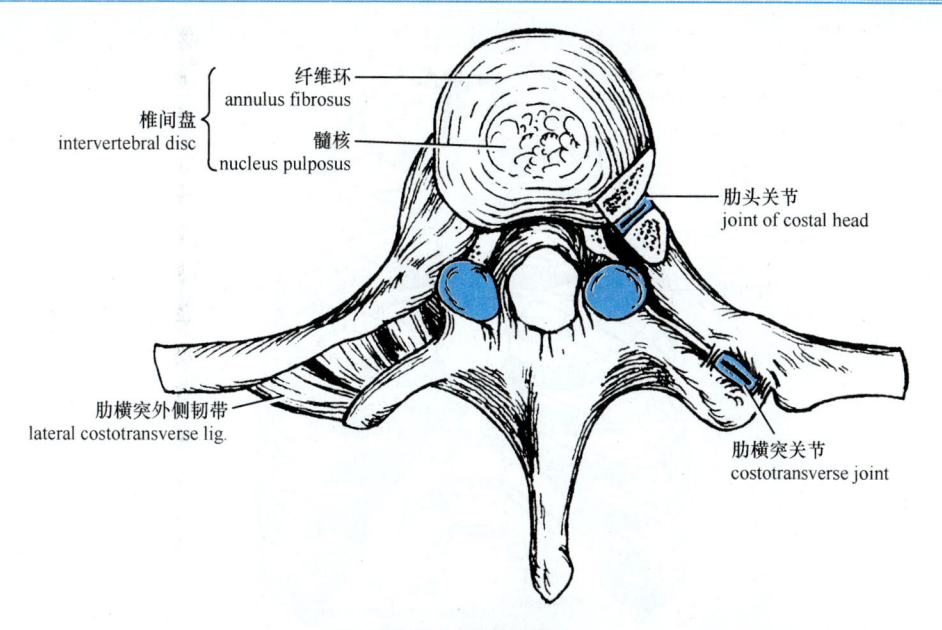

图 2-9　肋椎关节

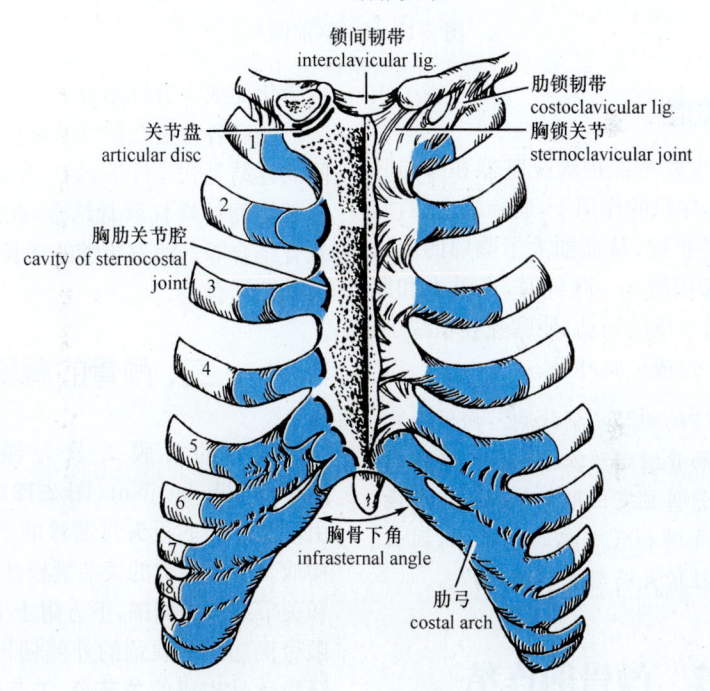

图 2-10　胸肋关节和胸锁关节

（三）胸廓的形态

成人胸廓呈前后略扁的圆锥形，上窄下宽（图 2-11），容纳并保护胸腔脏器。胸廓有上、下两口和前、后、外侧壁。胸廓上口较小，由胸骨柄上缘、第 1 肋和第 1 胸椎围成，是颈部与胸腔之间的通道。由于胸廓上口向前下倾斜，故胸骨柄上缘约平对第 2 胸椎体下缘。胸廓下口宽而不整齐，由第 12 胸椎、第 12 及 11 肋前端、肋弓及剑突构成。两侧肋弓在中线构成向下开放的**胸骨下角**，其尖部有剑突，剑突尖又将胸骨下角分成左、右剑肋角。剑突尖约平对第 10 胸椎下缘。胸廓前壁最短，由胸骨、肋软骨及肋骨前端构成；后壁较长，由胸椎和肋角内侧的肋骨构成；外侧壁最长，由肋骨体构成。相邻两肋之间的间隙称**肋间隙**，共 11 对。

胸廓的形状和大小与年龄、性别、体型及健康状况等因素有关。新生儿胸廓横径略小，呈桶状。随年龄增长及呼吸运动的加强，横径逐渐增大。13~15 岁开始出现性差。成年女性胸廓短而圆，各径线均小于男性。老人胸廓因肋软骨钙化，弹性减小，运动减弱使胸廓变长变扁。

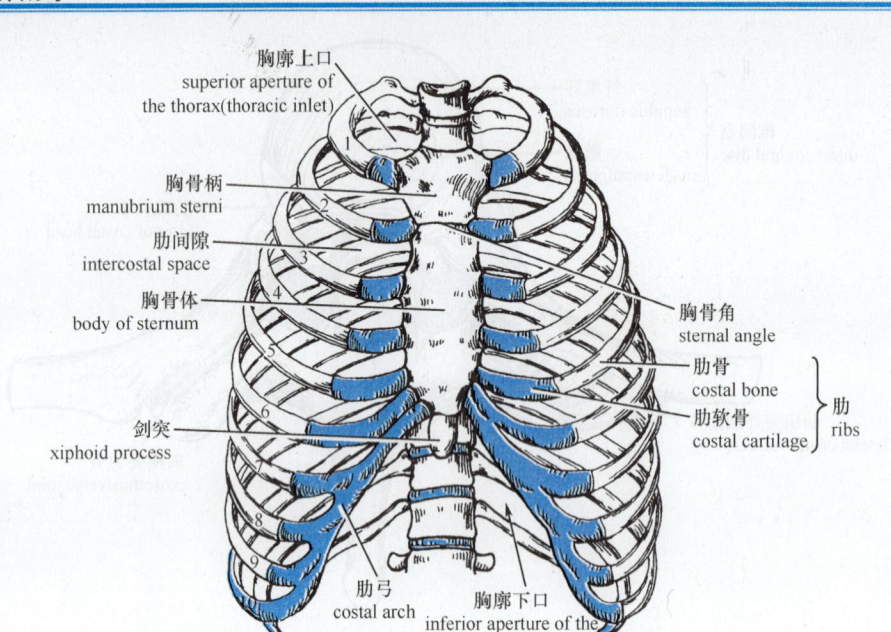

图 2-11　胸廓（前面观）

（四）胸廓的功能

胸廓的功能主要是保护胸腔脏器和参与呼吸运动。吸气时，在肌的作用下，肋前端上提，胸骨上升，肋体向外扩展，从而加大了胸廓的前后径和横径，胸腔容积增大。呼气时，在重力和肌的作用下，胸廓做相反的运动，使胸腔容积减小。胸腔容积的改变，促成了肺呼吸。

临床意义　"鸡胸"和"桶状胸"：佝偻病儿童，因缺乏钙盐而骨组织疏松，易变形，使胸廓前后径增大，胸骨明显突出形成"鸡胸"。患慢性支气管炎、肺气肿和气喘病的老年人，因长期咳嗽，胸廓各径增大而形成"桶状胸"。

第三节　颅骨的连结

颅骨的连结可分为纤维连结、软骨连结和滑膜关节三种。

一、颅骨的纤维连结和软骨连结

各颅骨之间多借缝、软骨和骨相连，彼此之间结合较牢固。

颅盖各骨是在膜的基础上骨化的，骨与骨之间留有薄层的结缔组织膜构成缝，主要有冠状缝、矢状缝、人字缝等。随着年龄的增长，有的缝可骨化而成为骨性结合。

颅底各骨是在软骨基础上骨化的，骨与骨之间的连结是软骨性的，如成年前蝶骨体与枕骨基底部之间的蝶枕软骨结合，此外尚有蝶岩、蝶枕软骨结合等。随着年龄的增长，都先后骨化而成为骨性结合。

二、颅骨的滑膜关节

颅骨的滑膜关节为**颞下颌关节** temporomandibular joint（图 2-12），又称下颌关节，由下颌骨的下颌头与颞骨的下颌窝和关节结节构成。下颌关节的关节囊松弛，上方附于下颌窝和关节结节的周围，下方附于下颌颈。囊外有从颧弓根部至下颌颈的外侧韧带加强。囊内有由纤维软骨构成的**关节盘**，关节盘呈椭圆形，上面如鞍状，前凹后凸，与关节结节和关节窝的形状相对应。关节盘的周缘与关节囊相连，将关节腔分为上、下两部分。

两侧下颌关节属于联合关节。运动时，可使下颌骨上提、下降、前进、后退及侧方运动。下颌骨的上提和下降发生在下关节腔，前进和后退发生在上关节腔，侧方运动是一侧的下颌头对关节盘做旋转运动，而对侧的下颌头和关节盘一起对关节窝做前进运动。张口是下颌骨下降并伴有向前的运动，闭口则是下颌骨上提并伴有下颌头和关节盘一起滑回关节窝的运动。

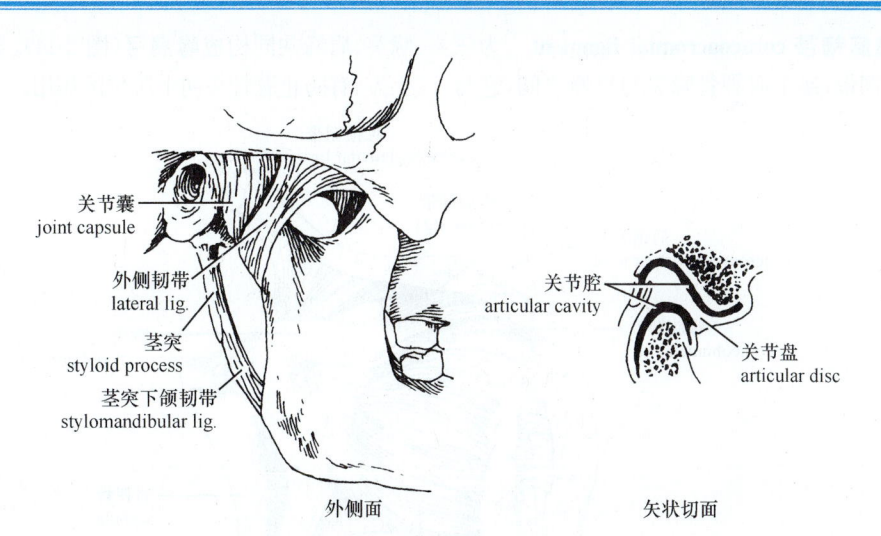

图 2-12 颞下颌关节

临床意义 下颌关节脱位：由于下颌关节的关节囊前部较薄弱，故张口过大，且关节囊过分松弛时，下颌头可滑至关节结节前方而不能退回关节窝，造成下颌关节向前脱位。复位时，必须先将下颌骨拉向下越过关节结节，再将下颌骨向后上推，才能将下颌头纳回至下颌窝内。

第四节 四肢骨连结

四肢骨之间的连结以关节为主。人类由于直立，上肢已从支持功能中解放出来，成为劳动的器官，上肢关节以运动的灵活性为主；下肢起着支持身体的重要作用，下肢关节以稳固性为主。

一、上肢骨的连结

上肢骨的连结包括上肢带的连结和自由上肢骨的连结。

（一）上肢带连结

1. 胸锁关节 sternoclavicular joint（图 2-13）是上肢骨与躯干骨连结的唯一关节。由锁骨的胸骨端与胸骨的锁切迹及第一肋软骨的上面构成。关节囊坚韧，周围有韧带加强。囊内有关节盘，将关节腔分为外上和内下两部分。由于关节盘下缘附于第一肋软骨，所以能阻止锁骨向内上方脱位。胸锁关节属于多轴关节，允许锁骨外侧端向上下运动约 60°，向前后运动约 20°～30°，并可做微小的旋转和环转运动。胸锁关节的活动度虽小，但以此为支点，扩大了上肢的活动范围。

2. 肩锁关节 acromioclavicular joint 由锁骨的肩峰端与肩峰的关节面组成。关节的上方有**肩锁韧带**加强，关节囊和锁骨下方有坚韧的**喙锁韧带**连于喙突。囊内的关节盘常出现于关节上部，部分地分隔关节。肩锁关节属平面关节，活动度很小，是肩胛骨活动的支点。

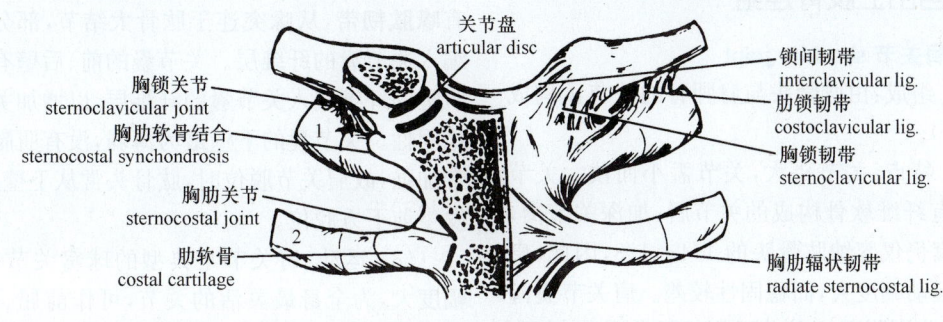

图 2-13 胸锁关节

3. 喙肩韧带 coracoacromial ligament 为三角形的扁韧带,连于肩胛骨喙突与肩峰之间,它与喙突、肩峰共同构成**喙肩弓**(图 2-14),架于肩关节上方,有防止肱骨头向上脱位的作用。

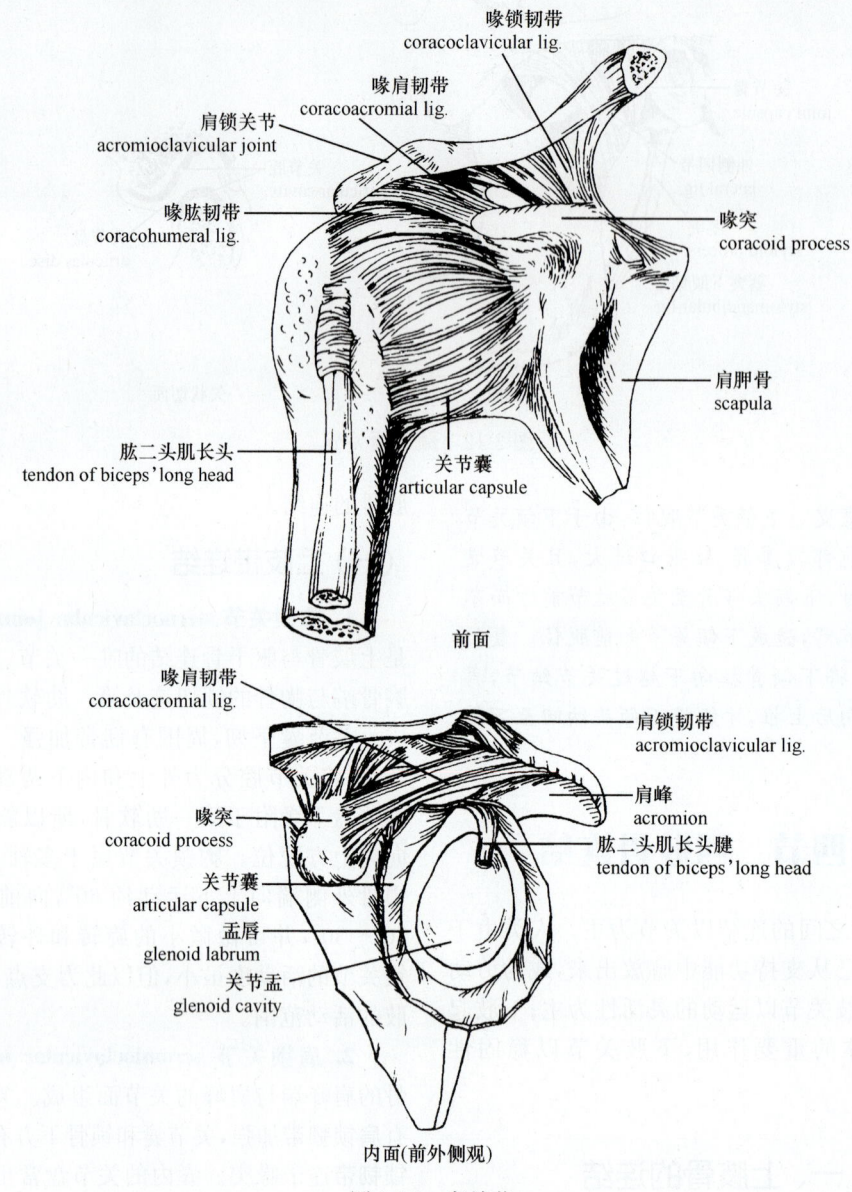

图 2-14 肩关节

(二)自由上肢骨连结

1. 肩关节 shoulder joint

(1) 组成:由肱骨头与肩胛骨的关节盂构成(图 2-15)。

(2) 特点:关节头大,关节盂小而浅。关节盂周缘有纤维软骨构成的关节唇,加深关节窝,但关节窝仍仅容纳肱骨头的 1/4～1/3,因此,肩关节的运动幅度大,而稳固性较差。肩关节囊薄而松弛,分别附着于关节盂周缘及肱骨解剖颈,其内侧可达外科颈。肱二头肌长头腱起于盂上结节,在关节囊内越过肱骨头上方,经结节间沟出穿出关节囊。关节囊的韧带少而弱,囊的上壁有**喙肱韧带**,从喙突连于肱骨大结节,部分纤维编入关节囊的纤维层。关节囊的前、后壁有许多肌腱的纤维编入关节囊的纤维层,以增加关节的稳固性。关节囊的下壁最为薄弱,没有肌腱和韧带加强,故肩关节脱位时,肱骨头常从下壁脱出,发生前下方脱位。

(3) 运动:肩关节是典型的球窝关节,运动幅度大,为全身最灵活的关节,可作前屈、后伸、内收、外展、旋内、旋外和环转运动。

2. 肘关节 elbow joint

(1) 组成:肘关节由肱骨下端与桡、尺骨上端构成(图2-16),包括三个关节:①**肱尺关节** humeroulnar joint,由肱骨滑车与尺骨滑车切迹构成;②**肱桡关节** humeroradial joint,由肱骨小头与桡骨头关节凹构成;③**桡尺近侧关节** proximal radioulnar joint,由桡骨环状关节面与尺骨桡切迹构成。上述三个关节包在一个关节囊内。

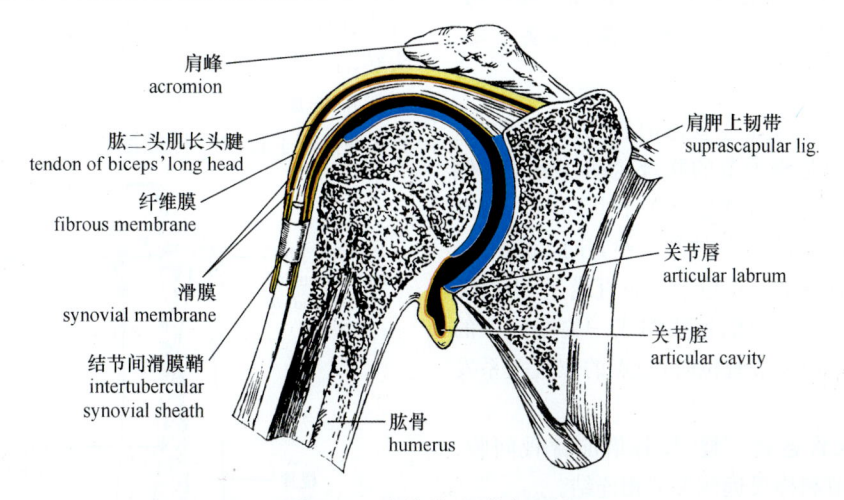

图 2-15 肩关节(冠状切面)

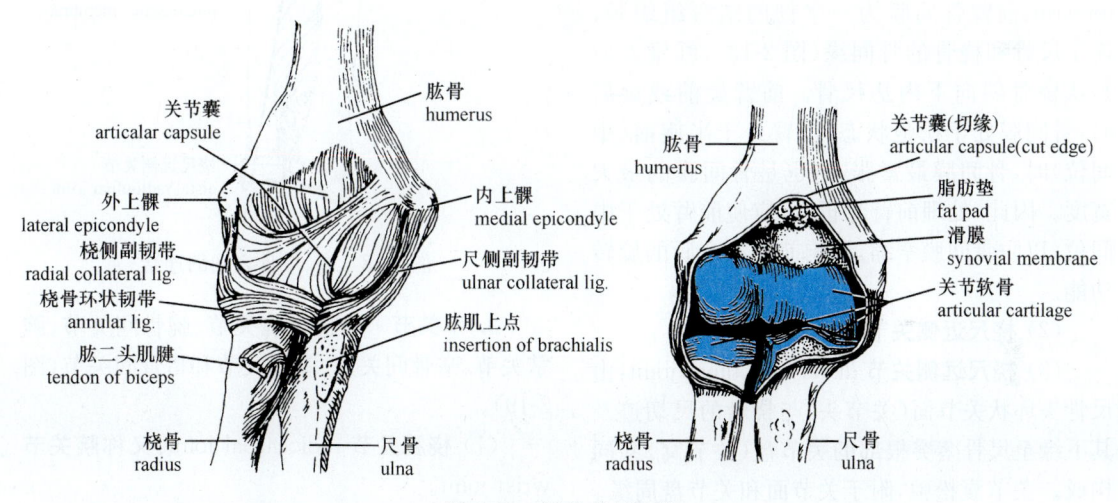

图 2-16 肘关节(前面)

(2)特点:关节囊的前、后壁薄而松弛,两侧壁厚而紧张,并有韧带加强。关节囊的后壁最为薄弱,故桡、尺骨常向后脱位,移向肱骨的后上方。肘关节的韧带有:①**桡侧副韧带** radial collateral ligament,位于关节囊的桡侧,由肱骨外上髁向下扩展,止于桡骨环状韧带;②**尺侧副韧带** ulnar collateral ligamen,位于关节囊的尺侧,由肱骨内上髁向下呈扇形扩展,止于尺骨滑车切迹内侧缘;③**桡骨环状韧带** annular ligament of radius(图2-17),位于桡骨环状关节面的周围,两端附于尺骨桡切迹的前、后缘,与尺骨桡切迹共同构成一个上口大、下口小的漏斗形骨纤维环,容纳桡骨头,防止桡骨头脱出。

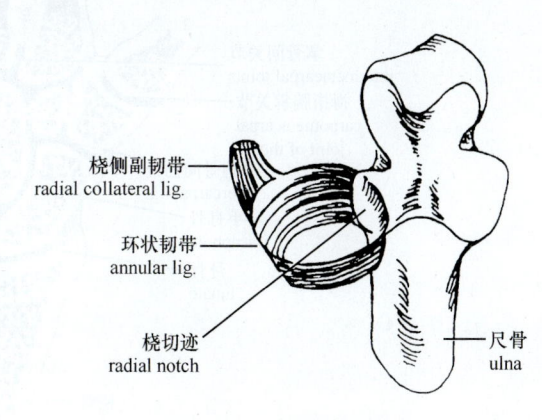

图 2-17 桡骨环状韧带

临床意义 桡骨头半脱位：多见于4岁以下的幼儿，由于桡骨头发育尚未完全，桡骨头和桡骨颈直径几乎相等，环状韧带较宽松，当前臂伸直而受到猛力牵拉时，桡骨头可被环状韧带卡住或部分环状韧带被夹在肱桡关节之间，发生桡骨头半脱位。

（3）运动：肘关节主要做前屈、后伸运动，这是肱尺关节和肱桡关节的联合运动。桡尺近侧关节与桡尺远侧关节和肱桡关节共同参与前臂的旋前和旋后运动。当肘关节伸直时，肱骨内、外上髁与尺骨鹰嘴三点位于一条直线上，当肘关节屈至90°时，这三点的连线构成一尖端向下的等腰三角形。肘关节脱位时，三点的位置关系发生改变。

3. 桡、尺骨连结 桡、尺骨借前臂骨间膜、桡尺近侧关节和桡尺远侧关节相连结。

（1）**前臂骨间膜** interosseous membrane of forearm：前臂骨间膜为一坚韧的结缔组织膜，连于尺骨和桡骨的骨间缘（图2-18），纤维方向是从桡骨斜向下内达尺骨。前臂旋前或旋后时，骨间膜处于松弛状态；前臂处于半旋前（中间位）时，骨间膜最紧张，这也是骨间膜的最大宽度。因此，处理前臂骨折时，应使前臂处于中间位，以防骨间膜挛缩，影响前臂愈合后的旋转功能。

（2）**桡尺近侧关节**（见肘关节）。

（3）**桡尺远侧关节** distal radioulnar joint：由尺骨头环状关节面（关节头）与桡骨的尺切迹及其下缘至尺骨茎突根部的关节盘（关节窝）共同构成。关节囊松弛，附于关节面和关节盘周缘。

关节盘为三角形的纤维软骨板，将尺骨头与腕骨分开。桡尺近侧关节和桡尺远侧关节是联合关节，均属于车轴关节，前臂可沿通过桡骨头中心至尺骨头中心的运动轴做旋转运动。运动时，桡骨头在原位自转，而桡骨下端连同关节盘绕尺骨头转动。当桡骨转到尺骨前方并与之交叉时，手背向前称**旋前**；与此相反的运动，即桡骨转到尺骨外侧时，手背向后称**旋后**。

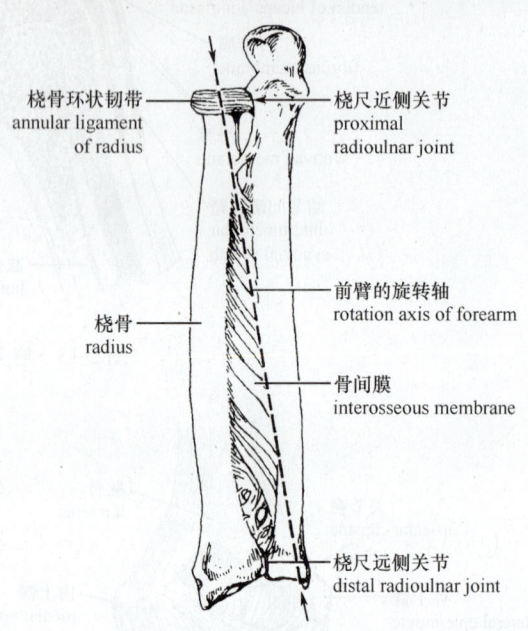

图2-18 桡、尺骨之间的连结

4. 手关节 包括桡腕关节、腕骨间关节、腕掌关节、掌骨间关节、掌指关节和指骨间关节（图2-19）。

（1）**桡腕关节** radiocarpal joint：又称**腕关节** wrist joint。

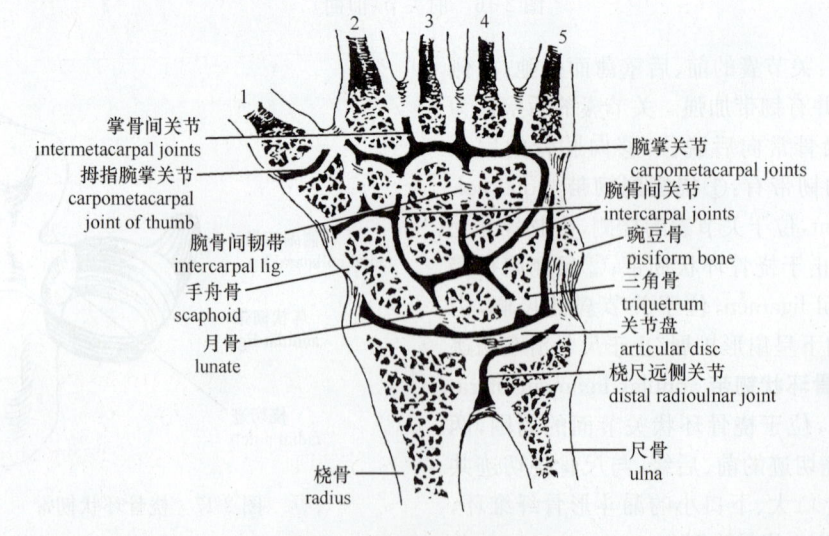

图2-19 手关节（冠状切面）

1) **组成**：由桡骨的腕关节面和尺骨头下方的关节盘构成的关节窝与手的舟骨、月骨及三角骨的近侧关节面构成的关节头所构成。

2) **特点**：关节囊松弛，关节的前、后和两侧均有韧带加强，其中掌侧韧带最为坚韧，所以腕的后伸运动受到限制。

3) **运动**：桡腕关节是典型的椭圆关节，可做屈、伸、内收、外展及环转运动。

(2) **腕骨间关节** intercarpal joint：为相邻各腕骨之间构成的微动关节，只能做轻微的滑动和转动。各腕骨之间借韧带连结成一整体，各关节腔彼此相通。腕骨间关节和桡腕关节通常是联合运动。

(3) **腕掌关节** carpometacarpal joint：由远侧列腕骨与5个掌骨底构成。除拇指及小指的腕掌关节活动外，其余各指的腕掌关节活动范围极小。

拇指腕掌关节 carpometacarpal joint of thumb：由大多角骨与第1掌骨底构成，是典型的鞍状关节。关节囊松弛。可做屈、伸、内收、外展、环转和对掌运动。由于第1掌骨向内侧旋转了近90°，故拇指的屈、伸运动发生在冠状面上，即拇指在手掌平面上向掌心靠拢为屈，离开掌心为伸；而拇指的内收、外展运动发生在矢状面上，即拇指在与手掌垂直的平面上离开示指为外展，靠拢示指为内收。对掌运动是指拇指尖与其余四指掌面指尖相接触的运动，这是握持工具或捏取物品时所必需的主要动作，是人类手特有的重要功能。

(4) **掌骨间关节** intermetacarpal joint：是第2～5掌骨底相互之间的平面关节，其关节腔与腕掌关节腔交通。

(5) **掌指关节** metacarpophalangeal joints：共5个。

1) **组成**：由掌骨头与近节指骨底构成。

2) **特点**：关节囊薄而松弛，其前、后和两侧均有韧带增强，其**掌侧韧带**较坚韧。两侧的**侧副韧带**在屈指时紧张，伸指时松弛。

3) **运动**：当指处于伸直位时，掌指关节可做屈、伸、内收、外展及环转运动。手指的内收和外展是以通过中指的正中线为准，向中线靠拢为内收，远离中线为外展。握拳时，掌指关节显露于手背的凸出处是掌骨头。

(6) **指骨间关节** interphalangeal joint：共9个，由各指相邻两节指骨的底和滑车构成，属滑车关节。除拇指外，各指均有近侧和远侧两个指骨间关节。关节囊松弛，两侧有韧带加强。仅能做屈、伸运动。

二、下肢骨的连结

下肢骨的连结包括下肢带的连结和自由下肢骨的连结。

(一) 下肢带连结

1. 骶髂关节 sacroiliac joint 分别由骶骨和髂骨的耳状面构成。关节面凹凸不平，结合十分紧密。关节囊紧张，其周围有强厚的韧带加强，其活动性极小，但十分稳固，以适应下肢支持体重的功能。

2. 髋骨与脊柱间的韧带连结

(1) **髂腰韧带** iliolumbar ligament：强韧肥厚，从第5腰椎横突横行至髂嵴的后上部。

(2) **骶结节韧带** sacrotuberous ligament：位于骨盆后方，起于骶、尾骨的侧缘，呈扇形集中附于坐骨结节内侧缘。

(3) **骶棘韧带** sacrospinous ligament：位于骶结节韧带的前方，呈三角形，从骶、尾骨的侧缘连至坐骨棘，其起始部为骶结节韧带所遮掩。

骶棘韧带、骶结节韧带分别与坐骨大切迹、坐骨小切迹围成**坐骨大孔** greater sciatic foramen 和**坐骨小孔** lesser sciatic foramen，有肌肉、血管及神经等从盆腔经坐骨大、小孔达臀部和会阴(图2-20)。

3. 耻骨联合 pubic symphysis 由两侧的耻骨联合面借**耻骨间盘**连结而成(图2-21)。耻骨间盘由纤维软骨构成，内有一矢状位的裂隙。女性的耻骨间盘较男性的厚，裂隙又较大，孕妇和经产妇尤为显著。在耻骨联合的上、下缘分别有**耻骨上韧带**和**耻骨弓状韧带**加强。耻骨联合的活动甚微，但在分娩时，耻骨间盘内的裂隙增宽，以增大骨盆的径线，有利于胎儿娩出。

4. 闭孔膜 obturator membrane 为封闭闭孔的结缔组织膜，并有闭孔内、外肌附着，闭孔膜上部与耻骨上支之间留有一通道，即**闭膜管** obturator canal，有血管及神经通过。

5. 骨盆 pelvis 由骶骨、尾骨和左、右髋骨以及其间的骨连结构成。人体直立时，骨盆向前倾斜，两侧髂前上棘与两侧耻骨结节位于同一冠状面内，此时，尾骨尖与耻骨联合上缘位于同一水平面上。骨盆以**界线**为界，分为上方的大骨盆和下方的小骨盆，界线是从骶骨岬经两侧弓状线、耻骨梳、耻骨结节、耻骨嵴至耻骨联合上缘连成的环行线。通常所指的骨盆为小骨盆。

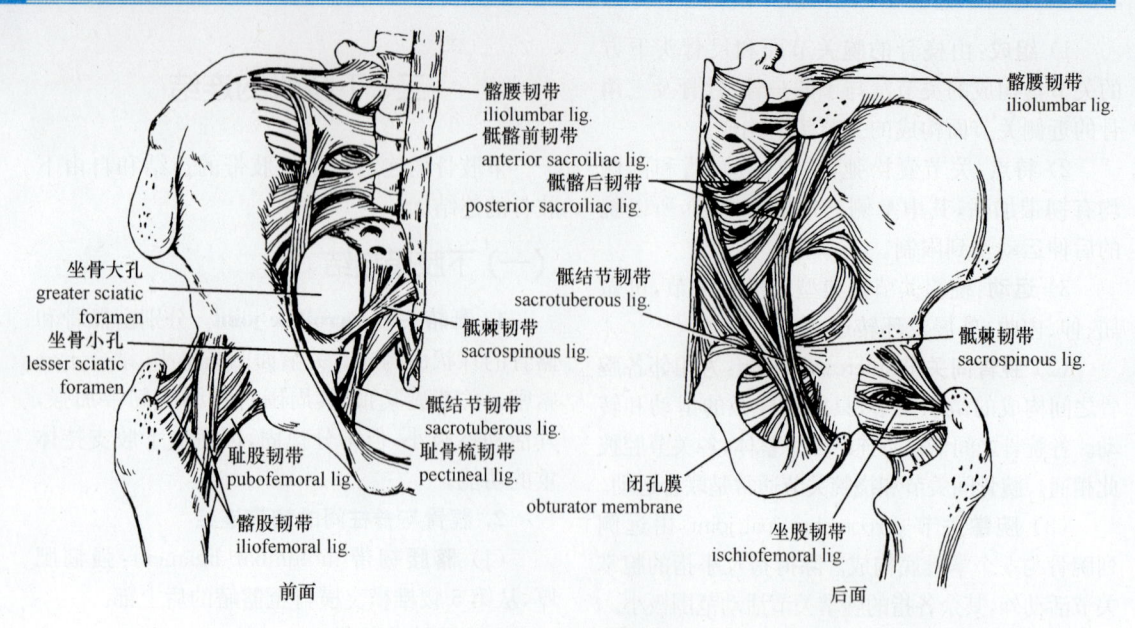

图 2-20 骨盆的韧带

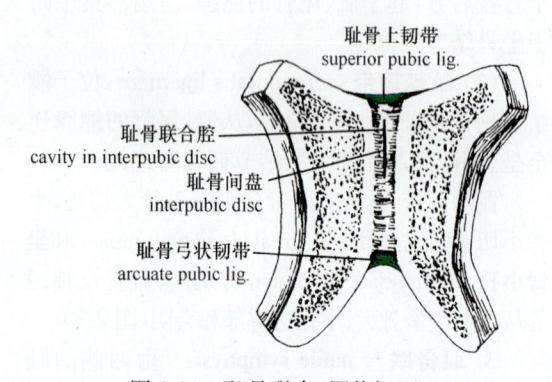

图 2-21 耻骨联合(冠状切面)

大骨盆是指界线以上部分,两侧壁是髂骨翼,后壁是第五腰椎和两侧的髂腰韧带。由于骨盆向前倾斜,故大骨盆几乎没有前壁。

小骨盆可分为骨盆上口、骨盆下口和骨盆腔。**骨盆上口**由上述界线围成,呈圆形或卵圆形。**骨盆下口**由尾骨尖、骶结节韧带、坐骨结节、坐骨支、耻骨下支和耻骨联合下缘围成,呈菱形。两侧坐骨支和耻骨下支连成**耻骨弓**,它们之间的夹角称**耻骨下角**。骨盆上、下口之间的内腔为骨盆腔,内有直肠、膀胱及部分生殖器官等。

骨盆的性别差异:成年女性的骨盆因在功能上与妊娠和分娩有关,故在形态上与男性骨盆存在着明显的差异(表 2-1,图 2-22)。

表 2-1 骨盆的性别差异

	男性	女性
骨盆形状	窄而长	宽而短
骨盆上口	心形	椭圆形
骨盆下口	较小	较大
骨盆腔	漏斗形	圆桶形
骶骨	狭窄、曲度大	宽短、曲度小
骶骨岬	突出明显	突出不明显
耻骨下角	70°~75°	90°~100°

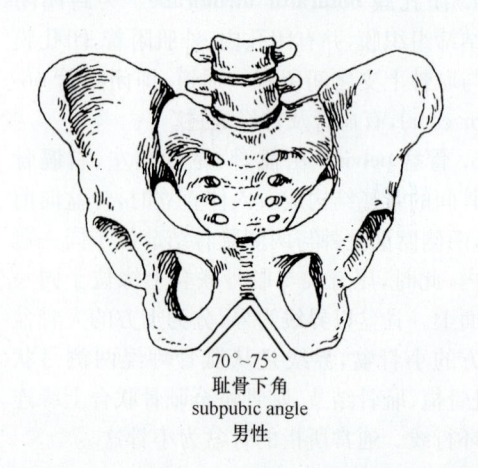

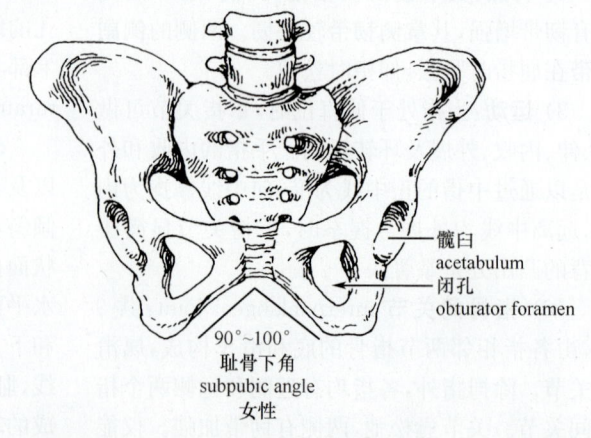

图 2-22 骨盆

(二) 自由下肢骨连结

1. 髋关节 hip joint

(1) **组成**：由髋臼和股骨头构成。

(2) **特点**：髋臼周缘有纤维软骨构成的**髋臼唇** acetabular labrum，以加深髋臼。**髋臼横韧带**封闭髋臼切迹，使半月形的髋臼关节面扩大为环形的关节面，从而增加了髋臼与股骨头的接触面，使股骨头的关节面几乎全部纳入髋臼。髋臼窝内充填有脂肪组织。髋关节囊厚而坚韧，上方附于髋臼周缘及髋臼横韧带，下方附于股骨颈，前面达转子间线，后面仅包裹股骨颈的内侧2/3，故股骨颈骨折有囊内骨折和囊外骨折之分。关节囊周围有多条韧带加强，主要韧带有(图2-23)：

①**髂股韧带** iliofemoral ligament：最为强厚，起自髂前下棘，呈人字向下形经关节囊前方止于转子间线。此韧带除加强关节囊前部外，还可限制髋关节过伸，对维持人体直立姿势有重要作用。②**耻股韧带** pubofemoral ligament：由耻骨上支向下外融合于关节囊的前下壁。可限制髋关节外展及旋外运动。③**坐股韧带** ischiofemoral ligament：加强关节囊的后部，从坐骨体斜向上外，与关节囊后部融合，止于大转子根部。可限制髋关节的旋内运动。④**股骨头韧带** ligament of head of the femur：位于关节囊内，连于股骨头凹与髋臼横韧带之间(图2-24)，为滑膜所包被，内含营养股骨头的血管。⑤**轮匝带**：由关节囊的深层纤维环形增厚构成，围绕股骨颈，可防止股骨头向外脱出。

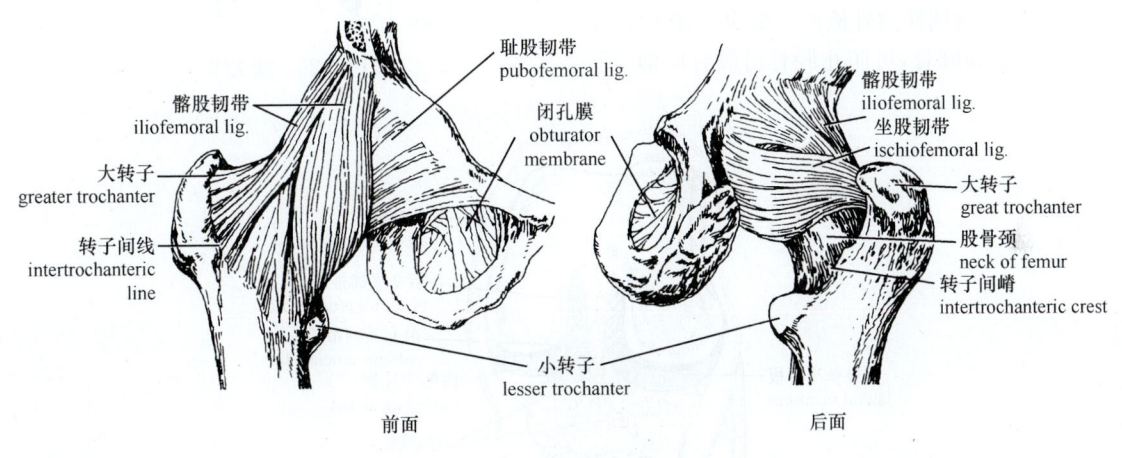

图 2-23 髋关节

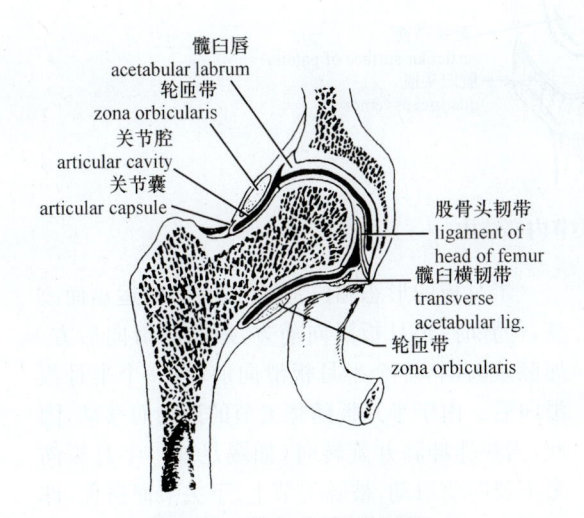

图 2-24 髋关节(冠状切面)

(3) **运动**：髋关节属多轴球窝关节，可做前屈、后伸、内收、外展、旋内、旋外及环转运动。由于股骨头深藏于髋臼窝内，关节囊紧张而坚韧，又受多条韧带的限制，故运动幅度远不及肩关节，但具有较大的稳固性，以适应支持和下肢行走的功能。

2. 膝关节 knee joint

(1) **组成**：由股骨下端、胫骨上端及髌骨构成。其中股骨的内、外侧髁分别与胫骨的内、外侧髁相对，髌骨与股骨的髌面相对。

(2) **特点**：膝关节是人体最大最复杂的关节。

1) **关节囊和关节腔**：关节囊薄而松弛，附于各关节面的周缘，其前方由髌骨及髌韧带所代替。关节腔宽大。

2) **韧带**：关节囊周围有多条韧带(图2-25)，以加强关节的稳固性。

膝关节的囊外韧带主要有：①**髌韧带** patellar ligament：为股四头肌腱的中央部纤维，从髌骨向下止于胫骨粗隆。②**胫侧副韧带** tibial collateral ligament：位于关节囊的内侧，起自股骨内上髁，向下止于胫骨内侧髁的内侧面，与关节囊及内侧半月板紧密结合。③**腓侧副韧带** fibular collateral ligament：位于关节囊的外侧,起自股骨外上髁,向下至腓骨头,与关节囊之间留有间隙。胫侧副韧带和腓侧副韧带在伸膝时紧张,屈膝时松弛,半屈膝时最松弛。④腘斜韧带 oblique popliteal ligament:位于关节囊的后壁,起自胫骨内侧髁,斜向外上方,止于股骨外上髁,部分纤维与关节囊融合,可防止关节过伸。

膝关节的囊内韧带主要为膝交叉韧带 cruciate ligament(图 2-26),位于膝关节中央稍后方,非常强韧,表面覆有滑膜,分为前、后两条交叉韧带。前交叉韧带 anterior cruciate ligament 起于胫骨髁间隆起的前方,斜向后外上方,附于股骨外侧髁的内侧面;后交叉韧带 posterior cruciate ligament 起于髁间隆起的后方,斜向前内上方,附于股骨内侧髁的外侧面。膝交叉韧带牢固地连结股骨和胫骨,可防止胫骨沿股骨向前、后移位。前交叉韧带在伸膝时最紧张,能防止胫骨前移,后交叉韧带在屈膝时最紧张,能防止胫骨后移。

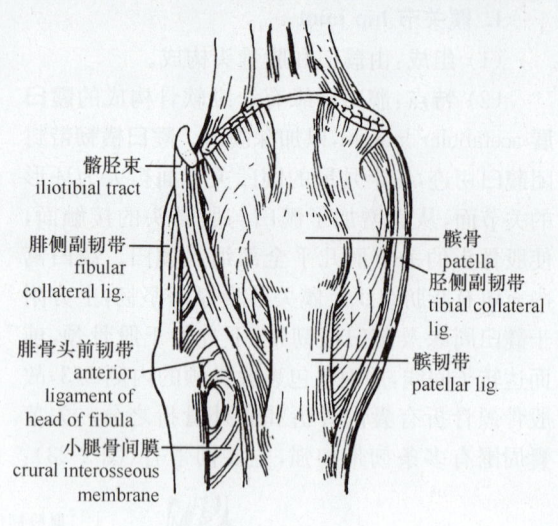

图 2-25 膝关节

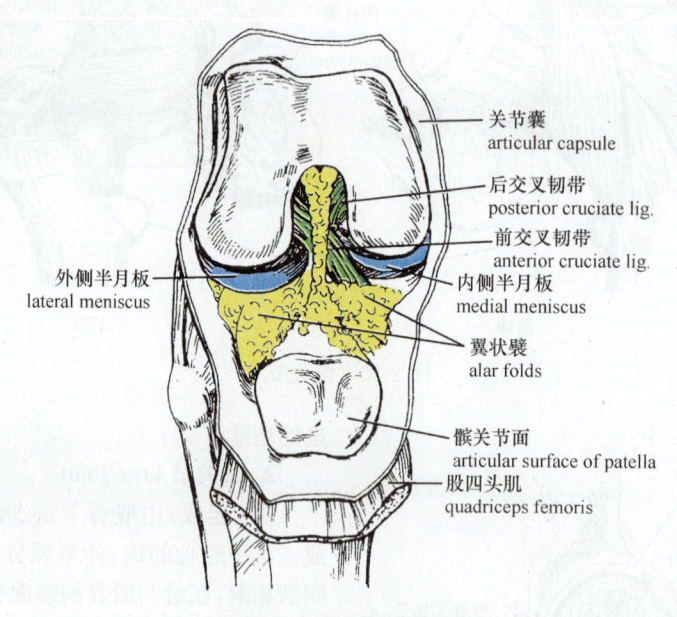

图 2-26 膝关节内部结构

3) **半月板** meniscus:在股骨内、外侧髁与胫骨内、外侧髁的关节面之间,垫有两块由纤维软骨构成的半月板,分别称内侧半月板和外侧半月板(图 2-27)。半月板下面平整,上面凹陷,周边厚,中间薄,两端借韧带连于胫骨髁间隆起。**内侧半月板** medial meniscus 较大,呈"C"形,前端窄后部宽,外缘与关节囊及胫侧副韧带紧密连结。**外侧半月板** lateral meniscus 较小,近似"O"形,外缘亦与关节囊相连。半月板的作用:加深关节窝,使关节面更加适应,增加膝关节的稳固性;与股骨髁一起对胫骨做旋转运动,增加膝关节的运动形式;缓冲压力,吸收震荡,起弹性垫的作用。

半月板的形态和位置,随膝关节的运动而改变,伸膝时,半月板滑向前方,屈膝时滑向后方,屈膝旋转时,一个半月板滑向前,另一个半月板滑向后。由于半月板随膝关节的运动而移动,因此,当快速伸膝并旋转时(如踢足球),半月板尚来不及向前滑动,被膝关节上、下关节面挤住,即可发生半月板挤伤或破裂。由于内侧半月板与关节囊及胫侧副韧带紧密连结,因此内侧半月板损伤的机会较多。

4) **滑膜襞与滑膜囊**:膝关节的滑膜层宽阔,附于各关节面周缘,除关节软骨和半月板以外,滑膜覆盖关节内所有结构。滑膜在髌骨上缘,向上突出于股四头肌的深面形成**髌上囊**,与关节腔相通。另外,还有不与关节腔相通的滑液囊,如位于髌韧带与胫骨之间的**髌下深囊**(图2-28)。

在髌骨下方的中线两侧,部分滑膜层突向关节腔内形成一对**翼状襞** alar folds,襞内含有脂肪组织,充填关节腔内的空隙。

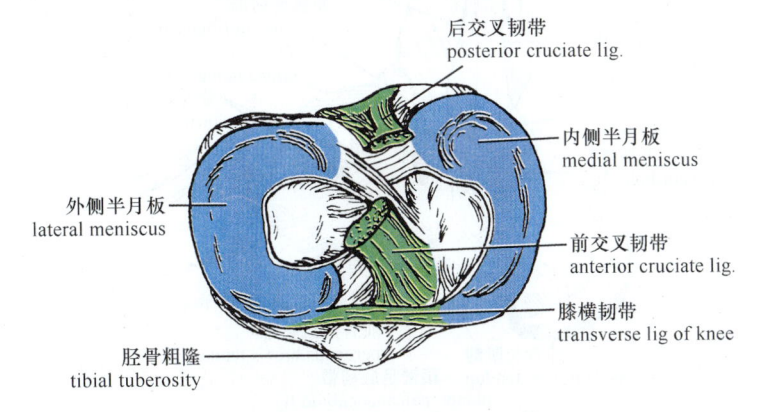

图 2-27　膝关节半月板(上面观)

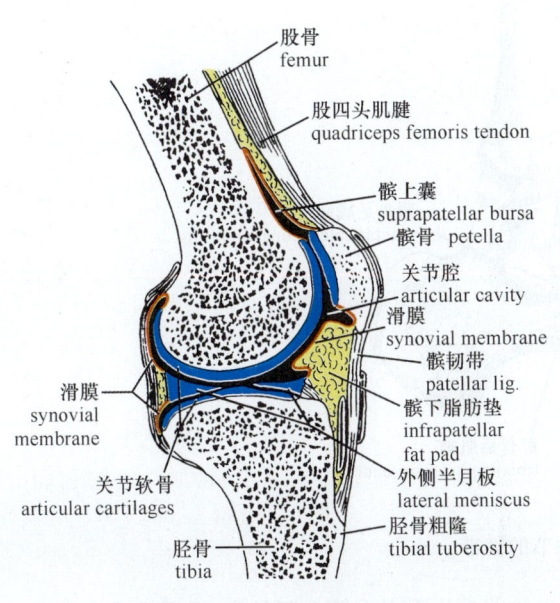

图 2-28　膝关节(矢状切面)

(3) **运动**:膝关节主要做屈、伸运动,在半屈位时,小腿尚可做旋内、旋外运动。

3. 胫腓连结　胫、腓骨之间的连结紧密,包括三部分:上端由胫骨的腓关节面与腓骨头构成微动的**胫腓关节**;两骨干之间由坚韧的**小腿骨间膜**连结;两骨下端借**胫腓前、后韧带**连结。胫、腓骨之间的活动度甚小。

4. 足关节 joints of foot　包括距小腿关节、跗骨间关节、跗跖关节、跖骨间关节、跖趾关节和趾骨间关节。

(1) **距小腿关节** talocrural joint:又称**踝关节** ankle joint(图2-29)。

1) **组成**:由胫、腓骨下端与距骨滑车构成。

2) **特点**:关节囊前、后部薄而松弛,两侧有韧带加强。**内侧韧带** medial ligament 较强厚,呈三角形,故又称**三角韧带**,起于内踝尖,向下呈扇形展开,止于足舟骨、距骨及跟骨;**外侧韧带** lateral ligament 较薄弱,由三条独立的韧带构成:前部的**距腓前韧带**、中部的**跟腓韧带**和后部的**距腓后韧带**。三条韧带均起于外踝,分别向前、下、后内止于距骨及跟骨。足过度外翻容易引起外侧韧带扭伤。

3) **运动**:踝关节可做背屈(伸)及跖屈(屈)运动。跖屈时,还可做轻微的侧方运动,此时关节不够稳定,踝关节扭伤多发生在跖屈状态下。

(2) **跗骨间关节** intertarsal joint:为各跗骨之间的关节,其中较重要的是**距跟关节、距跟舟关节和跟骰关节**(图2-30)。距跟关节和距跟舟关节联合运动可使足内翻或外翻。足内侧缘提起,足底转向内侧为**内翻**;足的外侧缘提起,足底转向外侧为外翻。足内、外翻常与踝关节协同运动,内翻常伴有跖屈,外翻常伴有背屈。距跟舟关节和跟骰关节合称**跗横关节** transverse tarsal joint,关节线横过跗骨中份,呈横位的"S"形,内侧部凸向前,外侧部凸向后,临床上常沿此线做足的断离手术。

各跗骨之间还借许多坚强的韧带相连结,主要的韧带有:**跟舟足底韧带**(又称**跳跃韧带**),为一宽而肥厚的纤维带,位于足底,连于跟骨与足舟骨之间,对维持足弓起重要作用。**分歧韧带**呈"Y"字形,位于足背,起于跟骨背面,向前分为两股,止于足舟骨和骰骨。在足底还有一些强韧的韧带,连结跟骨、骰骨和跖骨底,对维持足弓都起重要作用。

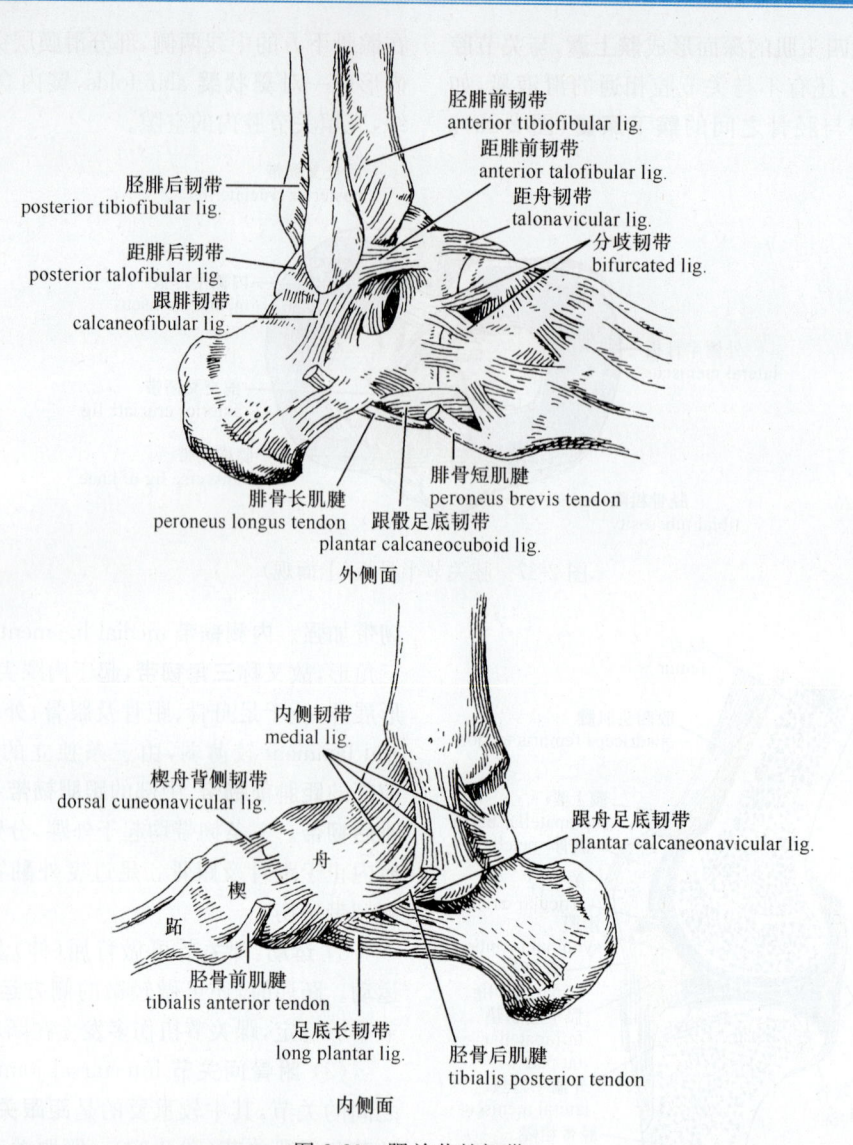

图 2-29 踝关节的韧带

(3) **跗跖关节** tarsometatarsal joint：由 3 块楔骨和骰骨的前端与 5 块跖骨底构成，属平面关节，可做轻微滑动及屈伸运动。

(4) **跖骨间关节** intermetatarsal joint：由第 2～5 跖骨底毗邻面借韧带连结构成，属平面关节，连结紧密，活动甚微。

(5) **跖趾关节** metatarsophalangeal joint：由跖骨头与近节趾骨底构成，可做轻微的屈、伸、内收、外展运动。

(6) **趾骨间关节** interphalangeal joint：由各趾相邻两节趾骨的底与滑车构成，可作屈、伸运动。

5. 足弓 arches of foot 跗骨和跖骨借骨连结形成凸向上的弓，称足弓，可分为前后方向的内、外侧纵弓和内外方向的一个横弓（图 2-31）。**内侧纵弓**由跟骨、距骨、舟骨、3 块楔骨和内侧 3 块跖骨连结构成，弓的最高点为距骨头。内侧纵弓的前端承重点在第 1 跖骨头，后端承重点在跟骨的跟结节。内侧纵弓比外侧纵弓高，活动性大，更具有弹性。**外侧纵弓**由跟骨、骰骨和外侧 2 块跖骨连结构成，弓的最高点在骰骨，其前端承重点在第 5 跖骨头。**横弓**由骰骨、3 块楔骨及跖骨连结构成，弓的最高点在中间楔骨。

站立时，足仅以跟骨结节及第 1、5 跖骨头着地，如同"三角架"，保证站立时的稳固性。足弓增加了足的弹性，有利于行走和跳跃，并能缓冲震荡，减少地面对身体的冲击。同时足弓还可保护足底的血管、神经免受压迫。

足弓的维持，除靠各足骨之间的连结外，足底肌、韧带以及足底的长、短肌腱的牵引对足弓的维持也起重要作用。这些韧带、肌腱虽很坚韧，但它们缺乏主动收缩能力，一旦被拉长、发育不良或受到损伤，足弓则塌陷，足底平坦，成为扁平足。

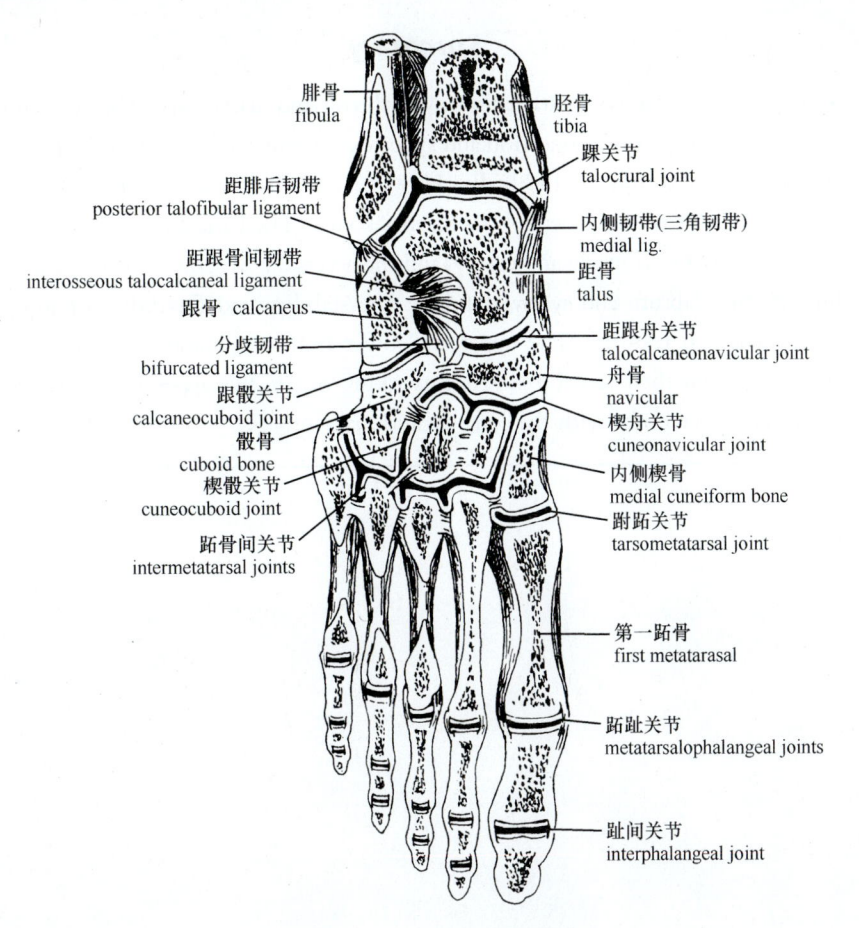

图 2-30　足关节（水平切面）

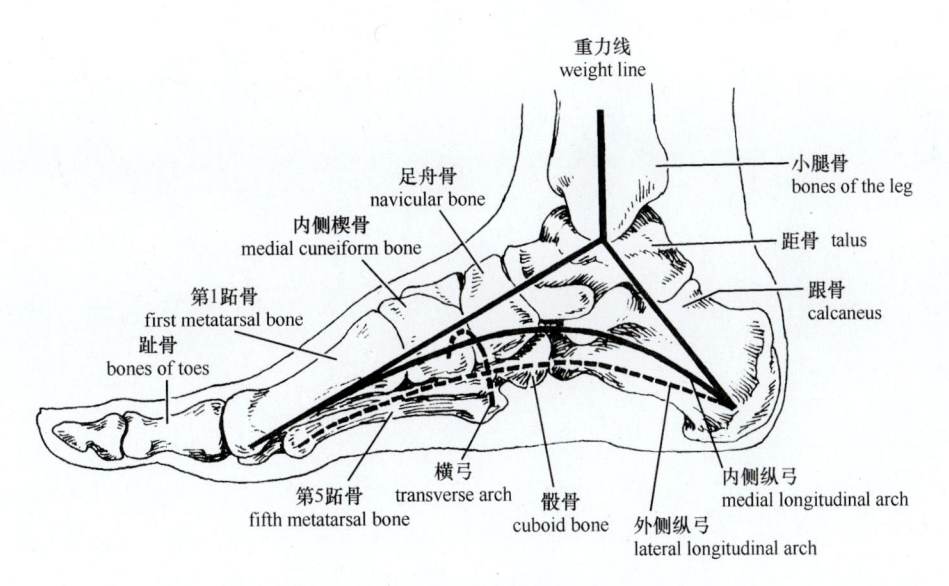

图 2-31　足弓

（李成军）

Summary

The bone connection can be classified into synarthrosis and diarthrosis. The synarthrosis, seen in fibrous connection, cartilaginous connection and synostoses, permits a slight degree of movements and provides support and protection for the body. However, the diarthrosis (seen in synovial joints or joints) usually provides free movements between the bones. The basic structures of a synovial joint include the articular surface, capsule and cavity, and the accessory structures include the ligament, the articular disc, articular labrum and synovial folds. The stability and flexibility of joints are determined by their structural features. The upper and lower limbs are homologous organs, but there is large difference between their structures. As a working organ, the upper limbs are more flexible compared with the lower limbs with the long evolutionary process.

(李 华)

第 3 章 肌 学

学习目的

掌握：①肌的形态、结构、起止和作用；②咀嚼肌、胸锁乳突肌、斜方肌、背阔肌、竖脊肌、胸大肌、前锯肌和肋间肌的位置、起止和作用；③膈的位置、形态结构和作用；④腹前外侧群肌的位置、肌束方向和作用；⑤三角肌、肱二头肌、肱肌、肱三头肌的位置、起止和作用；⑥髂腰肌、臀大肌、股四头肌、长收肌、大收肌、大腿后群肌、小腿三头肌的位置、起止和作用。

第一节 总 论

肌组织可分为骨骼肌、心肌和平滑肌，运动系统中描述的肌 muscle 属骨骼肌，一般都附着于骨，可随人的意志而收缩，故又称为随意肌，心肌和平滑肌不直接受人的意志支配，属于不随意肌。

骨骼肌 skeletal muscle 在人体内分布很广泛，有 600 多块，约占体重的 40％。每块肌都具有一定的形态、结构、位置和辅助结构，执行一定的功能，并有丰富的血管、淋巴管和神经分布，所以每块肌都可看作是一个器官。

一、肌的构造和形态

（一）肌的构造

每块骨骼肌由中间的肌腹和两端的肌腱组成。**肌腹** muscle belly 主要由具有收缩和舒张功能的肌纤维（肌细胞）组成。包裹肌纤维、肌束和整块肌的结缔组织分别称**肌内膜、肌束膜**和**肌外膜**。**肌腱** tendon 主要由胶原纤维束构成，色白，无收缩功能，但十分坚韧，能抵抗强大的张力。

（二）肌的形态

肌的形态多种多样，按其外形可分为长肌、短肌、阔肌、轮匝肌四种（图 3-1）。**长肌**多见于四

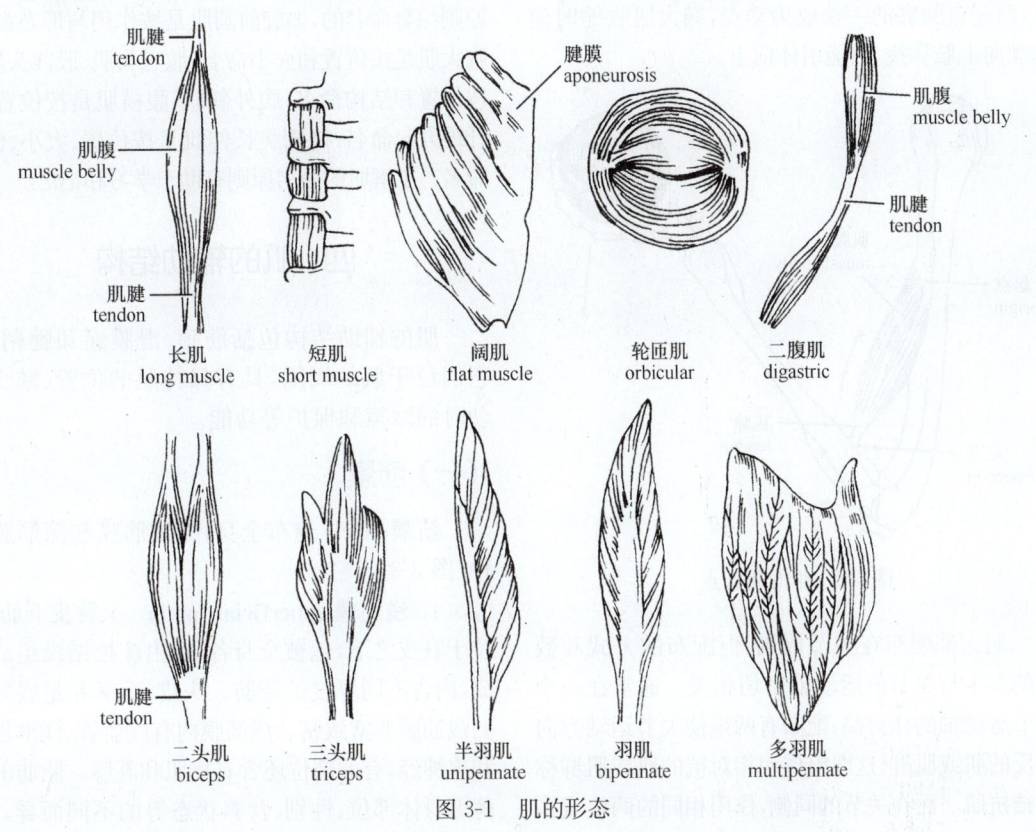

图 3-1 肌的形态

肢，其肌束通常与肌的长轴平行，形成长短不等的带状肌或梭形肌，收缩时显著缩短，能产生大幅度的运动，如缝匠肌、肱二头肌等。有些长肌的起端有二个以上的头，以后合成一个肌腹，分别称二头肌、三头肌或四头肌；有些长肌的肌腹被中间腱分成二个肌腹，称二腹肌；有的由多个肌腹融合而成，中间隔以腱划，如腹直肌。**短肌**短小，具有明显的节段性，收缩幅度小，多见于躯干深层，如肋间肌。**阔肌**宽扁呈薄片状，多分布于胸腹壁，除运动功能外，还兼有保护内脏器官的作用。阔肌的腱性部分呈膜状称**腱膜** aponeurosis。**轮匝肌**呈环形，主要分布在孔、裂周围，收缩时关闭孔裂。

二、肌的起止、配布和作用

肌通常以两端附于两块或两块以上的骨面上，中间跨过一个或数个关节。肌收缩时，使两端接近而产生运动。通常把接近身体正中面或四肢近侧端的附着点看作肌的**起点** origin 或**定点**，把另一端看作肌的**止点** insertion 或**动点**（图 3-2）。一般情况下，肌运动时止点向起点靠拢。肌的起、止点是相对的，在某些运动中，起、止点可以互换，如胸大肌起自胸廓的一端为起点，止于肱骨的一端为止点，其作用是内收肩关节。但是在做引体向上运动时，胸大肌的起、止点互换，止于肱骨的一端成为定点，而起自胸廓的一端成为动点，胸大肌收缩时使胸廓向上肢靠拢，故能引体向上。

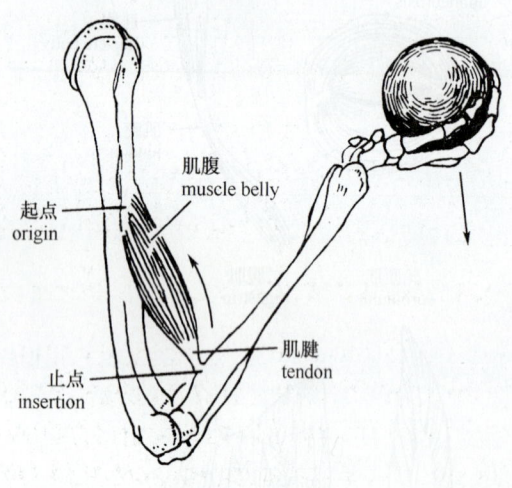

图 3-2　肌的起止点

肌大都配布在关节周围，但配布的方式和数量的多少与关节的运动轴密切相关。通常在一个关节运动轴的相对侧，配布有两组使关节运动方向相反的肌或肌群，这两组作用相对抗的肌或肌群称为**拮抗肌**。而在关节的同侧，作用相同的两块或多块肌称为**协同肌**。关节在完成某一种运动时，通常是由几块肌共同配合完成的。如屈肘时，肱二头肌和肱肌收缩，起主要作用称为**原动肌**。还有一些肌起着固定邻近关节的作用，以防止原动肌产生不必要的动作，如屈肘时，使腕关节固定的前臂后肌群称为**固定肌**。同一块肌在不同情况下，可以是原动肌，也可以是协同肌、拮抗肌或固定肌。例如肱二头肌在屈肘关节时是原动肌，在屈肩关节时是协同肌，在伸肘关节时是拮抗肌，在作屈腕握拳时，需固定肘关节，它又是固定肌。单轴关节通常配布两组肌，如肘关节前面的屈肌群和后面的伸肌群，它们在神经系统的统一支配下，互相协调又互相配合，共同完成肘关节屈和伸的运动。

双轴关节通常有四组肌，三轴关节配布有六组肌。一块肌如与两个以上的关节运动有关，即可产生两个以上的运动，如股四头肌跨过髋关节和膝关节前方，故既能屈髋关节，也能伸膝关节。

三、肌的命名法

肌按形态、大小、位置、起止点、肌束方向以及作用等命名的。按形态命名的如三角肌、菱形肌；按起止点命名的如胸锁乳突肌、胸骨舌骨肌；按作用命名的如旋后肌、肩胛提肌；按位置命名的如冈上肌、冈下肌；按结构命名的如二腹肌。多数肌是根据上述原则综合命名的，如旋前圆肌是按作用与形态命名；胸大肌是按位置和大小命名，肱三头肌、股四头肌是按位置和结构命名；腹外斜肌、腹横肌是按位置、肌纤维方向命名；桡侧腕长伸肌是按位置、大小、作用命名。了解肌的命名原则有助于学习和记忆。

四、肌的辅助结构

肌的辅助结构包括筋膜、滑膜囊和腱鞘等。它们位于肌的周围，具有保持肌的位置、减少运动时的摩擦和保护等功能。

（一）筋膜

筋膜 fascia 遍布全身，分浅筋膜和深筋膜两种（图 3-3）。

1. 浅筋膜 superficial fascia 又称皮下筋膜，位于真皮之下，包被全身各处，由疏松结缔组织构成，内含不同厚度的脂肪。头皮、手掌和足底等处的浅筋膜非常致密。浅筋膜内有浅血管、浅淋巴管和皮神经，有的部位还含有皮肌和乳腺。脂肪的厚薄因身体部位、性别、营养状态等的不同而异。浅筋膜具有保持体温和保护其深部结构的作用。

2. 深筋膜 deep fascial 又称固有筋膜，由致密结缔组织构成，位于浅筋膜深面，包裹肌、肌群和体壁，血管神经和腺体等。在四肢，深筋膜插入肌群之间，附于骨上，形成肌间隔。在腕、踝部，深筋膜增厚形成支持带，对其深部的肌腱起支持和约束作用。深筋膜包绕肌群形成筋鞘，包裹腺体和血管神经形成腺鞘和血管神经鞘。

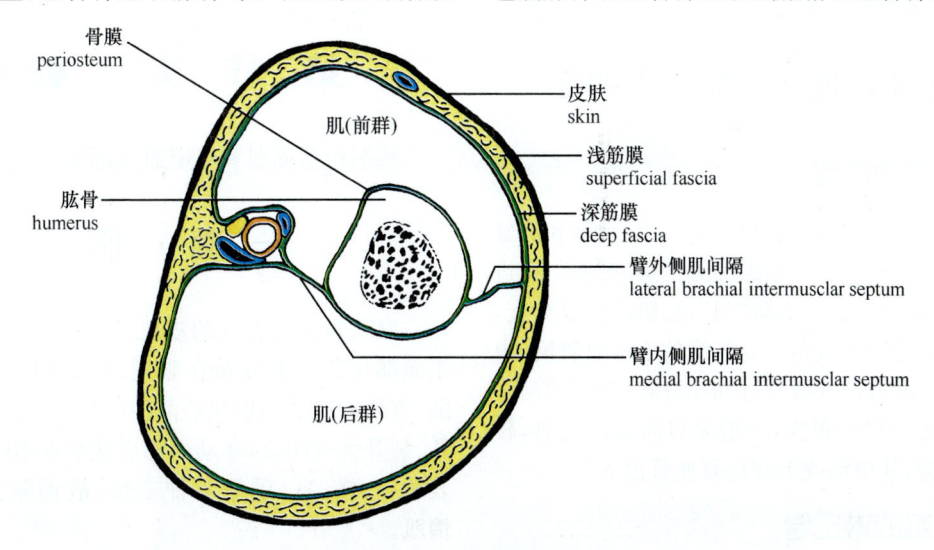

图 3-3　筋膜模式图

（二）滑膜囊

滑膜囊是结缔组织形成的封闭小囊，形扁壁薄，内含滑液，多位于肌腱或韧带与骨面之间，以减少二者之间的摩擦。

（三）腱鞘

腱鞘 tendinous sheath 是套在肌腱外面的鞘管，存在于活动较大部位，如腕、踝、手指、足趾等处。腱鞘可分为外层的腱纤维鞘和内层的腱滑膜鞘两部分（图 3-4）。**腱纤维鞘** fibrous sheath of tendon，厚而致密，由深筋膜在指、趾处增厚与骨面共同围成骨纤维管，有约束肌腱的作用。**腱滑膜鞘** synovial sheath of tendon 位于腱纤维鞘内，分脏、壁两层，脏层包于肌腱表面，壁层贴于纤维层的内面和骨面。脏、壁两层之间含有少量滑液，使肌腱在鞘内自由滑动。腱滑膜鞘自骨面移行到肌腱的部分称**腱系膜** mesotendon，供应肌腱的血管、神经由此通过。腱鞘有约束肌腱和减少摩擦的作用。

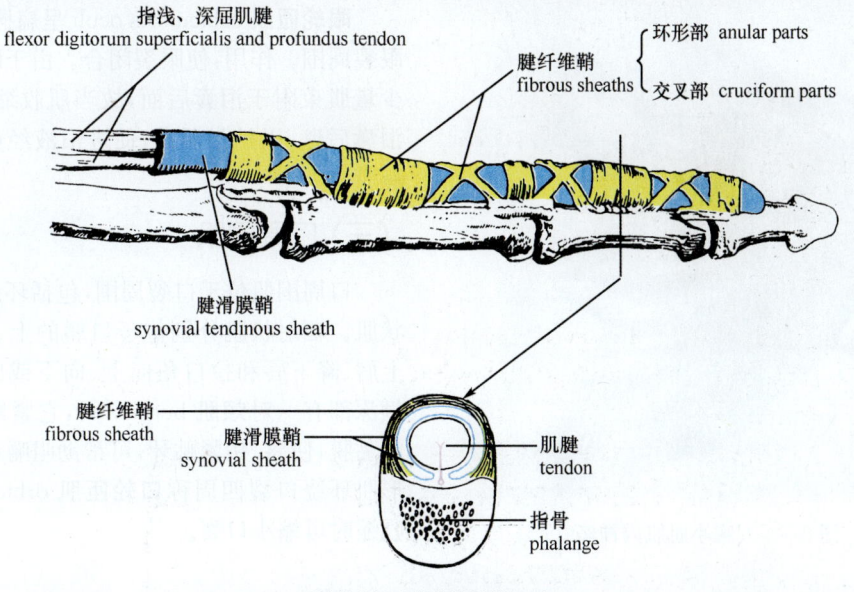

下图是上图中节指骨的横切面

图 3-4　腱鞘模式图

> **临床意义** 腱鞘炎：若手指不恰当地作长期、过度而快速的活动，可导致腱鞘损伤，产生疼痛并影响肌腱的滑动，临床上称为腱鞘炎，是一种常见病。

五、肌的血管、淋巴管和神经

（一）肌的血管

肌由邻近的动脉发出分支供血，动脉和静脉常与神经伴行，沿肌间隔、筋膜间隙行走。在进入肌处，动脉分支进入肌"门"，在肌内反复分支，最后在肌内膜形成包绕肌纤维的毛细血管网，由毛细血管网再汇入微静脉和小静脉离开肌"门"。肌腱的血液供应很少，一般来自肌腹的血管，较长的肌腱，其中部或末端还有血管出入。

（二）肌的淋巴管

肌的淋巴回流始于肌外膜和肌束膜内的毛细淋巴管，离肌后沿途伴随静脉回流，并汇入较大的淋巴管中。

（三）肌的神经分布

每块肌的神经多与主要的血管束伴行，在肌的深面入肌。神经束在肌的行程主要有两种形式，一种与肌长轴平行，如长肌；另一种呈辐射状，肌内神经支与肌束平行，如扁肌（图 3-5）。支配肌的神经有躯体神经和自主神经。躯体神经有传出、传入两种纤维。躯体传出纤维即运动神经纤维，支配骨骼肌收缩；躯体传入纤维即感觉神经纤维，传递肌的痛、温觉和本体感觉，以及感受肌细胞的舒张和收缩变化。自主神经分布于肌内血管的平滑肌。

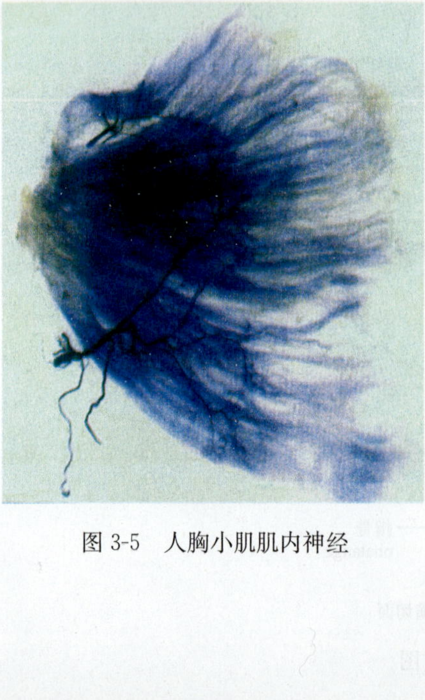

图 3-5　人胸小肌肌内神经

第二节　头　肌

头肌包括面肌和咀嚼肌两部分。

一、面　肌

面肌为位置表浅的皮肌，大多起自颅骨，止于面部皮肤。多分布在眼裂、口裂和鼻孔等周围，有环形肌和辐射状肌两种（图 3-6），收缩时使孔、裂开大或闭合，牵动面部皮肤呈现不同状态，表达喜、怒、哀、乐等各种表情，故面肌又称**表情肌**。

（一）颅顶肌

颅顶肌 epicranius 阔而薄，主要为左、右枕额肌，它由两个肌腹和中间的**帽状腱膜** galea aponeurotica 组成。前方的肌腹位于额部皮下称**额肌** frontal muscle，止于眉部皮肤。后方的肌腹位于枕部皮下称**枕肌** occipital muscle，起自枕骨。作用：枕肌收缩时可向后牵拉帽状腱膜，额肌收缩时可提眉，并使额部皮肤出现皱纹。

（二）眼轮匝肌

眼轮匝肌 orbicularis oculi 呈扁椭圆形，围绕眼裂周围。作用：使眼裂闭合。由于眼轮匝肌有少量肌束附于泪囊后面，故当肌收缩时，可牵拉泪囊后壁，以扩张泪囊，促进泪液经鼻泪管流向鼻腔。

（三）口周围肌

口周围肌位于口裂周围，包括环形肌和辐射状肌。辐射状肌分别位于口唇的上、下方，能提上唇、降下唇和拉口角向上、向下或向外。在面颊深部有一对**颊肌** buccinator，它紧贴口腔侧壁的黏膜，使唇、颊紧贴牙，可帮助咀嚼和吸吮。环形肌环绕口裂四周称**口轮匝肌** orbicularis oris，收缩时可缩小口裂。

二、咀 嚼 肌

咀嚼肌包括咬肌、颞肌、翼内肌和翼外肌,配布在双侧颞下颌关节的周围,参与咀嚼运动。

(一)咬肌

咬肌 masseter(图 3-6)位于下颌支的外面,起自颧弓,肌束向下后,止于下颌支外面的咬肌粗隆。作用:上提下颌骨。

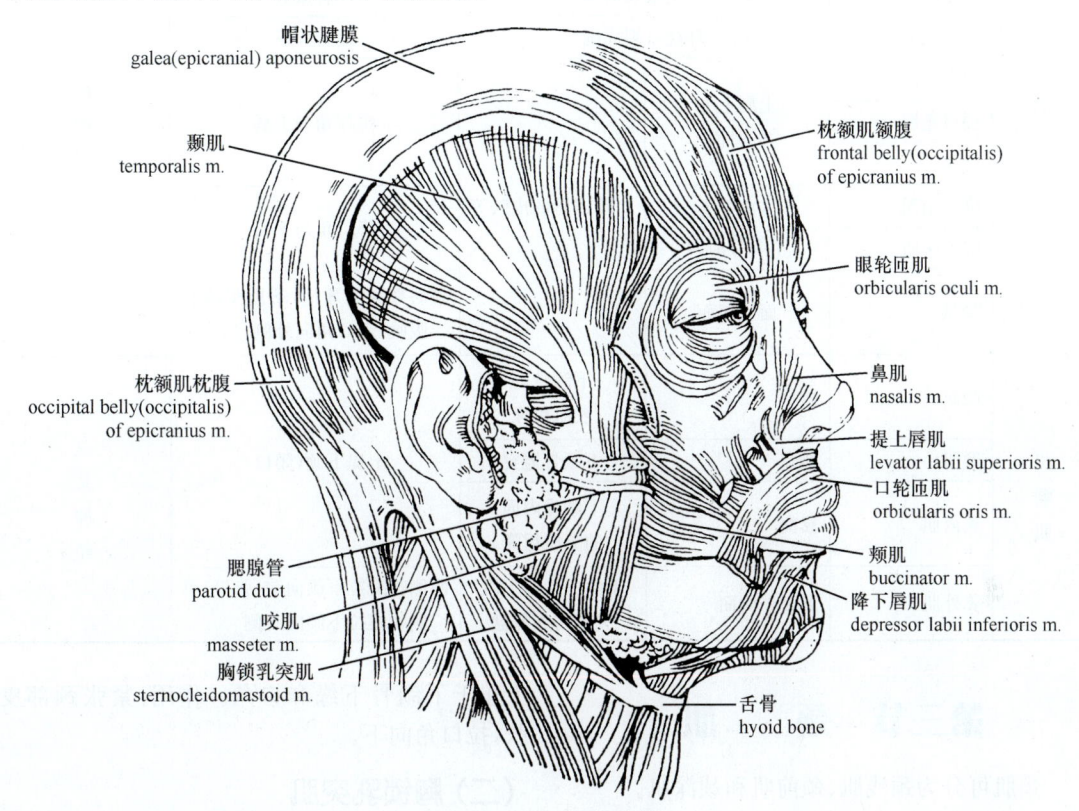

图 3-6 头肌(侧面观)

(二)颞肌

颞肌 temporalis(图 3-6)位于颞窝,起自颞窝处的骨面,肌束呈扇形向下会聚,经颧弓深面,止于下颌骨的冠突。作用:上提下颌骨。

(三)翼内肌

翼内肌 medial pterygoid(图 3-7)位于下颌支的内面,起自翼窝,肌束向下外方,止于下颌支内面的翼肌粗隆。作用:一侧翼内肌收缩使下颌骨向对侧运动,两侧同时收缩,可上提下颌骨,并牵拉下颌骨向前。

(四)翼外肌

翼外肌 lateral pterygoid(图 3-7)位于颞下窝内,起自蝶骨大翼下面和翼突外侧面,肌束向后外方,止于下颌颈和下颌关节盘。作用:一侧翼外肌收缩使下颌骨向对侧运动,两侧同时收缩,可牵拉下颌骨向前。

头肌的分群、起止点和作用见表 3-1。

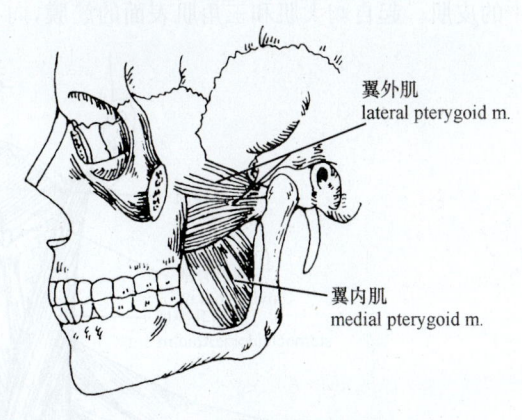

图 3-7 翼内、外肌(外侧观)

表 3-1　头肌的分群、起止点、作用和神经支配

肌群	肌名称	起点	止点	作用	神经支配
面肌	额肌	帽状腱膜	眉部皮肤	提眉,下牵皮肤	面神经
	枕肌	上项线	帽状腱膜	后牵头皮	
	眼轮匝肌	环绕眼裂周围		闭合眼裂	
	口轮匝肌	环绕口裂周围		闭合口裂	
	提上唇肌	上唇上方的骨面	口角或唇的皮肤等	提口角与上唇	
	提口角肌				
	颧肌				
	降口角肌	下唇下方下颌骨前面		降口角与下唇	
	降下唇肌				
	颊肌	面颊深面		使唇颊紧贴牙齿,帮助咀嚼和吸吮,牵口角向外侧	
咀嚼肌	咬肌	颧弓	下颌骨的咬肌粗隆	上提下颌(闭口)	三叉神经
	颞肌	颞窝	下颌骨冠突		
	翼内肌	翼窝	下颌骨内面的翼肌粗隆		
	翼外肌	翼突外侧面	下颌颈和颞下颌关节的关节盘	两侧收缩拉下颌向前(张口)单侧收缩拉下颌向对侧	

第三节　颈　肌

颈肌可分为颈浅肌、颈前肌和颈深肌。

一、颈　浅　肌

(一)颈阔肌

颈阔肌 platysma(图 3-8)为位于颈部浅筋膜中的皮肌。起自胸大肌和三角肌表面的筋膜,向上止于下颌骨下缘和口角。作用:紧张颈部皮肤,拉口角向下。

(二)胸锁乳突肌

胸锁乳突肌 sternocleidomastoid 斜位于颈部两侧,大部分被颈阔肌所覆盖,是一对强有力的肌,于体表可见其轮廓。起自胸骨柄的前面和锁骨的胸骨端,两头会合斜向后上方,止于颞骨乳突(图 3-9)。作用:一侧收缩使头向同侧屈,脸转向对侧并上仰;两侧收缩可使头后仰。

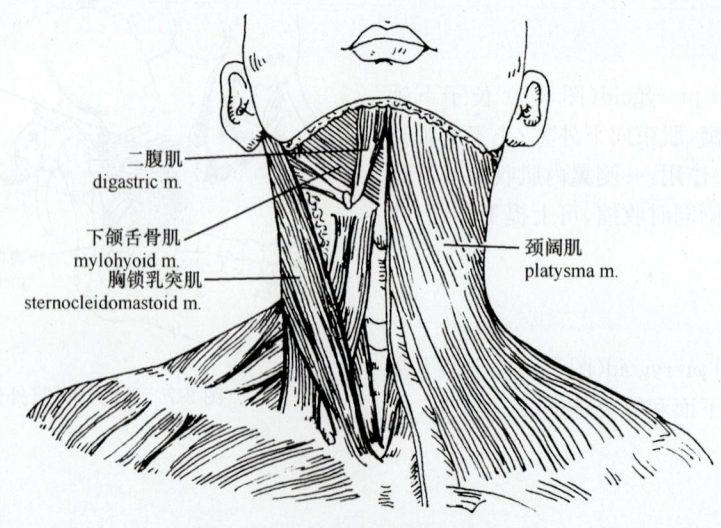

图 3-8　颈浅肌(前面)

第3章 肌 学

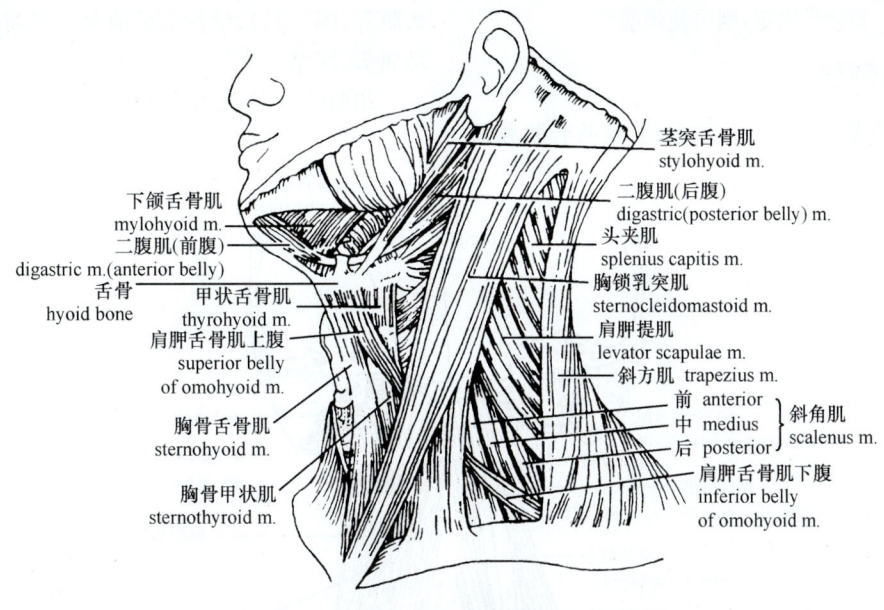

图 3-9 颈肌(侧面)

二、颈 前 肌

颈前肌包括舌骨上群肌和舌骨下群肌。

(一) 舌骨上肌群

舌骨上肌群位于舌骨与下颌骨之间，参与构成口底，包括**二腹肌** digastric、**茎突舌骨肌** stylohyoid、**下颌舌骨肌** mylohyoid 和**颏舌骨肌** geniohyoid 四对(图3-10)。

作用：当下颌骨固定时，舌骨上肌群上提舌骨，使舌升高，协助吞咽；当舌骨固定时，除茎突舌骨肌外，其余3块肌拉下颌骨向下，协助张口。

(二) 舌骨下肌群

舌骨下肌群位于舌骨下方和正中线的两侧，居喉、气管和甲状腺的前方，每侧各有4块肌，分浅、深2层排列(图3-10)，各肌均按照起止点命名。其浅层自正中线向外侧为**胸骨舌骨肌** thyrohyoid 和**肩胛舌骨肌** omohyoid，深层由上而下为**甲状舌骨肌** thyrohyoid 和**胸骨甲状肌** sternothyroid。

舌骨下肌群的作用是下拉舌骨和喉。

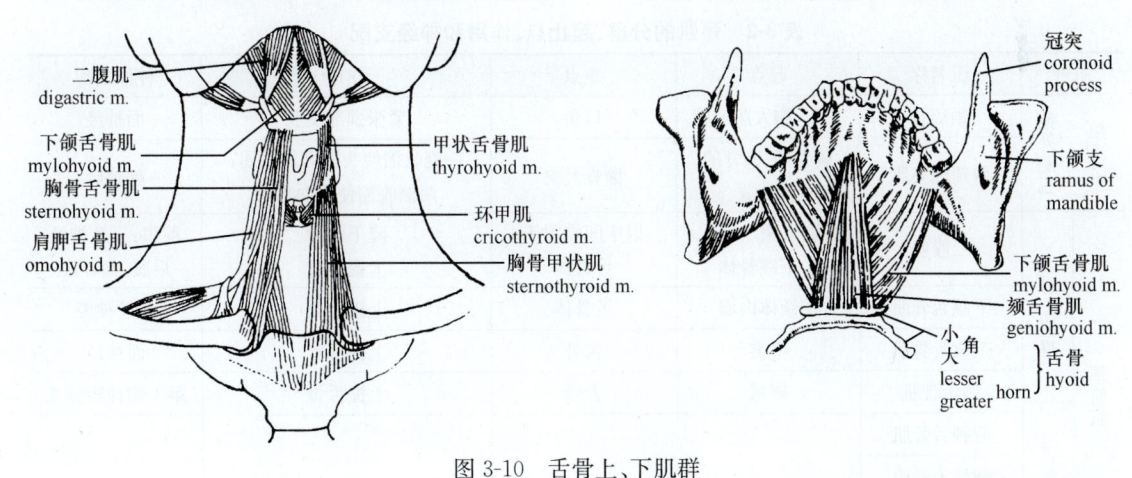

图 3-10 舌骨上、下肌群

三、颈 深 肌

颈深肌可分为内、外侧两群。

(一) 外侧群

外侧群自前向后有**前斜角肌** scalenus anterior、**中斜角肌** scalenus medius 和**后斜角肌** scalenus posterior，均起自颈椎横突，其中前、中斜角肌止于第1肋骨，后斜角肌止于第2肋骨。前、中斜角肌与第1肋骨之间的间隙为**斜角肌间隙** scalene space(图3-11)，有锁骨下动脉和臂丛通过。作用：一侧肌收缩，使颈侧屈；两侧肌同时收缩，可上提第1、2肋，助深吸气。如肋骨固定,则可使颈前屈。

(二) 内侧群

内侧群紧贴脊柱颈段的前面,有头长肌和颈长肌等(图 3-11),统称为椎前肌。椎前肌的作用是屈头、屈颈。

颈肌的分群、起止点和作用见表 3-2。

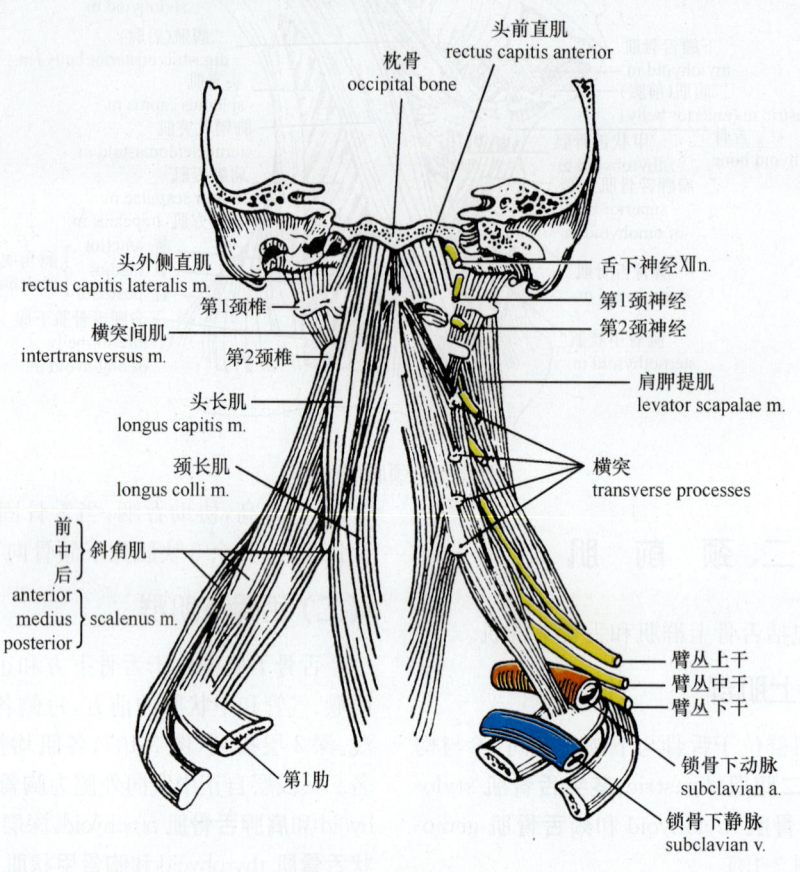

图 3-11 颈深肌群

表 3-2 颈肌的分群、起止点、作用和神经支配

肌群		肌名称	起点	止点	作用	神经支配
颈浅肌	颈外侧肌	颈阔肌	三角、胸大肌筋膜	口角	紧张颈部皮肤	面神经
		胸锁乳突肌	胸骨柄、锁骨的胸骨端	颞骨乳突	一侧收缩使头向同侧侧屈,两侧收缩使头向后仰	副神经
颈前肌	舌骨上肌群	二腹肌	后腹:乳突 前腹:下颌骨体	以中间腱附于舌骨体	降下颌骨 上提舌骨	前腹:三叉神经 后腹:面神经
		下颌舌骨肌	下颌体内面	舌骨体	上提舌骨	三叉神经
		茎突舌骨肌	茎突	舌骨	上提舌骨	面神经
		颏舌骨肌	颏棘	舌骨	上提舌骨	第1颈神经分支
	舌骨下肌群	肩胛舌骨肌	与名称一致		下降舌骨	颈袢分支
		胸骨舌骨肌				
		胸骨甲状肌				
		甲状舌骨肌				
颈深肌		前斜角肌	颈椎横突	第1肋上面	上提第1、2肋助吸气	颈丛分支
		中斜角肌				
		后斜角肌		第2肋上面		

四、颈部筋膜

颈部筋膜较复杂,可分为颈浅筋膜和颈深筋膜。颈浅筋膜与身体其他部位的浅筋膜相延续,包绕颈阔肌。颈深筋膜可分浅、中、深三层(图3-12):①浅层称**封套筋膜**,包绕斜方肌和胸锁乳突肌,形成两肌的肌鞘。该筋膜在下颌下腺和腮腺区分为两层,分别包绕两腺形成腺鞘。②中层称**气管前筋膜**或内脏筋膜,在舌骨下肌群深面包绕颈部诸器官,并形成甲状腺鞘,并向两侧延伸,包绕颈部大血管和迷走神经,形成颈动脉鞘。③深层称**椎前筋膜**,覆盖在椎前肌和斜方肌的前面。

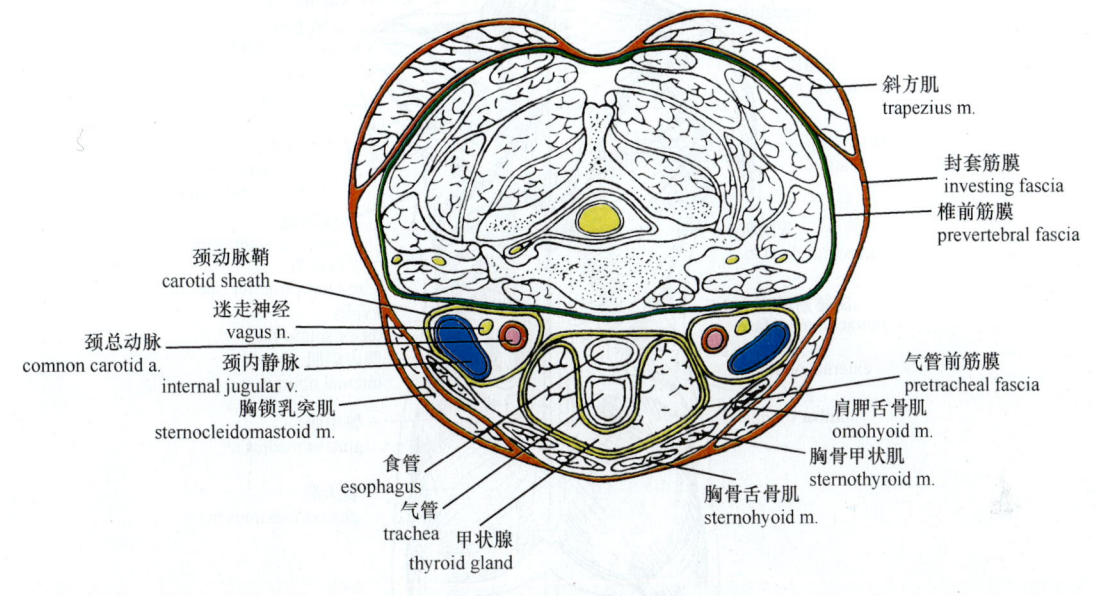

图 3-12 颈部深筋膜

第四节 躯 干 肌

躯干肌分为背肌、胸肌、膈、腹肌和会阴肌。会阴肌将在生殖系统中描述。

一、背 肌

背肌可分为浅、深两群。

(一)背浅肌

背浅肌多为阔肌,主要有斜方肌、背阔肌、菱形肌和肩胛提肌(图3-13)。

1. 斜方肌 trapezius 位于项部和背上部的浅层,为三角形的阔肌,左右两侧会合呈斜方形。起自上项线、枕外隆凸、项韧带和全部胸椎的棘突,上部肌束斜向外下方,中部肌束平行向外,下部肌束斜向外上方,止于锁骨外侧份、肩峰及肩胛冈。作用:使肩胛骨向脊柱靠拢,上部肌束可上提肩胛骨,下部肌束下拉肩胛骨。当肩胛骨固定时,两侧斜方肌收缩使头后仰,一侧斜方肌收缩则使颈向同侧屈。

2. 背阔肌 latissimus dorsi 位于背的下份及胸的后外侧,为全身最大的三角形阔肌。起自下6个胸椎棘突、全部腰椎棘突、骶正中嵴及髂嵴后部,肌束斜向外上方,越过肩胛下角,以扁腱止于肱骨结节间沟底。作用:使肱骨内收、旋内和后伸,如背手姿势。若上肢上举固定时,两侧背阔肌收缩,可引体向上。

3. 肩胛提肌 levator scapulae 位于项部两侧,斜方肌深面。起自上4个颈椎横突,肌束向下,止于肩胛骨上角。作用:上提肩胛骨。如肩胛骨固定,可使颈向同侧屈。

4. 菱形肌 rhomboideus 位于背上部斜方肌深面,呈菱形。起自6、7颈椎和1~4胸椎棘突,止于肩胛骨的内侧缘。作用:使肩胛骨向脊柱靠拢,并略向上。

> **临床意义** 斜方肌、背阔肌位置表浅,面积大,临床常取部分肌作为肌瓣,或连同肌表面的皮肤作为肌皮瓣,用于颌面部和颈部的组织缺损,也可用于受体部位肌肉功能重建等。

(二)背深肌

背深肌在脊柱两侧排列,可分为长肌和短肌,长肌位置较浅,短肌位置较深。长肌主要为竖脊肌。

竖脊肌 erecto spinae 又称骶棘肌,纵列于脊柱棘突两旁的沟内。起自骶骨背面及髂嵴后部,肌束向上沿途止于椎骨、肋骨,向上可达颞骨乳突。作用:使脊柱后伸和仰头。

背肌的分群、起止点和作用见表3-3。

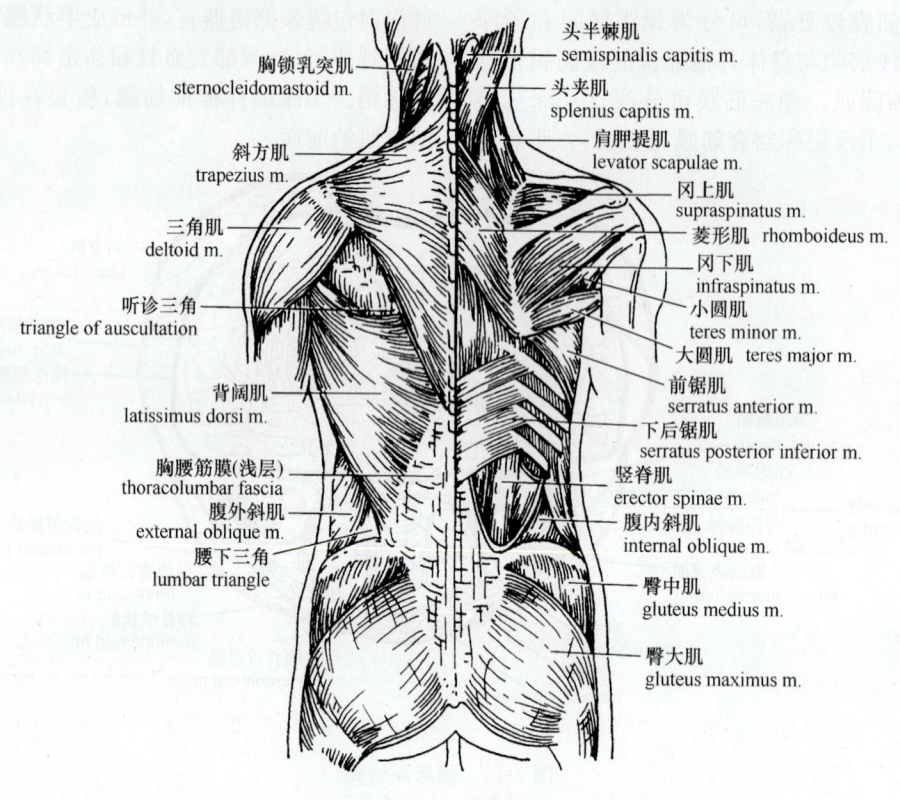

图 3-13 背肌

表 3-3 背肌的分群、起止点、作用和神经支配

肌群	肌名称	起点	止点	作用	神经支配
背浅肌	斜方肌	上项线、枕外隆凸、项韧带、全部胸椎棘突	锁骨外1/3、肩峰、肩胛冈	拉肩胛骨向中线靠拢,上部肌纤维提肩胛骨,下部肌纤维降肩胛骨	副神经
	背阔肌	下6个胸椎棘突、全部腰椎棘突、髂嵴	肱骨小结节嵴	肩关节后伸、内收及旋内	胸背神经
	肩胛提肌	上位颈椎横突	肩胛骨上角	上提肩胛骨	肩胛背神经
	菱形肌	下位颈椎和上位胸椎棘突	肩胛骨内侧缘	上提和内牵肩胛骨	
背深肌	竖脊肌	骶骨后面及其附近、下位椎骨的棘突、横突、肋骨等	上位脊椎的棘突、横突,肋骨及枕骨	伸脊柱、仰头	脊神经后支
	夹肌	项韧带下部、第7颈椎	颞骨乳突和第1~3颈椎横突	单侧收缩,使头转向同侧,两侧收缩使头后仰	颈神经后支

(三)胸腰筋膜

胸腰筋膜 thoracolumbar fascia 包裹在竖脊肌和腰方肌周围,分为浅、中、深三层。浅层位于竖脊肌的浅面;中层分隔竖脊肌和腰方肌,并在外侧与浅层会合,形成竖脊肌鞘。深层覆盖在腰方肌的前面(图3-14)。由于腰部活动度大,在腰部运动中,胸腰筋膜常可扭伤,成为腰背劳损的病因之一。

图 3-14 胸腰筋膜

二、胸 肌

胸肌分为胸上肢肌和胸固有肌。

(一) 胸上肢肌

1. 胸大肌 pectoralis major 位于胸前壁浅层,呈扇形,起自锁骨内侧半、胸骨和上 6 个肋软骨,以扁腱止于肱骨大结节嵴(图 3-15)。作用:使肱骨内收、内旋和前屈。上肢固定时,可上提躯干,也可提肋助吸气。

2. 胸小肌 pectoralis minor 位于胸大肌深面,起自第 3~5 肋骨近肋软骨处,止于肩胛骨的喙突。作用:拉肩胛骨向前下方。当肩胛骨固定时,可上提肋,助吸气。

3. 前锯肌 serratus anterior 位于胸侧壁,为扁肌,以 8 个肌齿起自第 1~8 肋骨,肌束转向背侧,止于肩胛骨内侧缘及下角(图 3-16)。作用:拉肩胛骨向前紧贴胸廓。下部肌束使肩胛骨下角旋外,助臂上举。

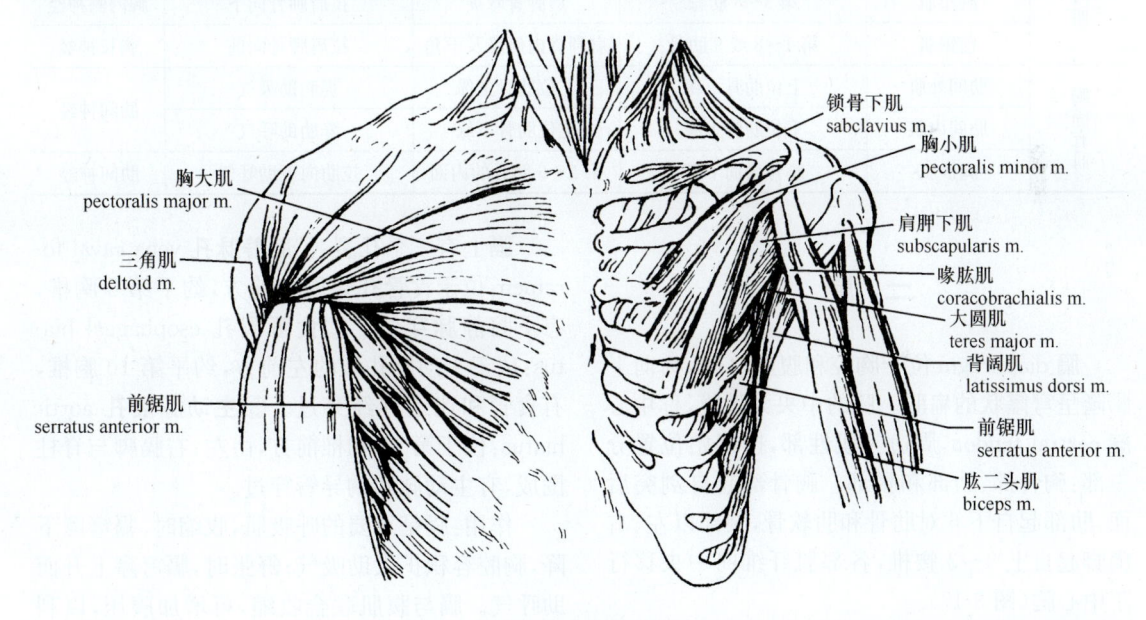

图 3-15 胸上肢肌

(二) 胸固有肌

胸固有肌位于肋间隙内,参与构成胸壁(图 3-16)。

1. 肋间外肌 intercostal externi 共 11 对,位于各肋间隙的浅层,起自上位肋骨下缘,肌束斜向前下方,止于下位肋骨上缘。至肋软骨处,肌束消失,移行为一片结缔组织膜,称**肋间外膜**。作用:提肋,助吸气。

2. 肋间内肌 intercostal interni 共 11 对,位

于肋间外肌的深面,起自每一肋的上缘,止于上一肋的下缘,肌束方向与肋间外肌相反。前部肌束达胸骨外侧缘,后部肌束至肋角处被**肋间内膜**代替。作用:降肋,助呼气。

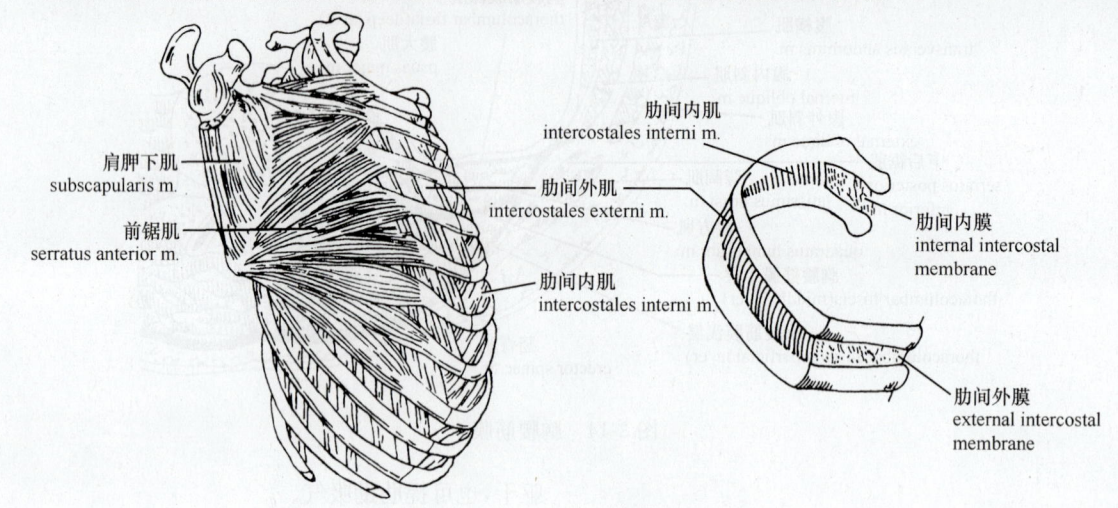

图 3-16 前锯肌和肋间肌

3. 肋间最内肌 intercostal intermi 位于肋间隙的中部,肋间内肌的深面,肌束方向和作用与肋间内肌相同。

胸肌的分群、起止点和作用见表3-4。

表 3-4 胸肌的分群、起止点、作用和神经支配

肌群	肌名称	起点	止点	作用	神经支配
胸上肢肌	胸大肌	锁骨内侧半、胸骨、第1~6肋软骨	肱骨大结节嵴	肩关节内收、旋内及屈	胸外侧神经 胸内侧神经
	胸小肌	第3~5肋骨	肩胛骨喙突	拉肩胛骨向下	胸内侧神经
	前锯肌	第1~8或9肋骨	肩胛骨内侧缘及下角	拉肩胛骨向前	胸长神经
胸固有肌	肋间外肌	上位肋骨下缘	下位肋骨上缘	提肋助吸气	肋间神经
	肋间内肌	下位肋骨上缘	上位肋骨下缘	降肋助呼气	
	胸横肌	胸骨内面下部	第2~6肋骨的内面	拉肋向下助呼气	肋间神经

三、膈

膈 diaphragm 位于胸腔和腹腔之间,为向上膨隆呈穹窿状的扁肌。膈的中央为腱膜,称**中心腱** central tendon,周边为肌性部,按起始位置分三部:胸骨部、肋部和腰部。胸骨部起自剑突后面,肋部起自下6对肋骨和肋软骨,腰部以左、右膈脚起自上2~3腰椎,各部肌纤维向中央移行于中心腱(图3-17)。

临床意义 膈疝:在膈的起始部之间,存在两个无肌纤维的三角形小区,仅覆以结缔组织膜,为膈的薄弱区。其中位于胸骨部与肋部起点之间的称**胸肋三角**,肋部与腰部之间的称**腰肋三角**,腹腔脏器若经两薄弱区突入胸腔,则形成膈疝。

膈上有三个孔裂:①**腔静脉孔** vena caval foramen:位于食管孔裂的右前方,约平第8胸椎,有下腔静脉穿过。②**食管裂孔** esophageal hiatus:位于主动脉孔裂的左前方,约平第10胸椎,有食管和迷走神经穿过。③**主动脉裂孔** aortic hiatus:位于第12胸椎前方,由左、右膈脚与脊柱围成,有主动脉和胸导管穿过。

作用:膈是重要的呼吸肌,收缩时,膈穹窿下降,胸腔容积扩大助吸气;舒张时,膈穹窿上升而助呼气。膈与腹肌联合收缩,可增加腹压,以利排便、呕吐、咳嗽及分娩。

四、腹 肌

腹肌参与构成腹前壁、侧壁及后壁,可分为前外侧群和后群。

第 3 章 肌 学

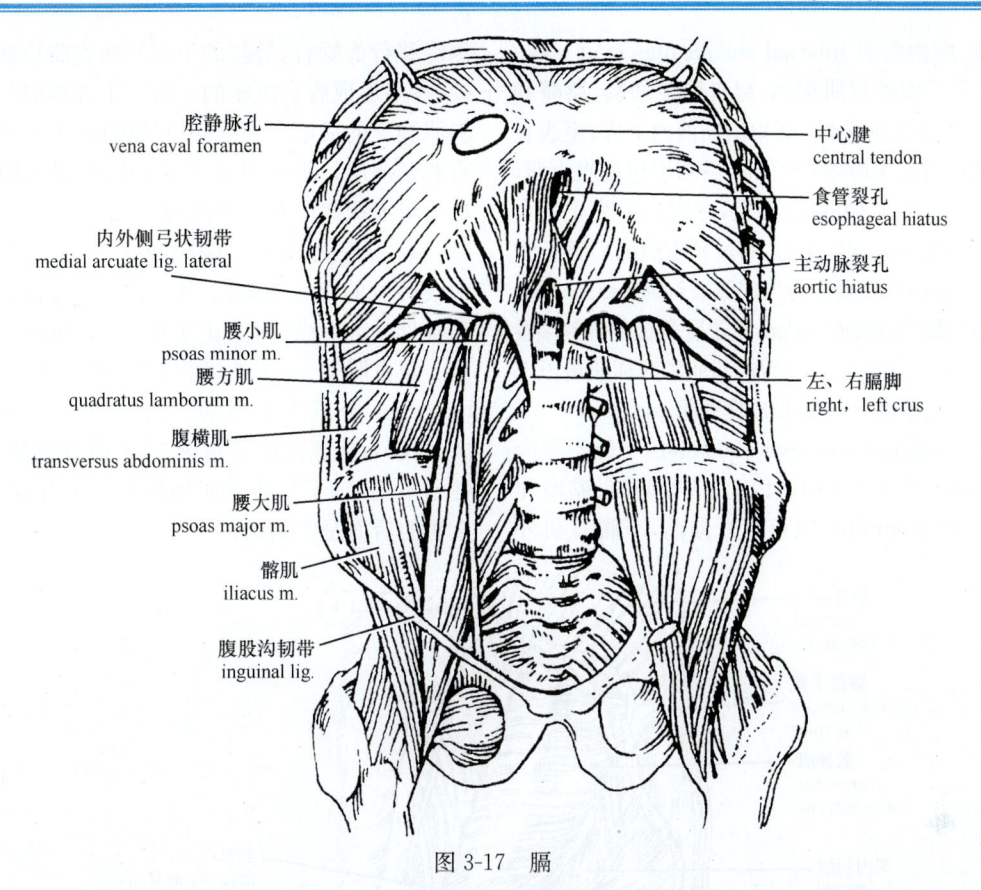

图 3-17 膈

（一）前外侧群

前外侧群构成腹腔的前外侧壁，包括腹外斜肌、腹内斜肌、腹横肌、腹直肌等（图 3-18）。

1. 腹外斜肌 external oblique muscle of abdomen 位于腹前外侧壁的浅层，起自第 5~12 肋的外面，与前锯肌的肌齿相交错。肌束斜向前下方，后下部肌束止于髂嵴前部，其余肌束向内侧移行为腱膜，经腹直肌前面参与构成腹直肌鞘前层，在腹正中线与对侧腱膜相互交错形成白线。腹外斜肌腱膜的下缘卷曲增厚，连于髂前上棘和耻骨结节之间，形成**腹股沟韧带** inguinal ligament。腹外斜肌腱膜在耻骨结节外上方形成一个三角形裂孔为**腹股沟管浅（皮下）环** superficial inguinal ring。

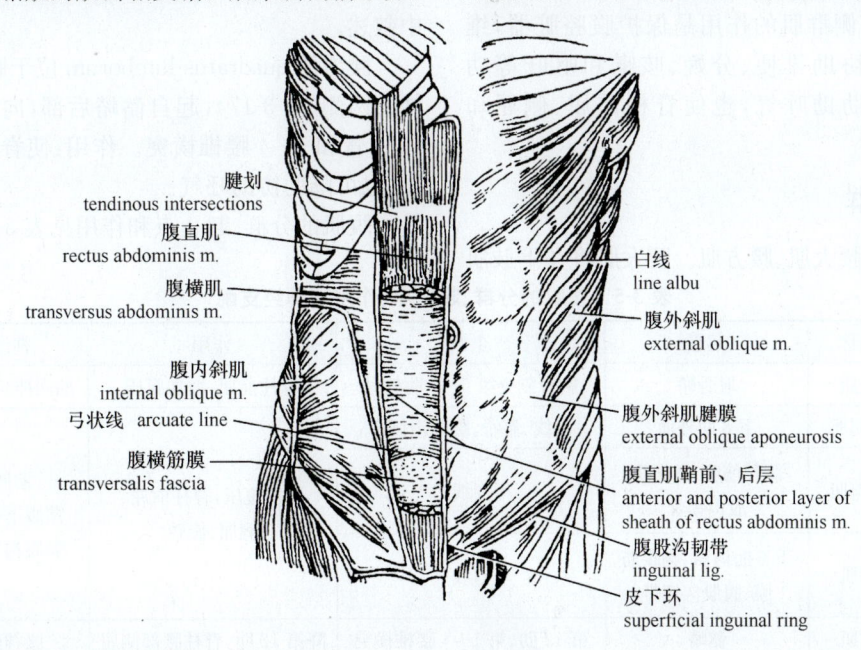

图 3-18 腹前壁肌

2. 腹内斜肌 Internal oblique muscle of abdomen 位于腹外斜肌深面，起自胸腰筋膜、髂嵴和腹股沟韧带的外侧半。肌束斜向前内上方，至腹直肌外侧缘移行为腱膜，分为前、后两层包裹腹直肌，参与构成腹直肌鞘的前、后层，在腹正中线止于白线。下部肌束行向内下方，跨过精索前面后移行为腱膜，与腹横肌腱膜会合形成**腹股沟镰** inguinal falx 或称**联合腱** conjoint tendon，止于耻骨梳的内侧端及耻骨节结附近（图 3-19）。腹内斜肌和腹横肌最下部的肌束包绕精索和睾丸，形成**提睾肌** cremaster。

3. 腹横肌 transversus abdominis 位于腹内斜肌深面，起自下 6 肋的内面、胸腰筋膜、髂嵴和腹股沟韧带外侧份，肌束横行向前，至腹直肌外侧缘移行为腱膜，腱膜的上部经腹直肌后面至白线，参与形成腹直肌鞘的后层。下部腱膜与腹内斜肌腱膜的后层一起经腹直肌前面，参与构成腹直肌鞘前层。腹横肌最下部的肌束和腱膜分别参与形成提睾肌和腹股沟镰。

4. 腹直肌 rectus abdominis 位于腹前壁正中线两侧的腹直肌鞘内，上宽下窄，起自耻骨嵴和耻骨联合上缘，向上止于第 5～7 肋软骨的前面。腹直肌被 3～4 条横行的**腱划** tendinous intersection 分成多个肌腹。腱划由结缔组织构成，与腹直肌鞘前层紧密愈合，在腹直肌鞘后面，腱划不明显，不与腹直肌鞘的后层愈合，因此腹直肌的后面是游离的。

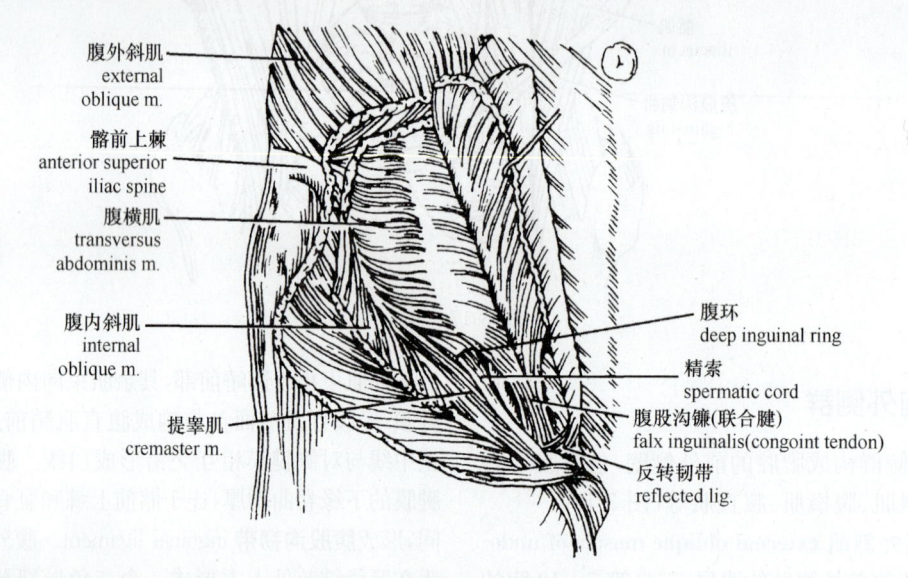

图 3-19　腹前外侧壁肌（下部）

腹前外侧群肌的作用是保护腹腔脏器，维持腹内压，协助排便、分娩、咳嗽和呕吐等功能，还可降肋助呼气，也使脊柱前屈、侧屈和旋转。

（二）后群

后群有腰大肌、腰方肌。腰大肌将在下肢肌中叙述。

腰方肌 quadratus lumborum 位于腹后壁，腰椎的两侧（图 3-17），起自髂嵴后部，向上止于第 12 肋骨和 1～4 腰椎横突。作用：使脊柱腰部侧屈，也可降肋协助呼气。

腹肌的分群、起止点和作用见表 3-5。

表 3-5　腹肌的分群、起止点、作用和神经支配

肌群	肌名称	起点	止点	作用	神经支配
前外侧群	腹直肌	耻骨嵴	胸骨剑突第 5～7 肋软骨	脊柱前屈，增加腹压	肋间神经（T_5～T_{12}）
	腹外斜肌	下 8 肋外面	白线、髂嵴、腹股沟韧带	增加腹压，脊柱前屈、侧屈、旋转	肋间神经 髂腹下神经（L_1） 髂腹沟神经（L_1）
	腹内斜肌	胸腰筋膜、髂嵴腹股沟韧带	白线		
	腹横肌	下 6 肋内面、胸腰筋膜、腹股沟韧带	白线		
后群	腰方肌	髂嵴	第 12 肋、第 1～4 腰椎横突	降第 12 肋，脊柱腰部侧屈	腰神经前支

（三）腹肌的相关结构

1. 腹直肌鞘 sheath of rectus abdominis 包裹腹直肌,分前、后两层(图3-20)。前层由腹外斜肌腱膜与腹内斜肌腱膜的前层融合形成,后层由腹内斜肌腱膜后层与腹横肌腱膜融合而成。在脐下4~5cm处,鞘的后层全部转至腹直肌前面参与构成鞘的前层,使鞘的后层自此以下缺如,并形成一凸向上的弧形分界线称**弓状线** arcuate line 或**半环线**,此线以下的腹直肌直接与腹横筋膜相贴。

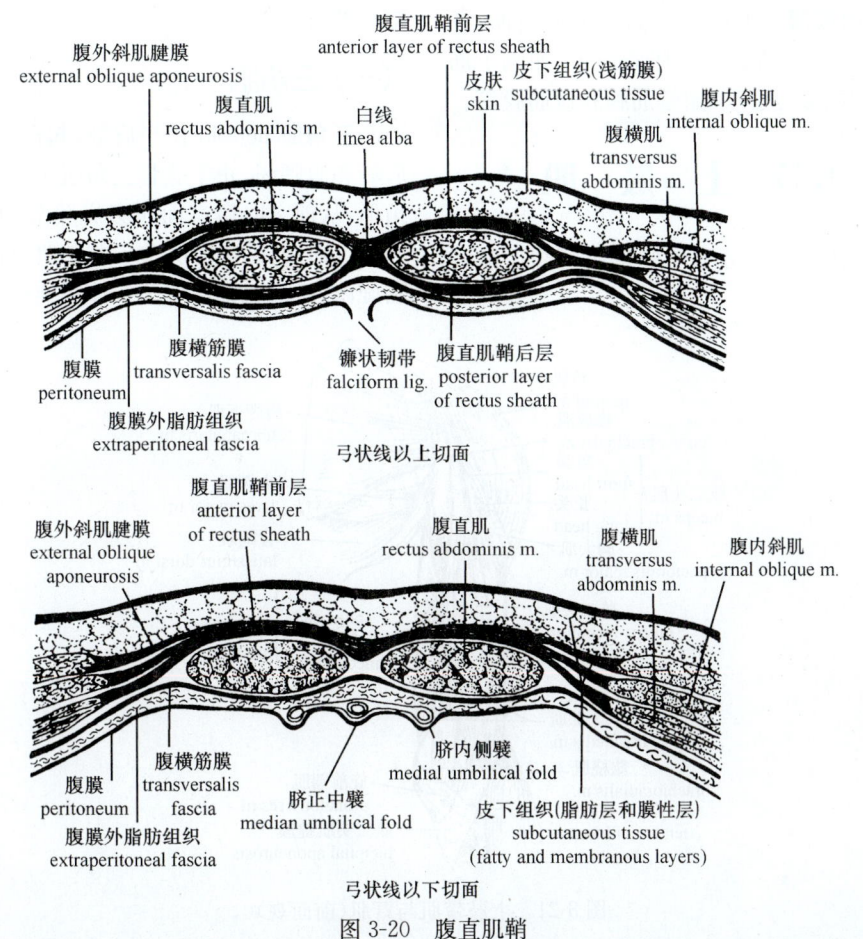

图 3-20 腹直肌鞘

2. 腹股沟管 inguinal canal 位于腹股沟韧带内侧半的上方,为腹前壁三层阔肌之间的一条斜行裂隙,长约 4~5cm,男性的精索或女性的子宫圆韧带由此通过。腹股沟管有两口、四壁。内口称**腹股沟管深（腹）环** deep inguinal ring,位于腹股沟韧带中点上方约一横指处,为腹横筋膜向外突出形成;外口即**腹股沟管浅（皮下）环** superficial inguinal ring。前壁为腹外斜肌腱膜和腹内斜肌,后壁为腹横筋膜和腹股沟镰,上壁是腹内斜肌和腹横肌的弓状下缘,下壁为腹股沟韧带。

3. 腹股沟三角 inguinal triangle 又称**海氏三角** Hesselbach triangle,位于腹前壁下部,由腹直肌外侧缘、腹股沟韧带和腹壁下动脉围成的三角区。

临床意义 腹股沟疝:腹股沟管和腹股沟三角都是腹壁下部的薄弱区。在病理情况下,若腹腔内容物经腹股沟管深环突出,进入腹股沟管,经腹股沟管浅环下降入阴囊,形成腹股沟斜疝;若腹腔内容物经腹股沟三角膨出,则为腹股沟直疝。

4. 白线 linea alba 位于腹前壁正中线上,介于左右腹直肌鞘之间,由两侧的腹直肌鞘纤维彼此交织而成,坚韧而少血管。上方起自剑突,下方止于耻骨联合,上宽下窄。在白线的中点处有**脐环**,在胎儿时期有脐血管通过。脐环是腹壁的一个薄弱点,腹腔内容物经此膨出,形成脐疝。

（四）腹部筋膜

腹部筋膜包括浅筋膜、深筋膜和腹内筋膜。

1. **浅筋膜** 腹上部为一层,在脐以下分浅、深两层。浅层内含脂肪,称 Camper 筋膜;深层为膜性层,含有弹性纤维,称 Scarpa 筋膜。

2. **深筋膜** 可分为数层,分别覆盖在腹前外侧群各肌的浅、深两面。

3. **腹内筋膜** 贴附在腹腔各壁的内面,各部筋膜的名称,依所覆盖的肌而命名,如膈下筋膜、腹横筋膜、腰方筋膜、髂腰筋膜和盆筋膜等。

第五节 上 肢 肌

上肢肌按部位可分为上肢带肌、臂肌、前臂肌和手肌。

一、上肢带肌

上肢带肌有6块,位于肩关节周围(图3-21,图3-22),均起自上肢带骨,止于肱骨,作用是运动肩关节。

(一) 三角肌

三角肌 deltoid 位于肩部,起自锁骨外侧段、肩峰和肩胛冈,止于肱骨三角肌粗隆。全肌呈三角形,从前、外、后三面包裹肩关节,使肩部呈圆隆状。作用:外展肩关节。前部肌束使肩关节屈和旋内,后部肌束使肩关节伸和旋外。

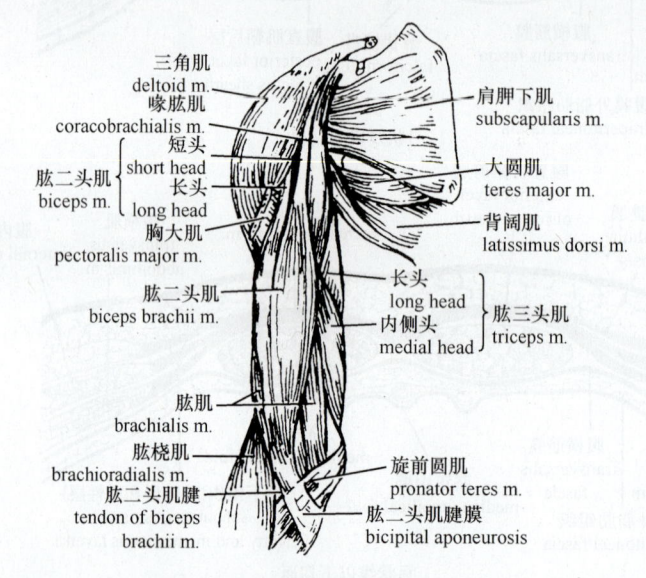

图 3-21 上肢带肌与臂肌(前面观)

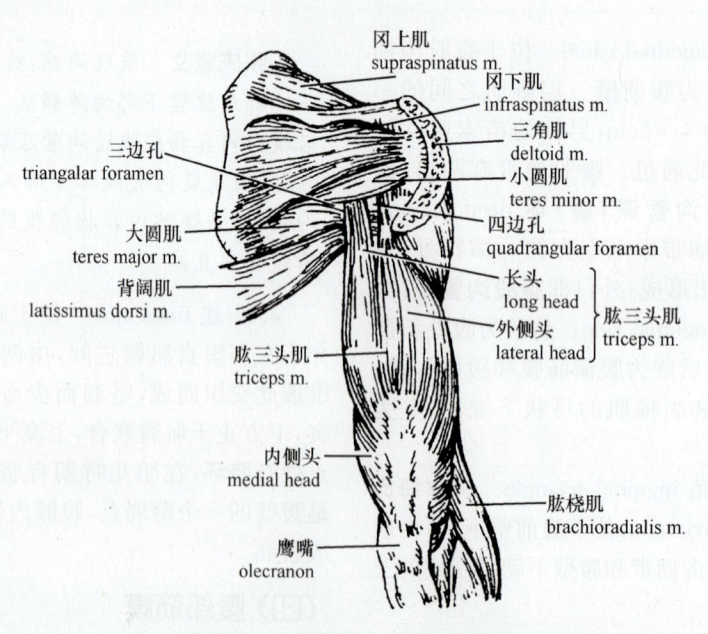

图 3-22 上肢带肌与臂肌(后面观)

(二) 冈上肌

冈上肌 supraspinatus 起自冈上窝，肌束向外经肩峰和喙肩韧带下方，止于肱骨大结节上部。作用：外展肩关节。

(三) 冈下肌

冈下肌 Infraspinatus 起自冈下窝，肌束向外经肩关节后面，止于肱骨大结节中部。作用：使肩关节旋外。

(四) 小圆肌

小圆肌 teres minor 位于冈下肌的下方，起自肩胛骨外侧缘背面，止于肱骨大结节下部。作用：使肩关节旋外。

(五) 大圆肌

大圆肌 teres major 位于小圆肌的下方，起自肩胛骨下角的背面，经肩节前方，止于肱骨小结节嵴。作用：使肩关节内收、后伸和旋内。

(六) 肩胛下肌

肩胛下肌 subscapularis 位于肩胛下窝内，起自肩胛下窝，经肩关节前面，止于肱骨小结节。作用：使肩关节内收和旋内。

肩胛下肌、冈上肌、冈下肌和小圆肌分别位于肩关节的前方、上方和后方，它们均与肩关节囊紧贴，并有部分腱纤维与肩关节囊纤维相互交织，形成**肌腱袖** muscle tendinous cuff，对稳定肩关节起着重要的作用。

上肢带肌的起止点和作用见表3-6。

表3-6　上肢带肌的起止点、作用和神经支配

肌名称	起点	止点		作用	神经支配
三角肌	锁骨外方，肩峰及肩胛冈	肱骨三角肌粗隆		上臂外展、前屈、后伸、旋内和旋后	腋神经
冈上肌	冈上窝	肱骨大结节	上部	上臂外展	肩胛神经
冈下肌	冈下窝		中部	上臂旋外和后伸	
小圆肌	冈下窝下部		下部		腋神经
大圆肌	肩胛骨下角背面	肱骨小结节嵴		上臂内收、旋内、后伸	肩胛下神经
肩胛下肌	肩胛下窝	肱骨小结节		上臂内收和旋内	

二、臂　肌

臂肌覆盖肱骨，分前、后两群。

(一) 前群

臂的前群肌包括肱二头肌、喙肱肌及肱肌（图3-21）。

1. 肱二头肌 biceps brachii　位于臂前面的浅层，起端有长、短二头，长头在外侧，起自肩胛骨盂上结节，通过肩关节囊，经结节间沟下降；短头在内侧，起自肩胛骨喙突，两头合并成一个肌腹，向下移行为肌腱止于桡骨粗隆。作用：屈肘关节。当前臂处于旋前位时，能使其旋后。此外，还能协助屈肩关节。

2. 喙肱肌 coracobrachialis　位于肱二头肌短头的内侧，起自肩胛骨喙突，止于肱骨体中部的内侧面。作用：协助屈和内收肩关节。

3. 肱肌 brachialis　位于肱二头肌下半部的深面，起自肱骨下半的前面，止于尺骨粗隆。作用：屈肘关节。

(二) 后群

臂肌后群只有肱三头肌。**肱三头肌** triceps brachii 起端有三个头，长头以一扁腱起自肩胛骨盂下结节，经大、小圆肌之间下降；外侧头起自肱骨体后面桡神经沟以上的骨面；内侧头起于桡神经沟以下的骨面。三个头会合以一共同腱止于尺骨鹰嘴（图3-22）。作用：伸肘关节，长头可使肩关节后伸和内收。

臂肌的分群、名称、起止点和作用见表3-7。

表3-7　臂肌的分群、名称、起止点、作用和神经支配

位置		肌名称	起点	止点	作用	神经支配
前群	浅层	肱二头肌	长头：肩胛骨盂上结界 短头：肩胛骨喙突	桡骨粗隆	屈肘协助屈臂；当前臂处于旋前位时，能使前臂旋后	肌皮神经
	深层	喙肱肌	肩胛骨喙突	肱骨中部内侧	屈肩及上臂内收	
		肱肌	肱骨下半前面	尺骨粗隆	屈肘	

续表

位置	肌名称	起点	止点	作用	神经支配
后群	肱三头肌	长头：肩胛骨盂下结节 外侧头：桡神经沟外上方的肱骨骨面 内侧头：桡神经沟内下方的肱骨骨面	尺骨鹰嘴	伸肘 助肩关节后伸及内收（长头）	桡神经

三、前臂肌

前臂肌位于尺、桡骨的前后方，也分为前（屈肌）、后（伸肌）两群。

（一）前群

前群肌位于尺、桡骨的前面，共9块肌，分四层排列。

1. 第一层 共5块肌（图3-23），自桡侧至尺侧依次为：

（1）**肱桡肌** brachioradialis：起自肱骨外上髁的上方，向下止于桡骨茎突。作用：屈肘关节。

以下四块肌共同起自肱骨内上髁和前臂深筋膜。

（2）**旋前圆肌** pronator teres：止于桡骨中部的外侧面。作用：使前臂旋前并屈肘关节。

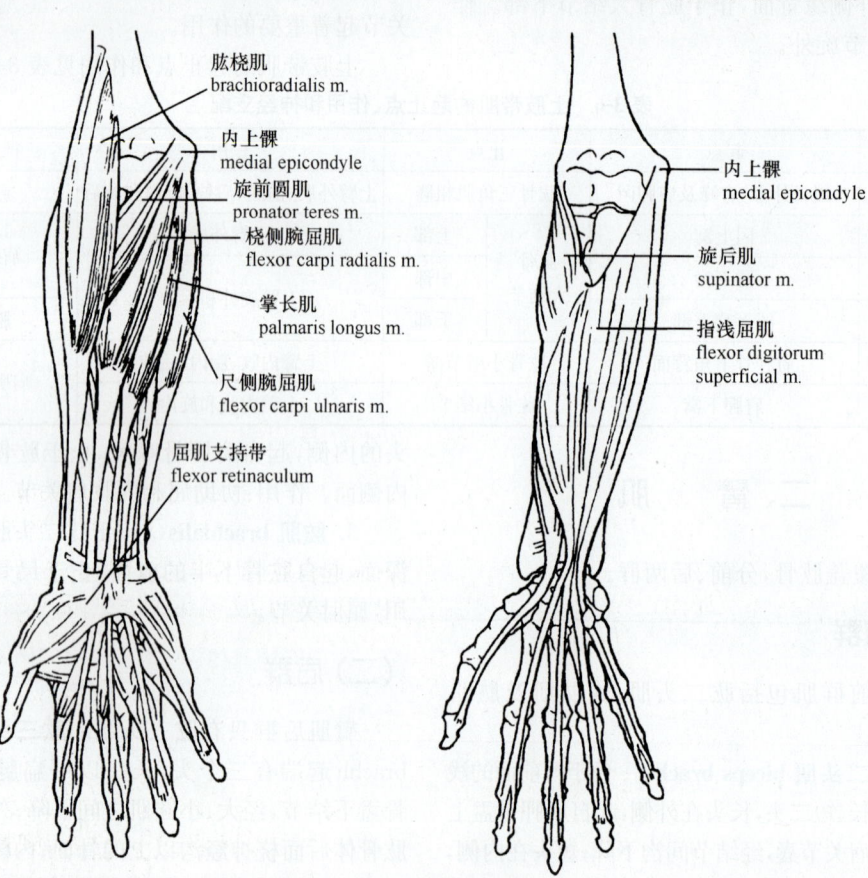

图3-23 前臂肌浅层

（3）**桡侧腕屈肌** flexor carpi radialis：以长肌腱止于第2掌骨底。作用：屈肘、屈腕，并参与腕关节的外展。

（4）**掌长肌** palmris longus：肌腹小而肌腱细长，该肌腱在腕部变薄变扁，在手掌连于掌腱膜。作用：屈腕和紧张掌腱膜。

（5）**尺侧腕屈肌** flexor carpi ulnaris：止于豌豆骨。作用：屈腕和使腕内收。

2. 第二层 只有一块肌，即**指浅屈肌** flexor digitorum superficialis（图3-23），起自肱骨内上髁、尺骨和桡骨前面，肌腹向下移行为4条肌腱，通过腕管进入手掌，每条肌腱在近止点处分为2脚，分别止于第2~5指中节指骨体的两侧。作用：屈近侧指间关节、掌指关节和腕关节。

3. 第三层 有2块肌，共同起自桡、尺骨上端的前面和骨间膜（图3-24）。

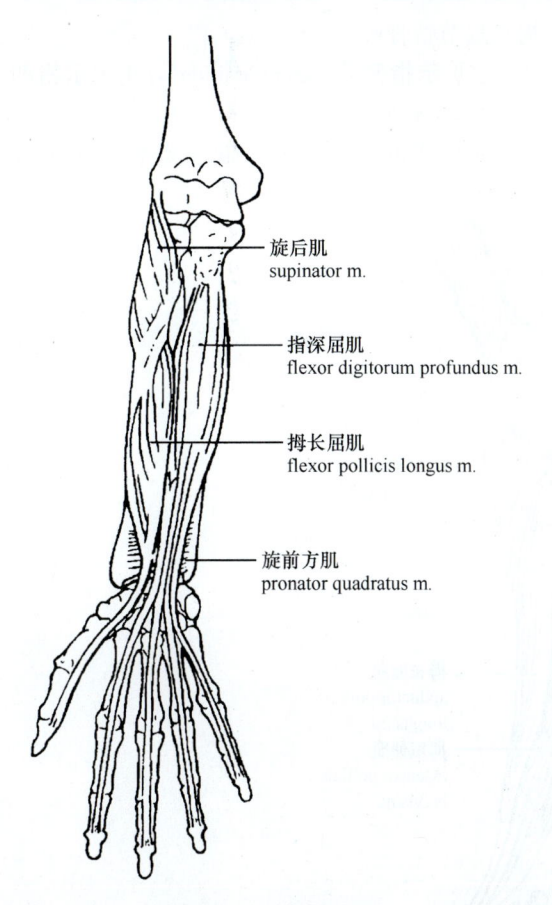

图 3-24　前臂肌深层

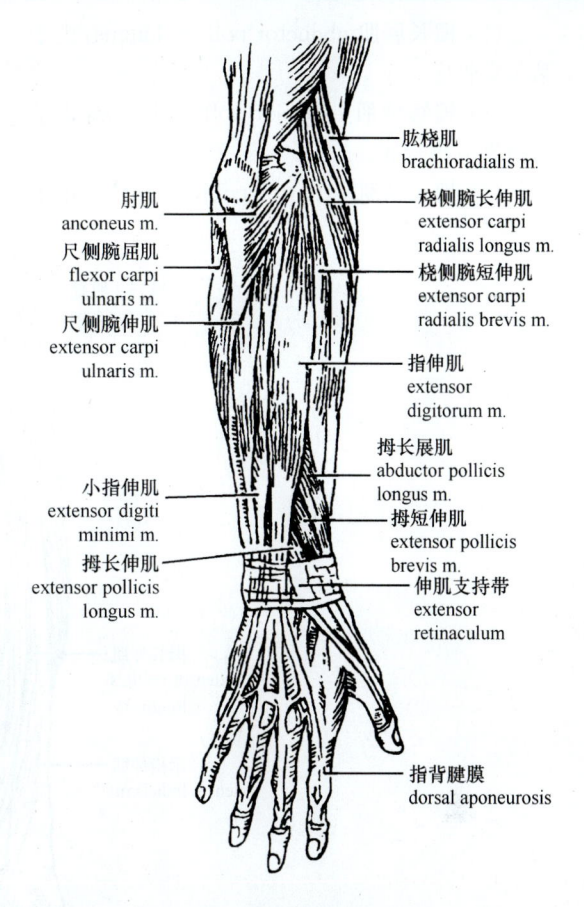

图 3-25　前臂后群肌（浅层）

(1) **拇长屈肌** flexor pollicis longus：位于桡侧，肌腹向下延伸为长肌腱，经腕管入手掌，止于拇指远节指骨底。作用：屈拇指指间关节和拇掌指关节。

(2) **指深屈肌** flexor digitorum profundus：位于尺侧，肌腹向下分成 4 条肌腱，经腕管入手掌，于近节指骨处，穿过指浅屈肌腱的两脚之间，止于第 2～5 指的远节指骨底。作用：屈第 2～5 指远侧指间关节、近侧指间关节、掌指关节和腕关节。

4. 第四层　为**旋前方肌** pronator quadratus，是四方形小肌，贴在前臂骨远侧的骨面，起自尺骨，止于桡骨。作用：使前臂旋前。

（二）后群

共 10 块肌，分浅、深两层排列。

1. 浅层　有 5 块肌，共同起自肱骨外上髁，分别止于掌骨和指骨（图 3-25），自桡侧向尺侧依次为：

(1) **桡侧腕长伸肌** extensor carpi radialis longus：向下以长肌腱止于第 2 掌骨底的背面。作用：伸桡腕关节，与桡侧腕屈肌同时收缩，使腕关节外展。

(2) **桡侧腕短伸肌** extensor carpi radialis brevis：在桡侧腕长伸肌的内侧，止于第 3 掌骨底的背面。作用：伸和外展桡腕关节。

(3) **指伸肌** extensor digitorum：肌腹向下分成 4 条肌腱，经手背到达 2～5 指近节指骨时肌腱变扁，形成指背腱膜，止于 2～5 指的中节和远节指骨底。作用：伸掌指关节和指间关节，并协助伸腕。

(4) **小指伸肌** extensor digiti minimi：肌腹细长，贴附于指伸肌的内侧，止于小指中节和远节指骨底。作用：伸小指。

(5) **尺侧腕伸肌** extensor carpi ulnaris：肌腹向下延为长肌腱，止于第 5 掌骨底。作用：伸桡腕关节，并使腕内收。

2. 深层　也有 5 块肌（图 3-26），由上外至下内依次为：

(1) **旋后肌** supinator：起自肱骨外上髁和尺骨上端，肌束斜向下外，包绕桡骨，止于桡骨上 1/3 的前面。作用：使前臂旋后。

以下 4 块肌均起自桡骨、尺骨和骨间膜的背面，作用与其命名一致。

(2) **拇长展肌** abductor pollicis longus：止于第1掌骨底。

(3) **拇短伸肌** extensor pollicis brevis：止于拇指近节指骨底。

(4) **拇长伸肌** extensor pollicis longus：止于拇指远节指骨底。

(5) **示指伸肌** extensor indicis：止于示指的中、远节指骨底。

前臂肌的分群、分层、起止点和作用见表3-8。

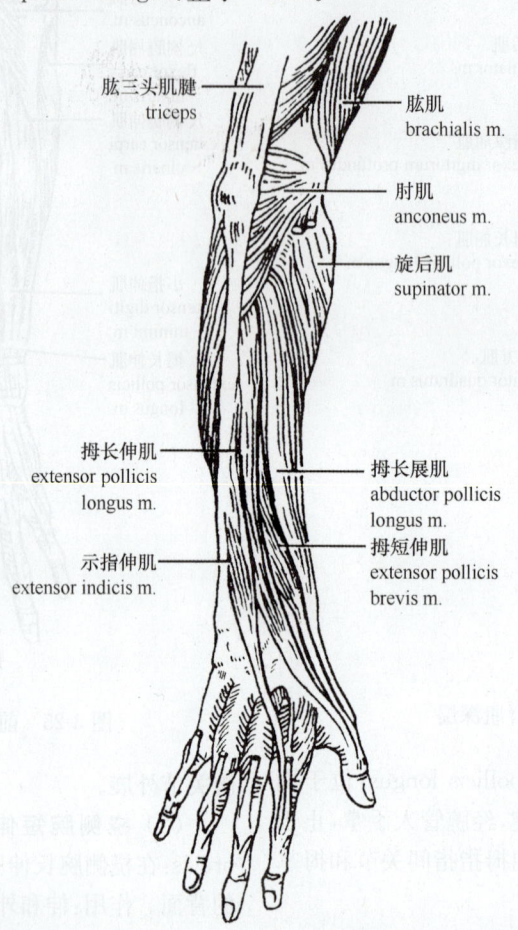

图 3-26 前臂后群肌（深层）

表 3-8 前臂肌的分群、分层、起止点、作用和神经支配

位置		肌名称	起点	止点	作用	神经支配
前臂前群	第一层	肱桡肌	肱骨外上髁上方	桡骨茎突	屈肘	桡神经
		旋前圆肌	肱骨内上髁前臂深筋膜	桡骨外侧面中部	屈肘，前臂旋前	正中神经
		桡侧腕屈肌		第二掌骨底	屈肘屈腕外展	
		掌长肌		掌腱膜	屈腕，紧张骨间膜	
		尺侧腕屈肌		豌豆骨	屈腕，腕内收	尺神经
	第二层	指浅屈肌	肱骨内上髁，尺桡骨前面	第2~5指的中节指骨体的两侧	屈肘，屈腕，屈掌指关节和近侧指间关节	正中神经
	第三层	指深屈肌	桡、尺骨上端的前面和骨间膜	第2~5指的远节指骨底	屈腕，屈第2~5指间关节和掌指关节	正中神经和尺神经
		拇长屈肌		拇指远节指骨底	屈腕，屈拇指的掌指和指间关节	正中神经
	第四层	旋前方肌	尺骨远侧端	桡骨远端	前臂旋前	正中神经

位置		肌名称	起点	止点	作用	神经支配
前臂后群	浅层	桡侧腕长伸肌	肱骨外上髁	第2掌骨底背面	伸腕,腕外展	桡神经
		桡侧腕短伸肌		第3掌骨底背面		
		指伸肌		第2~5指的指背腱膜(中远节指骨底背面)	伸肘,伸腕,伸指	
		小指伸肌		小指指背腱膜	伸小指	
		尺侧腕伸肌		第5掌骨底背面	伸腕,腕内收	
	深层	旋后肌	肱骨外上髁和尺骨外侧缘的上部	桡骨前面上部	前臂旋后,伸肘	
		拇长展肌	桡、尺骨后面及骨间膜的背面	第一掌骨底	外展拇指和手	
		拇短伸肌		拇指近节指骨底	伸拇指助手外展	
		拇长伸肌		拇指远节指骨底		
		示指伸肌		示指的指背腱膜	伸腕,伸示指指掌关节及指间关节	

四、手 肌

手肌位于手的掌侧,分为外侧群、内侧群和中间群(图3-27)。

(一)外侧群

外侧群肌位于拇指侧,较发达,形成一隆起称**鱼际** thenar,有4块肌,排列为浅、深两层。

1. **拇短展肌** abductor pollicis brevis 位于浅层外侧。

2. **拇短屈肌** flexor pollicis brevis 位于浅层内侧。

3. **拇对掌肌** opponens pollicis 位于拇短展肌深面。

4. **拇收肌** abductor pollicis 位于拇对掌肌的内侧。

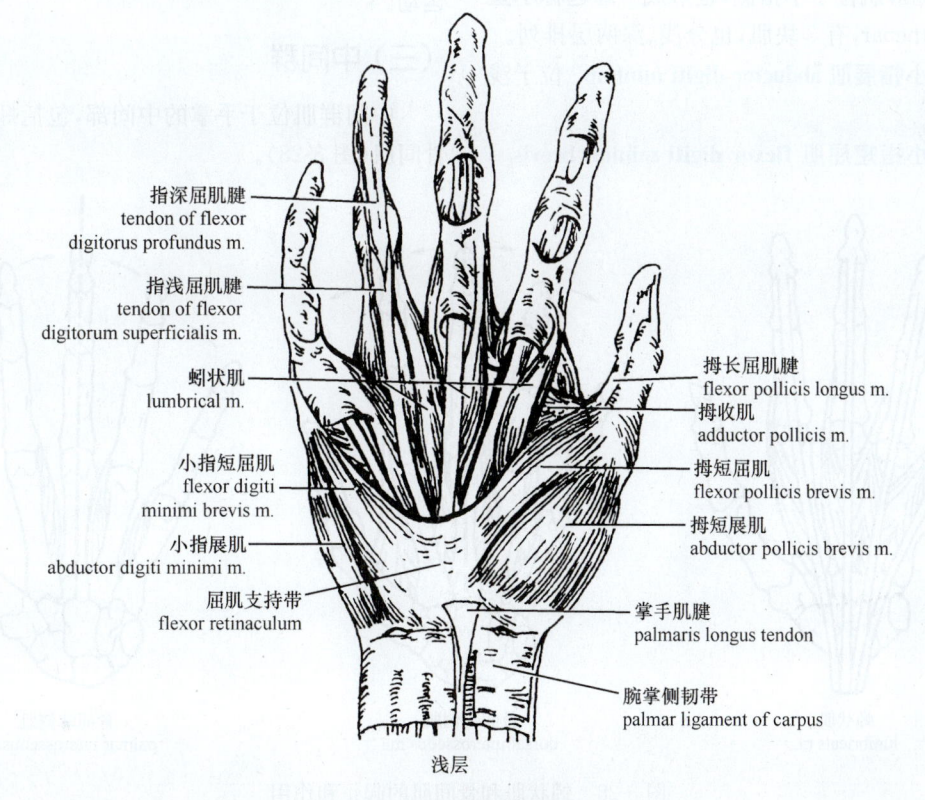

图3-27 手肌(前面观)

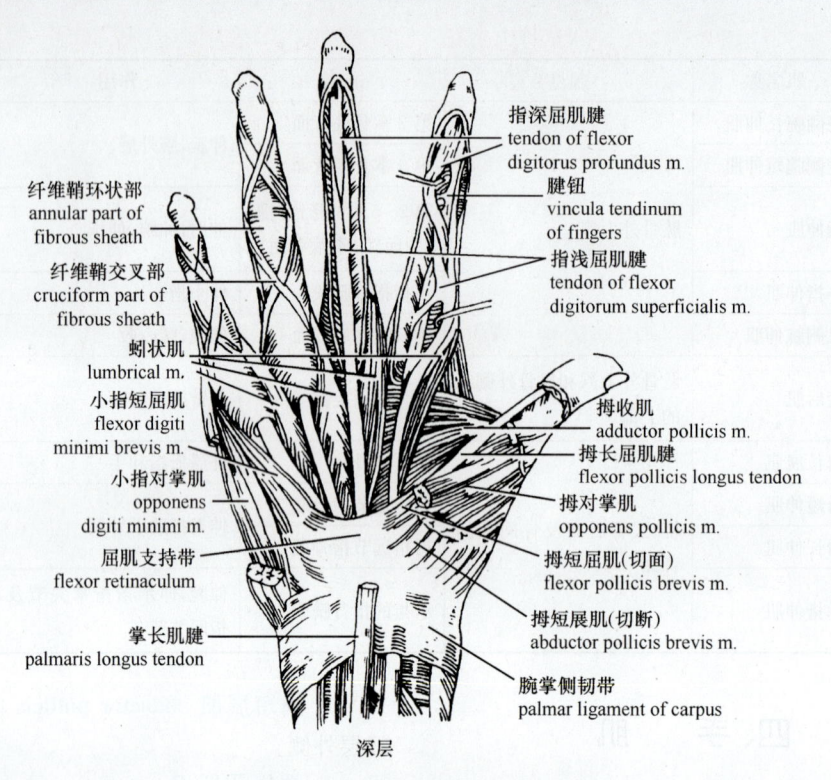

图 3-27 手肌(前面观)(续)

上述 4 肌的作用与其命名一致,分别使拇指做展、屈、对掌和内收运动。

(二) 内侧群

内侧群肌位于小指侧,也形成一隆起称小鱼际 hypothenar,有 3 块肌,也分浅、深两层排列。

1. 小指展肌 abductor digiti minimi 位于浅层内侧。

2. 小指短屈肌 flexor digiti minimi brevis 位于浅层外侧。

3. 小指对掌肌 opponens digiti minimi 位于上述两肌深面。

上述各肌的作用分别使小指做展、屈和对掌运动。

(三) 中间群

中间群肌位于手掌的中间部,包括蚓状肌和骨间肌(图 3-28)。

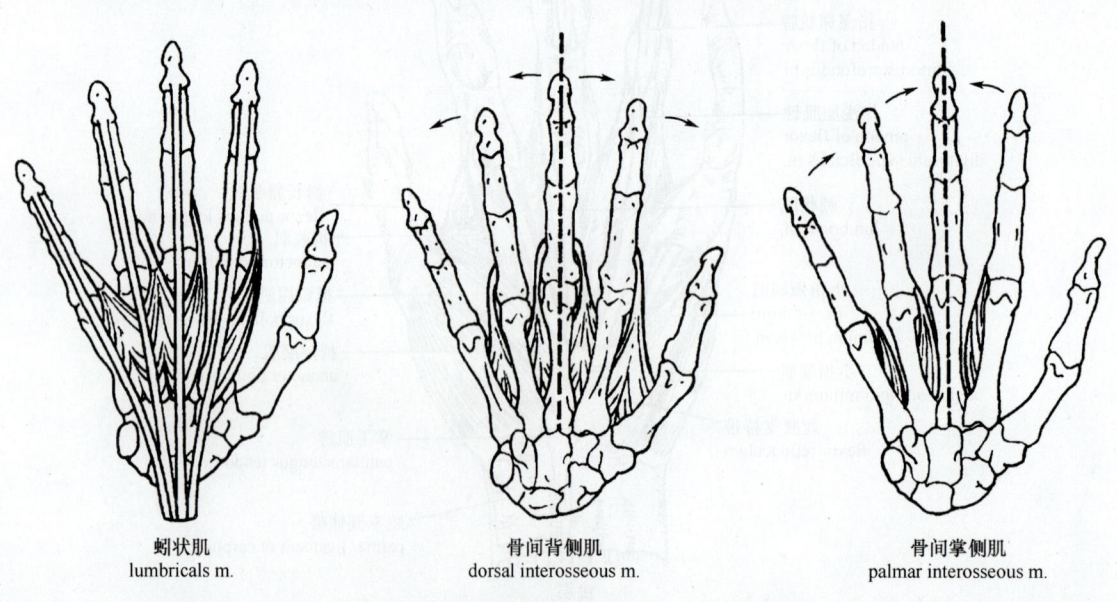

图 3-28 蚓状肌和骨间肌的起止和作用

1. 蚓状肌 lumbricales 为4条细束状小肌，起自指深屈肌腱桡侧，止于第2~5指近节指背面的指背腱膜。作用：屈掌指关节和伸指间关节。

2. 骨间肌 interosseous muscles 共7块，均起自掌骨。其中**骨间掌侧肌** palmar interossei 有3块，位于第2~5掌骨间隙内，止于第2、4、5指近节指骨的指背腱膜（图3-29）。作用：使第2、4、5指向中指内收。**骨间背侧肌** dorsal interossei 有4块，位于掌骨间隙内，止于第2、3、4指的近节指骨和指背腱膜。作用：使第2、3、4指外展。

手肌的分群、起止点和作用见表3-9。

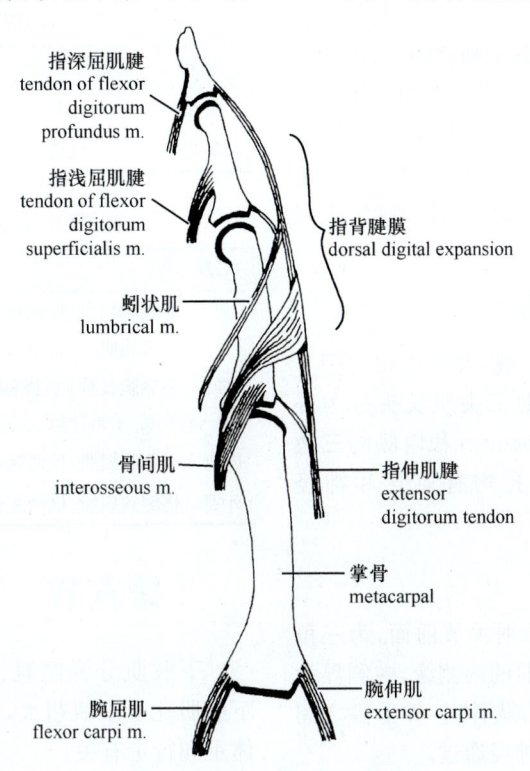

图3-29 止于指骨和掌骨的肌腱

表3-9 手肌的分群、起止点、作用和神经支配

位置		肌名称	起点	止点	作用	神经支配
外侧群	浅层	拇短展肌	屈肌支持带	拇指近节指骨骨底	外展拇指	正中神经
		拇短屈肌	屈肌支持带和大多角骨		屈拇指近节指骨	
	深层	拇对掌肌		第一掌骨掌侧面外侧部	使拇指对掌	
		拇收肌	屈肌支持带，头状骨，第2、3掌骨	拇指近节指骨底	内收拇指和屈拇指近节指骨	尺神经
中间群		蚓状肌（4块）	各指深屈肌腱桡侧	第2~5指的指背腱膜	屈第2~5指的掌指关节和伸指间关节	正中神经 尺神经
		骨间掌侧肌（3块）	第2掌骨的内侧，第4、5掌骨的外侧面	分别止于第2、4、5指的近节指骨底和指背腱膜	使第2、4、5指内收并屈掌指关节，伸指间关节	尺神经
		骨间背侧肌（4块）	各掌骨间隙，以二头起掌骨的相对侧	分别止于第2~4指的近节指骨和指背腱膜	以中指为中轴使第2~4指外展、屈掌指关节和伸指间关节	尺神经
内侧群	浅层	小指展肌	豌豆骨和屈肌支持带	小指近节指骨底	外展小指和屈小指近节指骨	尺神经
		小指短屈肌	钩骨和屈肌支持带	小指近节指骨底	屈小指近节指骨	
	深层	小指对掌肌		第5掌骨内侧	小指对掌	

五、上肢的局部结构

(一) 腋窝

腋窝 axillary fossa 为锥体形的腔隙，位于臂上部和胸外侧壁之间。其前壁是胸大肌和胸小肌，后壁是肩胛下肌、大圆肌和背阔肌，内侧壁是前锯肌，外侧壁是喙肱肌和肱二头肌。腋窝的上口由第 1 肋、锁骨和肩胛骨的上缘围成，与颈部相通，颈部的血管和神经由此口入腋窝。腋窝的底由腋筋膜封闭。腋窝内有血管、神经、大量的脂肪和淋巴结等。

(二) 三边孔和四边孔

在腋窝后壁，由肱骨近端、大圆肌和肩胛下肌围成的三角形间隙，被肱三头肌长头分为外侧的**四边孔** quadrilateral foramen 和内侧的**三边孔** trilateral formen。此二孔均有血管和神经通过。

(三) 肘窝

肘窝 cubital fossa 位于肘关节前面，为三角形凹窝。其外侧界为肱桡肌的内侧缘，内侧界为旋前圆肌的外侧缘，上界为肱骨内、外上髁之间的连线。肘窝内有血管和神经通过。

(四) 腕管

腕管 carpal canal 位于腕掌侧，由屈肌支持带和腕骨沟围成，有指浅屈肌腱、指深屈肌腱、拇长屈肌腱和正中神经通过。

六、运动上肢主要关节的肌

运动上肢主要关节的肌简要归纳如表 3-10～表 3-13。

表 3-10　运动肩关节的肌

运动	肌的名称
屈	肱二头肌、喙肱肌、三角肌前部肌束、胸大肌
伸	肱三头肌长头、三角肌后部肌束、大圆肌、背阔肌
内收	胸大肌、大圆肌、背阔肌、喙肱肌、肩胛下肌、肱三头肌长头
外展	三角肌、冈上肌
旋内	胸大肌、大圆肌、背阔肌、肩胛下肌、三角肌前部肌束
旋外	小圆肌、冈下肌、三角肌后部肌束

表 3-11　运动肘关节的肌

运动	肌的名称
屈	肱二头肌、肱肌、肱桡肌、旋前圆肌、桡侧腕屈肌、指浅屈肌
伸	肱三头肌

表 3-12　运动桡尺近、远侧关节的肌

运动	肌的名称
旋前	旋前圆肌、旋前方肌
旋后	旋后肌、肱二头肌

表 3-13　运动桡腕关节的肌

运动	肌的名称
屈	桡侧腕屈肌、尺侧腕屈肌、指浅屈肌、指深屈肌、拇长屈肌、掌长肌
伸	桡侧腕长伸肌、桡侧腕短伸肌、尺侧腕伸肌、指伸肌、示指伸肌、小指伸肌
内收	尺侧腕屈肌、尺侧腕伸肌
外展	桡侧腕屈肌、桡侧腕长伸肌、桡侧腕短伸肌

第六节　下　肢　肌

下肢肌分为髋肌、大腿肌、小腿肌和足肌。下肢肌比上肢肌粗大，这与维持直立姿势、支持体重和行走有关。

一、髋　肌

髋肌起自骨盆的内面和外面，跨过髋关节，止于股骨上部，主要运动髋关节。按位置和作用分为前、后两群。

(一) 前群

1. 髂腰肌 iliopsoas　包括腰大肌和髂肌（图 3-30）。**腰大肌** psoas major 位于脊柱腰部的两侧，起自腰椎体的侧面和横突。**髂肌** iliacus 呈扇形，起自髂窝，向下与腰大肌会合，经腹股沟韧带深面进入大腿部，止于股骨小转子。作用：使髋关节屈和外旋。当下肢固定时，可前屈躯干，如仰卧起坐。

2. 阔筋膜张肌 tensor fasciae latae　位于大腿的前外侧，起自髂前上棘，肌腹扁平，位于阔筋膜两层之间，在大腿上、中 1/3 交界处，移行为髂胫束，止于胫骨外侧髁。作用：紧张髂胫束并屈髋。

第 3 章　肌　学

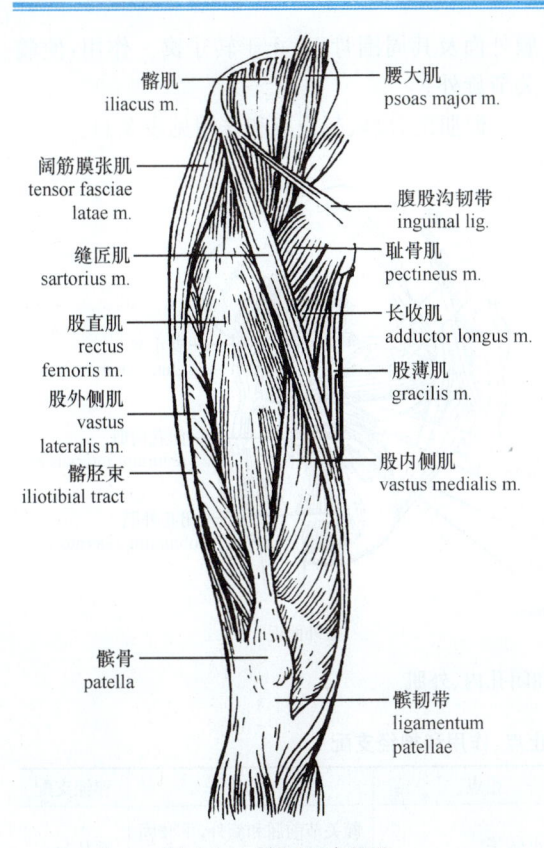

图 3-30　髋肌和大腿肌

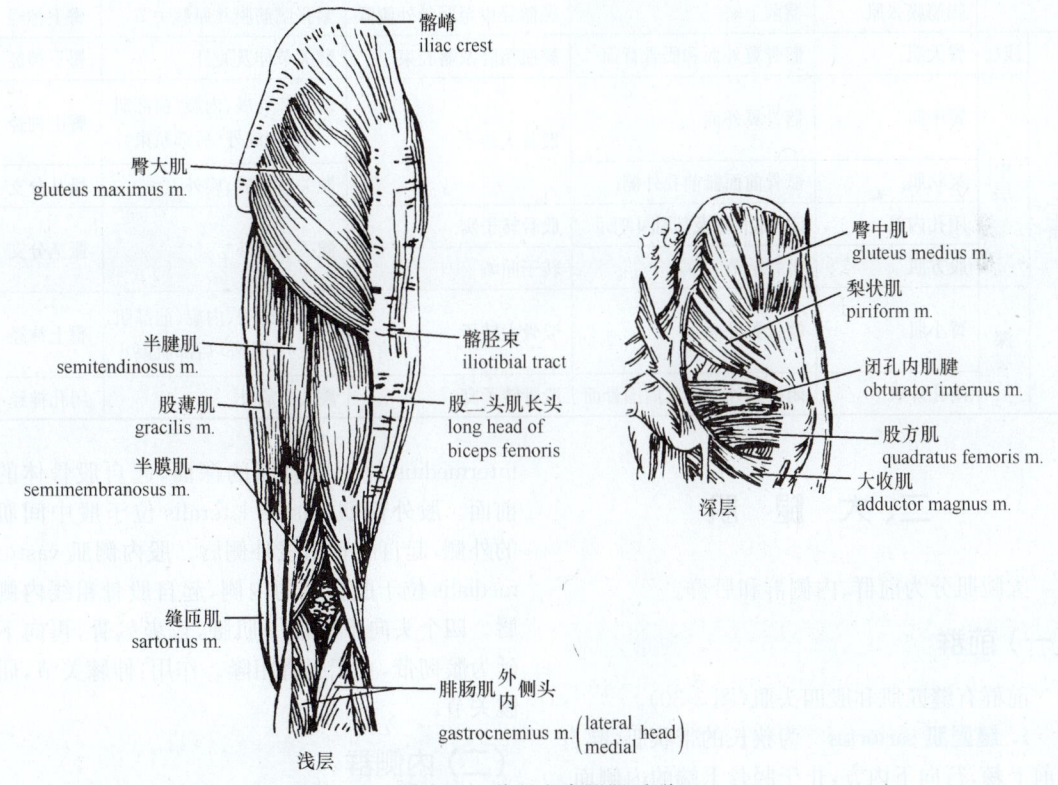

图 3-31　髋肌和大腿肌后群

> **临床意义**　阔筋膜张肌肌瓣：阔筋膜张肌位置表浅，有恒定的血管神经分布，切取后因有臀肌等代偿其功能，不影响屈髋，是临床常选用的肌瓣或肌皮瓣的供体之一。

（二）后群

后群肌主要位于臀部，故又称臀肌（图 3-31）。

1. 臀大肌 gluteus maximus　大而厚，位于臀部皮下，形成特有的臀部膨隆。起自髂骨翼外面和骶骨后面，肌束斜向外下，大部分止于髂胫束，少部分止于股骨的臀肌粗隆。作用：伸髋关节和外旋。下肢固定时，能伸直躯干，防止躯干前倾，是维持人体直立的重要肌肉。

2. 臀中肌 gluteus medius　位于臀大肌深面。

3. 臀小肌 gluteus minimus　位于臀中肌深面。

臀中肌和臀小肌呈扇形，均起自髂骨翼外面，止于股骨大转子。作用：两肌共同使髋关节外展。两肌的前部肌束使髋关节旋内，后部肌束使髋关节旋外。

4. 梨状肌 piriformis　起自骶骨的前面，向外经坐骨大孔出骨盆入臀部，止于股骨大转子（图 3-32）。作用：使髋关节旋外。

5. 闭孔内肌 obturator internus　起自闭孔膜内面及其周围骨面，肌束向后移行于肌腱，经坐骨小孔出骨盆，止于转子窝。作用：使髋关节旋外。

6. 股方肌 quadratus femoris 呈扁长方形，张于坐骨结节与转子间嵴之间。作用：使髋关节旋外。

7. 闭孔外肌 obturator externus 起自闭孔膜外面及其周围骨面，止于转子窝。作用：使髋关节旋外。

髋肌的分群、起止点和作用见表3-14。

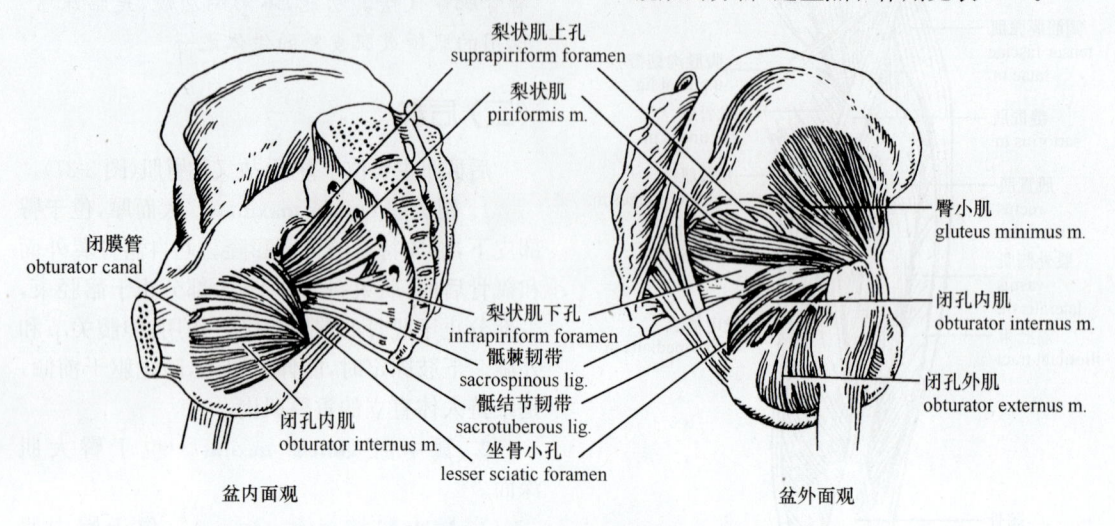

图 3-32 梨状肌和闭孔内、外肌

表 3-14 髋肌的分群、起止点、作用和神经支配

肌群		肌名称	起点	止点	作用	神经支配
前群	髂腰肌	髂肌	髂窝	股骨小转子	髋关节前屈和旋外，下肢固定时，使躯干和骨盆前屈	腰丛分支
		腰大肌	腰椎体侧面和横突			
	阔筋膜张肌		髂前上嵴	经髂胫束至胫骨外侧髁	紧张阔筋膜并屈髋关节	臀上神经
后群	浅层	臀大肌	髂骨翼外面和骶骨背面	臀肌粗隆及髂胫束	髋关节伸及旋外	臀下神经
	中层	臀中肌	髂骨翼外面	股骨大转子	髋关节外展、内旋（前部肌束）和旋外（后部肌束）	臀上神经
		梨状肌	骶骨前面骶前孔外侧		髋关节外展、旋外	骶丛分支
		闭孔内肌	闭孔膜内面及其周围骨面	股骨转子窝	髋关节旋外	骶丛分支
		股方肌	坐骨结节	转子间嵴		
	深层	臀小肌	髂骨翼外面	股骨大转子	髋关节外展、内旋（前部肌束）和旋外（后部肌束）	臀上神经
		闭孔外肌	闭孔膜外面及其周围骨面	股骨转子窝	髋关节旋外	闭孔神经

二、大腿肌

大腿肌分为前群、内侧群和后群。

（一）前群

前群有缝匠肌和股四头肌（图3-30）。

1. 缝匠肌 sartorius 为狭长的带状肌，起自髂前上棘，行向下内方，止于胫骨上端的内侧面。作用：屈髋关节和膝关节，并使胫骨略旋内。

2. 股四头肌 quadriceps femoris 是全身最大的肌，有四个头：**股直肌** rectus femoris 位于股骨中部的浅面，起自髂前下棘。**股中间肌** vastus intermedius 位于股直肌的深面，起自股骨体的前面。**股外侧肌** vastus lateralis 位于股中间肌的外侧，起自股骨粗线外侧唇。**股内侧肌** vastus medialis 位于股直肌的内侧，起自股骨粗线内侧唇。四个头向下汇成一肌腱，包裹髌骨，再向下延为髌韧带，止于胫骨粗隆。作用：伸膝关节，屈髋关节。

（二）内侧群

内侧群肌位于大腿的内侧，有5块，均起自耻骨支、坐骨支和坐骨结节等骨面，分层排列（图3-30，图3-33），除股薄肌止于胫骨上端的内侧以外，其余各肌都止于股骨粗线。内侧群肌的作用是使髋关节内收，故也统称为内收肌群。

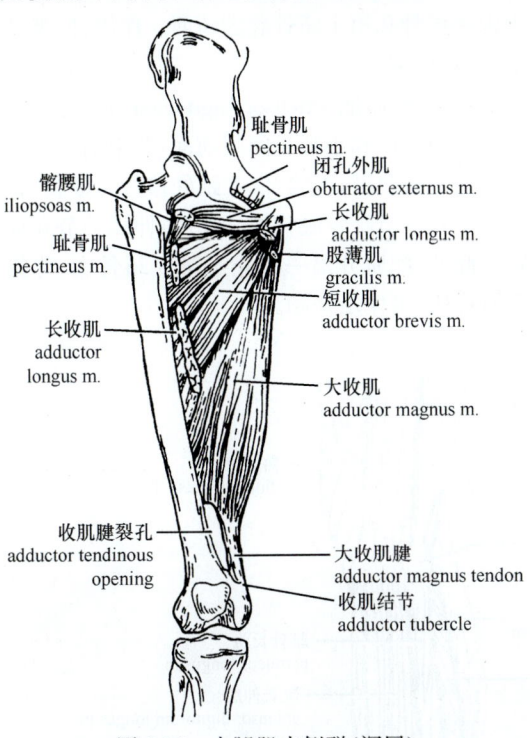

图 3-33 大腿肌内侧群（深层）

1. 耻骨肌 pectineus 为长方形的短肌，位于大腿上部，髂腰肌的内侧。

2. 长收肌 adductor longus 呈三角形，位于耻骨肌的内侧。

3. 股薄肌 gracilis 为扁带状长肌，位于大腿最内侧。

4. 短收肌 adductor brevis 为近似三角形的扁肌，位于耻骨肌和长收肌的深面。

5. 大收肌 adductor magnus 宽而厚，呈三角形，位于上述肌的深面。大收肌除了止于股骨粗线的下半以外，还有一个腱止于股骨内上方的收肌结节，此腱和股骨之间有一裂孔，称**收肌腱裂孔** adductor hiatus，有股血管通过。

> **临床意义** 股薄肌肌瓣：股薄肌位置表浅，是内收肌群中非重要作用的肌，切除后不影响大腿的功能，它又有恒定的血管神经分布，故为临床常用的肌瓣移植供体之一。

（三）后群

后群肌位于大腿后面，有3块肌，均起自坐骨结节（图3-31）。

1. 股二头肌 biceps femoris 位于大腿后部的外侧：有长、短两个头，长头起自坐骨结节，短头起自股骨粗线，两头合并后以长肌腱止于腓骨头。

2. 半腱肌 semitendinosus 位于大腿后部的内侧，肌腱细长，几乎占肌的一半，止于胫骨上端的内侧面。

3. 半膜肌 semimembranosus 位于半腱肌深面，肌的上部是扁薄的腱膜，几乎占肌的一半，下端以肌腱止于胫骨内侧髁的后面。

作用：大腿后群肌能屈膝关节和伸髋关节。此外，膝关节处于屈位时，股二头肌能使小腿旋外，半腱肌和半膜肌使小腿旋内。

大腿肌的分群、起止点和作用见表3-15。

表 3-15 大腿肌的分群、起止点、作用神经支配

肌群		肌名称	起点	止点	作用	神经支配
前群		缝匠肌	髂前上棘	胫骨上端内侧面	屈髋关节、屈膝关节，使已屈的膝关节旋内	股神经
		股四头肌	髂前下棘、股骨粗线内外侧唇、股骨体的前面	经髌骨及髌韧带止于胫骨粗隆	屈髋关节、伸膝关节	
内侧群	浅层	耻骨肌	耻骨支、坐骨支前面	股骨耻骨肌线	髋关节内收、旋外	股神经、闭孔神经（L$_2$～L$_4$）
		长收肌		股骨粗线		闭孔神经
		股薄肌		胫骨上端内侧		
	深层	短收肌		股骨粗线		
		大收肌	耻骨支、坐骨支、坐骨结节	股骨粗线和收肌结节		
后群		股二头肌	长头：坐骨结节 短头：股骨粗线	股骨头	伸髋关节、屈膝关节并微旋外	坐骨神经（L$_4$～S$_2$）
		半腱肌	坐骨结节	胫骨上端内侧面	伸髋关节、屈膝关节并微旋内	
		半膜肌		胫骨内侧髁后面		

三、小腿肌

小腿肌可分为前群、外侧群和后群。

（一）前群

前群肌位于小腿骨间膜的前面，有3块肌（图3-34）。

1. 胫骨前肌 tibialis anterior 起自胫骨的外侧面，肌腱向下经踝关节前方，至足的内侧缘，止于内侧楔骨和第1跖骨底的跖面。作用：伸踝关节，使足内翻。

2. 趾长伸肌 extensor digitorum longus 起自腓骨内侧面和小腿骨间膜前面，肌束向下至足背分为四条肌腱，至第2~5趾处移行为腱膜，止于中节和远节趾骨底背面。作用：伸踝关节和伸趾。此外，此肌分出一腱止于第5跖骨底，称第三腓骨肌，可使足外翻。

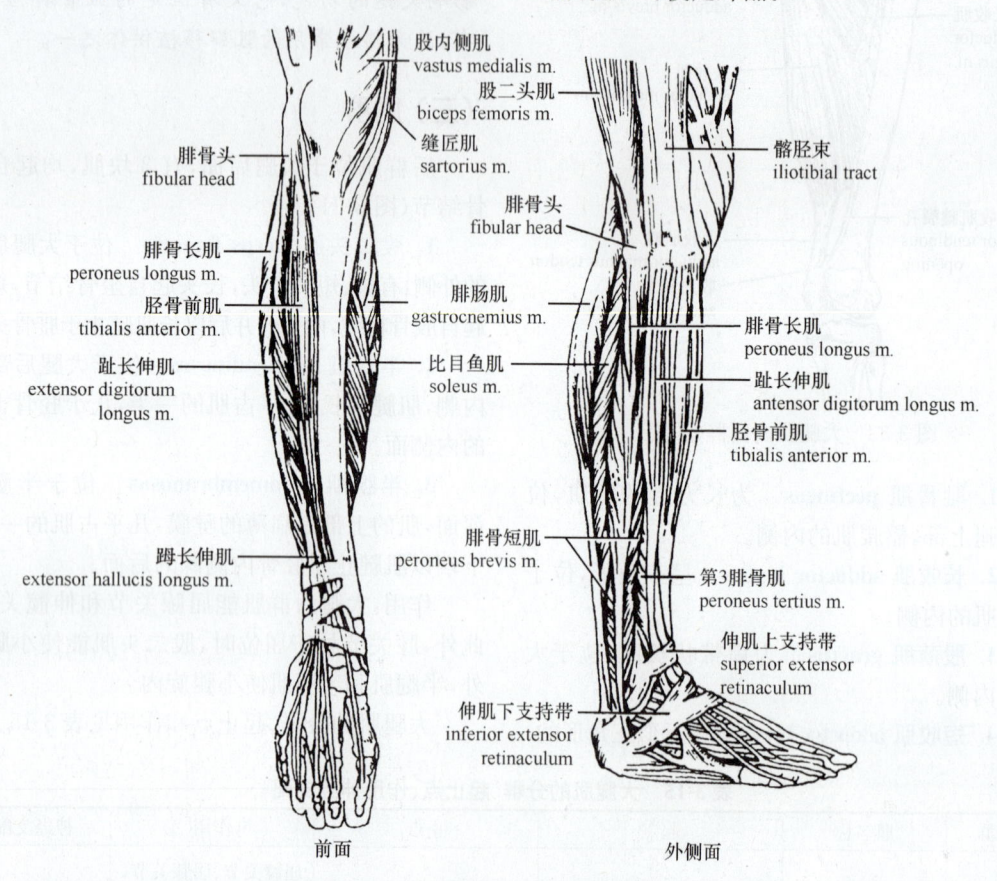

图3-34 小腿肌前群和外侧群

3. 𧿹长伸肌 extensor hallucis longus 位于胫骨前肌和趾长伸肌之间，起自腓骨内侧面及附近的骨间膜，止于𧿹趾远节趾骨底背面。作用：伸踝关节和伸𧿹趾。

（二）外侧群

外侧群肌位于腓骨的外侧面，有腓骨长肌和腓骨短肌（图3-34）。

1. 腓骨长肌 peroneus longus 位于浅层，起自腓骨外侧面上2/3骨面，其肌腱绕过外踝后方，斜行通过足底，止于内侧楔骨和第1跖骨底。

2. 腓骨短肌 peroneus brevis 位于腓骨长肌深面，起自腓骨外侧面下2/3骨面，其肌腱绕过外踝，止于第5跖骨底和跖骨粗隆。

作用：两肌使足外翻和跖屈踝关节。

（三）后群

后群分浅、深两层（图3-35）。

1. 浅层 superficial layer 有腓肠肌和比目鱼肌，二者合称小腿三头肌 triceps surae。腓肠肌 gastrocnemius 位于浅层，有内、外侧两头，分别起自股骨内、外侧髁的后面，两头会合，约在小腿中部移行为腱性结构。比目鱼肌 soleus 位于腓肠肌深面，起自腓骨后面的上部和胫骨的比目鱼肌线，其肌束向下续为肌腱，与腓肠肌合成粗大的**跟腱** tendo calcaneus,止于跟骨结节。作用:屈踝关节和屈膝关节。在站立时,能固定踝关节和膝关节,以防止身体向前倾斜。

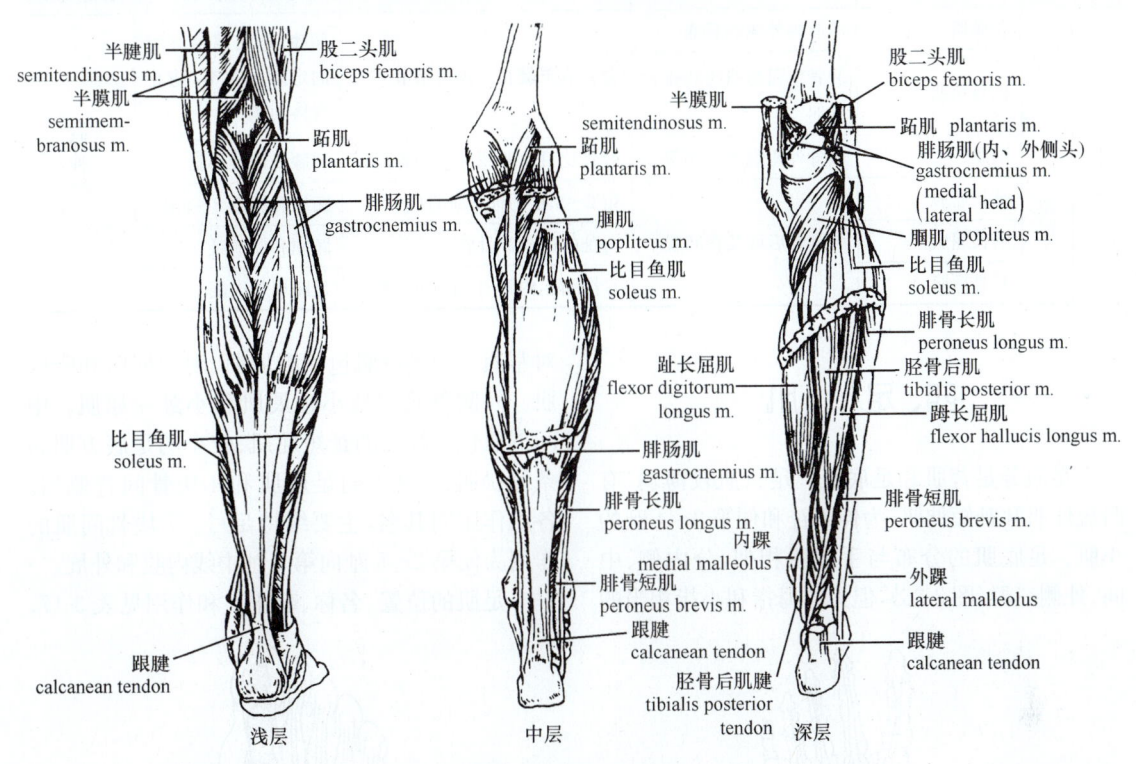

图 3-35 小腿肌后群

2. 深层 有 4 块肌,腘肌在上方,另外 3 块肌在下方。

(1) **腘肌** popliteus:位于腘窝底,起自股骨外侧髁,肌束斜向下内方,止于胫骨上端后面。作用:屈膝关节,并使小腿旋内。

(2) **趾长屈肌** flexor digitorum longus:位于内侧,起自胫骨后面,其肌腱下行与胫骨后肌腱交叉,经内踝后方至足底,分为 4 条肌腱止于第 2~5 趾远节趾骨底。作用:屈踝关节和屈第 2~5 趾。

(3) **姆长屈肌** flexor hallucis longus:位于外侧,起自腓骨后面,其肌腱经内踝后方入足底,与趾长屈肌腱交叉,止于姆趾远节趾骨底。作用:屈踝关节和屈姆趾。

(4) **胫骨后肌** tibialis posterior:位于趾长屈肌和姆长屈肌之间,紧贴骨间膜,起自胫、腓骨及骨间膜后面,其肌腱下行经内踝后方入足底内侧,止于足舟骨粗隆和内侧、中间、外侧楔骨。作用:屈踝关节和使足内翻。

小腿肌的分群、起止点和作用见表 3-16

表 3-16 小腿肌的分群、起止点、作用和神经

位置	肌名称	起点	止点	作用	神经支配
前群	胫骨前肌	胫腓骨上端和骨间膜	内侧楔骨和第1跖骨的足底面	背屈、足内翻	腓深神经
	姆长伸肌		姆趾远节趾骨底	背屈,伸姆趾	
	趾长伸肌(第三腓骨肌)		第2~5趾背腱膜第5跖骨底	背屈伸第2~5趾,足外翻	
外侧群	腓骨长肌	腓骨外侧	内侧楔骨第1跖骨底	足外翻,跖屈维持足横弓	腓浅神经
	腓骨短肌		第5跖骨粗隆		

续表

位置		肌名称	起点	止点	作用	神经支配
后群	浅层	腓肠肌	股骨内外侧髁后面	会合成跟腱止于跟骨结节	屈膝,足跖屈站立时固定膝踝关节,防止身体前倾	胫神经
		比目鱼肌	胫骨比目鱼肌线和腓骨后面			
	深层	腘肌	股骨外侧髁的外侧份	胫骨比目鱼肌线以上的骨面	屈膝及内旋小腿	
		趾长屈肌	胫腓骨后面及骨间膜	第2~5趾的远节趾骨底	跖屈和屈第2~5趾	
		踇长屈肌		踇趾的远节趾骨底	跖屈和屈踇趾	
		胫骨后肌		舟骨粗隆,内侧、中间和外侧楔骨	足跖屈和内翻	

四、足　肌

足肌分足背肌和足底肌。足背肌较薄弱,有踇短伸肌和趾短伸肌,为伸踇趾和伸第2~4趾的小肌。足底肌的分布与手掌肌相似,分内侧、中间、外侧三群(图3-36),但无与拇指和小指相当的对掌肌。内侧群肌包括踇展肌、踇短屈肌和踇收肌。外侧群肌包括小趾展肌和小趾短屈肌。中间群肌包括较大的趾短屈肌、较小的足底方肌、4条蚓状肌、3块骨间足底肌和4块骨间背侧肌。各肌作用同其名,主要维持足弓。7块骨间肌的作用为使第2~5趾向第2趾中线内收和外展。

足肌的位置、名称、起止点和作用见表3-17。

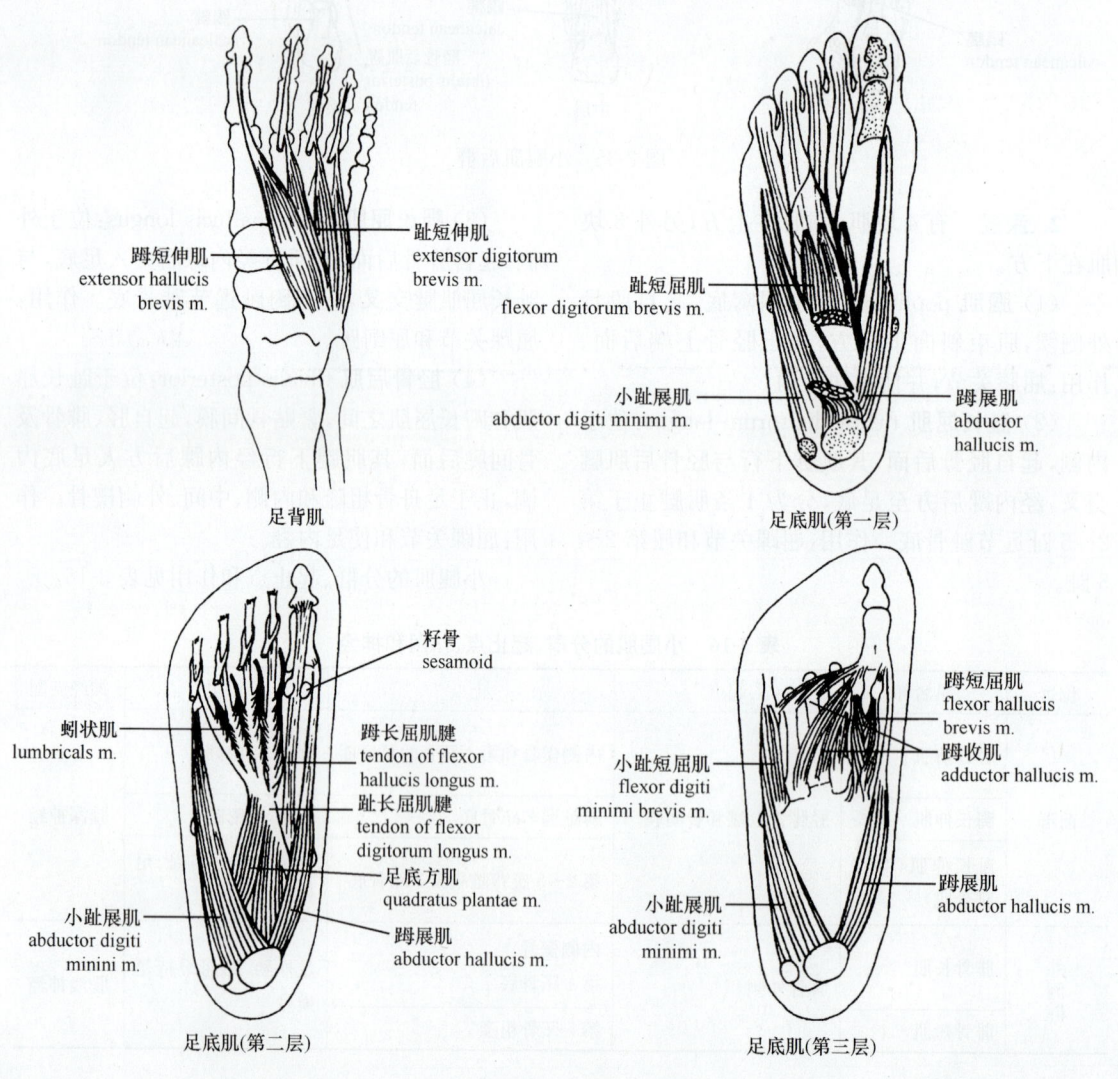

图3-36　足肌

表 3-17 足肌的位置、名称、起止点、作用和神经支配

位置		肌名称	起点	止点	作用	神经支配
足背肌		跨短伸肌	跟骨前端的上面和外侧面	拇指近节趾骨底	伸跨趾	腓深神经
		趾短伸肌		第2~4趾近节趾骨底	伸第2~4趾	
足底肌	内侧群	跨展肌	跟骨、舟骨	跨趾近节趾骨底	外展跨趾	足底内侧神经
		跨短屈肌	内侧楔骨		屈跨趾	
		跨收肌	第2,3,4跖骨底等		内收和屈跨趾	
	中间群	趾短屈肌	跟骨	第2~5趾中节趾骨底	屈第2~5趾	足底内侧神经
		足底方肌	跟骨	趾长屈肌腱		足底外侧神经
		蚓状肌	趾长屈肌腱	趾背腱膜	屈跖趾关节,伸趾关节	足底内、外侧神经
		骨间足底肌	第3~5跖骨内侧半	第3~5趾近节跖骨底和趾背腱膜	内收第3~5趾	足底外侧神经
		骨间背侧肌	跖骨的相对面	第2~4趾近节跖骨底和趾背腱膜	外展第2~4趾	
	外侧群	小趾展肌	跟骨	小趾近节趾骨底	屈和外展小趾	足底外侧神经
		小趾短屈肌	第5跖骨底		屈小趾	

五、下肢的局部结构

(一) 梨状肌上孔和梨状肌下孔

梨状肌通过坐骨大孔出骨盆,将此孔分为上、下两个孔,分别称**梨状肌上孔** suprapiriformis foramen 和**梨状肌下孔** infrapiriformis foramen。骨盆内的血管和神经经二孔达臀部、会阴和下肢。

(二) 股三角

股三角 femoral triangle 位于大腿前面的上部,上界为腹股沟韧带,内侧界为长收肌内侧缘,外侧界为缝匠肌内侧缘。股三角内有股血管和股神经通过。

(三) 收肌管

收肌管 adductor canal 位于大腿中部、缝匠肌的深面,大收肌与股内侧肌之间,前壁是张于股内侧肌与大收肌之间的腱板。管的上口通股三角的尖,下口为收肌腱裂孔,通腘窝,内有血管、神经等通过。

(四) 腘窝

腘窝 popliteal fossa 位于膝关节后方,呈菱形,窝的上外侧界是股二头肌,上内侧界是半腱肌和半膜肌,下内、外侧界分别是腓肠肌的内、外侧头,窝底为膝关节囊。窝内有胫神经、腓总神经、腘血管、淋巴结和脂肪等。

六、运动下肢主要关节的肌

运动下肢主要关节的肌简要归纳如表3-18~表3-20。

表 3-18 运动髋关节的肌

运动	肌的名称
屈	髂腰肌、股直肌、阔筋膜张肌、缝匠肌、臀中肌、臀小肌前部肌束
伸	臀大肌、半腱肌、半膜肌、股二头肌、臀中肌、臀小肌后部肌束
内收	大腿肌内侧群
外展	臀中肌、臀小肌
旋内	臀中肌、臀小肌前部肌束
旋外	臀大肌、闭孔内肌、闭孔外肌、梨状肌、股方肌、臀中肌、臀小肌后部肌束

表 3-19 运动膝关节的肌

运动	肌的名称
屈	缝匠肌、半腱肌、半膜肌、股二头肌、腓肠肌 膝关节半屈时,半腱肌、半膜肌和缝匠肌可使其旋内,股二头肌可使其旋外
伸	股四头肌

表 3-20 运动踝关节的肌

运动	肌的名称
屈(跖屈)	小腿三头肌、胫骨后肌、跨长屈肌、趾长屈肌、腓骨长肌、腓骨短肌
伸(背屈)	胫骨前肌、跨长伸肌、趾长伸肌

第七节　体表的肌性标志

一、头颈部

咬肌：当牙咬紧时，在下颌角的前上方可摸到的坚硬块状隆起。

颞肌：当牙咬紧时，在颞窝内，颧弓上方可摸到的坚硬隆起。

胸锁乳突肌：当头后仰并转向对侧，在颈部可见从前下方斜向后上方呈长条状的隆起。

二、躯干部

斜方肌：在项部和背上部，可见到斜方肌外上缘的轮廓。

背阔肌：在背下部可见到背阔肌的轮廓。

竖脊肌：为脊柱两旁的纵行肌性隆起。

胸大肌：胸前壁较膨隆的肌性隆起。

前锯肌：在胸侧壁可见前锯肌的肌齿。

腹直肌：腹前正中线两侧的纵行隆起，肌肉发达者在脐以上可见三条横沟，即为腹直肌的腱划。

三、上肢

三角肌：在肩部形成圆隆的外形。

肱二头肌：位于臂的前面，屈肘时显著隆起，在肘窝中央，可摸到肱二头肌腱。

肱三头肌：在臂的后面可摸到。

掌长肌：当用力握拳屈腕时，在腕前面上方的中线上明显可见该肌的肌腱。

桡侧腕屈肌：当用力握拳时，在掌长肌腱的桡侧，可见到此肌的肌腱。

尺侧腕屈肌腱：用力外展手指，在腕的尺侧，可见到此肌的肌腱。

鼻烟窝：在腕背桡侧面，当拇指伸直外展时，自桡侧向尺侧可见拇长展肌、拇短伸肌和拇长伸肌的肌腱。拇短伸肌和拇长伸肌二肌腱之间的凹陷为鼻烟窝。

指伸肌腱：在手背，伸直手指，可见此肌至2～5指的肌腱。

四、下肢

臀大肌：在臀部形成圆隆外形。

股四头肌：在大腿前面，大腿屈和内收时，可见股直肌在缝匠肌与阔筋膜张肌所形成的夹角内，股内侧肌和股外侧肌在大腿前面的下部，分别位于股直肌的内、外侧。

股二头肌：在腘窝的外上界，可摸到该肌的止点腱附于腓骨头。

半腱肌、半膜肌：在腘窝的内上界，可摸到它们的止点腱附于胫骨。其中半腱肌腱较窄，位置浅表且靠外；半膜肌腱粗而圆钝，位置靠内。

姆长伸肌：当用力伸姆趾时，在踝关节的前方和足背可摸到此肌的肌腱。

胫骨前肌：在踝关节的前方，姆长伸肌腱的内侧可摸到此肌的肌腱。

趾长伸肌：当用力背屈和伸趾时，在踝关节的前方，姆长伸肌腱的外侧可摸到此肌的肌腱，并可见到至各趾的肌腱。

小腿三头肌：在小腿后面可见该肌形成明显隆起，向下形成跟腱，止于跟骨结节。

（薛　黔）

Summary

Skeletal muscles are move bones, and account for about 40% of the body weight. Each piece of muscle has certain morphology and function, and distribution of the blood vessels, lymphatics and nerves. Skeletal muscles can be divided into long, short, flat and orbicularis muscles. The long muscles in the limbs produce substantial movement, whereas the short muscles such as masseter and deep trunk muscles produce small contraction. Hand muscles are mostly short adapted to the grasping and griping function. The flat muscles are usually located in the trunk and involved in formation of the thoracoabdominal wall to protect viscera (the internal organs). The muscles of facial expression surrounding the orifices (such as mouth and eyes) are orbicularis muscle, acting as sphincters, which, when contracted, close the orifices. The main muscular markings in the body are important in clinical examination.

（李　华）

第二篇 内 脏 学

内脏包括消化、呼吸、泌尿和生殖四个系统。研究内脏各器官位置和形态结构的科学称内脏学。与内脏有密切关系的结构,如胸膜、腹膜、乳房和会阴等也归于内脏学范畴。

第 4 章 总 论

> **学习目的**
> 掌握:①内脏器官的一般结构;②胸部的标志线和腹部分区。

内脏学 splanchnology 包括消化、呼吸、泌尿和生殖四个系统,它们大部分位于胸、腹、盆腔内,消化、呼吸两系统的部分器官则位于头颈部,泌尿、生殖和消化系统的部分器官位于会阴部。由于内脏自外界摄取物质或将某些物质排出体外,因此各系统都有孔道直接或间接与外界相通。

内脏器官的主要功能是进行物质代谢与繁殖后代。其中消化系统的功能是消化食物,吸取营养物质,并将食物的残渣以粪便形式排出体外;呼吸系统是从空气中摄取氧气,并将体内产生的二氧化碳排出体外;泌尿系统是把机体在代谢过程中所产生的代谢产物,特别是含氮的物质和多余的水分等,形成尿液而排出体外;生殖系统能产生生殖细胞和性激素,并进行生殖活动,借以繁殖后代。此外,内脏各系统的许多器官还有内分泌功能,例如,胃肠道、睾丸、卵巢、前列腺及胰等。胸膜、腹膜和会阴与内脏密切相关,也归内脏学范畴。

一、内脏的一般结构

内脏各器官的形态不同,机能各异,按其基本结构可分为中空性器官和实质性器官两大类。

(一) 中空性器官

中空性器官呈管状或囊状,内部均有空腔,如消化管的胃、肠,呼吸道的气管、支气管,泌尿道的输尿管、膀胱和生殖管道的输精管、输卵管、子宫等。中空性器官的管壁由3～4层组织构成,其中,呼吸道、泌尿道和生殖道各器官的管壁由3层构成,消化道的管壁由4层构成。以消化管为例,管壁由内向外依次为:黏膜、黏膜下层、肌层和外膜(图4-1)。

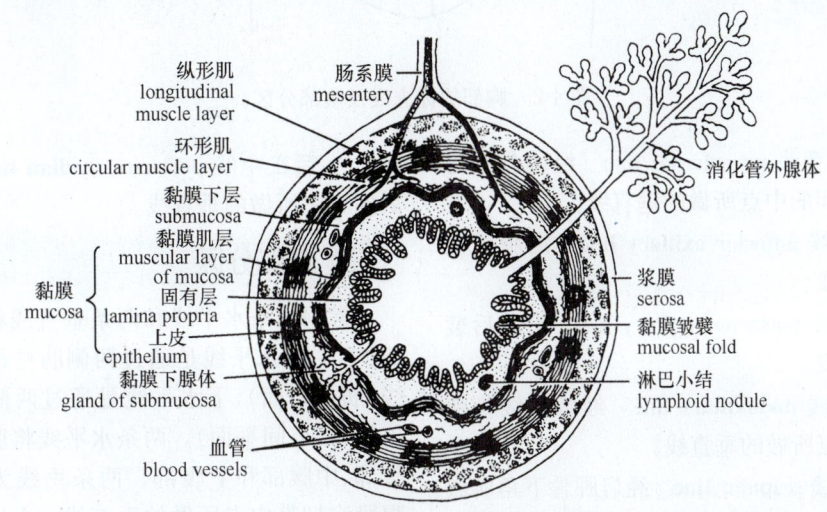

图 4-1 肠壁的一般构造示意图

(二) 实质性器官

实质性器官内无特有的空腔,如肝、胰、肾及生殖腺等。实质性器官多为腺体,其器官表面包有结缔组织的被膜或浆膜,结缔组织被膜伸入器官内,将器官的实质分隔成若干个小单位称小叶,如肝小叶。实质性器官均有一凹陷的区域,是该器官的血管、淋巴管、神经和导管出入之处称门 hilum(或 porta),如肝门和肺门等。

二、胸部的标志线和腹部分区

内脏器官的位置可因体位、体型、性别、功能活动、年龄等不同情况而有一定的变化,但它们在胸、腹、盆腔内的位置是相对固定的。因此,掌握内脏器官的正常位置,对于临床诊断检查有重要的实用意义。为了描述胸、腹腔内各器官的位置及其体表投影,通常在胸、腹部体表确定一些标志线和若干分区(图 4-2)。

(一) 胸部的标志线

1. 前正中线 anterior median line　沿身体前面正中所做的垂直线。

2. 胸骨线 sternal line　经胸骨外侧缘所做的垂直线。

3. 锁骨中线 midclavicular line　经锁骨中点所做的垂直线。

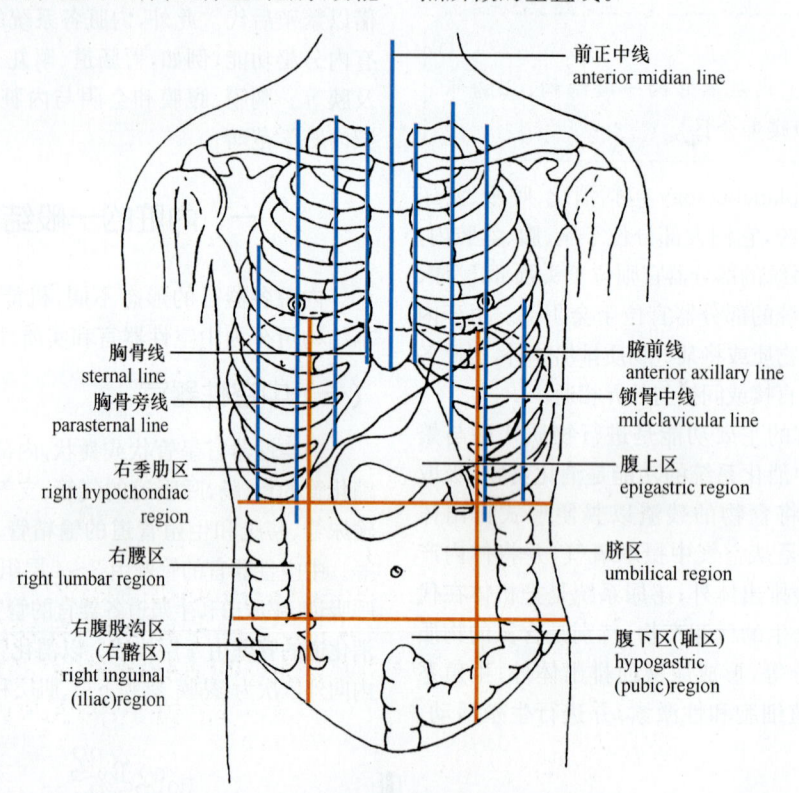

图 4-2　胸部的标志线及腹部分区

4. 胸骨旁线 parasternal line　经胸骨线与锁骨中线之间的中点所做的垂直线。

5. 腋前线 anterior axillary line　沿腋前襞所做的垂直线。

6. 腋后线 posterior axillary line　沿腋后襞所做的垂直线。

7. 腋中线 midaxillary line　经腋前线与腋后线之间中点所做的垂直线。

8. 肩胛线 scapular line　经肩胛骨下角所做的垂直线。

9. 后正中线 posterior median line　经身体后面正中所做的垂直线。

(二) 腹部分区

常用两条水平线和两条垂直线将腹部分为 9 个区。上水平线是通过两侧肋弓最低点的连线(肋下平面),下水平线是通过两侧髂结节的连线(结节间平面)。两条水平线将腹部分成上腹部、中腹部和下腹部。两条垂线为通过两侧腹股沟韧带中点所做的垂直线。上述 4 条线将腹部分成9个区,即上腹部的**腹上区**和**左、右季肋区**,中腹部的**脐区**和**左、右外侧区(腰区)**,下腹部的**腹下区(耻区)**和**左、右腹股沟区(髂区)**。

临床上常用的简单方法是通过脐各做一条水平线和垂直线,将腹部分为**左上腹、右上腹**和**左下腹**和**右下腹**4个区。

(蔡昌平)

Summary

The organs of the digestive, respiratory, urinary and reproductive systems are collectively called the viscera, which can be divided into parenchymatous organs and hollow organs according to their general structures. To describe the location of the organs, the thoracoabdominal cavity is usually divided into several regions which are defined by a number of planes.

(李 华)

第 5 章 消化系统

学习目的
掌握：①消化系统的组成和功能；②消化管各部的位置、形态和构造；③三对大唾液腺的位置、形态和导管的开口部位，肝和胰的形态和位置；④肝外胆道的组成及肝和胆囊底的体表投影。

消化系统 digestive system 由消化管和消化腺组成（图5-1）。**消化管** digestive canal 是指从口腔到肛门的一条粗细不等、形态各异的管道，可分为口腔、咽、食管、胃、小肠（十二指肠、空肠、回肠）及大肠（盲肠、阑尾、结肠、直肠、肛管）。临床上通常把从口腔到十二指肠的这一段称为**上消化道**，空肠及其以下的部分称为**下消化道**。**消化腺** alimentary gland 按体积的大小和位置不同，分为大消化腺和小消化腺两种。大消化腺包括大唾液腺、肝和胰，位于消化管壁外，是独立的消化器官，所分泌的消化液经导管流入消化管腔内；小消化腺是指位于消化管壁内的小腺体，如唇腺、胃腺和肠腺等。消化腺分泌的消化液对食物进行化学性消化。

消化系统的主要功能是摄取食物，并进行物理性和化学性消化，吸收其中的营养物质，最后将食物残渣形成粪便排出体外。

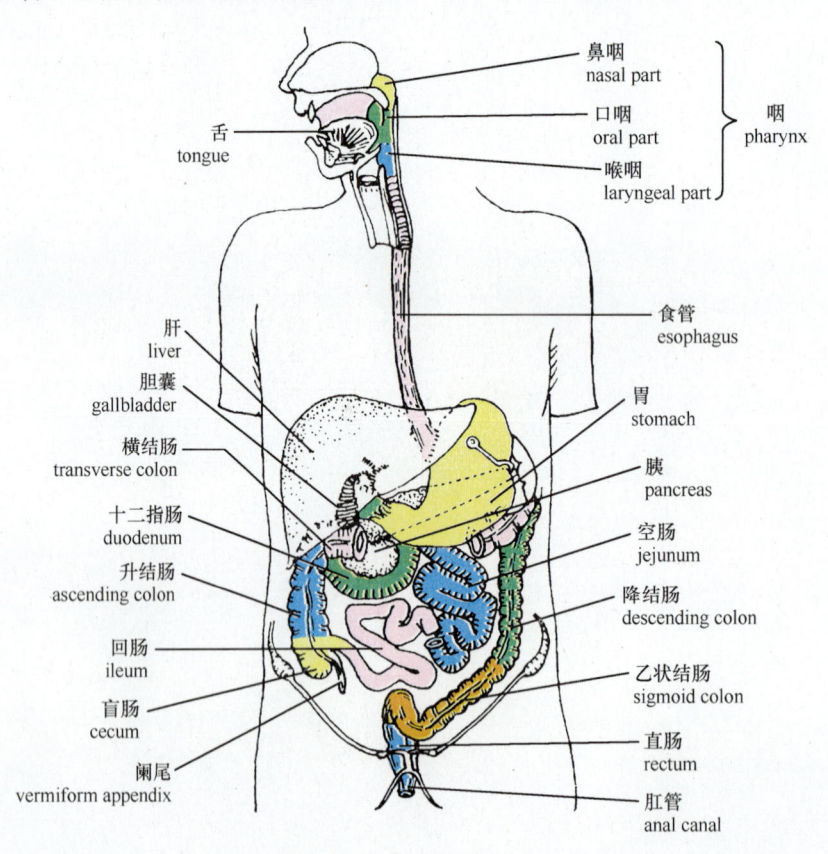

图 5-1 消化系统示意图

第一节 口　腔

口腔 oral cavity 是消化管的起始部，向前经口裂通向外界，向后经咽峡与咽相通。口腔前壁为上、下唇，两侧壁为颊，上壁为腭，下壁为口底。口腔内有牙、舌等器官。口腔被上、下牙弓（包括牙槽突和牙列）及牙龈分为前外侧部的**口腔前庭**

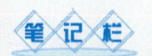

oral vestibule 和后内侧部的**固有口腔** oral cavity proper。当上、下牙列咬合时，口腔前庭可经第三磨牙后方的间隙与固有口腔相通。

一、口唇

口唇 oral lips 分为上、下唇，外被皮肤，内衬黏膜，中间为口轮匝肌。皮肤与黏膜的移行部称**唇红**，其深面富含毛细血管，呈红色。唇红在缺氧时呈绛紫色，临床称发绀。在上唇外面中线处有一纵形浅沟称**人中** philtrum，为人类所特有，对昏迷病人急救时，常在此处进行指压或针刺。上唇外面两侧各有一弧形的浅沟称**鼻唇沟** nasolabial sulcus，为上唇与颊部的分界。上、下唇围成口裂，口裂两侧上、下唇结合处为**口角**，口角约平对第1磨牙。在上、下唇内面的正中线上，分别有**上、下唇系带**从口唇连于牙龈基部。

二、颊

颊 cheek 是口腔的两侧壁，外被皮肤，内覆黏膜，中间为颊肌。在上颌第2磨牙牙冠相对的颊黏膜处有**腮腺管乳头** papilla of parotid duct，其上有腮腺管的开口。

三、腭

腭 palate 是口腔的顶，分隔鼻腔与口腔，可分硬腭和软腭两部分。

硬腭 hard palate 位于腭的前2/3，以骨腭为基础，表面覆以黏膜构成，其黏膜厚而致密，与骨腭紧密结合。**软腭** soft palate 位于腭的后1/3，由横纹肌和黏膜构成。其前部几近水平位，后部斜向后下方的部分称**腭帆** velum palatinum，其后缘游离，中央有一向下的突起称**腭垂** uvula 或**悬雍垂**。自腭帆两侧各向下方分出两条弓形黏膜皱襞，前方的一对为**腭舌弓** palatoglossal arch，后方的一对为**腭咽弓** palatopharyngeal arch，两弓之间为扁桃体窝，容纳腭扁桃体。腭垂、腭帆游离缘、两侧的腭舌弓及舌根共同围成**咽峡** isthmus of fauces，是口腔和咽的分界处，也是口腔和咽之间的狭窄部(图5-2)。软腭在静止状态垂向下方，当吞咽或说话时，软腭上提并与咽后壁相贴，从而将鼻咽与口咽隔开。

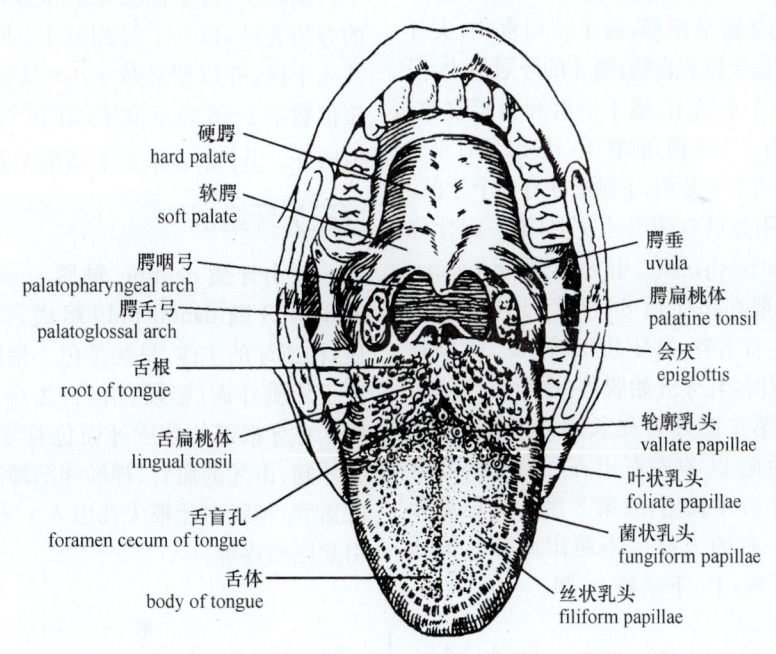

图5-2 口腔

四、牙

牙 teeth 是人体内最坚硬的器官，具有咀嚼食物和辅助发音等功能，嵌于上、下颌骨的牙槽内，分别排列成**上牙弓**和**下牙弓**。

(一) 牙的形态

牙的形态和大小虽然各不相同，但其基本形态是相同的，即每个牙在外形上可分为三部分：暴露在口腔内的部分为**牙冠** crown of tooth，嵌入牙槽内的部分为**牙根** root of tooth，牙根和牙冠交界处,被牙龈所包绕的部分为**牙颈** neck of tooth(图 5-3)。牙冠和牙颈内部的腔隙较宽大称**牙冠腔** pulp chamber,牙根内部的细管称**牙根管** root canal,此管开口于牙根尖端的**牙根尖孔** apical foramen。牙根管与牙冠腔合称**牙腔** dental cavity 或**髓腔** pulp cavity,其内容纳牙髓。

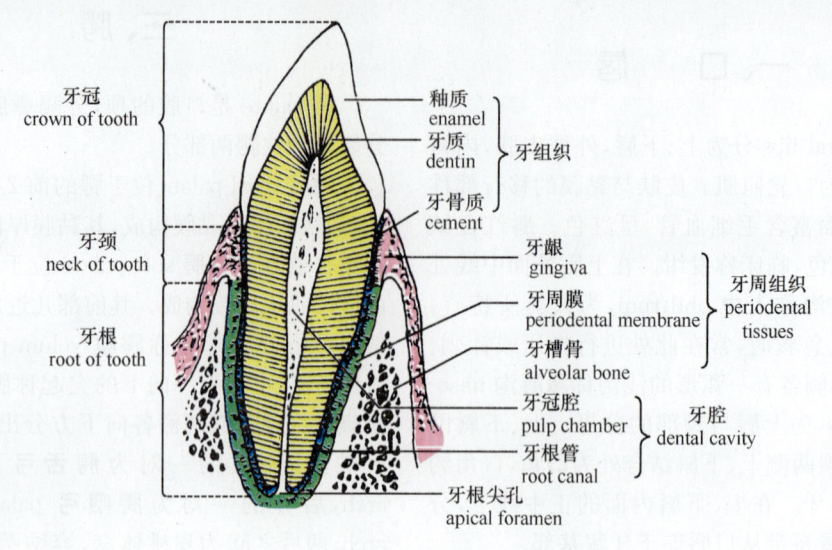

图 5-3 牙的构造(下颌切牙矢状切面)

(二) 牙的分类和排列

根据牙的形态和功能,可将牙分为**切牙** incisors、**尖牙** canine teeth、**前磨牙** premolars 和**磨牙** molars。切牙的牙冠呈凿形,适于咬切食物;尖牙的牙冠呈锥形,适于撕裂食物;磨牙的牙冠最大,呈方形,上面有 4 个小结节,适于研磨和粉碎食物。切牙和尖牙只有 1 个牙根,前磨牙一般也只有 1 个牙根,上颌磨牙有 3 个牙根,下颌磨牙有 2 个牙根。

人的一生中先后有两组牙发生,第一组牙称**乳牙** deciduous teeth,第二组牙称**恒牙** permanent teeth。一般在出生后 6~7 个月开始萌出乳牙,到 3 岁左右出齐,乳牙共 20 颗,上、下颌各 10 颗。6~7 岁时,乳牙开始脱落,逐渐更换成恒牙。恒牙中的第 1 磨牙首先长出,除第 3 磨牙外,其他各牙约在 14 岁左右出齐。第 3 磨牙萌出最迟,到成年后才长出,故第 3 磨牙又称**迟牙** wisdom tooth。有的人终生不萌出此牙。恒牙全部出齐共 32 颗,上、下颌各 16 颗。

乳牙与恒牙的名称及排列顺序(图 5-4,图 5-5):乳牙在上、下颌的左、右各 5 个,总数为 20 个。恒牙在上、下颌的左、右各 8 个,总数为 32 个。临床上,为了记录牙的位置,常以被检查者的方位为准,以"+"号划分上、下颌及左、右侧,共 4 个区,并以罗马数字Ⅰ~Ⅴ表示乳牙,用阿拉伯数字 1~8 表示恒牙,如"6̄"表示左下颌第 1 恒磨牙,"Ⅳ"则表示右上颌第 1 乳磨牙。

(三) 牙组织

牙由**牙质** dentine、**釉质** enamel、**牙骨质** cement 和**牙髓** dental pulp 组成。牙质又称牙本质,构成牙的主体,呈淡黄色。釉质位于牙冠部,覆于牙质外面,坚硬、洁白,为全身最坚硬的组织。在牙根部的牙质外面包有牙骨质。牙腔内为牙髓,由牙的血管、神经和结缔组织构成,其中的血管、神经由牙根尖孔出入。牙髓发炎时常可引起剧烈疼痛。

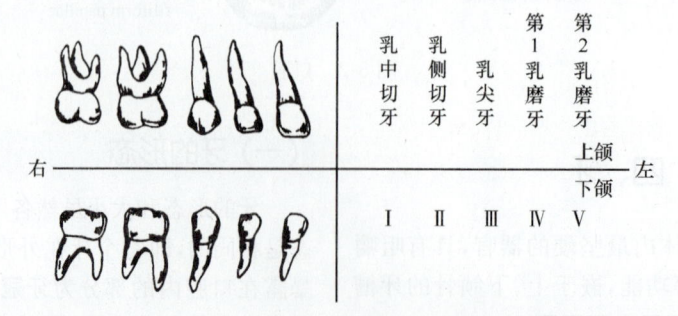

图 5-4 乳牙

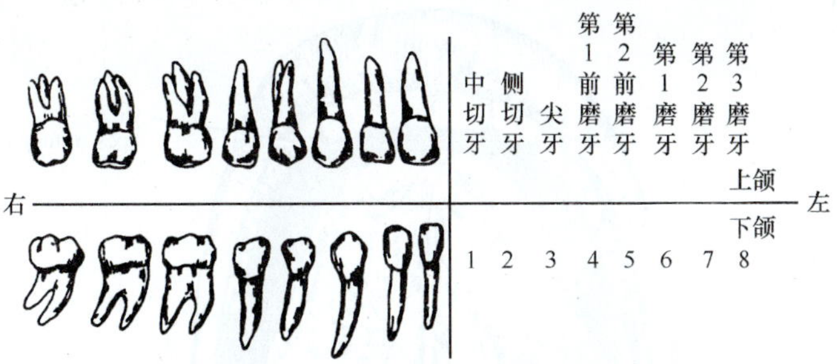

图 5-5　恒牙

（四）牙周组织

牙周组织包括**牙槽骨** alveolar bone、**牙周膜** periodental membrane 和**牙龈** gingiva 三部分，对牙起保护，支持和固定作用。牙嵌入上、下颌骨的牙槽内。牙周膜是介于牙槽骨与牙根之间的致密结缔组织，固定牙根，并可缓冲咀嚼时的压力。牙龈是口腔黏膜的一部分，包被牙颈，其内有丰富的血管，呈淡红色。由于牙龈与牙槽骨的骨膜紧密相连，故牙龈不能移动。

五、舌

舌 tongue 位于口腔底，为肌性器官，表面被有黏膜，有协助咀嚼、吞咽、感受味觉和辅助发音的功能。

（一）舌的形态

舌分为上、下两面，上面为舌背，其后部有一向前开放的"V"形浅沟称**界沟** terminal sulcus。界沟将舌分为前、后两部，前 2/3 为**舌体** body of tongue，后 1/3 为**舌根** root of tongue，舌体的前端为**舌尖** apex of tongue，舌根以舌肌固定于舌骨和下颌骨等处。界沟的尖端有一小凹称**舌盲孔** foramen cecum of tongue，是胚胎时期甲状舌管的遗迹。

（二）舌黏膜

舌黏膜呈淡红色，在舌背黏膜上有许多小突起称**舌乳头** papillae of tongue。舌乳头按形状分为四种：**丝状乳头** filiform papillae 数量最多，体积最小，呈白色，遍布于舌背前 2/3。**菌状乳头** fungiform papillae 稍大于丝状乳头，呈红色，散在丝状乳头之间，多见于舌尖及舌体两侧缘。**轮廓乳头** vallate papillae 体积最大，乳头中央隆起，周围有环状沟排列于界沟前方，7~11 个。**叶状乳头** foliate papillae 为叶片形黏膜皱襞，位于舌外侧缘的后部，腭舌弓的前方，每侧有 4~8 条，在人类不发达。菌状乳头、轮廓乳头、叶状乳头以及软腭、会厌等处的黏膜上皮中含有味觉感受器称**味蕾**，有感受酸、甜、苦、咸等味觉功能。由于丝状乳头中无味蕾，故丝状乳头无味觉功能，只有一般感觉功能。在舌根背部黏膜内，有许多由淋巴组织组成的小突起称**舌扁桃体** lingual tonsil。

舌下面的黏膜，在中线上有纵行黏膜皱襞连于口底称**舌系带** frenulum of tongue。在舌系带根部的两侧各有一小的黏膜隆起称**舌下阜** sublingual caruncle（图 5-6），为下颌下腺管及舌下腺大管的开口。由舌下阜向后外侧延续的长条形黏膜皱襞称**舌下襞** sublingual fold，其深面有舌下腺。舌下腺小管开口于舌下襞表面。

（三）舌肌

舌肌为骨骼肌，可分为**舌内肌** intrinsic lingual muscles 和**舌外肌** extrinsic lingual muscles 两种（图 5-7）。舌内肌的起、止点均在舌内，有纵肌、横肌和垂直肌，收缩时分别可使舌缩短、变窄或变薄。舌外肌起自舌外，止于舌内，主要有颏舌肌、舌骨舌肌和茎突舌肌。**颏舌肌** genioglossus 是一对强有力的肌，起自下颌骨的颏棘，肌纤维呈扇形向后上方分散，止于舌中线两侧。两侧颏舌肌同时收缩，拉舌向前下方即伸舌。一侧颏舌肌收缩时，使舌尖伸向对侧。舌骨舌肌可拉舌下降，茎突舌肌可牵拉舌向后上方。

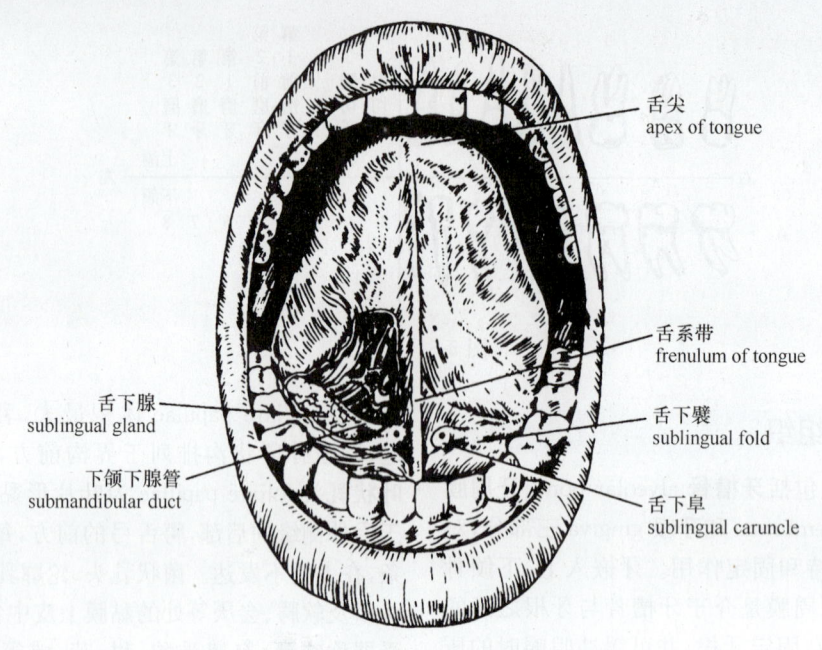

图 5-6 口底和舌下面

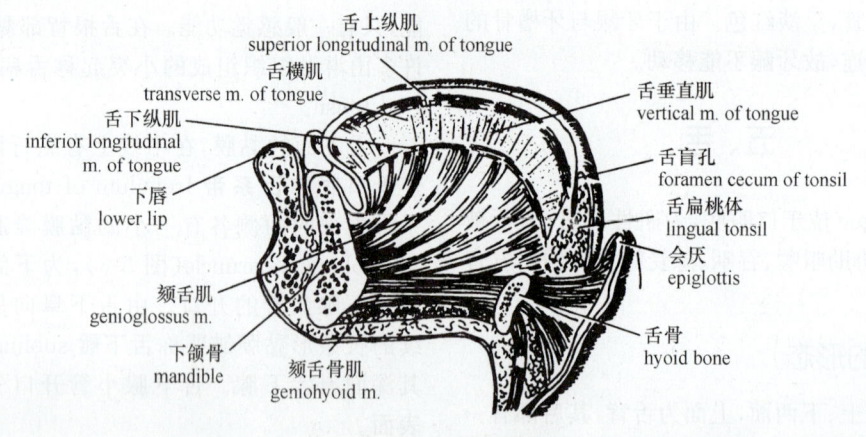

图 5-7 舌（矢状切面）

六、唾液腺

唾液腺 salivary glands 又称口腔腺，分泌唾液，有清洁和帮助消化食物的功能，可分为大、小两种。小唾液腺 minor salivary glands 位于口腔各部黏膜内，如唇腺、颊腺、腭腺和舌腺等。大唾液腺 major salivary glands 有三对，即腮腺、下颌下腺和舌下腺（图 5-8）。

（一）腮腺

腮腺 parotid gland 是最大的一对唾液腺，位于耳廓的前下方，分浅部与深部。浅部略呈三角形，上达颧弓，下至下颌角，前至咬肌后 1/3 的浅面，后续腺的深部。深部伸入下颌支与胸锁乳突肌之间的下颌后窝内。腮腺管自腮腺前缘上部发出，在颧弓下方一横指处向前越过咬肌浅面，至咬肌前缘弯向内穿颊肌，开口于与上颌第 2 磨牙牙冠相对的颊黏膜上的腮腺管乳头。

（二）下颌下腺

下颌下腺 submandibular gland 呈卵圆形，位于下颌骨下缘及二腹肌前、后腹所围成的下颌下三角内。其导管自腺内侧面发出，沿口底黏膜深面前行，开口于舌下阜。

（三）舌下腺

舌下腺 sublingual gland 是最小的一对唾液腺，位于口底舌下襞的深面。其导管有大、小两种。大管有一条，与下颌下腺管共同开口于舌下阜；小管有 5~10 条，开口于舌下襞表面。

第5章 消化系统

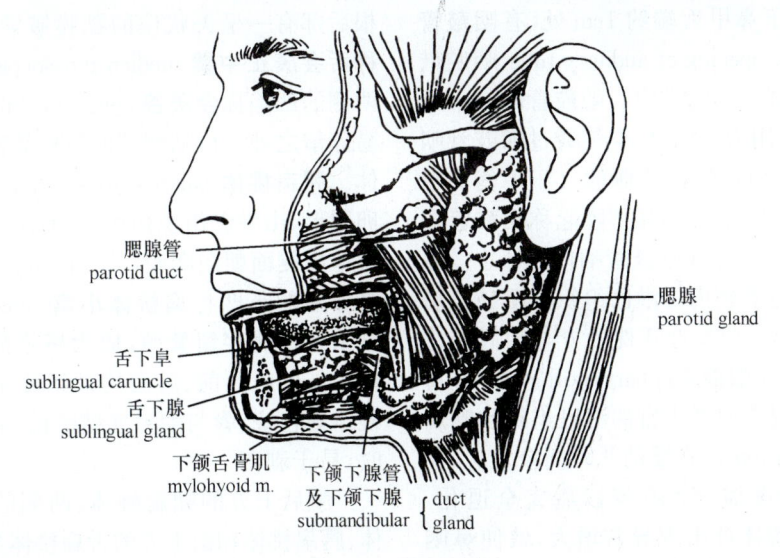

图 5-8 大唾液腺

第二节 咽

一、咽的位置和外形

咽 pharynx 为前后略扁的漏斗形肌性管道，位于第 1~6 颈椎前方，上端起于颅底，向下达第 6 颈椎下缘移行为食管，全长约 12cm。咽的后壁及侧壁完整，前壁不完整，自上而下分别与鼻腔、口腔及喉腔相通（图 5-9）。

二、咽的分部

咽是消化道和呼吸道的共同通道，以软腭游离缘和会厌上缘为界，分为鼻咽、口咽和喉咽三部。

（一）鼻咽

鼻咽 nasopharynx 是咽腔的上部，位于颅底与软腭游离缘之间，向前经鼻后孔通鼻腔。在鼻

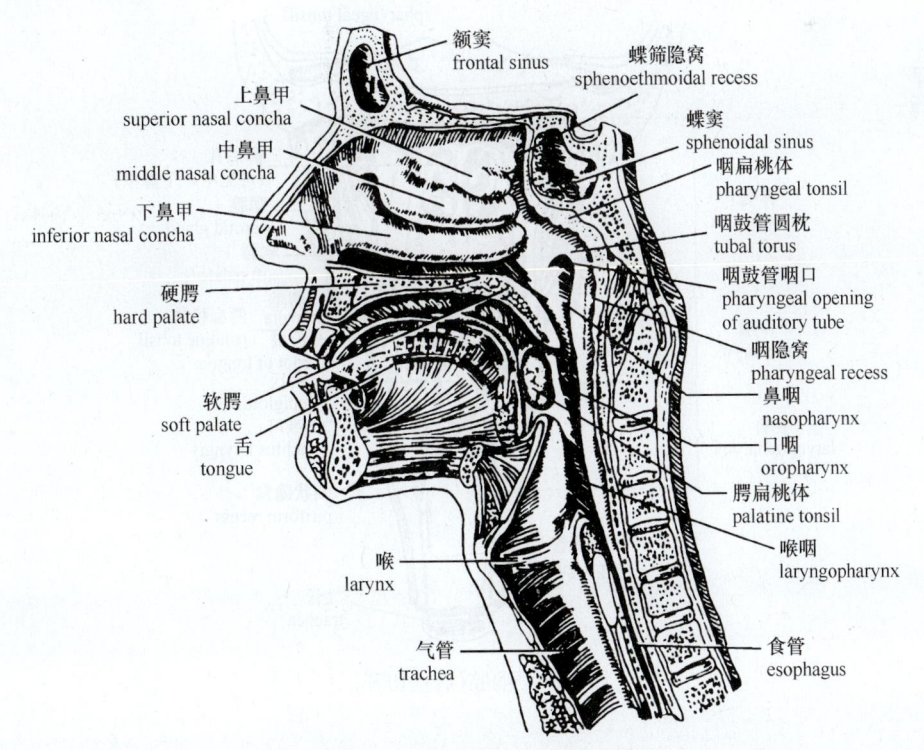

图 5-9 头、颈部正中矢状切面

咽的两侧壁距下鼻甲后端约1cm处,有**咽鼓管咽口** pharyngeal opening of auditory tube,咽腔借此口经咽鼓管通中耳的鼓室。咽鼓管咽口平时关闭,当吞咽或用力张口时,空气通过咽鼓管咽口进入鼓室,以维持鼓膜两侧的气压平衡。咽鼓管咽口的前、上、后方的弧形隆起称**咽鼓管圆枕** tubal torus,它是寻找咽鼓管咽口的标志。在咽鼓管咽口附近黏膜内的淋巴组织称**咽鼓管扁桃体** tubal tonsil。咽鼓管圆枕后方与咽后壁之间的纵行凹陷称**咽隐窝** pharyngeal recess。鼻咽上部后壁的黏膜内有丰富的淋巴组织称**咽扁桃体** pharyngeal tonsil,在婴幼儿时期较发达,在6～7岁后开始萎缩,约10岁以后完全退化。有的儿童咽扁桃体可出现异常增大,致使鼻咽腔变窄,影响呼吸,熟睡时表现为张口呼吸。

临床意义 ①咽部感染时,细菌可经咽鼓管传播到中耳,引起中耳炎。②咽隐窝是临床上鼻咽癌的好发部位,由于咽隐窝位于破裂孔的下方,故癌细胞可经破裂孔向颅腔内转移。

(二) 口咽

口咽 oropharynx 位于软腭游离缘至会厌上缘平面之间,向上通鼻咽,向下通喉咽,向前经咽峡通口腔。口咽的前壁主要为舌根后部,舌根后部有一呈矢状位的黏膜皱襞与会厌相连,称**舌会厌正中襞** median glossoepiglottic fold,其两侧的凹陷称**会厌谷** epiglottic vallecula,为异物易停留之处。口咽侧壁的扁桃体窝内有腭扁桃体。**腭扁桃体** palatine tonsil 为淋巴器官,呈扁卵圆形,由淋巴组织构成,具有防御功能。腭扁桃体内侧面朝向咽腔,其表面覆以黏膜,并有许多深陷的小凹称**扁桃体小窝** tonsillar fossulae,细菌易在此存留繁殖,成为感染病灶。腭扁桃体的外侧面及前、后面均被结缔组织形成的扁桃体囊包绕,囊与咽壁连结疏松,故扁桃体切除时,易于剥离。

咽后上方的咽扁桃体、两侧的咽鼓管扁桃体、腭扁桃体和前下方的舌扁桃体共同组成**咽淋巴环**,对消化道和呼吸道有防御作用。

(三) 喉咽

喉咽 laryngopharynx 为咽的下部,位于会厌上缘至第6颈椎下缘平面之间,向下与食管相续,向前经喉口与喉腔相通。在喉口两侧各有一个深窝称**梨状隐窝** piriform recess,是异物易停留的部位(图5-10)。吞咽时,舌和软腭上提,咽后壁向前突出,封闭喉口,防止食物进入喉内,食管上口张开,食团从咽被挤入食管。

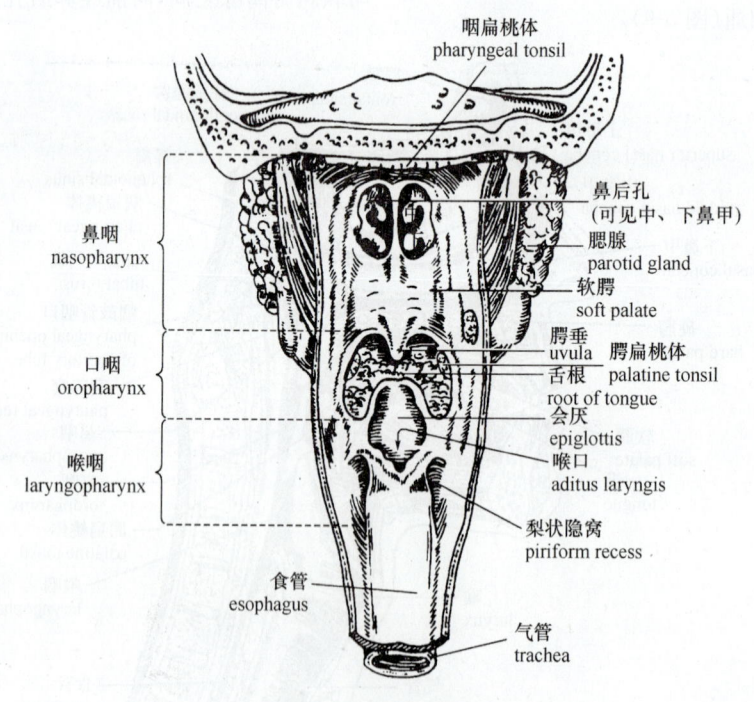

图 5-10 咽腔(后壁切开)

三、咽 肌

咽肌为骨骼肌,包括咽缩肌和咽提肌(图5-11)。咽缩肌包括上、中、下三对,自下而上呈叠瓦状排列,即咽下缩肌覆盖于咽中缩肌下部,咽中缩肌覆盖于咽上缩肌下部。当吞咽时,各咽缩肌自上而下依次收缩,将食团推向食管。咽提肌位于咽缩肌深部,肌纤维纵行。咽提肌包括茎突咽肌、咽鼓管咽肌及腭咽肌,分别起自茎突、咽鼓管软骨及腭骨,止于咽壁及甲状软骨上缘。咽提肌收缩时,上提咽及喉,舌根后压,会厌封闭喉口,以协助吞咽。

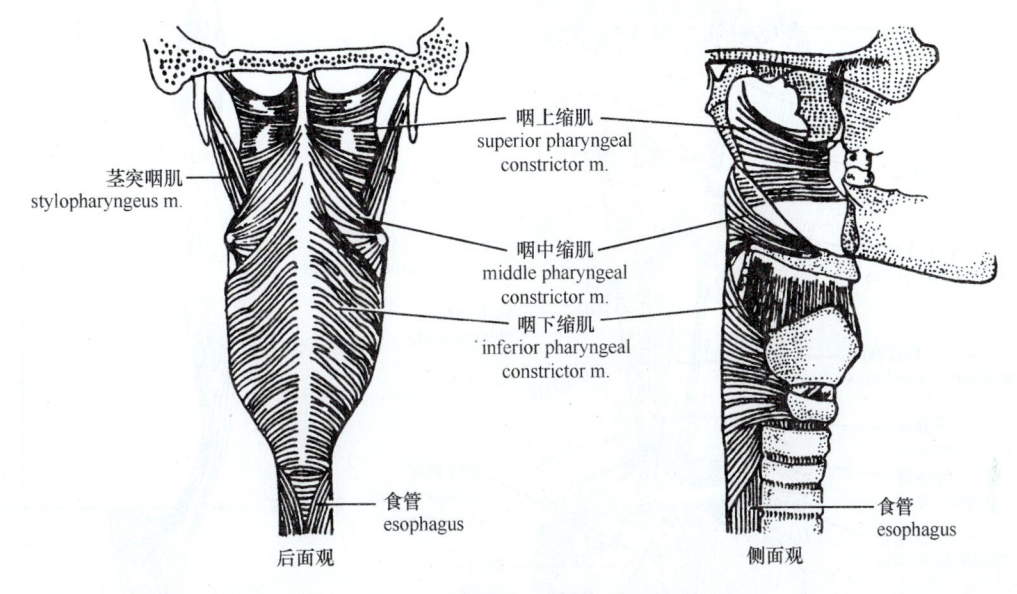

图 5-11 咽肌

第三节 食 管

一、食管的位置和分部

食管 esophagus 为前后扁平的肌性管状器官,上端于第 6 颈椎下缘平面与咽相接,下端约平第 11 胸椎左侧与胃的贲门相连,全长约 25cm。食管按行程分为颈部、胸部和腹部(图5-12)。**颈部**长约 5cm,位于第 6 颈椎下缘至胸骨颈静脉切迹平面之间。**胸部**最长,长 18～20cm,位于颈静脉切迹平面至膈的食管裂孔之间。**腹部**最短,仅 1～2cm,位于膈的食管裂孔至胃贲门之间。

二、食管的狭窄

食管全长有三处生理性狭窄。第一处狭窄为食管的起始处,相当于第 6 颈椎体下缘水平,距中切牙约 15cm;第二处狭窄在食管与左主支气管交叉处,相当于第 4、5 胸椎体之间水平,距中切牙约 25cm;第三处狭窄在食管穿过膈的食管裂孔处,相当于第 10 胸椎水平,距中切牙约 40cm。

临床意义 ①食管的三处狭窄常为食管异物滞留和食管癌的好发部位。②当进行食管内插管时,要注意食管的三处狭窄,根据食管镜插入的距离可推知器械已到达的部位。

第四节 胃

胃 stomach 是消化管最膨大的部分,上连食管,下续十二指肠,成人胃的容量约 1500ml。胃除具有容纳食物和分泌胃液的作用外,还具有内分泌功能。

一、胃的形态和分部

胃的形态受体位、体型、年龄和充盈状态等多种因素影响,在完全空虚时略呈管状,高度充盈时可呈球囊状。胃有前、后两壁,大、小两弯以及出、入两口(图5-13)。上缘凹而短,朝向右上方称**胃小弯** lesser curvature of stomach,其最低处呈角状称**角切迹** angular incisure；下缘凸而长，朝向左下方称**胃大弯** greater curvature of stomach。胃的入口称**贲门** cardia，接食管，食管左缘与胃大弯起始处所形成的锐角称**贲门切迹** cardiac incisure；胃的出口称**幽门** pylorus，通十二指肠。在幽门表面有环形的浅沟，为幽门括约肌所在之处。在活体，幽门前方可见幽门前静脉，是手术时确认幽门的标志。

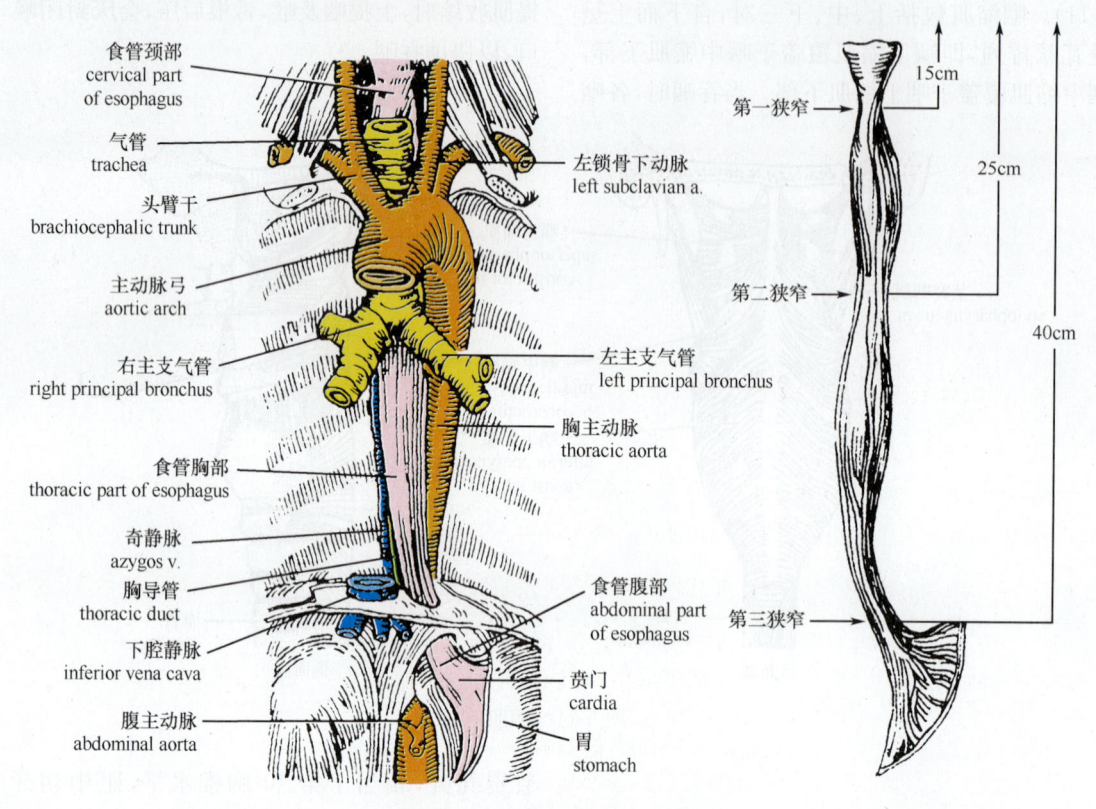

图 5-12 食管的位置及三个狭窄

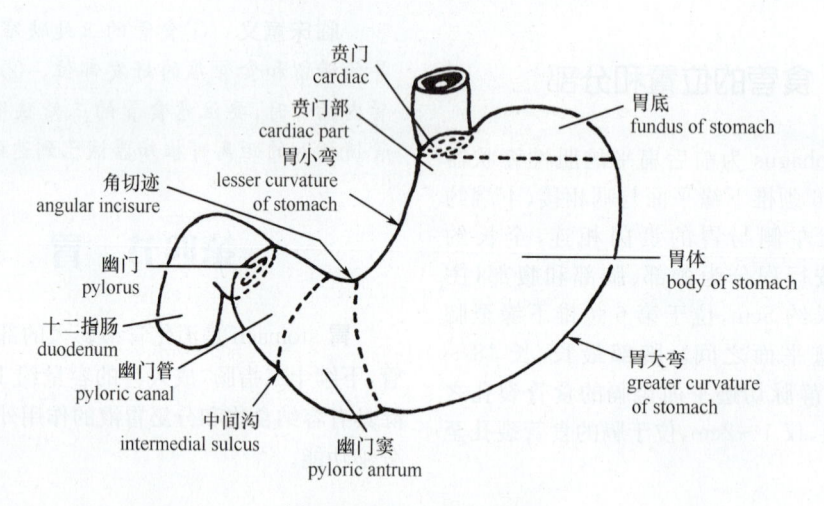

图 5-13 胃的形态和分部

通常将胃分为四部：贲门附近的部分为**贲门部** cardiac part；贲门平面以上，向左上方膨出的部分为**胃底** fundus of stomach，临床上有时称**胃穹窿** fornix of stomach。自胃底向下至角切迹处的中间部分为**胃体** body of stomach；自角切迹右侧至幽门的部分为**幽门部** pyloric part，幽门部的胃大弯侧有一不太明显的浅沟称中间沟，此沟将幽门部分为右侧呈长管状的**幽门管** pyloric canal和左侧较扩大的**幽门窦** pyloric antrum。胃溃疡和胃癌多发生于幽门窦和胃小弯。临床上所称的"胃窦"即幽门窦，或是包括幽门窦在内的幽门部。

二、胃的位置及毗邻

胃在中等程度充盈时，大部分位于左季肋区，小部分位于腹上区。贲门位于第11胸椎左侧，幽门在第1腰椎右侧。胃大弯的位置较低，其最低点一般在脐平面。胃的前壁右侧邻肝左叶，左侧邻膈，为左肋弓所掩盖。在剑突下方的胃前壁直接与腹前壁相贴，是临床上进行胃触诊的部位。胃后壁与胰、横结肠、左肾和左肾上腺相邻。胃底与膈和脾相邻。

三、胃壁的结构

胃壁由黏膜层、黏膜下层、肌层及外膜四层构成。黏膜层柔软，血供丰富，呈淡红色。胃空虚时，胃黏膜形成许多皱襞，沿胃小弯处有4～5条较为恒定的纵行皱襞，皱襞之间的沟称**胃道**。在幽门处的黏膜形成环行皱襞，突向腔内称**幽门瓣** pyloric valve（图5-14）。幽门瓣有阻止胃内容物进入十二指肠的功能。黏膜下层由疏松结缔组织构成，内有丰富的血管、淋巴管和神经丛，当胃扩张和蠕动时起缓冲作用。肌层较厚，由内斜、中环、外纵三层平滑肌构成。中层的环形肌最发达，在幽门处增厚形成**幽门括约肌** pyloric sphincter，有延缓胃内容物排空和防止肠内容物逆流至胃的作用。外膜为浆膜。

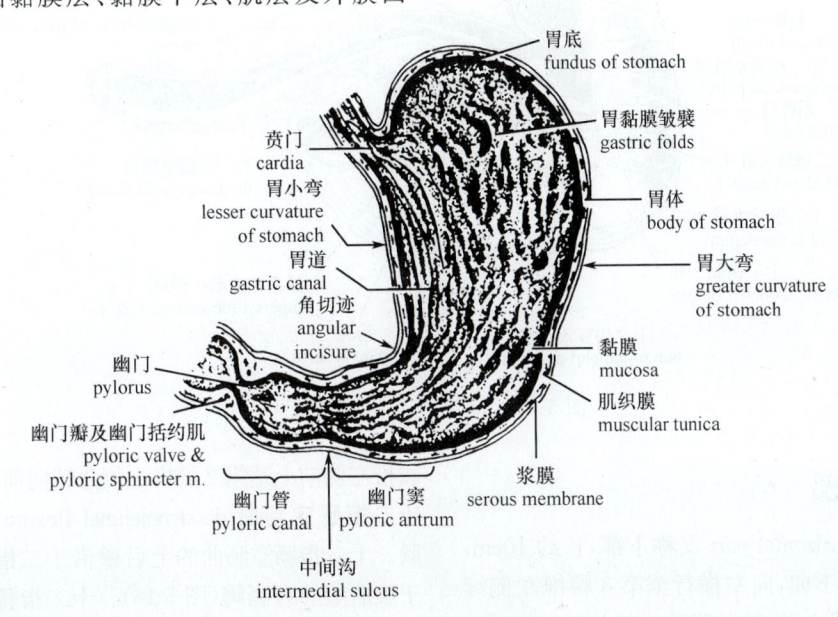

图5-14 胃的黏膜

第五节 小 肠

小肠 small intestine 是消化管中最长的一段，成人全长约5～7m，上端起于幽门，下端接盲肠，分为十二指肠、空肠与回肠三部。小肠是进行消化和吸收的重要器官。

一、十二指肠

十二指肠 duodenum 介于胃与空肠之间，长约25cm，紧贴腹后壁，呈"C"形环绕胰头，是小肠中长度最短、管径最大、位置最深且最固定的部分。十二指肠分为四部：上部、降部、水平部和升部（图5-15）。

（一）上部

上部 superior part 长约5cm，起自胃的幽门，行向右后方，至胆囊颈后下方，急转向下移行为降部，转折处称**十二指肠上曲** superior duodenal flexure。上部近幽门约2.5cm的一段肠管，壁较薄，管径大，黏膜面较光滑，无环状襞，临床上称此段为**十二指肠球** duodenal bulb，是十二指肠溃疡的好发部位。

（二）降部

降部 descending part 长约7～8cm，起自十二指肠上曲，沿第1～3腰椎和胰头右侧下行，至第3腰椎体右侧，弯向左侧，移行为水平部，转折处称**十二指肠下曲** inferior duodenal flexure。降部内面黏膜环状襞发达,在其中份后内侧壁上有一纵行的皱襞称**十二指肠纵襞** longitudinal fold of duodenum。十二指肠纵襞下端的圆形隆起称**十二指肠大乳头** major duodenal papilla,距中切牙约75cm,为肝胰壶腹的开口处。在大乳头稍上方,有时可见**十二指肠小乳头** minor duodenal papilla,是副胰管的开口处。

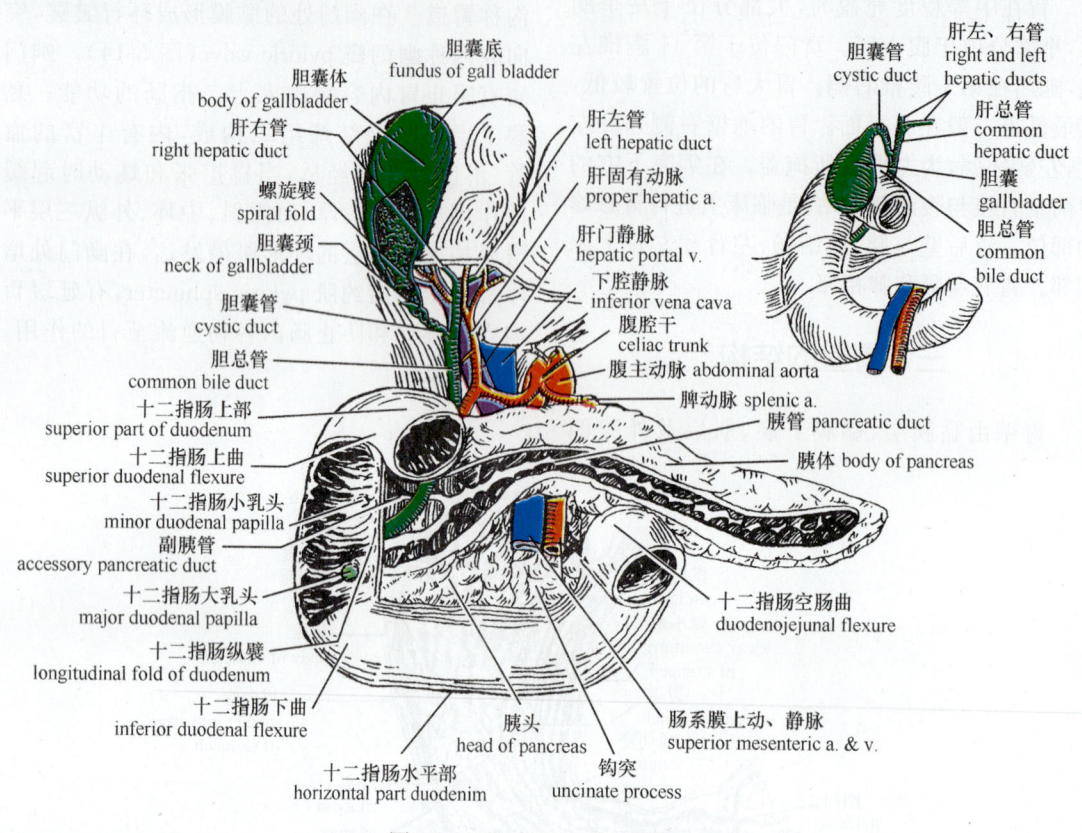

图 5-15 胆道、十二指肠和胰

(三) 水平部

水平部 horizontal part 又称下部,长约10cm,起自十二指肠下曲,向左横行至第3腰椎左侧续于升部,肠系膜上动、静脉紧贴此部前面下行。

(四) 升部

升部 ascending part 最短,长约2～3cm,自第3腰椎左侧向上达第2腰椎左侧急转向前下方,形成**十二指肠空肠曲** duodenojejunal flexure 移行为空肠。十二指肠空肠曲的上后壁借十二指肠悬肌连于腹后壁的右膈脚(图5-16)。十二指肠悬肌和包绕于其下段表面的腹膜皱襞共同构成**十二指肠悬韧带** suspensory ligament of duodenum,又称 Treitz 韧带,是手术中确定空肠起始部的重要标志。

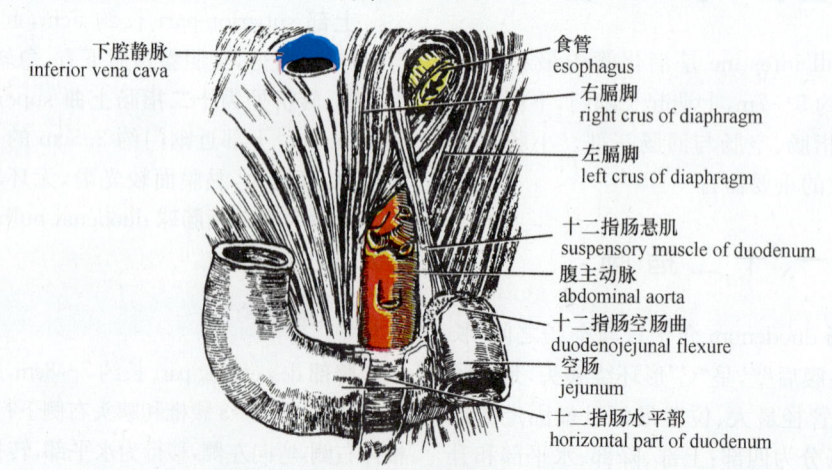

图 5-16 十二指肠悬肌

二、空肠与回肠

空肠 jejunum 和回肠 ileum 位于腹腔的中下部，上端起于十二指肠空肠曲，下端于右髂窝续盲肠，全部被腹膜包裹，迂曲盘绕形成许多肠袢，借腹膜形成的小肠系膜固定于腹后壁，故又称**系膜小肠**。有系膜附着的边缘称系膜缘，其相对缘称游离缘或对系膜缘。空、回肠之间无明显界限，一般说来，空肠约占系膜小肠的近侧 2/5，位于腹腔的左腰区和脐区，回肠占系膜小肠的远侧 3/5，位于脐区、右腹股沟区和盆腔内。

空肠与回肠的形态、结构不完全一致，但变化是逐渐移行的，一般空肠的管径较粗，管壁较厚；血管较多，颜色较红，肠系膜内的动脉弓少，只有 1~2 级，直血管较长；环形的黏膜皱襞密而高，绒毛较多，大大扩大了黏膜的表面积，有利于营养物质的消化和吸收；黏膜和黏膜下组织内含有散在的**孤立淋巴滤泡** solitary lymphatic follicles。而回肠的管径较细，管壁较薄；血管较少，颜色较淡，肠系膜内的动脉弓较多，可达 4~5 级，直血管较短；环形的黏膜皱襞较稀少；黏膜和黏膜下组织内除有孤立淋巴滤泡外，还有**集合淋巴滤泡** aggregated lymphatic follicles。集合淋巴滤泡多见于回肠下部，约 20~30 个，呈梭形，其长轴与小肠长轴一致，常位于回肠的对系膜缘（图 5-17）。肠伤寒的病变多发生在集合淋巴滤泡，可并发肠穿孔或肠出血。

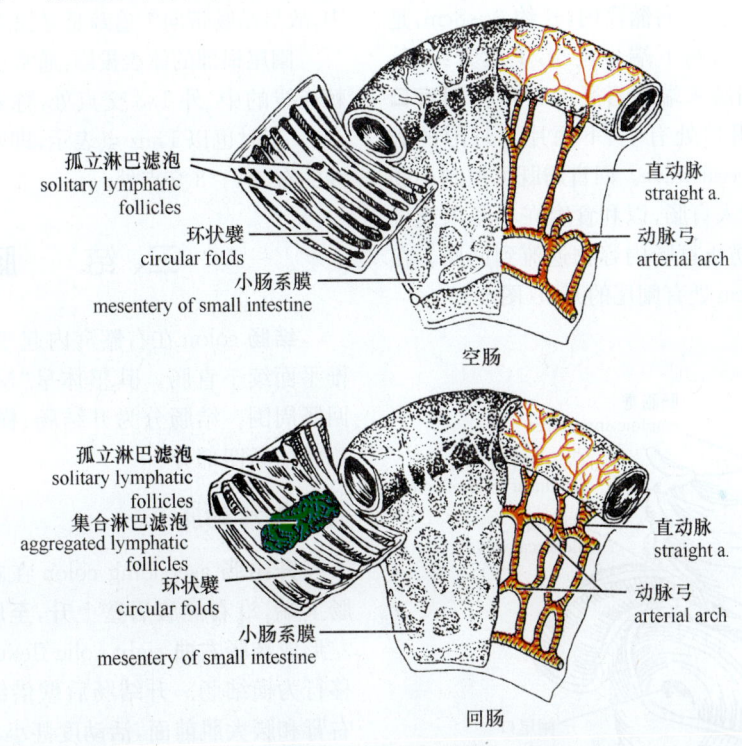

图 5-17 空肠与回肠

> **临床意义** Meckel 憩室：约有 2% 的个体，在距回盲瓣 0.3~1m 范围内的回肠壁上，有一长约 5cm 的囊状突起称 Meckel 憩室，管径与回肠近似，是胚胎时期卵黄蒂闭锁的遗迹，因其位置靠近阑尾，故感染时易误诊为阑尾炎。

第六节 大 肠

大肠 large intestine 是消化管的下段，长约 1.5m，分为盲肠、阑尾、结肠、直肠和肛管五部分。大肠的主要功能为吸收水分、维生素和无机盐，将食物残渣形成粪便，排出体外。

除直肠、肛管和阑尾以外，结肠和盲肠具有三种特征性结构：即结肠带、结肠袋和肠脂垂（图 5-18）。**结肠带** colic bands 有三条，由肠壁的纵行平滑肌增厚而成，沿肠的纵轴排列；**结肠袋** haustra of colon 为由横沟隔开向外膨出的囊状突起，是因结肠带较肠管短，使肠管皱缩而形成；**肠脂垂** epiploicae appendices 为沿结肠带两侧分布的许多小突起，由浆膜及其所包含的脂肪组织形成。正常情况下，大肠管径较大，管壁较薄，但在疾病情况下可有较大变化，因此在腹部手术中，可根据上述三种特征作为鉴别大、小肠的主要依据。

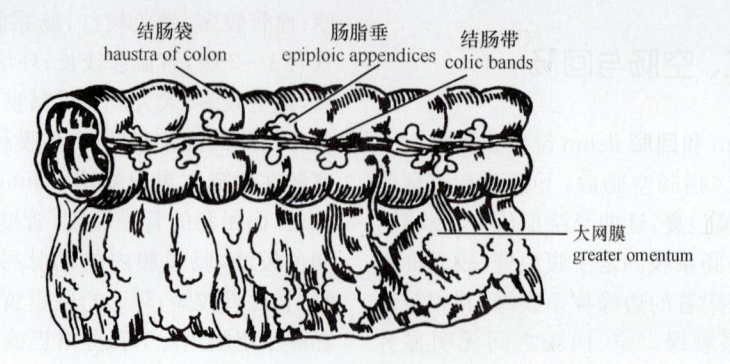

图 5-18 结肠的特征性结构

一、盲 肠

盲肠 caecum 位于右髂窝内,长约 6~8cm,是大肠的起始部。盲肠下端为盲端,上续升结肠,左侧接回肠。回肠末端在盲肠的开口称**回盲口** ileocecal orifice,开口处有上、下两片半月形的皱襞称**回盲瓣** ileocecal valve。回盲瓣既可控制小肠内容物过快地进入盲肠,以利食糜在小肠内充分消化吸收,又可防止盲肠内容物逆流到回肠。在回盲口下方约 2cm 处有阑尾的开口(图 5-19)。

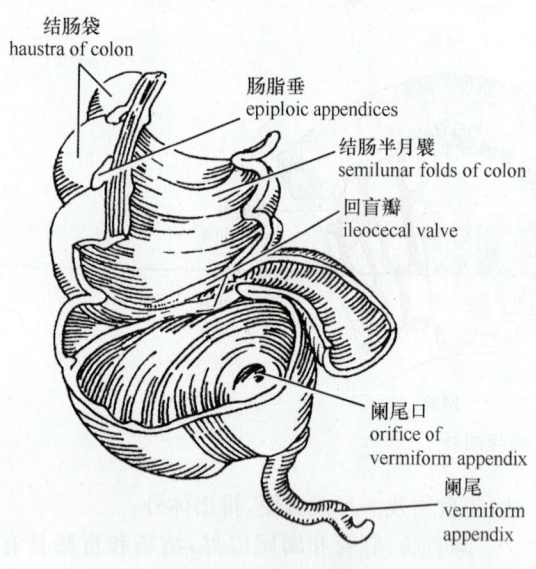

图 5-19 盲肠与阑尾

二、阑 尾

阑尾 vermiform appendix 又称**蚓突**,形似蚯蚓,一般长约 6~8cm。阑尾的外径为 0.5~1.0cm,其管腔狭小,经阑尾孔通盲肠腔。阑尾位于右髂窝内,其根部位置较固定,连于盲肠的后内侧壁。阑尾的末端为游离盲端,其位置变化较大,有回肠前位、回肠后位、盲肠下位、盲肠后位及盆位等(图 5-20)。由于阑尾位置变化较大,手术中有时寻找较困难,因三条结肠带均在阑尾根部集中,故沿结肠带向下追踪是寻找阑尾的可靠方法。

阑尾根部的体表投影:通常在脐与右侧髂前上棘连线的中、外 1/3 交点处,称麦氏点(McBurney点)。有时也以 Lanz 点表示,即左、右髂前上棘连线的右、中 1/3 交点处。

三、结 肠

结肠 colon 在右髂窝内起于盲肠,在第 3 骶椎平面续于直肠。其整体呈"M"形,包绕在空、回肠周围。结肠分为升结肠、横结肠、降结肠和乙状结肠四部分。

(一)升结肠

升结肠 ascending colon 在右髂窝处起自盲肠上端,沿右侧腹后壁上升,至肝右叶下方转向左形成**结肠右曲** right colic flexure 或称**肝曲**,并移行为横结肠。升结肠后壁借结缔组织贴附于右肾和腰大肌前面,活动度甚小。

(二)横结肠

横结肠 transverse colon 起自结肠右曲,向左横行至脾的下份转折向下形成**结肠左曲** left colic flexure 或称**脾曲**,并移行为降结肠。横结肠借横结肠系膜连于腹后壁,活动度大,其中部下垂至脐或低于脐平面。

(三)降结肠

降结肠 descending colon 起自结肠左曲,沿左肾外侧缘和腰大肌前面下行,至左髂嵴处移行为乙状结肠。降结肠借结缔组织贴于腹后壁,活动性很小。

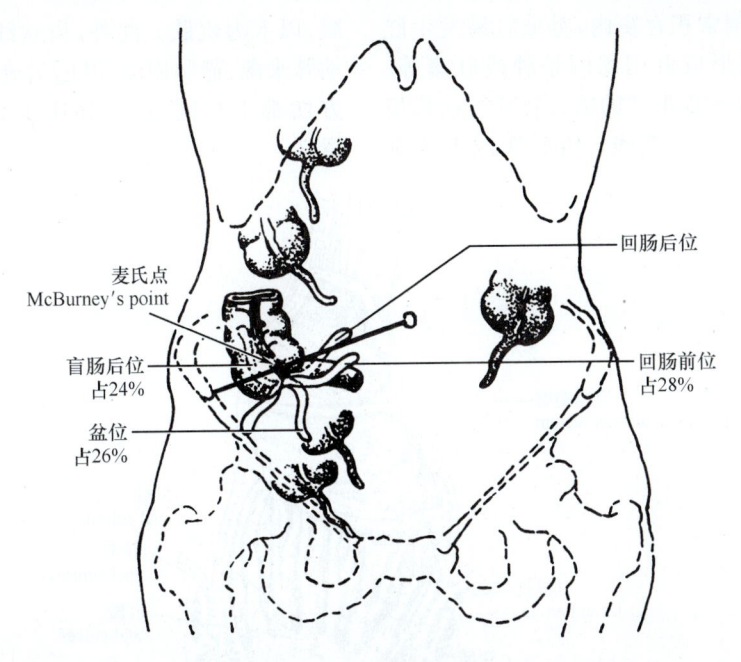

图 5-20 阑尾的位置

（四）乙状结肠

乙状结肠 sigmoid colon 于左髂嵴处接降结肠,沿左髂窝转入盆腔内,至第 3 骶椎平面移行为直肠,全长呈"乙"字形弯曲。乙状结肠借乙状结肠系膜连于骨盆左后壁,活动度较大,有时可因乙状结肠系膜过长而造成肠扭转。

四、直 肠

直肠 rectum 位于盆腔的后部,骶、尾骨的前方。其上端在第 3 骶椎平面与乙状结肠相接,沿骶骨和尾骨前面下行,穿过盆膈移行为肛管,长约 10～14cm。直肠并不直,在矢状面上有两个弯曲,即骶曲和会阴曲（图 5-21）。**直肠骶曲** sacral flexure of rectum 是直肠在骶、尾骨前面下降,形成凸向后方的弯曲;**直肠会阴曲** perineal flexure of rectum 是直肠绕过尾骨尖形成凸向前方的弯曲。当临床进行直肠镜或乙状结肠镜检查时,应注意这些弯曲,以免损伤患者的肠壁。

直肠上端与乙状结肠交接处管径较细,直肠下部肠腔显著扩大称**直肠壶腹** ampulla of rectum。直肠壁内面有三条**直肠横襞** transverse plica of rectum,由黏膜及环行肌构成。最上方的直肠横襞接近与乙状结肠交接处,位于直肠左壁,距肛门约 11cm。中间的直肠横襞最大、明显,位置最恒定,位于直肠右壁,距肛门约

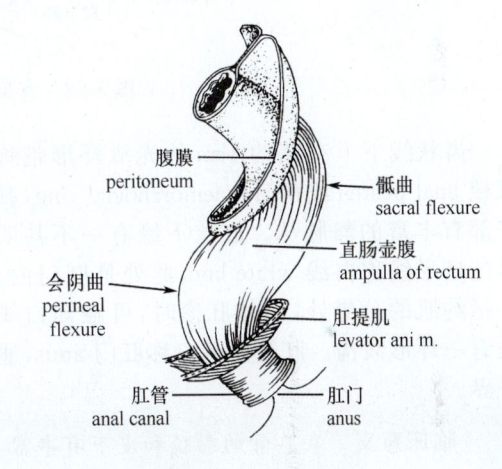

图 5-21 直肠和肛管

7cm,可作为直肠镜检查的定位标志。最下方的一条直肠横襞多位于直肠左壁,有时此横襞缺如。

五、肛 管

肛管 anal canal 为盆膈以下的消化管,长约 4cm,上端在盆膈平面续直肠,下端止于肛门。肛管被肛门括约肌包绕,平时处于收缩状态,有控制排便的功能。

肛管内面有 6～10 条纵行的黏膜皱襞称**肛柱** anal columns（图 5-22）。相邻肛柱的下端有半月形的黏膜皱襞相连称**肛瓣** anal valves。肛瓣与肛柱下端共同围成开口向上的隐窝称**肛窦**

anal sinuses,粪屑常积存窦内,感染后易发生肛窦炎,严重者可形成肛门周围脓肿或肛瘘等。肛瓣与肛柱下端相连形成的锯齿状环行线称**齿状线** dentate line 或**肛皮线**。齿状线以上为黏膜,以下为皮肤。此外,齿状线上、下的肠管在动脉来源、静脉回流、淋巴引流以及神经支配等方面都不相同,这在临床上具有很大的实用意义。

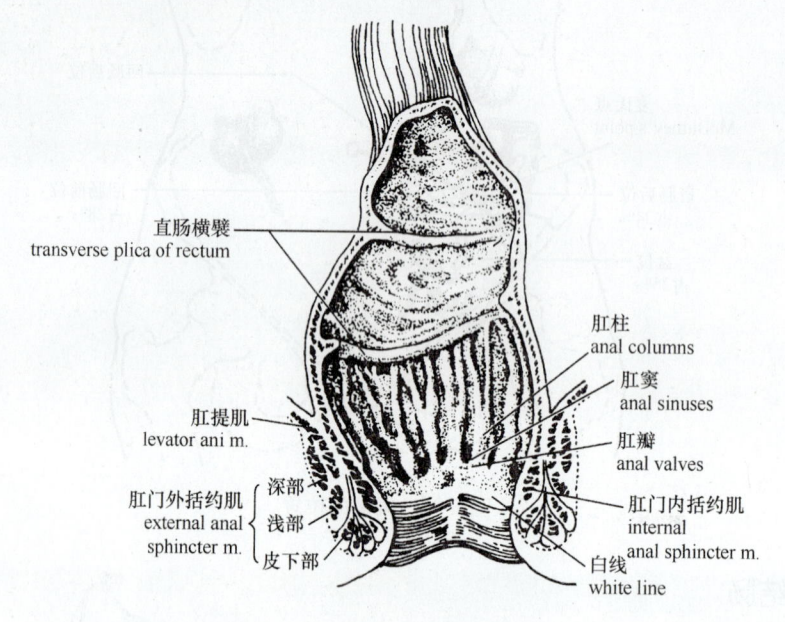

图 5-22 直肠和肛管腔面的形态

齿状线下方有宽约 1cm 的光滑环形带称**肛梳** anal pecten 或**痔环** haemorrhoidal ring,其深部有丰富的静脉丛。肛梳下缘有一不甚明显的环形线称**白线** white line,此处是肛门内、外括约肌的分界处,活体肛诊时,可触知白线处有一环形浅沟。肛管的下口称**肛门** anus,通外界。

临床意义 在肛管的黏膜和皮下有丰富的静脉丛,有时可因某种病理原因而形成静脉曲张,向肛管腔内突起形成**痔**。发生在齿状线以上的痔为**内痔**,齿状线以下的痔为**外痔**,跨越于齿状线上、下的痔为**混合痔**。

肛管周围有肛门内、外括约肌环绕。**肛门内括约肌** sphincter ani internus 属平滑肌,由肠壁环行肌增厚而成,有协助排便的作用,但无括约肛门的功能。**肛门外括约肌** sphincter ani externus 为骨骼肌,围绕肛门内括约肌的周围。肛门外括约肌按其纤维所在部位,分为皮下部、浅部和深部。**皮下部**为位于肛门周围皮下的环形肌束,如此部肌束被切断,不会产生大便失禁;**浅部**为围绕肛管下端的椭圆形肌束,前后方分别附着于会阴中心腱和尾骨尖;**深部**为位于浅部上方较厚的环形肌束。浅部与深部括约肌是控制排便的重要肌束。

肛门内括约肌,肠壁的纵行肌,肛门外括约肌的浅部、深部和肛提肌等共同构成一围绕肛管的强大肌环称**肛直肠环**。肛直肠环对肛管起重要的括约作用,若手术不慎损伤肛直肠环,将导致大便失禁。

第七节 肝

肝 liver 是人体最大的消化腺,呈红褐色,质软而脆。成人肝的重量约为 1250g(男性为 1230~1450g,女性为 1100~1300g),约占体重的 1/50~1/40,胎儿和新生儿的肝相对较大,重量可达体重的 1/20。肝具有分泌胆汁、参与机体新陈代谢、贮存糖原、解毒、吞噬、防御等功能,在胚胎时期还有造血功能。

一、肝的形态

肝呈不规则的楔形,可分为上、下两面,前、后、左、右四缘。肝的上面隆凸光滑,与膈相接触,故又称**膈面**(图 5-23)。肝的上面借矢状位的镰状韧带将肝分为大而厚的**肝右叶** right lobe of liver 和小而薄的**肝左叶** left lobe of liver。肝的上面后部没有腹膜被覆的部分称**裸区** bare area。

肝的下面因与腹腔脏器邻接,故又称**脏面**(图5-24)。脏面凸凹不平,有一略呈"H"形的沟。左纵沟较窄而深,沟的前部称**肝圆韧带裂** fissure for ligamentum teres hepatis,有**肝圆韧带** ligamentum teres hepatis 通过,肝圆韧带由胎儿时期的脐静脉闭锁而成。左纵沟的后部称**静脉韧带裂** fissure for ligamentum venosum,有**静脉韧带** ligamentum venosum 通过,静脉韧带由胎儿时期静脉导管闭锁而成。右纵沟宽而浅,沟的前部为一浅窝称**胆囊窝** fossa for gallbladder,容纳胆囊,沟的后部称**腔静脉沟** sulcus for vena cava,有下腔静脉经过。横沟又称**肝门** porta hepatis,有肝左、右管,肝固有动脉左、右支,肝门静脉左、右支以及神经和淋巴管等由此出入,出入肝门的这些结构被结缔组织包绕,构成**肝蒂** hepatic pedicle。

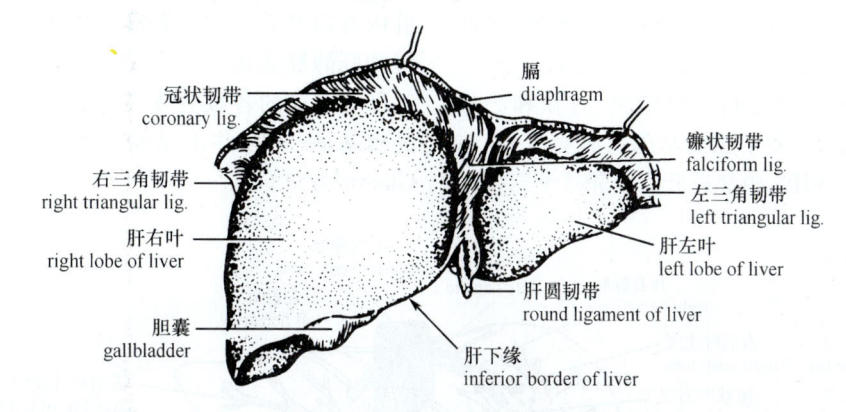

图 5-23 肝的上面(膈面)

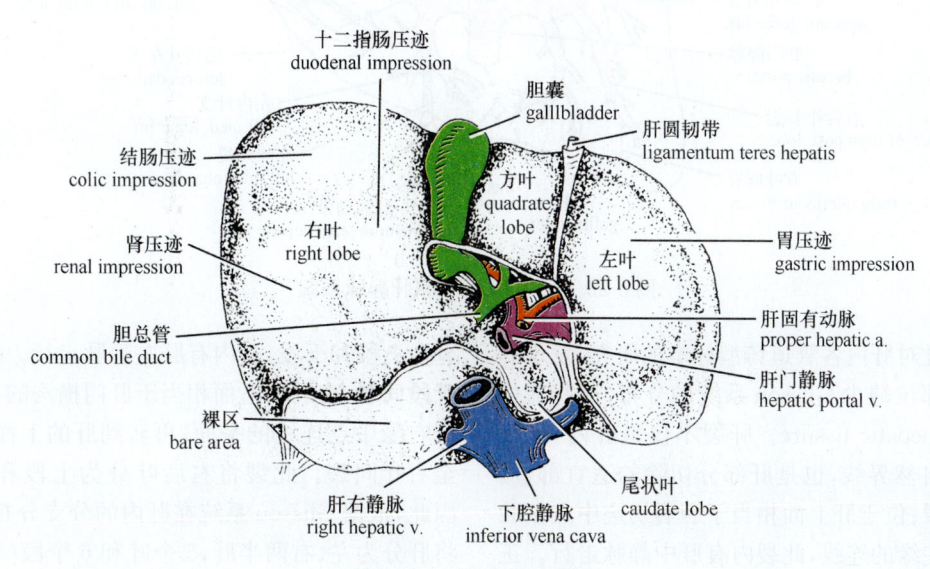

图 5-24 肝的下面(脏面)

肝的下面借"H"形沟分为四叶,左纵沟左侧为左叶;右纵沟右侧为右叶;左、右纵沟之间、横沟前方为**方叶** quadrate lobe;横沟后方为**尾状叶** caudate lobe。肝下面的肝左叶与肝上面的肝左叶相当;肝下面的肝右叶、方叶、尾状叶与肝上面的肝右叶相当。

肝的前缘又称**下缘**,是膈面与脏面的分界线,薄而锐。在胆囊窝处,肝前缘有一胆囊切迹,胆囊底常在此处露出。在肝圆韧带通过处,肝前缘有一肝圆韧带切迹,或称**脐切迹**。肝后缘钝圆,朝向脊柱,在近腔静脉沟处有3条肝静脉注入下腔静脉,临床上称此处为**第二肝门** secondary porta of liver。肝左缘锐薄,右缘稍圆钝。

二、肝的位置和毗邻

肝大部分位于右季肋区和腹上区,小部分位于左季肋区。肝大部分被胸廓所掩盖,仅有一小部分在腹上区的左、右肋弓之间露出于剑突之下,直接与腹前壁接触。

肝的上界与膈穹窿一致,在右侧锁骨中线上平第5肋,前正中线平胸骨体下端,在左锁骨中线平第5肋间隙。肝下界右侧与右肋弓大体一致,腹上区可达剑突下约3cm;左侧被肋弓掩盖。故体检时,在右肋弓下不能触到肝。但3岁以下的健康幼儿,由于其腹腔容积较小,而肝的体积相对较大,肝下缘常低于右肋弓下1.5~2.0cm。到7岁以后,在右肋弓下不能触到肝。由于肝借镰状韧带和冠状韧带连于膈下面和腹前壁,因此在呼吸时,肝可随呼吸运动而上、下移动。

肝的上面借膈与右肋膈隐窝、右肺和心相邻。肝右叶下面,除了胆囊窝内有胆囊以外,前部与结肠右曲相接,中部近肝门处邻接十二指肠上曲,后部邻接右肾和右肾上腺。肝左叶下面与胃前壁相邻,后上部邻接食管的腹部。

三、肝的分叶与分段

肝按外形分为左叶、右叶、方叶和尾状叶的方法,不完全符合肝内管道结构的分布规律,因而不能适应肝外科手术要求。近代研究证明,肝内有四套管道,形成两个系统,即 Glisson 系统和肝静脉系统(图5-25)。肝门静脉、肝固有动脉和肝管的各级分支在肝内的走行、分支和配布基本一致,并由结缔组织包裹,共同组成 Glisson 系统。

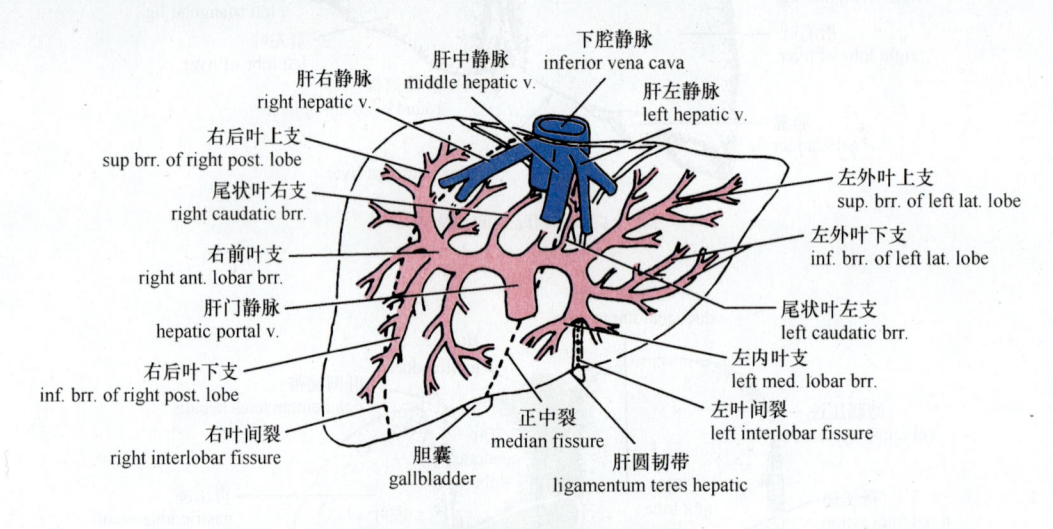

图 5-25 Glisson 系统和肝静脉系统

通过对肝内各管道铸型标本的研究,发现肝内某些部位缺少 Glisson 系统的分布,这些部位称**肝裂** hepatic fissure。肝裂不仅是肝内分叶、分段的自然界线,也是肝部分切除的适宜部位。①**正中裂**:位于肝上面相当于胆囊切迹中点至腔静脉沟左缘的连线,此裂内有肝中静脉走行。正中裂将肝分为左半肝和右半肝,同时也将尾状叶分为左、右段。②**左叶间裂**:位于正中裂左侧,自肝圆韧带切迹至肝左静脉汇入下腔静脉处,裂内有肝左静脉走行。此裂将左半肝分为左内叶和左外叶。③**右叶间裂**:位于正中裂右侧,由胆囊切迹中点右侧的肝前缘外、中1/3交点处,斜行至下腔静脉左缘,裂内有肝右静脉走行。此裂将右半肝分为右前叶和右后叶。④**左外叶段间裂**:相当于自肝左静脉汇入下腔静脉处与肝左缘的中、上1/3交界处连线的平面。此裂将左外叶又分为上段和下段,裂内有肝左静脉走行。⑤**右后叶段间裂**:在肝的下面相当于肝门横沟的右端与肝右缘中点连线的平面,再转到肝的上面,向左至右叶间裂。此裂将右后叶分为上段和下段。因此,根据 Glisson 系统在肝内的分支分布情况,将肝分为左、右两半肝,5个叶和6个段(表5-1,图5-26)。

表 5-1 肝内的分叶和分段

肝	左半肝	左内叶	
		左外叶	上段
			下段
	尾状叶	左段	
		右段	
	右半肝	右前叶	
		右后叶	上段
			下段

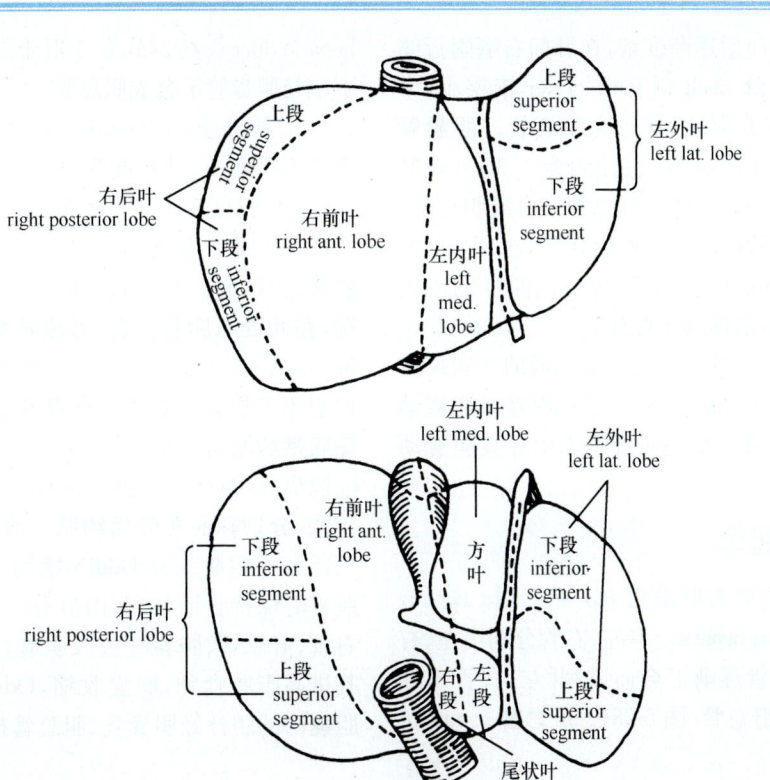

图 5-26 肝叶与肝段

四、肝外胆道

肝外胆道是指肝门之外的胆道系统而言，包括胆囊和输胆管道（肝左管、肝右管、肝总管和胆总管）。肝分泌的胆汁经肝内各级胆管收集，出肝门后，经肝外胆道输送到十二指肠（图5-27）。

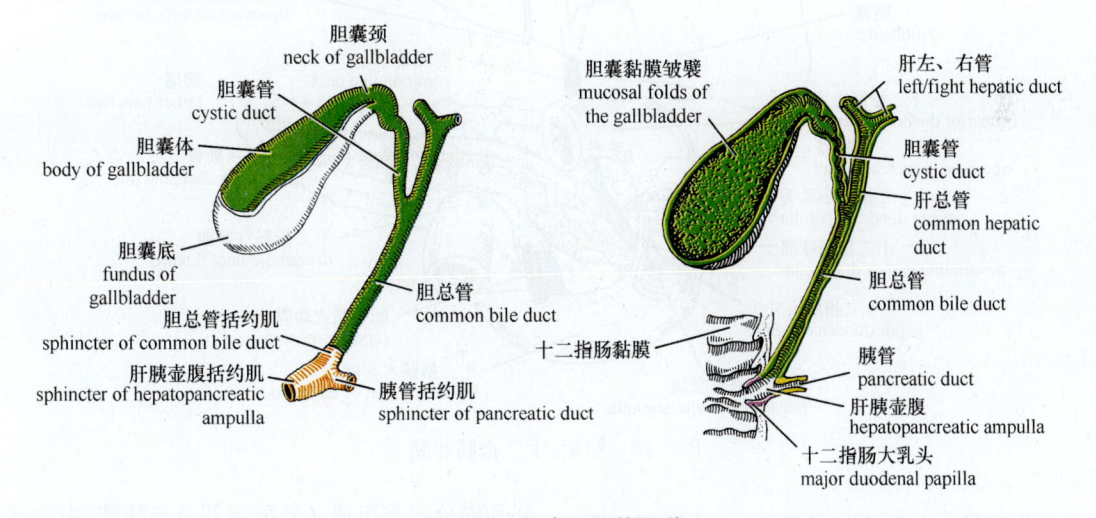

图 5-27 胆囊及肝外胆道

（一）胆囊

胆囊 gallbladder 为储存和浓缩胆汁的囊状器官，容量 40~60ml，呈梨形，其长度为 8~12cm，宽度为 3~5cm。胆囊位于肝下面的胆囊窝内，借结缔组织附于肝，胆囊的下面游离，有腹膜覆盖。

胆囊分为四部：**胆囊底** fundus of gallbladder 是胆囊突向前下的盲端，圆钝，多露出于肝前缘，并与腹前壁的内面相接触。胆囊底的体表投影位于右锁骨中线与右侧肋弓交点处。当胆囊有炎症等病变时，此处有压痛。**胆囊体** bady of gallbladder 为胆囊的主体部分，与胆囊底无明显分界。胆囊体向后逐渐变细,在肝门右端附近续胆囊颈。**胆囊颈** neck of gallbladder 较狭小,常呈直角向左下方弯转,移行为胆囊管。**胆囊管** cystic duct 长约3~4cm,直径约为0.3cm,在肝十二指肠韧带内与其左侧的肝总管汇合成胆总管。胆囊颈和胆囊管的黏膜呈螺旋状突入腔内,形成**螺旋襞** spiral fold(图5-15),可控制胆汁的流入和流出,胆结石易嵌顿于此处。

胆囊管、肝总管和肝的下面围成的三角形区域称胆囊三角(Calot三角)。三角内常有胆囊动脉通过,因此,该三角是胆囊手术中寻找胆囊动脉的标志。

(二)肝外胆管

1. 肝左、右管与肝总管 left and right hepatic duct and common hepatic　肝左、右管分别由左、右半肝内毛细胆管逐渐汇合而成,肝左、右管出肝门后即汇合成肝总管(图5-28)。**肝总管** common hepatic duct 长约3cm,位于肝十二指肠韧带内,其下端与胆囊管汇合成胆总管。

2. 胆总管 common bile duct　由肝总管和胆囊管汇合而成,其长度为4~8cm,管径为0.6~0.8cm。胆总管在肝十二指肠韧带内下降,经十二指肠上部后方,胰头与十二指肠降部之间或经胰头之后,最后斜穿十二指肠降部中份的后内侧壁,在此处与胰管汇合,形成稍膨大的**肝胰壶腹** hepatopancreatic ampulla(又称 **Vater** 壶腹),开口于十二指肠大乳头。在肝胰壶腹周围有**肝胰壶腹括约肌** sphincter of hepatopancreatic ampulla 包绕,在胆总管与胰管的末段也有少量平滑肌包绕,分别称胆总管括约肌和胰管括约肌,上述三部分括约肌统称 **Oddi's 括约肌**。Oddi's 括约肌平时保持收缩状态,由肝分泌的胆汁经肝左、右管、肝总管、胆囊管进入胆囊贮存,进食后,尤其进高脂肪食物,胆囊收缩,Oddi 括约肌舒张,胆囊内的胆汁经胆囊管、胆总管排入十二指肠。

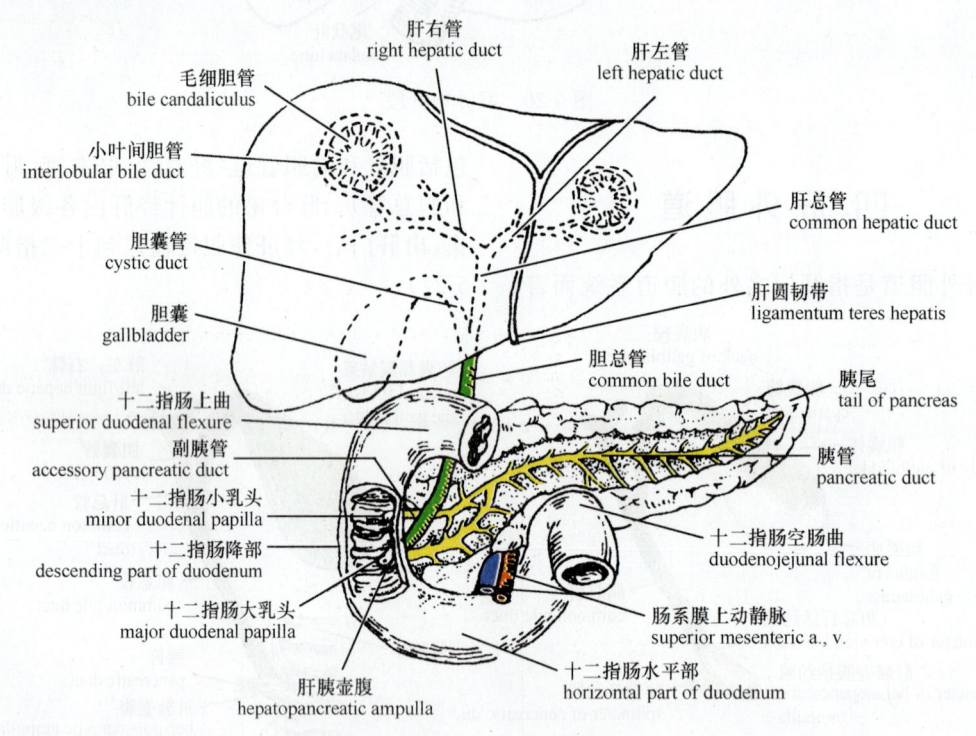

图5-28　胆道、十二指肠和胰

临床意义　胆道可因结石、蛔虫或肿瘤等造成阻塞,使胆汁的排出受阻,引起胆道内的压力增加,并发胆囊炎或阻塞性黄疸。

第八节　胰

胰 pancreas 是人体第二大消化腺,由外分泌部和内分泌部组成。外分泌部分泌胰液,内含多种消化酶,有分解和消化蛋白质、糖类及脂肪等作用。内分泌部即胰岛,散在于胰实质内,胰尾较多,主要分泌胰岛素,调节血糖浓度。

胰呈长棱柱状,长约17~20cm,重量为80~117g,质软,色灰红。位置较深,横卧于腹后壁,相当于第1、2腰椎水平。胰可分头、颈、体、尾4部分(图5-15),各部之间无明显界限。**胰头**

head of pancreas 为胰右端膨大部分,被十二指肠所包绕,其下部有一向左后上方的钩突。胰头后面与胆总管、肝门静脉相邻。**胰颈** neck of pancreas 为位于胰头与胰体之间的狭窄部分,胃幽门位于其前上方。**胰体** body of pancreas 位于胰颈与胰尾之间,占胰的大部分,横位于第1腰椎体前方,前面隔网膜囊与胃相邻。**胰尾** tail of pancreas 较细,伸向左上方抵达脾门。

临床意义 ①胰头癌患者可因肿块压迫其周围的十二指肠,造成肠梗阻;压迫胰头后面的胆总管和肝门静脉,出现阻塞性黄疸、腹水、脾肿大等症状。②胰体的前面与胃相邻,因此,胃后壁常因肿瘤或溃疡穿孔与胰体发生粘连。

胰管 pancreatic duct 位于胰实质内,自胰尾沿胰的长轴右行,沿途接受许多小叶间导管,在十二指肠降部壁内与胆总管汇合形成肝胰壶腹,开口于十二指肠大乳头。有时在胰头上部,胰管上方常有一条**副胰管** accessory pancreatic duct,开口于十二指肠小乳头。

(蔡昌平)

Summary

The digestive system is composed of the digestive canal and digestive glands. The canal includes the mouth, pharynx, esophagus, stomach, small intestine (duodenum, jejunum and ileum) and large intestine (caecum, vermiform appendix, colon, rectum and anal canal). The part from the mouth to the duodenum is usually known as the upper digestive tract, and the jejunum and the lower part as the lower digestive tract. Large digestive glands outside the digestive walls include three pairs of major salivary glands, the liver and the pancreas. Digestive juice secreted by digestive glands flows into the digestive tract through the ducts.

Oral cavity is the beginning of the digestive canal, and connects with the pharynx through the oropharyngeal isthmus. Pharynx is located anterior to the upper 6 cervical vertebrae and serves as the common passage for the digestive and respiratory systems. From the level of the soft plate to the superior border of the epiglottis, the pharynx can be divided into three parts: nasopharynx, oropharynx and laryngopharynx, through which the pharynx communicate with the nasal cavity, oral cavity and laryngeal cavity respectively.

The esophagus extends from the pharynx to the stomach and enters the stomach at the cardiac orifice at the level of left T_{11} vertebra. In the esophagus course, there are three narrows where foreign bodies are prone to stay and tumors frequently arise.

The stomach lies mainly in the left hypochondriac region and partly in the epigastric region. It has anterior and posterior walls, lesser and greater curvatures, and superior and inferior openings. The opening continuing with the esophagus is the cardiac orifice, whereas the opening into the duodenum is the pyloric orifice or pylorus. The stomach is divided into four parts: the cardiac, fundus, body and pyloric parts.

Absorption occurs principally in the small intestine, a coiled tube 5～7 m long, consisting of duodenum, jejunum and ileum and extending from the pylorus to the cecum. The duodenum pursues a C-shaped course around the head of pancreas. For descriptive purpose, the duodenum is divided into four parts: the superior, descending, horizontal and ascending parts. On the posteromedial wall of the descending duodenum, there is a prominence called hepatopancreatic ampulla, which opens into the summit of the major duodenal papilla. On the left side of the L_2 vertebra, the duodenum curves anteriorly to join the jejunum at the duodenojejunal flexure. This curvature is supported by the suspensory ligament of duodenum (ligament of Treitz), which is an important indicator to determine the start of jejunum. Jejunum and ileum coil tortuously to form the intestinal loop, which is located in the inferior part of the abdominal cavity and is fixed on the posterior abdominal wall through mesentery.

The large intestine is about 1.5m long, is divided into the caecum, vermiform appendix, colon, rectum and anal canal, and can be distinguished from the small intestine by the colic bands, haustra of colon and epiploicae appendices. The caecum lies in the right iliac fossa, and has openings for the ileum and vermiform appendix. The colon is composed of the ascending, transverse, descending and sigmoid colon. The rectum is continuous proximally with the sigmoid colon at the level of S_3 vertebra, follows the curve of sacrum and coccyx, and becomes the anal canal after piecing the pelvic diaphragm. The anal canal is surrounded by the internal and external anal sphincters.

The liver is the largest gland in the body, lying mainly in the right hypochondriac and epigastric regions, partly in the left hypochondriac region. The diaphragmatic surface is divided into right and left lobes by the falciform ligament, whereas the visceral surface is divided into four lobes by H-shaped fissures and grooves. The transverse bar of the "H" is the hepatic portal, through which the hepatic ducts, proper hepatic arteries and portal vein enter or leave. External biliary tracts of the liver include the gallbladder and biliary ducts (left and right hepatic ducts, common hepatic duct and bile duct) that transport the bile secreted by hepatocytes to the duodenum.

The pancreas is an elongated digestive gland that lies transversely across the posterior abdominal wall at the level of L_1 or L_2 vertebra. The pancreatic duct opens on the summit of the greater duodenal papilla.

The alimentary system involves in the process of digestion, absorption, excretion and endocrine

(李 华)

第 6 章 呼吸系统

> **学习目的**
> 掌握：①呼吸系统的组成和功能；②鼻腔的结构、鼻旁窦的位置及开口部位；③喉的位置、组成及喉腔的分部；④左、右主支气管的形态差异；⑤肺的外形及肺根结构；⑥胸膜和胸膜腔；⑦胸膜和肺的体表投影。

呼吸系统 respiratory system 由呼吸道和肺组成（图 6-1）。呼吸道包括鼻、咽、喉、气管和各级支气管，通常称鼻、咽和喉为**上呼吸道**，气管和各级支气管为**下呼吸道**。肺由肺实质以及肺间质组成，肺实质包括支气管树和肺泡，肺间质包括结缔组织、血管、淋巴管、淋巴结和神经等。肺表面包有脏胸膜。

呼吸系统的主要功能是进行气体交换，即吸入氧，呼出二氧化碳。此外，鼻还是嗅觉器官，喉又是发音器官，肺还有内分泌功能。

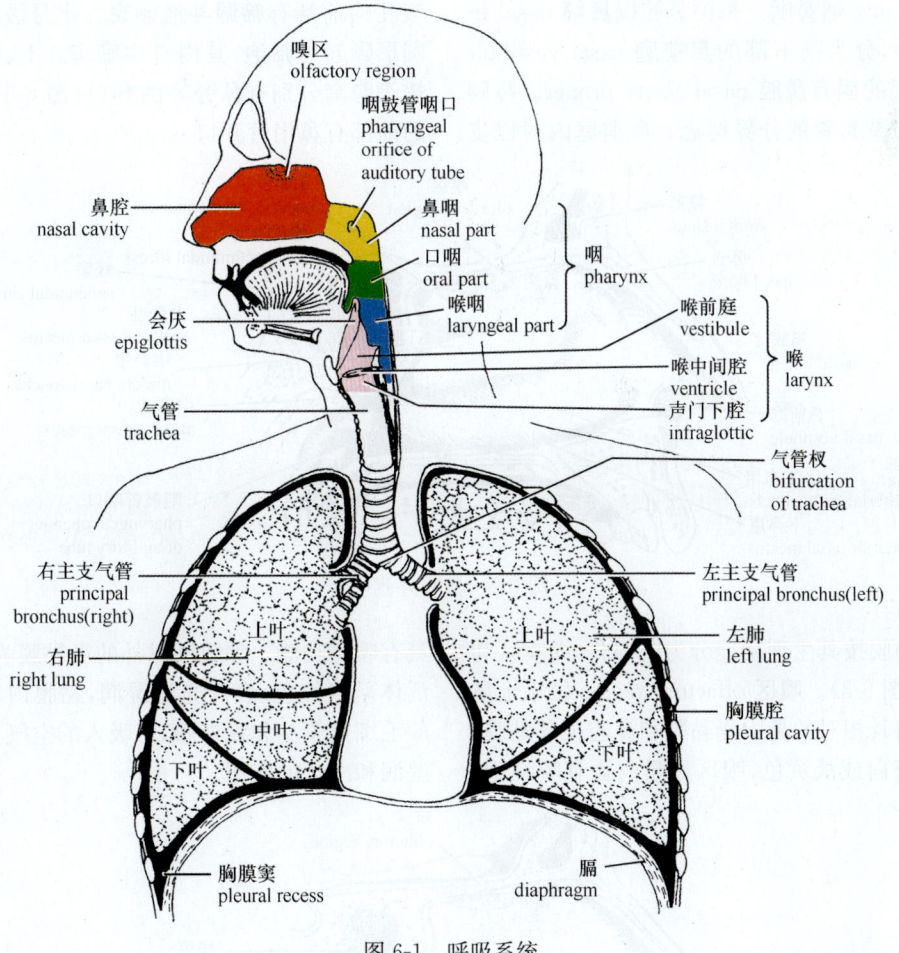

图 6-1 呼吸系统

第一节 鼻

鼻 nose 分为外鼻、鼻腔和鼻旁窦三部分。它既是呼吸道的起始部，又是嗅觉器官。

一、外 鼻

外鼻 external nose 位于面部中央，呈三棱锥体形。外鼻上部位于两眶之间的狭窄部分称鼻根，中部称**鼻背**，下端为**鼻尖**。鼻尖向两侧扩大称**鼻翼** nasal ala，在呼吸困难时，可见鼻翼煽动。从鼻翼向外下方至口角的浅沟称**鼻唇沟** nasolabial sulcus。正常人，两侧鼻唇沟的深度对称，面肌瘫痪时，瘫痪侧的鼻唇沟变浅或消失。

外鼻由鼻骨和鼻软骨作支架，外覆皮肤和少量皮下组织，内覆黏膜。外鼻分为骨部和软骨部。骨部皮肤薄而松弛，软骨部的皮肤较厚，富含皮脂腺和汗腺，是痤疮、酒渣鼻和疖肿的好发部位。

二、鼻　腔

鼻腔 nasal cavity 是以骨性鼻腔为基础，内面覆以黏膜和皮肤。鼻中隔将鼻腔分成左、右二半。鼻腔向前以**鼻孔** nostril 通外界，向后经**鼻后孔** choanae 通鼻咽。每侧鼻腔以**鼻阈** nasal limen 为界，分为前下部的**鼻前庭** nasal vestibule 和后上部的**固有鼻腔** nasal cavity proper。鼻阈为皮肤与鼻黏膜的分界标志。鼻前庭内衬以皮肤，生有鼻毛，有滤过和净化空气的功能。鼻前庭皮肤富于皮脂腺和汗腺，是疖肿的好发部位之一。由于缺少皮下组织，皮肤直接与软骨膜紧密相连，故发生疖肿时疼痛剧烈。

鼻中隔 nasal septum 由筛骨垂直板、犁骨及鼻中隔软骨作支架，表面被覆黏膜而成。鼻中隔居正中位者较少，往往偏向一侧。鼻中隔的前下份有一**易出血区**（Little 区），此区血管丰富而位置表浅，受外伤或干燥空气刺激，血管易破裂而出血，约 90% 的鼻出血发生于此处。鼻腔外侧壁自上而下有三个鼻甲突向鼻腔，分别称上、中、下鼻甲（图 6-2）。三个鼻甲的下方各有一裂隙，分别称上、中、下鼻道。在上鼻甲的后上方有时可有**最上鼻甲**。上鼻甲或最上鼻甲后上方与蝶骨体之间的凹陷称**蝶筛隐窝**。切除中鼻甲，可见中鼻道中部有一凹向上的弧形裂隙称**半月裂孔**，裂孔的前端有**筛漏斗**通额窦。半月裂孔上方的圆形隆起为**筛泡**，其内有中筛窦。上、中鼻道及蝶筛隐窝分别有鼻旁窦的开口（图 6-5），下鼻道的前部有鼻泪管开口。

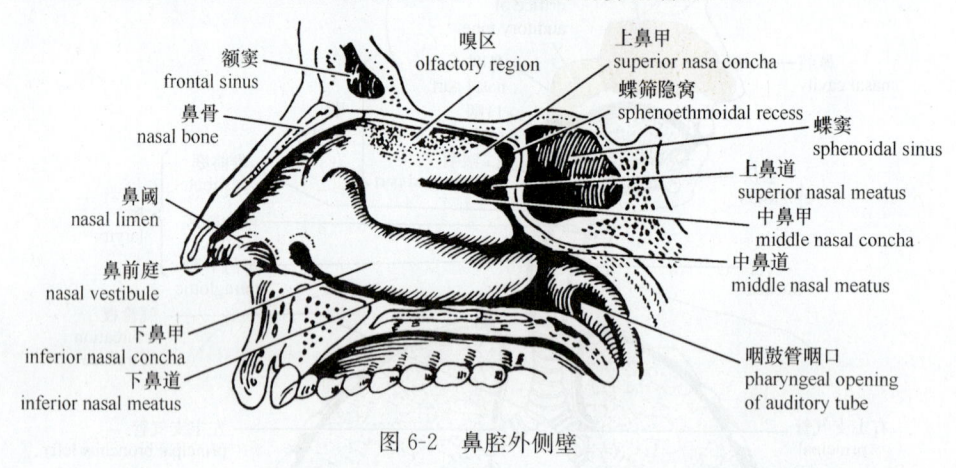

图 6-2　鼻腔外侧壁

鼻黏膜按其生理功能分为两部分，即嗅区和呼吸区（图 6-3）。**嗅区** olfactory region 位于上鼻甲以及与其相对的鼻中隔黏膜和鼻腔顶部黏膜，活体呈苍白或淡黄色，嗅区黏膜内含有嗅细胞，具有嗅觉功能。除嗅区以外的鼻黏膜为**呼吸区**，活体呈淡红色，表面光滑湿润，黏膜内含有丰富的毛细血管丛和黏液腺，对吸入的空气，有温暖、湿润和净化的作用。

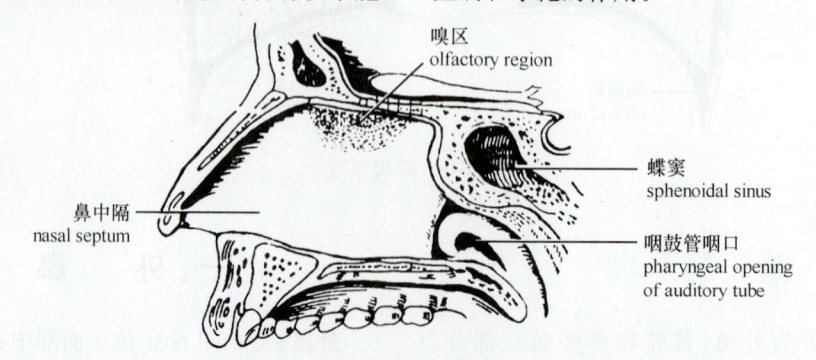

图 6-3　鼻腔内侧壁

三、鼻旁窦

鼻旁窦由骨性鼻旁窦内衬以黏膜而成，位于鼻腔周围，均开口于鼻腔，能温暖和湿润空气，并对发音起共鸣作用。鼻旁窦有 4 对，即额窦、筛窦、蝶窦和上颌窦（图 6-4，图 6-5）。

（一）额窦

额窦位于眉弓深面，左右各一，额窦口位于窦底部，通筛漏斗，开口于中鼻道。

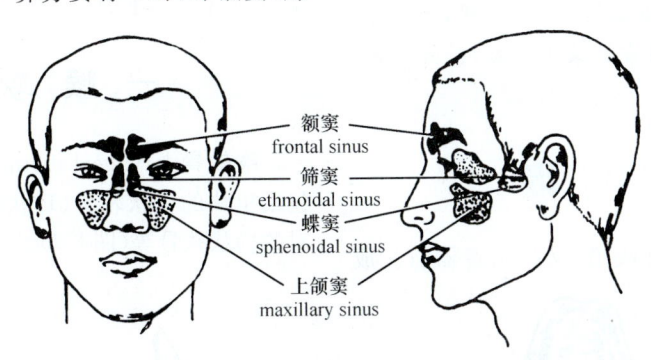

图 6-4　鼻旁窦的位置

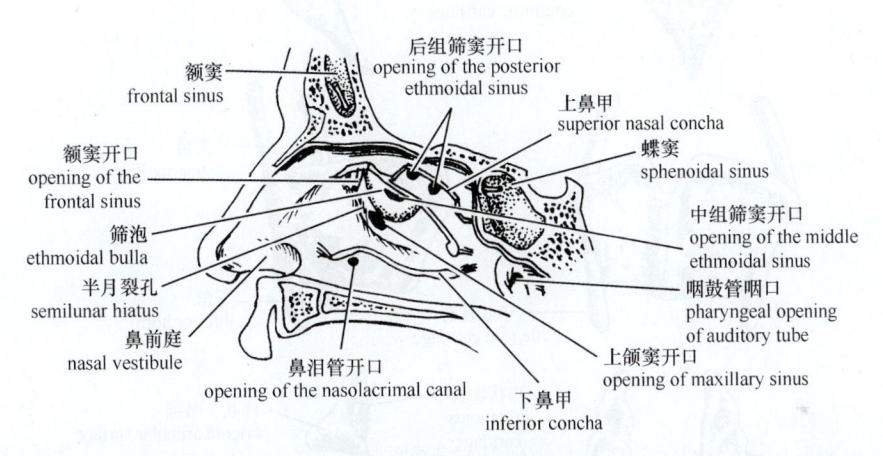

图 6-5　鼻旁窦开口

（二）筛窦

筛窦位于鼻腔外侧壁上方与两眶之间的筛骨迷路内，由大小不一、排列不规则的小气房组成，每侧有 3~18 个，可分前、中、后 3 组。前筛窦和中筛窦开口于中鼻道，后筛窦开口于上鼻道。

（三）蝶窦

蝶窦位于蝶骨体内，左右各一，开口于蝶筛隐窝。

（四）上颌窦

上颌窦位于上颌骨体内，是最大的鼻旁窦，开口于中鼻道（图 6-6）。

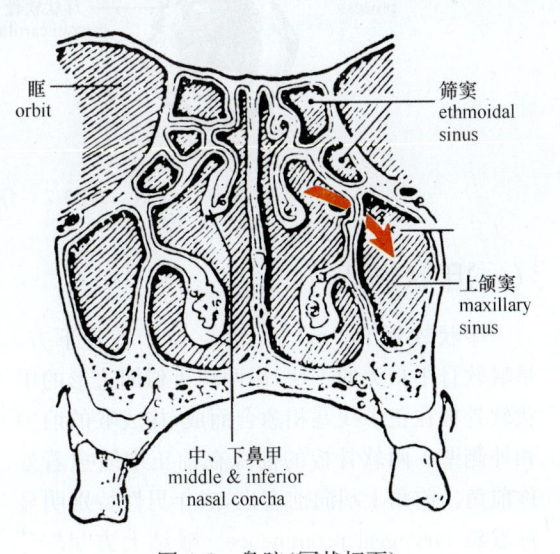

图 6-6　鼻腔（冠状切面）

临床意义 由于鼻旁窦黏膜与鼻腔黏膜相延续,故鼻腔炎症易引起鼻旁窦发炎。鼻旁窦的炎症中,以上颌窦炎最为多见,因为上颌窦是四对鼻旁窦中最大的一对,开口于鼻腔外侧壁的最高处,窦口高于窦底,故分泌物不易排出。同时窦底邻近上颌磨牙的牙根,此处骨质菲薄,故牙根感染常波及上颌窦,引起上颌窦炎。

第二节 喉

喉 larynx 既是呼吸道,又是发音器官。成年人的喉位于第 3～6 颈椎前方,舌骨下方,借喉口通喉咽,向下与气管相续。喉的前面为皮肤、颈筋膜及舌骨下肌群,后方为咽,两侧为颈部的血管、神经及甲状腺侧叶。喉的活动性较大,可随吞咽和发音而上下移动。喉由软骨、软骨间连结、喉肌和黏膜构成。

一、喉软骨

喉软骨 laryngeal cartilages 构成喉的支架,包括单块的甲状软骨、环状软骨、会厌软骨和成对的杓状软骨等(图 6-7)。

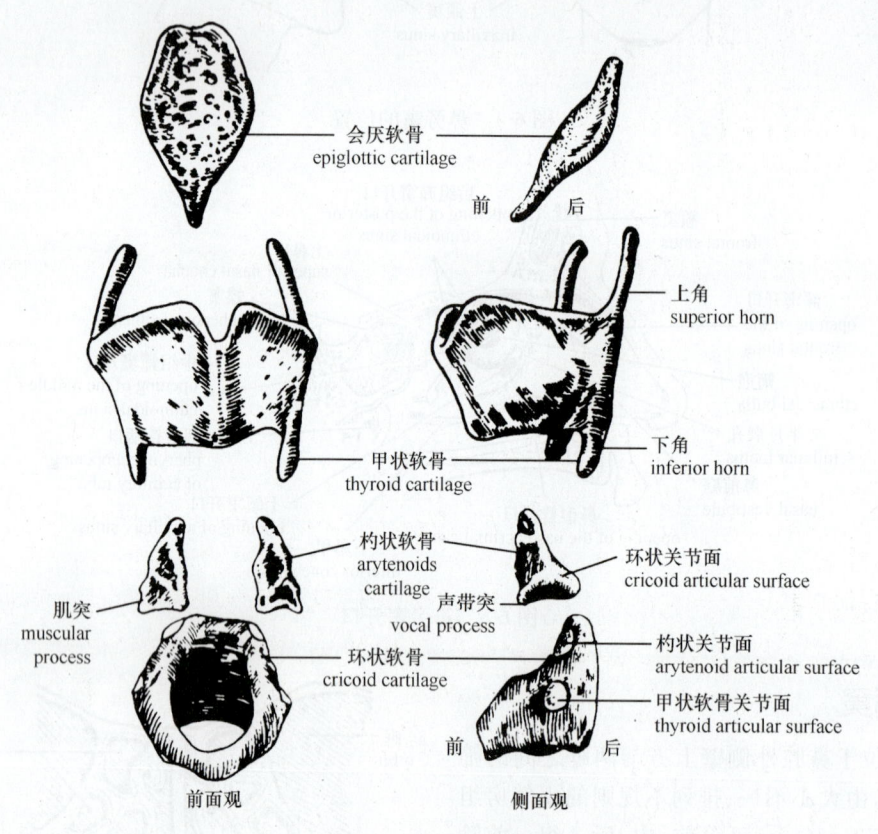

图 6-7 分离的喉软骨

(一)甲状软骨

甲状软骨 thyroid cartilage 位于舌骨下方,是喉软骨中最大的一块,由两块近似四边形的甲状软骨板在正中线互相愈合而成,构成喉的前壁和外侧壁。两软骨板的前缘在前正中线愈着处称**前角**。前角上端向前突出,成年男性特别明显,称**喉结** laryngeal prominence。喉结上方呈"V"形的切迹称**上切迹**。左、右甲状软骨板的后缘游离,并向上、下各发出一对突起,分别称**上角**和**下角**。上角较长,借韧带与舌骨大角相连,下角较短,其内侧面有关节面,与环状软骨相关节。

(二)环状软骨

环状软骨 cricoid cartilage 位于甲状软骨的下方,向下借韧带与气管软骨环相连。环状软骨由前部低窄的环状软骨弓和后部宽阔的环状软骨板构成。板的上缘两侧各有一杓关节面与杓状软骨构成环杓关节。环状软骨弓平对第 6 颈椎,弓与板交界处,两侧各有一甲关节面,与甲状软骨下角构成环甲关节。环状软骨是喉软骨中唯一完整的软骨环,对保持呼吸道的畅通有重要作用,损伤后易引起喉狭窄。

(三) 会厌软骨

会厌软骨 epiglottic cartilage 形似树叶,上宽下窄,上缘游离,下端借韧带连于甲状软骨前角内面的上部。会厌软骨被覆黏膜而构成**会厌** epiglottis。会厌位于喉口的前方,吞咽时,喉上提,会厌盖住喉口,防止食物误入喉腔。

(四) 杓状软骨

杓状软骨 arytenoid cartilage 成对,形似三棱锥体形,分为一尖、一底、二突和三个面。尖向上,底朝下,底与环状软骨板上缘的关节面构成环杓关节。由底向前伸出的突起称**声带突** vocal process,有声韧带附着。向外侧伸出的突起称**肌突** muscular process,有喉肌附着。

二、喉的连结

喉的连结包括喉软骨之间的连结以及喉与舌骨、气管之间的连结(图 6-8)。

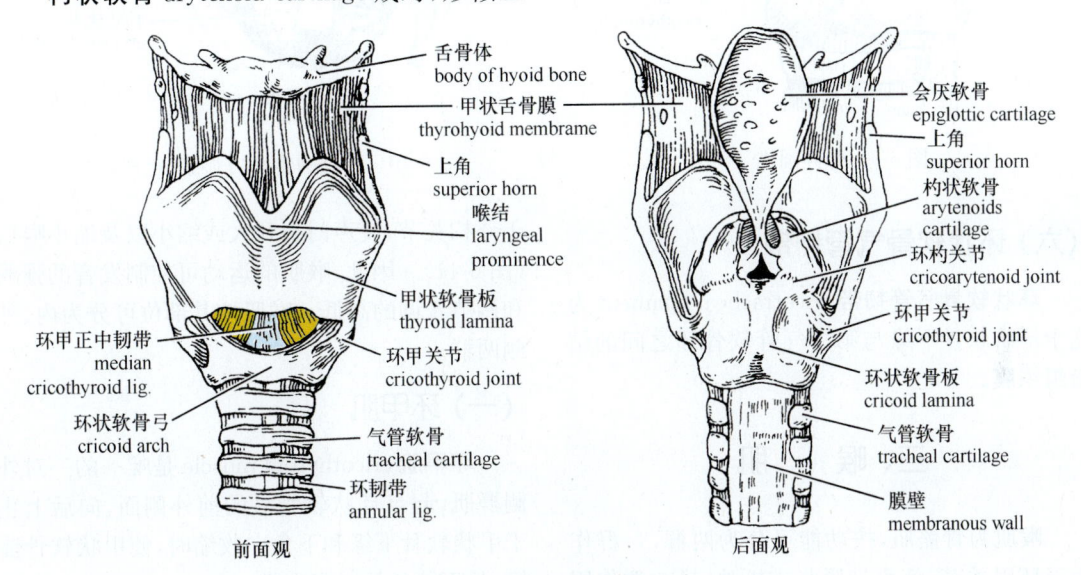

图 6-8 喉软骨及其连结

(一) 甲状舌骨膜

甲状舌骨膜 thyrohyoid membrane 是连于甲状软骨上缘与舌骨之间的结缔组织膜,其中部增厚为甲状舌骨正中韧带。

(二) 环甲关节

环甲关节 cricothyroid joint 由甲状软骨下角与环状软骨的甲关节面构成,属联动关节。甲状软骨在冠状轴上做前倾和复位运动,前倾时甲状软骨前角与杓状软骨之间的距离增大,声带紧张;复位时,两者之间的距离变小,声带松弛。

(三) 环杓关节

环杓关节 cricoarytenoid joint 由杓状软骨底与环状软骨板上缘的杓关节面构成,杓状软骨可沿此关节的垂直轴做旋转运动,旋内时使声带突互相靠近,缩小声门,旋外则开大声门。

(四) 弹性圆锥

弹性圆锥 conus elasticus(图 6-9) 又称**环甲膜**,为圆锥形的弹性纤维膜。起自甲状软骨前角的后面,呈扇形向下向后附于环状软骨上缘和杓状软骨声带突。弹性圆锥上缘游离,张于甲状软骨前角与杓状软骨声带突之间称**声韧带** vocal ligament,是构成声带的基础。弹性圆锥前份较厚,位于甲状软骨下缘与环状软骨弓上缘之间的部分称**环甲正中韧带** median cricothyroid ligament。当急性喉阻塞时,可在此处进行穿刺,以建立暂时的通气道,抢救病人生命。

(五) 方形膜

方形膜 quadrangular membrane 起于会厌软骨的两侧缘和甲状软骨前角的后面,向后附着于杓状软骨的前内侧缘(图 6-10)。其下缘游离称**前庭韧带** vestibular ligament,是构成前庭襞的基础。

图 6-9 弹性圆锥

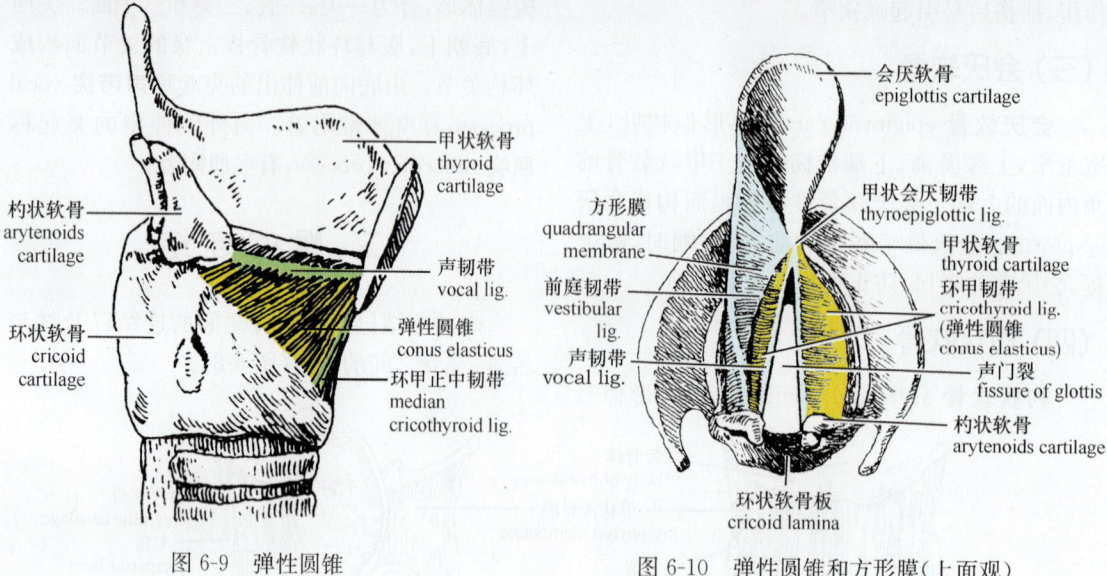

图 6-10 弹性圆锥和方形膜（上面观）

（六）环状软骨气管韧带

环状软骨气管韧带 cricotracheal ligament 为连于环状软骨下缘与第 1 气管软骨环之间的结缔组织膜。

三、喉　肌

喉肌为骨骼肌，按功能可分为两群，一群作用于环甲关节，使声带紧张或松弛；另一群作用于环杓关节，使声门裂开大或缩小以及缩小喉口（图 6-11）。因此，喉肌的运动可控制发音的强弱和调节音调的高低。喉肌按其部位可分为内、外侧两群。

（一）环甲肌

环甲肌 cricothyroid muscle 是唯一的一对外侧群肌，起自环状软骨弓的前外侧面，向后上止于甲状软骨下缘和下角。收缩时，使甲状软骨前倾，从而拉长并紧张声带。

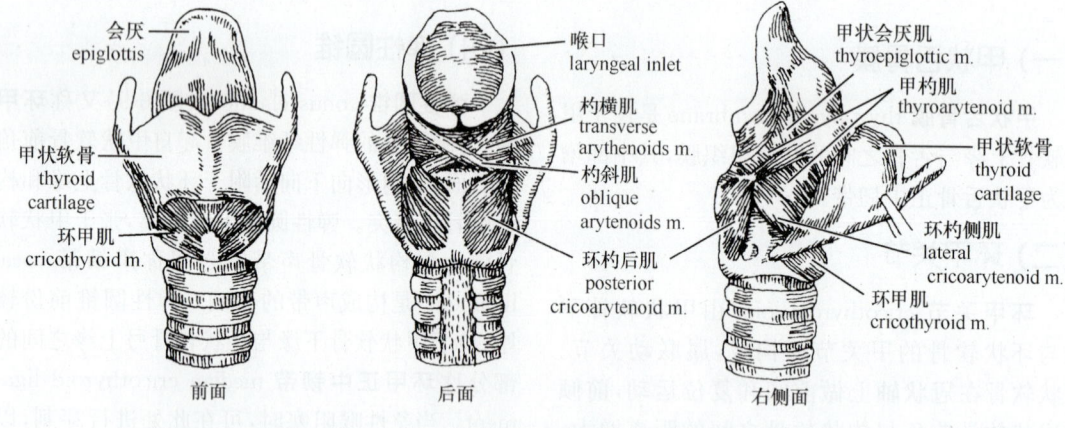

图 6-11 喉肌

（二）环杓后肌

环杓后肌 posterior cricoarytenoid muscle 起自环状软骨板后面，肌纤维行向外上方，止于杓状软骨肌突。此肌收缩时，使杓状软骨在垂直轴上旋转，声带突转向外，有开大声门裂并紧张声带的作用。

（三）环杓侧肌

环杓侧肌 lateral cricoarytenoid muscle 起自环状软骨弓的上缘和外侧面，止于杓状软骨肌突，其作用是使声带突转向内，缩小声门裂。

（四）甲杓肌

甲杓肌 thyroarytenoid muscle 起自甲状软

骨前角的后面,向后止于杓状软骨的外侧面。上部肌束位于前庭韧带外侧,收缩时能缩短前庭韧带;下部肌束位于声韧带外侧,称为**声带肌**,收缩时使声带变短而松弛。

(五) 杓肌

杓肌 arytenoid muscle 位于喉的后壁,包括杓横肌、杓斜肌和杓会厌肌。

喉肌的名称、起止和作用见表 6-1。

四、喉　腔

喉腔 laryngeal cavity 是喉的内腔,向上经喉口通喉咽,向下通气管。喉腔黏膜与咽和气管的黏膜相延续。喉腔的入口为**喉口** aditus laryngis,朝向后上方,由会厌上缘、杓会厌襞和杓间切迹围成。**杓会厌襞**为连接杓状软骨尖与会厌软骨侧缘的黏膜皱襞。喉腔中部的两侧壁上,有两对呈矢状位的黏膜皱襞,即上方的**前庭襞** vestibular fold 和下方的**声襞** vocal fold(图 6-12)。前庭襞在活体呈粉红色,连于甲状软骨前角中部与杓状软骨声带突上方。声襞在活体颜色较白,较前庭襞更为突向喉腔,自甲状软骨前角中部连至杓状软骨的声带突。两侧前庭襞之间的裂隙称**前庭裂** rima vestibuli,两侧声襞及杓状软骨基底部之间的裂隙称**声门裂** rima glottidis,是喉腔最狭窄的部位。声门裂前 2/3 位于两侧声襞之间称**膜间部**,后 1/3 位于两侧杓状软骨基底部和声带突之间称**软骨间部**。通常所称的**声带** vocal cord 是由声襞及其襞内的声韧带和声带肌共同构成。声带和声门裂合称**声门** glottis。

表 6-1　喉肌的名称、起止和作用

名称	起点	止点	作用
环甲肌	环状软骨弓的前外侧面	甲状软骨下缘和下角	紧张声带
环杓后肌	环状软骨板后面	杓状软骨肌突	开大声门裂并紧张声带
环杓侧肌	环状软骨弓的上缘和外侧面	杓状软骨肌突	缩小声门裂
甲杓肌	甲状软骨前角后面	杓状软骨外侧面和声带突	声襞变短和松弛
杓横肌	肌束横行连于两侧杓状软骨肌突及外侧缘		缩小喉口、紧张声带
杓斜肌	杓状软骨肌突	对侧杓状软骨尖	缩小喉口和声门裂
杓会厌肌	杓状软骨尖	会厌软骨及甲状会厌韧带	拉会厌向后下,关闭喉口

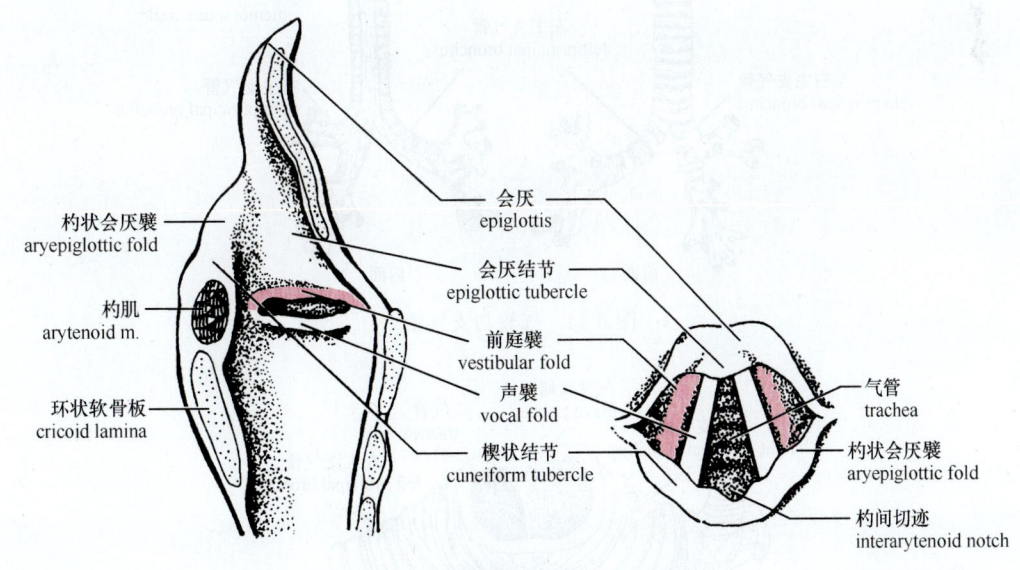

图 6-12　喉正中矢状切面及声门裂

喉腔被前庭裂和声门裂分为三部分:即喉前庭、喉中间腔和声门下腔(图 6-13)。**喉前庭** laryngeal vestibule 位于喉口与前庭裂平面之间,呈上宽下窄的漏斗状,前壁中央部有会厌软骨柄附着,其上方呈结节状隆起称**会厌结节**。位于前庭裂与声门裂之间的部分为**喉中间腔** intermedial cavity of larynx,喉中间腔向两侧突出至前庭襞与声襞之间的隐窝称**喉室** ventricle of larynx。从声门裂平面至环状软骨下缘之间的部分为**声门下腔** infraglottic cavity。声门下腔黏膜下组织比较疏松,炎症时易引起水肿。婴幼儿喉腔较窄小,常因喉水肿引起喉阻塞,产生呼吸困难。

第三节 气管与支气管

一、气　　管

气管 trachea 位于食管前方,上接环状软骨下缘,经颈部正中下行入胸腔,在胸骨角平面分为左、右主支气管,分叉处称**气管杈** bifurcation of trachea(图6-14)。气管长约10cm,以胸廓上口为界,分为颈部和胸部。在气管杈内面,有一矢状位向上凸的半月状嵴称**气管隆嵴** carina of trachea,略偏向左侧,是支气管镜检查时判断气管分叉的定位标志(图6-15)。

气管由气管软骨、平滑肌和结缔组织构成。气管软骨由14~17个缺口向后、呈"C"形的透明软骨环构成,气管内面衬以黏膜。气管软骨后壁的缺口由**膜壁**封闭,膜壁由平滑肌和纤维组织膜构成。气管颈部位置较表浅,在胸骨颈静脉切迹上方可触及,在第2~4气管软骨环前方有甲状腺峡,临床遇急性喉阻塞时,常在第3~5气管软骨环处沿正中线做气管切开术。

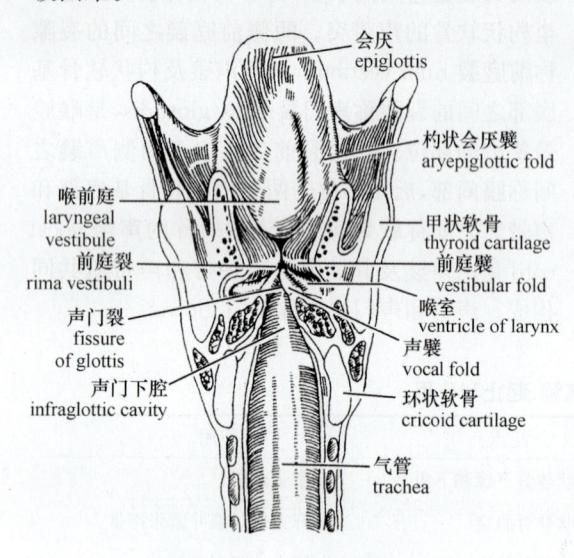

图6-13　喉冠状切面

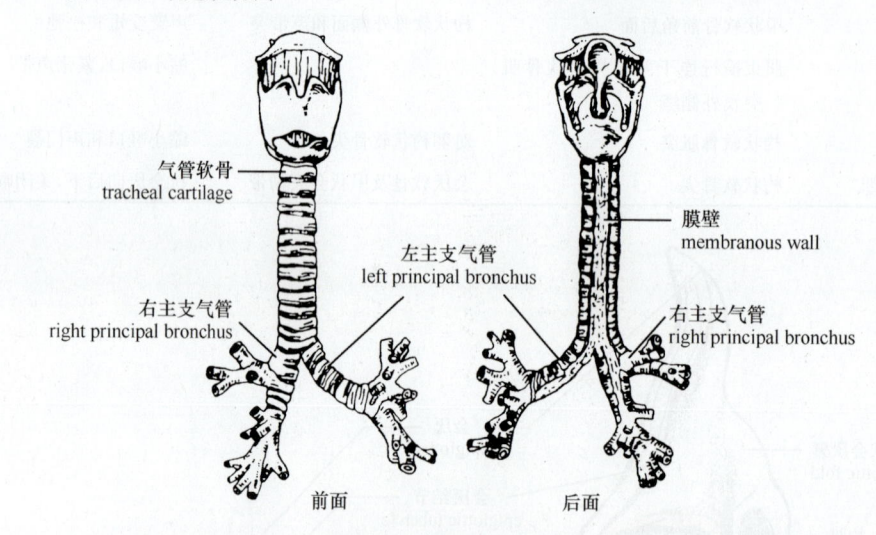

图6-14　气管与支气管

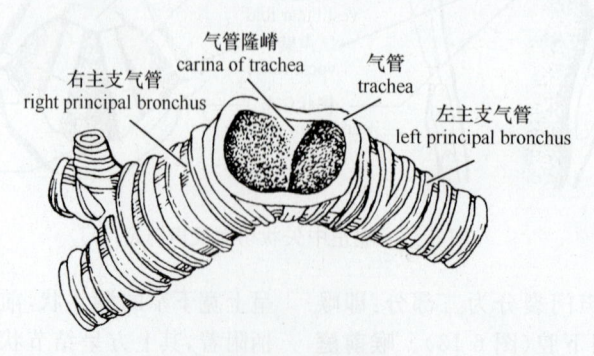

图6-15　气管隆嵴

二、支气管

支气管 bronchi 是指由气管分出的各级分枝,由气管分出的第一级分支为左、右主支气管。**左主支气管** left principal bronchus 细而长,通常有7~8个软骨环,长约4~5cm,其外径为0.9~1.4cm,与气管中线的延长线形成35°~40°的夹角,走行较倾斜。**右主支气管** right principal bronchus 粗而短,通常有3~4个软骨环,长约2~3cm,外径为1.2~1.5cm,与气管中线的延长线形成22°~25°的夹角,走行较陡直。

> **临床意义** 气管异物:临床上气管异物多坠入右主支气管。这是因为右主支气管比左主支气管粗短、与气管的夹角较小,走行相对较直,再加上气管隆嵴偏向左侧。若气管异物较大,阻塞气管或靠近气管分叉的气管隆嵴处,可使左、右两侧主支气管的通气受到严重障碍而发生呼吸困难,甚至窒息或死亡。

第四节 肺

肺 lungs 位于胸腔内,纵隔两侧,膈的上方。肺表面被覆脏胸膜,光滑润泽。透过脏胸膜可见许多呈多边形的小区,即**肺小叶**。婴幼儿肺呈淡红色,随着年龄增长吸入空气中的尘埃沉积增多,肺的颜色逐渐变为深灰色,并出现若干蓝黑色斑,吸烟者尤甚。肺组织质软而轻,富有弹性。由于肺内含有空气,故能浮于水面,胎儿和未曾呼吸过的新生儿肺内不含空气,质实而重,入水则下沉。法医常用此特点来判断新生儿是生前死亡或生后死亡。

一、肺的形态

肺大致呈圆锥形,具有一尖、一底、二面和三缘(图6-16),右肺较宽短,左肺较狭长。

肺尖 apex of lung 圆钝,经胸廓上口突至颈根部,高出锁骨内侧1/3段上方2.5cm。**肺底** base of lung 位于膈上面,稍向上凹,故又称**膈面**。**肋面** costal surface 较大而圆凸,邻接肋和肋间肌。内侧面邻贴纵隔,亦称**纵隔面** mediastinal surface,此面的中部有一椭圆形的凹陷称**肺门** hilum of lung,是主支气管、肺动脉、肺静脉、淋巴管和神经等出入的门户(图6-17)。这些出入肺门的结构被结缔组织包绕构成**肺根** root of lung。

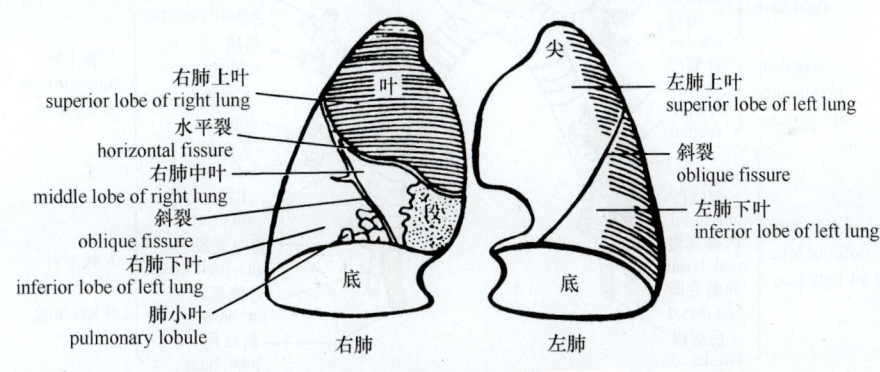

图6-16 肺的形态(前面观)

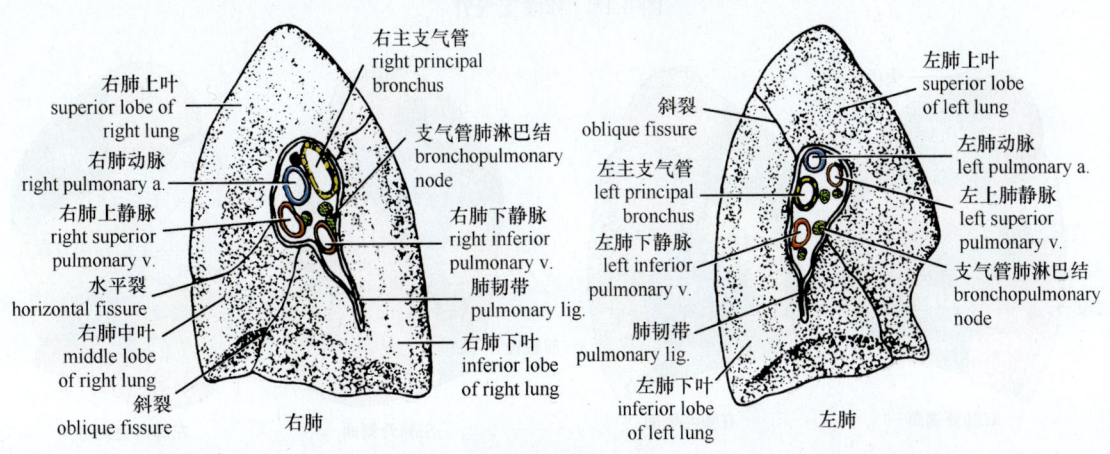

图6-17 肺的内侧面

肺根内各结构的排列，自前向后依次为：肺静脉、肺动脉、主支气管。左肺根的结构自上而下依次为：肺动脉、主支气管、下肺静脉；右肺根自上而下为：上叶支气管、肺动脉、肺静脉。肺的**前缘**薄锐，左肺前缘下部有**心切迹** cardiac notch，切迹下方有一突起称**左肺小舌** lingula of left lung。肺的**后缘**圆钝，位于脊柱两侧，为肋面与纵隔面在后方的移行部。肺的**下缘**在肋面与膈面交界处较锐，其位置可随呼吸而上下移动。

左肺由从后上斜向前下的一条**斜裂** oblique fissure 分为上、下二叶。右肺除斜裂外，还有一条近于水平方向的**水平裂** horizontal fissure，将右肺分为上、中、下三叶。

二、支气管树与支气管肺段

在肺门处，左、右主支气管（一级支气管）分为**肺叶支气管**（二级支气管）进入肺叶。左肺有上叶和下叶支气管；右肺有上叶、中叶和下叶支气管。肺叶支气管在各肺叶内再分为**肺段支气管** segmental bronchi（三级支气管）（图6-18），并在肺内反复分支呈树枝状，称**支气管树**。每一肺段支气管及其所属的肺组织称**支气管肺段** bronchopulmonary segments，简称**肺段** pulmonary segments。肺动脉的分支与支气管的分支相伴进入肺段，肺静脉的属支则位于相邻的两肺段之间。相邻的两肺段之间还有少量的疏松结缔组织。各肺段略呈圆锥形，其尖朝向肺门，底朝向肺表面（图6-19），构成肺的形态学和功能学的独立单位。通常左、右肺各有10个肺段（上叶3段、中叶2段、下叶5段，由于左肺上叶的尖段和后段常合为尖后段，下叶的内侧底段和前底段常合为内前底段，故左肺只有8个肺段）。

临床意义 当肺段支气管阻塞时，肺段的空气出入受阻。由于支气管肺段的结构和功能有相对的独立性，因此，临床上常以肺段为单位进行定位诊断及肺段切除。

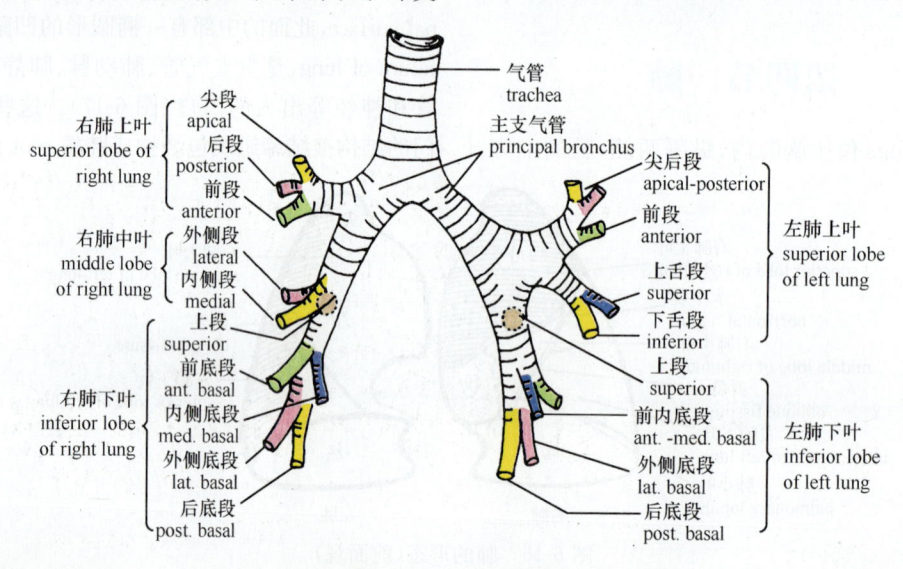

图 6-18 肺段支气管

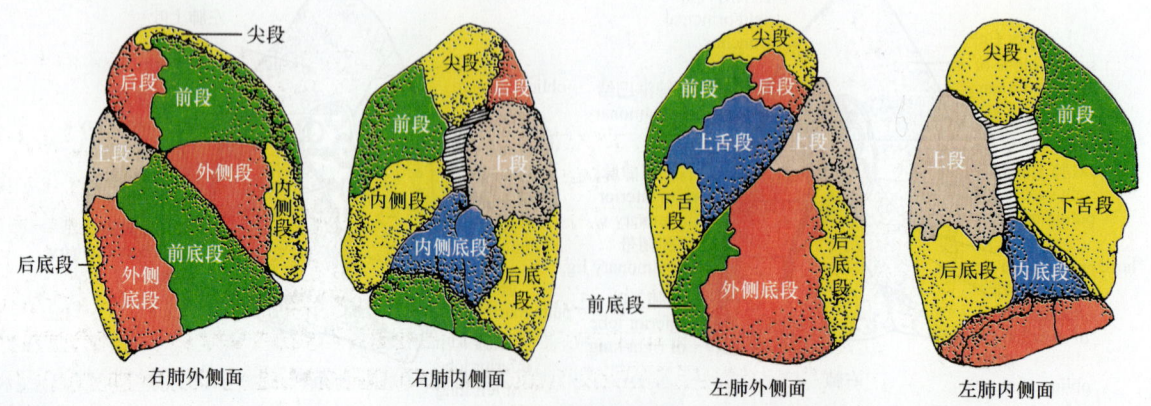

图 6-19 肺段

第五节 胸 膜

胸膜 pleura 是一层薄而光滑的浆膜，分为脏胸膜与壁胸膜两部分。脏、壁两层胸膜在肺根处互相移行，互相移行的两层胸膜在肺根下方重叠，形成三角形的皱襞称**肺韧带** pulmonary ligament，对肺有固定作用。

一、壁 胸 膜

壁胸膜 parietal pleura 贴附于胸壁内面、膈上面和纵隔两侧，因贴附部位不同可分为四部：①**肋胸膜** costal pleura 贴附于胸壁的内面；②**膈胸膜** diaphragmatic pleura 贴附于膈的上面，与膈紧密相贴，不易剥离；③**纵隔胸膜** mediastinal pleura 贴附于纵隔两侧，纵隔胸膜的中部包裹肺根并移行为脏胸膜；④**胸膜顶** cupula of pleura 是肋胸膜和纵隔胸膜向上的延续，突出胸廓上口达颈根部，覆盖于肺尖上方，高出锁骨内侧 1/3 段上方 2.5cm。因此，临床上在锁骨上方做臂丛麻醉或针灸时，应注意胸膜顶的位置，勿穿破胸膜顶造成气胸。

二、脏 胸 膜

脏胸膜 visceral pleura 被覆肺的表面，与肺实质紧密结合，并伸入各肺裂内。在肺根下方，前后两层重叠连于纵隔外侧面与肺内侧面之间称肺韧带。

三、胸膜腔和胸膜隐窝

胸膜腔 pleural cavity 是脏、壁胸膜之间密闭的潜在性腔隙，左、右各一，互不相通（图 6-20）。胸膜腔内呈负压，是吸气时肺扩张的重要因素，腔内仅有少量浆液，可减少呼吸时脏、壁两层胸膜之间的摩擦。在壁胸膜各部相互转折处的胸膜腔，即使在深吸气时，肺缘也不能伸入其内，胸膜腔的这些部位称**胸膜隐窝** pleural recesses。其中最大的胸膜隐窝是**肋膈隐窝** costodiaphragmatic recess，左右各一，呈半环形，由肋胸膜与膈胸膜转折形成，是胸膜腔的最低部位。此外，位于心包处的纵隔胸膜与肋胸膜互相移行处有**肋纵隔隐窝**，因为左肺前缘有心切迹，故左侧肋纵隔隐窝较大。

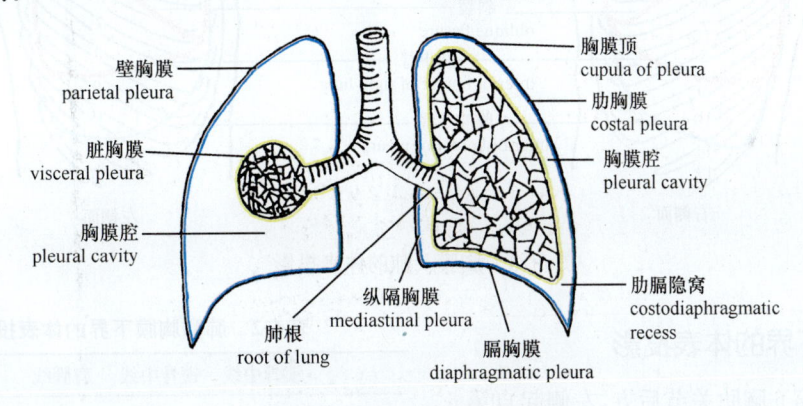

图 6-20 胸膜与胸膜腔示意图

标注：壁胸膜 parietal pleura；脏胸膜 visceral pleura；胸膜腔 pleural cavity；肺根 root of lung；纵隔胸膜 mediastinal pleura；膈胸膜 diaphragmatic pleura；胸膜顶 cupula of pleura；肋胸膜 costal pleura；胸膜腔 pleural cavity；肋膈隐窝 costodiaphragmatic recess

临床意义 胸膜腔积液：正常人胸膜腔内有 3~15ml 液体，若由于全身或局部病变使胸膜腔内的液体形成过快或吸收过缓，即可产生胸膜腔积液。而肋膈隐窝是胸膜腔中位置最低的部位，故胸膜腔积液首先聚积于此。

四、胸膜与肺的体表投影

胸膜的体表投影是指壁胸膜各部在相互转折之处的返折线在体表的投影。肋胸膜与纵隔胸膜前缘的返折线为胸膜前界，肋胸膜与膈胸膜的返折线为胸膜下界（图 6-21）。

（一）胸膜前界的体表投影

上端起自锁骨中、内 1/3 交界处上方约 2.5cm 处的胸膜顶，向下内方斜行至第 2 胸肋关节水平，两侧互相靠拢，并沿中线附近垂直下行。右侧下行至第 6 胸肋关节处右转，移行于胸膜下界；左侧在第 4 肋关节处斜向外下方，沿胸骨左缘外侧约 2~2.5cm 处向下行，至第 6 肋软骨后方移行于胸膜下界。由于两侧胸膜前界上、下彼此分开，中间部分彼此靠拢，因此，在胸骨后方形成两个无胸膜覆盖的三角形区域，上方的三角形区在胸骨柄后方称**胸腺区**，内有胸腺；下方的三角形区位于胸骨体下部和左侧第 4～6 肋软骨后方称**心包区**，此区心包前方无胸膜覆盖。因此，临床上经左剑肋角进行心包穿刺，引流心包腔内的积液，可不损伤胸膜和肺。

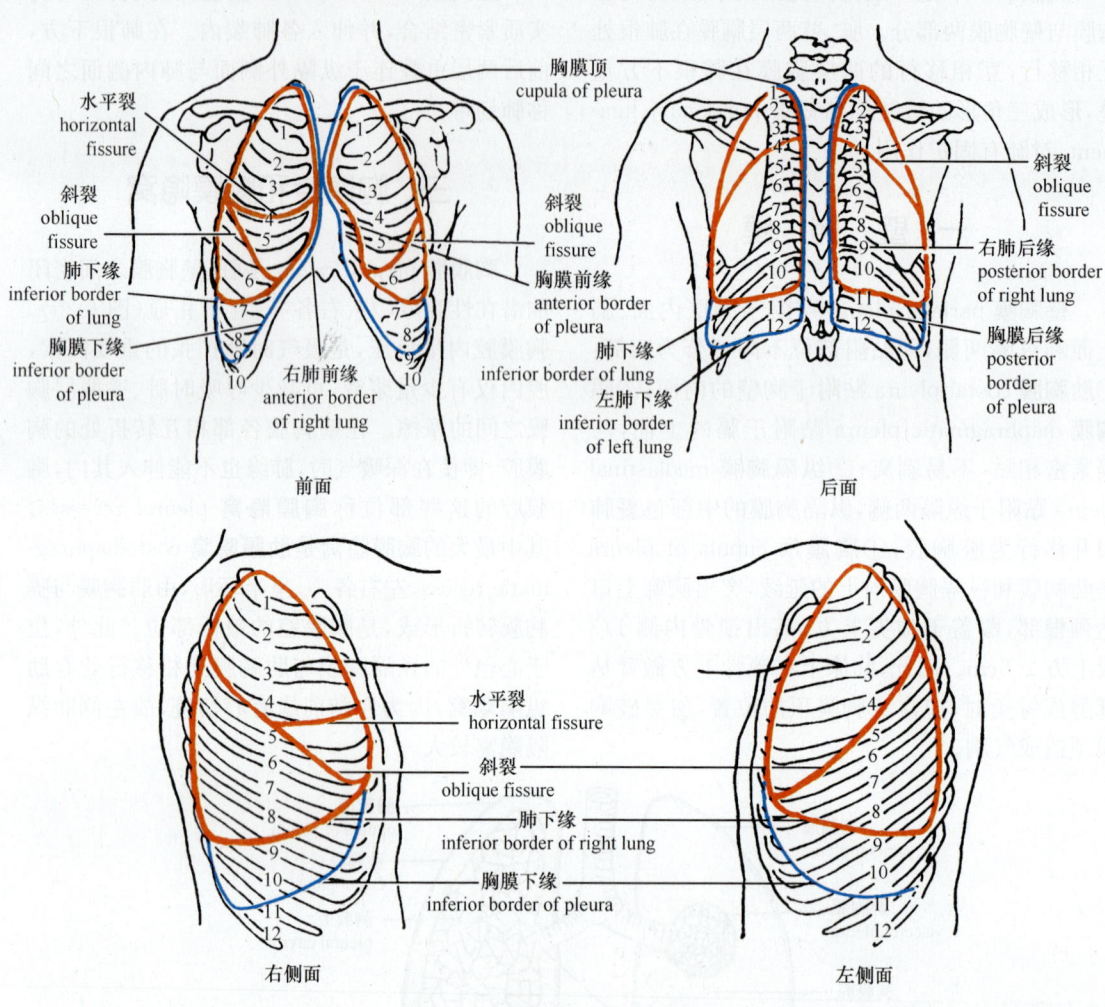

图 6-21 胸膜及肺的体表投影

（二）胸膜下界的体表投影

右侧起自第 6 胸肋关节后方，左侧起自第 6 肋软骨后方，两侧均行向外下方，在锁骨中线与第 8 肋相交，腋中线与第 10 肋相交，肩胛线与第 11 肋相交，在脊柱旁平第 12 胸椎高度。

（三）肺的体表投影

肺的前界几乎与胸膜前界相同。肺下界的体表投影比胸膜下界高出约两个肋骨，即在锁骨中线与第 6 肋相交，腋中线与第 8 肋相交，肩胛线与第 10 肋相交，在脊柱旁平第 10 胸椎棘突高度（表 6-2）。

表 6-2 肺和胸膜下界的体表投影

	锁骨中线	锁骨中线	肩胛线	后正中线
肺下界	第 6 肋	第 8 肋	第 10 肋	第 10 胸椎棘突
胸膜下界	第 8 肋	第 10 肋	第 11 肋	第 12 胸椎棘突

第六节 纵　　隔

纵隔 mediastinum 是两侧纵隔胸膜之间全部器官、结构与结缔组织的总称。纵隔的境界：前界为胸骨，后界为脊柱胸段，两侧界为纵隔胸膜，上界为胸廓上口，下界为膈。成人纵隔位置略偏左侧。

纵隔分区的方法较多,解剖学常用四分法。该方法以胸骨角平面(平对第 4 胸椎椎体下缘)将纵隔分为上纵隔与下纵隔,下纵隔再以心包为界,分为前纵隔、中纵隔和后纵隔(图 6-22)。

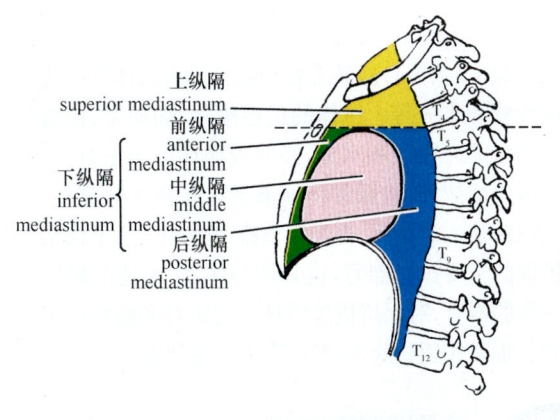

图 6-22 纵隔的分区

一、上 纵 隔

上纵隔 superior mediastinum 的上界为胸廓上口,下界为胸骨角至第 4 胸椎椎体下缘的平面,前方为胸骨柄,后方为第 1~4 胸椎体。上纵隔的内容由前向后有胸腺、大血管、神经以及气管、食管等。

二、下 纵 隔

下纵隔 inferior mediastinum 的上界为上纵隔的下界,下界是膈,两侧为纵隔胸膜。下纵隔分三部:胸骨体与心包前壁之间为**前纵隔** anterior mediastinum,内有胸腺或胸腺遗迹、纵隔前淋巴结及疏松结缔组织等;心包前、后壁之间为**中纵隔** middle mediastinum,内有心包、心和出入心的大血管、奇静脉弓、膈神经、心包膈血管及淋巴结等;心包后壁与脊柱胸部之间为**后纵隔** posterior mediastinum,内有气管杈及左右主支气管、食管、胸主动脉、胸导管、奇静脉、半奇静脉、迷走神经、胸交感干和淋巴结等。

(康 健)

Summary

The respiratory system is composed of the respiratory tract and the lung. The nose, pharynx and larynx are usually called the upper respiratory tract, whereas the trachea and bronchi called the lower respiratory tract. Lung is an organ of gas exchange.

Each lung is conical and has an apex, a base, two surfaces and three borders. The apex projects superiorly, about 2~3cm above the medial third of the clavicle. Near the center of the mediastinal surface of the lung, there is a depression called the hilum of the lung, through which the roots of the lung (the main bronchus, pulmonary arteries and pulmonary veins) enter or leave. A deep notch at the anterior border of the left lung is called the cardiac notch. The left lung is divided into 2 lobes by an oblique fissure, and the right one divided into 3 lobes by a horizontal fissure and an oblique fissure.

The pleura is a thin, slippery layer of serous membrane that lines on the inner surface of the thoracic wall (parietal pleura) and the surface of the lung (visceral pleura). The parietal pleurae includes the coastal, mediastinal, diaphragmatic and cervical pleura. The potential space between the parietal and visceral pleura is called the pleural cavity. The left and right pleural cavities are separated by the mediastinum. The costodiaphragmatic recess is the lowest part of the cavity.

The central portion of the thoracic cavity between the pleural sacs is called the mediastinum, which is usually divided into 4 parts: the superior, anterior, middle and posterior mediastinum.

(李 华)

第 7 章 泌尿系统

学习目的
掌握：①泌尿系统的组成及功能；②肾的形态、位置、构造及被膜；③输尿管的走行分部、与输尿管交叉的结构及输尿管三处狭窄位置；④膀胱的形态、位置及膀胱三角的临床意义；⑤女性尿道的特点及开口位置。

泌尿系统 urinary system 由肾、输尿管、膀胱及尿道组成(图7-1)。其主要功能是排出机体内的代谢废物和水分等。机体的代谢废物，如尿素、尿酸及多余的无机盐和水分，经血液循环运送至肾，在肾内生成尿液，输尿管将尿液送入膀胱暂时储存，当尿液达一定量后，再经尿道排出体外。肾不仅是机体的主要排泄器官，也是调节体液、维持电解质平衡的器官，对保持机体内环境的相对平衡和稳定起着重要作用。此外，肾还有内分泌功能。

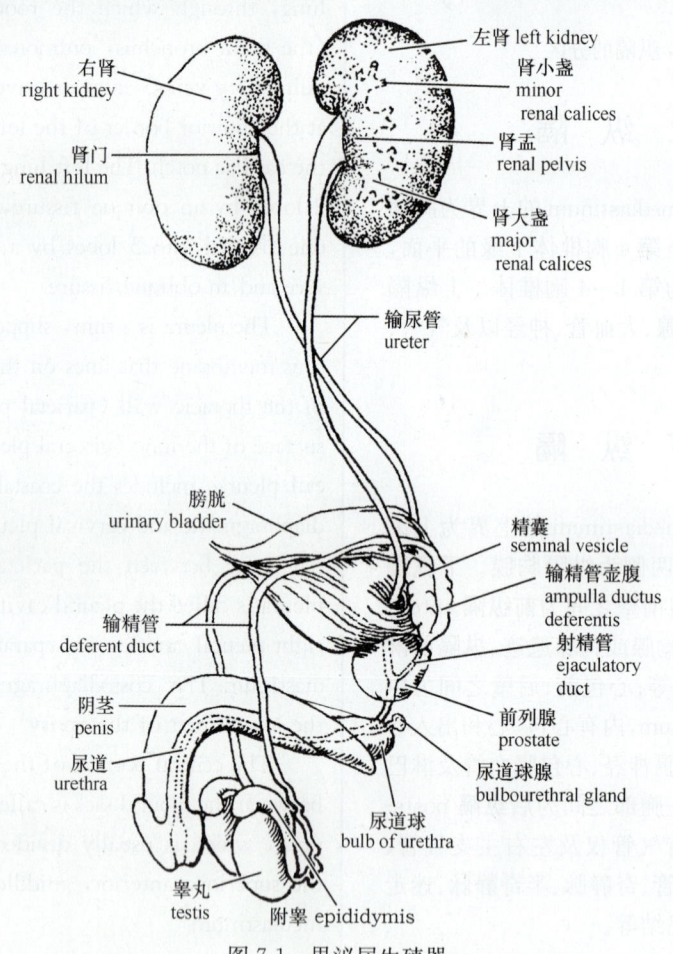

图 7-1 男泌尿生殖器

第一节 肾

一、肾的形态

肾 kidney 是成对的实质性器官，形似蚕豆，新鲜肾呈红褐色，质柔软，表面光滑，每个肾重约130～150g。肾可分为上、下两端，前、后两面和内、外侧两缘。肾的上端宽而薄、下端窄而厚。前面凸向前外侧，后面较扁平，紧贴腹后壁。外侧缘隆凸，内侧缘中部凹陷称**肾门** renal hilus，是肾的血管、淋巴管、神经和肾盂出入的门户。出入肾门的诸结构被结缔组织包裹称**肾蒂** renal pedicle。右侧肾蒂较左侧为短，是因为下腔静脉靠近右肾的缘故。肾蒂内主要结构的排列关系，由前向后依次为：肾静脉、肾动脉和肾盂；从上向下依次为：肾动脉、肾静脉和肾盂。由肾门向肾内伸入的空隙称**肾窦** renal sinus，被肾血管、淋巴管、神经、肾小盏、肾大盏、肾盂及脂肪组织等所占据。

> **临床意义** 由于右侧肾蒂较左侧肾蒂短，再加上右肾前面有肝覆盖，因此，临床上做右肾手术较为困难，容易伤及右肾周围结构。

二、肾的位置

肾位于脊柱两侧，腹膜后方，紧贴腹后壁的上部（图7-2）。两肾上端相距较近，距正中线约3.8cm，下端相距较远，距正中线约7.2cm。左肾上端平第11胸椎下缘，下端平第2腰椎下缘；右肾因受肝的影响比左肾略低，上端平第12胸椎上缘，下端平第3腰椎上缘。第12肋分别斜越左肾后面的中部和右肾后面的上部（图7-3）。肾门约平第1腰椎体平面，距正中线约5cm，肾门的体表投影在竖脊肌外侧缘与第12肋的夹角处称**肾区** renal region（肋脊角）。肾病患者叩击或触压肾区可引起疼痛。肾的位置随性别、年龄、体型、体位的不同而有差异。

三、肾的毗邻

两肾上端均紧邻肾上腺。两肾后面上1/3与膈相邻，下2/3自内向外与腰大肌、腰方肌和腹横肌相邻。肾前面的毗邻左、右不同（图7-4），右肾前面与肝右叶相邻、下部与结肠右曲相邻、内侧缘与十二指肠降部相邻。左肾前面的上部与胃底相邻、中部与胰尾相邻、下部与空肠和结肠左曲相邻。

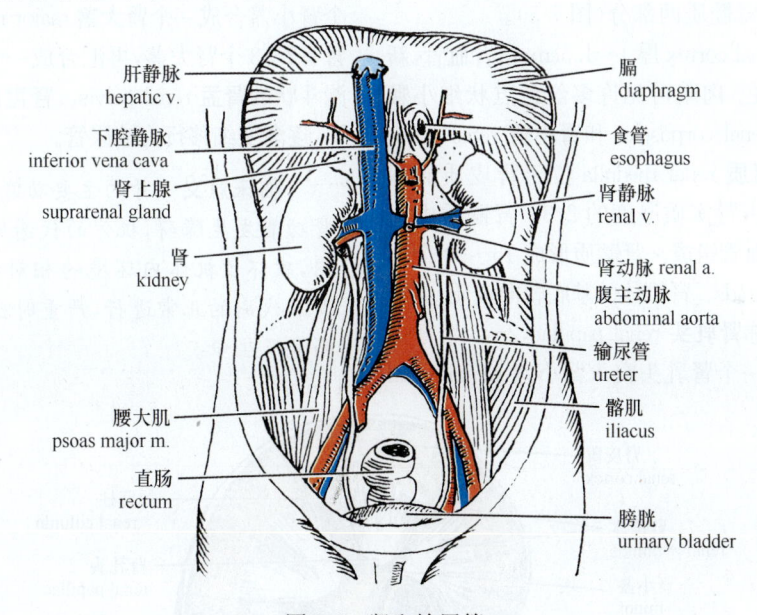

图 7-2 肾和输尿管

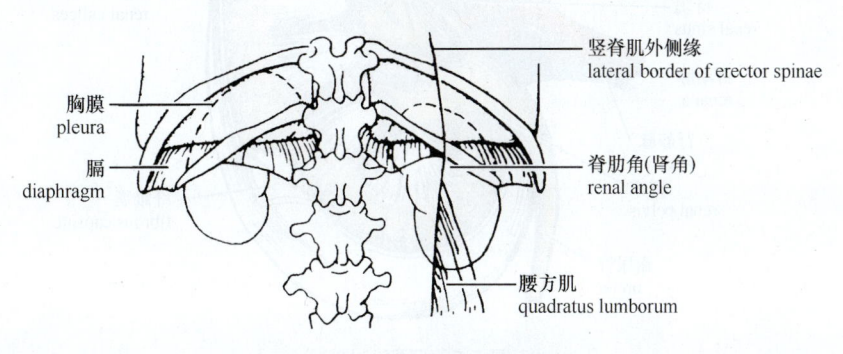

图 7-3 肾的位置（后面观）

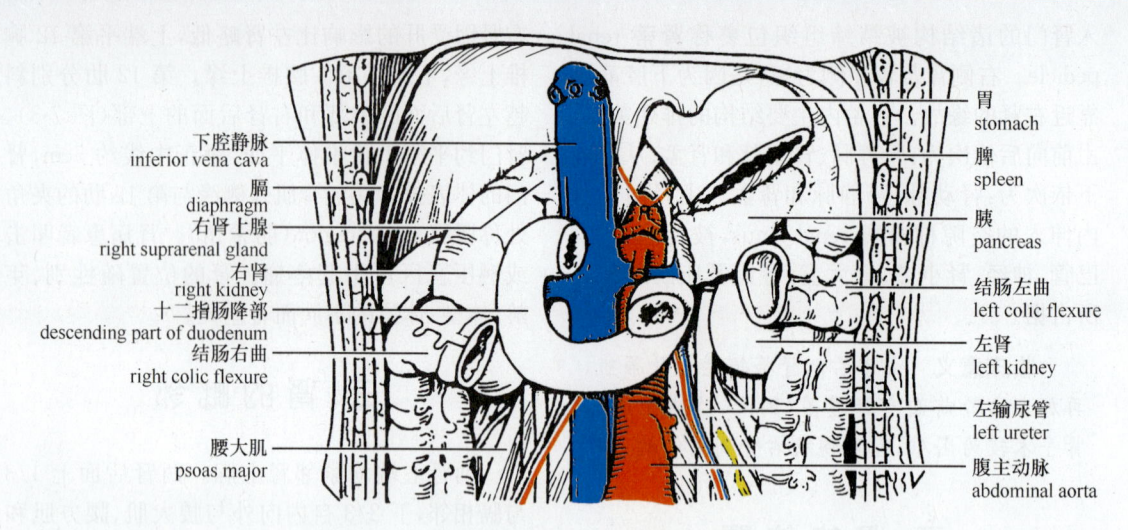

图 7-4 肾的毗邻(前面观)

四、肾的构造

在肾的冠状切面上，肾实质可分为表层的肾皮质和深层的肾髓质两部分(图7-5)。

肾皮质 renal cortex 厚1～1.5cm，富含血管，新鲜标本呈红褐色，肉眼可见许多红色点状细小颗粒，由**肾小体** renal corpuscles 和**肾小管** renal tubulus 组成。**肾髓质** renal medulla 位于肾皮质的深部，色淡红，约占肾实质厚度的2/3。肾髓质由许多小的管道和血管组成。肾髓质形成15～20个**肾锥体** renal pyramids。肾锥体的基底朝向皮质，尖端圆钝朝向肾窦称**肾乳头** renal papillae，2～3个肾锥体的尖端合成一个肾乳头突入**肾小盏** minor renal calices。肾乳头上有许多**乳头孔** papillary foramina，肾生成的尿液经乳头孔流入肾小盏内。肾皮质伸入肾锥体之间的部分称**肾柱** renal columns。肾窦内有7～8个呈漏斗状的肾小盏包绕肾乳头。2～3个肾小盏合成一个**肾大盏** major renal calices。每个肾有2～3个肾大盏，再汇合成一个前后扁平、略呈漏斗状的**肾盂** renal pelvis。肾盂出肾门后，弯行向下，逐渐变细移行为输尿管。

临床意义 肾的主要功能是生成尿液，若肾功能发生障碍，机体的代谢废物将蓄积于体内，破坏了机体内环境的相对稳定，从而影响新陈代谢的正常进行，严重时出现肾功能衰竭而危及生命。

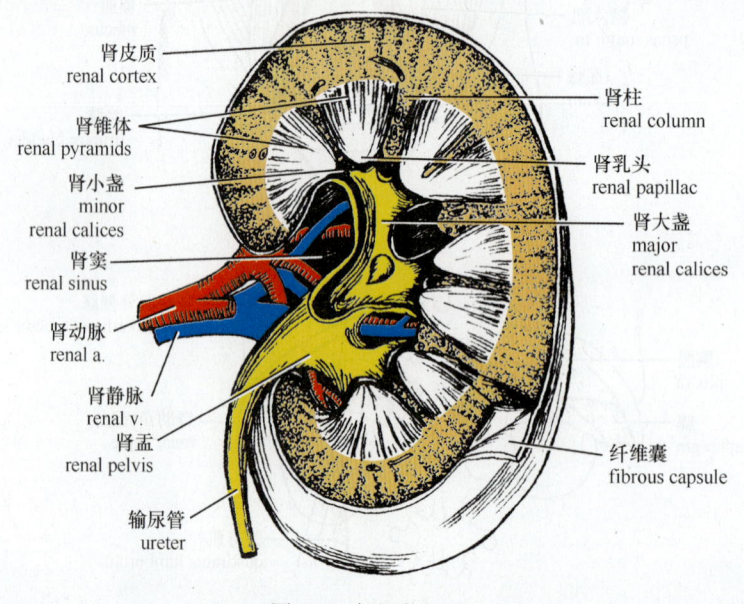

图 7-5 肾冠状切面

五、肾的被膜

肾的表面包有三层被膜,由内向外为纤维囊、脂肪囊和肾筋膜(图7-6)。

(一) 纤维囊

纤维囊 fibrous capsule 为紧贴肾表面的薄层致密坚韧的结缔组织膜,内含少量弹性纤维。正常情况下,纤维囊与肾实质易于分离,但在病理情况下,则与肾实质发生粘连,不易剥离。肾破裂或部分切除时,需缝合此膜。

(二) 脂肪囊

脂肪囊 fatty renal capsule 为包在肾及肾上腺周围的脂肪组织,有保护肾的作用,又称肾床。在肾前面仅有少量脂肪组织,但在肾的边缘部和下端脂肪组织较多,并经肾门伸入肾窦内。肾周围炎是指肾脂肪囊的感染,做肾囊封闭时,即将药物注入肾囊内。

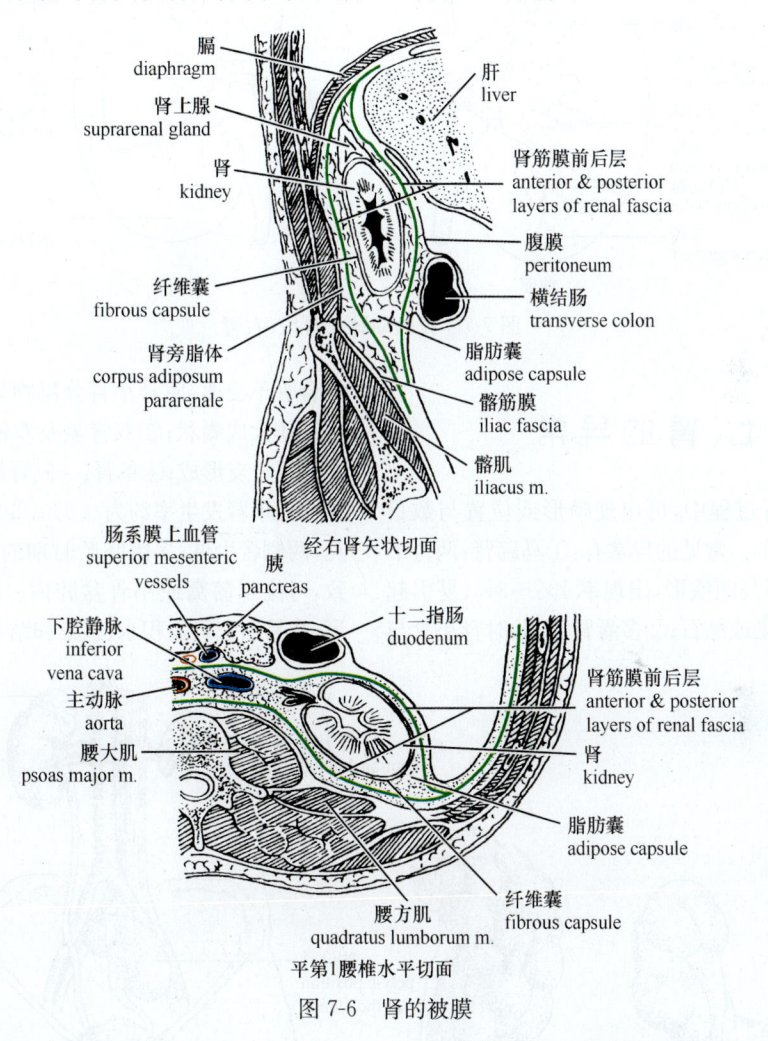

图7-6 肾的被膜

(三) 肾筋膜

肾筋膜 renal fascia 位于脂肪囊外周,包裹肾及肾上腺,分为**肾前筋膜** prerenal fascia 和**肾后筋膜** retrorenal fascia,二者在肾上腺上方和肾的外侧缘处互相融合,向下仍分开,其间有输尿管通过。向内侧,肾前筋膜延伸至腹主动脉和下腔静脉的前面与对侧的肾前筋膜相续,肾后筋膜与腰大肌筋膜相融合,并向内附于椎体筋膜。肾筋膜向深面发出许多结缔组织小束,穿过脂肪囊连于纤维囊,对肾起固定作用。

肾表面的三层被膜、肾蒂、肾周围器官、腹膜及腹内压等因素对维持肾的正常位置起重要作用。

临床意义 由于肾筋膜下方完全分开,当肾的固定装置不健全(如肾周围脂肪减少或有内脏下垂)时,则可引起肾下垂或游走肾。肾积脓或肾周围炎症时,可沿肾筋膜向下蔓延,达髂窝或大腿根部。

六、肾 段

肾动脉 renal artery 在肾实质内的分支按一定的节段分布。肾动脉在进入肾门之前，通常分为前、后两支，分别走行在肾盂的前、后方。前支较粗，再分出 4 条肾段动脉与后支一起进入肾实质内，每一肾段动脉分布区的肾实质为一个**肾段** renal segment。每个肾分为 5 个肾段：即**上段**、**上前段**、**下前段**、**下段**和**后段**（图 7-7）。各肾段由同名的肾段动脉供血，各肾段间有少血管的段间组织分隔。各肾段动脉分支之间无吻合，若某一肾段动脉的血流受阻，所供应的肾段即可发生坏死。因此，了解肾段知识，对肾疾病的定位及肾部分切除术有实用意义。

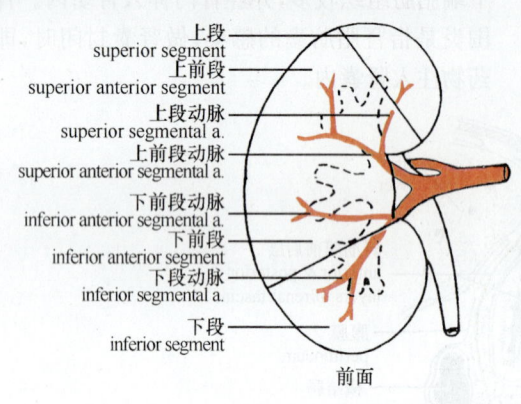

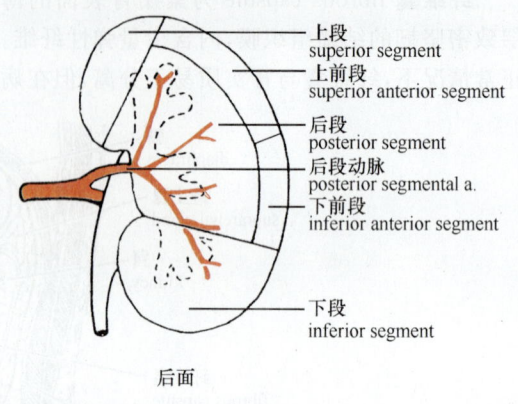

图 7-7 肾段动脉及肾段（右肾）

七、肾的异常

肾在发育过程中，可出现畸形或位置与数目的异常（图 7-8）。常见的异常有：①马蹄肾：两肾下端互相连接呈马蹄铁形，出现率 1%～3%，易引起肾盂积水、感染或结石；②多囊肾：胚胎时肾小管与集合管不交通，使肾小管分泌物排出困难，引起肾小管膨大成囊状；③双肾盂及双输尿管：由输尿管芽反复分支形成；④单肾：一侧肾缺如或发育不全，先天性单肾发生率约为 0.5%；⑤低位肾：一侧者多见，两侧者少见，多因胚胎时期的肾上升受影响所致，可位于髂窝或小骨盆腔内。因输尿管短而变形，常易引起肾盂积水、感染和结石。

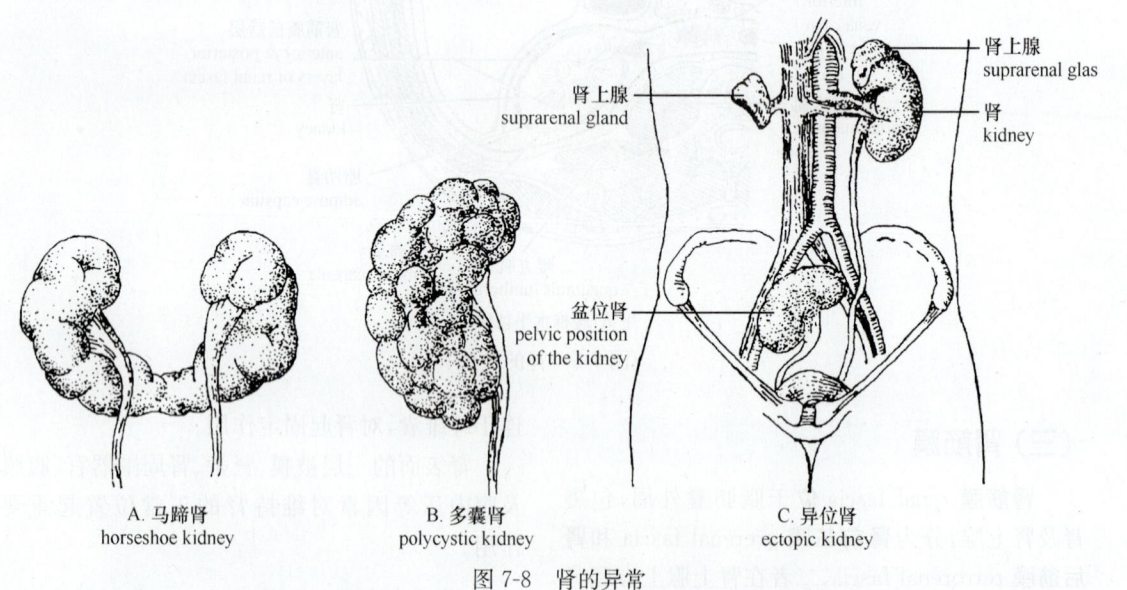

图 7-8 肾的异常

A. 马蹄肾 horseshoe kidney　　B. 多囊肾 polycystic kidney　　C. 异位肾 ectopic kidney

第二节 输 尿 管

输尿管 ureter 为一对细长的肌性管道，起于肾盂下端，终于膀胱，长 20～30cm，管径约为 0.5～1.0cm。管壁有较厚的平滑肌，可作节律性蠕动，使尿液不断流入膀胱。

输尿管根据其行程分为三部，即腹部、盆部

和壁内部。**输尿管腹部**起于肾盂下端,经腹膜后方,沿腰大肌前面下降至小骨盆入口处。在输尿管腹部的中点附近,睾丸血管(男性)或卵巢血管(女性)跨过输尿管的前方。在小骨盆入口处,左输尿管跨过左髂总动脉末端的前方,右输尿管则跨过右髂外动脉起始部的前方。**输尿管盆部**从小骨盆入口处经盆腔侧壁腹膜后方下行,跨过盆壁血管和神经的表面,达坐骨棘水平,男性输尿管转向前内下方,在直肠前外侧壁与膀胱后壁之间下行,经输精管的后方,从膀胱底的外上角斜穿膀胱壁。女性输尿管入盆腔后,行经子宫颈外侧达膀胱底,在距子宫颈外侧约2.5cm处,从子宫动脉后方行向下内至膀胱底穿入膀胱壁内。**输尿管壁内部**为输尿管斜穿膀胱壁的部分,长约1.5~2.0cm,以**输尿管口** ureteric orifice 开口于膀胱。当膀胱充盈时,膀胱内压增高,压迫壁内部使管腔闭合,以阻止尿液由膀胱逆流入输尿管。由于输尿管的蠕动,尿液仍可不断地进入膀胱。

输尿管全长有三处狭窄:①**上狭窄** superior stricture 位于肾盂与输尿管移行处;②**中狭窄** middle stricture 位于小骨盆上口,输尿管跨过髂血管处;③**下狭窄** inferior stricture 为输尿管壁内部。狭窄口径只有0.2~0.3cm。

临床意义 ①由于女性输尿管盆部在子宫颈外侧约2.5cm处与子宫动脉相交,子宫动脉横过输尿管的前上方,故临床上做子宫手术结扎子宫动脉时,应注意此关系不要误伤输尿管。②输尿管的三处狭窄,常是输尿管结石的滞留部位。

第三节 膀　　胱

膀胱 urinary bladder 是储存尿液的囊状肌性器官,其形状、大小、位置及壁的厚度均随尿液充盈程度、年龄、性别不同而异。一般正常成人的膀胱容量为350~500ml,最大容量可达800ml,女性膀胱容量较男性为小。

一、膀胱的形态

空虚的膀胱呈三棱锥体形,可分为尖、底、体、颈四部(图7-9)。**膀胱尖** apex of bladder 细小,朝向前上方。**膀胱底** fundus of bladder 近似三角形,朝向后下方。膀胱尖与膀胱底之间的部分为**膀胱体** body of bladder。膀胱的最下部称**膀胱颈** neck of bladder,与男性的**前列腺底**或女性的**盆膈**相毗邻。膀胱各部之间无明显界限,膀胱充盈时则呈卵圆形。

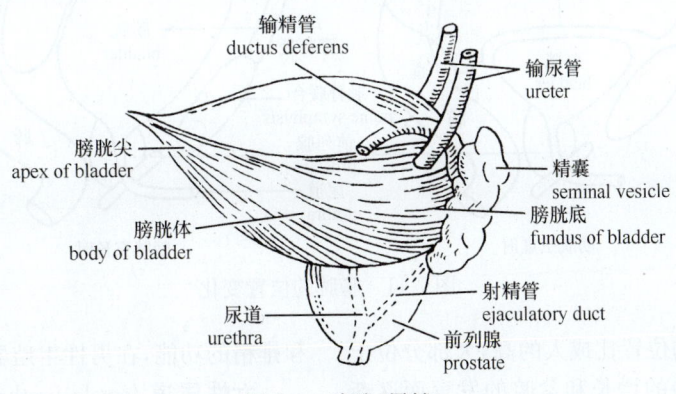

图7-9　膀胱(男性)

二、膀胱壁内面的结构

膀胱的内面被覆黏膜,膀胱空虚时黏膜形成许多皱襞,充盈时皱襞消失。但在膀胱底的内面有一个三角形区域,位于两个输尿管口与**尿道内口** internal urethral orifice 之间称**膀胱三角** trigone of bladder(图7-10)。由于此区缺少黏膜下层,黏膜与肌层紧密相连,无论膀胱扩张或收缩黏膜均保持平滑状态。膀胱三角是肿瘤、结核和炎症的好发部位,膀胱镜检查时应特别注意。两个输尿管口之间的横行皱襞称**输尿管间襞** interureteric fold,膀胱镜下可见此皱襞呈苍白色,是寻找输尿管口的标志。

三、膀胱的位置和毗邻

成人的膀胱位于小骨盆的前部。膀胱空虚时膀胱尖一般不超过耻骨联合上缘,充盈时膀胱尖上升至耻骨联合以上。这时,由腹前壁反折向膀胱上面的腹膜也随之上推移,使膀胱的前下壁直接与腹前壁相贴(图7-11)。此时,在耻骨联合上方进行膀胱穿刺或膀胱手术,可不经过腹膜腔而直接进入膀胱,以避免损伤腹膜和腹膜腔感染。

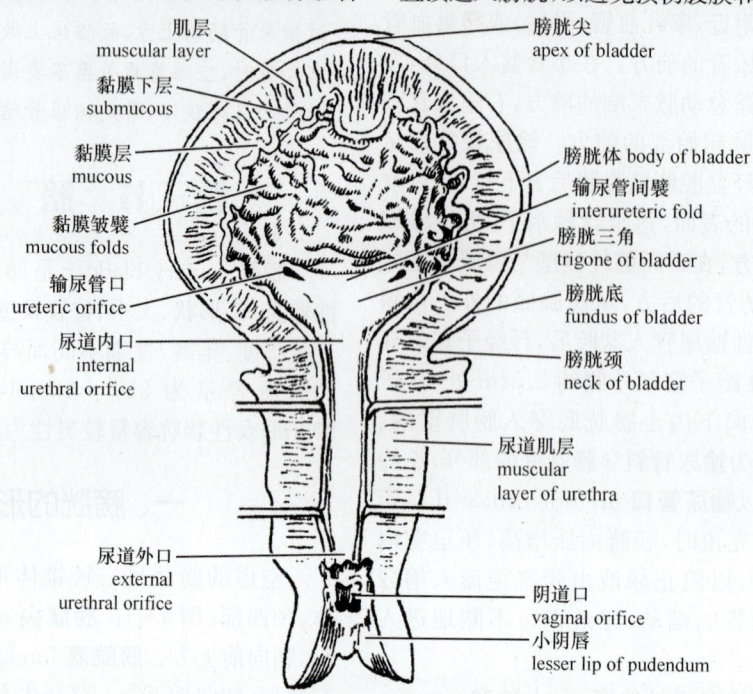

图 7-10 膀胱三角和尿道(女性)

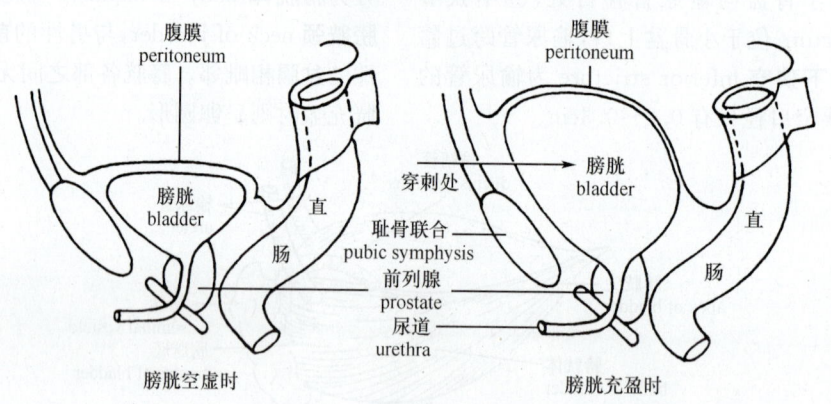

图 7-11 膀胱的位置变化

新生儿膀胱的位置比成人的高,大部分位于腹腔内。随着年龄的增长和盆腔的发育而逐渐降入盆腔,至青春期达成人位置。老年人因盆底肌松弛,膀胱位置则更低。

膀胱的前方为耻骨联合。后方在男性为精囊、输精管壶腹和直肠,在女性为子宫和阴道。膀胱的下方,男性邻接前列腺,女性邻接尿生殖膈。膀胱上面有腹膜覆盖,男性邻小肠,女性则有子宫伏于其上。

第四节 尿 道

尿道 urethra 是膀胱与体外相通的一段管道。男、女性尿道差异很大,男性尿道兼有排尿和排精的功能,在男性生殖器叙述。

女性尿道 female urethra 长约5cm,直径约0.6cm,较男性尿道宽、短而直(图7-10),仅有排尿功能。女性尿道起于膀胱的尿道内口,在阴道前方下行穿过尿生殖膈,开口于阴道前庭的**尿道外口** external urethral orifice。女性尿道前方为耻骨联合,后方紧邻阴道前壁,下行穿尿生殖膈时,周围有**尿道阴道括约肌**(骨骼肌)环绕,有控制排尿和缩紧阴道的作用。尿道外口位于阴道口的前方。

临床意义 由于女性尿道宽、短、直的特点以及开口于阴道前庭,距阴道口和肛门较近,故女性尿道逆行感染较为多见。

(佘永华)

Summary

The urinary system consists of the kidneys, ureters, urinary bladder and urethra. Kidneys lie retroperitoneally on the posterior abdominal wall, beside the vertebral column. At the concave medial margin of each kidney there is called the renal hilum where the renal artery enters and the renal vein and renal pelvis leave. On the coronary section, the renal tissue is divided into the outer cortex and the inner medulla. The former is composed of renal corpuscles and tubules, and the latter composed of 15 ~ 20 renal pyramids. The apices of 2 ~ 3 pyramids aggregate to form the renal papilla pointing to the renal pelvis. Minor renal calices collect urine from the papillae, major renal calices collect urine from 2 ~ 3 minor renal calices, and the renal pelvis collects urine from the major renal calices. The cortical columns extend into the medullary region between pyramids. The renal pelvis runs inferomedially and becomes the ureter after leaving the renal hilum. The kidney is surrounded by a fibrous capsule, an adipose capsule and the renal fascia from outer to inner. The renal coverings and pedicle and the organs surrounding the kidney fix the kidney in position.

The ureters are paired smooth muscular tubes, each of which is divided into 3 parts and has 3 constrictions where ureteric calculi are prone to stay.

The urinary bladder is a hollow muscular sac to store urine. On the inner surface of the fundus, a smooth triangular region between the two ureteric orifices and the internal urethral orifice is called the trigone of bladder, where bladder tumors, tuberculosis and inflammation commonly occur. The female urethra is wider, shorter and straighter compared with the male.

(李 华)

第 8 章 男性生殖系统

> **学习目的**
> 掌握：①男性内生殖器的组成、位置及功能；②输精管的行程分部及意义，精索的组成和位置；③男性外生殖器的组成及构造；④男性尿道的分部，三处狭窄、三处膨大和二个弯曲位置。

生殖系统 reproductive system 分为男性生殖系统和女性生殖系统。男、女性生殖系统都包括内生殖器和外生殖器两部分：内生殖器由生殖腺、生殖管道和附属腺组成。外生殖器主要是两性的交接器官。生殖系统的功能是繁殖后代和形成并保持第二性征。

男性内生殖器由生殖腺（睾丸）、输精管道（附睾、输精管、射精管、男性尿道）和附属腺（精囊、前列腺、尿道球腺）组成。睾丸的功能是产生精子和分泌雄性激素。睾丸产生的精子先储存于附睾内，射精时经输精管、射精管和尿道排出体外。前列腺、精囊和尿道球腺分泌的液体参与组成精液，并供给精子营养及有利于精子的活动。男性外生殖器包括阴囊和阴茎，阴囊容纳睾丸和附睾，阴茎为男性的交接器官。

第一节 男性内生殖器

一、睾　丸

睾丸 testis 是产生精子和分泌雄性激素的实质性器官，位于阴囊内，左、右各一，一般左侧略低于右侧。睾丸呈扁椭圆形，表面光滑，分为上、下两端，前、后两缘和内、外侧两面（图8-1）。前缘和下端游离，后缘和上端有附睾贴附，睾丸的血管、神经和淋巴管经后缘出入。内侧面较平坦，与阴囊中隔相贴，外侧面较隆凸，与阴囊壁相贴。成人睾丸重约10～15g。新生儿的睾丸相对较大，性成熟期以前生长较慢，随着性的成熟而迅速生长，老年人的睾丸随性机能的衰退而萎缩变小。

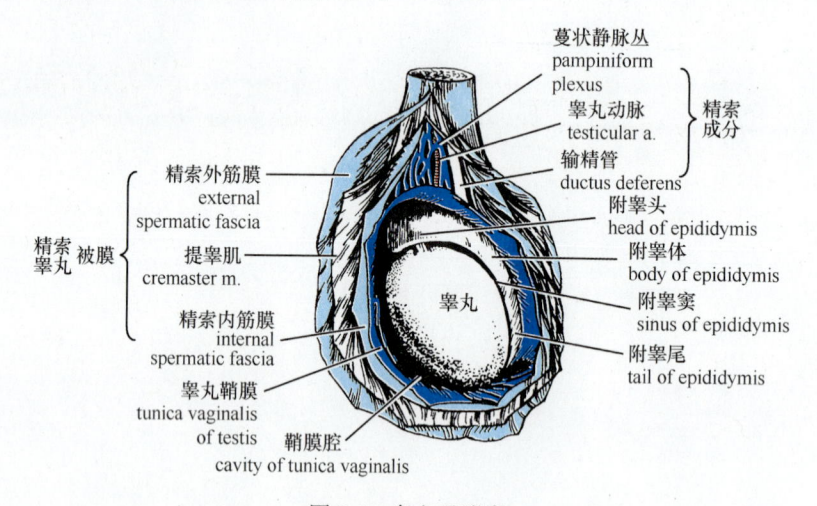

图 8-1　睾丸及附睾

睾丸表面包有一层坚厚的纤维膜称**白膜** tunica albuginea。白膜在睾丸后缘增厚并突入睾丸内形成**睾丸纵隔** mediastinum testis。从睾丸纵隔发出许多**睾丸小隔**，呈扇形伸入睾丸实质并与白膜相连，将睾丸实质分成100～200个**睾丸小叶** lobules of testis。每个睾丸小叶内含有2～4条盘曲的**精曲小管**，小管上皮可产生精子。在精曲小管之间的结缔组织内，有分泌雄性激素的间质细胞。精曲小管在近睾丸纵隔处汇合成**精直小管**，进入睾丸纵隔互相吻合形成**睾丸网**。从睾丸网发出12～15条**睾丸输出小管**，经睾丸后缘上部进入附睾头（图8-2）。

第8章 男性生殖系统　133

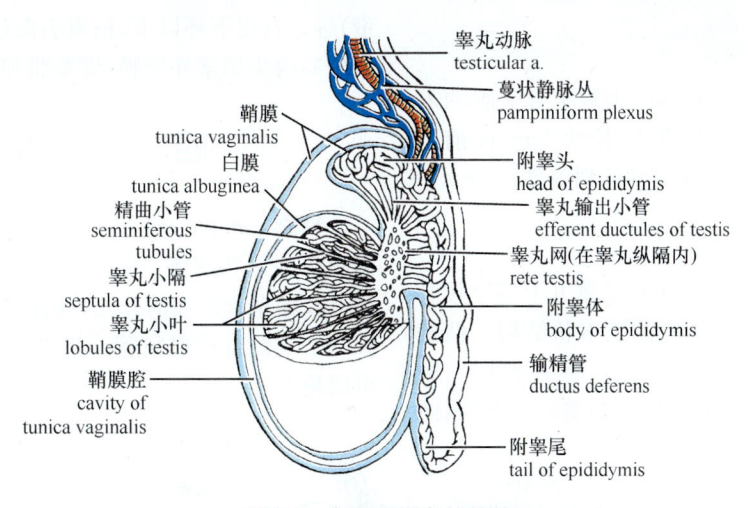

图 8-2　睾丸和附睾的结构

二、附　　睾

附睾 epididymis 呈新月形，紧贴睾丸的后缘和上端。上端膨大为**附睾头**，中部为**附睾体**，下端较细为**附睾尾**。附睾头由睾丸输出小管盘曲而成，末端汇合成一条附睾管。附睾管迂回盘曲而成附睾体和尾，附睾尾向上弯曲移行为输精管。

附睾的功能是暂时储存精子，分泌附睾液供给精子营养，并促进精子进一步发育成熟。

三、输精管、射精管和精索

（一）输精管

输精管 ductus deferens 是附睾管的直接延续，长约 50cm。管壁较厚，肌层比较发达而管腔细小，管径约 3mm。活体触摸时呈坚实的圆索状。

输精管按其行程分为四部：①**睾丸部**：为输精管的起始段，最短，行程迂曲，起自附睾尾，沿睾丸后缘及附睾内侧上行至睾丸上端；②**精索部**：介于睾丸上端与腹股沟管皮下环之间，位于精索其他结构的后内侧；③**腹股沟管部**：位于腹股沟管的精索内，经腹股沟管及深环进入盆腔移行为盆部；④**盆部**：为输精管最长的一段，输精管穿出腹股沟管深环弯向内下，沿盆侧壁行向后下，跨过输尿管末端的前方转至膀胱底的后面，在此两侧输精管逐渐靠近并扩大成**输精管壶腹** ampulla ductus deferentis（图 8-3）。输精管壶腹下端变细，与精囊的排泄管汇合形成射精管。

临床意义　输精管结扎：在睾丸上端，输精管位于精索内各结构的后方及阴囊皮下，位置表浅，硬如条索，体表易于触知，临床上常在此部进行输精管结扎术。输精管结扎后，阻断了精子的排出路径而达到绝育目的，但不妨碍睾丸的内分泌功能，故手术后男性的第二性征和性功能不受影响。

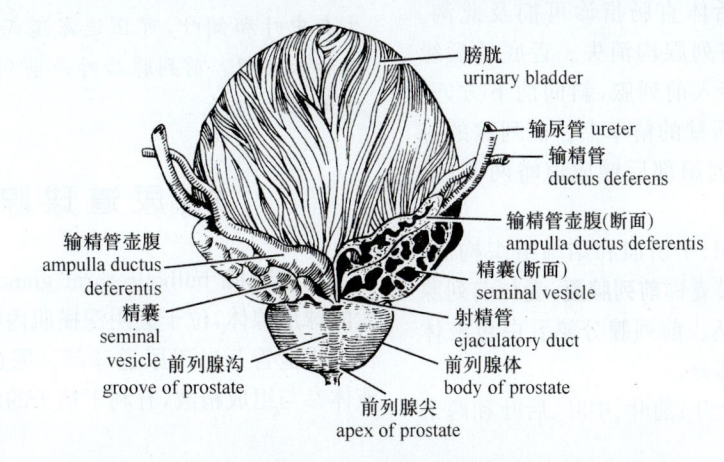

图 8-3　前列腺、精囊和尿道球腺（后面观）

(二) 射精管

射精管 ejaculatory duct 由输精管壶腹的末端与精囊的排泄管汇合而成,长约 2cm,向前下穿前列腺实质,开口于尿道的前列腺部(图 8-4)。

(三) 精索

精索 spermatic cord 为位于睾丸上端至腹股沟管腹环之间的一对柔软的圆索状结构。精索的内容主要有输精管、睾丸动脉、蔓状静脉丛、输精管血管、神经、淋巴管和腹膜鞘突的残余(鞘韧带)等。自皮下环以下,精索表面包有三层被膜,从外向内为精索外筋膜、提睾肌和精索内筋膜。

四、精 囊

精囊 seminal vesicle 又称精囊腺,为一对长椭圆形的囊状腺体,表面凹凸不平,位于膀胱底后方及输精管壶腹的外侧,其排泄管与输精管壶腹的末端汇合成射精管。精囊分泌的液体参与组成精液。

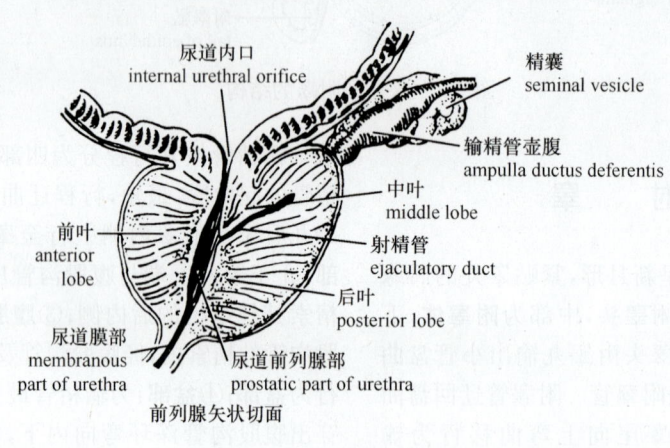

图 8-4 前列腺(纵切面)

五、前 列 腺

前列腺 prostate 为不成对的实质性器官,位于膀胱与尿生殖膈之间(图 8-5),包绕尿道的起始部。前列腺呈栗子形,上端宽大称**前列腺底**,与膀胱颈相接,男性尿道在前列腺底近前缘处穿入。前列腺的下端尖细称**前列腺尖**,与尿生殖膈相邻,尿道由此穿出。底与尖之间的部分称**前列腺体**,体的后面较平坦,正中有一纵形的浅沟称**前列腺沟**,活体直肠指诊可扪及此沟。患前列腺肥大时,前列腺沟消失。近底的后缘处,有一对射精管穿入前列腺,斜向前下方,开口于尿道前列腺部后壁的精阜上。前列腺的排泄管开口于尿道前列腺部后壁尿道嵴两侧(图 8-7)。

前列腺由腺组织、平滑肌和结缔组织构成,表面包有坚韧的筋膜囊称**前列腺囊**,囊与前列腺之间有前列腺静脉丛。前列腺分泌乳白色液体是精液的主要组成部分。

前列腺分为五个叶:前叶、中叶、后叶和两个侧叶(图 8-6)。前叶很小,位于尿道前方;中叶呈楔形,位于尿道和射精管之间;后叶位于射精管以下和两个侧叶的后方;左、右两个侧叶紧贴尿道、中叶和前叶的侧壁。

小儿的前列腺较小,腺组织不发育,性成熟期腺组织迅速生长。中年以后腺组织逐渐退化,老年期腺组织退化萎缩。

> **临床意义** 前列腺肥大和前列腺肿瘤:老年人因性激素平衡失调,前列腺内结缔组织增生而引起前列腺肥大。前列腺肥大常发生在中叶和侧叶,可压迫尿道而造成排尿困难和尿潴留。前列腺后叶是前列腺肿瘤的易发部位。

六、尿道球腺

尿道球腺 bulbourethral gland 是一对豌豆大的球形腺体,位于会阴深横肌内(图 8-7),以细长的排泄管开口于尿道球部。尿道球腺分泌的液体参与组成精液,有利于精子的活动。

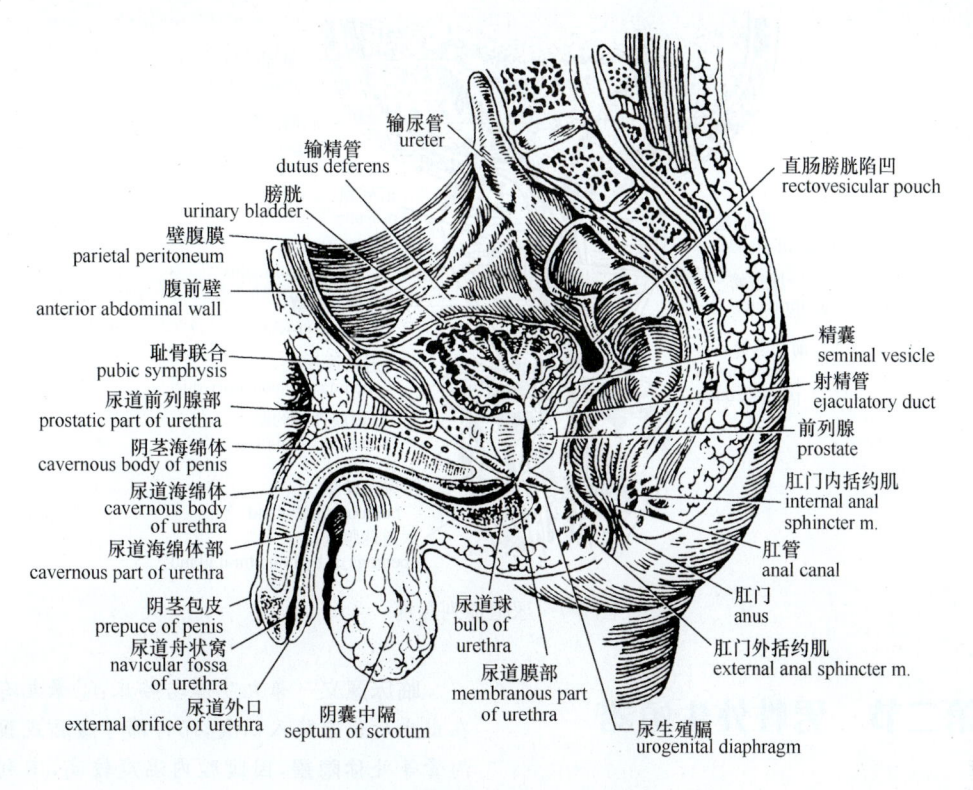

图 8-5 男性骨盆正中矢状切面

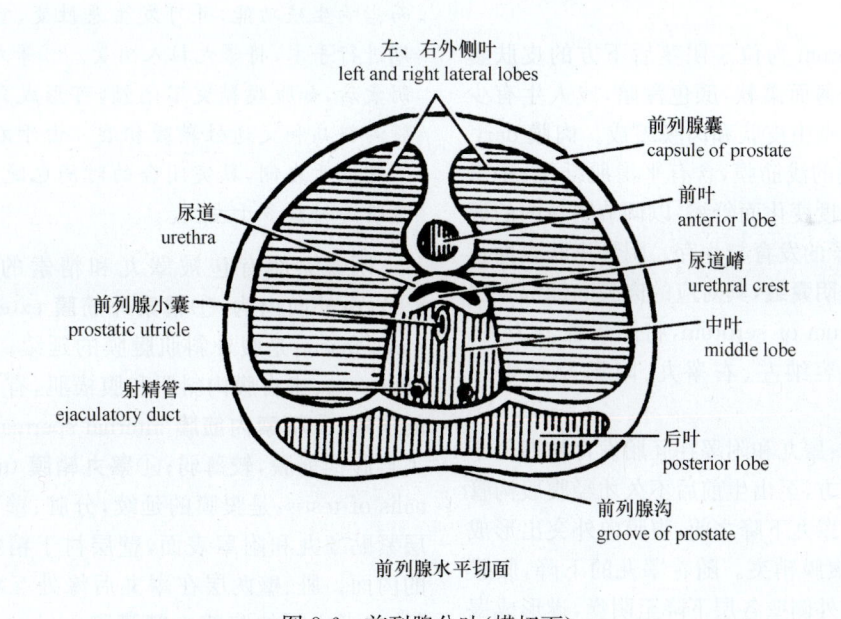

图 8-6 前列腺分叶（横切面）

精液 seminal fluid：由输精管道各部及附属腺，特别是前列腺和精囊的分泌液组成，内含大量精子。精液呈乳白色，弱碱性，适于精子的生存和活动。正常成年男性一次射精约 2～5ml，含精子约 3 亿～5 亿个。输精管结扎后，阻断了精子的排出路径，但各附属腺分泌液的排出不受影响，因此射精时仍有无精子的精液排出体外。

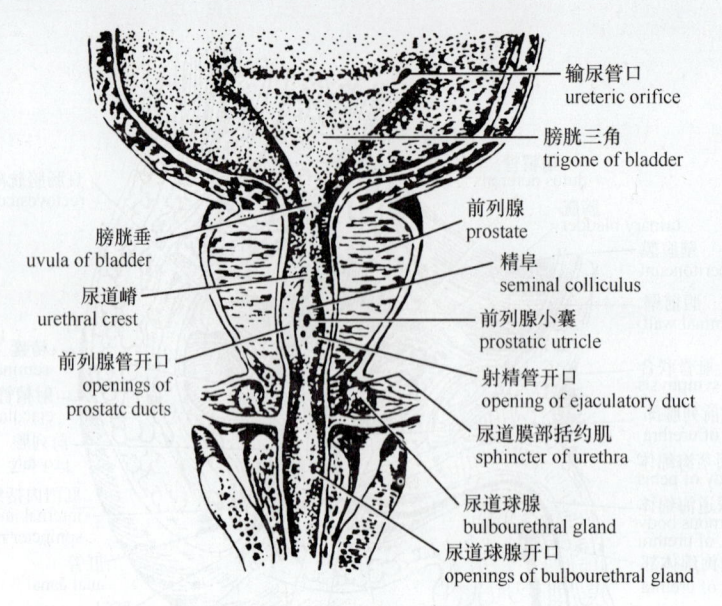

图 8-7　尿道前列腺部

第二节　男性外生殖器

一、阴　囊

阴囊 scrotum 为位于阴茎后下方的皮肤囊袋。阴囊皮肤薄而柔软,颜色深暗,成人生有少量阴毛。阴囊壁由皮肤和肉膜组成。**肉膜** dartos coat 是阴囊的浅筋膜,含有平滑肌纤维,平滑肌可随外界温度变化而舒缩,以调节阴囊内的温度,有利于精子的发育与生存。阴囊皮肤表面正中有一纵行的**阴囊缝**,其对应的肉膜向深部发出**阴囊中隔** septum of serotum,将阴囊腔分为左、右两腔,分别容纳左、右睾丸、附睾及精索下部等。

睾丸下降:睾丸和附睾在胚胎发育初期位于腹后壁肾的下方,至出生前后不久才经腹股沟管降入阴囊。在睾丸下降之前,腹膜向外突出形成一个囊袋,称腹膜鞘突。随着睾丸的下降,腹膜鞘突顶着腹前外侧壁各层下降至阴囊,遂形成睾丸和精索的被膜和腹股沟管。在睾丸下降之前,睾丸下端与阴囊之间有一条结缔组织索,即**睾丸引带**。引带不断缩短,睾丸逐渐下降。至胚胎第三个月末睾丸降至髂窝,第 7 个月达腹股沟管腹环,第 7～9 个月降至皮下环,出生前后降入阴囊。此后,腹膜鞘突上部闭锁形成**鞘韧带**;下部不闭锁而围绕睾丸和附睾形成**睾丸鞘膜** tunica vaginalis of testis,其中的腔隙形成鞘膜腔,内有少量浆液。

临床意义　睾丸下降与临床:①睾丸有时在出生后仍未降入阴囊,而停滞于腹腔或腹股沟管等处称**隐睾**,因腹腔内温度较高,不利于精子的发育,青春期后即失去产生精子的能力而影响生殖功能,并可发生恶性变,宜在儿童期进行手术,将睾丸拉入阴囊。②睾丸下降入阴囊后,如腹膜鞘突不闭锁,可形成先天性腹股沟斜疝和交通性鞘膜积液。由于右侧睾丸下降迟于左侧,鞘突闭合的时间也晚,故右侧腹股沟斜疝多于左侧。

阴囊深面有包被睾丸和精索的被膜(图 8-8),由外向内为:①**精索外筋膜** external spermatic fascia:是腹外斜肌腱膜的延续;②**提睾肌** cremaster:来自腹内斜肌和腹横肌,有上提睾丸的作用;③**精索内筋膜** internal spermatic fascia:来自腹横筋膜,较薄弱;④**睾丸鞘膜** tunica vaginalis of testis:是腹膜的延续,分脏、壁两层。脏层紧贴睾丸和附睾表面,壁层衬于精索内筋膜的内面。脏、壁两层在睾丸后缘处互相反折移行,二者之间的腔隙为**鞘膜腔** vaginal cavity,内有少量浆液,可因炎症液体增多,形成睾丸鞘膜积液。

二、阴　茎

阴茎 penis 为男性的性交器官,可分为头、体、根三部分(图 8-9)。后端为**阴茎根**,藏于阴囊和会阴皮肤的深面,固定于耻骨下支和坐骨支。

中部为**阴茎体**,呈圆柱形,以韧带悬于耻骨联合的前下方。阴茎的前端膨大为**阴茎头** glans penis,其尖端有呈矢状位的窄隙,为尿道外口。在头与体交界处的狭细处为**阴茎颈**。

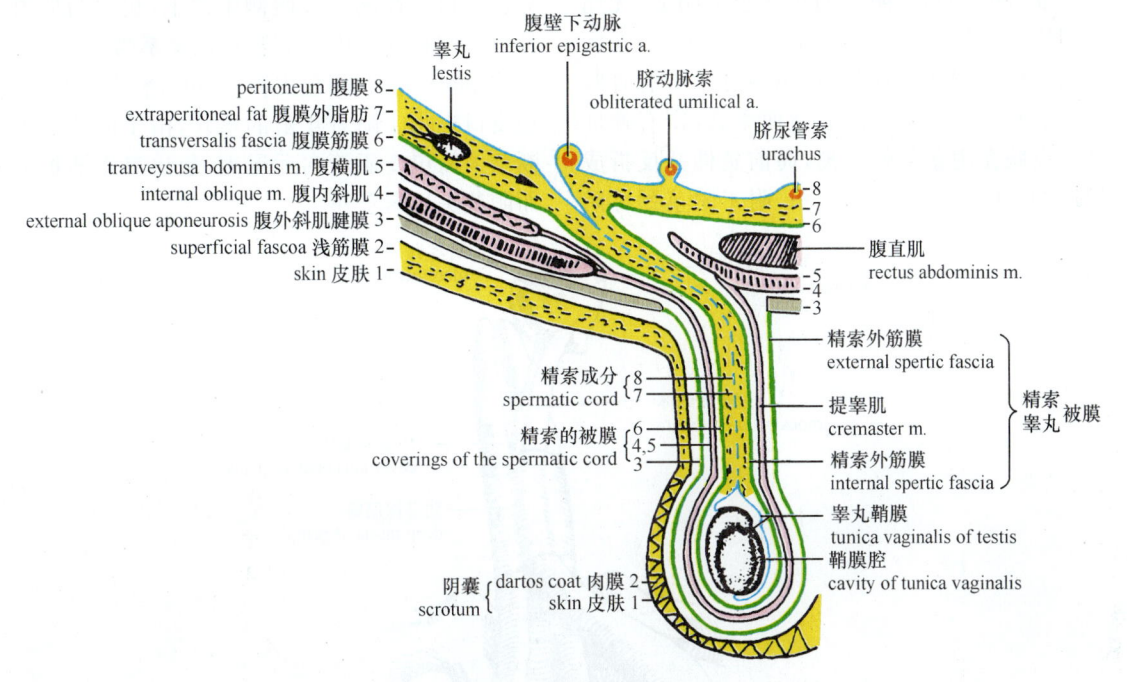

图 8-8 阴囊层次与腹前壁各层的对应关系

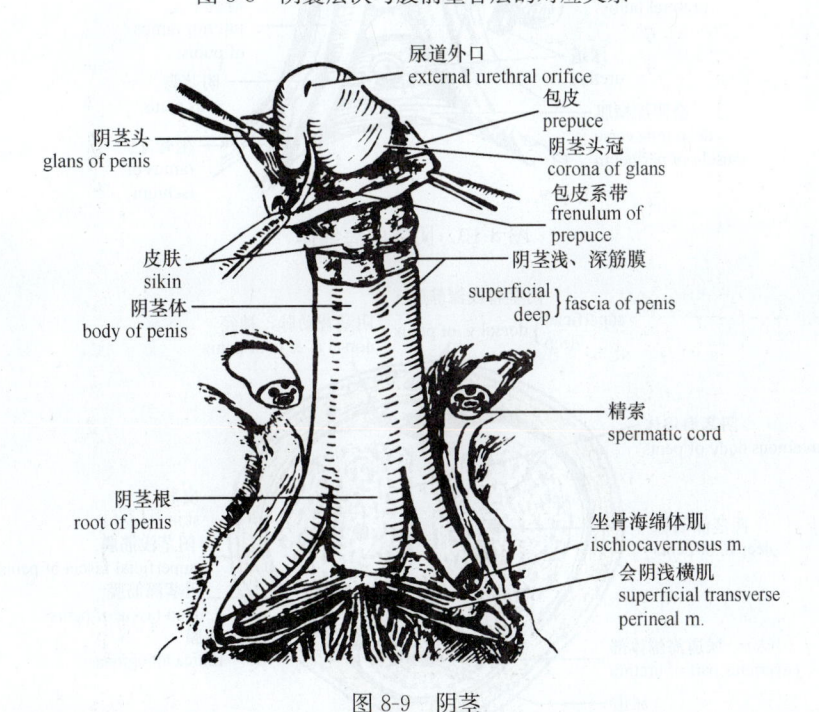

图 8-9 阴茎

阴茎主要由两个阴茎海绵体和一个尿道海绵体组成(图 8-10)。**阴茎海绵体** cavernous body of penis 左、右各一,为两端细的圆柱体,位于阴茎的背侧。左、右两侧紧密并列向前延伸,前端变细嵌入阴茎头后面的凹陷内。阴茎海绵体后端分开形成左、右**阴茎脚** crus of penis,分别附于两侧的耻骨下支和坐骨支。**尿道海绵体** cavernous body of urethra 位于阴茎海绵体的腹侧,尿道贯穿其全长。尿道海绵体中部呈圆柱形,其前、后端均膨大,前端膨大为**阴茎头**,后端膨大为**尿道球** bulb of urethra。尿道球位于两侧阴茎脚之间,附于尿生殖膈的下面。每个海绵体的表面均包有一层坚厚的纤维膜,称**海绵体白膜**。海绵体内部由许多海绵体小梁和腔隙组成,腔隙与血管相通，当腔隙充血时，阴茎即变粗变硬而勃起。

三个海绵体外面共同包有阴茎深、浅筋膜和皮肤（图8-11）。阴茎的浅筋膜不明显，无脂肪组织。深筋膜在阴茎前端变薄并消失，在阴茎根处形成**阴茎悬韧带**，将阴茎悬吊于耻骨联合前面和白线。阴茎皮肤薄而柔软，富有伸展性。皮肤在阴茎颈处游离，向前延伸并反折成双层的皮肤皱襞包绕阴茎头，附于阴茎颈称**阴茎包皮** prepuce of penis。阴茎头与包皮内层之间的窄隙称包皮腔，包皮前端游离缘围成的口称包皮口。在阴茎头腹侧中线上，包皮与尿道外口下端相连的皮肤皱襞称**包皮系带** frenulum of prepuce。幼儿的包皮较长，包着整个阴茎头，包皮口也小。随着年龄的增长，由于阴茎的不断增大而包皮逐渐向后退缩，包皮口逐渐扩大而阴茎头显露于外。

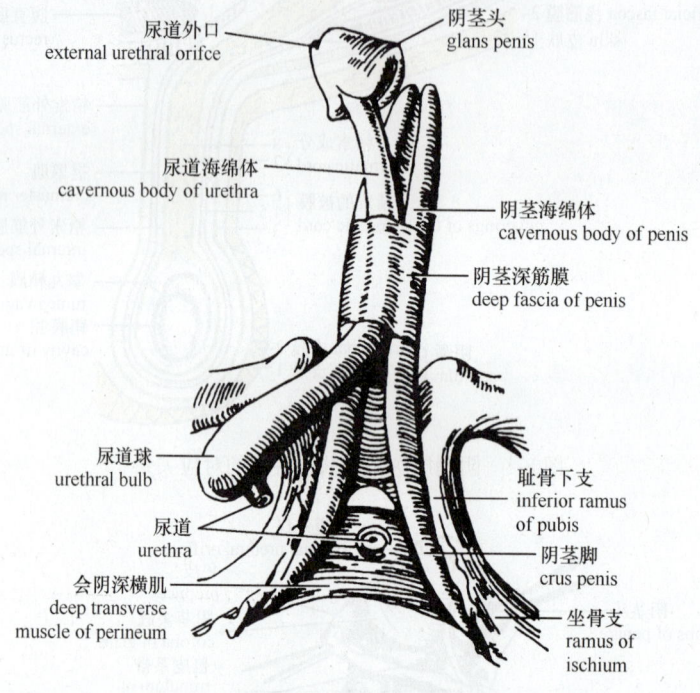

图8-10 阴茎的海绵体

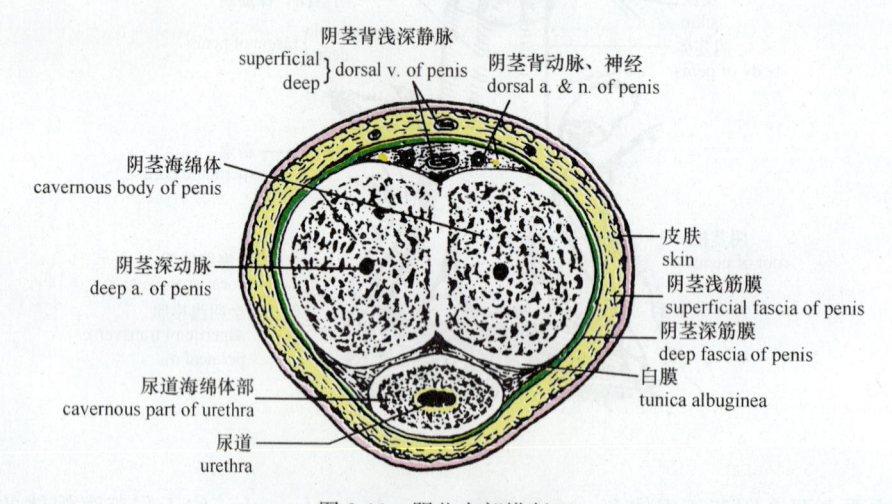

图8-11 阴茎中部横断面

临床意义 包皮过长和包茎：成年后，如果包皮仍盖住尿道外口，但能够上翻露出尿道外口和阴茎头时，称包皮过长。若包皮口过小，包皮完全包着阴茎头不能翻开时，称包茎。在这两种情况下，都易因包皮腔内污垢的刺激而发生炎症，也可成为阴茎癌的诱发因素。临床上做包皮环切手术时，应注意勿伤及包皮系带，以免影响阴茎的正常勃起。

第三节 男性尿道

男性尿道 male urethra 兼有排尿和排精功能，起于膀胱的尿道内口，终于阴茎头的尿道外口。成人尿道长 16～22cm，管径平均为 5～7mm。全长分为三部：即前列腺部、膜部和海绵体部（图 8-5）。临床上称前列腺部和膜部为后尿道，海绵体部为前尿道。

1. 前列腺部 prostatic part 为尿道贯穿前列腺的部分，长约 3cm，是尿道中最宽和最易扩张的部分。管腔中部扩大呈梭形，其后壁上有一纵行的隆起称尿道嵴，嵴中部隆起为精阜，精阜中央的小凹为前列腺小囊，其两侧有细小的射精管口（图 8-7）。精阜两侧有许多细小的前列腺排泄管的开口。

2. 膜部 membranous part 为尿道贯穿尿生殖膈的部分，是三部中最短的部分，长约 1.5cm，管腔最窄，其周围有尿道括约肌（骨骼肌）环绕，可控制排尿。由于尿道膜部位置比较固定，当骨盆骨折时易损伤此部。

3. 海绵体部 cavernous part 为尿道贯穿尿道海绵体的部分，是尿道最长的一段，长约 15cm，尿道球内的尿道较宽阔称**尿道球部**，尿道球腺管开口于此。在阴茎头内尿道扩大成**尿道舟状窝** navicular fossa of urethra。

男性尿道粗细不一，有三个狭窄、三个膨大和二个弯曲。三个狭窄分别位于尿道内口、膜部和尿道外口，尿路结石常嵌顿在男性尿道的三个狭窄处。三个膨大分别位于尿道前列腺部、尿道球部和尿道舟状窝。二个弯曲：一个弯曲为凹向前上方的**耻骨下弯**，在耻骨联合下方 2cm 处，包括尿道前列腺部、膜部和海绵体部的起始段，此弯曲恒定无变化；另一个弯曲为凹向后下方的**耻骨前弯**，在耻骨联合的前下方，位于阴茎根和阴茎体之间，如将阴茎向上提起，此弯曲即可变直而消失，临床上做膀胱镜检查或导尿时，应注意这些解剖特点。

（佘永华）

Summary

The male genital system includes the internal and external genital organs. The internal genital organs consist of the reproductive gonad (testis), the reproductive ducts (epididymis, ductus deferens, ejaculatory duct and urethra) and accessory glands (seminal vesicles, the prostate and bulbourethral glands).

The testis lies in the scrotum. The epididymis attaches to the superior extremity and the posteriolateral surface of the testis, and is divided into three parts: head, body and tail. The tail runs upward to joint the ductus deferens. Each ductus deferens is divided into four parts, is enlarged to form the ampulla of ductus deferens as it passes posterior to the bladder. It then narrows and joins the duct of seminal vesicle to form the ejaculatory duct, which pieces the prostate and opens into the prostatic part of urethra. The sperms are produced by convoluted seminiferous tubules within the testis, stored in the epididymis, and ejaculated through the ductus deferens, ejaculatory ducts and urethra during ejaculation. The secretion of accessory glands is part of the seminal fluid and provides nutrition for sperms.

The male external genital organs include the scrotum and the penis. The former contains the testis and epididymis, and the latter is a sexual organ. The male urethra has three narrows, three dilators and two curves.

（李 华）

第 9 章 女性生殖系统

学习目的

掌握：①女性内生殖器的组成、位置及功能；②输卵管的分部及意义；③子宫的韧带及作用；④乳房的结构及输乳管的走行方向；⑤会阴的概念、境界和分区，尿生殖三角和肛三角的肌及筋膜，盆膈和尿生殖膈的组成及通过结构。

女性生殖器包括内生殖器和外生殖器。内生殖器由生殖腺（卵巢）、输送管道（输卵管、子宫和阴道）及附属腺（前庭大腺）组成（图 9-1）。卵巢是产生卵子和分泌女性激素的器官。成熟的卵子突破卵巢表面排到腹膜腔，再经输卵管腹腔口进入输卵管，在输卵管内受精后移至子宫，植入子宫内膜发育成胎儿，分娩时胎儿出子宫口经阴道娩出。女性外生殖器即女阴。

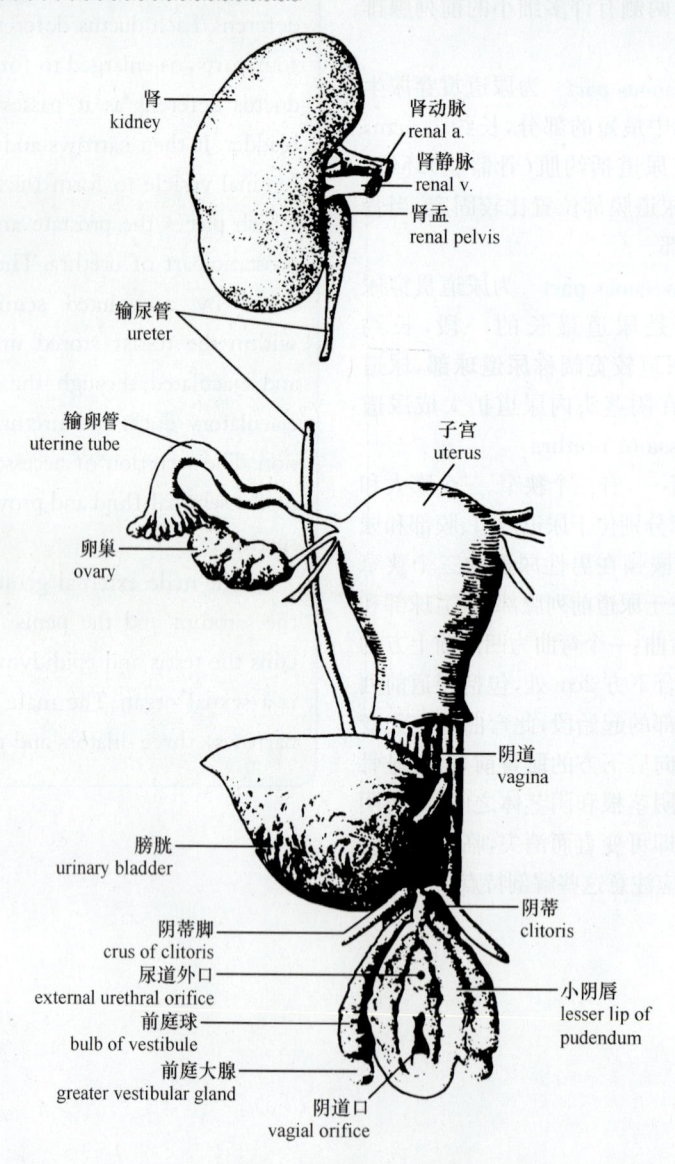

图 9-1 女性泌尿生殖器

第一节 女性内生殖器

一、卵巢

卵巢 ovary 为女性生殖腺，是产生女性生殖细胞（卵子）和分泌女性激素的实质性器官。左、右各一，位于盆腔侧壁的卵巢窝内（相当于髂内、外动脉起始部之间的夹角处）（图9-2）。卵巢呈扁卵圆形，略呈灰红色，可分为内、外侧两面，前、后两缘和上、下两端。外侧面紧贴盆腔侧壁的卵巢窝，内侧面朝向盆腔与小肠相邻。上端与输卵管末端相接触称**输卵管端**，借卵巢悬韧带连于盆壁。下端称**子宫端**，借卵巢固有韧带连于子宫底的两侧。卵巢后缘游离称**独立缘**。前缘借卵巢系膜连于子宫阔韧带，前缘中部有血管、神经等出入称**卵巢门** hilum of ovary。

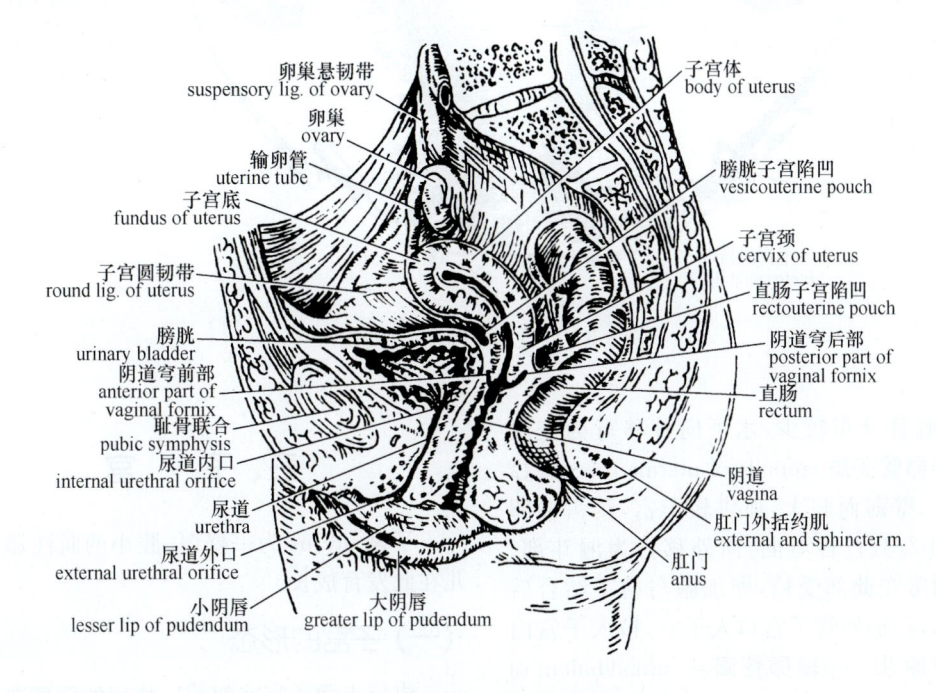

图 9-2 女性盆腔（正中矢状切面）

成年女性的卵巢重约5～6g，卵巢的大小和形状随年龄的增长而变化：幼女的卵巢较小，表面光滑。性成熟期卵巢较大，以后由于多次排卵，卵巢表面出现瘢痕显得凹凸不平。35～40岁卵巢开始缩小，50岁左右随月经停止而逐渐萎缩变小。

卵巢在盆腔内的正常位置主要靠韧带来维持。**卵巢悬韧带** suspensory ligament of ovary 又称**骨盆漏斗韧带**，为腹膜形成的皱襞，起自小骨盆侧缘，向内下至卵巢的上端。韧带内含有卵巢的血管、淋巴管、神经丛、少量结缔组织和平滑肌纤维，它是寻找卵巢血管的标志。**卵巢固有韧带** proper ligament of ovary 又称**卵巢子宫索**，自卵巢下端连于输卵管与子宫结合处的后下方，由结缔组织和平滑肌纤维构成，表面盖以腹膜。此外，子宫阔韧带的后层覆盖卵巢和卵巢固有韧带，对卵巢也起固定的作用。

二、输卵管

输卵管 uterine tube 是一对输送卵子的肌性管道，左、右各一，长约10～14cm，连于子宫底的两侧（图9-3），包裹在子宫阔韧带上缘内。输卵管的外侧端游离，以**输卵管腹腔口** abdominal orifice of uterine tube 开口于腹膜腔，内侧端以**输卵管子宫口** uterine orifice of uterine tube 与子宫腔相通。

输卵管由内侧向外侧分为四部（图9-4）：①**输卵管子宫部** uterine part：为输卵管穿过子宫壁的一段，长约1cm，直径约1mm，以输卵管子宫口通子宫腔。②**输卵管峡** isthmus of uterine tube：紧接子宫底外侧，短而狭窄，长约2.5cm，

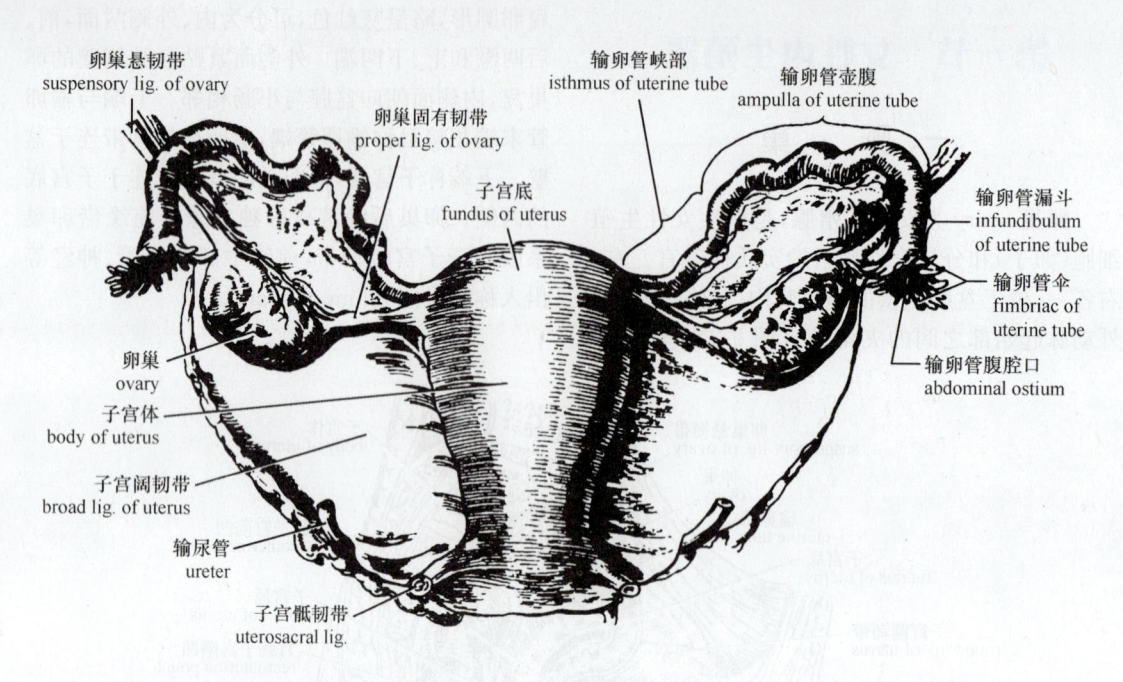

图 9-3 女性内生殖器（后面观）

壁较厚，血管分布较少，水平向外移行为壶腹部。③**输卵管壶腹** ampulla of uterine tube：管径粗而较长，壁薄而腔大，血供较丰富，约占输卵管全长的 2/3，行程弯曲，向外移行为漏斗部。卵细胞通常在此部受精，卵细胞与精子结合后为受精卵，经输卵管子宫口入子宫，植入子宫内膜发育成胎儿。④**输卵管漏斗** infundibulum of uterine tube：为输卵管外侧端呈漏斗状的膨大部分，向后下弯曲覆盖在卵巢后缘和内侧面。漏斗末端的中央有输卵管腹腔口开口于腹膜腔，卵巢排出的卵经输卵管腹腔口进入输卵管。漏斗末端的边缘形成许多细长的突起称**输卵管伞** fimbriae of uterine tube，盖在卵巢的表面，其中一条较大的突起连于卵巢称**卵巢伞** ovarian fimbria，有人认为此伞有引导卵子进入输卵管漏斗的作用。

> **临床意义** 输卵管结扎及宫外孕：临床上做输卵管结扎术常在输卵管峡进行，手术时常以输卵管伞作为识别输卵管的标志。卵细胞在输卵管壶腹受精后，若受精卵未能移入子宫而在输卵管或腹膜腔内发育，即成为宫外孕。

三、子　宫

子宫 uterus 为一壁厚、腔小的肌性器官，胎儿在此发育成长。

（一）子宫的形态

成年未孕子宫略似前后稍扁的倒置梨形，长约 7～9cm，最宽径约 4cm，厚约 2～3cm。子宫形态可分为底、体、颈三部：**子宫底** fundus of uterus 为两侧输卵管子宫口以上的部分，宽而圆凸。下端细长而呈圆柱状的部分为**子宫颈** neck of uterus，成人长约 2.5～3.0cm。子宫颈由伸入阴道内的**子宫颈阴道部** vaginal part of cervix 和在阴道以上的**子宫颈阴道上部** supravaginal part of cervix 组成。底与颈之间的部分为**子宫体** body of uterus。子宫体与子宫颈阴道上部之间较为狭细的部分称**子宫峡** isthmus of uterus。非妊娠期，子宫峡不明显，长约 1cm；在妊娠期，子宫峡逐渐扩张伸长形成子宫下段，妊娠末期，子宫峡可长达 7～11cm，峡壁逐渐变薄（图 9-5）。

> **临床意义** ①子宫颈为肿瘤的好发部位。②产科常在子宫峡进行剖腹取胎术，可避免进入腹膜腔，减少感染的机会。

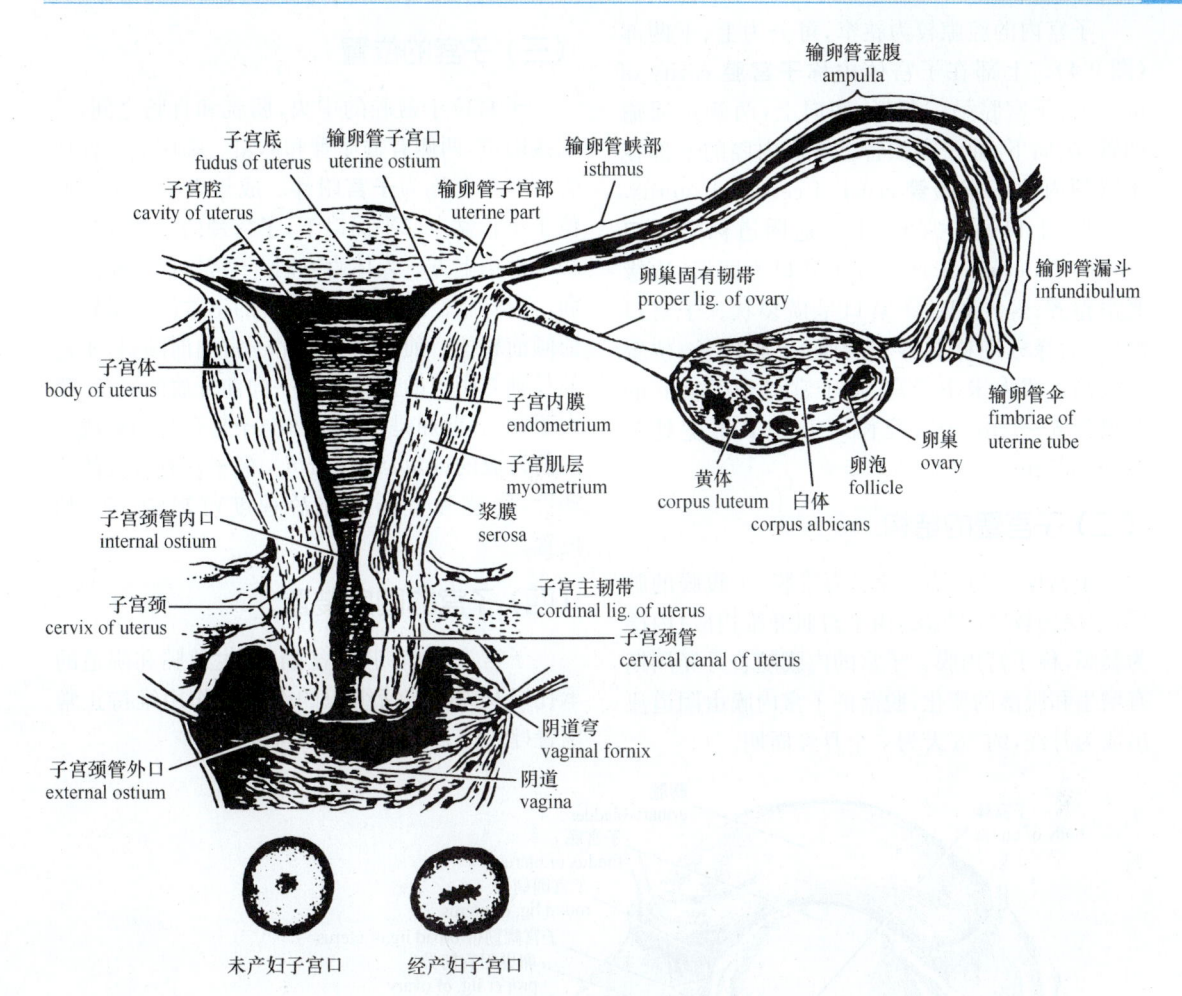

图 9-4　女性内生殖器（冠状切面）

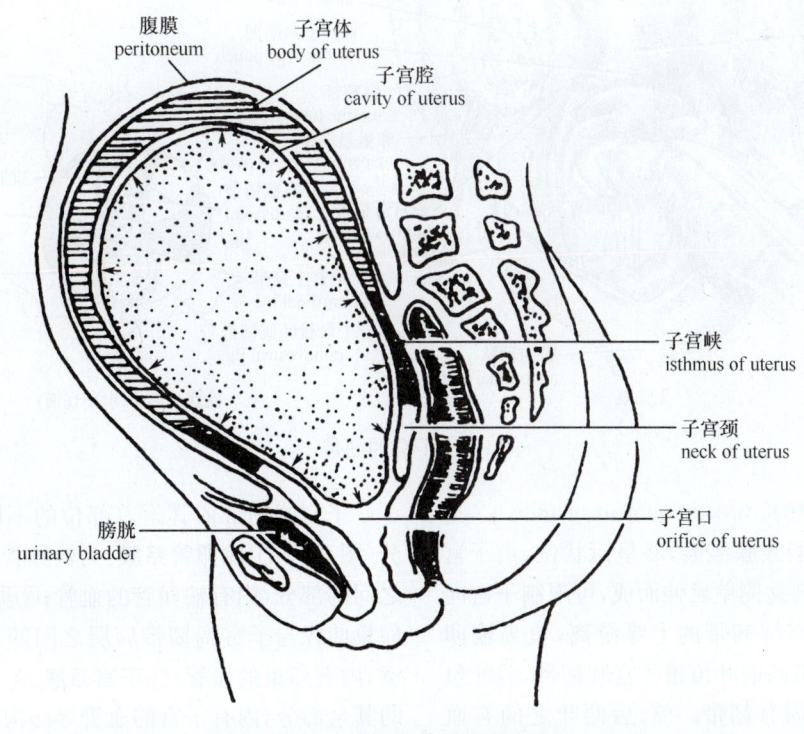

图 9-5　妊娠和分娩期的子宫

子宫内的腔隙较为狭窄,可分为上、下两部(图 9-4)。上部在子宫体内称**子宫腔** cavity of uterus。子宫腔呈三角形,底向上,两侧角通输卵管,尖向下,通子宫颈管。子宫内腔的下部在子宫颈内称**子宫颈管** canal of cervix of uterus,呈梭形,上口通子宫腔,下口通阴道称**子宫口** orifice of uterus。未产妇的子宫口为圆形,边缘光滑整齐;经产妇的子宫口呈横裂状。子宫口的前、后缘分别称前唇和后唇,后唇较长,位置也较高。成人未孕子宫,从子宫口到子宫底的距离为 6～7cm,子宫腔长约 4cm,其最宽处为 2.5～3.5cm。

(二) 子宫壁的结构

子宫壁分为三层,外层为浆膜,是腹膜的脏层;中层为较厚的肌层,由平滑肌纤维构成;内层为黏膜,称子宫内膜。子宫的内膜随着月经周期有增生和脱落的变化,脱落的子宫内膜由阴道流出成为月经,约 28 天为一个月经周期。

(三) 子宫的位置

子宫位于盆腔的中央,膀胱和直肠之间,下端接阴道,两侧有输卵管和卵巢。临床上将输卵管和卵巢合称为**子宫附件**。成年未孕的子宫底位于小骨盆入口平面以下,子宫颈的下端在坐骨棘平面稍上方。人体直立时,子宫体伏于膀胱上面。当膀胱空虚时,成人子宫的正常位置呈轻度前倾前屈位。前倾是指整个子宫向前倾斜,子宫的长轴与阴道的长轴形成一向前开放的钝角,稍大于 90°。前屈是指子宫体与子宫颈之间形成一向前开放的钝角,约为 170°。但子宫有较大的活动性,膀胱和直肠的充盈程度可影响子宫的位置。

(四) 子宫的固定装置

子宫主要借韧带、盆膈、尿生殖膈和阴道的承托以及周围结缔组织的牵拉等作用维持正常位置(图 9-6)。子宫的韧带有:

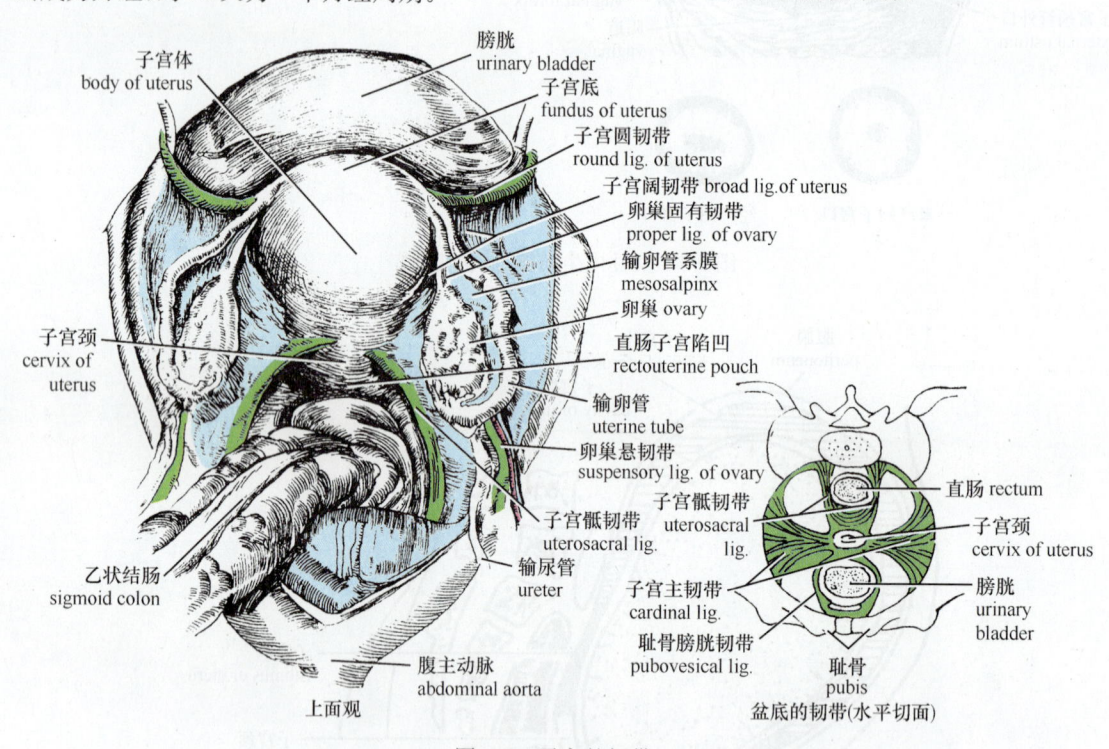

图 9-6 子宫的韧带

1. 子宫阔韧带 broad ligament of uterus 是子宫两侧的双层腹膜皱襞,略呈冠状位,由子宫前后面的腹膜向盆侧壁延伸而成,可限制子宫向两侧移位。子宫阔韧带的上缘游离,包裹输卵管。子宫阔韧带的前叶覆盖子宫圆韧带,后叶包被卵巢和卵巢固有韧带。前、后两叶之间有血管、淋巴管、神经和结缔组织等。

子宫阔韧带依其附着部位的不同分为三部分(图 9-7):①**输卵管系膜**:为输卵管与卵巢系膜之间的部分,内有输卵管的血管;②**卵巢系膜**:为卵巢前缘与子宫阔韧带后层之间的双层腹膜皱襞,内有卵巢的血管;③**子宫系膜**:是子宫阔韧带的其余部分,内有子宫的血管等结构。

2. 子宫圆韧带 round ligament of uterus 为

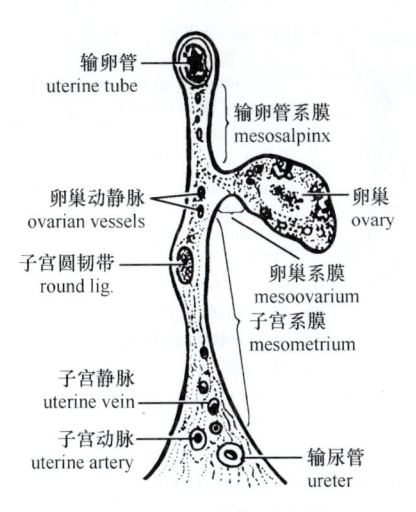

图 9-7　子宫阔韧带（矢状断面）

一对圆索状结构，由平滑肌和结缔组织构成，起于子宫体前面的上外侧，输卵管与子宫连接处的下方，在子宫阔韧带前叶的覆盖下向前外侧弯行，穿过腹股沟管出皮下环后分散成纤维束，止于阴阜和大阴唇的皮下。子宫圆韧带的主要功能是维持子宫前倾。

3. 子宫主韧带 cardinal ligament of uterus
又称**子宫旁组织**，为子宫阔韧带基部两层腹膜之间的大量纤维组织束和平滑肌纤维的总称，较强韧。子宫主韧带将子宫颈连于盆腔侧壁，是维持子宫颈正常位置，防止子宫向下脱垂的重要结构。

4. 子宫骶韧带 uterosacral ligament　由平滑肌纤维和结缔组织构成，起自子宫颈后面的上外侧，向后绕过直肠的两侧，止于第2、3骶椎前面的筋膜。此韧带表面盖以腹膜，形成弧形皱襞为**直肠子宫襞** rectouterine fold。子宫骶韧带向后上牵引子宫颈，并与子宫圆韧带共同维持子宫的前倾前屈位。

> **临床意义**　子宫脱垂：如果子宫的固定装置薄弱或损伤，可导致子宫位置异常，形成不同程度的子宫脱垂，严重者子宫可脱出阴道。

（五）子宫的年龄变化

新生女婴子宫高出小骨盆上口，输卵管和卵巢位于髂窝内，子宫颈比子宫体长而粗。性成熟前期，子宫迅速发育，壁增厚。性成熟期，子宫颈和体的长度几乎相等。经产妇子宫的各径和内腔都增大，重量可增加一倍。绝经期后，子宫萎缩变小，壁也变薄。

四、阴　　道

阴道 vagina 为前后略扁的肌性管道，连接子宫和外生殖器，是导入精液、排出月经和娩出胎儿的管道。阴道由黏膜、肌层和外膜组成，富有伸展性。阴道有前、后壁和两侧壁，前、后壁互相贴近。阴道的下部较窄，下端以**阴道口** vaginal orifice 开口于阴道前庭。处女的阴道口周围有**处女膜** hymen 附着，处女膜可呈环形、半月形、伞状或筛状。处女膜破裂后，阴道口周围留有处女膜痕。阴道的上端宽阔，包绕子宫颈阴道部，二者之间形成的环形凹陷称**阴道穹** fornix of vagina。阴道穹分为前、后部和两侧部，以阴道穹后部为最深，并与直肠子宫陷凹紧密相邻，二者间仅隔以阴道后壁和腹膜（图9-2），临床上可经阴道穹后部引流直肠子宫陷凹的积液。

阴道位于小骨盆中央，前邻膀胱和尿道，后邻直肠，如尿道或直肠有损伤，可发生尿道阴道瘘或直肠阴道瘘，使尿液或粪便进入阴道。阴道下部穿过尿生殖膈，膈内的尿道阴道括约肌和肛提肌对阴道有括约作用。

五、前 庭 大 腺

前庭大腺 greater vestibular gland 又称 Bartholin 腺，位于阴道口的两侧，前庭球后端的深面，形如豌豆（图9-9）。导管向内侧开口于阴道前庭，分泌物有润滑阴道口的作用。

第二节　女性外生殖器

女性外生殖器又称**女阴** female pudendum（图9-8），包括阴阜、大阴唇、小阴唇、阴道前庭、阴蒂和前庭球等。

一、阴　　阜

阴阜 mons pubis 为耻骨联合前面的皮肤隆起，深面有较多的脂肪组织，性成熟期以后，皮肤生有阴毛。

二、大 阴 唇

大阴唇 greater lip of pudendum 为一对纵长隆起的皮肤皱襞，大阴唇的前端和后端左右互相连合，形成**唇前连合**和**唇后连合**。

图 9-8 女性外生殖器

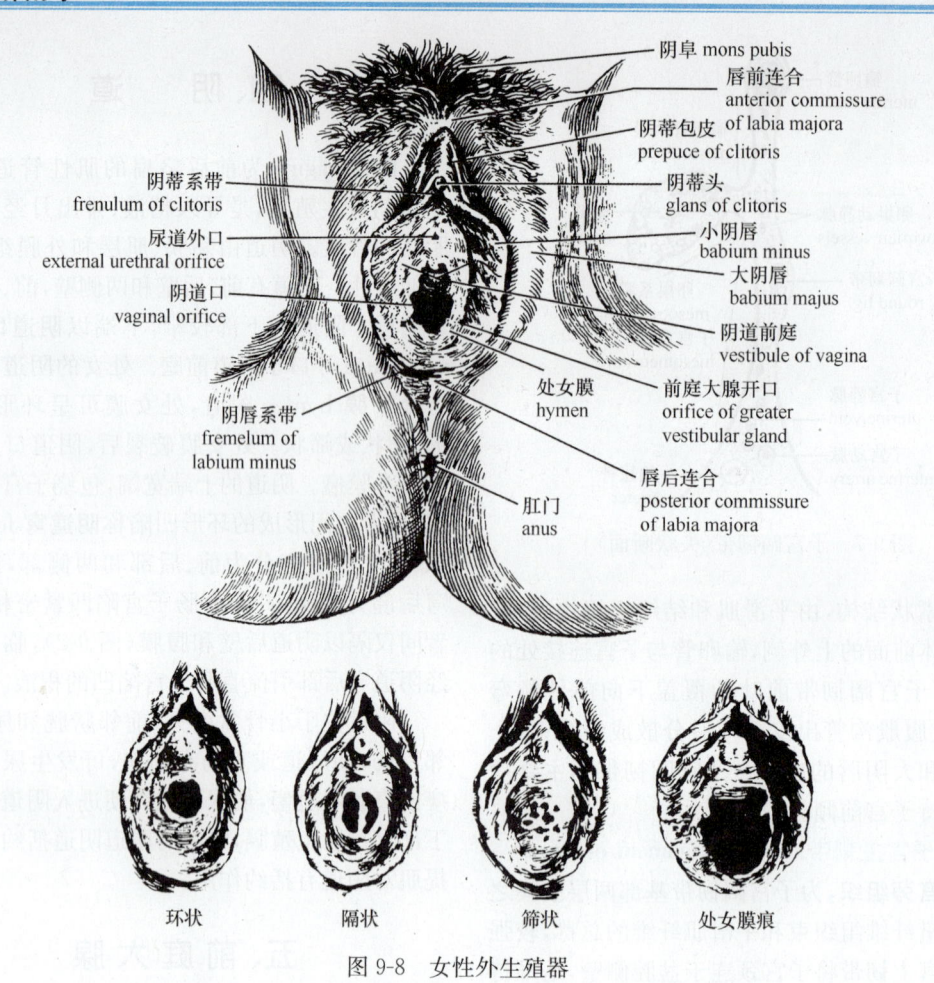

环状　　隔状　　筛状　　处女膜痕

三、小阴唇

小阴唇 lesser lip of pudendum 位于大阴唇内侧，为一对较薄的皮肤皱襞，表面光滑无阴毛。其前端延伸为**阴蒂系带**和**阴蒂包皮**，后端互相连合形成**阴唇系带**。

四、阴道前庭

阴道前庭 vaginal vestibule 是位于两侧小阴唇之间的裂隙，其前部有较小的尿道外口，后部有较大的阴道口，阴道口左、右两侧各有一个前庭大腺导管的开口。

五、阴　蒂

阴蒂 clitoris 位于尿道外口的前方，由两个**阴蒂海绵体**组成。阴蒂海绵体相当于男性的阴茎海绵体。后端以两个**阴蒂脚**附于耻骨下支和坐骨支，两脚在前方结合成**阴蒂体**，表面盖以阴蒂包皮。露于表面的为**阴蒂头**，富有神经末梢，感觉敏锐。

六、前 庭 球

前庭球 bulb of vestibule（图 9-9）相当于男性的尿道海绵体，呈蹄铁形，分为二个外侧部和中间部。外侧部较大，位于大阴唇的皮下。中间部细小，位于阴蒂体与尿道外口之间的皮下。

附：乳　房

乳房 mamma, breast 为人类和哺乳动物特有的结构。男性乳房不发达，女性乳房于青春期后开始发育生长，在妊娠和哺乳期有分泌活动。

一、位　置

成年女性乳房位于胸前部，胸大肌和胸筋膜的表面，在第 3~6 肋之间，内侧至胸骨旁线，外侧可达腋中线。乳房与胸肌筋膜之间为**乳房后间隙**，内有疏松的结缔组织，但无大血管存在，有利于隆乳术时将假体植入，使乳房隆起。

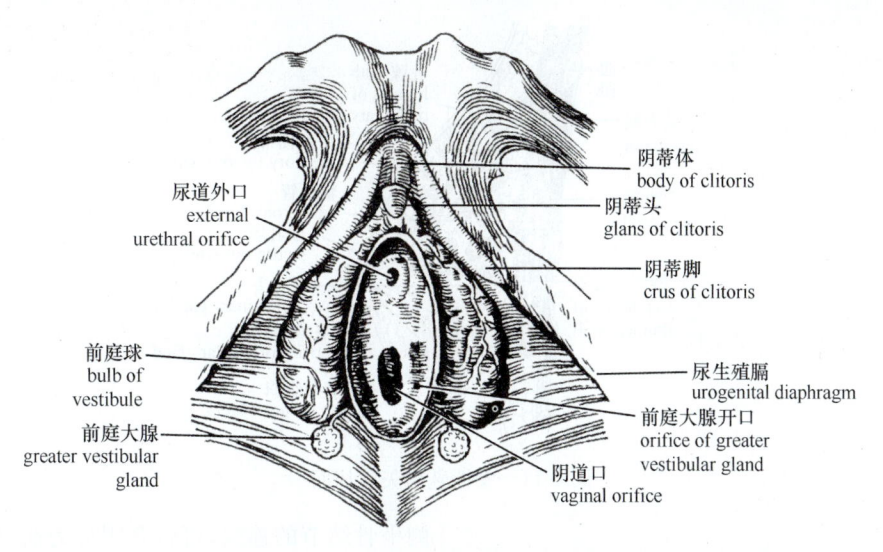

图 9-9 阴蒂、前庭球和前庭大腺

二、形 态

成年未哺乳女性乳房呈半球形,紧张而富有弹性。乳房中央有**乳头** mammary papilla,通常在第 4 肋间隙或第 5 肋与锁骨中线相交处。乳头顶端有输乳管的开口。乳头周围颜色较深的环形区域称**乳晕** areola of breast。乳晕表面有许多小隆起,其深面为**乳晕腺**,可分泌脂性物质润滑乳头(图 9-10)。乳头和乳晕的皮肤较薄弱,易受损伤而感染。妊娠和哺乳期乳腺增生,乳房增大。停止哺乳以后,乳腺萎缩,乳房变小。老年妇女乳房萎缩而下垂。

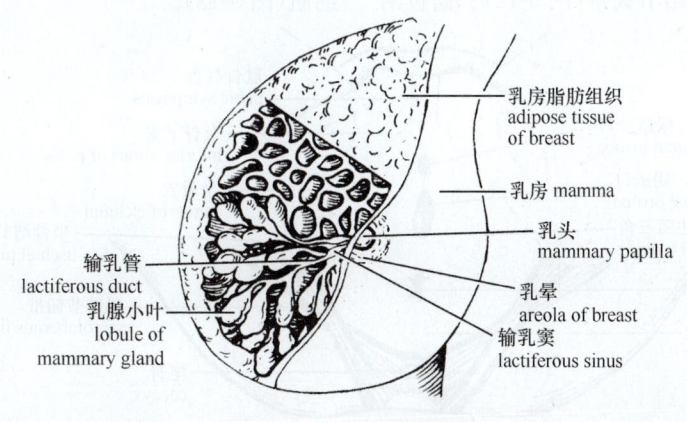

图 9-10 女乳房模式图

三、结 构

乳房由皮肤、脂肪、纤维组织和乳腺构成。纤维组织主要包绕乳腺,形成不完整的囊。并有纤维组织嵌入乳腺内,将乳腺分为 15~20 个**乳腺叶** lobes of mammary gland,每一乳腺叶又分为若干**乳腺小叶** lobules of mammary gland。每一乳腺叶有一排泄管称**输乳管** lactiferous ducts,行向乳头。在近乳头处输乳管膨大称**输乳管窦** lactiferous sinuses,其末端变细开口于乳头。乳腺叶和输乳管均以乳头为中心呈放射状排列,乳腺手术时宜作放射状切口,以减少对乳腺叶和输乳管的损伤。乳房皮肤与乳腺深面的胸筋膜之间,连有许多纤维组织小束称**乳房悬韧带** suspensory ligaments of breast 或 Cooper 韧带(图 9-11),对乳房起支持和固定作用。

临床意义 乳腺癌时,因淋巴回流受阻和纤维组织增生,使乳房悬韧带受侵,韧带缩短,牵拉皮肤向内凹陷,致使皮肤表面出现许多点状小凹,类似橘皮,临床上称橘皮样变,这是乳腺癌早期的常见体征。

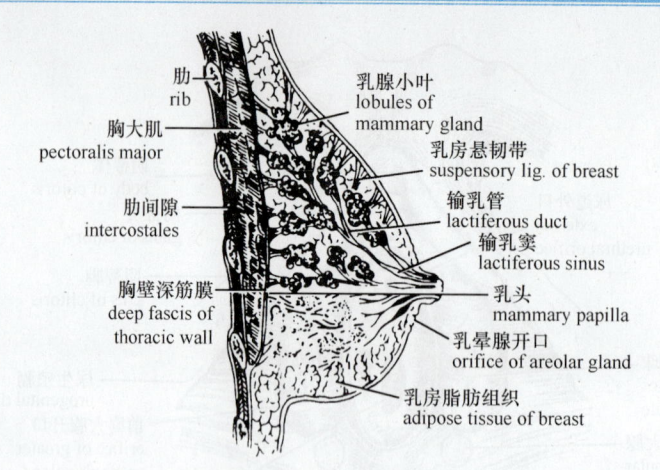

图 9-11 女性乳房矢状切面

附：会　阴

会阴 perineum 有狭义和广义之分。临床上常将肛门与外生殖器之间的区域称为会阴，即狭义的会阴。妇女分娩时应注意保护此区，以免造成会阴撕裂。广义的会阴是指封闭小骨盆下口的全部软组织，呈菱形。广义会阴的前界为耻骨联合下缘，后界为尾骨尖，两侧界为耻骨下支、坐骨支、坐骨结节和骶结节韧带（图 9-12）。通过两侧坐骨结节的连线，可将会阴分为前、后两个三角形的区域：前部为尿生殖三角（尿生殖区），男性有尿道通过，女性有尿道和阴道通过；后部为肛三角（肛区），有肛管通过。会阴的结构，除男、女外生殖器外，主要是肌和筋膜。

一、肛三角的肌

肛三角的肌包括肛提肌、尾骨肌和肛门外括约肌（图 9-13）。

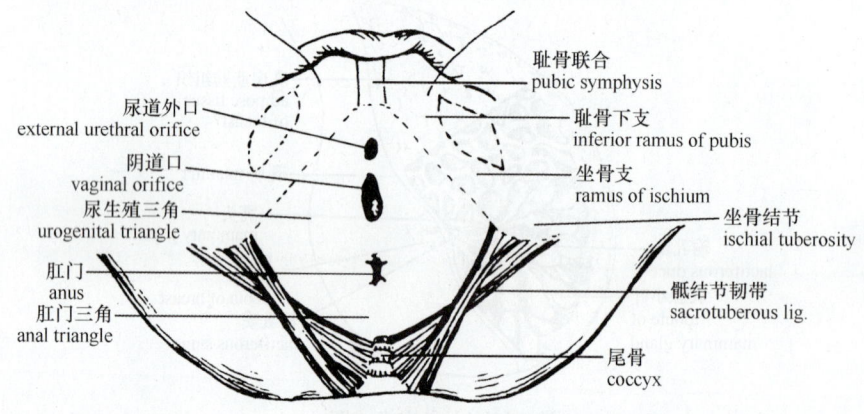

图 9-12　会阴的境界

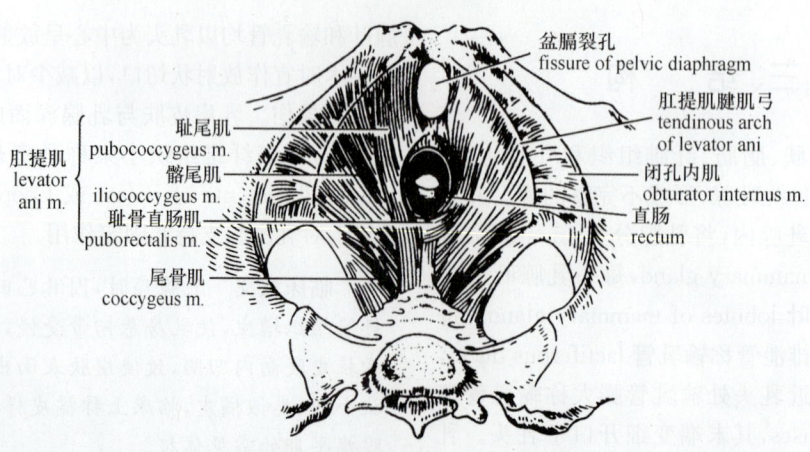

图 9-13　肛提肌和尾骨肌（上面观）

（一）肛提肌

肛提肌 levator ani 为一对扁肌，两侧会合成尖向下的漏斗状，封闭小骨盆下口的大部分。肛提肌起于耻骨后面、坐骨棘和张于二者之间的**肛提肌腱弓**（由闭孔筋膜增厚而成）。肌纤维行向后下及内侧，止于会阴中心腱、尾骨和**肛尾韧带**（肛门和尾骨之间的结缔组织束）。肛提肌靠内侧的肌束左、右结合形成"U"形袢，从后方套绕直肠和阴道。在两侧肛提肌的前内侧缘之间留有一个三角形的裂隙称**盆膈裂孔**，男性有尿道通过，女性有尿道和阴道通过。盆膈裂孔的下方被尿生殖膈封闭。肛提肌的作用是构成盆底，承托盆腔器官，并对肛管和阴道有括约作用。

（二）尾骨肌

尾骨肌 coccygeus 覆于骶棘韧带的上面，起于坐骨棘，止于骶骨下端和尾骨的外侧缘，其作用为参与构成盆底，承托盆腔器官及固定骶骨和尾骨的作用。

（三）肛门外括约肌

肛门外括约肌为环绕肛门的骨骼肌，分为皮下部、浅部和深部，是肛门的随意括约肌。

二、尿生殖三角的肌

尿生殖三角的肌位于肛提肌前部的下方，封闭尿生殖三角，分为浅、深二层。

（一）浅层肌

浅层肌有三对：即会阴浅横肌、球海绵体肌和坐骨海绵体肌（图9-14，图9-15）。

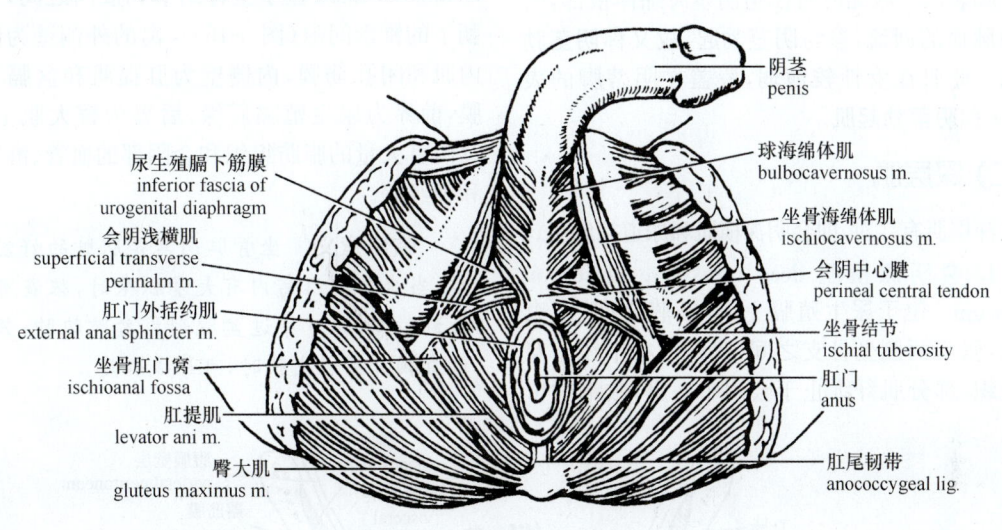

图 9-14 男性会阴肌（浅层）

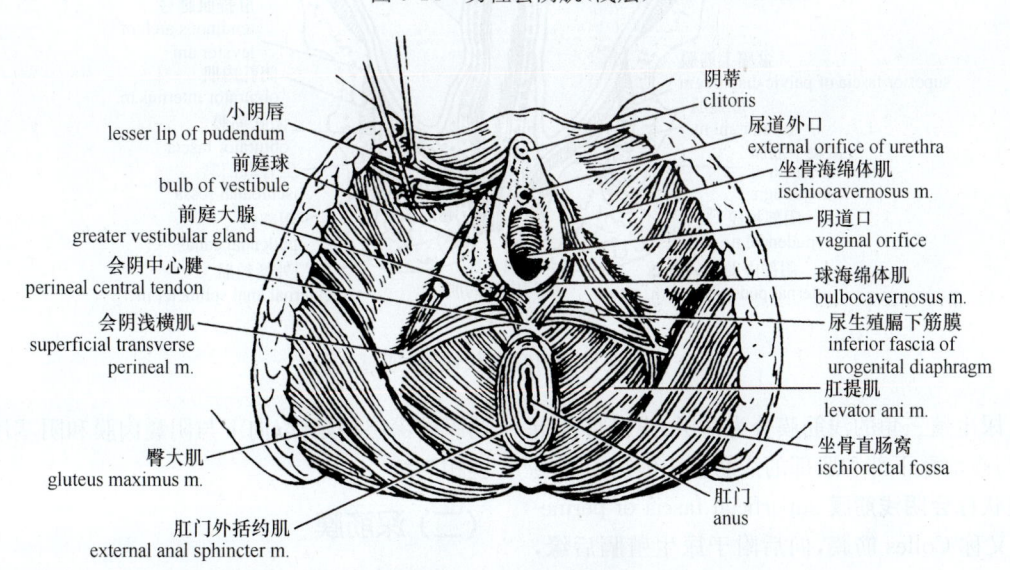

图 9-15 女性会阴肌（浅层）

1. 会阴浅横肌 superficial transverse muscle of perineum 起自坐骨结节，止于会阴中心腱，有固定会阴中心腱的作用。

2. 球海绵体肌 bulbocavernosus 在男性，此肌包绕尿道球和尿道海绵体的后部，起自会阴中心腱和尿道球下面的中缝，止于阴茎背面的筋膜。收缩时可使尿道缩短变细，协助排尿和射精，并参与阴茎勃起。在女性，此肌覆盖在前庭球的表面称**阴道括约肌**，可缩小阴道口。

会阴中心腱 perineal central tendon 又称**会阴体** perineal body，是狭义会阴深面的一个腱性结构，许多会阴肌附着于此，有加固盆底的作用。女性的会阴中心腱较大且有韧性和弹性，在分娩时要保护此区，以免撕裂。

3. 坐骨海绵体肌 ischiocavernosus 在男性，此肌覆盖在阴茎脚的表面，起自坐骨结节，止于阴茎脚表面。收缩时可压迫阴茎海绵体根部，阻止静脉血的回流，参与阴茎勃起，故又称**阴茎勃起肌**。此肌在女性较薄弱，覆盖在阴蒂脚的表面，又称**阴蒂勃起肌**。

（二）深层肌

深层肌有二对，即会阴深横肌和尿道括约肌。

1. 会阴深横肌 deep transverse muscle of perineum 位于尿生殖膈上、下筋膜之间，肌束横行，张于两侧坐骨支之间，肌纤维在中线上互相交织，部分肌纤维止于会阴中心腱，收缩时可加强会阴中心腱的稳固性。在男性，此肌中包埋有尿道球腺。

2. 尿道括约肌 sphincter of urethra 位于尿生殖膈上、下筋膜之间，会阴深横肌前方。在男性，此肌呈环形围绕在尿道膜部周围，是随意的尿道外括约肌。在女性，此肌围绕尿道和阴道，可缩紧尿道和阴道，称**尿道阴道括约肌** urethrovaginal sphincter。尿道括约肌和会阴深横肌不能截然分开，二肌也合称尿生殖三角肌。

三、会阴的筋膜

（一）浅筋膜

肛三角的浅筋膜为富含脂肪的结缔组织，充填在坐骨肛门窝（坐骨直肠窝）内。**坐骨肛门窝** ischioanal fossa 位于坐骨结节和肛门之间，为底朝下的锥形间隙（图9-16）。窝的外侧壁为闭孔内肌和闭孔筋膜，内侧壁为肛提肌和盆膈下筋膜，前界为尿生殖膈后缘，后界为臀大肌下缘。窝内有大量的脂肪组织和会阴部的血管、淋巴管和神经等。

> **临床意义** 坐骨肛门窝是脓肿的好发部位，当坐骨肛门窝内有大量积脓时，脓液可扩散到对侧；亦可穿过盆膈形成盆腔脓肿；若穿过直肠并穿通皮肤时，可形成肛瘘。

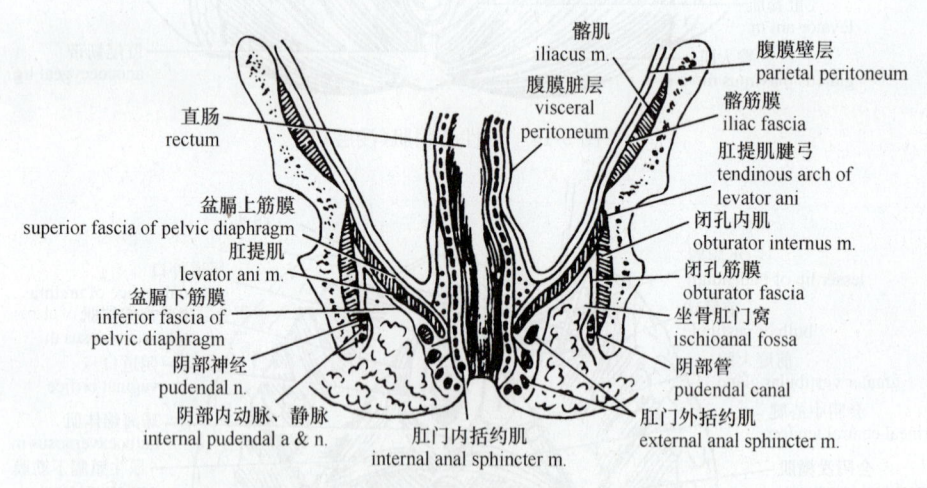

图9-16 坐骨肛门窝冠状切面（通过直肠）

尿生殖三角的浅筋膜分为两层：浅层富含脂肪，与腹前壁下部和股部的浅筋膜相延续。深层呈膜状称**会阴浅筋膜** superficial fascia of perineum，又称Colles筋膜，向后附于尿生殖膈后缘，向两侧附于耻骨下支和坐骨支，向前上与腹壁浅筋膜的深层相延续，向下与阴囊肉膜和阴茎浅筋膜相延续。

（二）深筋膜

肛三角的深筋膜覆盖在坐骨肛门窝的各壁，

第 9 章 女性生殖系统

其衬于肛提肌和尾骨肌下面的筋膜为**盆膈下筋膜** inferior fascia of pelvic diaphragm,覆于肛提肌和尾骨肌上面的筋膜为**盆膈上筋膜** superior fascia of pelvic diaphragm,盆膈上筋膜为盆筋膜壁层的一部分。盆膈上、下筋膜及其间的肛提肌和尾骨肌共同组成**盆膈** pelvic diaphragm,封闭小骨盆下口的大部分,中央有直肠穿过,对承托盆腔脏器有重要作用。

尿生殖三角的深筋膜亦分两层,分别覆盖在会阴深横肌和尿道括约肌的上面和下面,称**尿生殖膈上筋膜**和**尿生殖膈下筋膜**,两侧附于耻骨支和坐骨支,前缘和后缘两层互相愈合。尿生殖膈上、下筋膜及其间的会阴深横肌和尿道括约肌共同组成**尿生殖膈** urogenital diaphragm,封闭尿生殖三角,有加强盆底和协助承托盆腔脏器的作用,男性尿道及女性的尿道和阴道穿过尿生殖膈(图 9-17,图 9-18)。

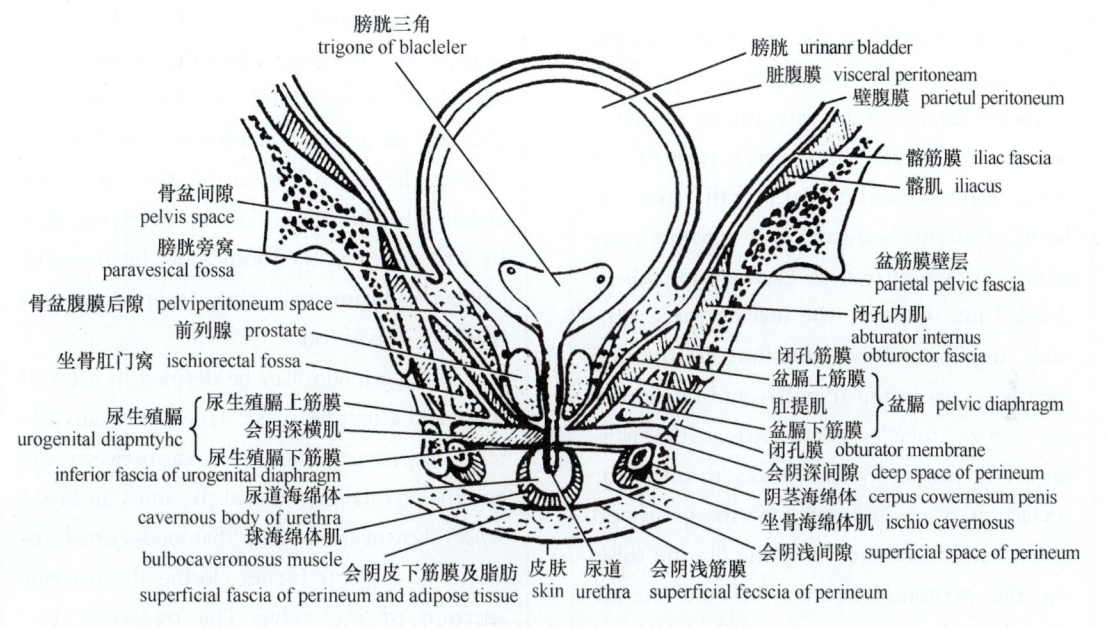

图 9-17 男性盆腔冠状切面(通过膀胱)

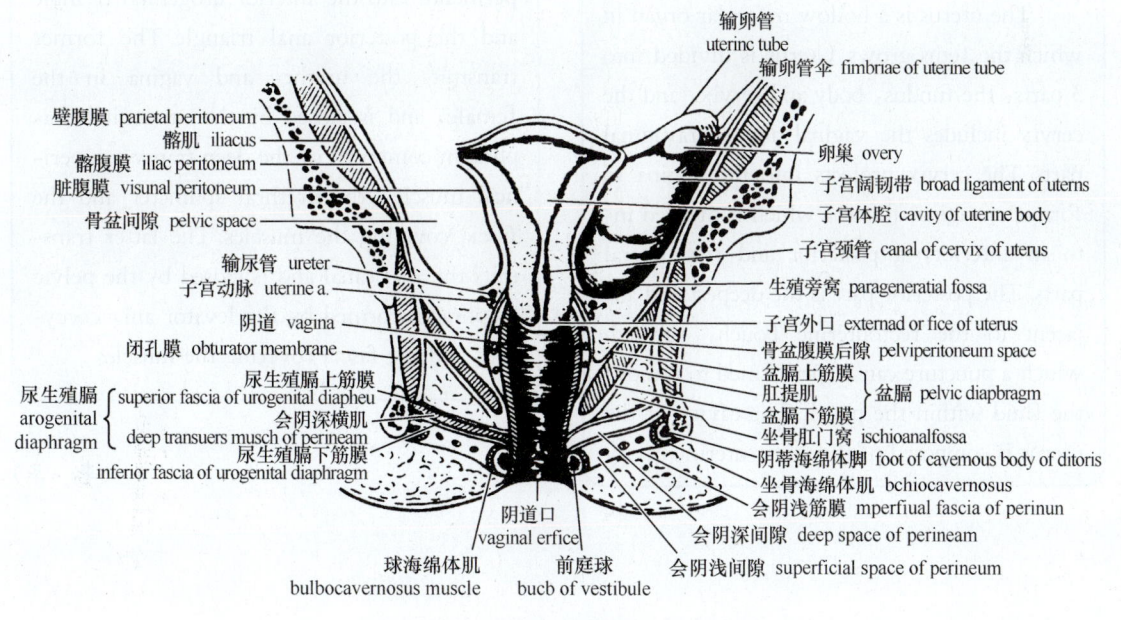

图 9-18 女性盆腔冠状切面(通过阴道)

(佘永华)

Summary

The female genital system includes the internal and external genital organs. The internal genital organs consist of the gonad (ovary), reproductive ducts (uterine tubes, uterus and vagina) and accessory glands (greater vestibular glands). The ovary lies in the ovary fossa, and can produces the ovum and secret female hormones. It is fixed in position by the suspensory ligament and the proper ligament of ovary. Uterine tubes are paired muscular organs, located on the upper border of the broad ligament, and extend laterally from the horns of uterine body and open into the peritoneal cavity near ovaries. Each uterine tube is divided into 4 parts: the uterine part, isthmus, ampulla and infundibulum. Fertilization usually occurs in the ampulla, and ligation of the uterine tube is performed at the isthmus. The mature ovum breaks through the surface of ovary and gets into the peritoneal cavity, and then enters into the uterine tubes via the peritoneal opening of the uterine tube. After fertilization, the zygote is planted into the uterus and develops into the fetus.

The uterus is a hollow muscular organ in which the fetus grows. Uterus is divided into 3 parts: the fundus, body and cervix, and the cervix includes the vaginal and supravaginal parts. The cervix projects into the vagina to form the vaginal fornix, which is divided into an anterior, a posterior and two lateral parts. The posterior part is the deepest and adjacent to the rectouterine pouch, through which a puncture can be performed to remove the fluid within the pouch. The cavity of the uterus is composed of the upper uterine cavity and the lower cervical canal. The uterus is supported in position by the ligaments, pelvic diaphragm, urogenital diaphragm and vagina.

The female external genital organs are usually called the vulva.

The female mamma rests on the pectoral fascia and major pectoral muscle, consisting of the skin, adipose tissue, fibrous tissue and 15～20 glandular lobules. Each lobule is drained by a lactiferous duct that opens on the nipple. The lobules and lactiferous ducts are arranged in a radial pattern surrounding the nipple. The fascia deep to the gland is firmly attached to the dermis of the overlying skin by fibrous septa called suspensory ligaments or Cooper's ligaments, thus supporting the mamma in position.

The perineum can be defined in a broad sense and a narrow sense. To obstetrician, the term is restricted to the area between the external genital organs and the anus, in broad sense, however, it is a diamond-shaped region, all the soft tissues closing the inferior aperture of the pelvis. The transverse line joining the two ischial tuberosities divides the perineum into the anterior urogenital triangle and the posterior anal triangle. The former transmits the urethra and vagina in the female, and is closed by the urogenital diaphragm composed of the deep transverse perineal muscle, the urethral sphincter and the fascia covering the muscles. The latter transmits the anal canal and is closed by the pelvic diaphragm formed by the levator ani, coccygeus and the fascia covering the muscles.

(李 华)

第 10 章 腹 膜

学习目的
明确：①腹膜、腹膜腔和腹腔的概念；②腹膜与腹腔器官的关系；③腹膜形成的各种结构（网膜、系膜、韧带的形成和附着）及其临床意义。

一、概 述

腹膜 peritoneum 是人体内面积最大结构最复杂的浆膜，由表面的间皮和深层的少量结缔组织构成，呈半透明状，表面光滑润泽，覆盖于腹、盆腔各壁的内面及脏器的表面。衬于腹、盆腔壁内面的腹膜称**壁腹膜** parietal peritoneum 或腹膜壁层，由壁腹膜返折并覆盖于腹、盆腔脏器表面的腹膜称**脏腹膜** visceral peritoneum 或腹膜脏层。（图 10-1）。

腹膜腔 peritoneal cavity 是由壁腹膜和脏腹膜互相返折移行，共同围成不规则的潜在性腔隙，腔内仅有少量浆液。男性腹膜腔为封闭的腔隙，女性腹膜腔则借输卵管腹腔口，经输卵管、子宫、阴道与外界相通。壁腹膜较厚，与腹、盆壁之间还有一层疏松结缔组织，称**腹膜外组织**。腹后壁和腹前壁下部的腹膜外组织中含有较多脂肪，临床上称**腹膜外脂肪**。脏腹膜紧贴脏器表面，从组织结构和功能方面都可视为脏器的一部分，如胃和肠壁的脏腹膜即为该器官的外膜。

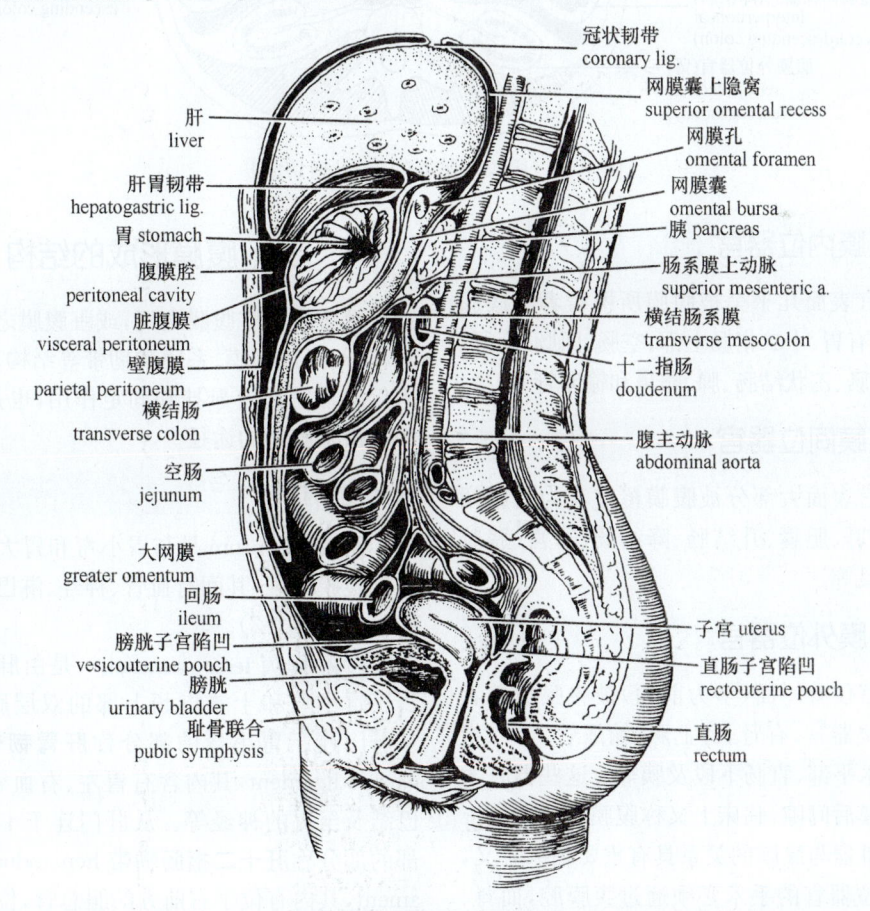

图 10-1 腹膜腔正中矢状面（女性）

腹腔 abdominal cavity 是指膈以下、盆底以上，腹后壁和腹前外侧壁之间的腔。通常说的腹腔是指小骨盆上口以上的部分，也称**固有腹腔** proper abdominal cavity，而小骨盆各壁围成的腔则称**盆腔** pelvic cavity。

腹膜腔和腹腔在解剖学上是两个不同而又相关的概念，但临床上习惯把腹膜腔简称为腹腔。实际上，腹膜腔是套在腹腔内，腹、盆腔脏器均位于腹腔之内，而位于腹膜腔之外。临床应用时，对腹膜腔和腹腔的区分常常并不严格，但有的手术（如对肾和膀胱的手术）常在腹膜外进行，并不需要通过腹膜腔，因此手术者应对腹膜腔和腹腔的概念要有准确的理解。

腹膜具有分泌、吸收、保护、支持、修复等功能：①分泌少量浆液（约100～200ml），可润滑和保护脏器，减少摩擦。②腹膜形成的韧带、系膜等结构有支持和固定脏器的作用。③腹膜能吸收腹腔内的液体和空气等：一般认为，上腹部特别是膈下区的腹膜吸收能力较强，因此，腹腔炎症或腹腔手术后的病人多采取半卧位，使有害液体流至下腹部，以减缓腹膜对有害物质的吸收。④防御功能：腹膜和腹膜腔内浆液中含有大量的巨噬细胞，可吞噬细菌和有害物质。⑤腹膜有较强的修复和再生能力：腹膜分泌的浆液中含有纤维素，其粘连作用可促进伤口的愈合和炎症的局限化。

二、腹膜与腹、盆腔脏器的关系

根据脏器被腹膜覆盖的范围大小，可将腹、盆腔脏器分为三类（图10-2）：

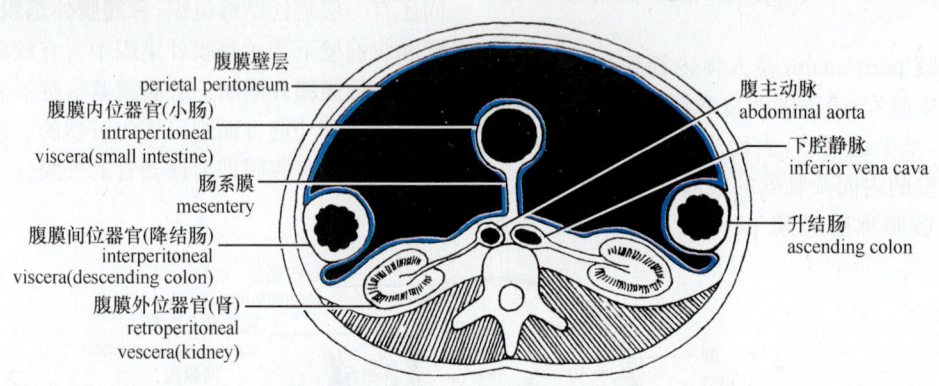

图 10-2 腹膜与脏器的关系（横切面）

（一）腹膜内位器官

凡器官表面几乎全被腹膜所覆盖者为腹膜内位器官，有胃、十二指肠上部、空肠、回肠、盲肠、阑尾、横结肠、乙状结肠、脾、卵巢和输卵管等。

（二）腹膜间位器官

凡器官表面大部分被腹膜覆盖者为腹膜间位器官，有肝、胆囊、升结肠、降结肠、子宫、膀胱和直肠上段等。

（三）腹膜外位器官

凡器官仅有一面（多为前面）被腹膜覆盖者为腹膜外位器官，有肾、肾上腺、输尿管、十二指肠降部和水平部、直肠下段及胰等。这些器官大多位于腹膜后间隙，临床上又称腹膜后位器官。

了解脏器与腹膜的关系具有重要临床意义，如腹膜内位器官的手术必须通过腹膜腔，而肾、输尿管等腹膜外位器官则不必打开腹膜腔便可进行手术，从而避免腹膜腔的感染和术后粘连。

三、腹膜形成的结构

壁腹膜与脏腹膜之间，或脏腹膜之间互相返折移行，形成网膜、系膜和韧带等结构，这些结构不仅对器官起着悬挂和固定作用，也是血管、神经等进入脏器的途径。

（一）网膜

网膜 omentum 是与胃小弯和胃大弯相连的双层腹膜皱襞，其间有血管、神经、淋巴管和结缔组织等（图10-3）。

1. 小网膜 leser omentum 是由肝门向下移行于胃小弯和十二指肠上部的双层腹膜结构。从肝门连于胃小弯的部分称**肝胃韧带** hepatogastric ligament，其内含有胃左、右血管，胃上淋巴结及至胃的神经等。从肝门连于十二指肠上部的部分称**肝十二指肠韧带** hepatoduodenal ligament，其内有位于右前方的胆总管，位于左前方的肝固有动脉，以及两者后方的肝门静脉。上述结构的周围伴有淋巴管、淋巴结和神经丛。

第 10 章 腹 膜

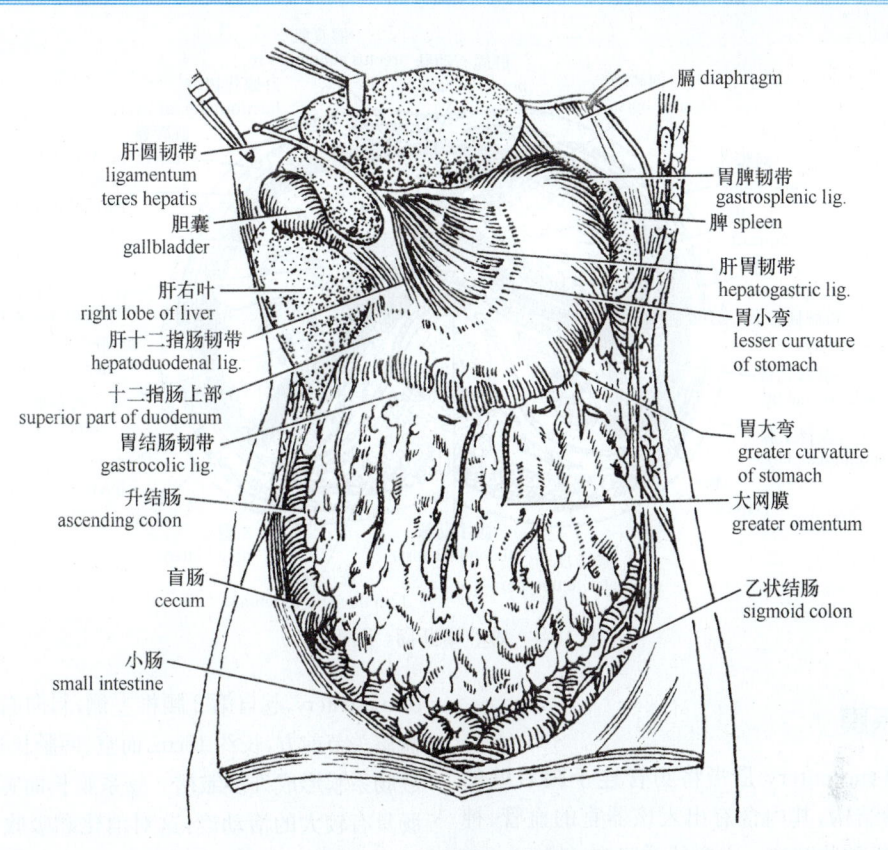

图 10-3 大网膜和小网膜

2. 大网膜 greater omentum 是连于胃大弯和横结肠之间的双层腹膜返折，形似围裙覆盖于空、回肠和横结肠的前方，其左缘与胃脾韧带相连续。构成小网膜的两层腹膜分别贴于胃和十二指肠上部的前、后两面，并向下延伸至胃大弯处互相愈合，形成大网膜的前两层，降至脐平面稍下方向后返折向上，形成大网膜的后两层，连于横结肠并包绕横结肠的前、后壁，合成横结肠系膜附于腹后壁。因此，横结肠以下的大网膜由四层腹膜组成，而连于胃大弯和横结肠之间的大网膜前两层则形成**胃结肠韧带** gastrocolic ligament。大网膜前两层和后两层的腹膜间分别走行有许多血管分支，在胃大弯下方约 1cm 处有胃网膜左、右血管，它们分别向胃大弯和大网膜发出许多分支，沿大网膜血管分支附近有丰富的脂肪和巨噬细胞，后者有重要的防御功能。

临床意义 ①大网膜的长度因人而异，活体上大网膜的下垂部分常可移动位置，当腹膜腔内有炎症时，大网膜可包围病灶以防止炎症扩散蔓延，故有"腹腔卫士"之称，临床上也可借此寻找病灶部位。②小儿的大网膜较短，一般在脐平面以上，因此当阑尾炎或其他下腹部炎症时，病灶区不易被大网膜包裹而局限化，常导致弥漫性腹膜炎。

3. 网膜囊和网膜孔 omental bursa and foramen 网膜囊是小网膜和胃后方的扁窄间隙（图 10-1，图 10-4），又称**小腹膜腔**，是腹膜腔的一部分。网膜囊的前壁为小网膜、胃后壁的腹膜和胃结肠韧带；后壁为横结肠及其系膜以及覆盖在胰、左肾、左肾上腺等处的腹膜；上壁为肝尾叶和膈下方的腹膜；下壁为大网膜前、后层的愈着处。网膜囊的左侧为脾、胃脾韧带和脾肾韧带；右侧借网膜孔通腹膜腔的其余部分。网膜孔又称 Winslow 孔，其高度约在第 12 胸椎至第 2 腰椎体的前方，成人可容 1～2 手指通过。其上界为肝尾叶，下界为十二指肠上部，前界为肝十二指肠韧带，后界为覆盖在下腔静脉表面的腹膜。

临床意义 ①临床上，在做肝或胆囊手术时，若遇有肝门附近动脉出血，可将示指伸入网膜孔内，拇指在小网膜游离缘前方加压，进行暂时止血。②网膜囊是腹膜腔的一个盲囊，位置较深，当胃后壁穿孔或某些炎症导致网膜囊内积液（脓）时，早期常局限于囊内，给诊断带来一定困难。晚期或因体位变化，网膜囊内积液可经网膜孔流到腹膜腔的其他部位，引起炎症扩散。

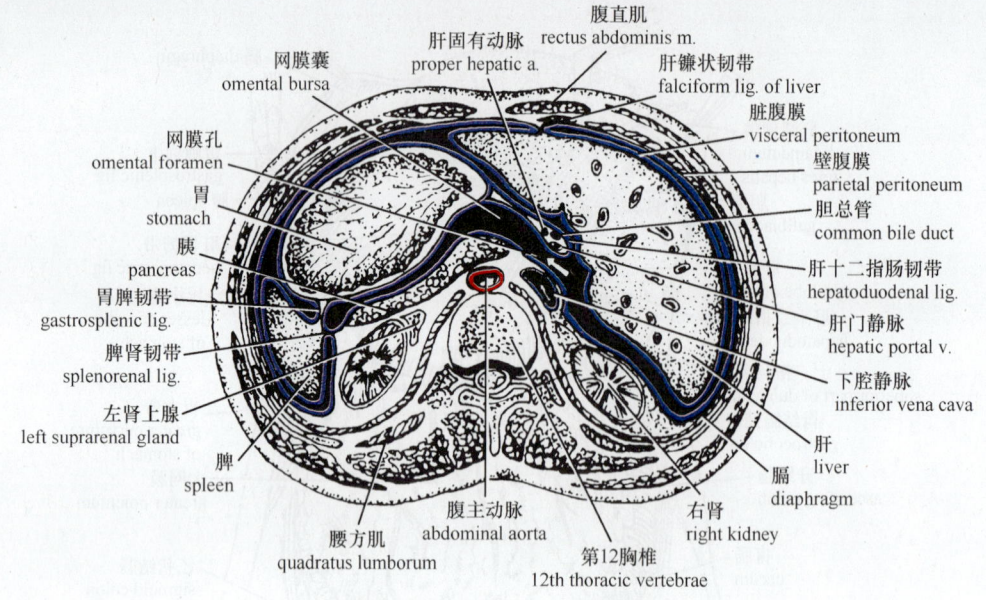

图 10-4 腹腔横断面（平网膜孔）

（二）系膜

系膜 mesentery 是指将肠管连于腹后壁的双层腹膜结构，其内含有出入该器官的血管、神经、淋巴管和淋巴结。主要的系膜有（10-5）：

1. 肠系膜 mesentery 又称**小肠系膜**，是将空、回肠连于腹后壁的双层腹膜，面积较大，整体呈扇形，其附着于腹后壁的部分称**小肠系膜根** radix of mesentery，起自第 2 腰椎左侧，斜向右下止于右骶髂关节前方，长约 15cm，而空、回肠长达 5～7m，故肠系膜形成许多皱褶。肠系膜长而宽，使空、回肠具有较大的活动度，这对消化和吸收有促进作用，但活动异常时也易发生肠扭转、肠套叠等。肠系膜的两层腹膜间含有肠系膜上动、静脉的分支和属支、淋巴管、淋巴结、神经丛和脂肪等。

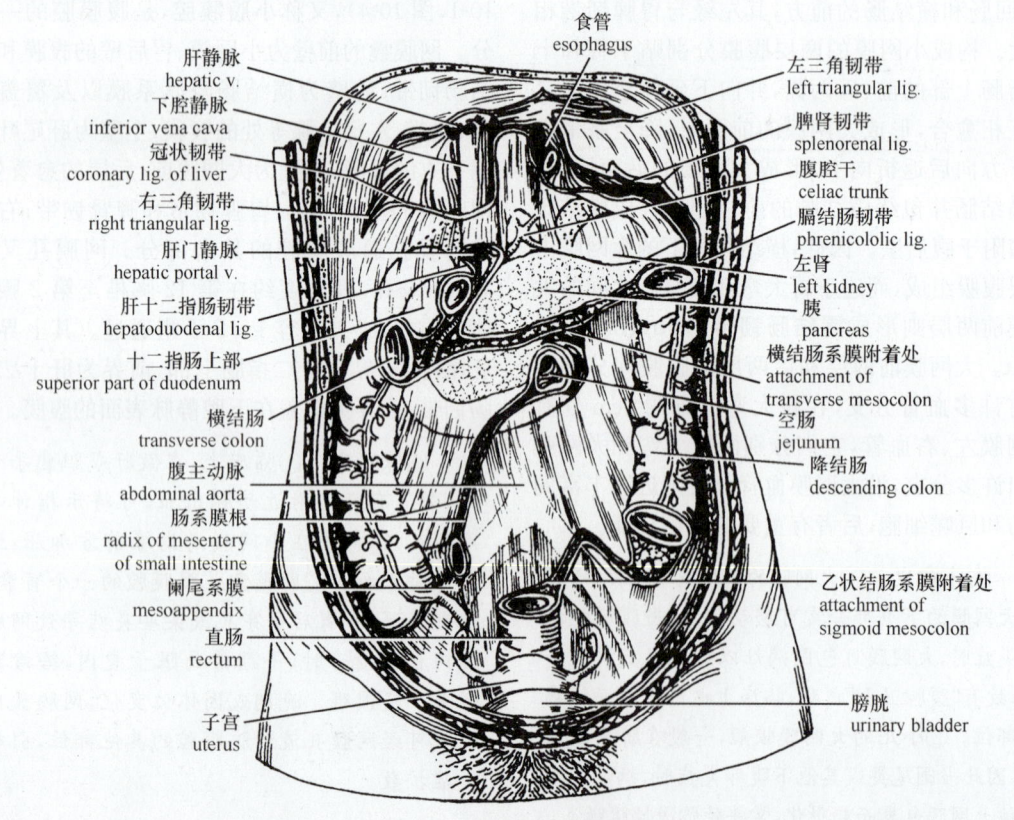

图 10-5 肠系膜及肠系膜窦

2. 阑尾系膜 mesoappendix 是将阑尾连于肠系膜下方的双层腹膜结构，呈三角形。阑尾的血管行走于阑尾系膜的游离缘，故做阑尾切除术时，应从系膜游离缘进行血管结扎。

3. 横结肠系膜 transverse mesocolon 是将横结肠连于腹后壁的双层腹膜结构，横位，其根部右侧起自结肠右曲，主要沿胰前缘向左至结肠左曲。横结肠系膜内含有中结肠动、静脉的分支和属支、淋巴管、淋巴结和神经丛等。通常以横结肠系膜为标志将腹膜腔划分为结肠上区和结肠下区。

4. 乙状结肠系膜 sigmoid mesocolon 是将乙状结肠固定于左下腹的双层腹膜结构，其根部附着于左髂窝和骨盆左后壁。乙状结肠系膜较长，故乙状结肠活动度较大，易发生肠扭转。系膜内含有乙状结肠血管、直肠上血管、淋巴管、淋巴结和神经丛等。

（三）韧带

腹膜形成的韧带是指连接腹、盆壁与脏器之间或连接相邻脏器之间的腹膜结构，多数为双层腹膜构成，对脏器有固定作用。有的韧带内含有血管和神经等。

1. 肝的韧带 肝的下面有肝胃韧带和肝十二指肠韧带（已如前述），肝上面有镰状韧带、冠状韧带和左、右三角韧带等。

（1）**镰状韧带 falciform ligament of liver**：是腹前壁上部连于肝上面的双层腹膜结构，呈矢状位，位于前正中线右侧，侧面观形似镰刀。镰状韧带下缘游离，由脐延伸至肝脏面，内含肝圆韧带，肝圆韧带是胚胎时期脐静脉闭锁后的遗迹。

临床意义 由于镰状韧带位于前正中线右侧，在脐以上做腹壁切口手术时，应偏向中线左侧，以避免损伤肝圆韧带及伴其行走的附脐静脉。

（2）**冠状韧带 coronary ligament**：呈冠状位，是膈下面的壁腹膜返折至肝上面所形成的双层腹膜组成。前、后两层之间无腹膜被覆的肝表面称肝裸区。冠状韧带的左、右两端，前、后两层腹膜彼此会合形成**左、右三角韧带 left、right triangular ligament**。

2. 脾的韧带 主要有胃脾韧带、脾肾韧带、膈脾韧带等。

（1）**胃脾韧带 gastrosplenic ligament**：是连于胃底和胃大弯上份与脾门之间的双层腹膜结构，向下与大网膜左侧部相延续。内含胃短血管和胃网膜左动、静脉及淋巴管、淋巴结等。

（2）**脾肾韧带 splenorenal ligament**：为脾门连于左肾前面的双层腹膜结构，内含胰尾、脾血管以及淋巴、神经等。

（3）**膈脾韧带 phrenicosplenic ligament**：为脾肾韧带的上部，由脾上极连至膈下。偶尔在脾下极与结肠左曲之间有**脾结肠韧带 splenocolic ligament**。

3. 胃的韧带（图10-6） 胃的韧带除了前述的肝胃韧带、胃脾韧带、胃结肠韧带外，还有胃膈韧带。**胃膈韧带 gastrophrenic ligament** 是胃贲门左侧和食管腹段连于膈下面的腹膜结构。此外，在脾的下方，膈与结肠左曲之间还有**膈结肠韧带 phrenicocolic ligament**，固定结肠左曲并从下方承托脾。

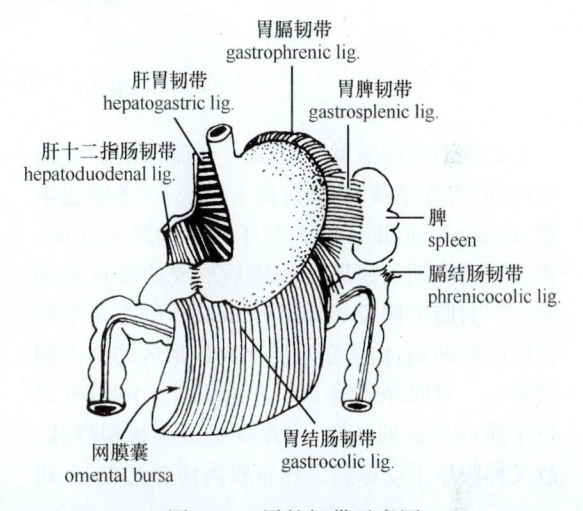

图10-6 胃的韧带示意图

（四）腹膜皱襞、隐窝和陷凹

腹膜皱襞是腹壁、盆壁与脏器之间或脏器与脏器之间腹膜形成的隆起，其深面常有血管走行。在皱襞之间或皱襞与腹、盆壁之间形成的腹膜凹陷称隐窝，较大的腹膜凹陷称陷凹。

1. 腹后壁的皱襞和隐窝 **肝肾隐窝 hepatorenal recess** 位于肝右叶与右肾之间，其上界为网膜孔和十二指肠降部，右界为右结肠旁沟。仰卧时，肝肾隐窝是腹膜腔的最低部位，腹膜腔内的液体易积存于此。在胃后方、十二指肠、盲肠和乙状结肠周围有较多的腹膜皱襞和隐窝。隐窝的大小、深浅和形态，个体间差异甚大，当隐窝很深时，小肠可突入其中形成内疝。常见的皱襞和隐窝有：**十二指肠上襞 superior duodenal fold**（图10-7）位于十二指肠升部左侧，相当第2腰椎平面，呈半月形，下缘游离。皱襞深面为开口朝下的十二指肠上隐窝 superior duodenal recess(中国人出现率 50%),其左侧有肠系膜下静脉通行于壁腹膜深面。此隐窝下方为三角形的**十二指肠下襞** inferior duodenal fold,其上缘游离。此皱襞深面为开口朝上的**十二指肠下隐窝** inferior duo-denal recess(中国人出现率 75%)。**盲肠后隐窝** retrocecal recess 位于盲肠后方,盲肠后位阑尾常位于此窝内。**乙状结肠间隐窝** intersigmoid recess 位于乙状结肠左后方,乙状结肠系膜与腹后壁之间,其后壁内有左侧的输尿管经过。

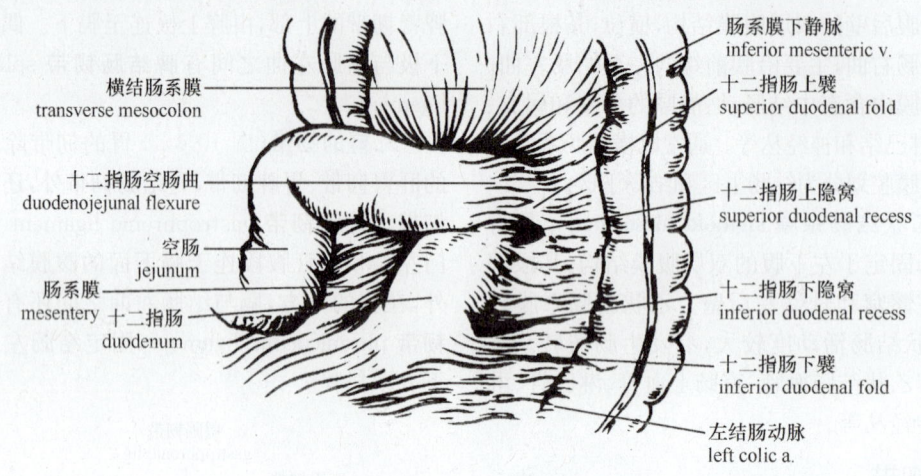

图 10-7 十二指肠隐窝

2. 腹前壁的皱襞和隐窝 在脐以下的腹前壁内面,有 5 条腹膜皱襞(图 10-8)。一条**脐正中襞** median umbilical fold,位于脐与膀胱尖之间,内含胚胎时期的脐尿管闭锁后形成的脐正中韧带。一对**脐内侧襞** medial umbilical fold,位于脐正中襞的两侧,内含脐动脉闭锁后形成的脐内侧韧带。一对**脐外侧襞** lateral umbilical fold,分别位于脐内侧襞的外侧,内含腹壁下动脉和静脉,故又称腹壁下动脉襞。在腹股沟韧带上方,上述 5 条皱襞之间形成 3 对浅凹,由中线向外侧依次为**膀胱上窝** supravesical fossa、**腹股沟内侧窝** medial inguinal fossa 和**腹股沟外侧窝** lateral inguinal fossa。腹股沟内侧窝和外侧窝分别与腹股沟管皮下环和腹环的位置相对应。在腹股沟内侧窝下方的腹股沟韧带下方,有一浅凹称**股凹** femoral fossa。这些隐窝所在部位,是腹壁相对薄弱的部位,也是疝容易发生的部位。

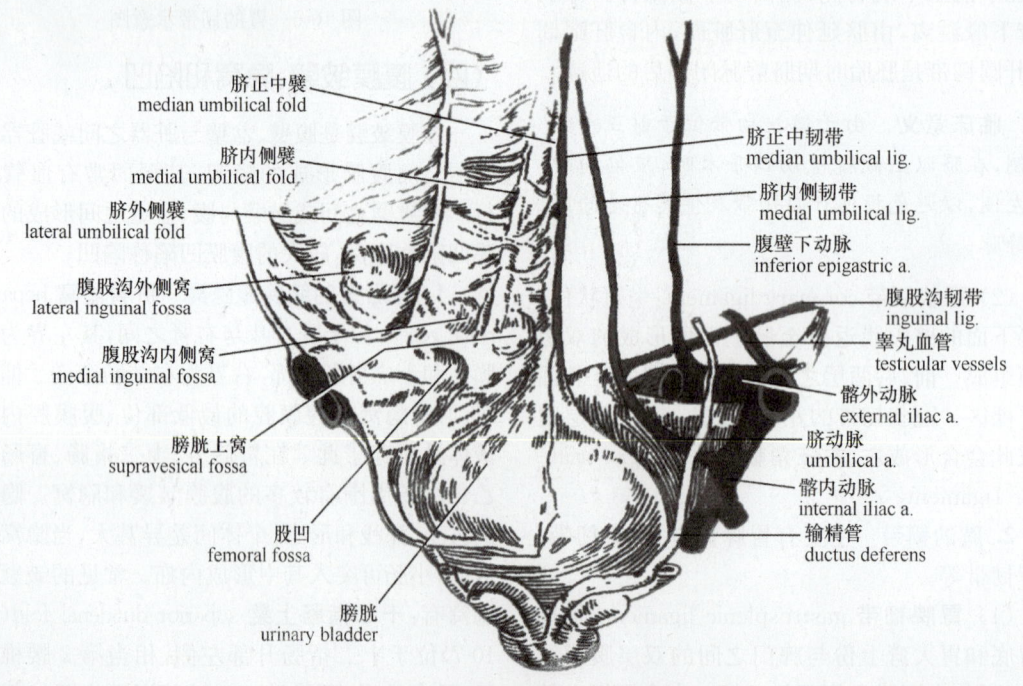

图 10-8 腹前壁的腹膜皱襞和隐窝

3. 腹膜陷凹 主要的腹膜陷凹位于盆腔内,为腹膜在盆腔脏器之间移行返折形成。男性在膀胱与直肠之间有**直肠膀胱陷凹** rectovesical pouch,凹底距肛门约 7.5cm。女性在膀胱与子宫之间有**膀胱子宫陷凹** vesicouterine pouch,在直肠与子宫之间有**直肠子宫陷凹** rectouterine pouch(又称 Douglas 腔),较深,凹底距肛门约 3.5cm,与阴道后穹之间仅隔以阴道后壁和腹膜。

临床意义 站立或坐位时,男性的直肠膀胱陷凹和女性的直肠子宫陷凹是腹膜腔的最低部位,故腹膜腔内的积液多聚存于此,临床上可进行直肠穿刺或阴道后穹穿刺以进行诊断和治疗。

(张正治)

Summary

The peritoneum is a thin, slippery layer of serous membrane lining on the inner surface of the abdominopelvic wall (parietal peritoneum) and on the visceral organs (visceral peritoneum). The peritoneal cavity is a potential space between the parietal and visceral peritoneum. The organs in the abdominopelvic cavity are divided into intraperitoneal, interperitoneal and retroperitoneal organs according to their relationship to peritoneum. Layers of peritoneum fold to form omentum, mesentery and ligaments. The omentum includes the greater and lesser omenta. The lesser omentum, which is composed of the hepatogastric ligament and hepatoduodenal ligament, attaches the lesser curvature of stomach and the first part of duodenum to the liver, and contains the proper hepatic arteries, bile duct and hepatic portal vein. The greater omentum attaches the greater curvature to the transverse colon, hanging down like an apron in front of the coil of small intestines. A mesentery is a double layer of peritoneum connecting part of intestines to the posterior abdominal wall, and contains the arteries, veins, lymphatic vessels and nerves entering or leaving the organs. Mesenteries in the abdominopelvic cavity include mesenteries of the small intestine, mesoappendix, transverse mesocolon and sigmoid mesocolon. Peritoneal ligaments also consist of a double layer of peritoneum attaching one viscus to another or to the abdominopelvic wall or the diaphragm. A peritoneal fold is an apophysis of peritoneum. The peritoneal recess or pouch is a depression bounded by peritoneal folds in the abdominopelvic cavity, such as hepatorenal recess, rectouterine pouch, vesicouterine pouch and rectovesical pouch.

(李 华)

第三篇　脉 管 系 统

脉管系统 vascular system 是体内封闭的管道系统,包括心血管系统和淋巴系统。心血管系统由心和血管组成,血液在其中循环流动。淋巴系统由淋巴管道、淋巴器官和淋巴组织组成,淋巴沿淋巴管道向心流动,最后注入静脉,因此淋巴管道常被看作是静脉的辅助管道。

脉管系统的主要功能是将营养物质和氧运送到全身器官的组织和细胞;同时将组织和细胞的代谢产物如二氧化碳、尿素等运送到肾、肺、皮肤排出体外,以保证身体新陈代谢的不断进行;内分泌器官和分散在体内各处的内分泌细胞所分泌的激素以及生物活性物质,由脉管系统输送到相应的靶器官和靶细胞,以实现身体的体液调节。此外,脉管系统对维持身体内环境理化特性的相对稳定以及机体防卫功能的实现等均有重要作用。

脉管系统还有内分泌功能,心肌细胞可产生和分泌心房钠尿肽、肾素、血管紧张素、抗心律失常肽等生物活性物质,参与机体多种功能的调节。

第 11 章　心血管系统

学习目的
掌握:①心血管系统的组成和功能;②心的位置、外形、毗邻、心腔结构、心传导系和心的血管;③肺循环的动脉和体循环的动脉;④颈总动脉、锁骨下动脉、胸主动脉、腹主动脉、髂内动脉和髂外动脉的主要分支分布;⑤肺循环的静脉和体循环的静脉;⑥上腔静脉系和下腔静脉系的组成、主要属支;⑦肝门静脉的组成、特点、属支及侧支循环途径。

第一节　总 　 论

一、心血管系统的组成

心血管系统由心和血管组成。血管包括动脉、毛细血管和静脉(图 11-1)。

(一) 心

心 heart 主要由心肌构成,是连接动、静脉的枢纽和心血管系统的"动力泵",并具有重要的内分泌功能。心被房间隔和室间隔分为互不相通的左、右两半,每半又各分为心房和心室,故心有四个腔:左心房、左心室、右心房和右心室。同侧心房和心室借房室口相通。心室发出动脉,心房接受静脉。在房室口和动脉口处均有瓣膜,它们颇似泵的阀门,顺血流而开放,逆血流而关闭,以保证血液的定向流动。左心房、左心室内含有动脉血,右心房、右心室内含静脉血。

(二) 动脉

动脉 artery 是运送血液离心的血管,由心室发出后不断分支,愈分愈细,最后移行为毛细血管。动脉外观呈圆管形,管壁较厚,具有一定的弹性,可随心的收缩和舒张而有明显的搏动。大动脉的管壁以弹性纤维为主,弹性大,心室射血时管壁扩张,心室舒张时管壁弹性回缩,推动血液继续流动。中、小动脉,特别是小动脉以平滑肌为主,可在神经体液调节下收缩或舒张,以改变管腔大小,影响局部血流量和血流阻力,以维持和调节血压。

(三) 毛细血管

毛细血管 capillary 是连接动、静脉末梢间的血管,管径约 6~8μm,主要由一层内皮细胞和基膜构成。毛细血管数量多,彼此吻合成网,除软骨、角膜、晶状体、毛发、牙釉质和被覆上皮外，遍布全身各处。毛细血管管壁薄，通透性大，管内血流缓慢，是血液与血管外组织液进行物质交换和气体交换的场所。

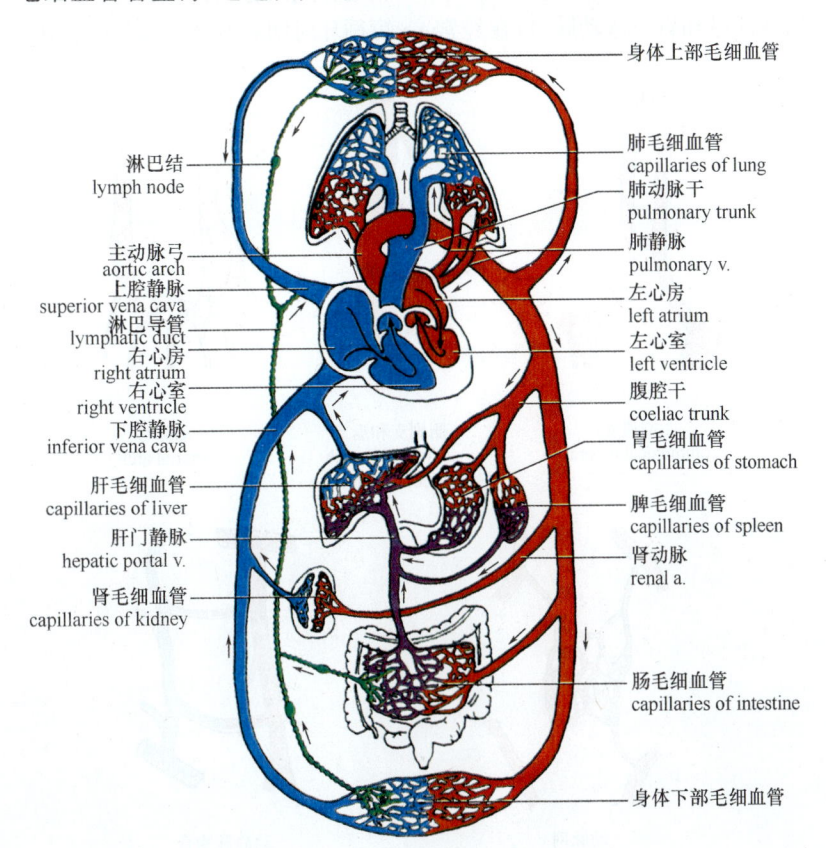

图 11-1　血液循环示意图

（四）静脉

静脉 vein 是引导血液回心的血管。小静脉起于毛细血管，在向心回流过程中不断接受属支，汇合成中静脉、大静脉，最后注入心房。静脉与相伴行的动脉比较，其管壁薄，平滑肌和弹性纤维少，管腔大，弹性小，压力低，血流缓慢，血容量较大。

二、血液循环途径

血液由心室射出，经动脉、毛细血管和静脉返回心房，这种周而复始的循环流动称**血液循环** blood circulation。血液循环可分为互相衔接和同时进行的体循环和肺循环。

体循环 systemic circulation（大循环）：心室收缩时，动脉血由左心室射入主动脉，经主动脉的各级分支到达全身各处的毛细血管，血液在此与周围的组织、细胞进行物质和气体交换，再通过各级静脉，最后经上、下腔静脉及心冠状窦返回右心房。体循环的特点是循环路程长，流经范围广，以动脉血滋养全身各部，并将全身各部的代谢产物和二氧化碳运回心。

肺循环 pulmonary circulation（小循环）：心室收缩时，血液由右心室射出，经肺动脉干及其各级分支到达肺泡毛细血管网，进行气体交换，再经左、右肺静脉流入左心房。肺循环的特点是循环路程较短，只通过肺，动脉血管内流动的是静脉血，而静脉血管内流动的是动脉血，主要功能是进行气体交换。

三、血管吻合及其功能意义

人体内的血管除经动脉—毛细血管—静脉相连通外，动脉与动脉之间，静脉与静脉之间、动脉与静脉之间可借血管支（吻合支或交通支）彼此连结，形成**血管吻合** vascular anastomoses（图 11-2）。

（一）动脉间吻合

人体内许多部位或器官的两动脉干之间可

借交通支相连，如脑底动脉之间。在经常改变形态的器官，两动脉末端或分支可直接吻合形成动脉弓，如掌浅弓、掌深弓和胃小弯动脉弓；在经常活动或易受压部位，其邻近的多条动脉分支常互相吻合成动脉网，如关节网等。这些吻合都有缩短循环时间和调节血流量的作用。

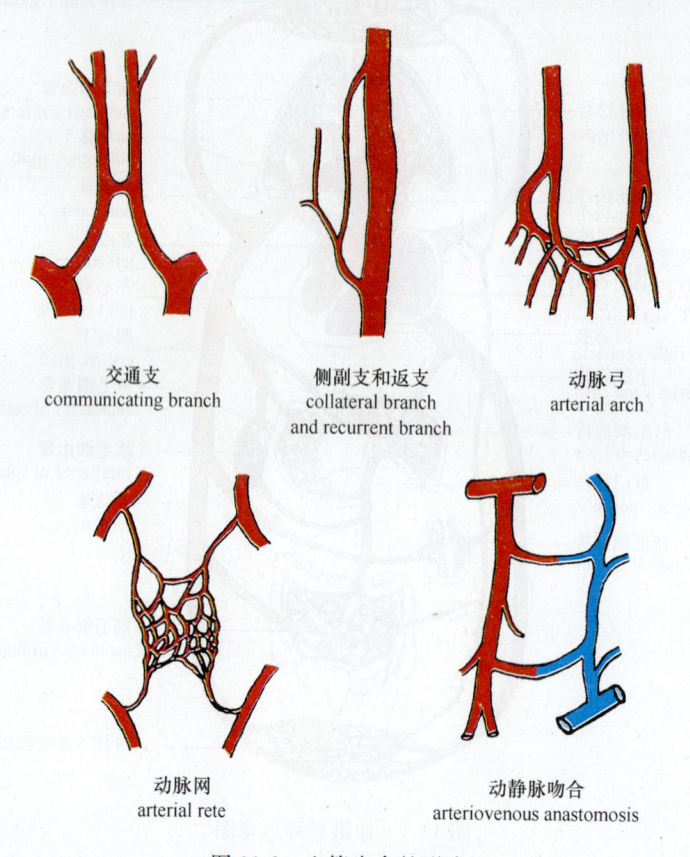

图 11-2 血管吻合的形式

（二）静脉间吻合

静脉之间的吻合比动脉更丰富，形式多样，除具有和动脉相似的吻合形式外，常在脏器周围或脏器壁内形成静脉丛，如食管静脉丛、直肠静脉丛，以保证器官在受挤压时的血流通畅。

（三）动静脉吻合

在体内的许多部位，如指尖、趾端、唇、鼻、外耳皮肤和生殖器勃起组织等处，小动脉和小静脉之间可借血管支直接相连，形成小动静脉吻合。这种吻合具有缩短循环途径，调节局部血流量和体温的作用。

（四）侧支吻合

有的血管主干在行程中发出与其平行的侧副支。发自主干不同高度的侧副支彼此吻合，称**侧支吻合**（图 11-3）。正常状态下侧副支较细小，但当主干阻塞时，侧副支逐渐增粗，血流可经扩大的侧支吻合到达阻塞以下的血管主干，使血管受阻区的血液循环得到不同程度的代偿恢复。这种通过侧支建立的循环称**侧支循环** collateral circulation 或**侧副循环**，侧支循环的建立显示了血管的适应能力和可塑性，对于保证器官在病理状态下的血液供应有重要意义。

终动脉 end artery：体内少数器官内的动脉与邻近动脉之间无吻合，这种动脉称为终动脉，如视网膜中央动脉。终动脉一旦被阻塞，可使其供血区的组织缺血甚至坏死。如果某一动脉与邻近动脉虽有吻合，但当该动脉阻塞后，邻近动脉不足以代偿其血液供应，这种动脉称功能性终动脉，如脑、肾内的一些动脉分支。

第 11 章 心血管系统

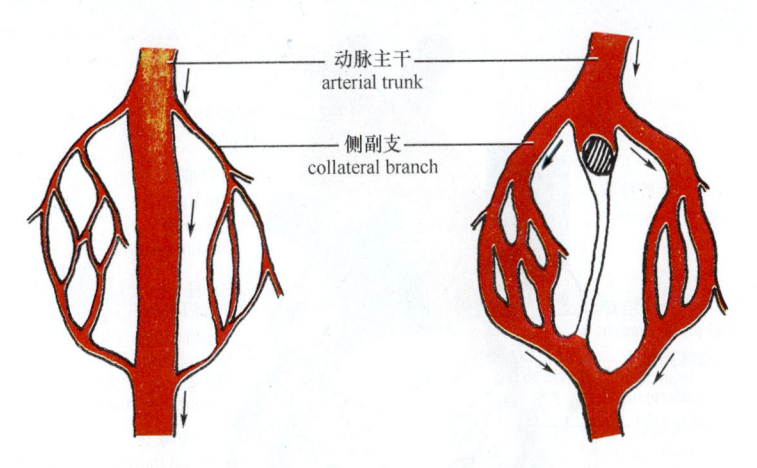

图 11-3 侧支吻合和侧支循环

第二节 心

一、心的位置、毗邻和外形

(一) 位置和毗邻

心是一个中空的肌性器官，位于胸腔中纵隔内，左、右肺之间，外面包有心包。心约 2/3 位于身体正中面的左侧，1/3 位于身体正中面的右侧（图 11-4）。心的前方大部分被胸膜和肺遮盖，小部分隔心包与胸骨体下部和左侧第 4～6 肋软骨邻近；后方平对第 5～8 胸椎，与食管、迷走神经和胸主动脉相邻；两侧与胸膜腔和肺相邻；上方连出入心的大血管；下方邻膈。心的长轴自右肩斜向左肋下区，与身体正中面构成 45°角。

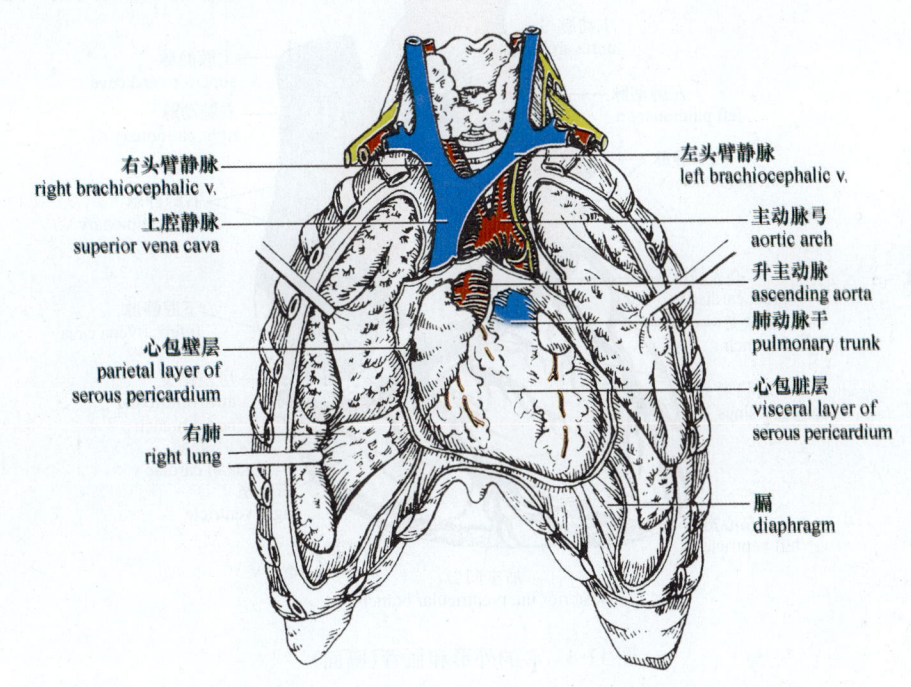

图 11-4 心的位置

(二) 外形

心的外形似倒置的前后稍扁的圆锥体，其大小似本人握紧的拳头，成年男性重(284±50)g，女性重(258±49)g，其重量可因年龄、身高、体重等因素不同而有差异。心可分为一尖、一底、二面、三缘，表面有四条浅沟（图 11-5，图 11-6）。

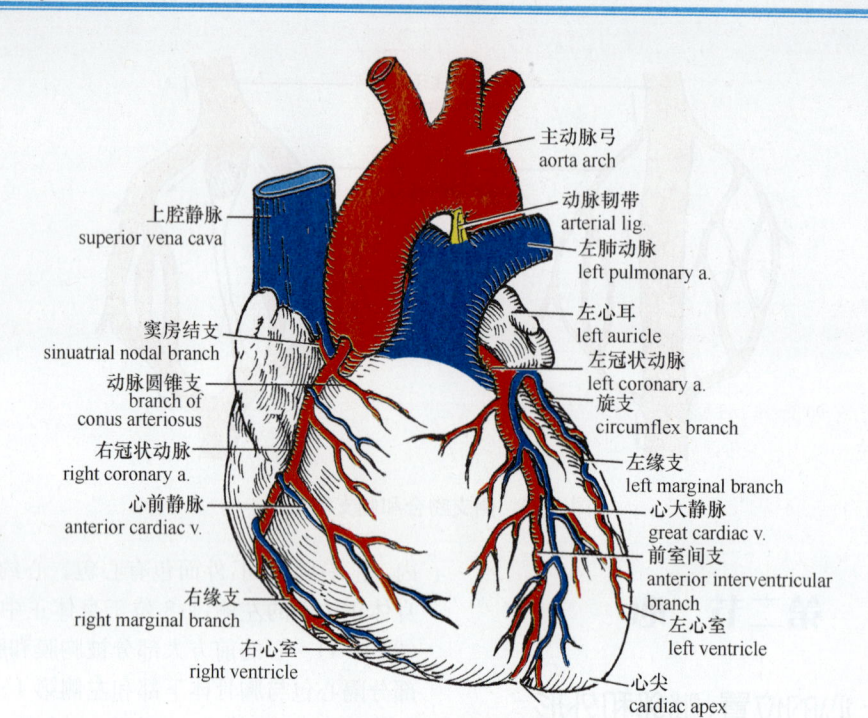

图 11-5　心的外形和血管（胸肋面）

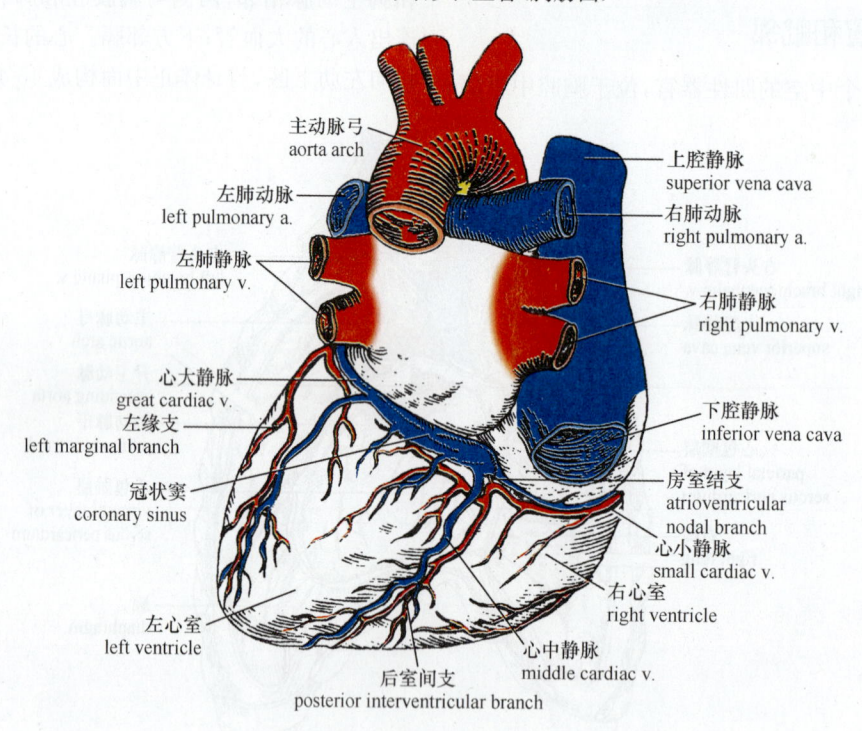

图 11-6　心的外形和血管（膈面）

心尖 cardiac apex 朝向左前下方，圆钝、游离，由左心室构成，与左胸前壁接近，故在左侧第 5 肋间隙锁骨中线内侧 1～2cm 处可扪及心尖搏动。

心底 cardiac base 朝向右后上方，大部由左心房，小部分由右心房组成。上、下腔静脉分别从上、下注入右心房；左、右肺静脉分别从两侧注入左心房。

心的**胸肋面**（前面）朝向前上方，大部分由右心室和右心房构成，小部分由左心室和左心耳构成。**膈面**（下面）隔心包与膈毗邻，朝向后下方，该面约 2/3 由左心室，1/3 由右心室构成。

心的**右缘**呈近垂直位，由右心房构成；**左缘**圆钝，斜向左下，大部分由左心室构成，小部分由左心耳构成。**下缘**锐利,接近水平位,由右心室和心尖构成。

心的表面有四条浅沟,是四个心腔的表面分界,沟内大多被脂肪组织和血管充填。**冠状沟** coronary sulcus(房室沟)是近心底处的环形沟,前部被肺动脉干隔断,它是心房与心室的表面分界。**前室间沟** anterior interventricular groove 和**后室间沟** posterior interventricular groove 分别位于心的胸肋面和膈面,从冠状沟走向心尖的右侧,它们分别与室间隔的前、下缘一致,是左、右心室在心表面的分界。前、后室间沟在心尖右侧的会合处稍凹陷称**心尖切迹** cardiac apical incisure。**房间沟** interatrial groove 位于心底,右肺静脉根部的右侧,是左、右心房在心表面的分界。房间沟、后室间沟和冠状沟的相交处称**房室交点** crux,其深面有重要的血管和神经等结构。

二、心 腔

心被心间隔分为左、右两半心,左、右半心又各分成心房和心室,共四个腔,同侧心房和心室借房室口相通。心在发育过程中出现沿心纵轴轻度向左旋转,故左半心位于右半心的左后方。

(一)右心房

右心房 right atrium(图 11-7)是心腔中最靠右侧的部分,壁薄腔大,以位于上、下腔静脉口前缘之间的**界沟** sulcus teminalis 为界,分为前、后二部。前部为**固有心房** atrium proper,由原始心房衍变而来,后部为**腔静脉窦** sinus venarum cavarum,由原始静脉窦发育而来。在腔面,与界沟相对应的纵形肌隆起即**界嵴** crista terminalis。

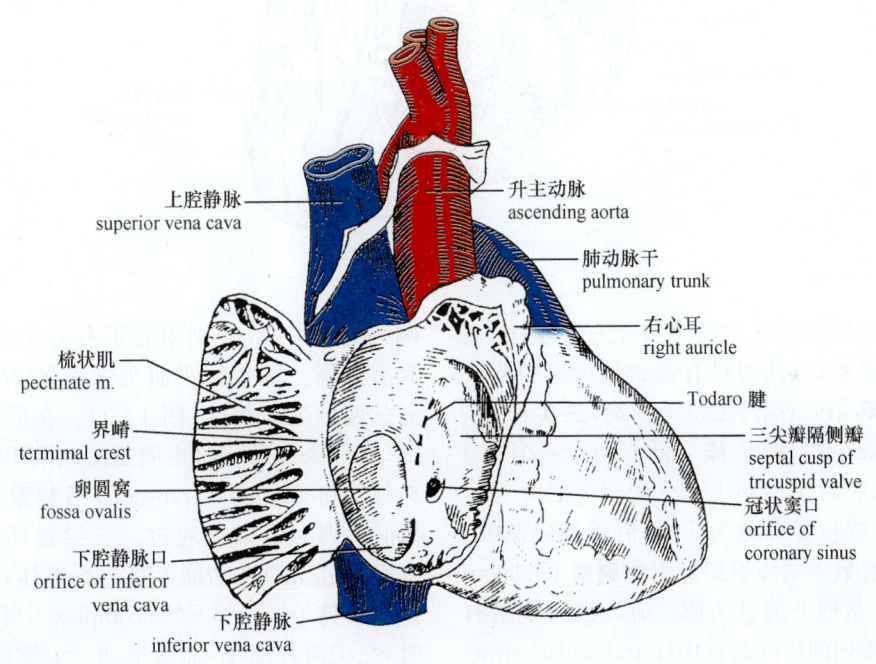

图 11-7 右心房

固有心房构成右心房的前部,其前壁向前内侧呈锥形突出部分称**右心耳** right auricle。腔面粗糙不平,自界嵴向前发出许多平行的肌束称**梳状肌** pectinate muscles,梳状肌在右心耳内面交织呈网状。固有心房的左前下方有**右房室口** right atrioventricular orifice,通向右心室。

腔静脉窦位于右心房的后部,内壁光滑,无肌性隆起。内有三个入口:上部有**上腔静脉口** orifice of superior vena cava,下部有**下腔静脉口** orifice of inferior vena cava。下腔静脉口的前缘有**下腔静脉瓣** valve of inferior vena cava(Eustachian 瓣),在胎儿时,此瓣有引导下腔静脉血经卵圆孔流入左心房的作用。**冠状窦口** orifice of coronary sinus 位于下腔静脉口与右房室口之间,窦口后缘有冠状窦瓣,出现率约为 70%。

右心房的后内侧壁为房间隔,其下部有一浅凹称**卵圆窝** fossa ovalis,为胎儿时期卵圆孔闭合后的遗迹,此处房间隔最薄,房间隔缺损多发生在此。

冠状窦口前内缘、三尖瓣隔侧尖附着缘和 Todaro 腱(心内膜下的一个腱性结构,是心纤维支架)之间的三角区称 Koch 三角。此三角前部的心内膜深面有房室结,因此该三角为心外科手术中确定房室结位置的一个重要标志。

前的部分,位于右心房的前下方,壁厚约 3~4mm。右心室腔被一弓形的肌性隆起,即**室上嵴** supraventricular crest 分为后下方的流入道和前上方的流出道两部分。

(二) 右心室

右心室 right ventricle(图 11-8)是心腔最靠

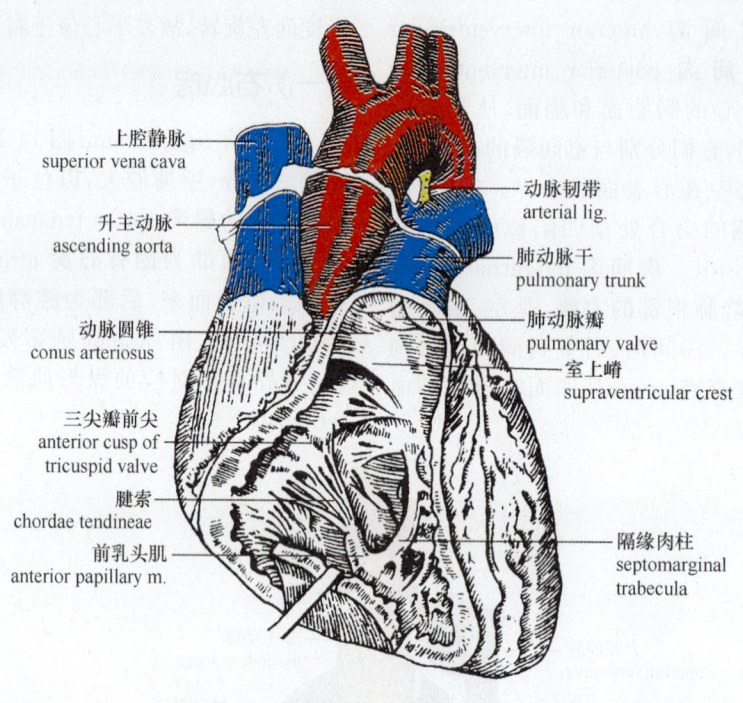

图 11-8 右心室

流入道(窦部)从右房室口至右心室尖,其入口为右房室口,其周缘有致密结缔组织构成的**三尖瓣环** tricuspid annulus 围绕,**三尖瓣** tricuspid valve(**右房室瓣** right atrioventricular valve)的基底附于该环上。三尖瓣为三片三角形的瓣膜,按位置可分为前瓣、后瓣和隔侧瓣。每片瓣膜有数条结缔组织细索称**腱索** tendinous cords,连于室壁上的乳头肌。流入道的室壁有许多交错排列的肌隆起称**肉柱** trabeculae carneae,故腔面凸凹不平。由室壁突入室腔的锥体状肌束称**乳头肌** papillary muscles,分前、后、隔

侧三组乳头肌,分别附着于右心室前壁、后壁和室间隔。每个乳头肌尖部的数条腱索与相邻的两个尖瓣相连(图 11-9)。在前乳头肌根部,有一条肌束横过室腔至室间隔下部称**隔缘肉柱** septomarginal trabecula(**节制索** moderator band),内有右束支通过。三尖瓣环、三尖瓣、腱索和乳头肌在功能上是一个整体,合称**三尖瓣复合体** tricuspid valve complex。当心室收缩时,三尖瓣环缩小,血液推动三尖瓣使之闭合,由于乳头肌收缩和腱索牵拉,瓣膜恰好关闭而不致翻向心房。

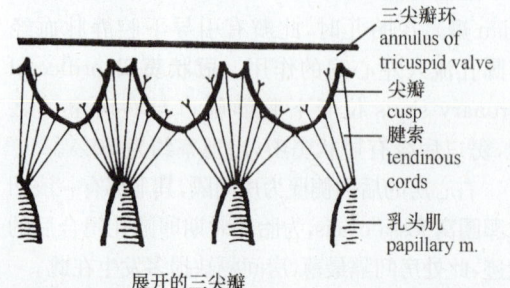

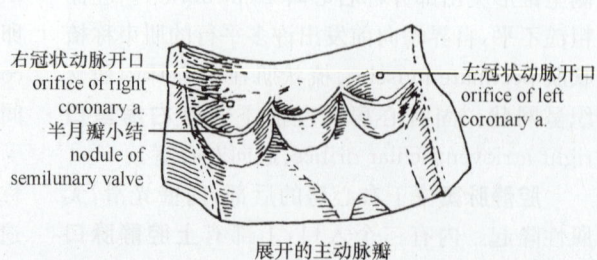

图 11-9 瓣膜示意图

流出道(漏斗部)又称动脉圆锥 conus arteriosus,位于右心室前上方,腔面光滑无肉柱,其上端借肺动脉口 orifice of pulmonary trunk 通肺动脉干。肺动脉口周缘有肺动脉瓣环 annulus of pulmonary valve,环上附有三个袋口朝上、呈半月形的肺动脉瓣 pulmonary valve,每瓣游离缘中央有一小结称半月瓣小结。肺动脉瓣与肺动脉壁之间的袋状间隙称肺动脉窦。当心室收缩时,血液冲开肺动脉瓣进入肺动脉,心室舒张时,三个袋状瓣膜被倒流血液充盈而关闭,阻止血液反流入右心室。

(三) 左心房

左心房 left atrium(图 11-10)位于右心房的左后方,构成心底的大部分,是四个心腔中最靠后的一个心腔。其向左前方的锥形突起称左心耳 left auricle,覆盖于肺动脉干根部左侧及左冠状沟前部,因与二尖瓣邻近,为心外科常用手术入路之一。左心耳内壁也因有梳状肌而凹凸不平,但梳状肌没有右心耳发达且分布不均。左心房后部较大,腔面光滑,壁厚约 3mm,其后壁两侧各有两对肺上、下静脉的开口,开口处无静脉瓣,其前下部有左房室口 left atrioventricular orifice 通左心室。

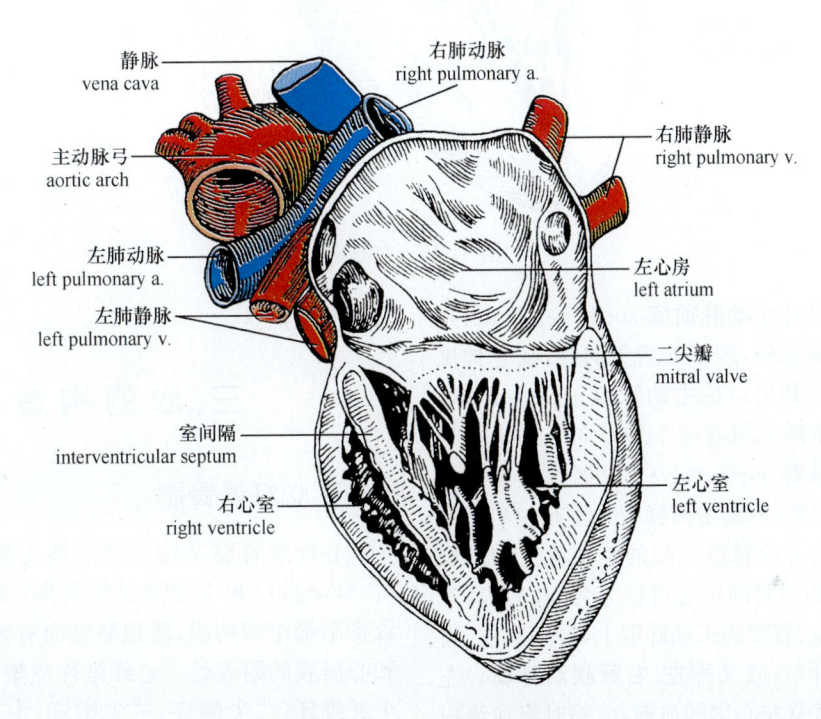

图 11-10 左心房和左心室

(四) 左心室

左心室 left ventricle(图 11-11)位于右心室的左后下方,室腔形似圆锥体,其尖即心尖,底向上,其左侧部有左房室口,右侧部有主动脉口。左心室壁厚为右心室壁的三倍,约 9～12mm。左心室腔以二尖瓣前瓣为界分为流入道和流出道两部分。

流入道(窦部)入口为左房室口,较右房室口小,其周缘有二尖瓣环 bicuspid annulus。二尖瓣 bicuspid valve (左房室瓣 left atrioventricular valve)基底附于该环上,游离缘垂入室腔。二尖瓣分为前瓣和后瓣。前瓣大,位于左房室口与主动脉口之间;后瓣较小,位于前瓣的左后方。两瓣的基部在内、外侧端互相融合称前外侧连合和后内侧连合。左心室乳头肌发达,分前、后两个(组)。前乳头肌 anterior papillary muscle 位于左心室前壁中部,后乳头肌 posterior papillary muscles 位于左心室后壁的内侧。每个乳头肌发出的腱索连于两个相邻瓣膜。二尖瓣环、二尖瓣、腱索和乳头肌在功能和结构上密切关联,故合称二尖瓣复合体 mital complex,其功能与三尖瓣复合体相同。左心室腔面的肉柱较右心室细小。

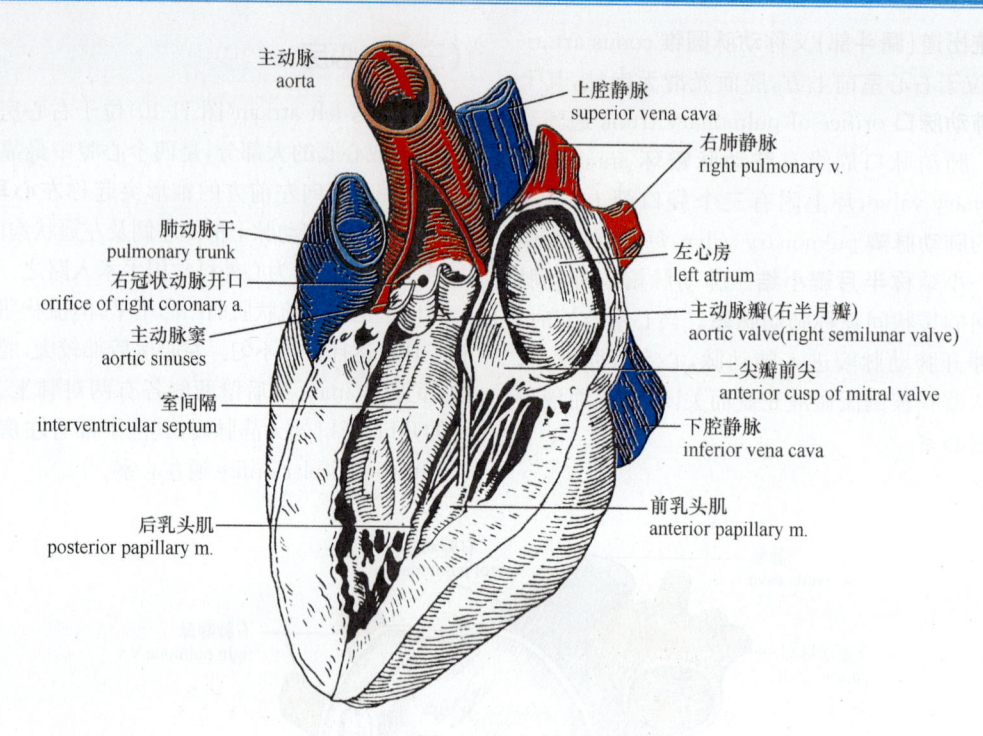

图 11-11　左心室

流出道又称**主动脉前庭** aortic vestibule，是左心室前内侧部分，腔壁光滑无肉柱，缺乏伸展性和收缩性。其出口称**主动脉口** aortic orifice，口周缘的纤维环上附有三个袋口向上的半月形瓣膜称**主动脉瓣** aortic valve。根据位置可分为左、右、后半月瓣，每瓣游离缘中央也有一半月瓣小结。瓣膜与主动脉壁之间的腔隙称**主动脉窦** aortic sinus，根据窦的位置可区分为左、右、后三个窦，其中，左、右窦的主动脉壁上，分别有左、右冠状动脉的开口，故又称**左、右冠状动脉窦**。左心室舒张时接受左心房的血液，收缩时将血液射入主动脉。

两侧心房和心室的收缩和舒张是同时进行的，当心室收缩时，左、右心室内的压力增高，血流推动二尖瓣和三尖瓣分别关闭左、右房室口，并冲开主动脉瓣和肺动脉瓣射入主动脉和肺动脉。当心室舒张时，由于主动脉和肺动脉壁的弹性回缩，血液充满主动脉窦和肺动脉窦，使瓣膜关闭，以防止血液倒流入心室。同时二尖瓣和三尖瓣开放，使心房内的血液流入心室，随即进入下一个心动周期。由此可见，心如同一个"动力泵"，各瓣膜如同泵的"阀门"，它们顺血流而开放，逆血流而关闭，以保障血液的定向流动。如果因病变引起各瓣膜关闭不全或开放不全时，会导致心腔内血液动力学改变，产生病理性心脏杂音和其他症状。

三、心的构造

（一）心纤维骨骼

心纤维骨骼又称心纤维性支架，位于房室口、肺动脉口和主动脉口的周围（图 11-12），由致密结缔组织构成，质地坚韧而有弹性，为心肌和心瓣膜的附着处。心纤维性支架主要包括四个纤维环（二尖瓣环、三尖瓣环、主动脉瓣环和肺动脉瓣环）、二个纤维三角（左、右纤维三角）和室间隔膜部等。四个**纤维环** fibrous rings 是分别位于左、右房室口和主动脉口、肺动脉口周围的结缔组织环。**左纤维三角** left fibrous trigone 位于主动脉左瓣环与二尖瓣环之间，其外侧与左冠状动脉旋支相邻近，是二尖瓣手术时的重要标志。**右纤维三角** right fibrous trigone 位于二尖瓣环、三尖瓣环和主动脉后瓣环之间，因位于心的中央部位，又称**中心纤维体** central fibrous body，其前面与室间隔膜部相延续，向后发出一结缔组织束，称 Todaro 腱，呈白色索状，位于右心房心内膜深面。右纤维三角内有房室束穿过，当三角变性硬化时，可压迫房室束，引起房室传导阻滞。

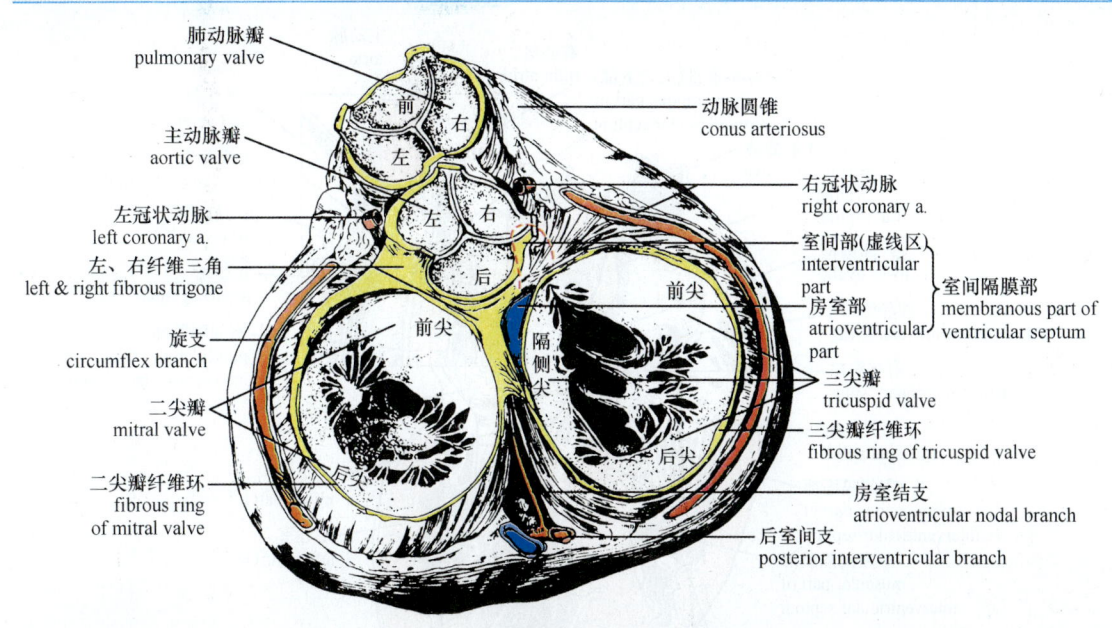

图 11-12 心瓣膜和纤维环(上面观)

(二) 心壁

心壁由心内膜、心肌层和心外膜组成。**心内膜** endocardium 衬贴于心壁内面，与血管内膜相延续，心内膜向心腔内折叠形成心瓣膜。**心肌层** myocardium 由心肌和心肌间质组成，包括心房肌和心室肌，二者被心纤维骨骼隔开而互不延续，故心房肌和心室肌不同时收缩。心房肌较薄，心室肌较厚。心室肌分浅、中、深三层(图 11-13)，浅层斜行，在心尖捻转形成心涡，然后进入深部移行为纵行的深层肌，形成肉柱和乳头肌，中层呈环形，为各室所固有，左心室环形肌特别发达。**心外膜** epicardium 为浆膜性心包的脏层，被覆在心肌表面，其深面有血管、淋巴管和神经分布。

(三) 房间隔和室间隔

1. 房间隔 interatrial septum 位于左、右心房之间(图 11-14)，较薄，由双层心内膜夹以结缔组织和少量心房肌构成，与身体正中矢状面呈 45°角。房间隔在卵圆窝处最薄。

2. 室间隔 interventricular septum 分为肌部和膜部。肌部较厚，位于左、右心室之间，由心肌和心内膜构成；膜部约 0.8cm^2，为不规则的膜性结构，位于心房和心室交界部位，其右侧面被三尖瓣隔侧瓣附着缘分为上、下两部，后上部位于右心房与左心室之间，为房室部，前下部位于左、右心室之间，为室间部。室间隔前、后缘与前、后室间沟相当。

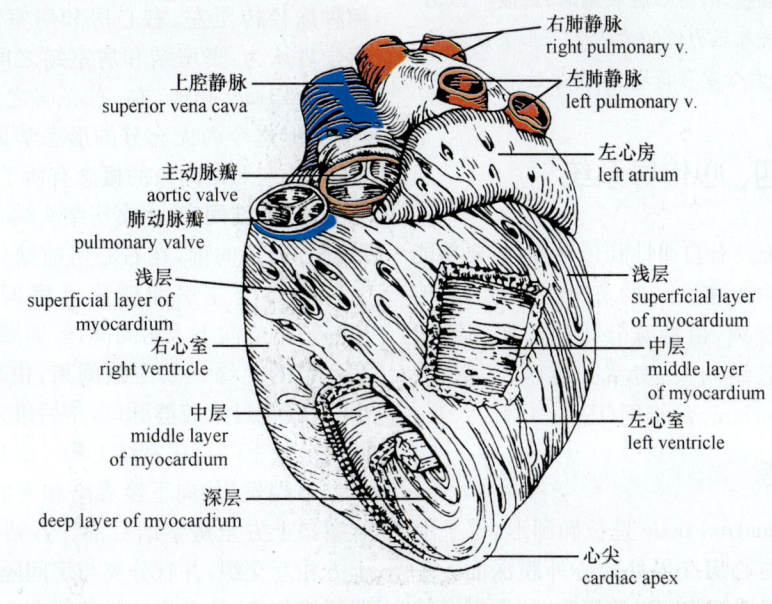

图 11-13 心肌层

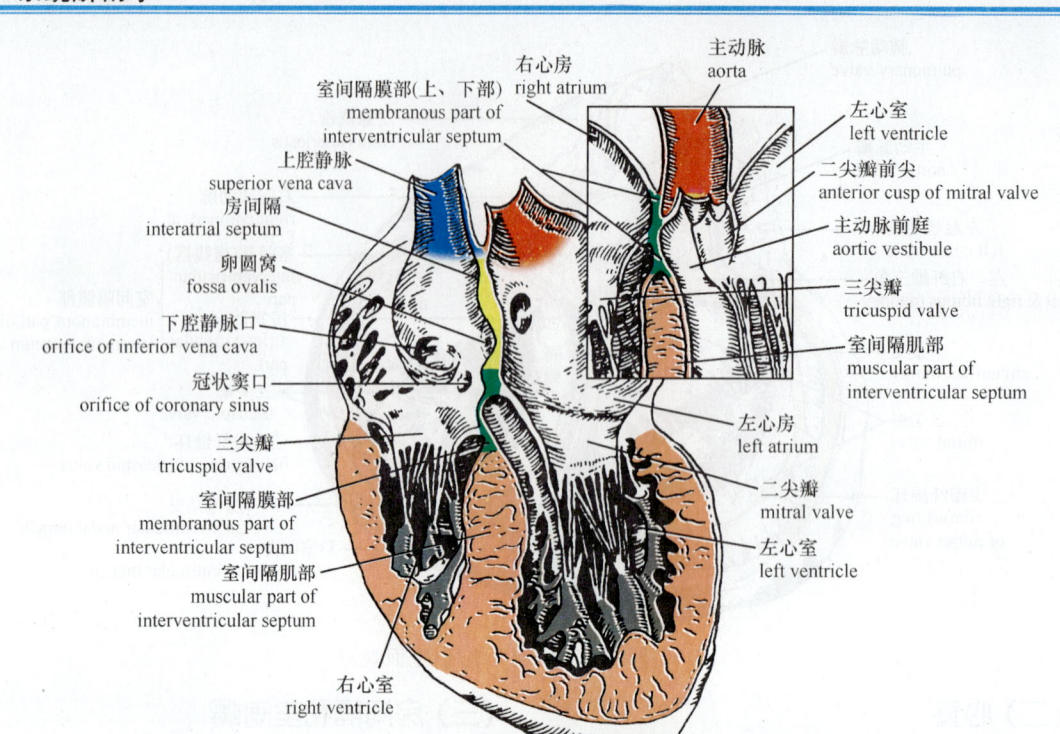

图 11-14　房间隔和室间隔

临床意义　①房间隔缺损：最常见的是卵圆孔未闭。卵圆孔是胎儿发育必需的一个生命通道，来自母亲的脐静脉血经此通道进入胎儿的左心房，然后经左心室、主动脉分布到全身，以提供胎儿发育所必需的氧和营养物质。胎儿出生后，左心房压力升高，卵圆窝瓣被压在卵圆窝边缘以闭合卵圆孔，卵圆孔一般在生后一岁左右完全闭合。如果房间隔中央缺损，就会导致左心房含氧丰富的血液流入右心房。②心室间隔缺损：多发生在室间隔膜部，当心脏收缩时，血液从压力高的左心室逆流入压力低的右心室。如果缺损较大时，由于长期右心室负荷增大，会导致右心衰。

四、心传导系统

心传导系统具有自律性和传导性，主要功能是产生和传导冲动，控制心的节律性活动。心传导系统位于心壁内，由特殊分化的心肌细胞组成，包括窦房结、结间束、房室交界区、房室束、左、右束支和 Purkinje 纤维网（图 11-15）。

（一）窦房结

窦房结 sinuatrial node 呈长椭圆形，位于上腔静脉根部与右心房交界处的心外膜深面。窦房结内主要有**起搏细胞**和**过渡细胞**，还有丰富的胶原纤维。窦房结是心的正常起搏点，具有自动节律性，窦房结细胞发放的节律性冲动传向心房肌，使心房收缩，同时向下传至房室结。

（二）房室结

房室结 atrioventricular node 位于房间隔下部右心房的心内膜下，冠状窦口的前上方，呈扁椭圆形，其前端发出房室束。房室结的作用是将窦房结传来的冲动发生短暂延搁再传向心室。

窦房结是心的起搏点，窦房结产生的冲动经何种途径传至左、右心房和房室结，仍有争议。有学者认为，窦房结和房室结之间有**结间束** internodal tract 相连，左、右心房之间亦有房间束连接，但迄今尚无充分的形态学证据，但从功能的角度，应对结间束的概念有所了解。结间束有三条：①**前结间束**：由窦房结头端发出，经上腔静脉前方弓形向前，在右心房前壁分为两支：一支左行分布于左房前壁称**上房间束**（Bachmann束）；另一支向下入房间隔，经卵圆窝前方下行至房室结的上缘。②**中结间束**：由窦房结后缘发出，向右绕过上腔静脉口，然后进入房间隔，经卵圆窝前缘下降至房室结上缘。③**后结间束**：由窦房结下端发出，向下经界嵴和下腔静脉瓣，在冠状窦口上方至房室结后部。各结间束在房室结上方相互交织，并有分支与房间隔左侧的左心房肌纤维相连，从而将冲动传至左心房。

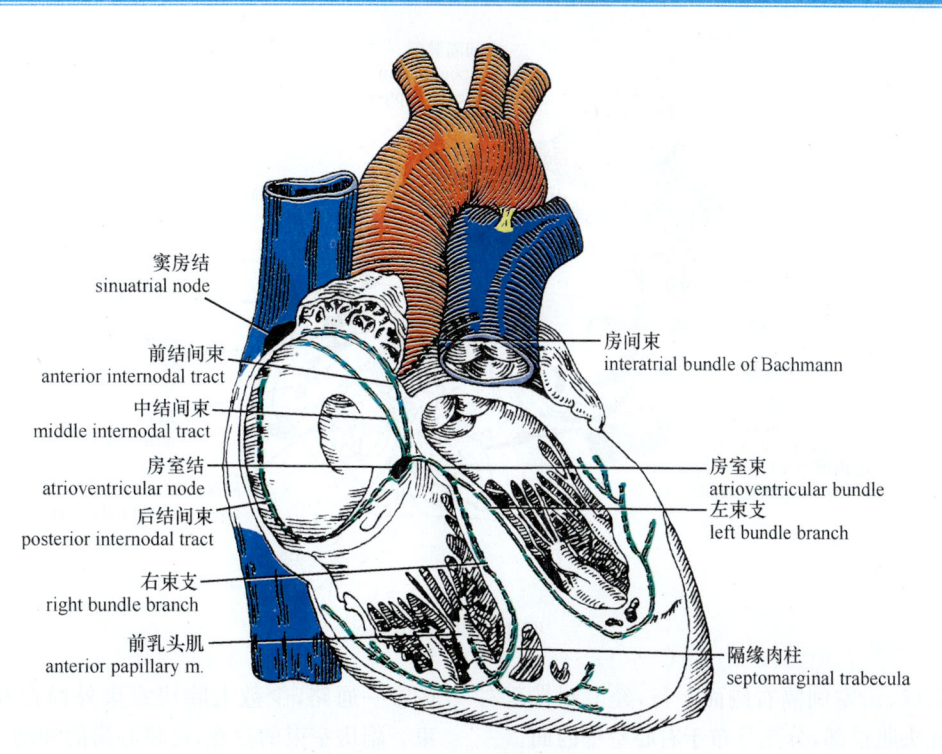

图 11-15　心传导系

近年来，许多学者将房室结的概念扩大为**房室交界区** atrioventricular nodal region，又称**房室结区**，该区包括三部分：即房结区、房室结和结束区。房结区为结间束的入结部分，位于房室结的上部；结束区位于房室结的前方，为房室束的近侧部；房室结是房室结区的中央部分。房室交界区的细胞传导性很低，来自窦房结的冲动在此延搁后再向下传至心室，房室延搁的生理意义是心房收缩完全后，心室才收缩，使心房内的血液有充分时间流入心室。由于房室交界区是冲动从心房传向心室的必经之路，又是最重要的次级起搏点，临床上许多复杂的心律失常发生在该区。

（三）房室束

房室束 atrioventricular bunde 又称 His 束，从房室结的前端发出后，穿过右纤维三角，经室间隔膜部后下缘前行，在室间隔肌部上缘分为左、右束支。

（四）左、右束支

左束支 left bundle branch（图 11-16）呈扁带状，沿室间隔左侧心内膜深面走行，于肌性室间隔上、中 1/3 交界处，分为三组分支，分别从室间隔上部的前、中、后三个方向分支分布于整个左心室壁内面。**右束支** right bundle branch（图11-17）

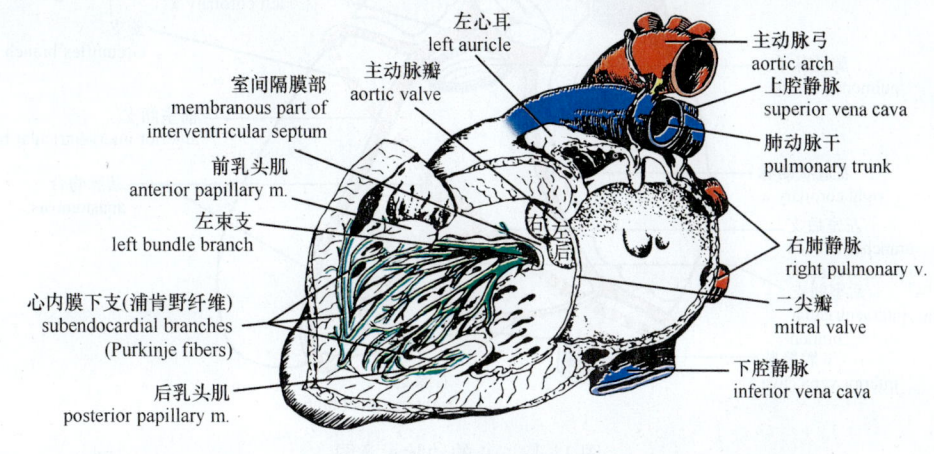

图 11-16　左束支

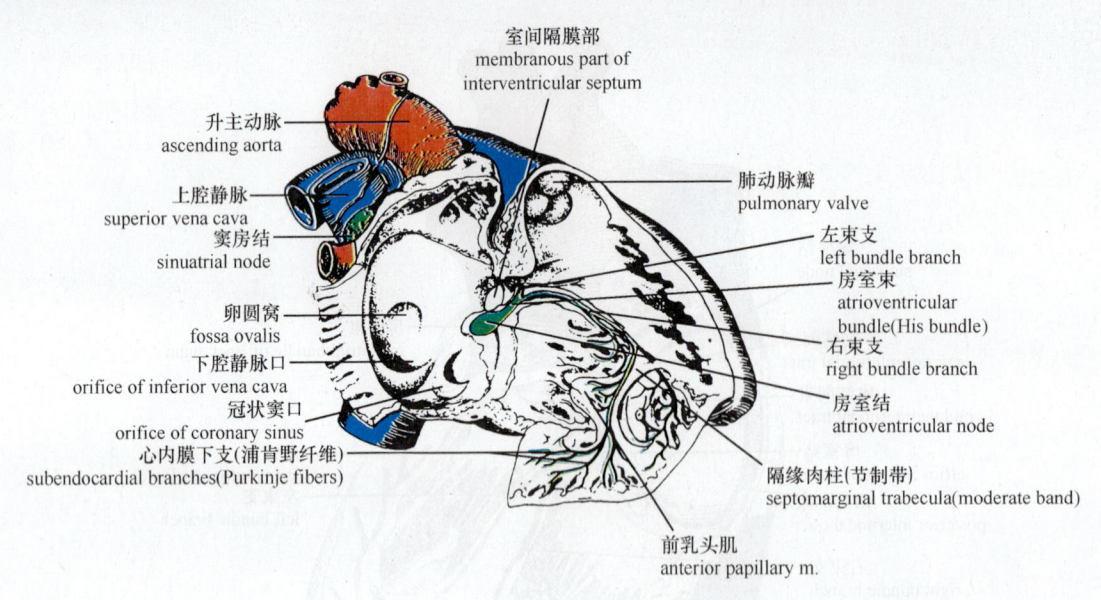

图 11-17 右束支

呈圆索状，沿室间隔右侧面下行，经节制带至右室前乳头肌根部，分支分布于右心室壁内面。

(五) Purkinje 纤维网

左、右束支的分支在心内膜深面交织成心内膜下 Purkinje 纤维网，由该网发出的纤维进入心肌，在心肌内形成心肌内 Purkinje 纤维网，与心肌纤维相连，支配其收缩。

房室束、左、右束支及 Purkinje 纤维网的功能是将心房传来的冲动迅速传导到整个心室。

(六) 心传导系的变异

正常情况下，房室束是心房到心室冲动传导的唯一通路，少数人除房室束外尚存在副房室束。副房室束的存在，可将心房的冲动过早地传到心室肌，使心室肌提前接受兴奋而收缩。

五、心的血管

心的动脉供应主要来自左、右冠状动脉（图 11-18）；心的静脉血绝大部分经冠状窦回流到右心房，少部分直接流入右心房，极少部分流入左心房和左、右心室。心本身的血液循环称**冠状循环**，心的重量虽仅占体重的 0.5%，而冠状动脉的血流量占心输出量的 4%～5%。

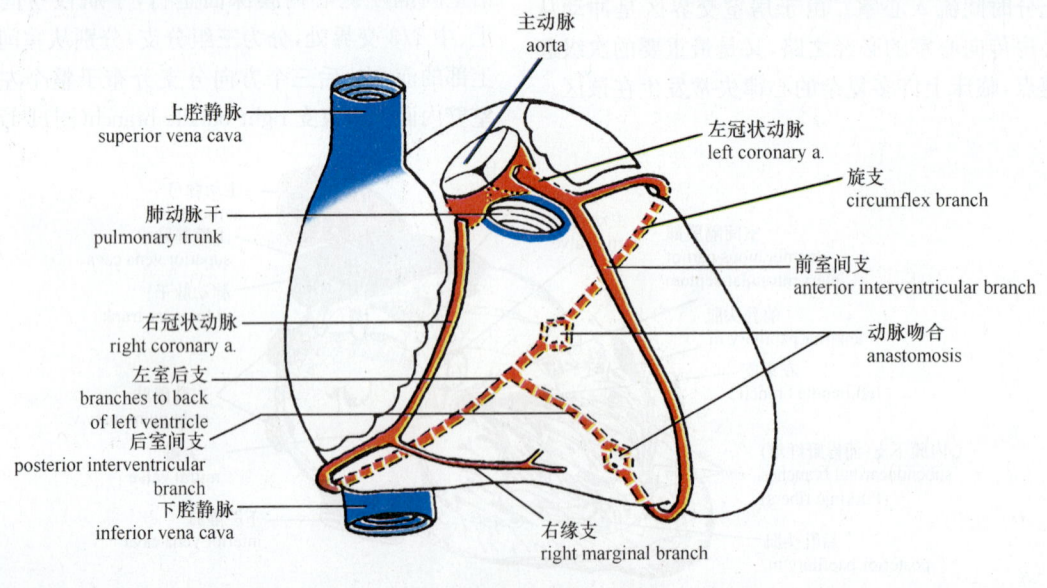

图 11-18 心的动脉示意图

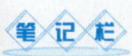

(一) 冠状动脉

1. 左冠状动脉 left coronary artery 起自主动脉的左冠状动脉窦,主干很短,行于左心耳与肺动脉干之间,随即分为前室间支和旋支(图11-5)。分叉处常发出**对角支**,向左下斜行,分布于左心室前壁。

(1) **前室间支** anterior interventricular branch:亦称**前降支**,沿前室间沟下行,其末梢多数绕过心尖切迹与后室间支吻合。前室间支及其分支分布于左心室前壁、前乳头肌、心尖、右心室前壁一小部分、室间隔的前2/3以及心传导系的右束支和左束支的前半。

前室间支的主要分支有:①**左室前支**:以3~5支多见,分别向心左缘或心尖斜行,主要分布于左心室前壁、左室前乳头肌和心尖部。②**右室前支**,短小,分布于前室间沟附近的右心室前壁。右室前支还发出分支分布于肺动脉圆锥称**左圆锥支**,与右冠状动脉右圆锥支吻合形成动脉环,是常见的侧支循环。③**室间隔前支**:以12~17支多见,起自前室间支的深面,穿入室间隔内,分布于室间隔的前2/3。

(2) **旋支** circumflex branch:从左冠状动脉主干分出后沿冠状沟左行,绕过心左缘至左心室膈面,分支分布于左心房、左心室前壁一小部分、左心室侧壁及膈面。有时可发出窦房结支。

旋支的主要分支有:①**左缘支**:较粗大而恒定,于心左缘处发出,斜行至心左缘,分支供应心左缘及邻近的左室壁。②**左室后支**:多数为1支,分布于左心室膈面的外侧部。③**窦房结支**:约40%起于旋支的起始段,向上经左心耳内侧壁,向右至上腔静脉口处穿入窦房结。④**心房支**:为一些细小分支,供应左心房前壁、外侧壁和后壁。

2. 右冠状动脉 Right coronary artery 起自主动脉的右冠状动脉窦,行于右心耳与肺动脉干之间,沿冠状沟右下行,绕过心右缘至心的膈面,沿冠状沟向左行至房室交点附近,分为后室间支和左室后支(图11-6)。右冠状动脉主要分布于右心房、右心室前壁大部分及侧壁、后壁的全部、左心室后壁的一部分和室间隔后1/3,左束支的后半以及房室结(93%)和窦房结(60%)。

右冠状动脉的分支有:①**后室间支** posterior interventricular branch:亦称**后降支**,沿室间沟下行,在心尖切迹处与前室间支吻合。该支除分支供应后室间沟附近的左、右心室壁外,还发出7~12支室间隔后支穿入室间隔,供应室间隔后1/3。②**左室后支**:为右冠状动脉的另一终支,起始后向左行越过房室交点,分布于左心室膈面一小部分。③**右缘支** ritht marginal branch:较粗大、恒定,沿心下缘左行,分布于右室前壁。④**右房支**:分布于右心房。⑤**房室结支**:约93%的人房室结支起于右冠状动脉。

> **临床意义** 冠状动脉粥样硬化性心脏病(简称冠心病),可造成冠状动脉分布区的心肌坏死,即心肌梗死。心肌梗死的范围基本上与动脉的分布区一致。如左心室侧壁和后壁心肌梗死主要是阻塞了左旋支。前壁和室间隔前部心肌梗死主要是阻塞了前室间支。冠状动脉任何一支阻塞,还可能引起心传导系不同部分的血供障碍,从而导致相应的心绞痛或心律失常。

3. 冠状动脉的分布类型 左、右冠状动脉在心胸肋面的分布形式比较恒定,而在心膈面的分布则变异较大。通常根据左、右冠状动脉在膈面分布区域的大小分为三型。

(1) **右优势型**(65.7%):右冠状动脉在心室膈面除分布于右室膈面外,还越过房室交点和后室间沟,分布于左室膈面的一部或全部。

(2) **均衡型**(28.7%):左、右冠状动脉以后室间沟为界,分别分布于左、右心室的膈面。

(3) **左优势型**(5.6%):左冠状动脉较粗大,除发分支分布于左心室膈面外,还越过房室交点和后室间沟分布于右心室膈面的一部分。

不同类型的人,冠状动脉主干阻塞后,引起症状也不同。如左优势型的病人,左冠状动脉受阻后,后果相当严重,可发生广泛性左心室心肌梗死,且窦房结、房室结、左右束支均可受累,发生严重的心律失常。

4. 壁冠状动脉 冠状动脉的主干或其主要分支,大部分走行在心外膜深面或心外膜深面的脂肪内。有时冠状动脉主干或分支中的某一段穿行于心肌纤维中,这部分覆盖于血管表面的心肌纤维称**心肌桥**,此段被心肌桥覆盖的动脉称壁冠状动脉。壁冠状动脉多见于前、后室间支。一般认为,壁冠状动脉受心肌桥的保护,局部承受的应力较小,心舒张时亦可控制血管,使之不过度扩张,较少发生动脉的硬化。在冠状动脉手术时,应注意壁冠状动脉的存在。

(二) 静脉

心的静脉血分三个途径回心:

1. 冠状窦 coronary sinus　位于冠状沟后部，收集心壁的大部分静脉，其右端经冠状窦口开口于右心房。冠状窦的主要属支有：

（1）**心大静脉** great cardiac vein：在前室间沟内与前室间支伴行，向后上至冠状沟，再向左行至左室膈面注入冠状窦左端。

（2）**心中静脉** middle cardiac vein：与后室间支伴行，向上注入冠状窦末端。

（3）**心小静脉** small cardiac vein：在冠状沟内与右冠状动脉伴行，绕过心右缘向左注入冠状窦右端。

2. 心前静脉 anterior cardiac vein　有2～3支，起于右心室前壁，向上越过右冠状沟，开口于右心房。

3. 心最小静脉 smallest cardiac vein　是心壁内的一些小静脉，直接开口于各心腔（主要是右心房）。

（三）冠状血管的吻合

冠状动脉各分支之间在整个心壁和心间隔内存在有广泛的吻合，此外，冠状动脉与心外动脉，如支气管动脉和胸廓内动脉等也有吻合。心静脉之间的吻合比动脉吻合更为丰富，冠状窦各属支之间以及属支与心前静脉之间均有丰富吻合。

六、心　包

心包 pericardium 为包裹心和出入心的大血管根部的锥形囊（图 11-19），分内、外两层，外层为纤维心包，内层为浆膜心包。

纤维心包 fibrous pericardium 是坚韧的结缔组织囊，为心包的外层，上方包裹出入心的大血管根部，并与血管外膜相移行，下方与膈的中心腱愈着。**浆膜心包** serous pericardium 贴衬于纤维心包内面，分壁、脏二层。壁层与纤维心包紧密相贴，脏层覆盖于心肌表面，即心外膜。脏、壁两层在出入心的大血管根部互相移行，两层之间的腔隙称**心包腔** pericardial cavity，内含少量浆液，起润滑作用。在心包腔内，浆膜心包脏、壁二层折转处的间隙称**心包窦**（图 11-19）。主要的心包窦有：①**心包横窦** transverse pericardial sinus：为心包腔在升主动脉、肺动脉干后方与上腔静脉、左心房前方之间的间隙。②**心包斜窦** oblique sinus of pericardium：为位于左心房后壁，左、右肺静脉、下腔静脉与心包后壁之间的间隙。③**心包前下窦** anterior inferior sinus of pericardium：位于心包腔的前下部，心包前壁与膈之间的交角处，由心包前壁移行至下壁所形成。

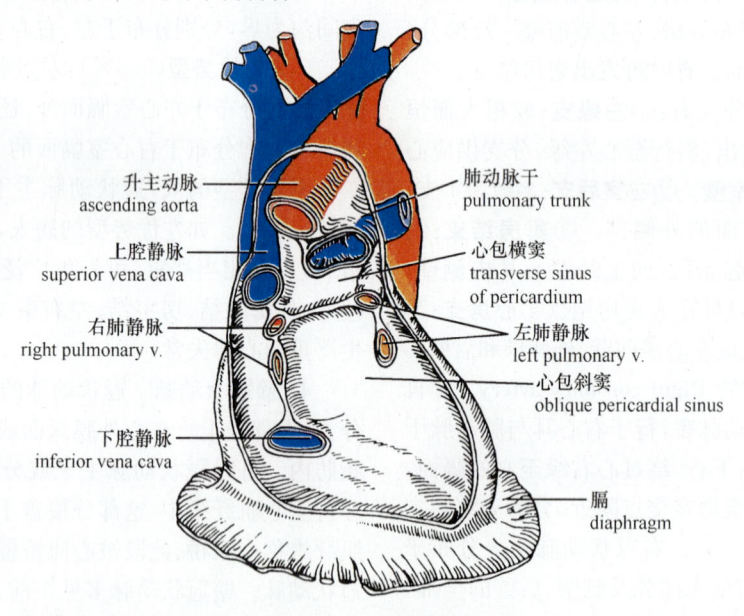

图 11-19　心包

临床意义　人体直立时，心包前下窦位置最低，心包积液常存于此窦中，是心包穿刺比较安全的部位。从剑突与左侧第7肋软骨交角处（剑肋角）进行心包穿刺，恰可进入该窦。

七、心的体表投影

心在胸前壁的体表投影可用下列四点的连线表示（图 11-20）：①左上点，在左侧第2肋软骨下缘,距胸骨左缘约 1.2cm;②右上点,在右侧第 3 肋软骨上缘,距胸骨右缘约 1cm;③左下点,在左侧第 5 肋间,左锁骨中线内侧 1~2cm;④右下点,在右侧第 6 胸肋关节处。左、右上点连线为心上界;左、右下点连线为心下界;右上、下点连线为心右缘,略向右凸;左上、下点连线是心左界,略向左凸。了解心在胸前壁的体表投影,对临床诊断有实用意义。

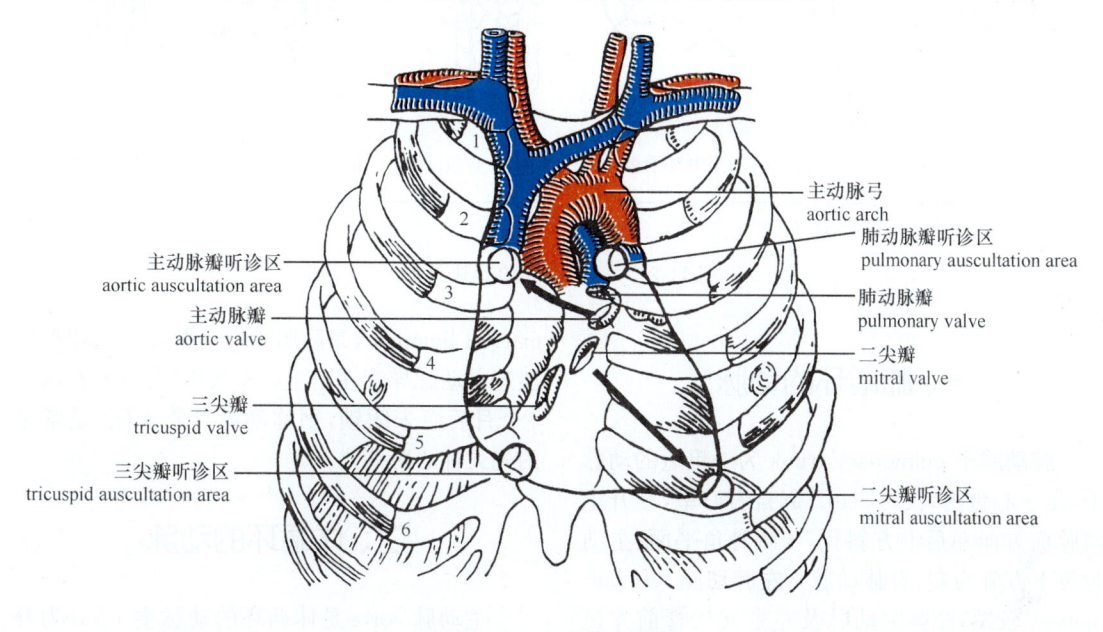

图 11-20 心的体表投影

(黄秀峰 陈秉朴)

第三节 动 脉

动脉是运血出心的血管。由左心室发出的主动脉及各级分支运送动脉血到全身毛细血管进行物质交换,而由右心室发出的肺动脉干及其分支运送静脉血到肺进行气体交换。动脉内血液压力较高,流速较快,因而管壁较厚,富有弹性和收缩性。根据结构和功能可将动脉分为大动脉、中动脉和小动脉。动脉干的分支,离开主干进入器官前的一段称为器官外动脉,进入器官后称为器官内动脉。

器官外动脉分布的一般规律:①动脉的配布与人体的结构相适应,人体结构左、右对称,动脉分支亦对称。②躯干的动脉有壁支和脏支之分。③身体每一局部(头颈部、胸部、腹部和四肢等)都有一条动脉干。④动脉常有静脉、神经伴行,构成血管神经束,有的还包有结缔组织鞘,在四肢这些血管神经束的行程多与长骨平行。⑤动脉多居于身体的屈侧、深部或安全隐蔽的部位,因此不易受到损伤。⑥动脉常以最短距离到达它所分布的器官,也有个别例外,如睾丸动脉。⑦动脉分布的形式与器官的形态有关。容积经常发生变化的器官(如胃、肠等),其动脉多先在器官外形成弓状的血管吻合,再分支进入器官内部。一些位置较固定的实质性器官(如肝、肾等),动脉常从其凹侧穿入。⑧动脉的口径有时不完全决定于它所供血器官的大小,而与该器官的功能有关,例如,肾动脉的口径就大于肠系膜上动脉,这与肾的泌尿功能有关。

器官内动脉分布与器官的构造有关,结构相似的器官其动脉分布状况也大致相同。在实质性器官可有放射型、纵走型和集中型分布。如有分叶状结构的器官,如肝、肾、肺等,动脉自门进入器官,分支呈放射型分布,各分支的分布区与脏器的分叶相当,常作为器官分叶或分段的基础。肌内动脉常沿肌纤维束走行,其间以横支构成吻合。中空性或管状器官,其动脉呈纵行型、横行型或放射状分布(图 11-21)。

全身的动脉分为肺循环的动脉和体循环的动脉。

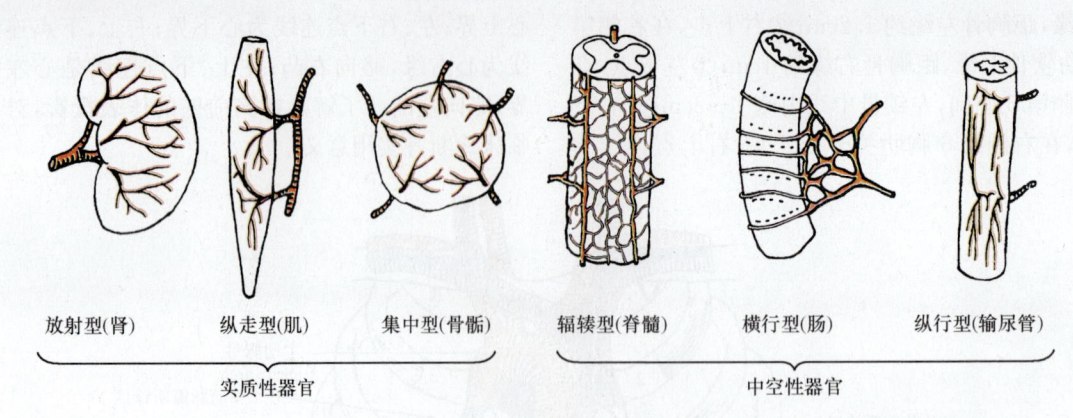

图 11-21 器官内部的动脉分布

一、肺循环的动脉

肺动脉干 pulmonary trunk 为一粗短的动脉干,位于心包内,长约5cm。起自右心室,在升主动脉前方向左后上方斜行,于胸骨角平面、主动脉弓下方分为左、右肺动脉。**左肺动脉** left pulmonary 较短,经胸主动脉及左主支气管前方至左肺门,分二支进入左肺上、下叶。**右肺动脉** right pulmonary 较粗、较长,经升主动脉和上腔静脉后方横行至右肺门处,分为三支进入右肺上、中、下叶。在肺动脉干分叉处稍左侧与主动脉弓下缘之间有一纤维结缔组织索称**动脉韧带** arterial ligament,是胚胎时期动脉导管闭锁后的遗迹。动脉导管在出生后不久即闭锁,若在出生6个月后尚未闭锁,则称动脉导管未闭,是常见的先天性心脏病之一。

二、体循环的动脉

主动脉 aorta 是体循环的动脉主干,分为升主动脉、主动脉弓和降主动脉(图11-22)。**升主动脉** ascending aorta 为主动脉的起始段,于胸骨左缘后方第3肋间隙处起自左心室,行向右上方,至右侧第2胸肋关节高度移行为**主动脉弓** aorta arch。升主动脉起始处发出左、右冠状动

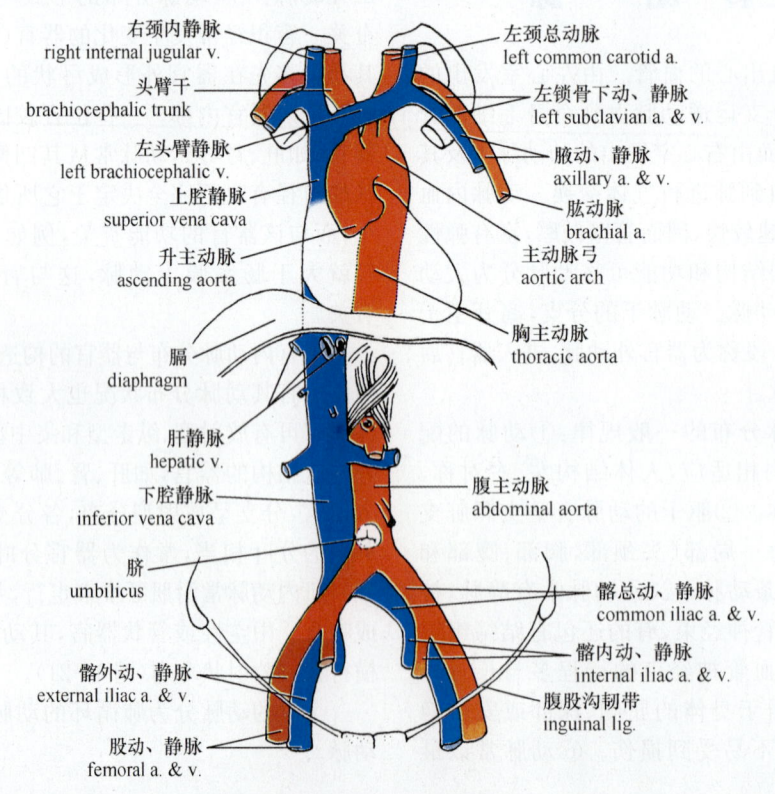

图 11-22 主动脉分部

脉。主动脉弓呈弓形弯向左后方跨过左肺根至第4胸椎下缘移行为降主动脉。主动脉弓壁内有丰富的神经末梢，可感受血压的变化，称压力感受器。主动脉弓下方靠近动脉韧带处有2～3个粟粒样小体称**主动脉小球** aortic glomera，为化学感受器，可感受血液中二氧化碳分压、氧分压等的变化。从主动脉弓的凸侧从右向左发出三大分支：头臂干、左颈总动脉和左锁骨下动脉。**头臂干** brachiocephalic trunk 为一粗短干，向右上方斜行至右胸锁关节后方分为右颈总动脉和右锁骨下动脉。降主动脉在第4胸椎下缘续主动脉弓，沿脊柱左前方下行，于第12胸椎高度穿膈的主动脉裂孔入腹腔，至第4腰椎下缘分为左、右髂总动脉。降主动脉被膈的主动脉裂孔分为上方的胸主动脉和下方的为腹主动脉。

（一）头颈部的动脉

1. 颈总动脉 common carotid artery 是头颈部的动脉主干，左侧起自主动脉弓，右侧起自头臂干。两侧颈总动脉均经胸锁关节后方上行于胸锁乳突肌深面，沿食管、气管和喉的外侧上行至甲状软骨上缘高度分为颈内动脉和颈外动脉。颈总动脉上段位置表浅，在活体上可摸到其搏动，当头面部出血时，可在胸锁乳突肌前缘，相当于环状软骨平面，将颈总动脉向后内压向第6颈椎的颈动脉结节，进行急救止血。在颈总动脉分叉处有两个重要结构，即颈动脉窦和颈动脉小球（图11-23）。

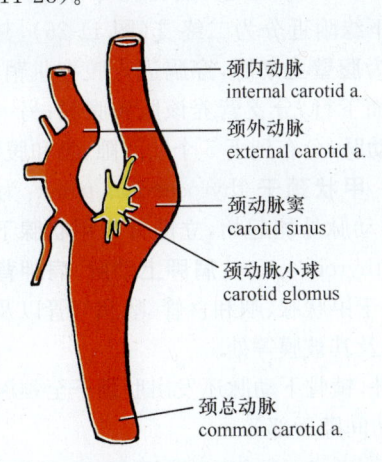

图 11-23 颈动脉窦和颈动脉小球（后面观）

颈动脉窦 carotid sinus 为颈总动脉末端和颈内动脉起始部的膨大部分，窦壁外膜内有丰富的神经末梢，称压力感受器。当血压增高时，窦壁扩张，刺激压力感受器，可反射性地引起心跳减慢、末梢血管扩张，血压下降。

颈动脉小球 carotid body 是一个扁椭圆形小体，借结缔组织连于颈总动脉分叉处的后方，为化学感受器，可感受血液中二氧化碳分压和氧分压的变化。当血液中氧分压降低或二氧化碳分压增高时，可反射性地促使呼吸加深加快。

（1）**颈外动脉** external carotid artery（图11-24）：在甲状软骨上缘平面起自颈总动脉。先位于颈内动脉前内侧，逐渐行于其前方，然后上升至外侧，穿腮腺至下颌颈深面分为**颞浅动脉** superficial temporal artery 和**上颌动脉** maxillary artery 两终末支。发出的主要分支有：

1）**甲状腺上动脉** superior thyroid artery：在颈外动脉起始部稍上方发出，行向前下至甲状腺侧叶上端，发支至喉、甲状腺上部和舌骨下肌群等。

2）**舌动脉** lingual artery：在舌骨大角平面起自颈外动脉，行向前内，在舌骨舌肌深面入舌，分布于舌、口腔底和腭扁桃体等。

3）**面动脉** facial artery：在舌动脉上方起自颈外动脉，向前经下颌下腺深面，于咬肌止点前缘绕过下颌骨下缘，沿口角及鼻翼外侧迂曲上行到内眦，改名为**内眦动脉**。面动脉分支分布于下颌下腺、面部和腭扁桃体等。面动脉在咬肌前缘绕下颌骨下缘处位置表浅，在活体可摸到动脉搏动，当面部出血时，可在该处压迫止血。

4）**颞浅动脉** superficial temporal artery：穿出腮腺上缘行于外耳门前方，越颧弓根部至颞部皮下，分支分布于腮腺和额、颞、顶部软组织。在外耳门前上方，颧弓根部可摸到颞浅动脉的搏动，头前外侧部出血时，可在此处进行压迫止血。

5）**上颌动脉** maxillary artery：在腮腺内经下颌颈深面入颞下窝，在翼内、外肌之间向前内走行至翼腭窝，沿途分支至外耳道、鼓室、牙及牙龈、鼻腔、腭、咀嚼肌、硬脑膜等处。上颌动脉在下颌颈深面发出**脑膜中动脉** middle meningeal artery，向上穿棘孔入颅腔，分前、后两支，紧贴颅骨内面走行，分布于颅骨和硬脑膜。前支经过颅骨翼点内面，颞部骨折时易受损伤，引起硬膜外血肿。

颈外动脉向后还发出**枕动脉** occipital artery 和**耳后动脉** posterior auricular artery，分布于枕部和耳后。**咽升动脉** ascending pharyngeal artery 起自颈外动脉起始部的内侧壁，在咽侧壁上至颅底，分布于咽和颅底等部位。

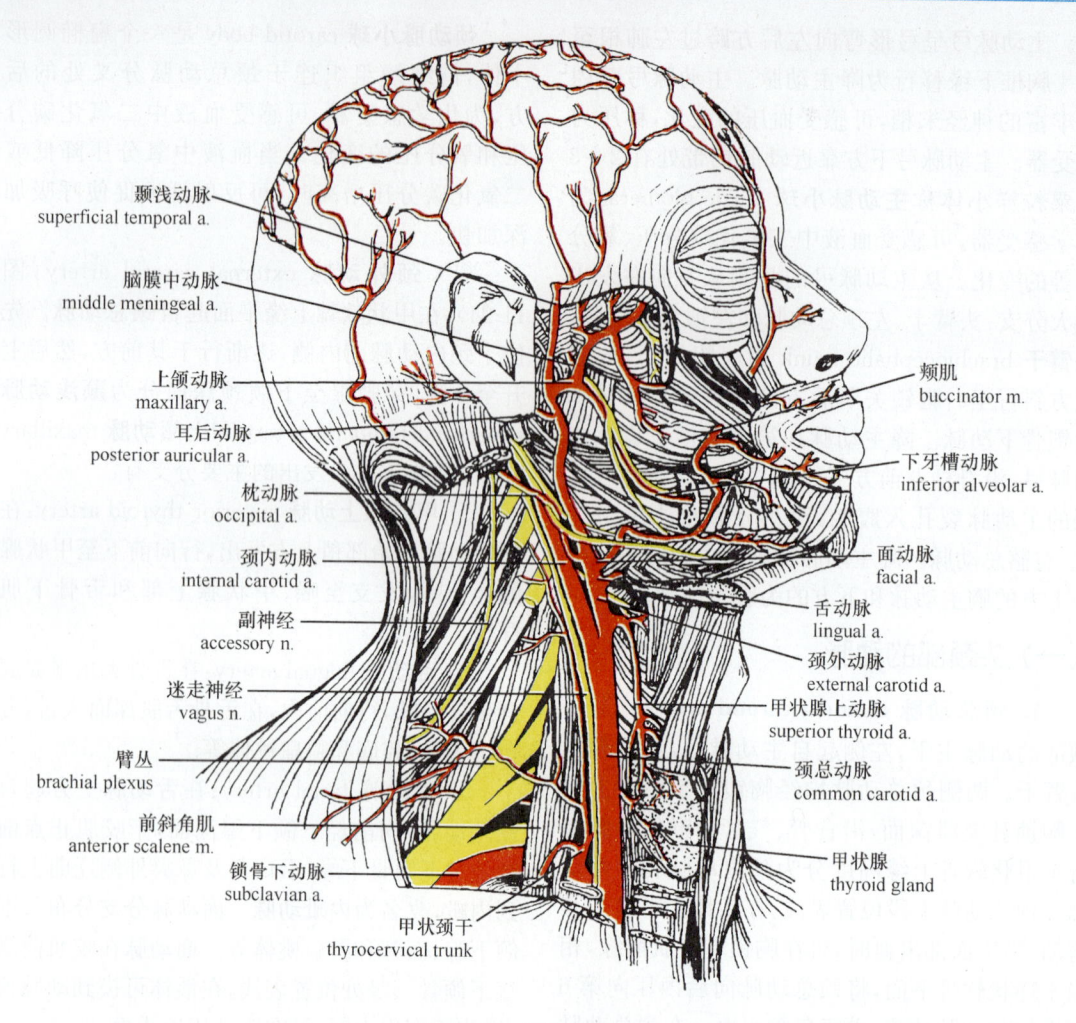

图 11-24 颈部的动脉

(2) **颈内动脉** internal carotid artery：由颈总动脉发出后垂直上升至颅底，经颈动脉管入颅腔，分支分布于视器和脑（见第 20 章第二节）。

2. 锁骨下动脉 subclavian artery 左、右起点不同，左侧起于主动脉弓，右侧起于头臂干。锁骨下动脉从胸锁关节后方斜向外至颈根部，斜越胸膜顶前方，弓形向外穿斜角肌间隙，至第 1 肋外缘延续为腋动脉。上肢出血时，可于锁骨中点上方向后下将该动脉压向第 1 肋进行止血。锁骨下动脉的主要分支有（图 11-25）：

(1) **椎动脉** vertebral artery：在前斜角肌内侧起始，向上穿第 6～1 颈椎横突孔，经枕骨大孔入颅腔，分支分布于脑和脊髓（详见第 20 章第二节）。

(2) **胸廓内动脉** internal thoracic artery：起点与椎动脉起点相对，向下进入胸腔，沿第 1～6 肋软骨后面距胸骨外侧约 1cm 处下降，沿途分支分布于胸前壁、心包、膈和乳房等处。在第 6 肋软骨下缘附近分为二终支（图 11-26），其较大的终支为**腹壁上动脉**，穿膈进入腹直肌鞘，在腹直肌深面下行，分支营养该肌和腹膜；另一终支为**肌膈动脉**，分布到下 5 个肋间隙、膈和腹壁肌。

(3) **甲状颈干** thyrocervical trunk：为一短干，在椎动脉外侧起始，立即分为**甲状腺下动脉** inferior thyroid artery、**肩胛上动脉**、**肩胛背动脉**等，分布于甲状腺、咽和食管、喉和气管以及肩部肌、脊髓及其被膜等处。

此外，锁骨下动脉还发出**肋颈干**至颈深肌和第 1、2 肋间隙后部等。

（二）上肢的动脉

1. 腋动脉 axillary artery（图 11-27） 自第一肋外侧缘续锁骨下动脉，经腋窝深部至大圆肌下缘移行为肱动脉，其主要分支有：

第 11 章 心血管系统

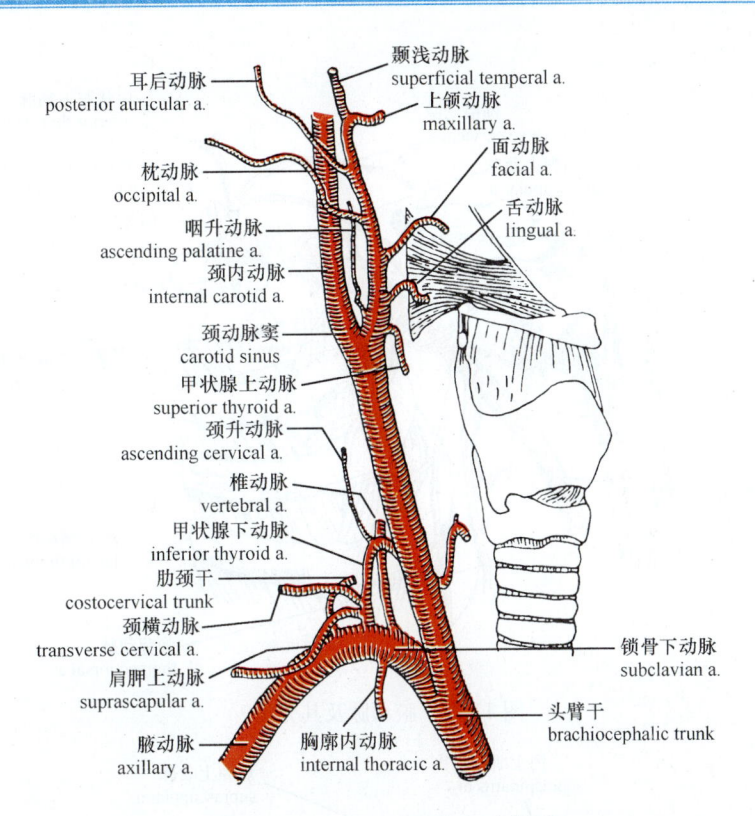

图 11-25 锁骨下动脉分支示意图

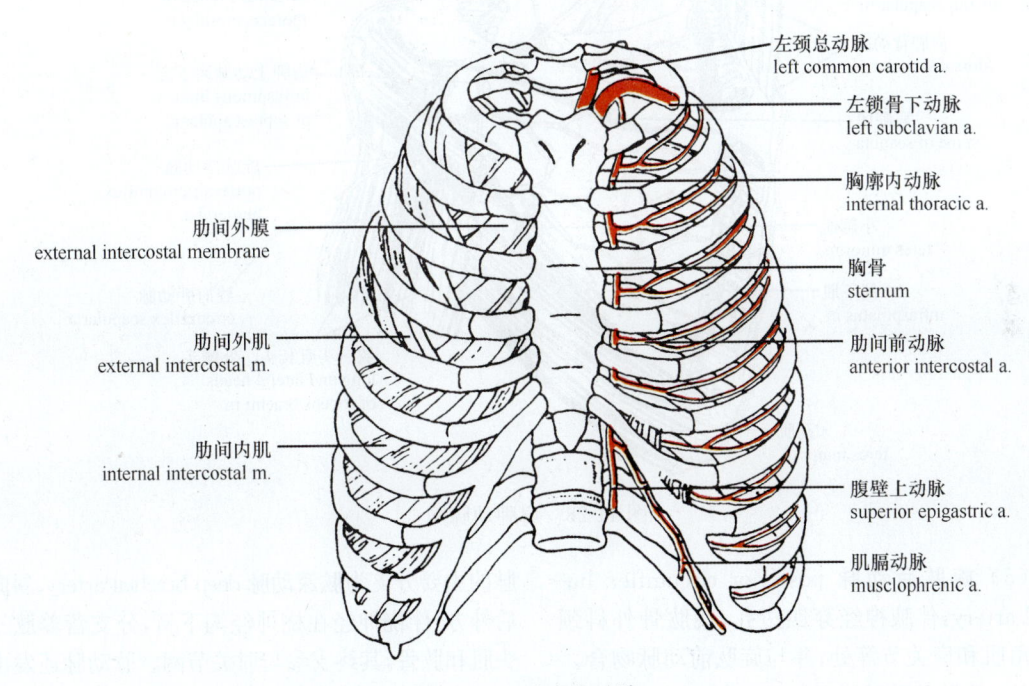

图 11-26 胸廓内动脉

(1) **胸上动脉** superior thoracic artery：为一小血管，分布于第 1、2 肋间隙。

(2) **胸肩峰动脉** thoracoacromial artery：为一短干，分为数支分布于三角肌、胸大肌、胸小肌和肩关节等。

(3) **胸外侧动脉** lateral thoracic artery：沿胸外侧壁下行，分支分布于前锯肌、胸大肌、胸小肌和乳房。

(4) **肩胛下动脉** subscapular artery：较粗大，沿肩胛骨外侧下行，分为胸背动脉和**旋肩胛动脉**。前者分布于背阔肌和前锯肌；后者穿三边孔至冈下窝，分布于附近诸肌，并与肩胛上动脉吻合（图 11-28）。

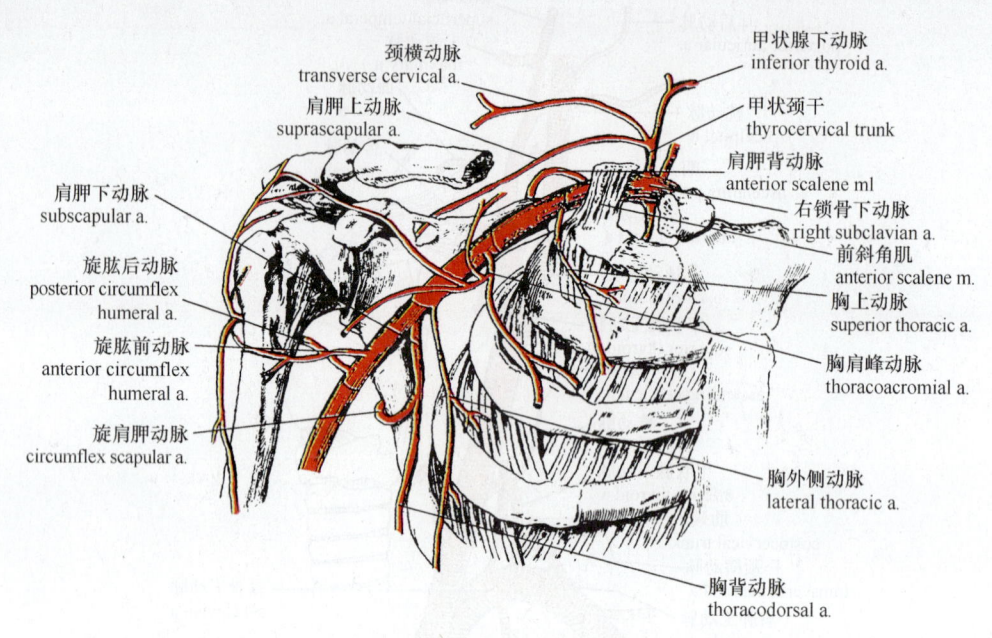

图 11-27 腋动脉及其分支

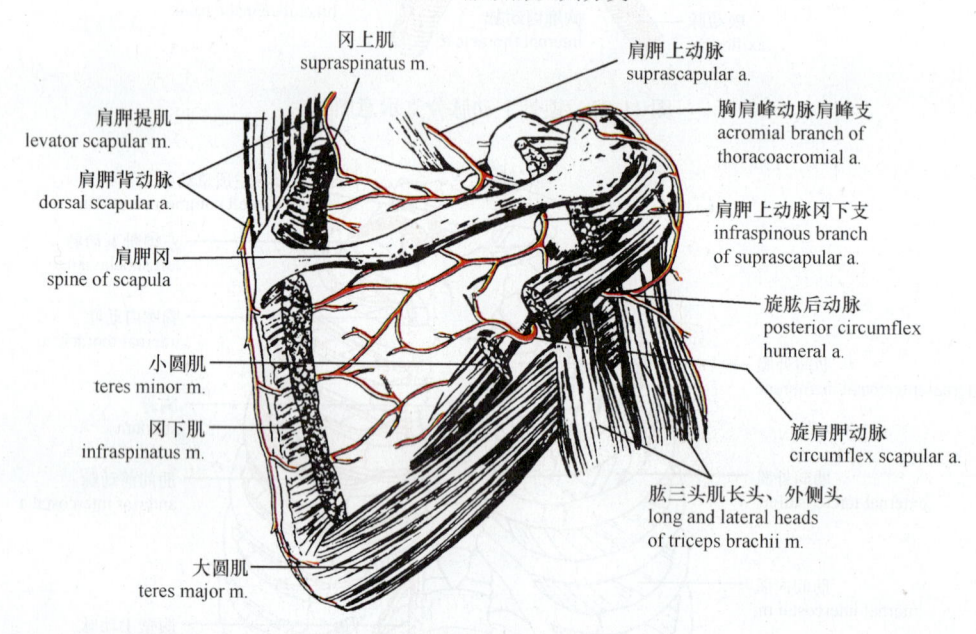

图 11-28 肩胛动脉网

(5) **旋肱后动脉** posterior circumflex humeral artery：伴腋神经穿四边孔，绕肱骨外科颈至三角肌和肩关节等处，并与旋肱前动脉吻合。

(6) **旋肱前动脉** anterior circumflex humeral artery：经肱骨外科颈前方至肩关节及邻近肌。

2. 肱动脉 brachial artery 自大圆肌下缘续腋动脉，伴正中神经沿肱二头肌内侧缘下行，至肘窝平桡骨颈平面分为桡动脉和尺动脉（图11-29）。在肘部肱二头肌腱内侧，能触到肱动脉搏动，该处常为测量血压的听诊部位。当前臂和手外伤出血时，可在臂中部将该动脉压向肱骨以暂时止血。肱动脉的主要分支为**肱深动脉** deep brachial artery，斜向后外方，伴桡神经在桡神经沟下行，分支营养肱三头肌和肱骨，其终支参与肘关节网。肱动脉还发出**尺侧上副动脉、尺侧下副动脉**、肱骨滋养动脉和肌支，营养臂肌和肱骨，并参与肘关节网。

3. 桡动脉 radial artery（图 11-30） 从肱动脉分出后，先在肱桡肌与旋前圆肌之间沿前臂桡侧伴桡神经浅支下行，在腕上方行于肱桡肌腱与桡侧腕屈肌腱之间，之后绕桡骨茎突远端至手背，穿第1掌骨间隙到手掌，与尺动脉掌深支吻合构成掌深弓。桡动脉在腕上方位置表浅，仅被

第 11 章 心血管系统　181

皮肤和筋膜遮盖，可摸其搏动，是临床切脉的部位。桡动脉的主要分支有：①**掌浅支**，在桡腕关节处发出，沿鱼际肌表面或穿拇短展肌下行动达手掌，与尺动脉末端吻合成掌浅弓；②**拇主要动脉**，于手掌深部分出，分三支分布于拇指掌面两侧及示指桡侧缘。

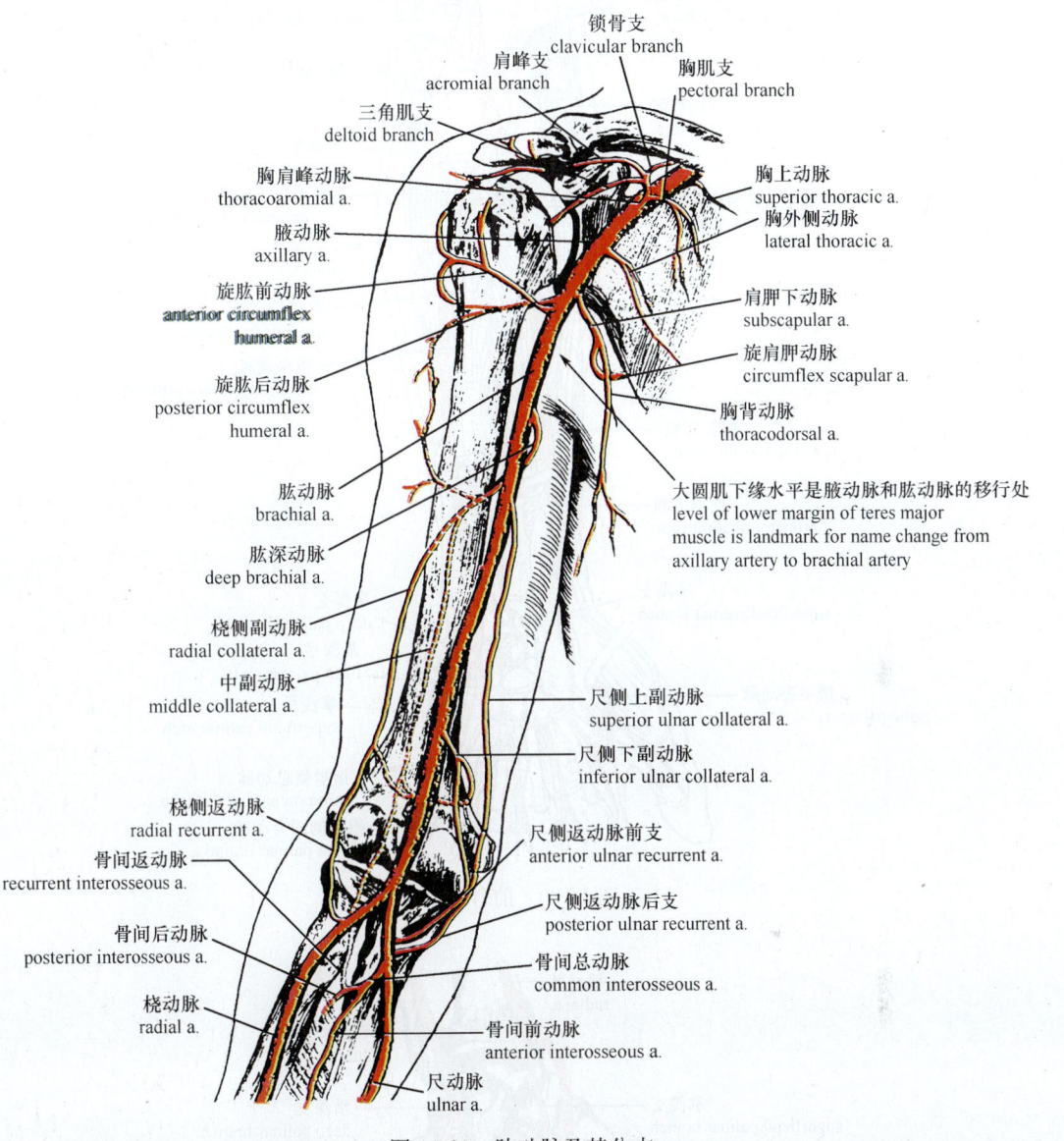

图 11-29　肱动脉及其分支

4. 尺动脉 ulnar artery（图 11-30）　从肱动脉分出后，在尺侧腕屈肌与指浅屈肌之间下行，经豌豆骨桡侧至手掌，与桡动脉掌浅支吻合成掌浅弓。尺动脉在行程中除发分支至前臂尺侧诸肌和肘关节网外，其主要分支有：①**骨间总动脉** common interosseous artery，在桡骨粗隆平面发出，又分为**骨间前动脉**和**骨间后动脉**，分别沿前臂骨间膜前、后面下降，沿途分支至前臂肌和尺、桡骨。②**掌深支**，在豌豆骨的远侧发出，穿小鱼际至掌深部，与桡动脉末端吻合形成掌深弓。

5. 掌深弓和掌浅弓（图 11-31）

（1）**掌浅弓** superficial palmar arch：由尺动脉末端与桡动脉掌浅支吻合而成，位于掌腱膜深面，弓的凸缘约平掌骨中部。从掌浅弓发出三条**指掌侧总动脉**和一条**小指尺掌侧动脉**，三条指掌侧总动脉行至掌指关节附近，每条再分为二支指掌侧固有动脉，分别分布到第 2～5 指相对缘；小指尺侧动脉分布于小指掌面尺侧缘。

（2）**掌深弓** deep palmar arch：由桡动脉末端和尺动脉的掌深支吻合而成，位于屈指肌腱深面，弓的凸缘在掌浅弓近侧，约平腕掌关节高度。从弓的凸缘发出三条掌心动脉，行至掌指关节附近，分别与相应的指掌侧总动脉吻合。

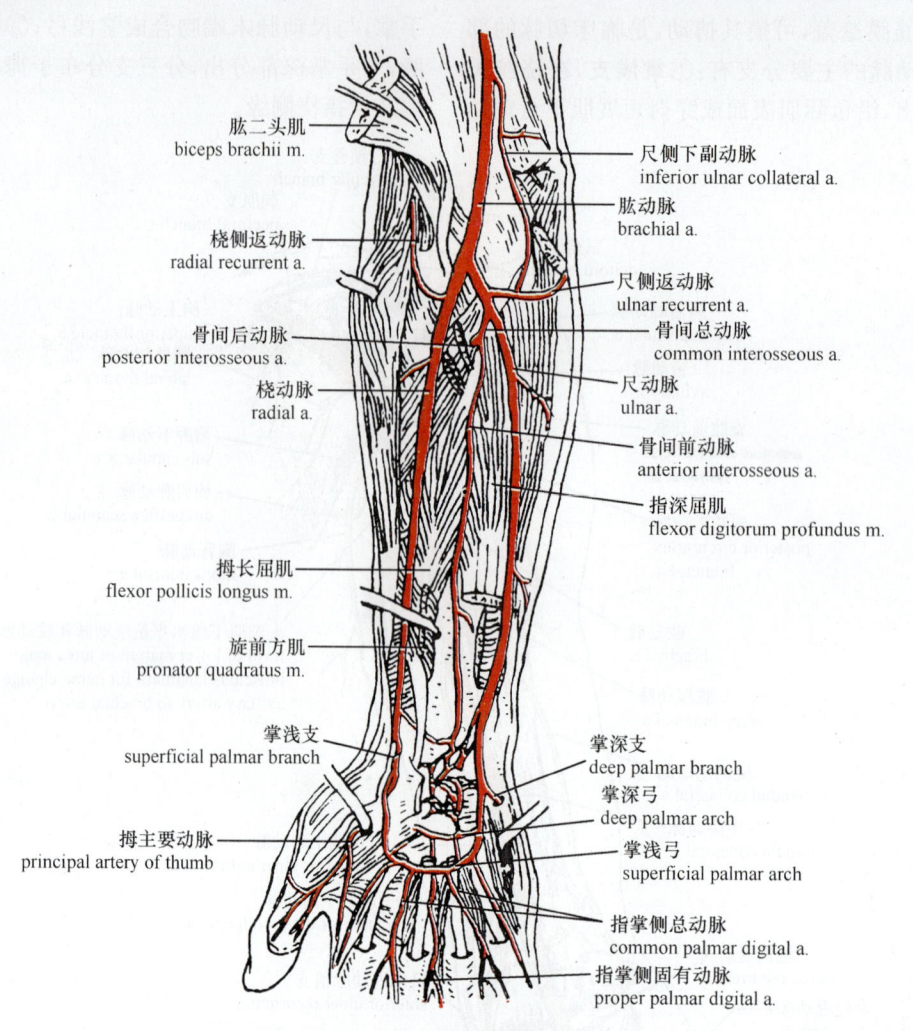

图 11-30 前臂的动脉

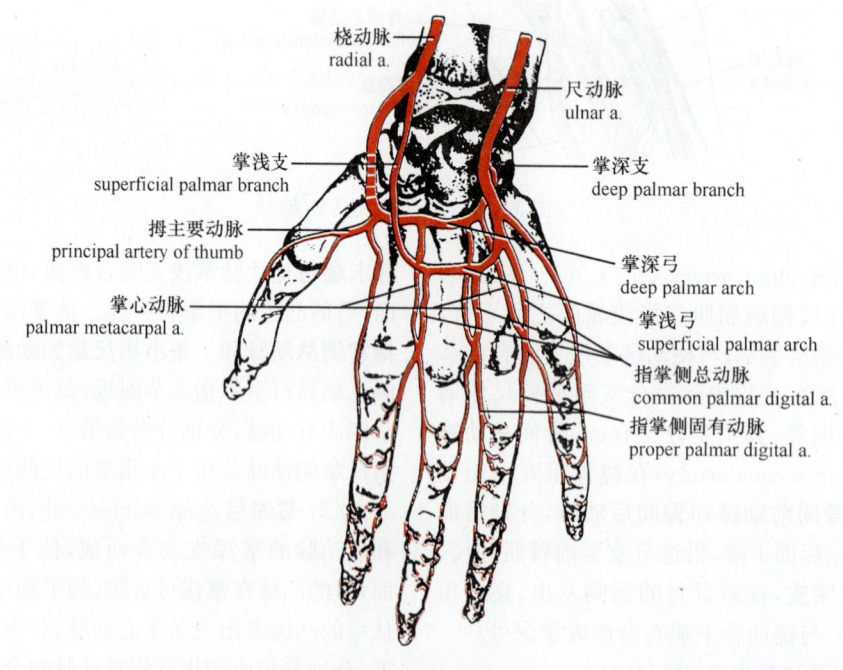

图 11-31 掌浅弓和掌深弓

（三）胸部的动脉

胸主动脉 thoracic aorta 是胸部的动脉主干，在胸骨角平面续主动脉弓，初沿脊柱左侧下行，逐渐转向其前方，于第 12 胸椎高度穿膈的主动脉裂孔移行为腹主动脉。胸主动脉的分支分为壁支和脏支。**壁支**有 9 对**肋间后动脉** posterior intercostal artery 和一对**肋下动脉**（图11-32），分布于第 3 肋间以下的胸壁和腹壁上部。**膈上动脉**分布于膈上面。**脏支**较细小，包括支气管支、食管支和心包支，分别分布于气管、支气管、食管和心包等处。

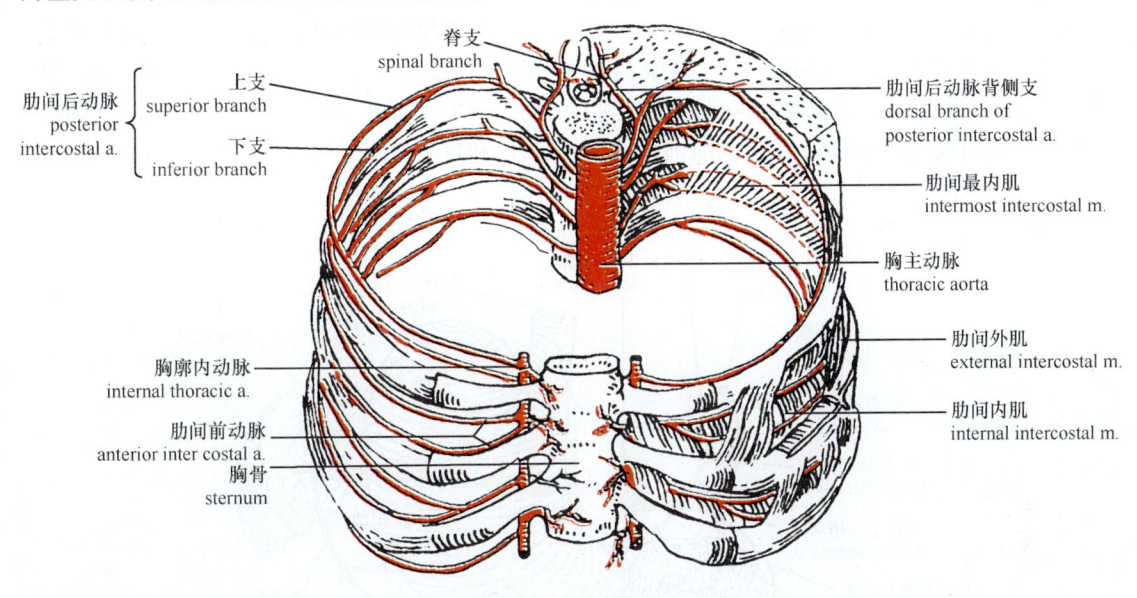

图 11-32　肋间后动脉

（四）腹部的动脉

腹主动脉 abdominal aorta 是腹部的动脉主干，于膈的主动脉裂孔处续胸主动脉，沿脊柱左前方下降，至第 4 腰椎体下缘处分为左、右髂总动脉。腹主动脉分支有壁支和脏支（图 11-33）。

1. 壁支　主要有**腰动脉、膈下动脉、骶正中动脉**等，分布于腹后壁、脊髓、膈下面、肾上腺和盆腔后壁等处。

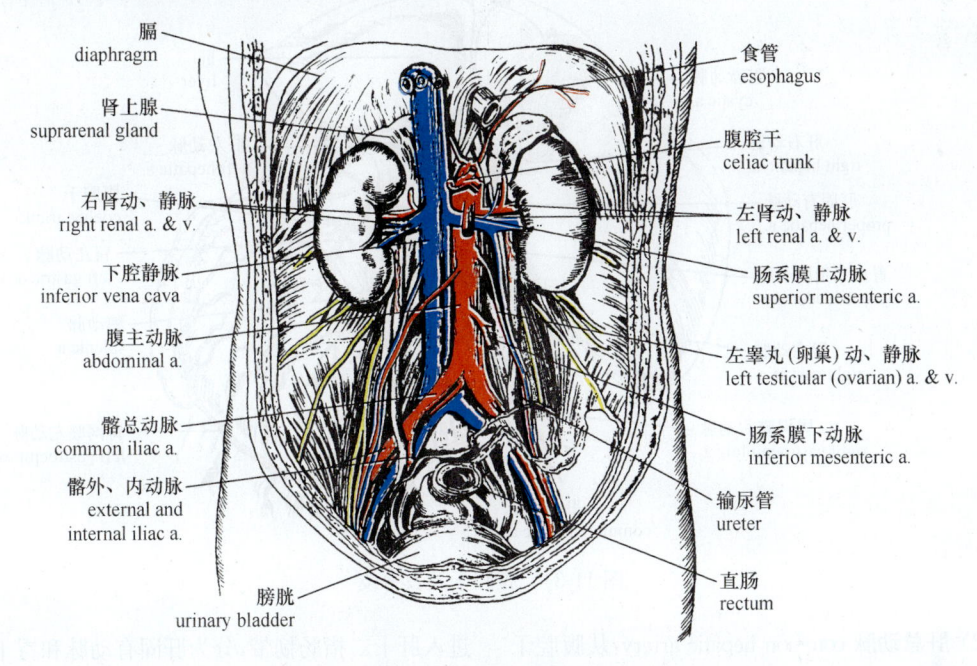

图 11-33　腹主动脉分支

2. 脏支 分为成对脏支和不成对脏支。成对脏支有肾上腺中动脉、肾动脉、睾丸动脉(男性)或卵巢动脉(女性);不成对脏支有腹腔干、肠系膜上动脉和肠系膜下动脉。

(1) **肾动脉** renal artery:较粗大,约平第1~2腰椎之间起于腹主动脉侧壁,横行向外到肾门附近分为前、后两干,经肾门入肾,并在入肾门之前发出肾上腺下动脉至肾上腺。

(2) **睾丸动脉** testicular artery(精索内动脉):细而长,为男性生殖腺动脉,在肾动脉起始处稍下方起自腹主动脉前壁,沿腰大肌前面斜向外下方下行,穿经腹股沟管入阴囊,参与精索组成,分布至睾丸和附睾。在女性则为**卵巢动脉** ovarian artery,经卵巢悬韧带下行入盆腔,分布于卵巢和输卵管壶腹部。

(3) **腹腔干** celiac trunk:粗而短,在膈的主动脉裂孔稍下方由腹主动脉前壁发出后,立即分为胃左动脉、肝总动脉和脾动脉(图11-34)。

1) **胃左动脉** left gastric artery:向左上方行至胃贲门附近,沿胃小弯向右行于小网膜两层之间与胃右动脉吻合,沿途发支分布于食管腹段、贲门和胃小弯附近的胃壁。

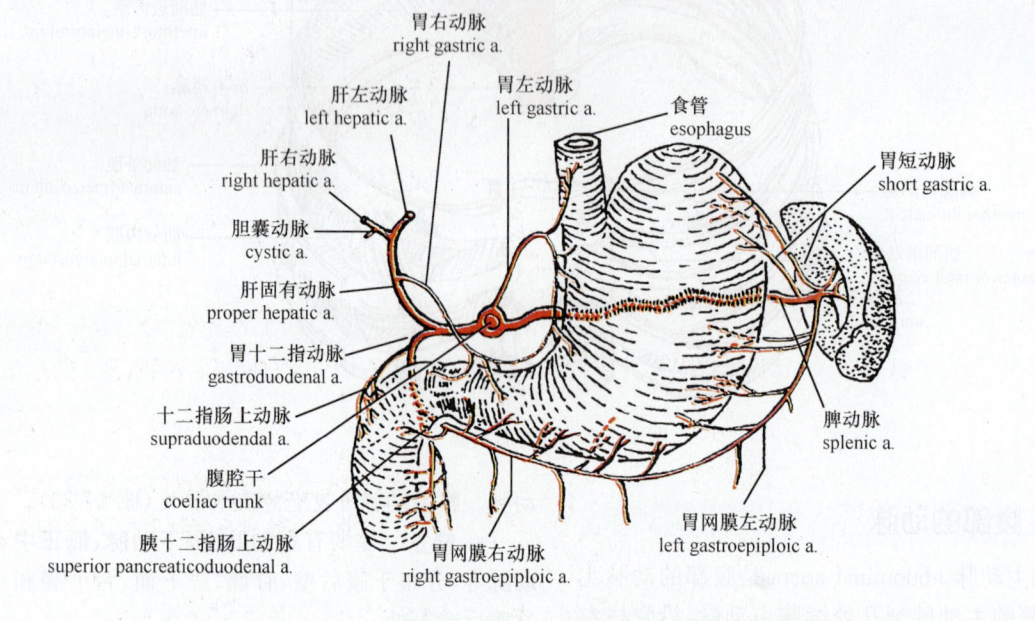

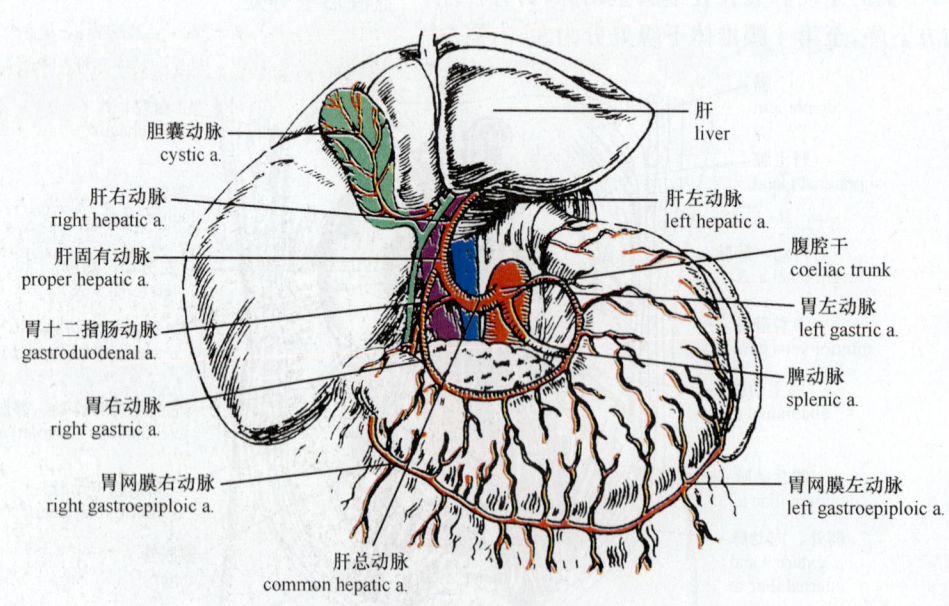

图11-34 腹腔干及其分支

2) **肝总动脉** common hepatic artery:从腹腔干分出后沿胰头上缘行向右,至十二指肠上部的上缘进入肝十二指肠韧带,分为肝固有动脉和胃十二指肠动脉。①**肝固有动脉** proper hepatic artery 在肝十二指肠韧带内上行至肝门附近,分为左、右支进入肝左、右叶。右支在入肝门之前发出一支**胆囊动脉**至胆囊。肝固有动脉在起始处还发出**胃右动脉** right gastric artery 沿胃小弯向左与胃左动脉吻合,沿途分支至十二指肠上部和胃小弯附近的胃壁。②**胃十二指肠动脉** gastroduodenal artery 经十二指肠上部后方下行至幽门下缘分为**胃网膜右动脉** right gastroomental artery 和**胰十二指肠上动脉**,前者沿胃大弯向左,沿途分出胃支和网膜支至胃和大网膜,其终末支与胃网膜左动脉吻合;后者有前、后两支,分布到胰头和十二指肠。

3) **脾动脉** splenic artery:为腹腔干最粗大的分支,沿胰上缘迂曲左行至脾门,分数支入脾。沿途发出多条细小的胰支至胰体和胰尾,发出1～2支胃后动脉分布于胃体后壁上部。在脾门附近发出3～5条**胃短动脉** short gastric artery 和**胃网膜左动脉** left gastroomental artery,胃短动脉经胃脾韧带至胃底,胃网膜左动脉经胃结肠韧带至胃大弯,分布于胃大弯左侧的胃壁和大网膜,其终末支与胃网膜右动脉吻合。

(4) **肠系膜上动脉** superior mesenteric artery:在腹腔干稍下方,约平第1腰椎高度起自腹主动脉前壁,经胰颈后方下行,越过十二指肠水平部前面进入肠系膜根,向右髂窝方向走行(图11-35),其主要分支有:

1) **胰十二指肠下动脉**:在胰头与十二指肠之间发出,分前、后支与胰十二指肠上动脉前、后支吻合,分支营养胰和十二指肠。

2) **空肠动脉** jejunal arteries 和**回肠动脉** ileal arteries:约12～18支,由肠系膜上动脉左侧壁发出,行于肠系膜内,反复分支吻合形成多级动脉弓,由最后一级动脉弓发出直动脉至空肠和回肠的肠壁。

3) **回结肠动脉** ileocolic artery:由肠系膜上动脉右侧壁发出的最下一条分支,斜向右下至盲肠附近分数支营养回肠末端、盲肠、阑尾和升结肠起始部,发出**阑尾动脉** appendicular artery(图11-36),沿阑尾系膜游离缘至阑尾末端,分支营养阑尾。

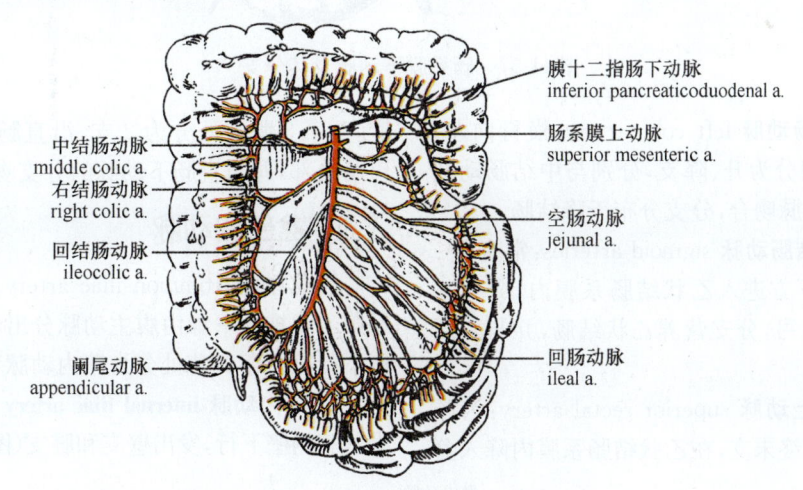

图 11-35　肠系膜上动脉及其分支

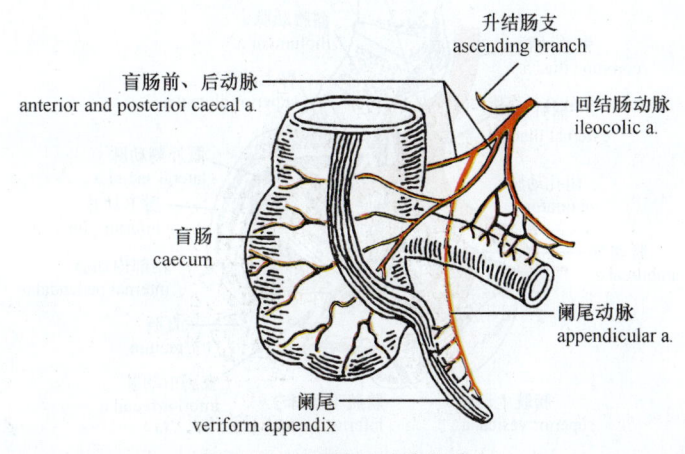

图 11-36　回结肠动脉的分支

4) **右结肠动脉** right colic artery：在回结肠动脉上方起始，向右行，在升结肠内侧分为升、降二支分别与中结肠动脉和回结肠动脉吻合，分布于升结肠和结肠肝曲。

5) **中结肠动脉** middle colic artery：在胰下缘附近起于肠系膜上动脉，向前并稍偏右进入横结肠系膜，分为左、右支分别与左、右结肠动脉吻合，分支营养横结肠。

(5) **肠系膜下动脉** inferior mesenteric artery：约平第3腰椎高度起于腹主动脉前壁，在左侧腹后壁腹膜深面向左下行走（图11-37），其主要分支有：

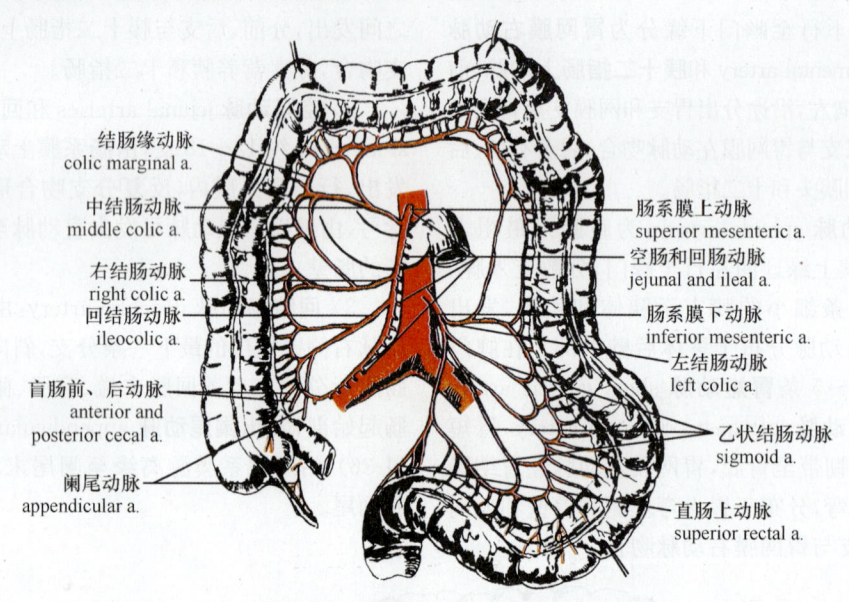

图 11-37　肠系膜下动脉及其分支

1) **左结肠动脉** left colic artery：横行向左，在降结肠内侧分为升、降支，分别与中结肠动脉和乙状结肠动脉吻合，分支分布于降结肠。

2) **乙状结肠动脉** sigmoid arteries：常有2~3支，斜向左下方进入乙状结肠系膜内，分支互相吻合成动脉弓，分支营养乙状结肠，并与左肠动脉吻合。

3) **直肠上动脉** superior rectal artery：为肠系膜下动脉的终末支，在乙状结肠系膜内降入盆腔，至第3骶椎处分为2支，沿直肠两侧分布于直肠上部，并与直肠下动脉的分支吻合。

（五）盆部的动脉

髂总动脉 common iliac artery 左、右各一，平第4腰椎体下缘由腹主动脉分出，沿腰大肌内侧下行至骶髂关节处分为髂内动脉和髂外动脉。

1. 髂内动脉 internal iliac artery 为一短干，沿盆腔侧壁下行，发出壁支和脏支（图11-38）。

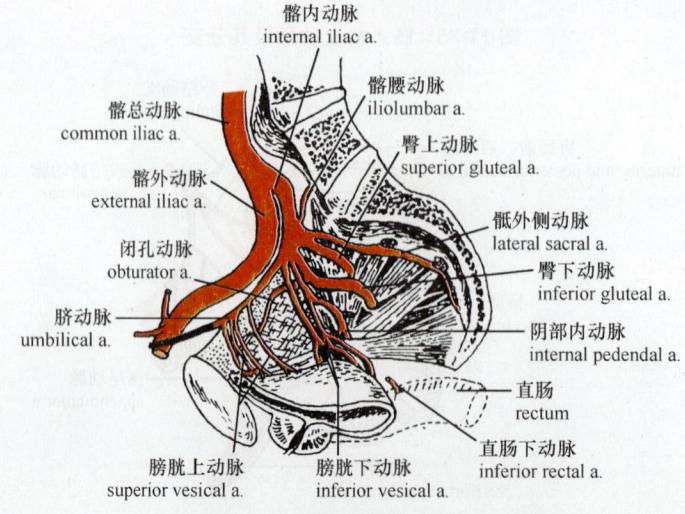

图 11-38　盆部的动脉（男性，正中矢状断面）

第11章 心血管系统

(1) 壁支

1) **闭孔动脉** obturator artery：沿骨盆侧壁行向前下至闭孔上缘，穿闭膜管至大腿内侧，分支至大腿内侧群肌和髋关节等处。

2) **臀上动脉和臀下动脉** superior and inferior gluteal artery：分别经梨状肌上、下孔穿出至臀部，分支营养臀肌和髋关节等。

此外，髂内动脉还发出髂腰动脉和骶外侧动脉，分布于髂腰肌、盆腔后壁以及骶管内结构。

(2) 脏支

1) **脐动脉** umbilical artery：是胎儿时期的动脉干，出生后其远侧段闭锁，近侧段管腔未闭，与髂内动脉起始段相连，发出2～3支**膀胱上动脉** superior vesical arteries，分布于膀胱中、上部。

2) **子宫动脉** uterine artery：沿盆腔侧壁下行，进入子宫阔韧带底部两层腹膜之间，在子宫颈外侧约2cm处从输尿管末端前上方跨过，再沿子宫侧缘迂曲上升至子宫角，行于输卵管下方，在卵巢前缘与卵巢动脉吻合（图11-39）。子宫动脉分支营养子宫、阴道、输卵管和卵巢。

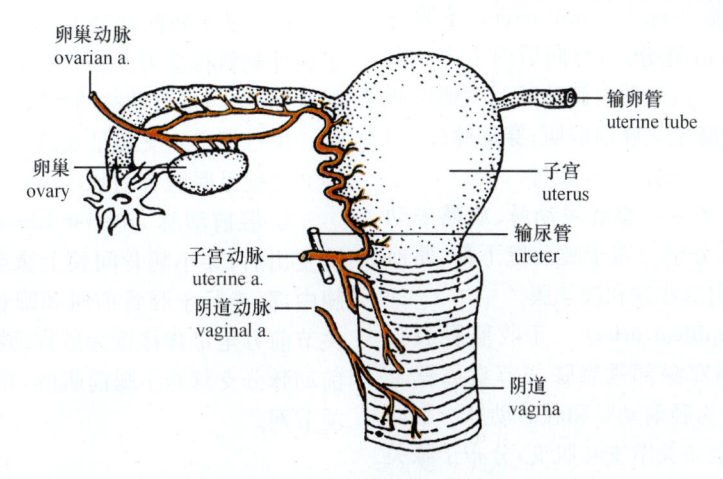

图 11-39　子宫动脉的分布

3) **阴部内动脉** internal pudendal artery：在臀下动脉前方下行，穿梨状肌下孔出盆腔，再经坐骨小孔至坐骨肛门窝，发出**肛动脉**、**会阴动脉**、**阴茎（蒂）动脉**等至肛门、会阴部和外生殖器（图11-40）。

4) **膀胱下动脉** inferior vesical artery：分布于膀胱底、精囊腺和前列腺。女性分布到膀胱底和阴道，它与膀胱下动脉的分支有较多吻合。

5) **直肠下动脉** inferior rectal artery：分布于直肠下部、前列腺（男）或阴道（女）等处。

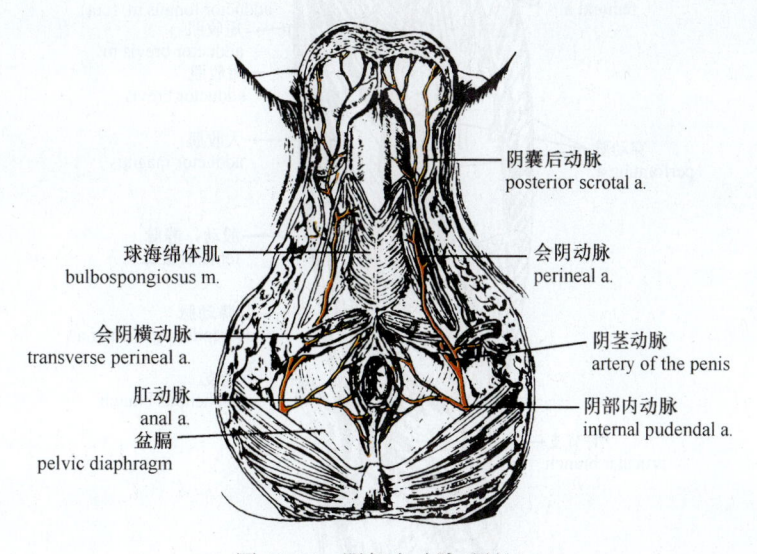

图 11-40　阴部内动脉（男性）

2. 髂外动脉 external iliac artery　沿腰大肌内侧缘下降，经腹股沟韧带中点深面至股前部，移行为股动脉。髂外动脉在腹股沟韧带稍上方发出**腹壁下动脉**，进入腹直肌鞘，分布到腹直肌并与腹壁上动脉吻合。此外，发出**旋髂深动脉**，斜向外上，分支营养髂嵴及邻近肌。

（六）下肢的动脉

1. 股动脉 femoral artery（图 11-41）　在腹股沟韧带中点深面续于髂外动脉，在股三角内下行经收肌管，出收肌腱裂孔至腘窝，移行为腘动脉。在腹股沟韧带稍下方，股动脉位置表浅，活体可摸及其搏动，当下肢出血时，可在该处将股动脉压向耻骨下支进行压迫止血。股动脉的主要分支为**股深动脉** deep femoral artery，于腹股沟韧带下方 2~5cm 处分出，行向后内下方。股深动脉发出的分支有：**旋股内侧动脉**至大腿内侧群肌；**旋股外侧动脉**至大腿前群肌；**穿动脉**（3~4 支）至大腿后群肌、内侧群肌和股骨。

此外，股动脉还发出**腹壁浅动脉**、**旋髂浅动脉**和**阴部外动脉**，分别分布于腹前壁下部、髂前上棘附近以及外阴部皮肤和浅筋膜。

2. 腘动脉 popliteal artery　于收肌腱裂孔处续股动脉，在腘窝深部紧靠膝关节囊后壁下行，至腘肌下缘分为胫前动脉和胫后动脉。腘动脉在腘窝内发出数条关节支和肌支，分布于膝关节及邻近肌，并参与组成膝关节动脉网。

3. 胫后动脉 posterior tibial artery　沿小腿后面浅、深屈肌之间下行，经内踝后方转至足底，分为足底内侧动脉和足底外侧动脉两终支。胫后动脉分支营养小腿后群肌、外侧群肌和足底肌，其主要分支有：

（1）**腓动脉** peroneal artery：沿腓骨内侧下行，分支营养邻近诸肌和胫、腓骨。

（2）**足底内侧动脉** medial plantar artery：沿足底内侧前行，分布于足底内侧。

（3）**足底外侧动脉** lateral plantar artery：在足底外侧斜行至第 5 跖骨底处，转向内侧至第 1 跖骨间隙，与足背动脉的足底深支吻合形成足底弓。由弓发出 4 支跖足底总动脉，后者向前又分为 2 支趾足底固有动脉，分布于足趾（图 11-42）。

4. 胫前动脉 anterior tibial artery　由腘动脉发出后，穿小腿骨间膜上缘至小腿前面，在小腿中部，走行于胫骨前肌和𧿹长伸肌之间，在踝关节前方至足背移行为足背动脉（图 11-43）。胫前动脉分支营养小腿前肌群，并分支参与形成膝关节网。

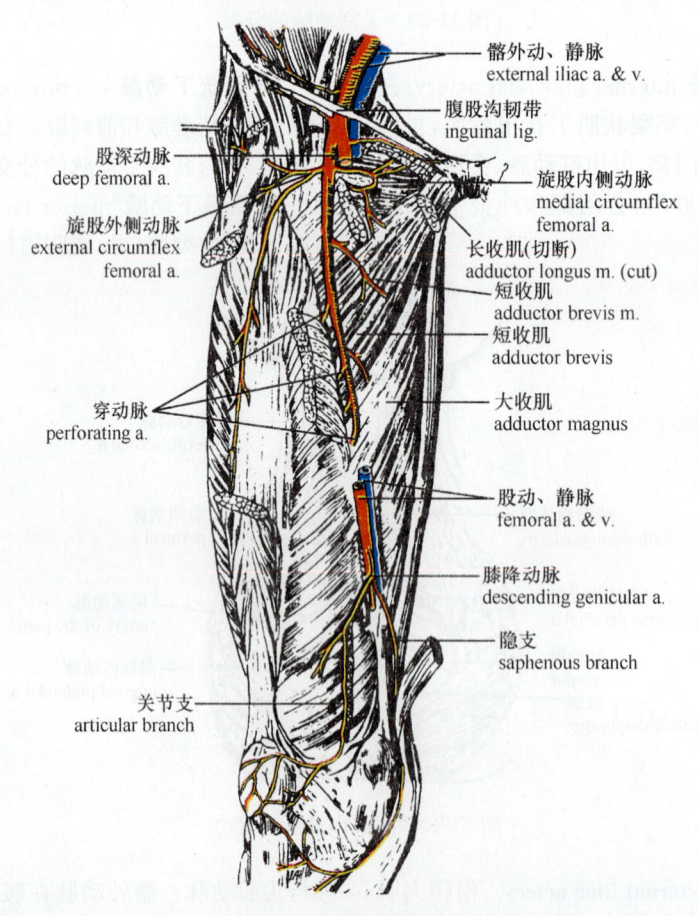

图 11-41　大腿和膝部的动脉

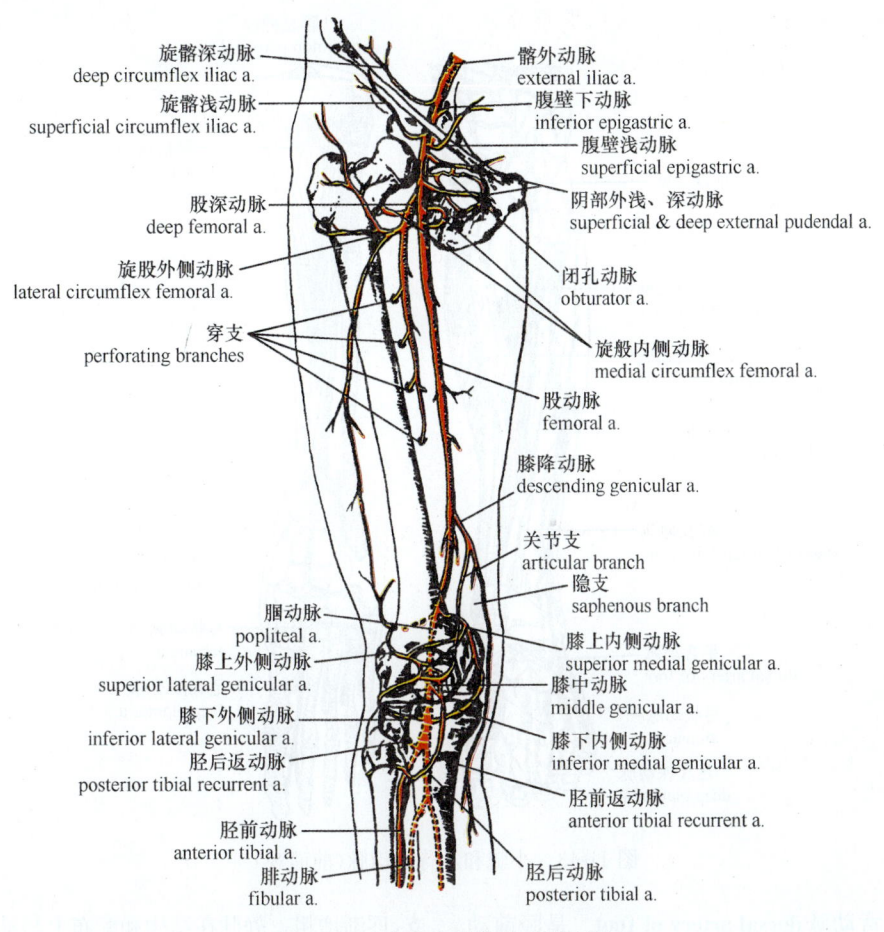

图 11-41　大腿和膝部的动脉（续）

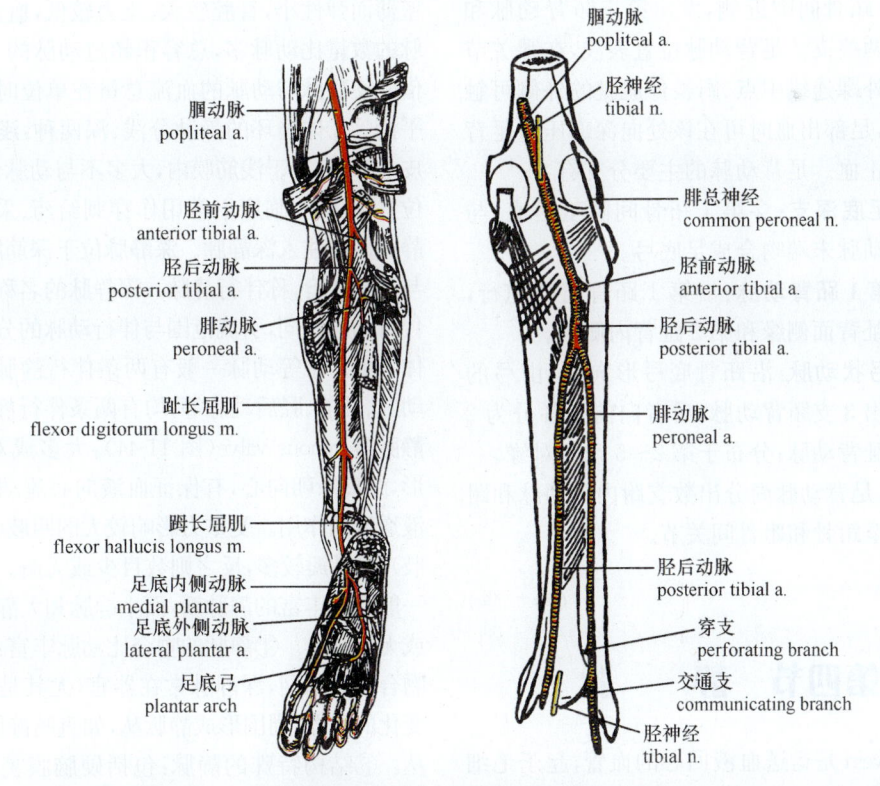

图 11-42　小腿的动脉（后面观）

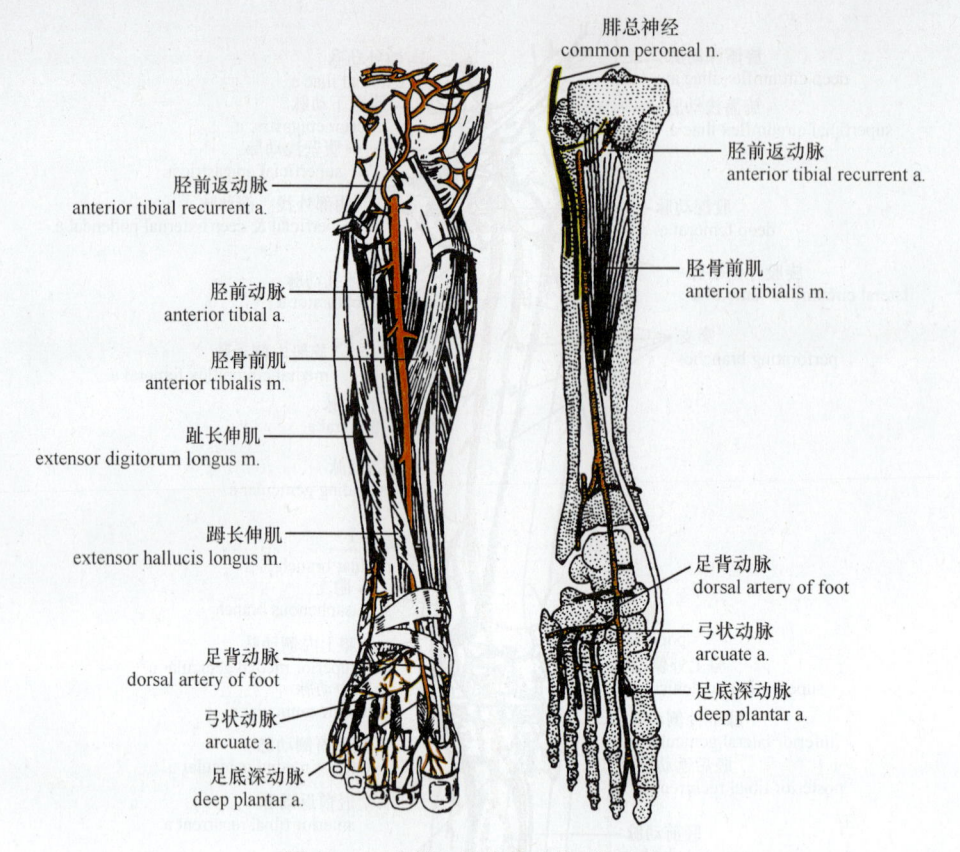

图 11-43 小腿和足背的动脉(前面观)

5. 足背动脉 dorsal artery of foot 是胫前动脉的直接延续,经𢬣长伸肌和趾长伸肌之间前行,至第 1 跖骨间隙近侧,发出第 1 跖背动脉和足底深支两终支。足背动脉位置表浅,在踝关节前方,内、外踝连线中点、𢬣长伸肌腱的外侧可触到其搏动,足部出血时可在该处向深部压迫足背动脉进行止血。足背动脉的主要分支有:

(1) **足底深支**:穿第 1 跖骨间隙至足底,与足底外侧动脉末端吻合成足底弓。

(2) **第 1 跖背动脉**:沿第 1 跖骨间隙前行,分支至𢬣趾背面侧缘和第 2 趾背内侧缘。

(3) **弓状动脉**:沿跖骨底弓形向外,由弓的凸侧缘发出 3 支跖背动脉,后者向前又各分为 2 支细小的趾背动脉,分布于第 2～5 趾相对缘。

此外,足背动脉尚分出数支跗内侧动脉和跗外侧动脉至跗骨和跗骨间关节。

(李 华)

第四节 静 脉

静脉 vein 是运送血液回心的血管,起于毛细血管,止于心房,在向心汇集的过程中,接受各级属支,逐渐增粗。静脉在结构和配布上与动脉有许多相似之处,但因功能不同仍有以下特点:①静脉管壁薄而弹性小,管腔较大,压力较低,血流缓慢,静脉的数量比动脉多,总容积超过动脉的一倍以上,借此使静脉与动脉的血流总量在单位时间内保持平衡。②体循环的静脉分浅、深两种:**浅静脉**又叫皮下静脉,行于浅筋膜内,大多不与动脉伴行,由于位置表浅,故临床上常用作穿刺给药、采血等。浅静脉最终注入深静脉。**深静脉**位于深筋膜深面,多与动脉伴行,称伴行静脉。深静脉的名称和行程与伴行动脉相同,引流范围与伴行动脉的分布范围大体一致。中等动脉一般有两条伴行静脉,如尺、桡动脉、胫前、胫后动脉等,均有两条伴行静脉。③有**静脉瓣** venous valve(图 11-44):大多成对,呈半月形,游离缘朝向心,有保证血液向心流动和防止血液逆流的作用。受重力影响较大的四肢(尤其是下肢),静脉瓣较多,反之则数目少或无瓣。中等静脉一般都有丰富的静脉瓣,而小静脉和大静脉则少有或无静脉瓣。④静脉的吻合比动脉丰富:浅静脉常吻合成静脉网,深静脉常在器官(尤其是容积经常变化的脏器)周围形成静脉丛,如直肠静脉丛、膀胱丛。⑤结构特殊的静脉:包括硬脑膜窦和板障静脉。**硬脑膜窦** sinus of dura mater 位于颅内,壁薄、

第 11 章 心血管系统

无平滑肌和瓣膜,对颅脑静脉血的回流起重要作用,但外伤时出血难止。**板障静脉** diploic vein 位于颅骨板障内,壁薄无瓣膜,借导血管与颅内、外静脉相交通(图 11-45)。

促使静脉血液回流的因素很多,如静脉瓣的作用,周围肌肉的收缩,伴行动脉的搏动,吸气时胸膜腔负压增大,胸腔内大静脉内压降低,心脏舒张时心房形成负压,体位改变等,均可促进静脉血回流入心。

全身的静脉分为肺循环的静脉和体循环的静脉。

一、肺循环的静脉

肺静脉 pulmonary vein 两对,分别称**左、右上肺静脉**和**左、右下肺静脉**。肺静脉均起自肺门,向内行穿过心包,将含氧丰富的血液输送到左心房。

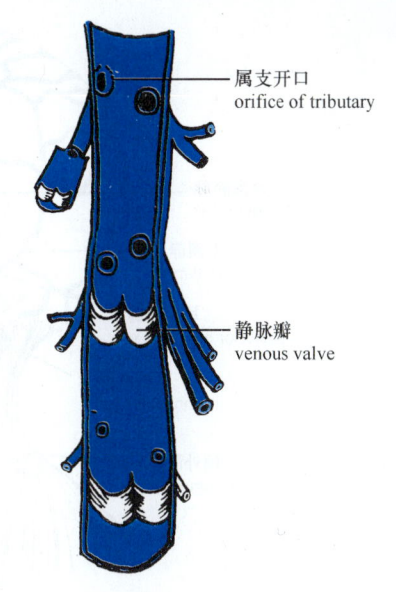

图 11-44 静脉瓣

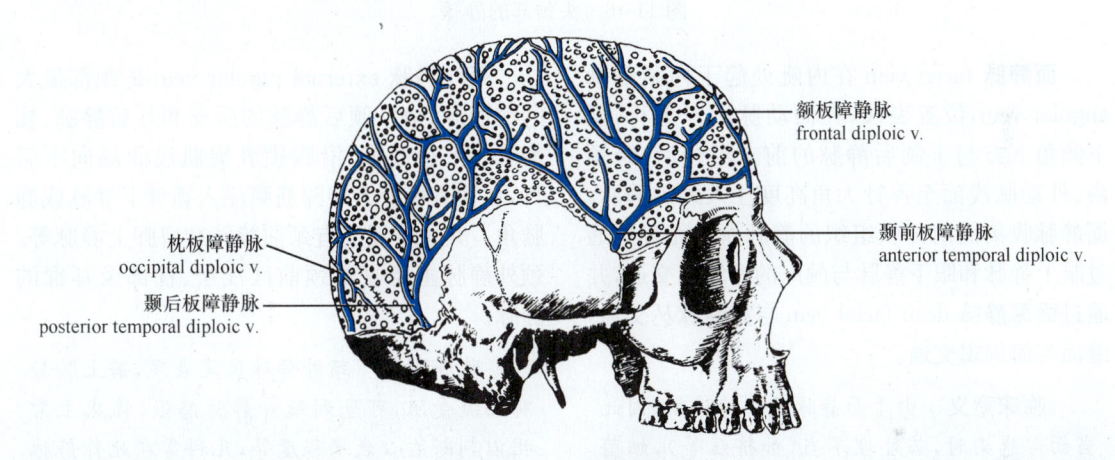

图 11-45 板障静脉

二、体循环的静脉

体循环的静脉包括上腔静脉系、下腔静脉系(包括肝门静脉系)和心静脉系(见第 11 章第二节)。

(一)上腔静脉系

上腔静脉系由上腔静脉及其属支组成,收集头颈部、上肢、胸壁和部分胸腔脏器(心和肺除外)等上半身的静脉。

1. 头颈部的静脉 头颈部静脉大部分回流到颈内静脉,少部分回流到颈外静脉。

(1) **颈内静脉** internal jugular vein:为颈部最粗大的静脉干(图 11-46),在颅底颈静脉孔处续于乙状窦,在颈动脉鞘内沿颈内动脉和颈总动脉外侧下行,至胸锁关节后方与锁骨下静脉汇合成头臂静脉,收集颅骨、脑、面浅部和颈部大部分区域的静脉血液。

颈内静脉的属支有颅内属支和颅外属支两种。

1) 颅内属支:由硬脑膜窦和注入窦内的静脉组成,收集脑膜、脑、视器、前庭蜗器及颅骨的静脉血液,最后经乙状窦流入颈内静脉。

2) 颅外属支:收集咽、舌、甲状腺、面部和颈部的静脉血,主要有面静脉、下颌后静脉、舌静脉等。

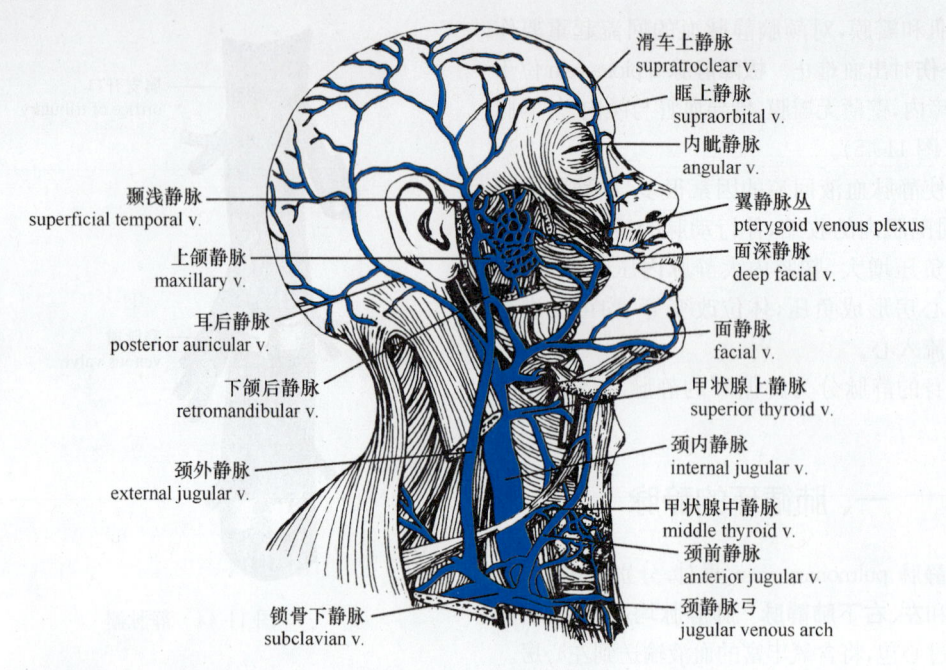

图 11-46 头颈部的静脉

面静脉 facial vein 在内眦处起于**内眦静脉** angular vein，位置表浅，在面动脉后方下行，至下颌角下方与下颌后静脉的前支汇合后，跨颈内、外动脉浅面至舌骨大角高度注入颈内静脉，面静脉收集面前部软组织的静脉血。面静脉通过眼上静脉和眼下静脉与颅内的海绵窦交通，并通过**面深静脉** deep facial vein 与翼静脉丛交通，继而与海绵窦交通。

临床意义　由于面静脉缺少静脉瓣，因此当面部感染时，若处理不当（如挤压等），细菌可经眼静脉和翼静脉丛蔓延至海绵窦，导致颅内感染，故临床上将两侧口角与鼻根间的三角区称为"危险三角"。

下颌后静脉 retromandibular vein 由**颞浅静脉** superficial temporal vein 和**上颌静脉** maxillary vein 在腮腺实质内汇合而成。上颌静脉起自翼内、外肌之间的**翼丛** pterygoid venous plexus，下颌后静脉下行至腮腺下缘处分为前、后两支，前支注入面静脉，后支与耳后静脉和枕静脉汇合成颈外静脉。下颌后静脉收集面侧区和颞区的静脉血。

（2）**锁骨下静脉** subclavian vein：自第1肋外缘由腋静脉延续而成，向内行至胸锁关节后方与颈内静脉汇合成头臂静脉。锁骨下静脉与周围筋膜结合紧密，位置较固定，管腔较大，可作为静脉穿刺的部位。其属支主要有腋静脉和颈外静脉。

颈外静脉 external jugular vein 是颈部最大的浅静脉，由下颌后静脉的后支和耳后静脉、枕静脉等汇合而成，沿胸锁乳突肌浅面斜向下后行，在锁骨稍上方穿深筋膜注入锁骨下静脉或静脉角。其主要属支有颈前静脉和肩胛上静脉等。颈外静脉主要收集颈前区浅层、枕部及耳廓的静脉。

临床意义　颈外静脉位置表浅，若上腔静脉回流受阻，可见到颈外静脉怒张，临床上常用以判断右心衰竭程度等，儿科常在此作静脉穿刺。

2. 上肢的静脉　分为浅静脉和深静脉，最终都汇入腋静脉。

（1）上肢深静脉：从手掌至腋窝，各段静脉都与同名动脉伴行，且多为两条。两条肱静脉在大圆肌下缘汇合成**腋静脉** axillary vein。腋静脉位于腋动脉的前内侧，收集上肢浅、深静脉的全部血液，在第1肋骨外缘后续为锁骨下静脉。

（2）**上肢浅静脉**（图 11-47）：包括**头静脉、贵要静脉、肘正中静脉**及其属支。

1) **头静脉** cephalic vein：起自手背静脉网的桡侧，沿前臂桡侧前面上行至肘窝，再沿肱二头肌外侧沟上行，经三角肌胸大肌间沟穿深筋膜注入腋静脉或锁骨下静脉。头静脉收集手、前臂桡侧浅层的静脉血，在肘窝处通过肘正中静脉与贵要静脉相交通。

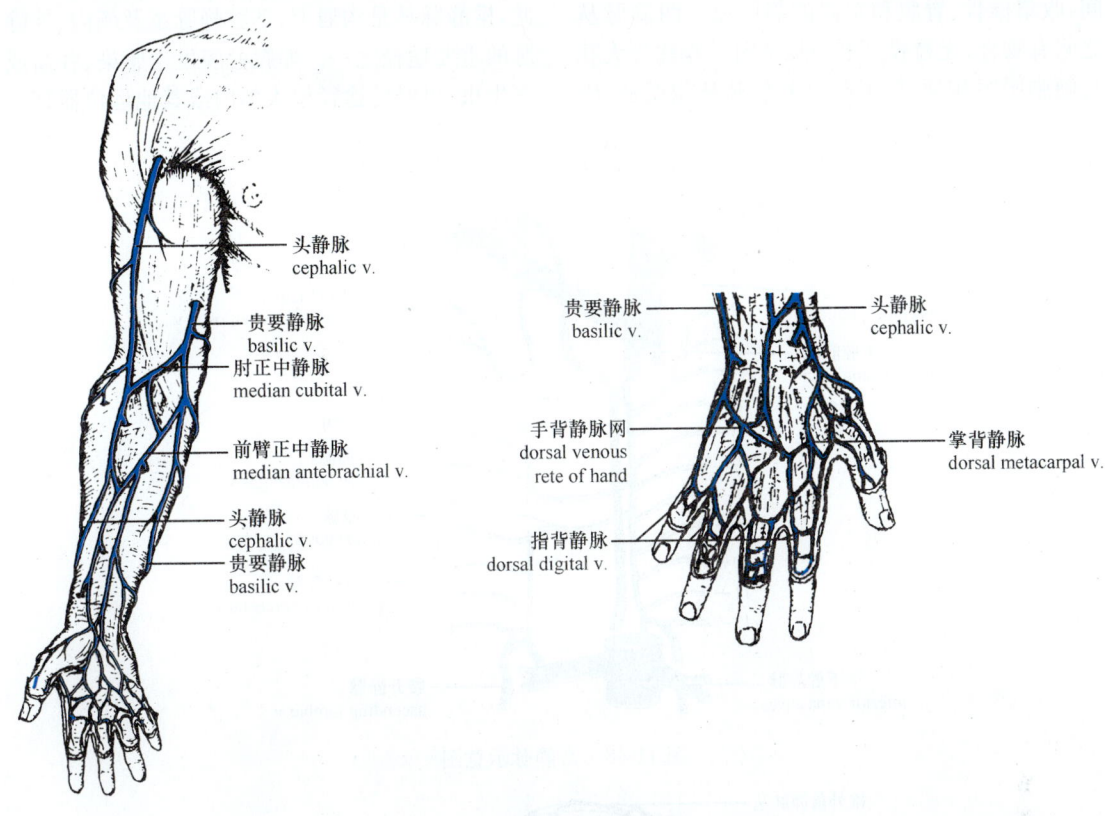

图 11-47 上肢的浅静脉

2) **贵要静脉** basilic vein：起自手背静脉网的尺侧，沿前臂尺侧上行至肘部转至前面，继沿肱二头肌内侧沟上行，至臂中点稍下方穿深筋膜注入肱静脉，或伴肱静脉上行注入腋静脉。贵要静脉收集手及前臂尺侧部浅层的静脉血。

3) **肘正中静脉** median cubital vein：粗短，变异较多，多呈"M"形或"N"形，斜行于肘窝皮下，连接头静脉和贵要静脉，并收纳前臂正中静脉。

临床意义 贵要静脉位置表浅恒定，口径较粗，易于触摸和寻找，临床上常作为穿刺抽血常用部位。手背静脉、头静脉、肘正中静脉也是临床取血、输液、注射药物等常用血管。

3. 胸部的静脉（图 11-48） 胸部的静脉主要有头臂静脉、上腔静脉、奇静脉及其属支。

（1）**头臂静脉** brachiocephalic vein：又称无名静脉，左右各一，由同侧锁骨下静脉与颈内静脉在胸锁关节后方汇合而成，汇合处的夹角称**静脉角** venous angle，此处有淋巴导管注入。头臂静脉除颈内静脉和锁骨下静脉两大属支外，其直接属支还有甲状腺下静脉、椎静脉、胸廓内静脉、纵隔的小静脉及肋间最上静脉等。

（2）**上腔静脉** superior vena cava：成人长约 5～7cm，由左右头臂静脉在右侧第 1 肋软骨与胸骨结合处后方汇合而成，沿升主动脉右侧垂直下行，穿入心包，在右侧第三胸肋关节处注入右心房，入心前有奇静脉注入。

（3）**奇静脉** azygos vein：起自右膈脚处的右腰升静脉，沿胸椎体右侧上行，约平第 4 胸椎高度向前跨过右肺根上方，注入上腔静脉。奇静脉沿途收集右侧肋间后静脉、食管静脉、支气管静脉和半奇静脉等的血液。奇静脉上连上腔静脉，向下借右腰升静脉连于下腔静脉，因此是沟通上腔静脉系和下腔静脉系的重要通道之一。

（4）**半奇静脉** Hemiazygos vein：起自左膈脚处的左腰升静脉，沿胸椎体左侧上行，约平第 8 胸椎体高度经胸主动脉和食管后方向右越过脊柱，注入奇静脉。半奇静脉收集左侧下部肋间后静脉、食管静脉和副半奇静脉的血液。

（5）**副半奇静脉** accessory hemiazygos vein：沿胸椎体左侧下行，注入半奇静脉或向右越过脊柱前面注入奇静脉。此静脉收集左侧上部的肋间后静脉的血液。

（6）**椎静脉丛**：在脊柱周围，分为椎内静脉丛和椎外静脉丛（图 11-49）。**椎外静脉丛** internal vertebral plexus 在椎管外，收集椎体及脊柱附近肌肉的静脉血。**椎内静脉丛** external vertebral plexus 位于椎管内，椎骨骨膜与硬脊膜之间,收集椎骨、脊膜和脊髓的静脉血。两静脉丛之间有吻合,无瓣膜。椎静脉丛向上经枕骨大孔与硬脑膜窦相通,向下与盆腔静脉丛相交通,因此,椎静脉丛是沟通上、下腔静脉系及颅内、外静脉的重要途径之一。如腹盆腔发生感染、肿瘤或寄生虫,可经此途径侵入颅内或其他远位器官。

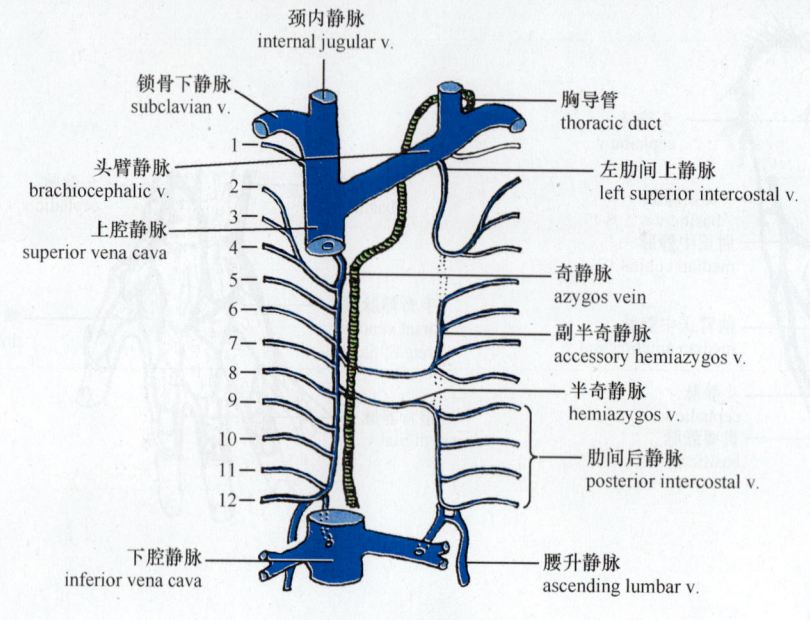

图 11-48 奇静脉示意图

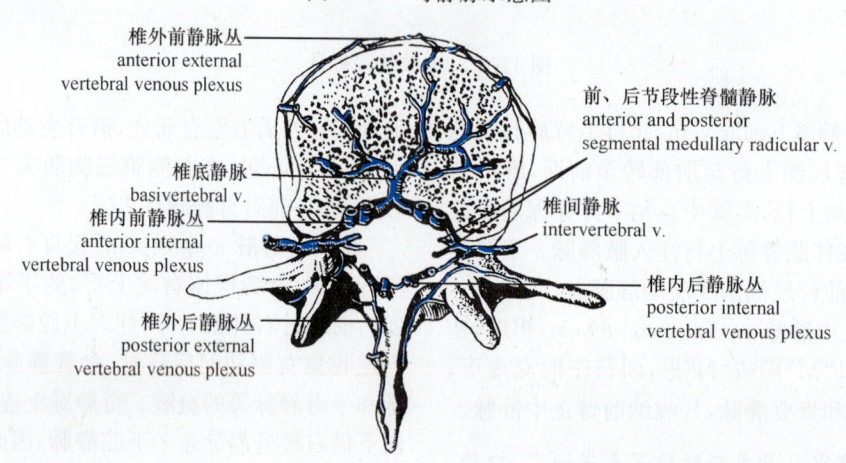

图 11-49 椎静脉丛

(二)下腔静脉系

下腔静脉系由下腔静脉及其属支组成,收集腹、盆部和下肢回流的静脉血。

1. 下肢的静脉 分为深静脉和浅静脉,均有丰富的静脉瓣,浅静脉之间及浅、深静脉之间有广泛的吻合。

(1) **下肢深静脉**:均与同名动脉伴行。胫前静脉和胫后静脉汇合成**腘静脉** popliteal vein。腘静脉穿收肌腱裂孔移行为**股静脉** femoral vein。股静脉伴股动脉的内侧上行,在腹股沟韧带后方续于髂外静脉。股静脉接受大隐静脉和与股动脉分支伴行的静脉。股静脉在腹股沟韧带下方位于股动脉内侧,位置恒定,临床上常借股动脉的搏动来确定股静脉的位置,做股静脉穿刺插管。

(2) **下肢的浅静脉**:起于足背静脉弓,包括大隐静脉和小隐静脉及其属支(图 11-50)。

1) **大隐静脉** great saphenous vein:是全身最长的浅静脉,起于足背静脉弓的内侧,经内踝前方、小腿内侧和膝关节内后方上行至大腿内侧,在耻骨结节外下 3~4cm 处穿隐静脉裂孔注入股静脉。在注入股静脉之前大隐静脉还接受**股内侧浅静脉、股外侧浅静脉、阴部外静脉、腹壁浅静脉**和**旋髂浅静脉** 5 条属支。大隐静脉收集足、小腿和大腿的内侧部以及大腿前部浅层结构的静脉血。大隐静脉在内踝前方的位置表浅而固定,是输液或切开的常用部位。

2) **小隐静脉** small saphenous vein:起自足背静脉弓的外侧端,经外踝后方沿小腿后面上行,至腘窝下角处穿腘筋膜注入腘静脉,收集足外侧部和小腿后部浅层结构的静脉血。

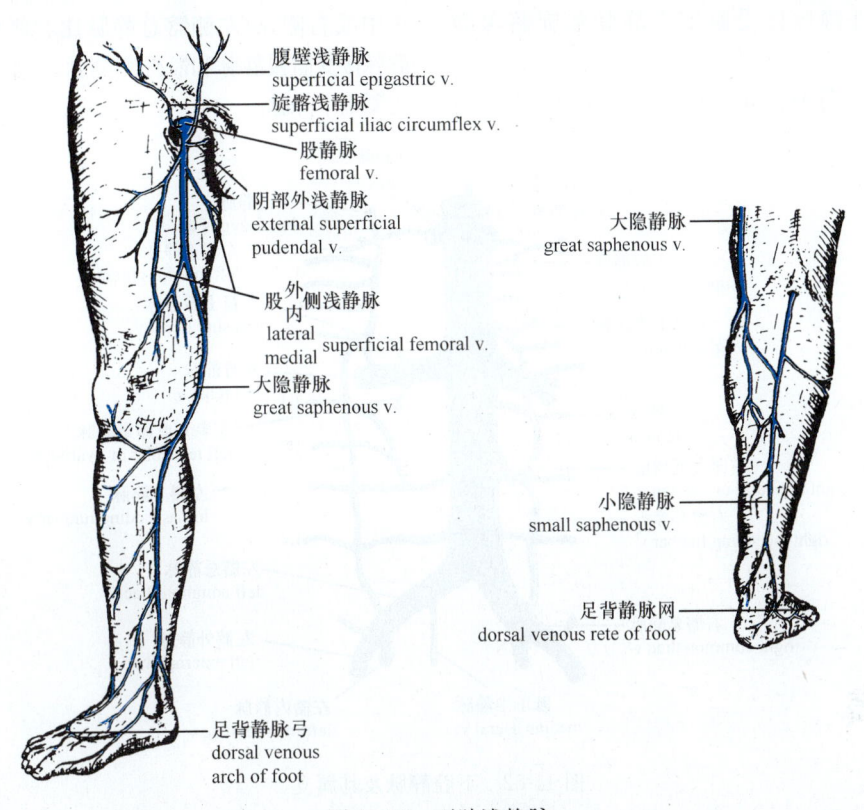

图 11-50 下肢浅静脉

2. 盆部的静脉 主要有髂外静脉、髂内静脉和髂总静脉等。

1) **髂内静脉** internal iliac vein:短而粗,与髂内动脉伴行,其属支分为壁支和脏支两种,均与同名动脉伴行,收集同名动脉分布区的静脉血。但盆腔脏器的静脉起始均在盆腔脏器周围形成较丰富的静脉丛,如**膀胱静脉丛、直肠静脉丛**(图 11-51),女性还有**子宫静脉丛**和**阴道静脉丛**。这些静脉丛在盆腔器官扩张或受压时有助于血液回流。

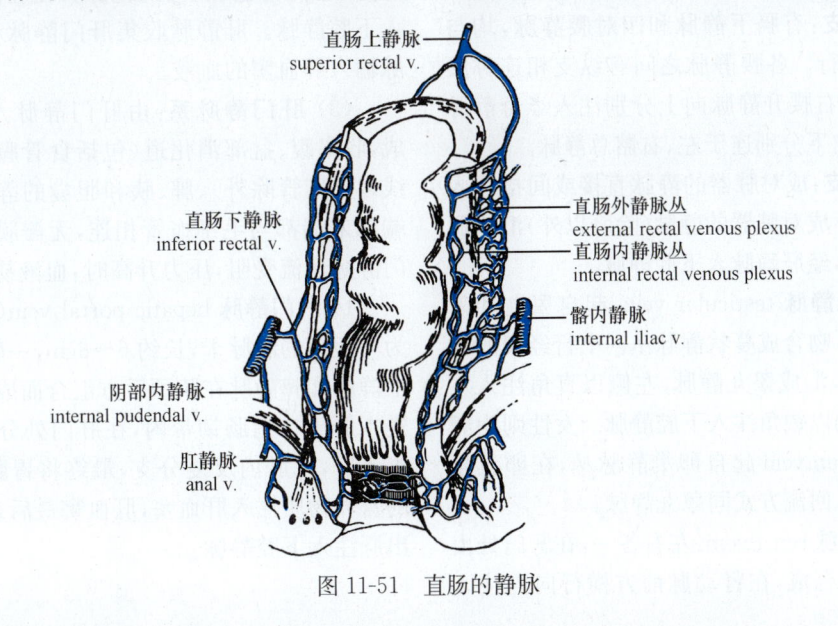

图 11-51 直肠的静脉

2) **髂外静脉** external iliac vein：与髂外动脉伴行，是股静脉的直接延续。沿盆侧壁向内上方走行，至骶髂关节处与髂内静脉汇合成髂总静脉。髂外静脉接受腹壁下静脉和旋髂深静脉等。

3) **髂总静脉** common iliac vein（图11-52）：由髂外静脉和髂内静脉在骶髂关节前方汇合而成。左右侧的髂总静脉伴髂总动脉上行至第5腰椎体右侧汇合成下腔静脉。因下腔静脉偏于正中线右侧，故左侧髂总静脉比右侧稍长。髂总静脉接受髂腰静脉和骶外侧静脉，左髂总静脉还接受骶正中静脉。

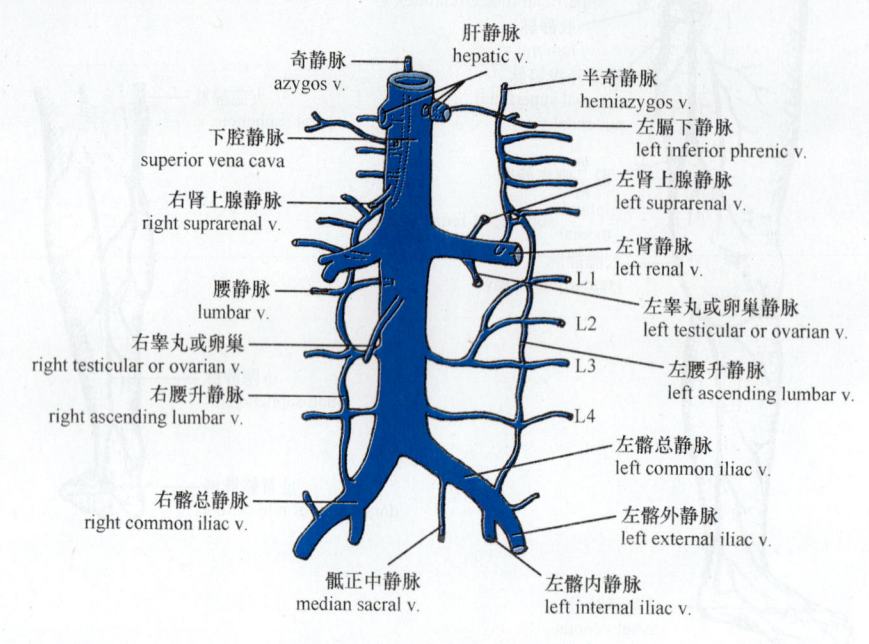

图 11-52 下腔静脉及其属支

3. 腹部的静脉 腹部的静脉主干是下腔静脉。**下腔静脉** inferior vena cava 由左右髂总静脉在第4、5腰椎高度汇合而成。沿脊柱右前方和腹主动脉右侧上行，穿膈的腔静脉裂孔入胸腔注入右心房。下腔静脉的属支分为脏支、壁支两种。

(1) **壁支**：有膈下静脉和四对腰静脉，均与同名动脉伴行。各腰静脉之间有纵支相连称**腰升静脉**，左、右腰升静脉向上分别注入半奇静脉和奇静脉，向下分别连于左、右髂总静脉。

(2) **脏支**：成对脏器的静脉直接或间接注入下腔静脉，不成对脏器的静脉（除肝以外）汇成肝门静脉系统，经肝静脉入下腔静脉。

1) **睾丸静脉** testicular vein：起自睾丸和附睾的小静脉，吻合成蔓状静脉丛。上行经腹股沟管进入盆腔，汇成睾丸静脉，左侧以直角注入左肾静脉，右侧以锐角注入下腔静脉。女性则为**卵巢静脉** ovarian vein 起自卵巢静脉丛，在卵巢悬韧带内上行，回流方式同睾丸静脉。

2) **肾静脉** renal vein：左右各一，在肾门处由3～5条静脉合成，在肾动脉前方横行向内注入下腔静脉。左肾静脉较右肾静脉长，越过腹主动脉的前面，并接受左睾丸静脉和左肾上腺静脉。

3) **肾上腺静脉** suprarenal vein：左侧注入左肾静脉，右侧注入下腔静脉。

4) **肝静脉** hepatic vein：有左、中、右三条肝静脉，它们均包埋于肝实质内，在腔静脉沟处注入下腔静脉。肝静脉收集肝门静脉和肝固有动脉输入肝血窦的血液。

(3) **肝门静脉系**：由肝门静脉及其属支组成，收集腹、盆部消化道（包括食管腹段，但齿状线以下肛管除外）、脾、胰和胆囊的静脉血，其起端和末端都与毛细血管相连，无瓣膜，所以当肝门静脉血流受阻，压力升高时，血液易发生逆流。

1) **肝门静脉** hepatic portal vein（图11-53）：为一短粗的静脉干，长约6～8cm，一般由肠系膜上静脉和脾静脉在胰颈后方汇合而成，向右上方进入肝十二指肠韧带内，在肝门处分为左、右两支入肝，在肝内反复分支，最终将胃肠道吸收来的营养物质注入肝血窦，肝血窦最后合成肝静脉出肝注入下腔静脉。

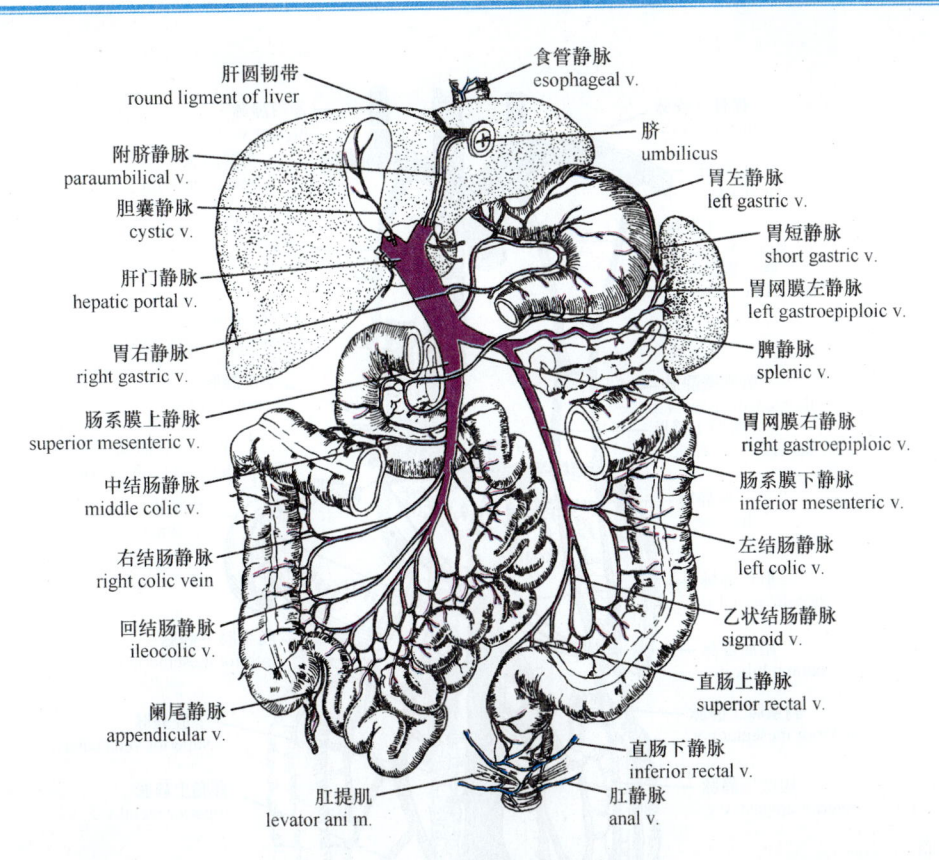

图 11-53 肝门静脉及其属支

2) **肝门静脉的属支**：包括肠系膜上静脉、肠系膜下静脉、脾静脉、胃左静脉、胃右静脉、胆囊静脉和附脐静脉等，一般均与同名动脉伴行，并收集同名动脉分布区的静脉血。**脾静脉** splenic vein 起自脾门处，经脾动脉下方和胰后方右行，与**肠系膜上静脉** superior mesenteric vein 在胰颈后方汇合成肝门静脉。**肠系膜下静脉** inferior mesenteric vein 注入脾静脉或肠系膜上静脉，少数注入上述两静脉汇合处的夹角内。**胃左静脉** left gastric vein 收集胃及食管下段的静脉血，注入肝门静脉。**胃右静脉** right gastric vein 接受幽门前静脉，收集同名动脉分布区的血液。**胆囊静脉** cystic vein 收集胆囊壁的静脉血，注入肝门静脉或肝门静脉右支。**附脐静脉** paraumbilical vein 起自脐周静脉网，沿肝圆韧带向肝下面走行注入肝门静脉。

3) **肝门静脉系与上、下腔静脉系之间的吻合及侧支循环**（图 11-54，表 11-1）：①通过食管下段的**食管静脉丛**形成肝门静脉系的胃左静脉与上腔静脉系的奇静脉和半奇静脉之间的吻合。②通过直肠下段的**直肠静脉丛**形成肝门静脉系的直肠上静脉与下腔静脉系的直肠下静脉和肛静脉之间的吻合。③通过**脐周静脉网**形成肝门静脉系的附脐静脉与上腔静脉系的腹壁上静脉和胸腹壁静脉之间的吻合，以及与下腔静脉系的腹壁下静脉和腹壁浅静脉之间的吻合。④通过肝裸区、胰、十二指肠、升结肠、降结肠等处的小静脉与上、下腔静脉系的肋间后静脉、肾静脉、膈下静脉和腰静脉等交通；还通过肠系膜上、下静脉腹后壁的小属支与腰静脉、椎静脉腹后壁的小属支相吻合，连接上、下腔静脉。

临床意义　正常情况时，肝门静脉系和上、下腔静脉系之间的吻合支较小，血流量少，各属支分别将血液引流向所属的静脉系。因为肝门静脉无瓣膜，所以当肝门静脉回流受阻（如肝硬化、肝肿瘤等），肝门静脉的血液可经上述交通途径发生逆流，通过上、下腔静脉系回流。此时，形成吻合处的小交通静脉因血流量增多而曲张，甚至破裂，如食管静脉丛和直肠静脉丛曲张破裂，则可引起呕血和便血；当脐周静脉网曲张时，在腹前壁可见到曲张的静脉；当肝门静脉系的侧支循环失代偿时，则可引起收集静脉血范围的器官淤血，出现脾肿大和腹水等。

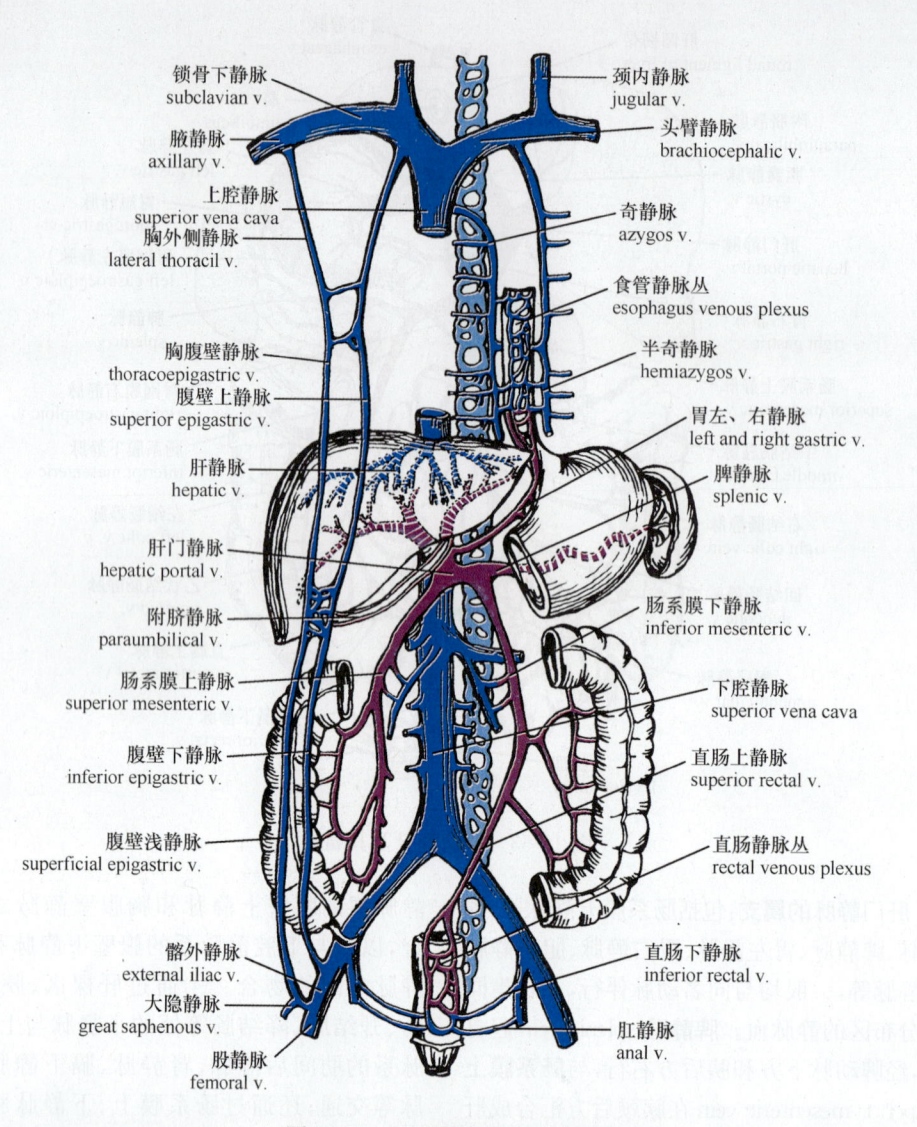

图 11-54 门腔静脉吻合示意图

表 11-1 肝门静脉与上、下腔静脉的主要吻合部位

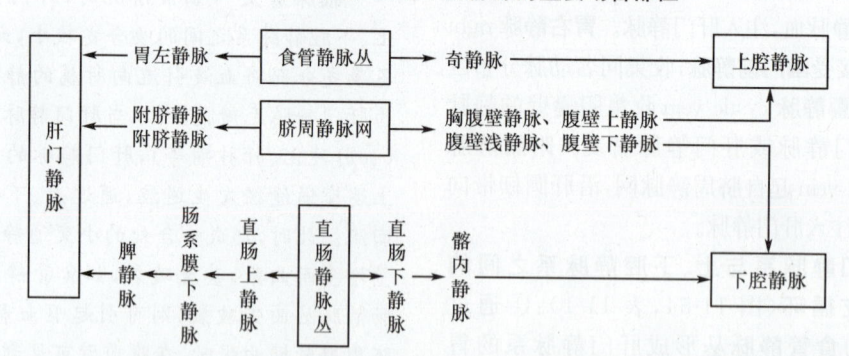

（余　彦）

Summary

The vascular system includes the cardiovascular system and the lymphatic system. The cardiovascular system consists of the heart and the vessels (arteries, veins and capillaries). Arteries transport blood from the heart to all over the body, while veins drain the blood back to the heart. Capillaries, where exchange of substance takes place, communicate the distal veins and arteries. The lymphatic system is an accessory part of the veins. The heart is the power pump of blood circulation and has endocrine function as well. Contraction of the left and right ventricles pumps the blood into the aorta artery and the pulmonary artery, starting the systemic circulation and pulmonary circulation, respectively. After exchange of substance and gas, the venous blood is drained back to the heart by veins. The cardiac structures which help maintain the blood circulation are the septa, valves, chorda tendineae, papillary muscles, and so on. The conduction system and coronary system also ensure the normal cardiac function.

Arteries include the aorta and pulmonary arteries and their branches, while veins include the superior and inferior vena cava, coronary sinus and their tributaries. The superior vena cava drains oxygen-depleted blood from the upper part of body (except the heart and lung); the inferior vena cava drains oxygen-depleted blood from the lower part of body, a most important tributary of which is the hepatic portal vein. The coronary sinus drains oxygen-depleted blood of the heart itself. The superior and inferior vena cava and coronary sinus drain blood back to the right atrium, while pulmonary veins drain oxygen-rich blood back to the left atrium.

(周鸿鹰)

第 12 章 淋巴系统

学习目的

掌握：①淋巴系统的组成和功能；②右淋巴导管和胸导管的组成、行程、注入部位及其引流范围；③全身各部主要淋巴结群的名称、位置及引流范围；④重要器官的淋巴引流；⑤胸腺和脾的位置、形态和功能。

第一节 总 论

淋巴系统 lymphatic system 由淋巴管道、淋巴器官和淋巴组织组成（图 12-1）。当血液流经毛细血管动脉端时，一些成分经毛细血管壁进入组织间隙形成组织液。组织液与细胞进行物质交换后，大部分经毛细血管静脉端吸收入静脉，

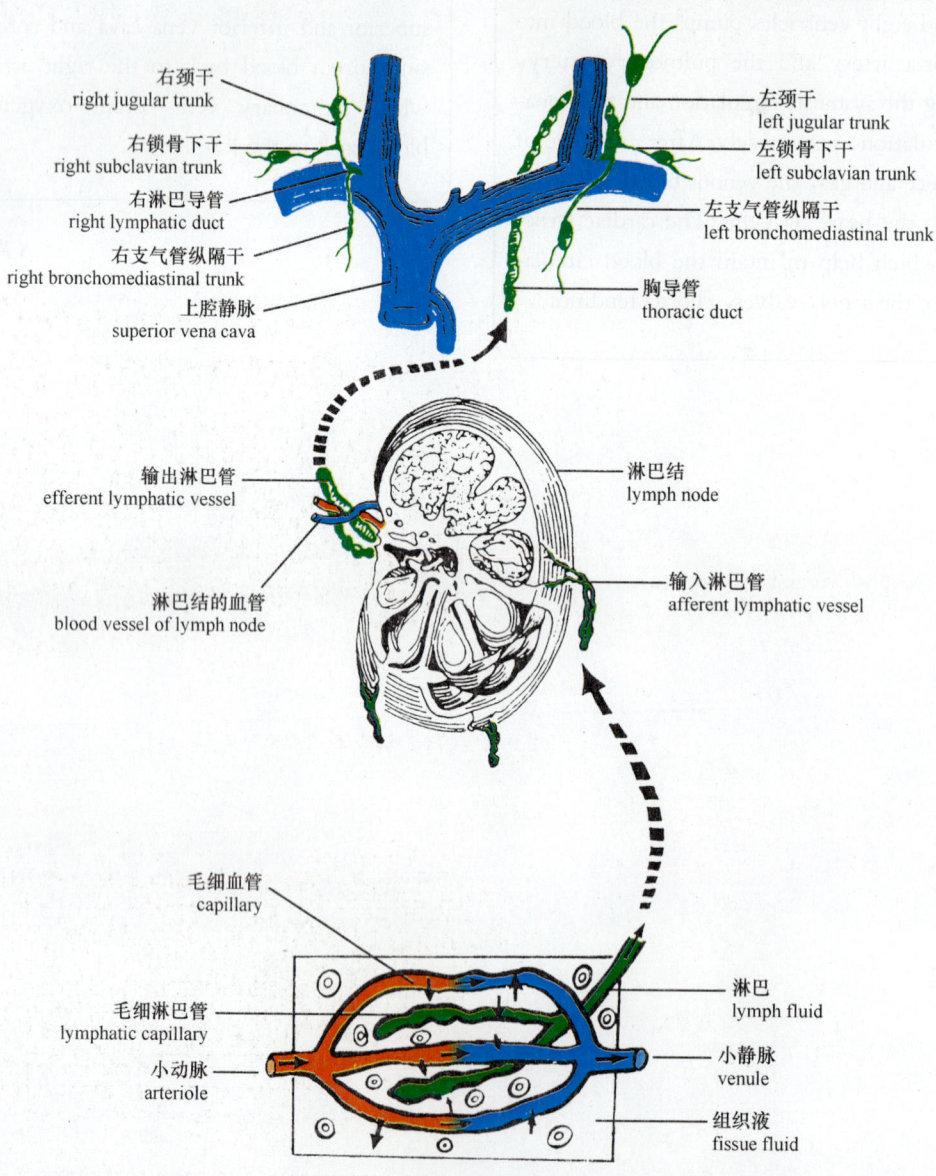

图 12-1 淋巴管和淋巴结示意图

小部分水分和大分子物质(如蛋白质等)进入毛细淋巴管,形成淋巴(液)。淋巴沿淋巴管道和淋巴结向心流动,最后流入静脉。因此,淋巴系统是心血管系统的辅助系统,协助静脉引流组织液。此外,淋巴器官和淋巴组织具有产生淋巴细胞、过滤淋巴液和进行免疫应答的功能。

一、淋巴系统的组成和结构特点

(一)淋巴管道

包括毛细淋巴管、淋巴管、淋巴干和淋巴导管。

1. 毛细淋巴管 lymphatic capillary(图 12-2)

以膨大的盲端起自组织间隙,并互相吻合成网,然后汇入淋巴管。毛细淋巴管由内皮细胞构成,细胞间隙较大,无基膜和周细胞,内皮细胞外面有纤维细丝牵拉,使管腔处于扩张状态。因此,毛细淋巴管的通透性较毛细血管的大,一些大分子物质如蛋白质、细菌和癌细胞等较易进入毛细淋巴管。毛细淋巴管分布广泛,除上皮、毛发、指甲、角膜、晶状体、软骨、脑和脊髓等处外,毛细淋巴管几乎遍布全身。

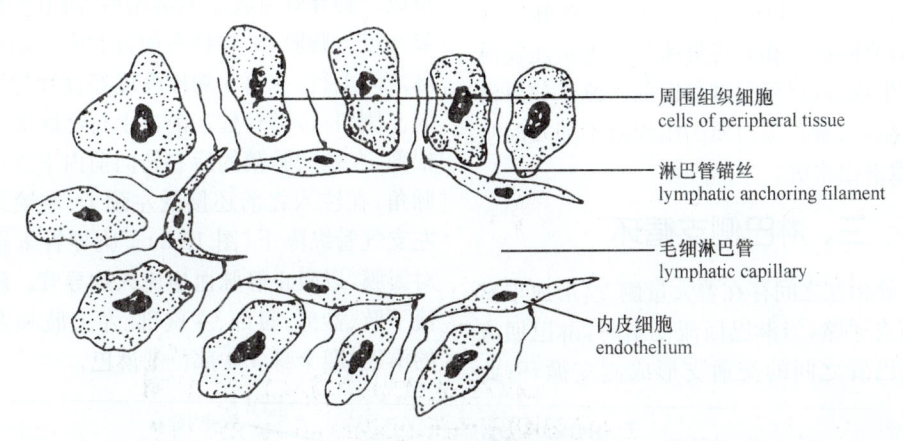

图 12-2 毛细淋巴管

2. 淋巴管 lymphatic vessel 由毛细淋巴管汇集形成,管壁似小静脉,壁内有大量的瓣膜防止淋巴逆流。由于相邻两对瓣膜间的淋巴管扩张明显,所以淋巴管外观呈串珠状。淋巴管可分为浅淋巴管和深淋巴管,浅淋巴管多与浅静脉伴行;深淋巴管多与深部血管神经束伴行。浅、深淋巴管之间有丰富的吻合。

3. 淋巴干 lymphatic trunk 淋巴管注入淋巴结,由其最后一群淋巴结发出的淋巴管汇成较大的淋巴干。全身共有 9 条淋巴干,即左、右颈干;左、右支气管纵隔干;左、右锁骨下干;左、右腰干和单一的肠干。

4. 淋巴导管 lymphatic ducts 9 条淋巴干分别汇成两条淋巴导管,即右淋巴导管和胸导管,分别注入右静脉角和左静脉角。

(二)淋巴组织

淋巴组织是指含有大量淋巴细胞的网状结缔组织,主要分布于消化道、呼吸道的黏膜内,称上皮下淋巴组织,构成防止有害因子入侵机体的屏障。

(三)淋巴器官

淋巴器官包括淋巴结、胸腺、脾和扁桃体。

淋巴结 lymph node 是淋巴管向心行程中的必经器官,圆形或椭圆形,大小不一,质软,色灰红,直径 5~20mm,一侧隆凸,另一侧凹陷称门,是神经、血管的出入处。其中与凸侧相连的淋巴管为**输入淋巴管**,将淋巴注入淋巴结;与凹面相连的淋巴管将过滤后的淋巴液运出为**输出淋巴管**,数目较少。一个淋巴结的输出管,又是另一近心端淋巴结的输入淋巴管。淋巴结可分为浅、深两种,其主要功能是过滤淋巴、产生淋巴细胞和浆细胞,参与机体的免疫反应。

临床意义 引流人体某一器官或某一区域淋巴的第一级淋巴结称为这一器官或区域的**局部淋巴结** regional lymph node,临床上称为哨位淋巴结。当某器官或区域发生病变时,毒素、病菌、寄生虫或癌细胞可沿淋巴管进入相应的局部淋巴结,该淋巴结可清除或阻截这些有害因子,从而阻止病变的扩散,发挥对机体的保护作用。此时,淋巴结细胞增生、肿大。

如果局部淋巴结不能阻止病变的扩散,病变则可沿淋巴管道向远处蔓延。故局部淋巴结肿大常反映其淋巴液引流区域内有病变存在。了解淋巴结的位置、淋巴引流范围和淋巴引流途径,对于病变的诊断和治疗有重要意义。

二、淋巴回流的因素

淋巴在淋巴管内向心性流动,比静脉血流更为缓慢,在人体安静时,每小时大约有 120ml 的淋巴流入血液,每天回流的淋巴相当于全身血浆总量。促使淋巴回流的因素很多,如淋巴管的节律性收缩,瓣膜的引导,肌肉的收缩,动脉的搏动,吸气时胸腔扩大和心房舒张形成的负压及淋巴的不断生成等,都可促进淋巴的回流。如果淋巴回流受阻,大量含蛋白质的组织液不能及时吸收,可导致淋巴水肿。

三、淋巴侧支循环

淋巴管相互之间存在着大量侧支,形成丰富的淋巴侧支通路,当淋巴回流受阻时,淋巴回流可通过淋巴管之间的交通支形成侧支循环;此外,淋巴管迅速再生,建立新的侧支循环恢复淋巴的回流。另一方面,淋巴侧支循环也可成为疾病扩散或癌细胞转移的途径。

第二节 淋巴导管

一、胸导管

胸导管 thoracic duct 是全身最粗的淋巴管,通常起于第 1 腰椎体前方的**乳糜池** cisterna chyli。乳糜池呈囊状,由左、右腰干和肠干汇合形成。胸导管自乳糜池起始后,向上经膈主动脉裂孔进入胸腔,沿脊柱右前方和胸主动脉与奇静脉之间上行,在第 5 胸椎高度经食管与脊柱之间向左侧斜行,沿脊柱左前方上行经胸廓上口至颈根部,在颈动脉鞘的后方转向前内下方注入左静脉角,在注入之前还接受左颈干、左锁骨下干和左支气管纵隔干(图 12-3)。胸导管末端端有一对瓣膜,以阻止静脉血逆流入胸导管。胸导管引流下肢、盆部、腹部、左胸部、左上肢和左头颈部的淋巴,即全身 3/4 部位的淋巴。

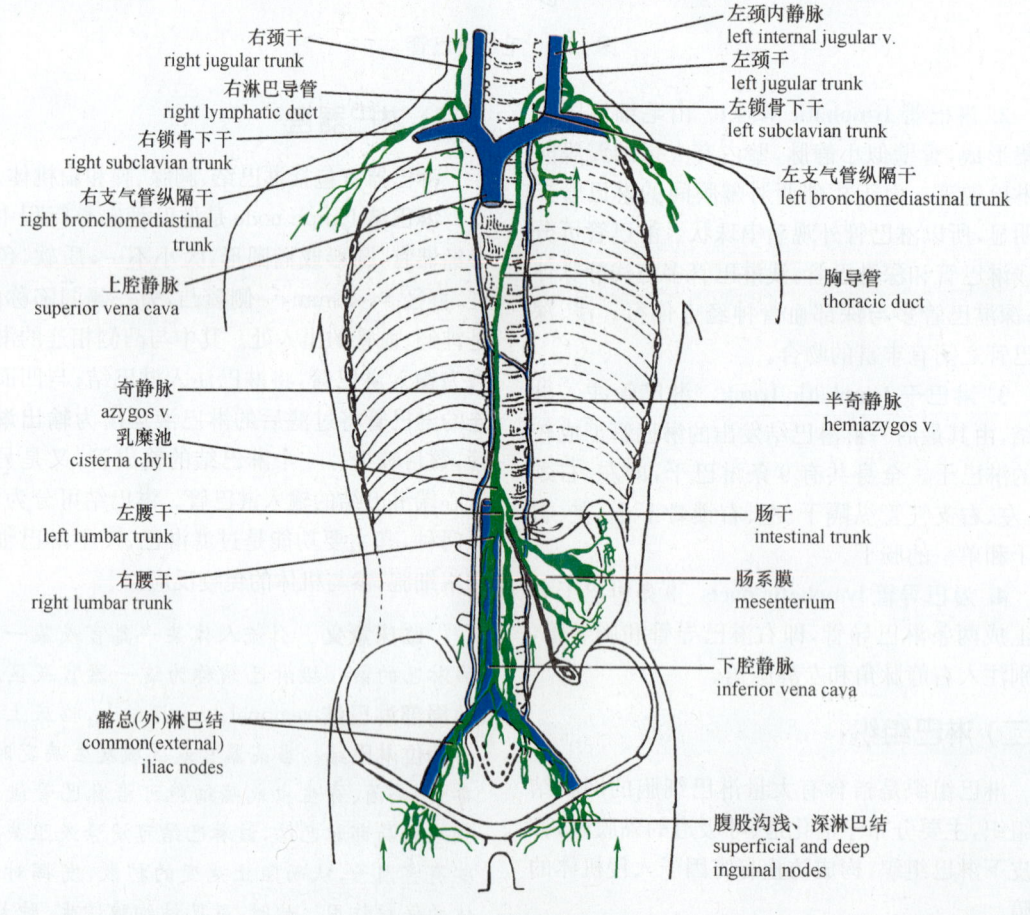

图 12-3 淋巴导管

二、右淋巴导管

右淋巴导管 right lymphatic duct 为一短干，长约1~1.5cm，由右颈干、右锁骨下干和右支气管纵隔干汇合而成，注入右静脉角。右淋巴导管引流右上肢、右胸部和右头颈部的淋巴，即全身1/4部位的淋巴。右淋巴导管与胸导管之间存在着交通。

第三节 淋巴结的位置和淋巴引流范围

一、头颈部的淋巴管和淋巴结

(一) 头部淋巴结

头部的淋巴结在头、颈部交界处成环状排列（图12-4），主要收纳头面部的淋巴，其输出淋巴管直接或间接注入颈外侧深淋巴结。

1. **枕淋巴结** occipital lymph node 位于枕部皮下，引流枕部和项部的淋巴。
2. **耳后淋巴结** retroauricular lymph node 又称乳突淋巴结，位于乳突部皮下，引流颅顶部、耳廓后部和颞区的淋巴。
3. **腮腺淋巴结** parotid lymph node 位于腮腺表面和实质内，引流额部、颅顶、颞区、外耳道、颊部和腮腺等处的淋巴。
4. **下颌下淋巴结** submandibular lymph node 位于下颌下腺附近和实质内，引流面部和口腔器官的淋巴。
5. **颏下淋巴结** submental lymph node 位于颏下部，引流舌尖、下唇中部和颏部的淋巴。

(二) 颈部淋巴结

颈部淋巴结包括颈前淋巴结和颈外侧淋巴结。

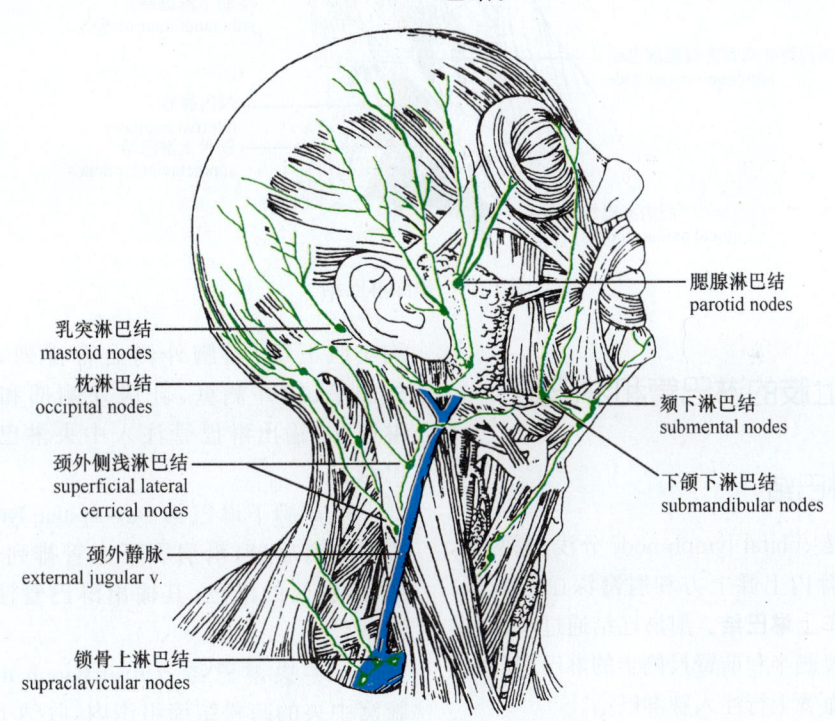

图12-4 头颈部淋巴管和淋巴结

1. **颈前淋巴结** 分浅、深两群，浅群沿颈前静脉排列，引流颈前部浅层结构的淋巴。深群位于舌骨下方及喉、气管、甲状腺等器官的前方，引流上述器官的淋巴。其输出淋巴管注入颈外侧深淋巴结。

2. **颈外侧淋巴结**

(1) **颈外侧浅淋巴结** superficial lateral cervical lymph node：沿颈外静脉排列（图12-4），引流颈外侧浅层结构的淋巴，并接受枕淋巴结、耳后淋巴结及腮腺淋巴结的输出淋巴管，颈外侧浅淋巴结的输出淋巴管注入颈外侧深淋巴结。

(2) **颈外侧深淋巴结** deep lateral cervical lymph node：沿颈内静脉排列，少数淋巴结沿副

神经和颈横血管排列(图12-5)。颈外侧深淋巴结以肩胛舌骨肌为界，分为颈外侧上深淋巴结和颈外侧下深淋巴结两群。其中**颈外侧上深淋巴结** superior deep lateral lymph node 沿颈内静脉上段排列，**颈外侧下深淋巴结** inferior deep lateral lymph node 沿颈内静脉下段排列。颈外侧深淋巴结引流头颈部的淋巴，其输出淋巴管合成颈干。颈外侧深淋巴结群中较重要的淋巴结有：①**颈内静脉二腹肌淋巴结**：又称**角淋巴结**，位于二腹肌后腹和颈内静脉之间交角处，引流鼻咽部、腭扁桃体和舌根的淋巴，鼻咽癌和舌根癌常首先转移至此。②**颈内静脉肩胛舌骨肌淋巴结**：位于肩胛舌骨肌中间腱与颈内静脉交叉处附近，引流舌尖的淋巴，舌尖癌常首先转移至此。③**锁骨上淋巴结** supraclavicular lymph node：沿颈横血管排列，其中位于前斜角肌前方的淋巴结称**斜角肌淋巴结**，食管癌和胃癌后期，癌细胞可沿胸导管或颈干转移至**左斜角肌淋巴结**，即 Virchow 淋巴结。④**咽后淋巴结** retropharyngeal lymph node：位于鼻咽部后方，引流鼻、鼻旁窦、鼻咽部等处的淋巴，鼻咽癌时先转移至此群。

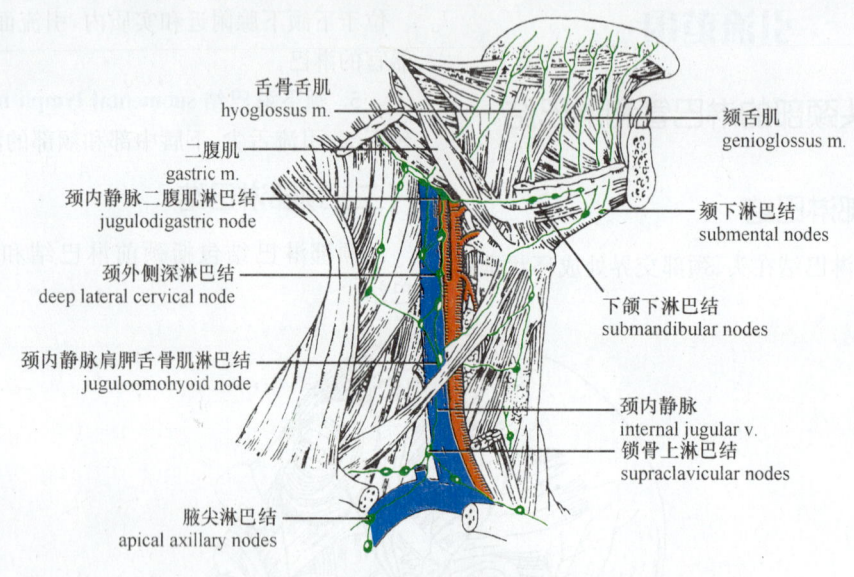

图12-5 颈深淋巴结

二、上肢的淋巴管和淋巴结

(一) 肘淋巴结

肘淋巴结 cubital lymph node 分浅、深两群，分别位于肱骨内上髁上方和肘窝深血管周围。浅群又称**滑车上淋巴结**。肘淋巴结通过浅、深淋巴管引流手尺侧半和前臂尺侧半的淋巴，其输出淋巴管伴肱血管上行注入腋淋巴结。

(二) 腋淋巴结

腋淋巴结 axillary lymph node 位于腋窝内，沿血管排列，按位置分为5群(图12-6)。

1. **外侧淋巴结** lateral lymph node 沿腋静脉远侧段排列，引流上肢大部分淋巴管及肘淋巴结的输出管，其输出淋巴管注入中央淋巴结。

2. **胸肌淋巴结** pectoral lymph node 位于胸小肌下缘，沿胸外侧血管排列，引流腹前外侧壁、胸外侧壁、乳房外侧部和中央部的淋巴，其输出淋巴管注入中央淋巴结和尖淋巴结。

3. **肩胛下淋巴结** subscapular lymph node 位于腋窝后壁，沿肩胛下血管排列，引流项背部、肩胛区的淋巴，其输出淋巴管注入中央淋巴结。

4. **中央淋巴结** central lymph node 位于腋窝中央的疏松结缔组织内，收纳上述3群淋巴结的输出淋巴管，其输出淋巴管注入尖淋巴结。

5. **尖淋巴结** apical lymph node 沿腋静脉近侧段排列，引流乳腺上部的淋巴，并收纳上述4群淋巴结和锁骨下淋巴结的输出淋巴管，其输出淋巴管合成锁骨下干，左侧注入胸导管，右侧注入右淋巴导管。少数输出淋巴管注入锁骨上淋巴结。

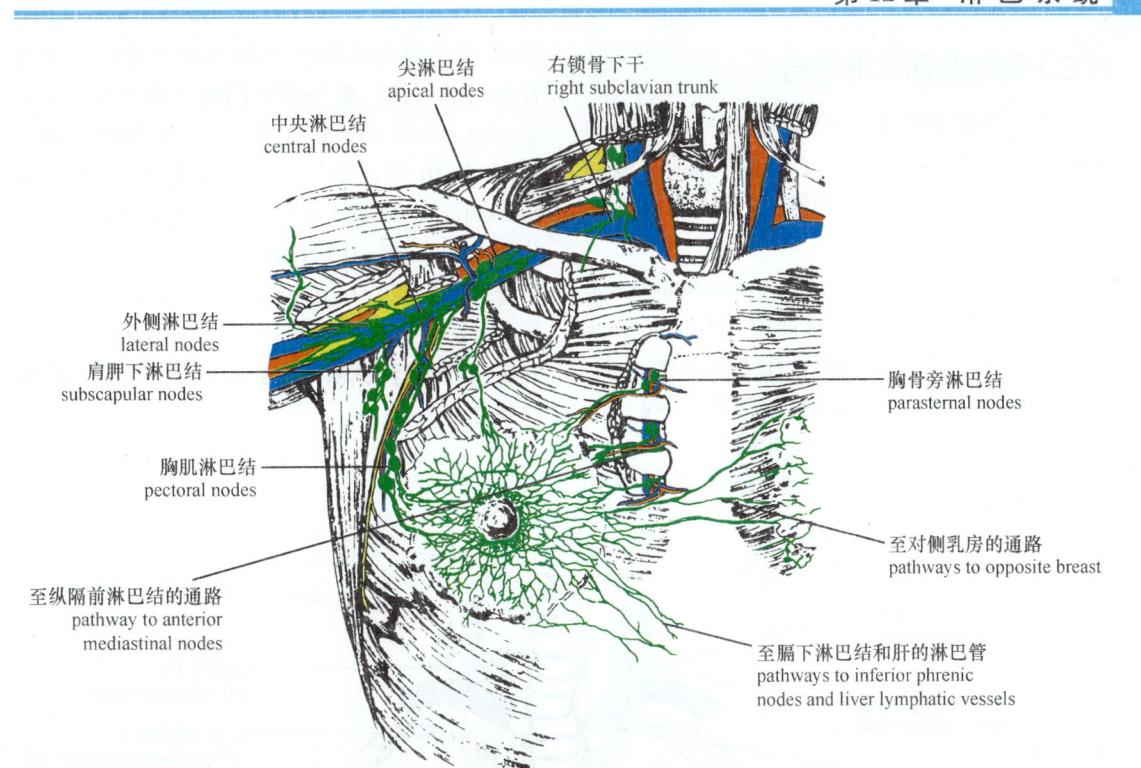

图 12-6　腋淋巴结和乳房淋巴管

三、胸部的淋巴管和淋巴结

(一) 胸壁的淋巴结

胸壁大部分浅淋巴管注入腋淋巴结，一部分注入颈外侧下深淋巴结，胸壁深淋巴管注入胸壁淋巴结。

1. 胸骨旁淋巴结 parasternal lymph node 沿胸廓内血管排列(图12-6)，引流脐以上胸腹前壁、乳房内侧部、膈和肝上面的淋巴，其输出淋巴管汇入支气管纵隔干或直接注入胸导管和右淋巴导管。

2. 肋间淋巴结 intercostal lymph node 位于肋头附近，沿肋间后血管排列(图12-7)，引流胸后壁及壁胸膜的淋巴，其输出淋巴管注入胸导管。

3. 膈上淋巴结 superior phrenic lymph node 位于膈上面，引流膈、心包、胸膜及肝上面的淋巴，其输出淋巴管注入胸骨旁淋巴结、纵隔前淋巴结及纵隔后淋巴结。

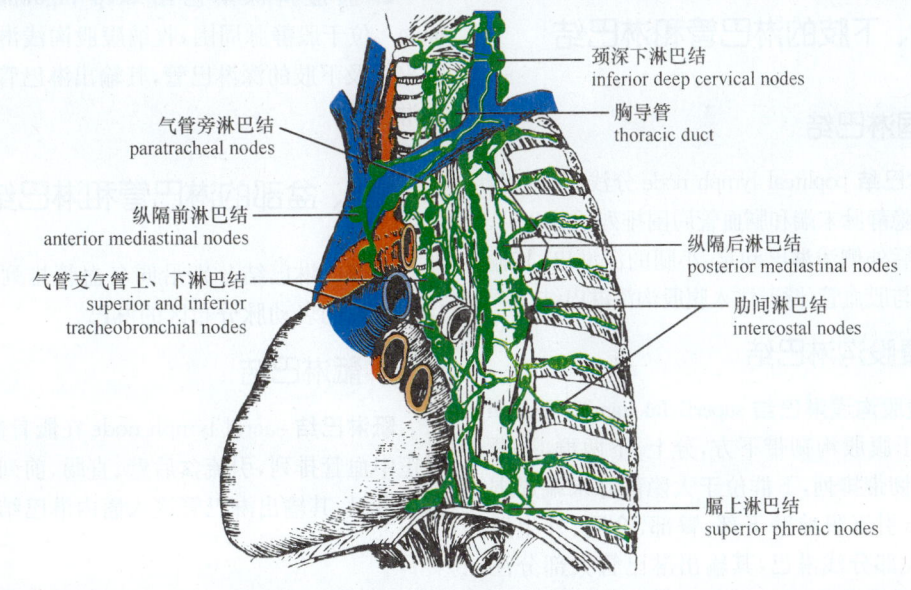

图 12-7　胸腔的淋巴结

(二)胸腔脏器的淋巴结

1. 纵隔前淋巴结 anterior mediastinal lymph node 位于胸腔大血管和心包的前面,引流胸腺、心、心包、膈和肝上面的淋巴,其输出淋巴管注入支气管纵隔干。

2. 纵隔后淋巴结 posterior mediastinal lymph node 位于食管和胸主动脉周围,引流心包、食管和膈的淋巴,其输出淋巴管注入胸导管。

3. 气管、支气管、肺的淋巴结(图 12-8) 数目多,按引流顺序分为:**肺淋巴结** pulmonary lymph node 位于肺内,沿支气管和肺动脉的分支排列,引流肺内的淋巴,其输出淋巴管注入支气管肺门淋巴结。**支气管肺门淋巴结** bronchopulmonary lymph node 位于肺门处,又称**肺门淋巴结**,其输出淋巴管注入**气管支气管淋巴结** tracheobronchial lymph node,该淋巴结群被气管杈分为上、下二组,其输出淋巴管注入气管周围的**气管旁淋巴结** paratracheal lymph node。左、右气管旁淋巴结和纵隔前淋巴结的输出淋巴管汇合成**左、右支气管纵隔干**,分别注入胸导管和右淋巴导管。

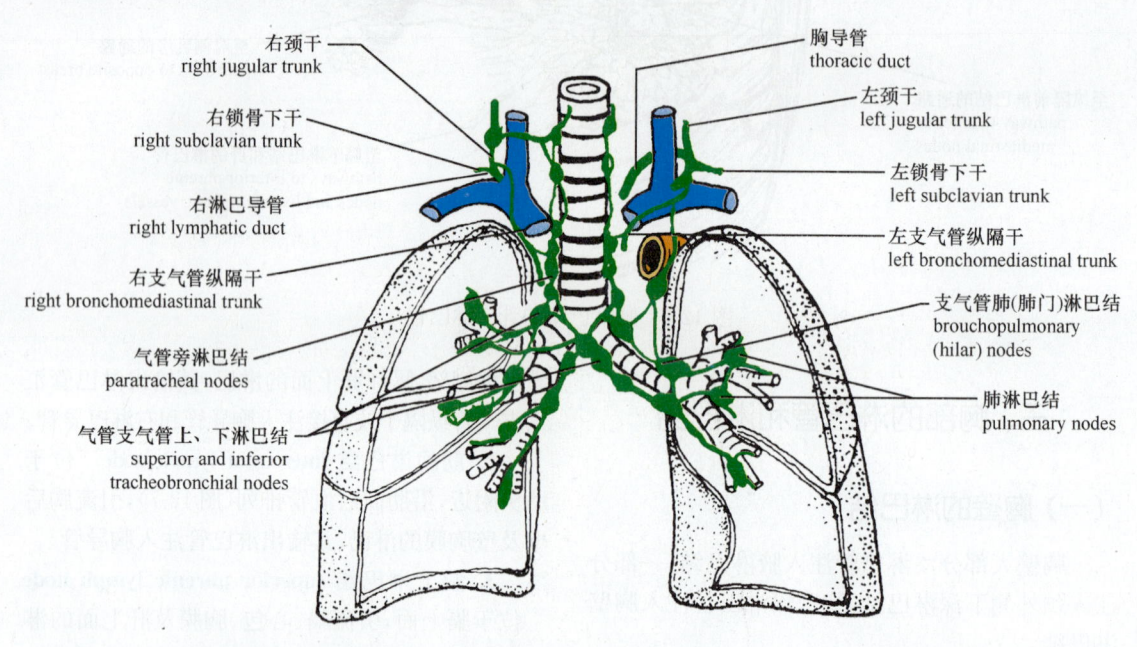

图 12-8 肺的淋巴结

四、下肢的淋巴管和淋巴结

(一)腘淋巴结

腘淋巴结 popliteal lymph node 分浅、深两组,分别沿小隐静脉末端和腘血管周围排列(图 12-9),引流小腿后外侧浅淋巴和足、小腿的深淋巴,其输出淋巴管与腘血管伴行,注入腹股沟深淋巴结。

(二)腹股沟淋巴结

1. 腹股沟浅淋巴结 superficial inguinal lymph node 位于腹股沟韧带下方,分上、下两群,上群沿腹股沟韧带排列,下群位于大隐静脉末端周围(图 12-9),引流腹前壁下部、臀部、会阴、外生殖器、下肢大部分浅淋巴,其输出淋巴管大部分注入腹股沟深淋巴结,小部分注入髂外淋巴结。

2. 腹股沟深淋巴结 deep inguinal lymph node 位于股静脉周围,收纳腹股沟浅淋巴结的输出管及下肢的深淋巴管,其输出淋巴管注入髂外淋巴结。

五、盆部的淋巴管和淋巴结

盆部的淋巴结分别沿同名血管排列(图 12-10),引流同名动脉分布区的淋巴。

(一)骶淋巴结

骶淋巴结 sacral lymph node 在骶骨前面,沿骶正中血管排列,引流盆后壁、直肠、前列腺或子宫的淋巴,其输出淋巴管注入髂内淋巴结或髂总淋巴结。

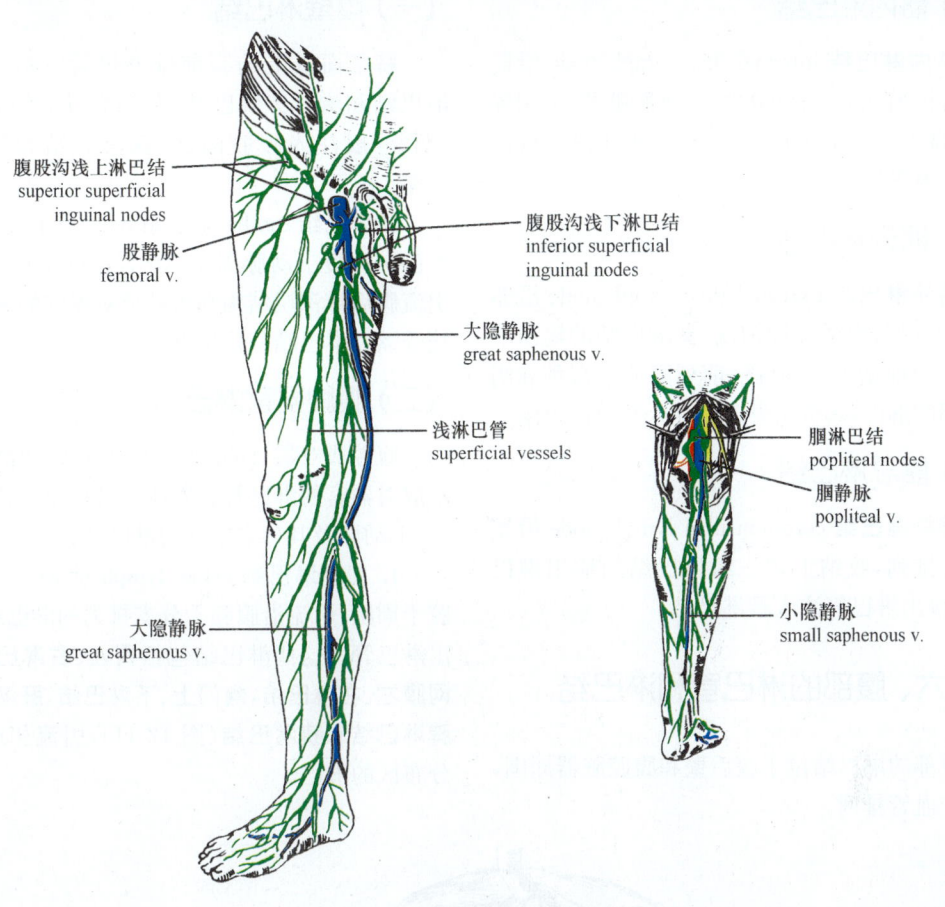

图 12-9　下肢淋巴结和淋巴管

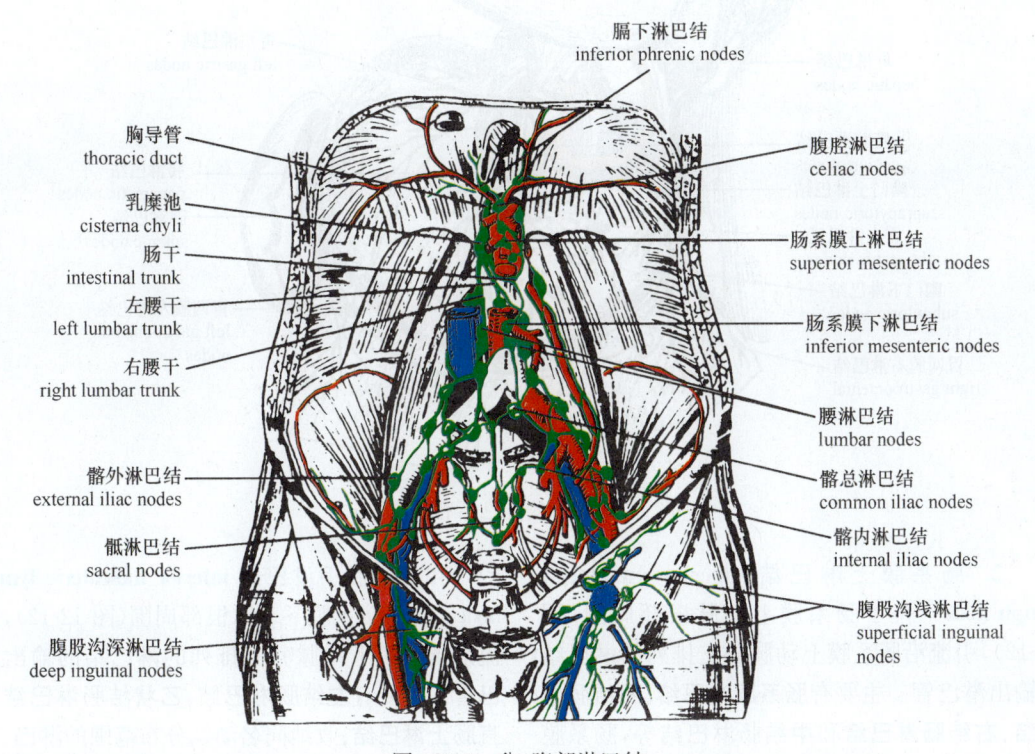

图 12-10　盆、腹部淋巴结

(二)髂内淋巴结

髂内淋巴结 internal iliac lymph node 沿髂内血管排列,引流大部分盆壁、盆腔脏器、会阴深部、臀部及大腿后面的深淋巴,其输出淋巴管注入髂总淋巴结。

(三)髂外淋巴结

髂外淋巴结 external iliac lymph node 沿髂外血管排列,引流腹股沟浅、深淋巴结的输出淋巴管及腹前壁下部、膀胱、前列腺或子宫颈和阴道上部的淋巴,其输出淋巴管注入髂总淋巴结。

(四)髂总淋巴结

髂总淋巴结 common iliac lymph node 沿髂总血管排列,收纳上述三组淋巴结的输出淋巴管,其输出淋巴管注入腰淋巴结。

六、腹部的淋巴管和淋巴结

腹部的淋巴结位于腹后壁和腹腔脏器周围,沿腹腔血管排列。

(一)腹壁淋巴结

脐平面以上的腹前壁淋巴管一般注入腋淋巴结和胸骨旁淋巴结,脐平面以下的腹壁淋巴管一般注入腹股沟浅、深淋巴结和髂外淋巴结。

腰淋巴结 lumbar lymph node 位于腹后壁下腔静脉和腹主动脉周围(图12-10),30~50个,引流腹后壁深层结构和腹腔成对器官的淋巴,并接受髂总淋巴结的输出淋巴管。

(二)腹腔器官淋巴结

腹腔成对器官的淋巴管直接汇入腰淋巴结,不成对器官的淋巴管分别注入沿腹腔干、肠系膜上、下动脉及其分支排列的淋巴结。

1. 腹腔淋巴结 celiac lymph nodes 位于腹腔干周围,引流沿腹腔干分支排列的淋巴结的输出淋巴管。这些淋巴结包括**胃左、右淋巴结,胃网膜左、右淋巴结,幽门上、下淋巴结,肝淋巴结,脾淋巴结和胰淋巴结**(图12-11),引流相应动脉分布区的淋巴。

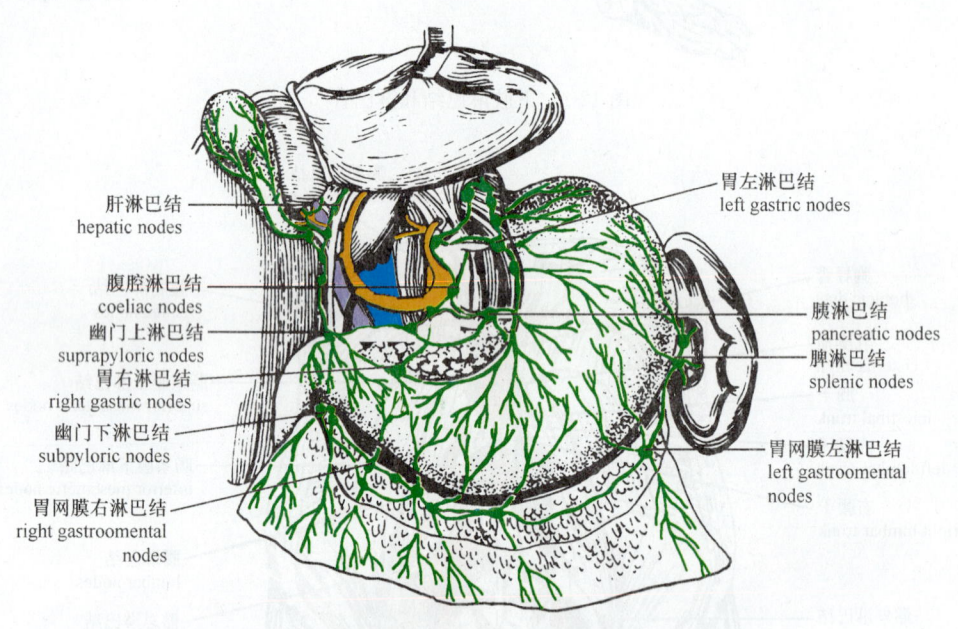

图 12-11 胃的淋巴结和淋巴管

2. 肠系膜上淋巴结 superior mesenteric lymph node 位于肠系膜上动脉根部周围(图12-12),引流沿肠系膜上动脉分支排列的淋巴结的输出淋巴管。主要有**肠系膜淋巴结、回结肠淋巴结、右结肠淋巴结和中结肠淋巴结**等,肠系膜淋巴结沿空、回肠动脉排列,其余均沿同名动脉排列,并引流相应部位的淋巴。

3. 肠系膜下淋巴结 inferior mesenteric lymph node 位于肠系膜下动脉根部周围(图12-12),引流沿肠系膜下动脉分支排列的淋巴结的输出淋巴管。主要有**左结肠淋巴结、乙状结肠淋巴结和直肠上淋巴结**,收纳同名动脉分布范围的淋巴。

腹腔淋巴结、肠系膜上淋巴结和肠系膜下淋巴结的输出淋巴管最后汇合成一条肠干。

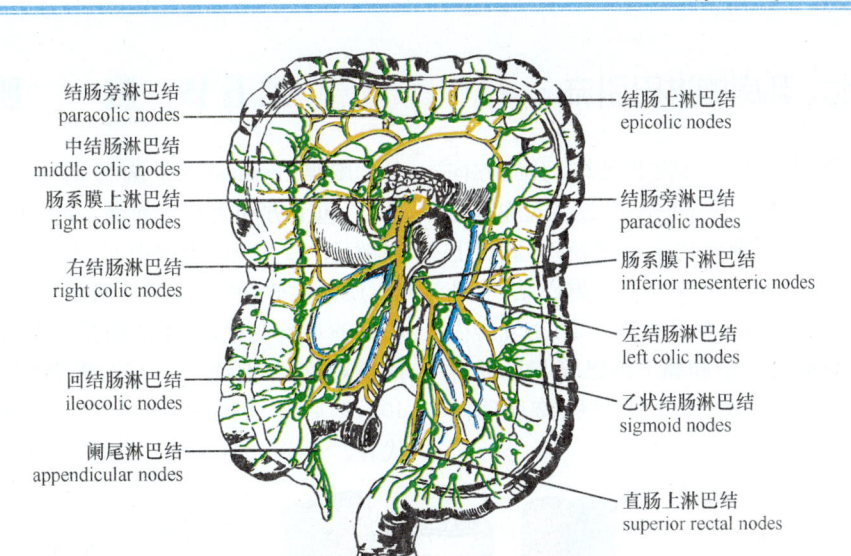

图 12-12 结肠的淋巴结和淋巴管

第四节 部分器官的淋巴引流

一、肺的淋巴引流

肺的浅淋巴管位于胸膜脏层深面,肺的深淋巴管位于肺小叶之间的肺血管和支气管周围,浅、深淋巴管之间存在交通。肺的淋巴引流依次注入肺淋巴结、支气管肺淋巴结、气管支气管淋巴结和气管旁淋巴结。

二、食管的淋巴引流

食管的淋巴引流主要有三个途径:①食管颈部的淋巴注入气管旁淋巴结和颈外侧深淋巴结;②食管胸上部的淋巴注入气管淋巴结和气管支气管淋巴结;③食管胸下部和食管腹部的淋巴注入胃左淋巴结。此外食管的淋巴管也有部分直接注入胸导管。

三、胃的淋巴引流

胃的淋巴引流主要有四个途径:①胃底右侧部、贲门部和胃体小弯侧的淋巴注入胃左淋巴结;②幽门部小弯侧的淋巴注入幽门上淋巴结;③胃体大弯侧右侧部、幽门部大弯侧的淋巴注入胃网膜右淋巴结和幽门下淋巴结;④胃底左侧部、胃体大弯侧左侧部的淋巴注入胃网膜左淋巴结。

四、肝的淋巴引流

肝的淋巴管分为浅淋巴管和深淋巴管,肝的浅淋巴管位于肝被膜的结缔组织内,肝膈面的浅淋巴管主要经镰状韧带和冠状韧带注入膈上淋巴结和肝淋巴结,部分注入腹腔淋巴结和胃左淋巴结,冠状韧带内的部分淋巴注入胸导管。肝脏面浅淋巴管注入肝淋巴结,深淋巴管位于门管区和肝静脉及其属支的周围,出肝后注入肝淋巴结、腹腔淋巴结和膈上淋巴结。肝的浅、深淋巴管间有丰富的吻合。

五、直肠和肛管的淋巴引流

直肠和肛管的淋巴引流以齿状线为界分为上、下两部分。齿状线以上的淋巴向四个方向回流:①沿直肠上血管注入直肠上淋巴结;②沿直肠下血管注入髂内淋巴结;③沿肛血管和阴部内血管注入髂内淋巴结;④少数淋巴管沿骶外侧血管注入骶淋巴结。齿状线以下的淋巴管注入腹股沟浅淋巴结。

六、子宫的淋巴引流

子宫的淋巴引流:①子宫底和子宫体上部的淋巴管沿卵巢血管和子宫圆韧带分别注入腰淋巴结和腹股沟浅淋巴结;②子宫体下部和子宫颈的淋巴管沿子宫血管注入髂内、外淋巴结;部分经子宫主韧带和骶子宫韧带分别注入闭孔淋巴结和骶淋巴结。

七、乳房的淋巴引流

乳房的淋巴主要注入腋淋巴结，引流方向有：①乳房外侧部和中央部的淋巴管注入胸肌淋巴结，这是乳房的主要淋巴引流途径；②乳房上部的淋巴管注入尖淋巴结或锁骨上淋巴结；③乳房内侧部的淋巴管注入胸骨旁淋巴结；④乳房内下部的淋巴管通过腹壁和膈下淋巴管与肝的淋巴管交通；⑤乳房深部的淋巴管注入胸肌间淋巴结。

第五节 胸 腺

胸腺 thymus 位于胸骨柄后方，上纵隔前部，心包上方和大血管前面，有的可向上突入颈根部（图 12-13）。胸腺由左、右不对称的二叶组成，质地柔软，两叶间借结缔组织相连。胸腺有明显的年龄变化，随年龄增长而发育，新生儿时期相对较大，重约 10～15g，青春期可增至 25～40g，然后逐渐退化，至成年人则被脂肪组织代替。

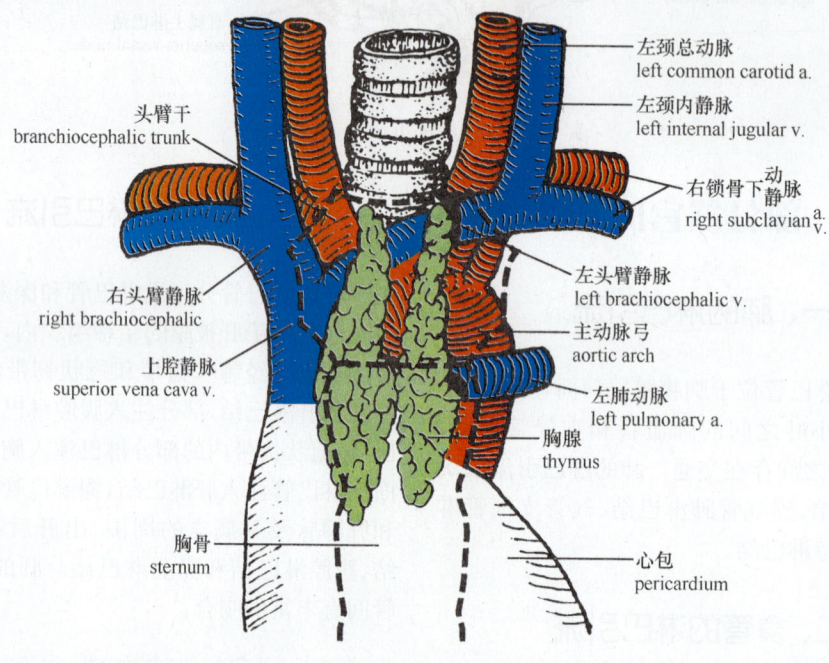

图 12-13 胸腺

胸腺是淋巴器官，兼有内分泌功能，胸腺分泌的胸腺素可使来自骨髓等处的原始淋巴细胞转化为具有免疫能力的 T 淋巴细胞，参与细胞免疫反应。

第六节 脾

脾 spleen（图 12-14）是最大的淋巴器官，具有造血、储血、滤血和清除衰老血细胞的功能，并参与机体的免疫功能等。

脾位于左季肋区，胃底和膈之间，左侧第 9～11 肋的深面，其长轴与第 10 肋一致，正常人在左肋弓下不能触到脾。脾的位置可因体位、呼吸及胃的充盈情况而有变化，站立时比平卧低 2.5cm。

脾为扁椭圆形或扁三角形的实质性器官，色

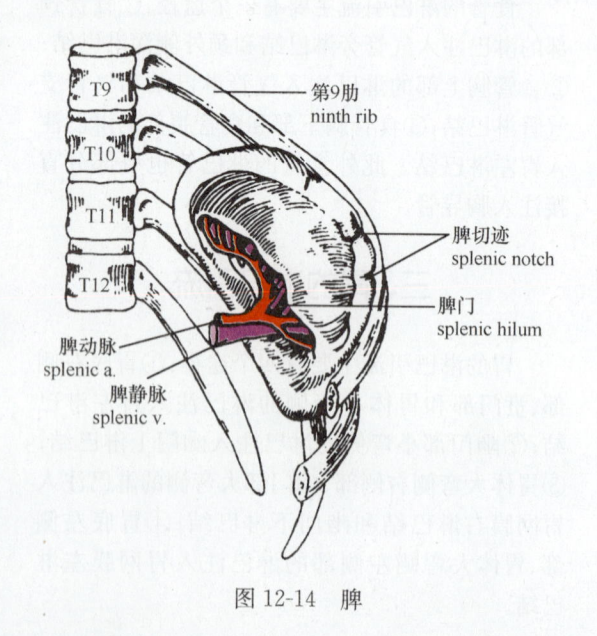

图 12-14 脾

暗红,质脆易破,可分为前、后两端,上、下两缘,脏、膈两面。膈面对向膈,光滑隆凸;脏面凹陷,中央有**脾门** splenic hilum,是血管神经等出入之处。前端较宽,朝向前外方,后端圆钝,朝向后内方;脾上缘锐利,朝向前上方,其前部有 2～3 个**脾切迹** splenic notch,是触诊时辨认脾的标志,下缘较钝,朝向后下方。

在脾的韧带内,常有脾组织小块称**副脾** accessory spleen,出现率为 10%～40%,其位置、大小和数目不定,多位于胃脾韧带和大网膜中,因脾功能亢进而做脾切除时,应同时切除副脾。

临床意义 脾肿大时,可触及脾切迹,脾切迹可作为与其他器官肿瘤鉴别的依据。临床上因脾功能亢进要切除脾时,应同时切除副脾。

全身淋巴流注情况见表 12-1。

表 12-1 全身淋巴流注简表

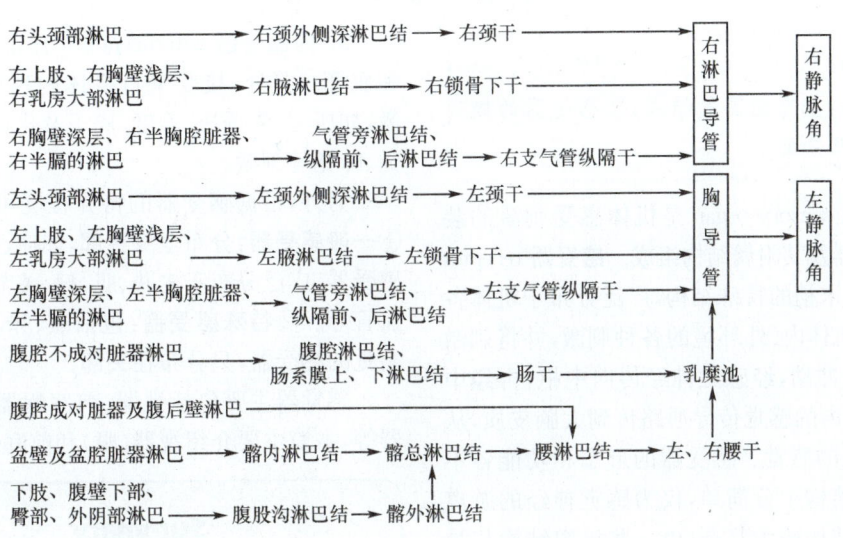

来源	→	淋巴结	→	淋巴干	→	淋巴导管	→	静脉角
右头颈部淋巴	→	右颈外侧深淋巴结	→	右颈干	→	右淋巴导管	→	右静脉角
右上肢、右胸壁浅层、右乳房大部淋巴	→	右腋淋巴结	→	右锁骨下干				
右胸壁深层、右半胸腔脏器、右半膈的淋巴	→	气管旁淋巴结、纵隔前、后淋巴结	→	右支气管纵隔干				
左头颈部淋巴	→	左颈外侧深淋巴结	→	左颈干	→	胸导管	→	左静脉角
左上肢、左胸壁浅层、左乳房大部淋巴	→	左腋淋巴结	→	左锁骨下干				
左胸壁深层、左半胸腔脏器、左半膈的淋巴	→	气管旁淋巴结、纵隔前、后淋巴结	→	左支气管纵隔干				
腹腔不成对脏器淋巴	→	腹腔淋巴结、肠系膜上、下淋巴结	→	肠干	→	乳糜池		
腹腔成对脏器及腹后壁淋巴								
盆壁及盆腔脏器淋巴	→	髂内淋巴结 → 髂总淋巴结	→	腰淋巴结	→	左、右腰干		
下肢、腹壁下部、臀部、外阴部淋巴	→	腹股沟淋巴结 → 髂外淋巴结						

(余 彦)

Summary

The lymphatic system is an accessory part of the veins, which comprises lymphatic vessels, lymphatic tissue and lymphatic organs. The transparent fluid within the lymphatic system is the lymph, which flows within the lymphatic vessels and finally goes back to the vein through the thoracic duct and the right lymphatic duct.

Lymphatic vessels include lymphocapillary vessels, lymphatic trunks and lymphatic ducts. Lymphatic vessels all over the body unite to form 9 lymphatic trunks, which unite to form 2 lymphatic ducts. One of the ducts, the thoracic duct, drains 3/4 lymph of the body to the left venous angle, while the other one, the right lymphatic duct, drains 1/4 lymph of the body back to the right venous angle. During the whole process, the lymph passes through many lymphatic nodes. The lymphatic node has the function of filtration of the lymph and production of lymphatic cells, and is an important part of the defense system in the body.

(周鸿鹰)

第四篇 感 觉 器

感觉器由感受器及其附属结构组成,是机体感受刺激的装置,本篇主要介绍视器(眼)和前庭蜗器(耳)。

第13章 总 论

学习目的
掌握:①感觉器的组成;②感受器的概念、功能及分类。

感觉器 sensory organ 是机体感受刺激的装置,由感受器及其附属结构组成。**感受器** receptor 是感觉神经末梢的特殊结构,广泛分布于机体各部,能感受机体内、外环境的各种刺激,并将刺激转变为神经冲动,经感觉神经传向中枢,再经中枢神经系统内的感觉传导通路传到大脑皮质,从而产生相应的感觉。感受器的形态和功能各不相同,有的结构十分简单,仅为感觉神经的游离末梢;有的结构较为复杂,由一些组织结构与神经末梢共同构成,例如环层小体、触觉小体等。

感觉器除含有感受器以外,还具有复杂的附属装置,如视觉器官除光感受器(视网膜)外,还包括眼的屈光系统和保护、运动装置等。

在正常状况下,感受器只接受某种适宜的刺激,如对视网膜的适宜刺激是一定波长的光,对听器的适宜刺激是一定频率的声波等。感受器这种明显的特异性,是在长期进化过程中逐渐演化而来的,它使机体对外界各种不同的刺激能做出更精确的分析和反应,从而更好地适应环境。

感受器的种类繁多,形态和功能各异,一般根据感受器所在的部位和接受刺激来源分为以下三类:

1. 外感受器 exteroreceptor 分布在皮肤、黏膜、视器和听器等部位,接受来自外界环境的刺激,如痛、温、触、压觉和光、声等理化刺激。皮肤内感受器位置表浅,常被称为浅感受器。

2. 本体感受器 proprioreceptor 分布在骨骼肌、关节、肌腱和内耳等部位,接受机体运动、肌张力和头部位置改变和平衡时产生的刺激。骨骼肌、肌腱和关节内感受器远离皮肤,常被称为深感受器。

3. 内感受器 enteroceptor 分布于内脏器官和血管壁等处,接受来自机体内环境的各种刺激,如压力、渗透压、温度、离子及化合物浓度、嗅觉、味觉等刺激。

另外,根据感受器的特异程度可分为两类。①**一般感受器**:分布全身各部,如痛、温、触、压等感受器,广泛分布于皮肤、肌、腱、关节、内脏和心血管等。②**特殊感受器**:包括嗅、味、视、听和平衡觉的感受器,只分布在头部。

感觉器主要包括视器、前庭蜗器、味器和嗅器等,本篇主要介绍视器(眼)和前庭蜗器(耳)。

> **Summary**
>
> The sensory organs consist of receptors and their accessory structures, which can feel the stimuli of environment. The receptors are specialized structure of the periphery sensory nerve endings all over the body. They can receive certain stimuli from both internal and external environments and transfer them into nervous impulse, which is transmitted into the central nerves through sensory nerves. Receptors can be divided into 3 types according to their locations and the sources of stimuli: exteroceptors, interoceptors and proprioceptors.
>
> Sensory organs mainly include visual organs, vestibulocochlear organs, olfactory organs and gustatory organs. They have their special sensory function and corresponding accessory structures.

(周鸿鹰)

第 14 章 视 器

学习目的
掌握：①眼球壁的结构和功能；②眼球内容物的结构特点及功能；③眼副器的组成及功能。

视器 visual organ 又称眼，由眼球和眼副器组成。眼球的主要功能是接受光波的刺激，并将刺激转变为神经冲动，经视觉传导通路传到大脑皮质的视中枢产生视觉。眼副器位于眼球周围，包括眼睑、结膜、泪器、眼球外肌、眶筋膜和眶脂体等，眼副器对眼球起支持、保护和运动等功能。

第一节 眼 球

一、眼球的位置与外形

眼球 eyeball 为视器的主要部分，位于眶的前部，借筋膜与眶壁相连。眼球前面有眼睑保护，后面借视神经连于脑，周围有泪腺和眼球外肌等眼副器，并有眶脂体衬垫。眼球大致呈球形，直径约 2cm，前面略凸，前面的正中点称前极，后面的正中点称后极，两极之间的连线称眼轴。在两极之间的中点，沿眼球表面所作的环行线称中纬线(赤道)。由瞳孔的中央至视网膜黄斑中央凹的连线称视轴，与视线方向一致。眼轴与视轴呈锐角交叉(图 14-1)。

二、眼球的结构

眼球由眼球壁及眼球内容物构成(图 14-1，表 14-1)。

表 14-1 眼球的构成

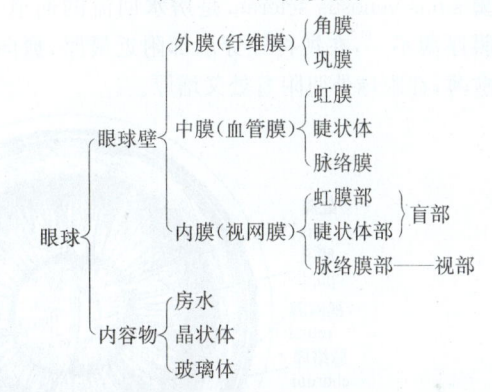

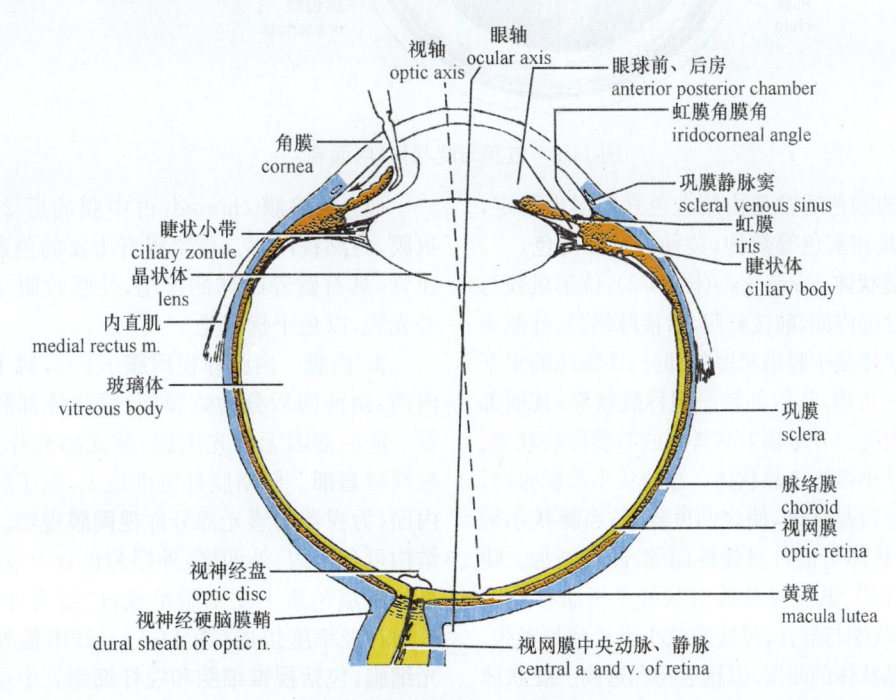

```
          ┌ 外膜(纤维膜) ┬ 角膜
          │              └ 巩膜
          │              ┌ 虹膜
    眼球壁 ┼ 中膜(血管膜) ┼ 睫状体
          │              └ 脉络膜
眼球 ┤    │              ┌ 虹膜部 ┐
          │ 内膜(视网膜) ┼ 睫状体部 ├ 盲部
          │              └ 脉络膜部 ─ 视部
          │              ┌ 房水
          └ 内容物 ───────┼ 晶状体
                         └ 玻璃体
```

图 14-1 右眼球水平切面

(一) 眼球壁 Coats of eyeball

眼球壁从外向内为外膜、中膜和内膜。

1. 外膜 外膜也称**纤维膜**，由纤维结缔组织构成，坚韧致密，具有保护作用。外膜由前向后分为角膜和巩膜两部分。

（1）**角膜** cornea：位于眼球的最前方，占外膜的前 1/6，无色透明，无血管和淋巴管，有丰富的感觉神经末梢，曲度较大，富有弹性，具有屈光作用。

（2）**巩膜** sclera：占外膜的后 5/6，由致密的胶原纤维和弹力纤维构成，呈不透明的乳白色，先天性薄巩膜呈蔚蓝色，老年人的巩膜可因脂肪组织沉着略呈黄色。巩膜厚而坚韧，有保护眼球和维持眼球外形的作用。巩膜后面与视神经硬膜鞘相连续，前缘与角膜相接处称角膜缘。在巩膜与角膜交界处的深部有一环形小管称**巩膜静脉窦** sinus venosus sclerae，是房水回流的通道。巩膜厚薄不一，在视神经穿出部附近最厚，愈向前愈薄，在眼球外肌附着处又增厚。

临床意义 ①角膜损伤：角膜炎、溃疡或损伤，形成瘢痕，可导致角膜混浊，影响视力。②巩膜黄染：正常巩膜呈乳白色，巩膜呈黄色（巩膜黄染）常是黄疸的重要体征。

2. 中膜 中膜也称**血管膜**或**色素膜**，因其含有丰富的血管和色素细胞，呈棕黑色。中膜由前向后分为虹膜、睫状体和脉络膜三部分。

（1）**虹膜** iris（图 14-2）：为中膜的最前部，为一冠状位的圆盘状薄膜，位于角膜后方和晶状体前方。虹膜中央有一直径约 2.5～4mm 的圆孔称**瞳孔** pupil，为光线进入眼球的通道。虹膜内有两种方向排列的平滑肌：**瞳孔括约肌** sphincter pupillae 环绕瞳孔周围，受副交感神经支配，收缩时使瞳孔缩小。**瞳孔开大肌** dilator pupillae 自瞳孔向周围呈放射状排列，受交感神经支配，收缩时使瞳孔开大；瞳孔的开大和缩小，可调节进入眼球的光量。在弱光下或看远物时，瞳孔开大；在强光下或看近物时，瞳孔缩小。在活体，透过角膜可见虹膜和瞳孔。

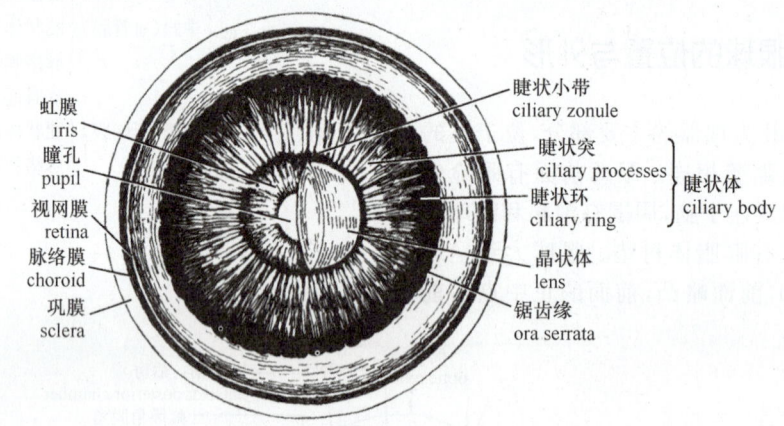

图 14-2 虹膜与睫状体（内面观）

虹膜的颜色通常是由所含色素的多少而定，有黑、棕、蓝和灰色等数种，黄种人呈棕褐色。

（2）**睫状体** ciliary body（图 14-3）：位于巩膜与角膜移行处的内面，前接虹膜，后接脉络膜，外侧为巩膜。睫状体是中膜最肥厚的部分，在眼球的水平切面上呈三角形，其后部较平坦称**睫状环**；其前部有许多向内突出并呈辐射状排列的皱襞称**睫状突**，它发出**睫状小带**连于晶状体。当睫状小带紧张时，可向四周牵拉晶状体，使之凸度降低；当睫状小带松弛时，晶状体可借自身弹性回缩，凸度增加。睫状体内有环形、纵形以及放射状的平滑肌称**睫状肌**，该肌的收缩与舒张，可使睫状小带松弛与紧张，从而调节晶状体的曲度，以视近物和远物。睫状体还有产生房水的作用。

（3）**脉络膜** choroid：占中膜的后 2/3，外邻巩膜，内贴视网膜。脉络膜有丰富的色素细胞和血管，具有营养眼球的作用，并吸收眼球内分散的光线，以免干扰视觉。

3. 内膜 内膜即**视网膜** retina，衬于中膜的内面，由前向后分为虹膜部、睫状体部和脉络膜部。前两部因无感光细胞，故无感光作用，合称**视网膜盲部**。脉络膜部范围最大，贴于脉络膜的内面，为视器的感光部分称**视网膜视部**。视部的结构可分为内、外两层：外层为色素上皮层，由大量的单层色素上皮细胞组成；内层为神经层，由三层神经细胞组成（图 14-4）。其中最外层为感光细胞，包括**视锥细胞**和**视杆细胞**。中层为**双极细胞**，将来自感光细胞的神经冲动传至神经节细胞。内层为**神经节细胞**,其轴突向眼球后方视神经盘处集中并穿出眼球壁形成视神经。视锥细胞主要分布在视网膜的中央部,能感受强光和分辨颜色,在白天或明亮处视物时起主要作用。视杆细胞主要分布在视网膜周边部,只感受弱光,在夜间或暗处视物时起主要作用。

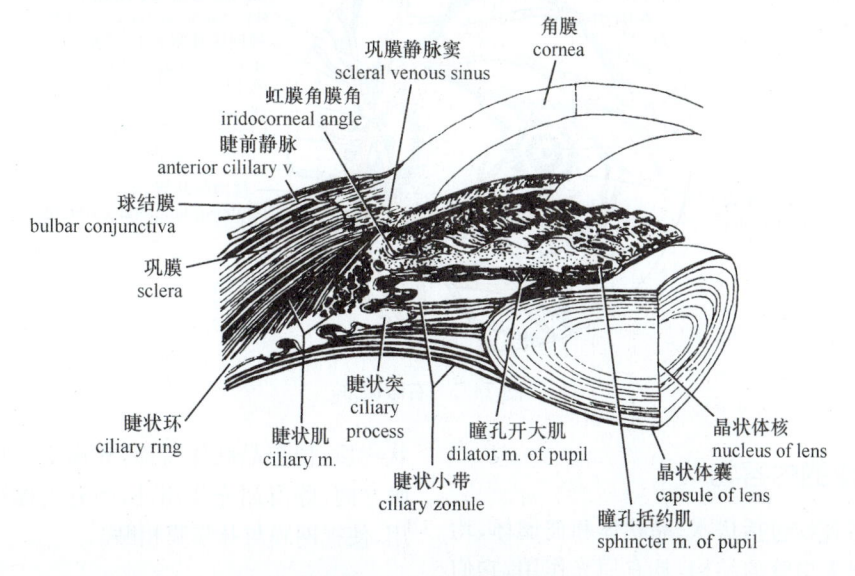

图 14-3 虹膜与睫状体

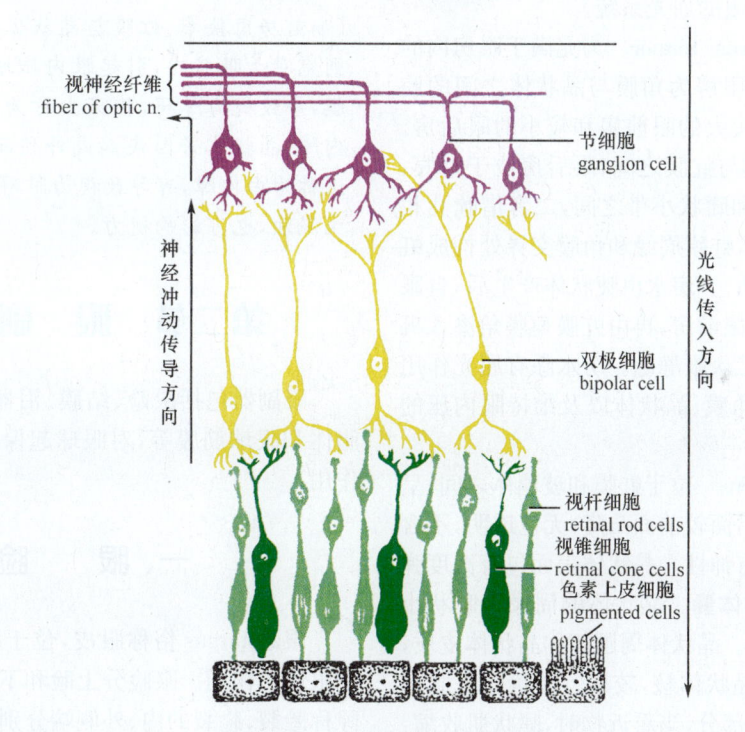

图 14-4 视网膜结构示意图

临床意义 视网膜外层的色素上皮层和内层的神经层结合疏松,两层之间有一潜在性间隙,此间隙是视网膜内、外两层容易分离的解剖学基础。在某些病理情况下(如外伤或玻璃体支撑作用减弱),可导致视网膜内、外两层分离,临床上称为视网膜脱离,即视网膜的神经层与外层的色素上皮层分离,可影响视力。

在视网膜视部内面视神经起始处,可见一白色圆盘形隆起称**视神经盘** optic disk(或**视神经乳头**),直径约 1.5mm,其边缘隆起,中央有视神经和视网膜中央动、静脉穿过。视神经盘无感光细胞,不能感光,故称生理盲点。在视神经盘颞侧稍下方约 3.5mm 处有一直径约 2mm 的黄色小区称**黄斑** macula lutea(图 14-5),其中央凹陷称中央凹,此区无血管,由密集的视锥细胞构成,是感光最敏锐的部位。

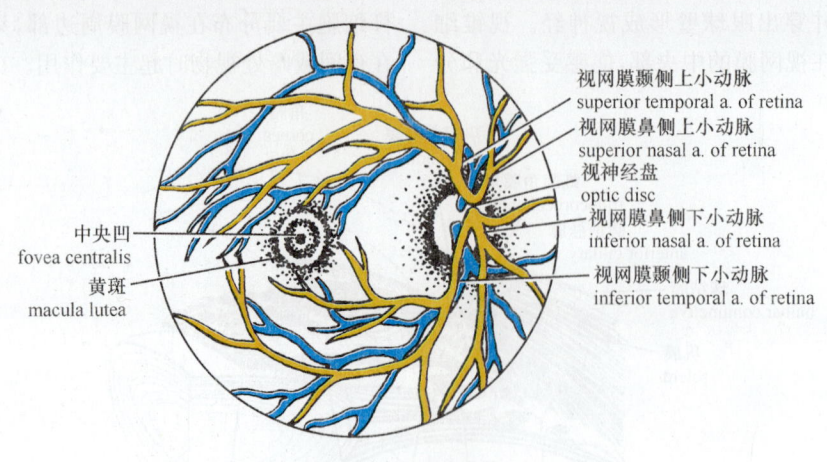

图 14-5　右眼眼底

(二) 眼球的内容物

眼球内容物包括房水、晶状体和玻璃体,均为无色透明无血管的结构,具有屈光作用,它们与角膜共同构成眼的屈光系统。

1. 房水 aqueous humor　为充满于眼房内的无色透明液体。眼房为角膜与晶状体之间的腔隙,被虹膜分为较大的眼前房和较小的眼后房。眼前房位于角膜与虹膜之间,眼后房位于虹膜、晶状体、睫状体和睫状小带之间,二者借瞳孔相通。在眼前房内,虹膜周缘和角膜交界处构成**虹膜角膜角**(前房角)。房水由睫状体产生后,自眼后房经瞳孔进入眼前房,再由虹膜角膜角渗入巩膜静脉窦,最后汇入眼静脉。房水除有屈光作用外,还具有营养角膜、晶状体以及维持眼内压的作用。

2. 晶状体 lens　位于虹膜和玻璃体之间,呈双凸透镜状,其后面较前面凸隆,无色透明,不含血管和神经,富有弹性。晶状体表面包有高度弹性的被膜称**晶状体囊**。晶状体的周缘借睫状小带与睫状突相连。晶状体周围部称晶状体皮质,较软;中央部称晶状体核,较硬。晶状体是眼球屈光系统的主要部分,当看近物时,睫状肌收缩,向前牵引睫状突,使睫状小带松弛,晶状体则由于本身的弹性而变厚,屈光能力增强;看远物时,睫状肌舒张,睫状小带被拉紧,使晶状体变薄,屈光能力减弱。通过睫状肌对晶状体的调节,所看物体无论远近都能聚焦于视网膜上,形成清晰的物像。随着年龄的增长,晶状体的弹性逐渐减弱,睫状肌也逐渐萎缩,调节功能减退,看远物时较清晰,而看近物时则模糊,俗称**老花眼**。

3. 玻璃体 vitreous body　为无色透明的胶状物质,位于晶状体后面,充满于晶状体与视网膜之间,除有屈光作用外,尚有支撑视网膜的作用,使视网膜与脉络膜相贴。

临床意义　①青光眼:若房水循环受阻(如前房角狭窄、虹膜与晶状体粘连等),房水则充滞于眼房内,引起眼内压增高,压迫视网膜,导致视力障碍,临床上称为青光眼。②白内障:晶状体若因疾病或外伤而变混浊,临床上称为白内障,可导致视力障碍。③玻璃体发生混浊,也可影响视力。

第二节　眼　副　器

眼副器包括眼睑、结膜、泪器、眼球外肌、眶脂体和眼球筋膜等,对眼球起保护、运动和支持作用。

一、眼　睑

眼睑 tarsus 俗称眼皮,位于眼球前方,有保护眼球的作用。眼睑分**上睑**和**下睑**,两者间的裂隙称**睑裂**,睑裂的内、外侧端分别称**内眦**和**外眦**。眼睑的游离缘称**睑缘**,分为前、后缘,前缘长有2~3行睫毛。上、下睫毛均弯曲向前,有防止灰尘进入眼内和减弱强光照射的作用。睫毛根部有皮脂腺称**睑缘腺**。上、下眼睑的内侧端各有一小突起称**泪乳头**,其顶部有一小孔称泪点,是泪小管的开始处。

眼睑由浅入深依次为皮肤、皮下组织、肌层、睑板和睑结膜(图 14-6)。眼睑皮肤较薄,皮下组织疏松,缺乏脂肪组织。肌层主要是眼轮匝肌的睑部,该肌收缩可关闭睑裂。在上睑还有上睑提肌,可提起上睑。**睑板** tarsus 是由致密结缔组织构成的板状结构,呈半月形,上、下各一(图 14-7),其硬度如软骨,对眼睑有支撑作用。睑板内有许多与睑缘垂直排列的**睑板腺**,其导管开口于睑后缘。睑板腺分泌的液体有润滑睑缘防止泪液外溢的作用。睑结膜为紧贴睑板后面的透明黏膜。

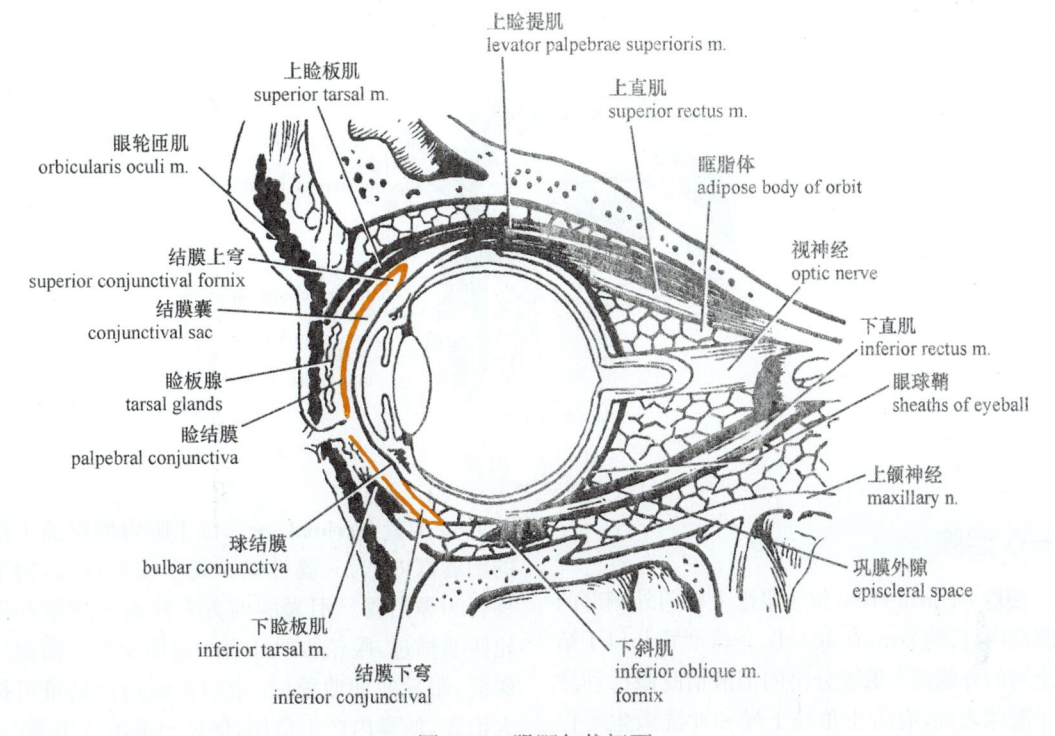

图 14-6 眼眶矢状切面

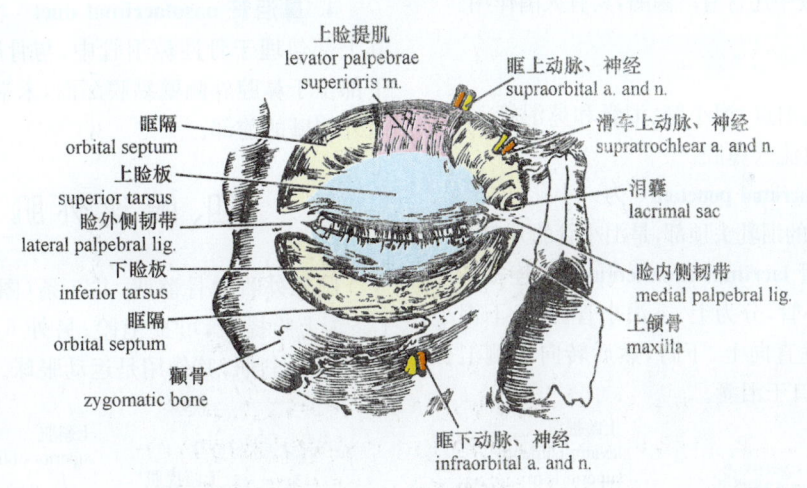

图 14-7 睑板

临床意义 ①由于眼睑皮下组织疏松,当有肾病或局部炎症时,容易出现水肿。②正常睫毛弯向前方,若睫毛长向角膜,则为倒睫,严重时可引起角膜溃疡、结瘢、导致失明。③睑缘腺的急性炎症,临床上称麦粒肿,俗称针眼,是一种普通的眼病。若睑板腺的分泌物排泄受阻,称睑板腺囊肿,亦称霰粒肿,是眼科常见病之一。

二、结　膜

结膜 conjunctiva 为覆盖于上、下眼睑内面和巩膜前部的半透明薄膜,富含血管,表面光滑而有弹性。按结膜所在部位分为三部:①睑结膜:覆盖于上、下眼睑内面,与睑板紧密相连,为眼睑的组成结构之一,其深面的血管与睑板腺清晰可见；②**球结膜**：覆盖于巩膜的前面，止于角膜缘，球结膜与巩膜连接疏松，故容易发生结膜下水肿或结膜下出血；③**结膜上穹**和**结膜下穹**：分别位于上、下睑结膜与球结膜互相移行处。当上、下眼睑闭合时，整个结膜围成的囊状腔隙称**结膜囊**，此囊通过睑裂与外界相通。

三、泪　　器

泪器 lacrimal apparatus 包括泪腺和泪道两部分（图 14-8）。

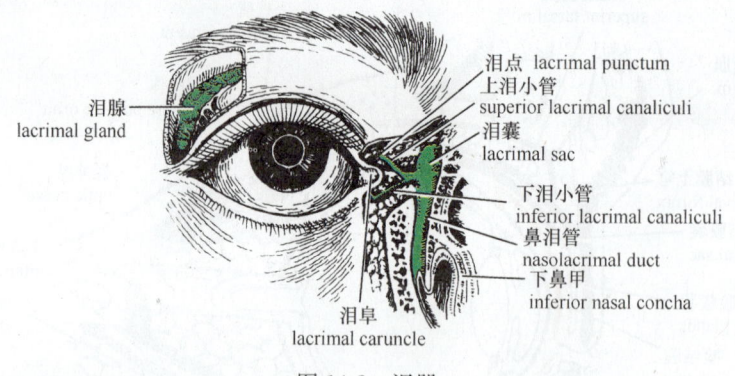

图 14-8　泪器

（一）泪腺

泪腺 lacrimal gland 位于眼眶上壁前外侧部的泪腺窝内，长约 2cm，有 10～12 条排泄管开口于结膜上穹的外侧部。泪腺分泌的泪液借眨眼活动涂抹于眼球表面，有防止角膜干燥和冲洗微尘等作用。此外，泪液中还含有溶菌酶，具有灭菌作用。

（二）泪道

泪道包括泪点、泪小管、泪囊和鼻泪管，多余的泪液经泪道流入鼻腔。

1. 泪点 lacrimal punctum　为一小孔，位于上、下眼睑内侧端的泪乳头顶部，是泪小管的开口。

2. 泪小管 lacrimal canaliculus　为连接泪点和泪囊的小管，分为上、下泪小管。上、下泪小管最初分别垂直向上、下行，然后转向内侧汇合成一总管，开口于泪囊。

3. 泪囊 lacrimal sac　位于眶内侧壁前下部的泪囊窝内，为一膜性囊。其上端是盲端，向下移行为鼻泪管。泪囊的前方有睑内侧韧带和眼轮匝肌横过，眼轮匝肌还有少量肌束跨过泪囊的深面，眼轮匝肌收缩时，牵引眼睑内侧韧带可扩大泪囊，使囊内产生负压，促使泪液流入泪囊。

4. 鼻泪管 nasolacrimal duct　为膜性管道，其上部包埋于骨性鼻泪管中，与骨膜紧密结合，下部位于鼻腔外侧壁黏膜深面，末端开口于下鼻道外侧壁的前部。

四、眼球外肌

眼球外肌为骨骼肌，共 7 条（图 14-9），其中 1 条为上睑提肌，可提上睑；另外 6 条包括 4 条直肌，2 条斜肌，其作用是运动眼球。

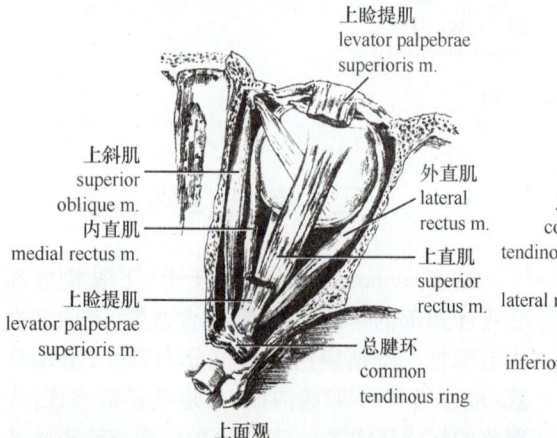

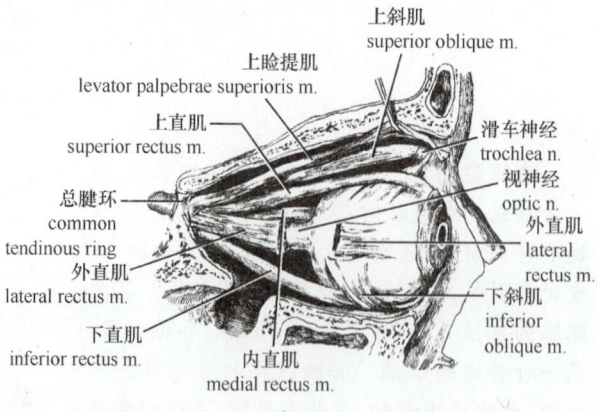

图 14-9　眼外肌

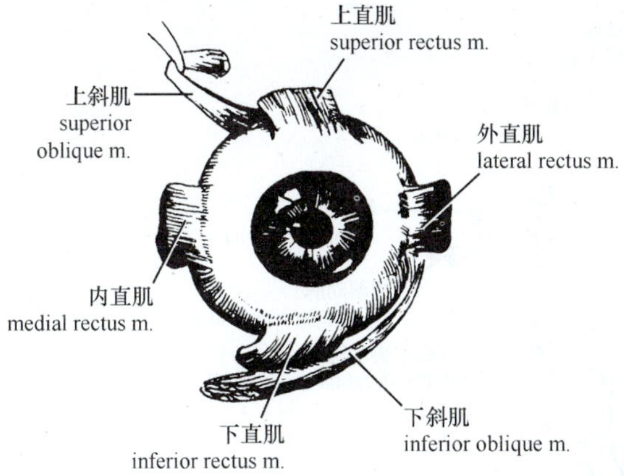

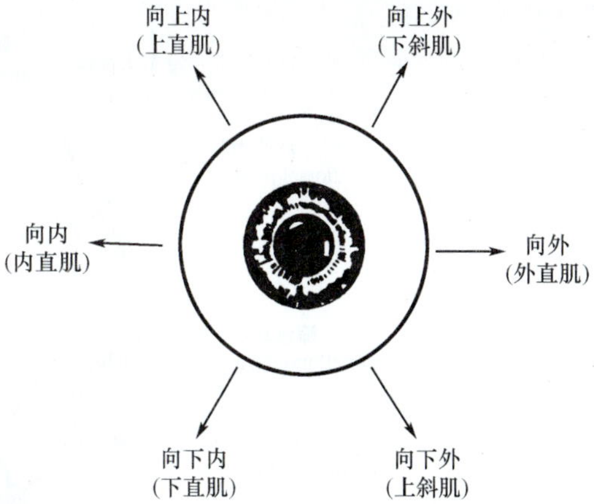

图 14-9　眼外肌(续)

上睑提肌 levator palpebrae superioris 起自视神经管上壁，在上直肌上方前行，前端成为腱膜止于上睑皮肤和上睑板，作用为上提上睑，开大眼裂。上睑提肌腱膜深面连有一层薄而小的平滑肌，称**上睑板肌**或称 Müller 肌，止于睑板上缘，受交感神经支配，也有开大眼裂的作用。

4 条直肌分别是上、下、内、外直肌，它们共同起于视神经管周围的总腱环，各肌向前，在眼球中纬线的前方，分别止于巩膜的上、下面和内、外侧面。**上直肌** superior rectus muscle 位于上睑提肌的下面，眼球上方，收缩时使瞳孔转向上内方。**下直肌** inferior rectus muscle 位于眼球的下方，收缩时使瞳孔转向下内方。**内直肌** medial rectus muscle 位于眼球的内侧，收缩时使瞳孔转向内侧。**外直肌** lateral rectus muscle 位于眼球的外侧，收缩时使瞳孔转向外侧。

2 条斜肌即上斜肌和下斜肌。**上斜肌** superior oblique muscle 也起于总腱环，位于上直肌和内直肌之间，以细腱穿过眶内侧壁前上方的腱滑车，然后转向后外，在上直肌的下方止于眼球中纬线后外侧面的巩膜，该肌收缩使瞳孔转向下外方。**下斜肌** inferior oblique muscle 起自眶下壁的内侧部，向后外止于眼球后外侧面的巩膜，该肌收缩使瞳孔转向上外方。

眼球的正常运动，是两眼数条肌协同作用的结果。如仰视时，必须两侧上直肌和下斜肌同时收缩；眼向下俯视时，两侧的下直肌和上斜肌必须同时收缩；侧视时，一侧的外直肌和另一侧的内直肌同时收缩；两眼聚视中线时，两眼的内直肌必须同时收缩。当某一肌的力量减弱或麻痹时，可出现斜视和复视现象。

五、眶脂体与眶筋膜

眶脂体为充填于眶内眼球外肌、视神经及泪腺之间的脂肪组织，它们对眶内各结构起支持和保护作用。**眶筋膜**包括眶骨膜、眼球鞘、眼肌筋膜鞘和眶隔等。**眶骨膜**疏松地衬于眶壁内面，在眶前部与周围骨膜相连续。在近视神经管和眶上裂处，眶骨膜增厚形成总腱环，供眼球外肌的附着。**眼球鞘** fasciae sheath of eyeball 位于眼球与眶脂体之间，为薄而致密的纤维膜，包绕眼球角膜缘以后的部分，向后续于视神经鞘。眼球鞘与巩膜之间的间隙为**巩膜外隙**，以保证眼球的灵活转动。**眼肌筋膜鞘**为包裹在各眼球外肌外面的筋膜鞘。在上睑板的上缘和下睑板的下缘各有一薄层结缔组织连于眶上缘和眶下缘，这层结缔组织称为**眶隔**，它与眶骨膜互相连续。

第三节　眼的血管和神经

一、眼的动脉

眼球和眶内结构的血液供应主要来自眼动脉。**眼动脉**在颅内起自颈内动脉，在视神经下方经视神经管入眶(图 14-10)，先在视神经的外侧，然后在上直肌的下方越至眼眶的内侧前行，终于滑车上动脉。眼动脉在行程中发出分支供应眼球，眼球外肌、泪腺和眼睑等。其重要的分支为**视网膜中央动脉** central artery of retina，它在眼球后方穿入视神经，行于视神经中央，从视神经盘穿出，随即分为四支，即**视网膜鼻侧上、下和颞侧上、下小动脉**，营养除黄斑中央凹以外的视网膜内层。

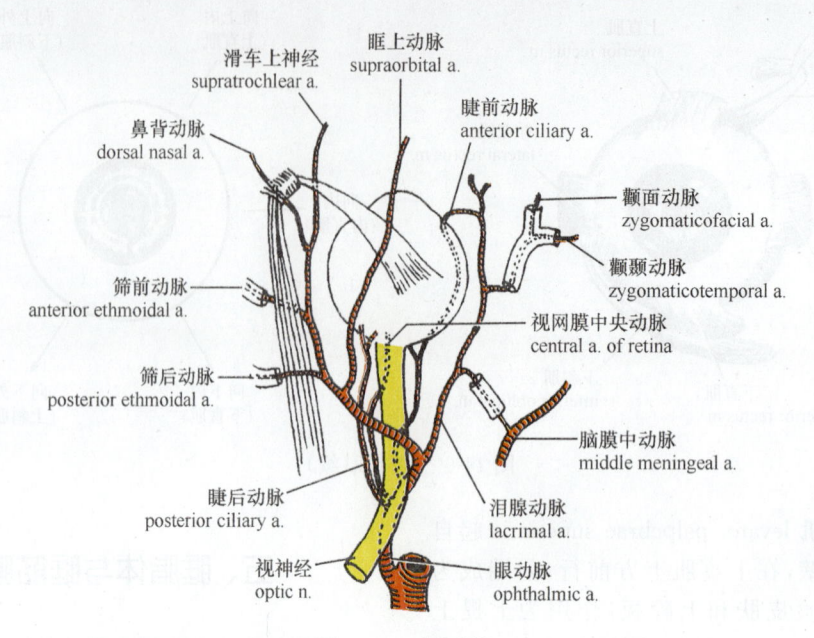

图 14-10 眼动脉

临床意义 视网膜中央动脉是终动脉，在视网膜内分支间不吻合，也不与脉络膜内的血管吻合，当视网膜中央动脉阻塞时可导致眼全盲，临床上常用眼底镜观察此动脉，以帮助诊断某些疾病。

二、眼的静脉

眼球内的静脉主要有视网膜中央静脉和涡静脉(图 14-11)。**视网膜中央静脉** retinal central vein 与同名动脉伴行，收集视网膜回流的血液。**涡静脉**有 4~6 条，不与动脉伴行，收集虹膜、睫状体和脉络膜回流的血液。这些静脉都汇入眼上、下静脉。

眼球外的静脉主要有眼上静脉和眼下静脉(图 14-12)。**眼上静脉**起自眶的前内侧，与内眦静脉相交通，收集与眼动脉分支伴行的静脉，向后经眶上裂汇入海绵窦。**眼下静脉**起自眶下壁前方，收集附近眼肌、泪囊和眼睑的静脉血，向后分为两支，一支经眶上裂汇入眼上静脉，另一支经眶下裂汇入翼静脉丛。

三、眼的神经

眼的神经分布来源较多，除视神经起于眼球管理视觉外，其感觉神经来自三叉神经的分支。眼球外肌由动眼神经、滑车神经和展神经支配。瞳孔括约肌和睫状肌由副交感纤维支配，瞳孔开大肌由交感纤维支配。

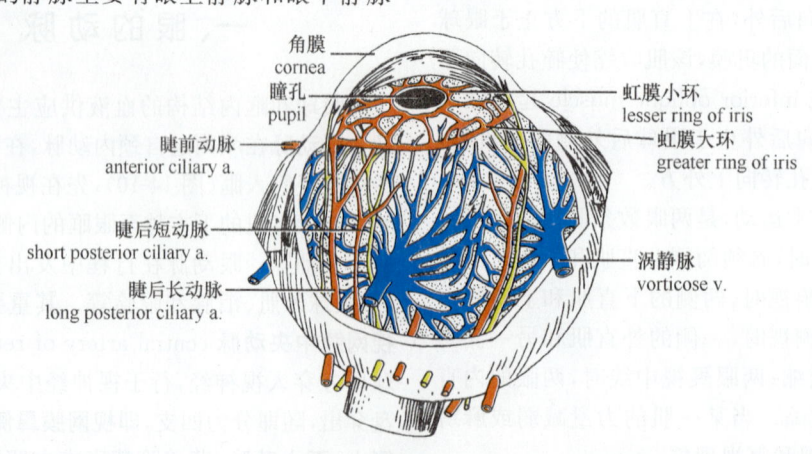

图 14-11 眼的血管

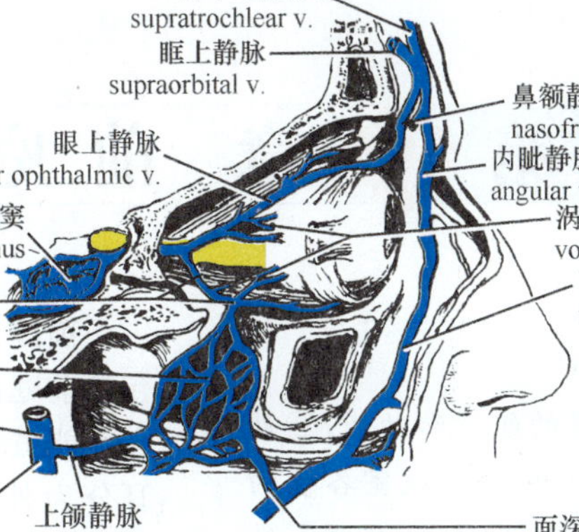

图 14-12 眼静脉

Summary

The visual organ, i.e, the eye, is composed of the eyeballs and its accessory organs. The eyeball is formed by the wall and the contents inside. From the outer layer to the inner layer, the wall consists of a fibrous coat, a vascular coat and the retina. The posterior 5/6 of the thick fibrous coat is the sclera; the anterior 1/6 is the cornea, which is transparent and a part of the light refracting system. At the borderline between the cornea and the sclera is located the circular venous sinus of sclera. The vascular coat consists of the iris, ciliary body and choroid membrane from the anterior to the posterior. The iris lies just posterior to the cornea with the pupil at its center. There are dilator and sphincter muscles surrounding the pupil for the adjustment of amount of light entering into the eyeball. Posterior to the iris is the ciliary body, which adjusts curvature of the lens. The choroid membrane occupies the most posterior part of the vascular coat. The main structures of the retina are the optic disc and yellow spot.

Contents inside the eyeball include the aqueous humor, lens and vitreous body, which form the light-refracting system together with the cornea. The aqueous humor is produced by the ciliary body and enters into the posterior chamber of eye, then flow into the anterior chamber through the pupil and finally drains back to the ophthalmic vein through the venous sinus in the sclera.

Accessory organs of the eye include the eyelid, conjunctiva, lacrimal apparatus and extraocular muscles, etc. The conjunctiva can be divided into the bulbar conjunctiva, palpebral conjunctiva and fornix of conjunctiva; a conjunctival sac will be formed when the eye is closed. The lacrimal apparatus includes lacrimal glands and lacrimal passages consisting of the lacrimal punctum, lacrimal ductule, lacrimal sac, and nasolacrimal duct which opens into the inferior nasal meatus. There are 7 extraocular muscles, including 1 levator palpebrae superioris which can raise the eyelid, 4 recti and 2 obliques which can move the eye ball.

（周鸿鹰）

第 15 章 前庭蜗器

学习目的
掌握：①前庭蜗器的组成和功能；②外耳的分部和功能；③中耳组成，鼓室各壁的名称及连通，咽鼓管的开口、位置、作用和幼儿咽鼓管的特点；④内耳的分部、内淋巴和外淋巴的位置，感受器的名称、位置和功能。

前庭蜗器 vestibulocochlear organ 又称**耳**，包括前庭（位觉器）和蜗器（听觉器）两部分，二者功能虽然不同，但在结构上关系密切。按部位耳分为外耳、中耳和内耳三部分（图 15-1，表 15-1）。外耳和中耳是声波的传导装置，内耳是听觉和头部位觉感受器所在部位。

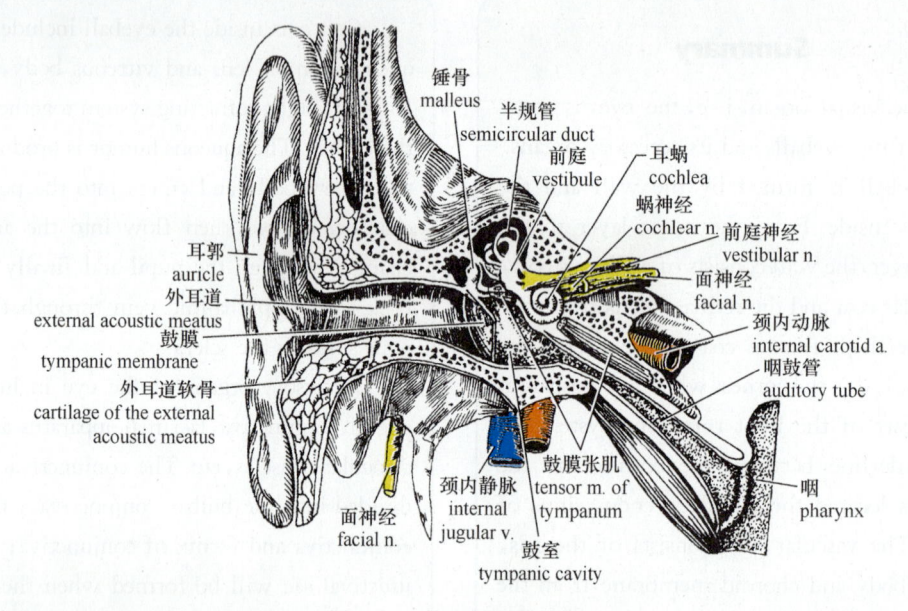

图 15-1 前庭蜗器模式图

表 15-1 前庭蜗器的结构

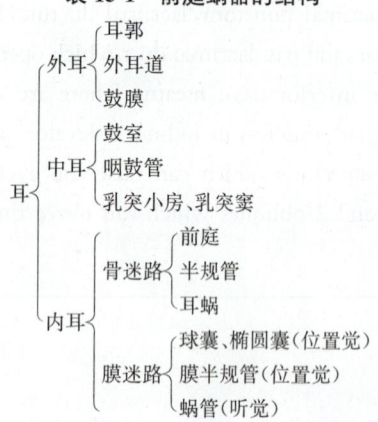

```
      ┌ 耳郭
   外耳┤ 外耳道
      └ 鼓膜
      ┌ 鼓室
   中耳┤ 咽鼓管
耳 ┤   └ 乳突小房、乳突窦
      ┌ 骨迷路 ┌ 前庭
      │       │ 半规管
      │       └ 耳蜗
   内耳┤
      │ 膜迷路 ┌ 球囊、椭圆囊（位置觉）
      │       │ 膜半规管（位置觉）
      └       └ 蜗管（听觉）
```

第一节 外 耳

外耳 external ear 包括耳郭、外耳道和鼓膜三部分，起收集和传递声波的功能。

一、耳 郭

耳郭 auricle（图 15-2）位于头部两侧，大部分以弹性软骨为支架，外面覆以皮肤，皮下组织很少，但血管神经丰富。耳郭下 1/3 为**耳垂**，内无软骨，仅含结缔组织和脂肪，是临床常用的采血部位。

耳郭的前外面高低不平，卷曲的游离缘称**耳轮**，以耳轮脚起于外耳门上方。耳轮前方有一与其平行的弓状隆起称**对耳轮**。对耳轮的上端分叉形成**对耳轮上脚**和**对耳轮下脚**，二脚之间的凹陷称**三角窝**。在耳轮与对耳轮之间狭长的凹陷为**耳舟**。对耳轮前方的深窝为**耳甲**，它被耳轮脚

图 15-2 耳郭

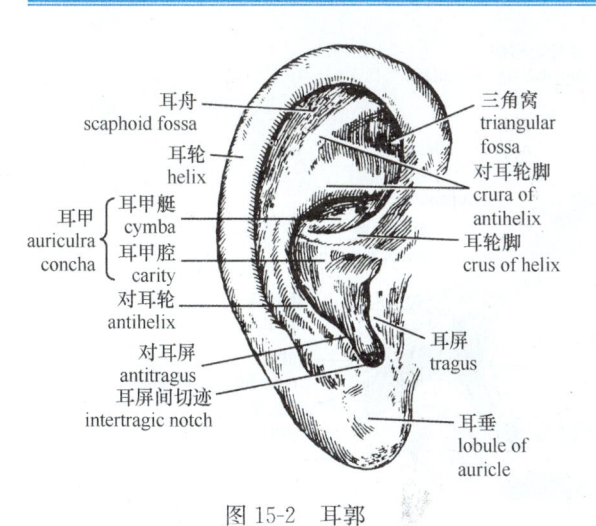

分为上部的**耳甲艇**和下部的**耳甲腔**。耳甲腔通入外耳门。外耳门前方有一突起称**耳屏**。在耳屏的对侧，对耳轮下端的小隆起称**对耳屏**。耳屏与对耳屏间有一凹陷称**耳屏间切迹**。耳郭的外部形态是耳针取穴的定位标志。

二、外耳道

外耳道 external acoustic meatus 为外耳门至鼓膜之间的弯曲管道，长约 2.0～2.5cm。其外侧 1/3 为软骨部，为耳郭软骨的延续，朝向后内上方；内 2/3 位于颞骨内为骨性部，朝向前内下方。由于软骨部可被牵动，故将耳郭向后上方牵拉，可使外耳道变直，即可观察到鼓膜。婴儿的外耳道尚未发育完全，短而直，鼓膜近于水平位，故检查鼓膜时需将耳郭拉向后下方。

外耳道内表面覆有一层皮肤，皮肤内含有丰富的感觉神经末梢、毛囊、皮脂腺、耵聍腺。皮肤与软骨膜、骨膜紧贴，不易移动，当外耳道皮肤患有疖肿时，疼痛剧烈。耵聍腺分泌的黏稠液体称**耵聍**，如凝结成大块阻塞外耳道，可影响听力。

三、鼓 膜

鼓膜 tympanic membrane 位于外耳道底和鼓室之间（图 15-3），为椭圆形半透明薄膜，其边缘附着于颞骨上。鼓膜与外耳道底呈 45°角，其外侧面向前、外、下方，故外耳道的前下壁长于后上壁。鼓膜中心凹陷称**鼓膜脐**，其内面为锤骨柄末端附着处。由鼓膜脐沿锤骨柄向上，可见鼓膜向前、后形成二个皱襞，分别称**锤骨前襞**和**锤骨后襞**。在两个皱襞之间，鼓膜上 1/4 的三角形区为**松弛部**，薄而松弛，在活体呈淡红色。鼓膜的下 3/4 为**紧张部**，坚实紧张，在活体呈灰白色，其前下方的三角形反光区称**光锥**，中耳的一些疾患可引起光锥改变或消失。

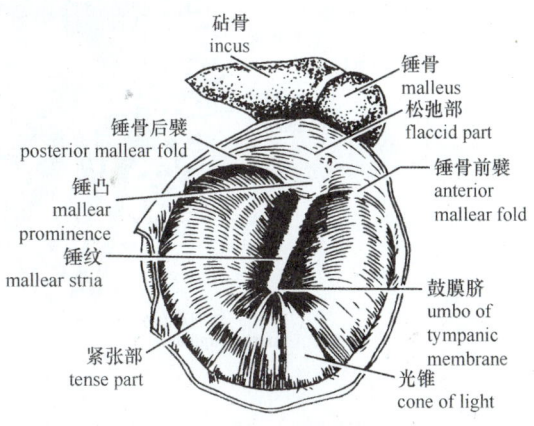

图 15-3 鼓膜外侧面

第二节 中 耳

中耳 middle ear 介于外耳与内耳之间，是传导声波的主要装置，由鼓室、咽鼓管、乳突小房和乳突窦组成，其鼓室是中耳的主要部分。

一、鼓 室

鼓室 tympanic cavity 是颞骨岩部内含气的不规则小腔，内有听小骨、鼓室肌、血管和神经等。

（一）鼓室壁

鼓室为不规则的腔隙，可分为六个壁。

1. 上壁 即**盖壁**，由颞骨岩部的鼓室盖构成，为一层薄骨板，分隔鼓室与颅中窝。

2. 下壁 即**颈静脉壁**，为一层分隔鼓室与颈内静脉起始部的薄骨板。

3. 前壁 为**颈动脉壁**，即颈动脉管的后壁（图 15-4），此壁甚薄，借骨板分隔鼓室与颈内动脉，此壁上部有两个小管的开口，上方的鼓膜张肌半管口，有鼓膜张肌腱通过；下方为咽鼓管的开口，咽鼓管将鼓室与鼻咽连通起来。

4. 后壁 即**乳突壁**，上部有乳突窦的开口，鼓室借乳突窦向后通入乳突小房。乳突窦入口下方的锥形突起称**锥隆起**，内藏镫骨肌。

5. 外侧壁 为**鼓膜壁**，大部分由鼓膜构成，鼓膜上方是颞骨鳞部骨质围成的鼓室上隐窝。

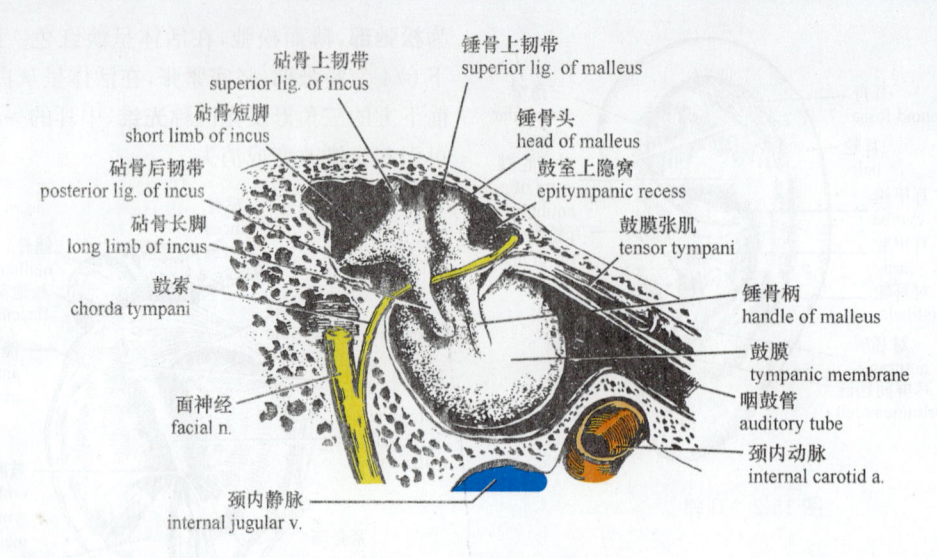

图 15-4 鼓室外侧壁

6. 内侧壁（图15-5） 为**迷路壁**，即内耳的外侧壁。此壁中部隆凸称**岬**，岬的后上方有椭圆形的**前庭窗**，被镫骨底封闭；后下方有圆形的**蜗窗**，被第二鼓膜封闭。在前庭窗后上方有一弓形隆起称**面神经管凸**，向后下延伸至鼓室后壁，其深面有面神经管，内有面神经通过。

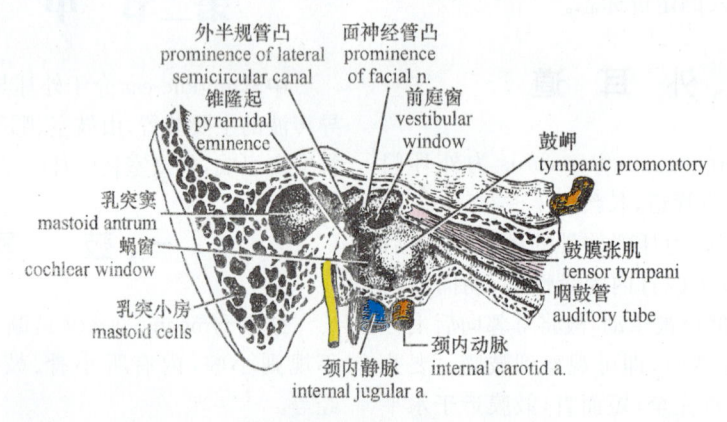

图 15-5 鼓室内侧壁

临床意义 中耳炎：咽部感染时，特别是婴幼儿，可通过咽鼓管继发中耳炎，并可蔓延到邻近结构引起并发症：向上破坏鼓室盖，可继发颅内感染；累及鼓膜引起鼓膜穿孔；累及内侧壁可引起化脓性迷路炎，若侵及面神经管内的面神经，可引起面瘫；向后可蔓延到乳突窦和乳突小房，引起化脓性乳突炎。

（二）鼓室内的结构

1. 听小骨 有三块，即锤骨、砧骨和镫骨。

（1）**锤骨** malleus：呈鼓锤状，有一头、一柄和两个突起，借锤骨柄连于鼓膜的内侧面。鼓膜张肌附着于锤骨柄的上端，锤骨头与砧骨体形成关节，位于鼓室上隐窝，并以韧带与鼓室的上壁相连。

（2）**砧骨** incus：位于锤骨和镫骨之间，分体和长、短二脚。砧骨体与锤骨头形成关节，砧骨长脚与镫骨头形成关节。

（3）**镫骨** stapes：形如马镫，分头、二脚和底四部分。镫骨头与砧骨长脚相连，镫骨底封闭前庭窗。

三块听小骨在鼓膜与前庭窗之间以关节和韧带连结成**听小骨链**，组成杠杆系统，锤骨借柄连于鼓膜，镫骨底封闭前庭窗，当声波振动鼓膜时，借听小骨链的运动，使镫骨底在前庭窗上来回摆动，将声波的振动传入内耳（图15-6）。

2. 运动听小骨的肌 有2块，即鼓膜张肌及镫骨肌。**鼓膜张肌**位于咽鼓管上方的鼓膜张肌半管内,止于锤骨柄的上端。该肌收缩时可将锤骨柄拉向内侧使鼓膜内陷,以紧张鼓膜,减少其振动作用,因此具有在噪音较大的环境中保护内耳不受损害的功能。**镫骨肌**位于锥隆起内,止于镫骨。该肌收缩时牵拉镫骨底向后方,减少振动幅度,可防止镫骨底的过分运动,以调节声波引起的对内耳的压力。

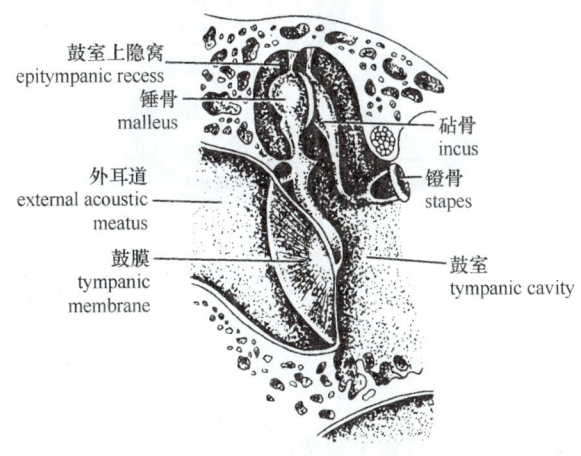

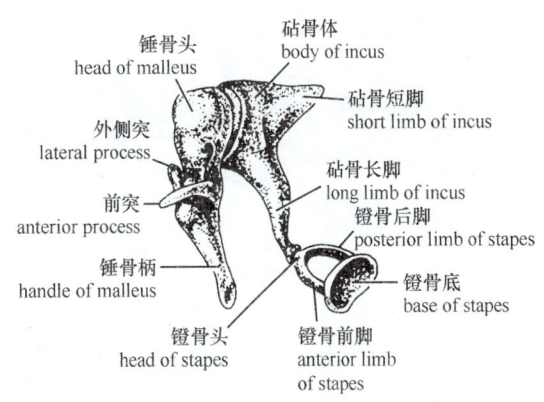

图 15-6 听小骨

二、咽鼓管

咽鼓管 auditory tube 长约 3.5～4.0cm,连通鼓室和鼻咽,其黏膜与鼓室和咽腔黏膜相续。咽鼓管的作用是使鼓室的气压与外界的大气压相等,以保持鼓膜内外的压力平衡。咽鼓管分为外侧 1/3 的**骨部**和内侧 2/3 的**软骨部**。骨部即颞骨岩部的咽鼓管半管,以咽鼓管鼓室口开口于鼓室的前壁。软骨部紧连骨性部,其内侧端以咽鼓管咽口开口于鼻咽部的侧壁,平于下鼻甲的后方。此口平时闭合,当吞咽或呵欠时开放,空气由此经咽鼓管进入鼓室。

临床意义 因为幼儿的咽鼓管较成人短而宽,管径相对较大,接近水平位,故幼儿咽部感染易经咽鼓管侵入鼓室,引起中耳炎。

三、乳突窦和乳突小房

乳突小房 mastoid cells 为颞骨乳突内许多含气的小腔,其大小不等,形态不一,彼此通连,其前上部扩大为**乳突窦** mastoid sinus,开口于鼓室后壁上部。乳突小房和乳突窦内都衬以黏膜,并与鼓室黏膜相连续,故中耳炎可蔓延至乳突小房和乳突窦而引起乳突炎。

第三节 内 耳

内耳 internal ear 又称**迷路**,位于颞骨岩部骨质内,在鼓室内侧壁和内耳道底之间,结构复杂而精细,是听觉与位置觉感受器所在部位。内耳由一系列构造复杂的管道组成,可分为骨迷路和膜迷路两部分,**骨迷路**是颞骨岩部骨质中的不规则腔隙;**膜迷路**是套在骨迷路内的封闭的膜性管道系统。膜迷路内充满内淋巴,骨迷路和膜迷路之间充满外淋巴,内、外淋巴互不相通。位置觉和听觉感受器位于膜迷路内。

一、骨 迷 路

骨迷路 bony labyrinth 是颞骨岩部骨质内的一套不规则的骨管道系统,由前内向后外沿颞骨岩部长轴排列,依次分为耳蜗、前庭和骨半规管三部分,它们彼此互相通连(图 15-7)。

(一)前庭

前庭 vestibule 位于骨迷路中部,其后部较宽,有 5 个小孔与三个骨半规管相通;其前部有一大孔通连耳蜗。前庭的外侧壁即鼓室的内侧壁,有前庭窗和蜗窗。内侧壁是内耳道底,有神经穿过。

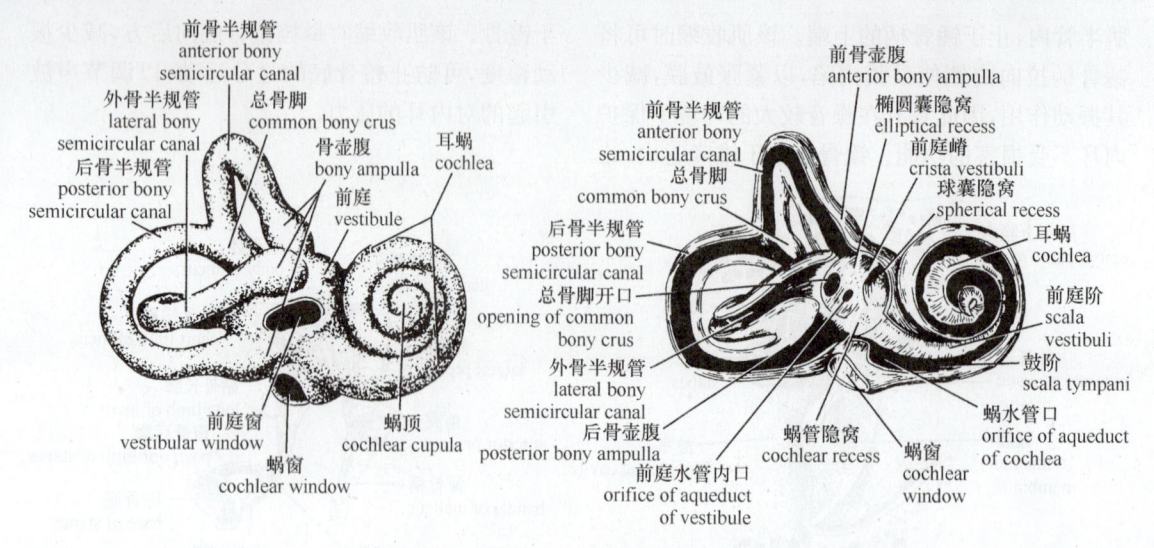

图 15-7　骨迷路

（二）骨半规管

骨半规管 bony semicircular canal 位于前庭的后方，由前、后、外三个呈半环形的骨半规管组成，相互成直角排列（图 15-8）。前骨半规管凸向上方，埋于弓状隆起的深面，与颞骨岩部的长轴垂直；外骨半规管凸向外方，呈水平位，故又称水平半规管；后骨半规管凸向后外，与颞骨岩部的长轴平行。每个骨半规管都有两个骨脚连于前庭：一个细小的**单骨脚**和一个膨大的**壶腹骨脚**。壶腹骨脚在近前庭处的膨大部称**骨壶腹**。前、后骨半规管的单骨脚合成一个**总骨脚**，因此三个半规管只有 5 个孔开口于前庭的后上壁。

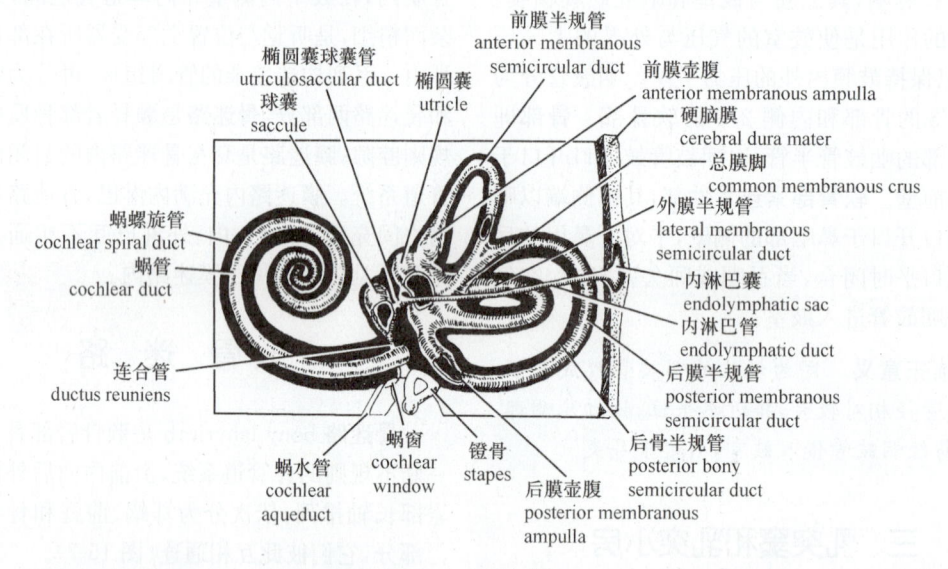

图 15-8　膜迷路

（三）耳蜗

耳蜗 cochlea 位于前庭的前内方，形似蜗牛壳，其尖朝向前外称蜗顶，其底朝向后内称蜗底。耳蜗由中央的**蜗轴**和环绕蜗轴盘旋两圈半的**蜗螺旋管**构成（图 15-8）。耳蜗顶至耳蜗底之间的锥体形骨松质称蜗轴。蜗螺旋管起于前庭，以盲端终于蜗顶。在蜗螺旋管内自蜗轴发出一螺旋形的骨板称**骨螺旋板**。此板未达蜗螺旋管的外侧壁，其缺如处由膜迷路的蜗管填补封闭。因此耳蜗内共有三条管道，即前庭阶、蜗管和鼓阶。**前庭阶**位于上方，起自前庭，通向蜗顶，于前庭窗处为中耳的镫骨底所封闭；**蜗管**居中间，其尖端为盲端，终于蜗顶处；**鼓阶**位于下方，止于蜗窗上的第二鼓膜（图 15-9）。前庭阶和鼓阶只在蜗顶处借蜗孔彼此相通。

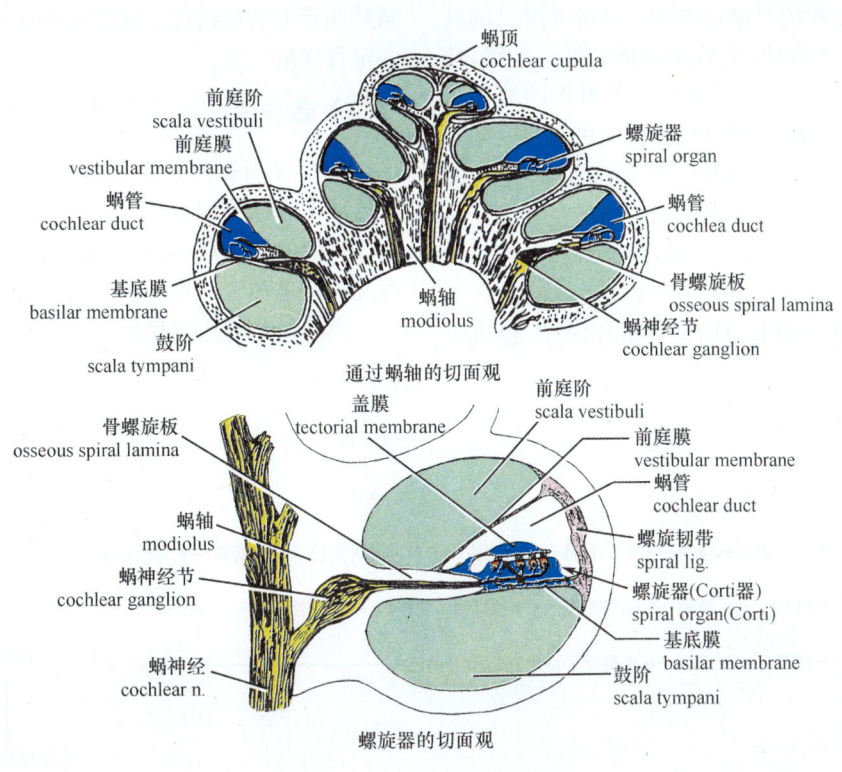

图 15-9 耳蜗结构示意图

二、膜迷路

膜迷路 membranous labyrinth 是套于骨迷路内封闭的膜性管道或囊，其管径较小，借纤维束固定于骨迷路的壁上。膜迷路由椭圆囊和球囊、膜半规管和蜗管三部分组成。它们之间彼此相通，其内充满内淋巴。

(一) 椭圆囊和球囊

椭圆囊斑和球囊位于前庭内。**球囊** saccule 较小，靠前下方，向下借**连合管**通蜗管。**椭圆囊** utricle 位于后上方，其后壁有 5 个开口与三个膜半规管相通。椭圆囊和球囊之间借一细小的**椭圆囊球囊管**彼此交通，并由此管发出内淋巴管。内淋巴管穿经前庭内侧壁至颞骨岩部后面，在硬脑膜下扩大为**内淋巴囊**。内淋巴可经此囊渗透到周围血管丛。在椭圆囊内的底部和前壁上有**椭圆囊斑**，在球囊内的前壁上有**球囊斑**，它们是位置觉感受器，能感受头部静止的位置及直线变速运动引起的刺激。

(二) 膜半规管

膜半规管 membranous semicircular ducts 套于骨半规管内，其形态与骨半规管相似。在骨壶腹内的相应膨大部分称**膜壶腹**，膜壶腹壁上有增厚隆起的**壶腹嵴**，也是位置觉感受器，能感受头部旋转变速运动引起的刺激。

(三) 蜗管

蜗管 cochlear duct 位于蜗螺旋管内，附着于骨螺旋板的游离缘，分隔前庭阶和鼓室阶。其起端以连合管连于球囊，其尖端在蜗顶为盲端（图 15-9）。蜗管在横断面上呈三角形，有三个壁：上壁为前庭膜，与前庭阶相隔；外侧壁为骨螺旋管内骨膜的增厚部分，该处表面被有上皮，上皮深面富有血管称**血管纹**，一般认为与内淋巴的产生有关；下壁由骨螺旋板和蜗管的**基底膜**（螺旋膜）组成，与鼓阶相隔。基底膜上有**螺旋器**又称 **Corti 器**，是听觉感受器。

三、声波的传导

声波传入内耳的听觉感受器有两条途径，即空气传导和骨传导。正常情况下以空气传导为主。

(一) 空气传导

耳郭收集的声波经外耳道传至鼓膜，鼓膜振动牵动中耳的听小骨链运动，经镫骨底传至前庭窗,引起前庭阶的外淋巴波动。该部外淋巴的波动经蜗孔传向鼓阶,最后波动抵达第二鼓膜,使第二鼓膜凸向外而波动消失。外淋巴的波动可通过前庭膜使蜗管内淋巴波动,又可直接使基底膜振动,从而刺激基底膜上的螺旋器,产生神经冲动,经蜗神经传至大脑听觉中枢产生听觉。

当鼓膜穿孔或听小骨链运动障碍时,外耳道的声波可经中耳鼓室内的空气振动波及蜗窗的第二鼓膜,从而引起鼓阶的外淋巴波动,也可刺激基底膜上的螺旋器。通过这条途径,也能产生一定程度的听觉。

(二)骨传导

声波经颅骨传入内耳的途径称骨传导。声波的冲击和鼓膜的振动可经颅骨和骨迷路传入,使耳蜗内的淋巴产生波动,从而刺激基底膜上的螺旋器产生神经冲动,引起较弱的听觉。

声波的传导途径见图 15-10。

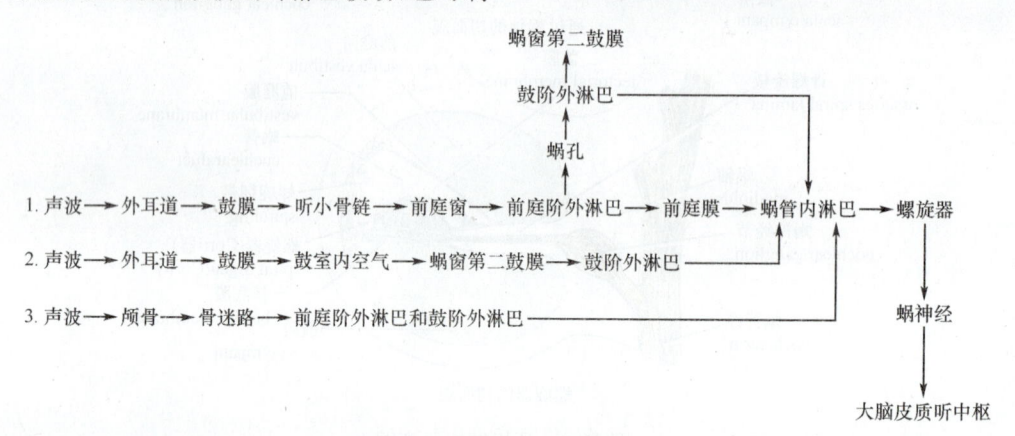

图 15-10 声波的传导途径

外耳和中耳的疾病引起的耳聋为传导性耳聋,内耳、蜗神经、听觉传导通路及听中枢受损引起的耳聋为神经性耳聋。

四、内耳道

内耳道 internal acoustic meatus 位于颞骨岩部后面中部,从内耳门到内耳道底长约 1cm,内耳道底上有很多小孔,内有前庭蜗神经、面神经和迷路动脉穿行。

内耳道底上有一横位的骨嵴将内耳道底分隔为上、下两部分(图 15-11)。上部的前份有一圆形的孔为面神经区,有面神经通过。下部的前份为蜗区,有排列成螺旋状的小孔,有蜗神经通过。上部后份有前庭上区,下部的后份有前庭下区和单孔,前庭神经的分支分别通过前庭上、下区和单孔。

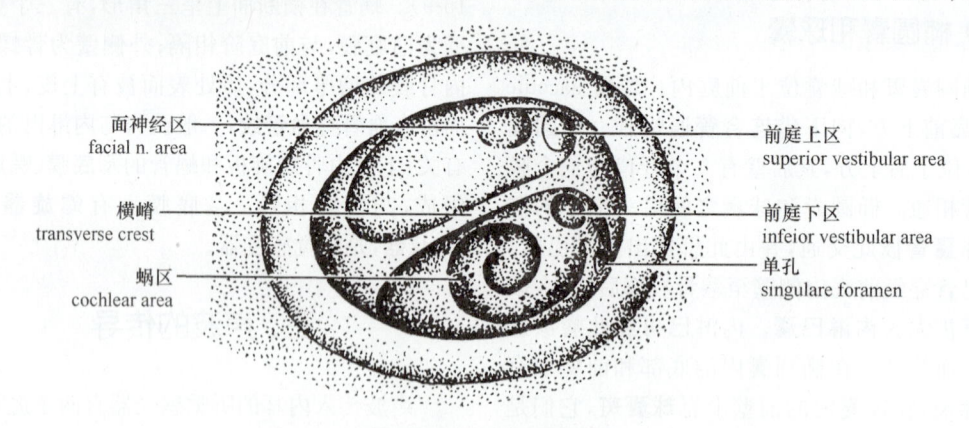

图 15-11 内耳道底

五、内耳的血管、神经和淋巴

内耳的血供主要来自于基底动脉发出的内听动脉。内耳的传入神经为前庭蜗神经,分为前庭神经和蜗神经。蜗神经起于螺旋神经节的中枢突,其周围突分布于螺旋器。前庭神经周围突分布于膜半规管壶腹嵴、球囊斑和椭圆囊斑,在内耳道内形成前庭神经节。前庭神经和蜗神经在内耳道内与面神经伴行，经内耳门入颅腔。

骨迷路和膜迷路之间的外淋巴与蛛网膜下隙相通，而内淋巴经内淋巴管引流至内淋巴囊，再经内淋巴囊进入周围的静脉丛内。

> **Summary**
>
> The vestibulocochlear organs can be divided into the external ear, middle ear and internal ear. The external ear is formed by the auricle and external acoustic meatus, which can collect and conduct the sound wave. The middle ear consists of the tympanic cavity, auditory tube, mastoid sinus and mastoid cells. The tympanic cavity is formed by 6 walls: the upper tegmen, which separate the tympanic cavity from the middle cranial cavity; the inferior jugular wall; the anterior carotid wall, which has the opening of the auditory tube and connects the middle ear with the pharyngeal cavity; the posterior mastoid wall, with the opening of the mastoid sinus; the external tympanic membrane; and the internal labyrinthine wall. There is an ossicular chain in the tympanic cavity which is formed by auditory ossicles and muscles. Acoustic receptors and statoreceptors are located in the internal ear, which consists of the bony and membranous labyrinthes. The bony labyrinth includes the cochlea, vestibule and semicircular canal, while the membranous labyrinth is a closed membranous duct or sac within the bony labyrinth. The perilymph fills between bony and membranous labyrinthes. The utricle, sacculus, membranous semicircular canal and cochlear duct are the main parts of the membranous labyrinth, which communicate with each other and are filled with the endolymph. The utricle and sacculus are located in the vestibule, which contain receptors for rectilinear motion and accelerated movement of the head. The receptors in the membranous semicircular canal can receive the stimuli of rotatory movement. Acoustic receptors are in the cochlear duct.

（周鸿鹰）

第五篇 神经系统和内分泌系统

神经系统分为中枢神经系统和周围神经系统,中枢神经系统包括脑和脊髓,周围神经系统包括脑神经、脊神经和内脏神经。

内分泌系统由内分泌腺和内分泌组织组成,是神经系统以外的另一重要调节系统。

第16章 神经系统总论

学习目的
掌握：①神经系统的组成、划分,神经元和神经胶质的功能,神经元的分类,突触的概念；②反射与反射弧的概念；③神经系统的常用术语。

神经系统 nervous system 包括位于颅腔内的脑、椎管内的脊髓以及与脑和脊髓相连并分布到全身的周围神经。神经系统具有调节和控制全身各系统、器官的功能,使全身成为一个有机的整体,因此,神经系统是机体内的主导系统。神经系统在控制和调节机体活动的过程中,首先是借助感受器接受体内、外环境的各种刺激,并将刺激转为神经冲动,经传入神经传至脊髓和脑,通过脑和脊髓各级中枢的整合,从而控制和调节机体各个系统的活动。这样,一方面使机体得以适应多变的外环境,另一方面也调节机体内、外环境的相互平衡,以保持生命活动的正常进行。

人类神经系统的形态和功能是经过长期的进化过程而获得的,它既有同脊椎动物神经系统的相似点,也有它的独特性。若从神经系统的发生来源和形态的基本模式来看,所有脊椎动物都是相似的。但人类由于生产劳动、语言机能和社会生活的发生和发展,在大脑皮质中发生了与动物完全不同的飞跃变化,它不仅含有与高等动物相似的各种感觉和运动中枢,而且有了分析语言的中枢。因此人类大脑皮质就成为思维和意识活动的物质基础。这样,人类就远远超越了一般动物的范畴,不仅能适应和认识世界,而且能主观能动地改造世界,使自然界为人类服务。

一、神经系统的区分

神经系统分为中枢部和周围部。中枢部或**中枢神经系统** central nervous system 包括脑和脊髓。脑又可分为端脑、间脑、中脑、脑桥、延髓和小脑；周围部或**周围神经系统** peripheral nervous system 包括脑神经、脊神经和内脏神经。脑神经与脑相连,主要支配头颈部的结构；脊神经与脊髓相连,主要支配躯干和四肢；内脏神经是指在脑神经和脊神经中支配内脏、心血管和腺体的神经部分。

根据周围神经在各器官系统中所分布的对象不同,又可把周围神经分为**躯体神经**和**内脏神经**,躯体神经分布于体表、骨、关节和骨骼肌；内脏神经分布于内脏、心血管和腺体。

躯体神经和内脏神经都含有感觉和运动两种纤维成分,感觉纤维或感觉神经又称**传入神经**,将神经冲动自感受器传向中枢；运动纤维或运动神经又称**传出神经**,将神经冲动自中枢传向效应器。内脏运动神经支配心肌、平滑肌的运动和腺体的分泌,称**植物性神经系统**,又称**自主神经系统**,根据其功能的不同,植物性神经系统又分为**交感神经**和**副交感神经**。

二、神经系统的组成

神经系统的基本组织是神经组织,神经组织由神经元和神经胶质组成。

（一）神经元

神经元 neuron 也称**神经细胞** nerve cell，是神经系统结构和功能的基本单位，具有感受刺激和传导冲动等功能。

1. 神经元的结构　不同神经元的形态和大小差异很大，其胞体有圆形、梭形和锥形等，胞体直径小的仅 5～8μm，大的达 100～150μm。尽管神经元的形态和大小差异很大，但每个神经元都是由胞体和突起两部分组成（图 16-1）。胞体是神经元的代谢中心，细胞内结构与其他细胞大致相似，有细胞膜、细胞质、细胞核和细胞器。此外，还含有神经细胞所特有的结构：尼氏体和神经原纤维（图 16-2）。**尼氏体**的化学成分是核糖核酸和蛋白质，是合成蛋白质的场所。**神经原纤维**对神经细胞有支持作用，并与神经细胞内的物质运输有关。神经元的突起分为树突和轴突。**树突**为从胞体向外伸出的树枝状突起，一条到多条不等，一般较短，可反复分支，逐渐变细而终止。在树突的分支上，常有多种形状的小突起称**树突棘**，是接受传入信息的装置。**轴突**每个神经元通常只有一条，粗细均匀，表明光滑，常发出侧支，轴突的主要功能是将胞体发出的冲动传递给其他神经元或效应器。

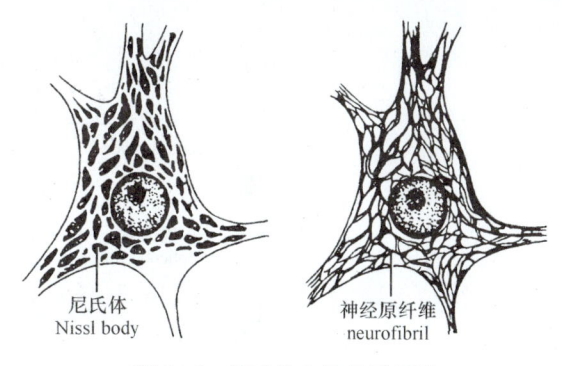

图 16-2　尼氏体和神经原纤维

2. 神经元的分类

（1）**根据神经元突起的数目分为三类**（图 16-3）：①**假单极神经元**，从神经细胞的胞体上只发出一个突起，但很快呈"T"形分叉为二支，一支至周围的感受器称周围突，另一支入脑或脊髓称中枢突，如脊神经节内的感觉神经元；②**双极神经元**，从胞体的两端各发出一个突起，其中一个突起抵达感受器，另一个突起入中枢部称中枢突，如视网膜内的双极细胞；③**多极神经元**，具有多个树突和一个轴突，中枢部的神经元绝大多数属于此类。

（2）**根据神经元的功能和传导方向分为三类**：①**感觉神经元**（传入神经元），接受体内、外环境的各种刺激，并将冲动传入中枢，假单极神经元和双极神经元属于此类；②**运动神经元**（传出神经元），将冲动从中枢传向身体各部，支配骨骼肌、心肌、平滑肌的运动和腺体的分泌，多极神经元属于此类；③**中间神经元**（联络神经元），在中枢内，位于感觉神经元和运动神经元之间，广泛存在于中枢神经系统灰质内，起联络作用，多数属于多极神经元。此类神经元数量很大，占神经元总数的 99%，在中枢神经系统内构成复杂的网络系统。

（3）**根据神经元轴突的长短分为二类**：①Golgi Ⅰ型神经元，具有一条较长的轴突，联系范围较广，如大脑皮质的锥体细胞、脊髓前角细胞等；②Golgi Ⅱ型神经元，轴突较短，常在特定局限的小范围内传递信息。

此外，根据神经元合成、分泌神经递质的不同，可将神经元分为胺能神经元、胆碱能神经元和肽能神经元等。

3. 神经纤维 nerve fiber　神经元较长的突起常被具有绝缘作用的**髓鞘** myelin sheath 和神经膜所包裹，构成神经纤维。若被髓鞘和神经膜共同包裹称**有髓神经纤维**，若仅有神经膜包裹则称**无髓神经纤维**。一般的体躯神经为有髓神经

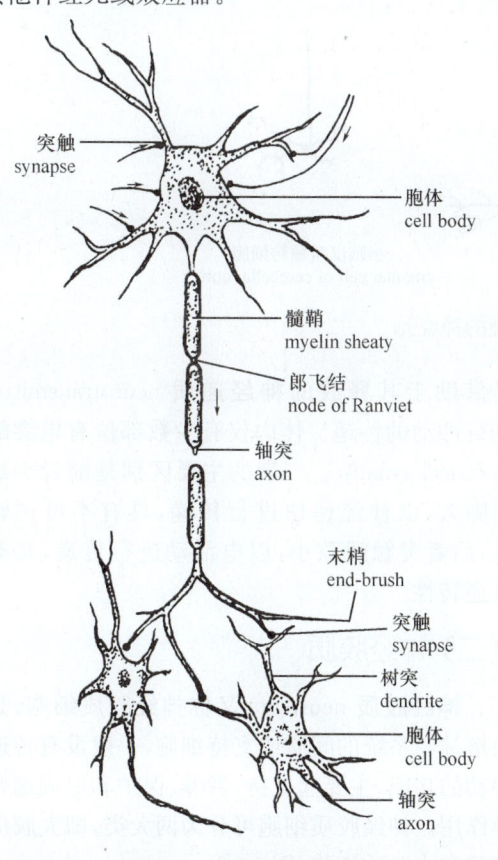

图 16-1　神经元示意图

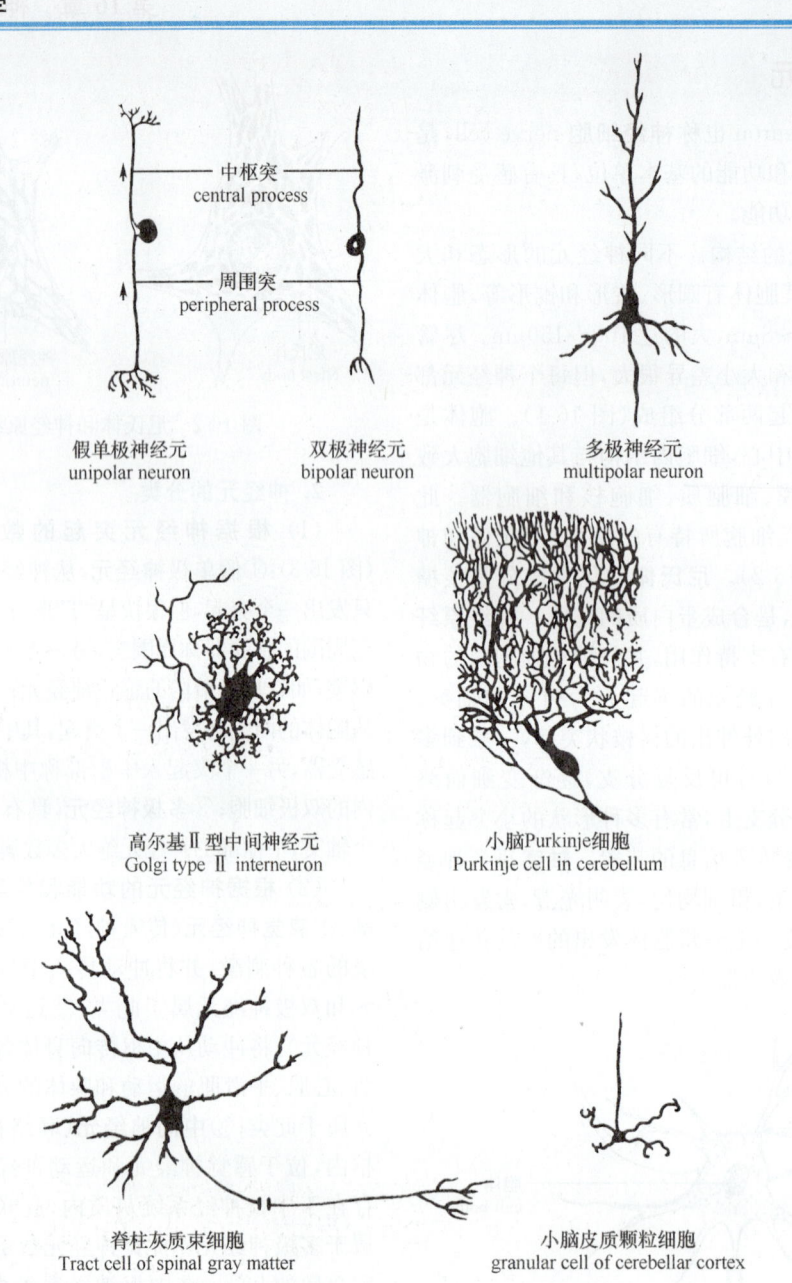

图 16-3 各种类型的神经元

纤维，纤维粗而传导速度快，但不能持久；大部分内脏神经为无髓神经纤维，纤维细，传导速度慢但较持久。周围神经的髓鞘是由 **Schwann 细胞**环绕轴突所形成的多层同心圆板层，周围神经的神经膜在轴突表面被一层 Schwann 细胞的核和质膜所包裹。在中枢神经系统内，有髓神经纤维由少突胶质细胞的突起所形成（图 16-4）。

4. 突触 synapse 突触是神经元与神经元之间或神经元与非神经元（感受器、效应器）之间的特化的接触区域（图 16-5），是传递信息的特殊结构。一个神经元通过突触把信息传递给另一个神经元或效应器。在人体内的突触大部分是**化学突触** chemical synapse，即神经元末梢是借助于其释放的**神经递质** neurotransmitter 进行冲动的传递。体内仅有少数部位有**电突触** electrical synapse。二者的主要区别是前者突触间隙大，以神经递质进行传递，具有不可逆转性；后者突触间隙小，以电活动进行传递，具有可逆转性。

（二）神经胶质

神经胶质 neuroglia 又称**神经胶质细胞**，是中枢神经系统的间质或支持细胞，一般没有传递冲动的功能，主要起支持、营养、保护和形成髓鞘等作用。神经胶质细胞可分为两大类，即大胶质细胞和小胶质细胞（图 16-6）。

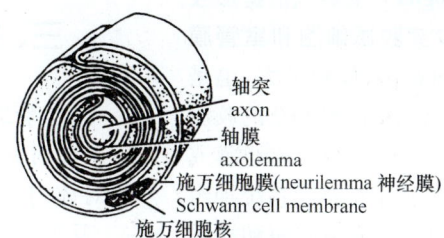

第 16 章 神经系统总论

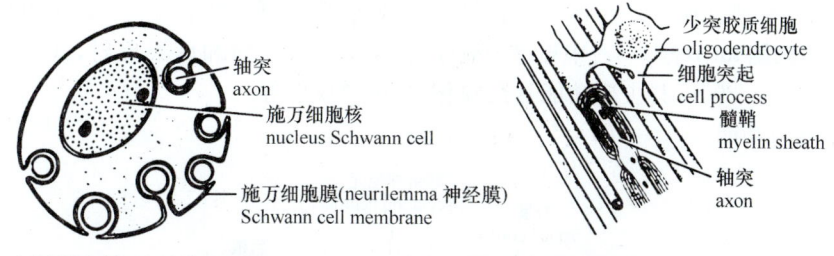

图 16-4 中枢和周围神经系统的髓鞘和神经膜

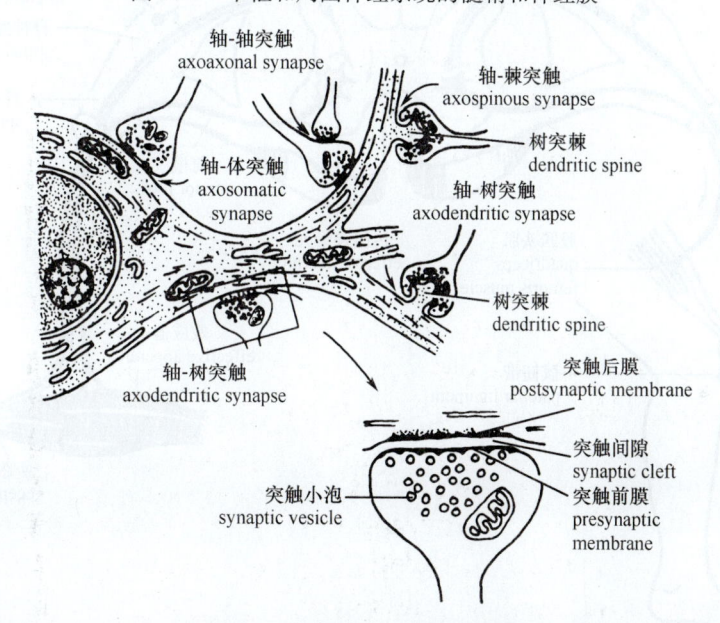

图 16-5 突触的类型及超微结构

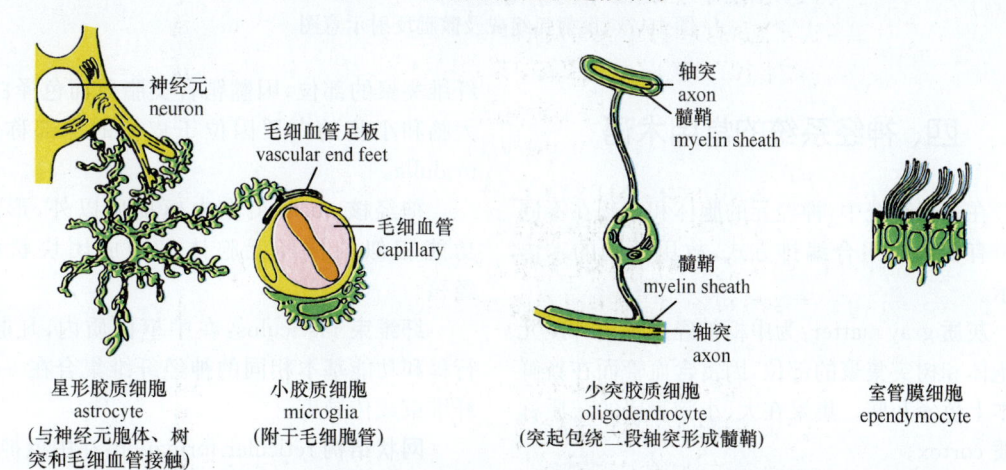

图 16-6 中枢神经系统中各胶质细胞示意图

1. 大胶质细胞 macroglia 主要包括**星形胶质细胞**、**Schwann 细胞**、**少突胶质细胞**和**室管膜细胞**。星形胶质细胞数量最多，体积最大，也是中枢神经系统内分布最广泛、功能最复杂的胶质细胞。Schwann 细胞形成周围神经的神经膜或髓鞘，而少突胶质细胞则形成中枢神经系统神经纤维的髓鞘。室管膜细胞衬于脑室腔面和脊髓中央管内面，其功能是帮助神经组织与脑室腔内的液体之间进行物质交换。

2. 小胶质细胞 microglia 占中枢神经胶质细胞总数的 10%～20%，其主要功能是巨噬作用，另还具有免疫功能。

三、神经系统的活动方式

神经系统的最基本的活动方式是**反射** reflex。反射是机体在神经系统的控制和调节下，对体内、外环境的各种刺激做出的适宜反应。反射活动的物质基础是**反射弧** reflex arch，由感觉器、传入神经、中枢、传出神经和效应器组成（图 16-7）。反射的分类很多，可包括先天反射和后天反射，浅反射和深反射，病理反射等。

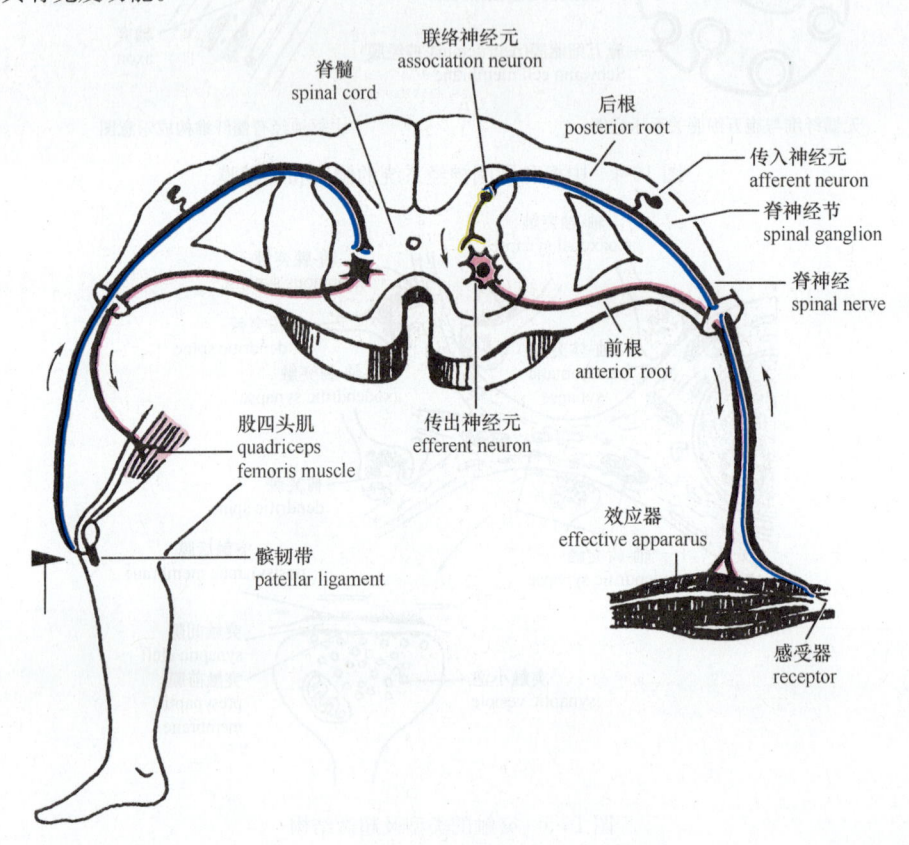

图 16-7 反射弧组成及髌腱反射示意图

四、神经系统的常用术语

在神经系统中，神经元的胞体和突起在不同部位有不同的组合编排方式，故用不同的术语表示。

灰质 gray matter：为中枢神经系统内神经元的胞体和树突集聚的部位，因富含血管而在新鲜标本上色泽灰暗。集聚在大、小脑表层的灰质称**皮质** cortex。

白质 white matter：在中枢神经系统内神经纤维集聚的部位，因髓鞘含类脂质而色泽白亮。大脑和小脑的白质因位于皮质的深部称**髓质** medulla。

神经核 nucleus：在中枢皮质以外，形态和功能相似的神经元胞体集聚成团块状称神经核。

纤维束 fasciculus：在中枢白质内，凡起止、行程和功能基本相同的神经纤维集合在一起称纤维束或传导束。

网状结构 reticular formation：在中枢神经系统的某些部位，灰质和白质混杂交织的区域为网状结构。

神经节 ganglion：在周围神经系统内，神经元的胞体集聚成团块状或结节状称神经节。

神经 nerve：在周围神经系统内，神经纤维集聚在一起称为神经。包绕在每条神经外面的结缔组织称**神经外膜**，结缔组织伸入神经内，将神经分为若干小束并将其包绕者称**神经束膜**，包绕在每根神经纤维外面的结缔组织称**神经内膜**（图16-8）。

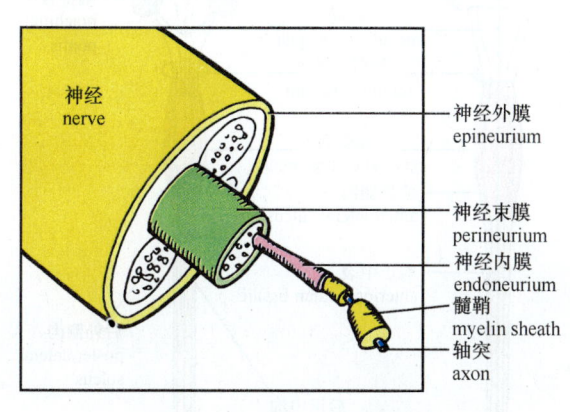

图 16-8　周围神经干内部结构

（萧洪文）

Summary

The nervous system can be divided into the central nervous system (the brain and the spinal cord) and the peripheral nervous system (cranial nerves, spinal nerves and visceral nerves). The cranial and spinal nerves distributed all over the body connect with the brain and the spinal cord, respectively, The visceral nerves refer to the nervous fibers innervating the viscera organs, the heart, blood vessels and glands. The nervous system controls and regulates the function of different organs and systems, enabling the body to work as a whole.

The nervous system is mainly constituted by the neuron and the neuroglia. The neuron can receive the stimuli and transmit the impulse. According to the number of neuron's processes, the neuron can be divided into peudounipolar, bipolar and multipolar neurons; it can also be divided into sensory, motor and relay neurons according to their functions. The neuroglia provides support and nutrition for the neuron and forming the myelin sheath.

第 17 章 中枢神经系统

> **学习目的**
> 掌握：①脊髓的位置、外形,脊髓节段与椎骨的对应关系及脊髓的内部结构；②脑的组成,脑干外形和脑神经核的名称、位置、性质及其与脑神经的关系和重要的纤维束；③小脑的位置,外形、分叶和功能；④间脑的位置、分部,背侧丘脑、下丘脑、后丘脑的重要核团及功能；⑤大脑半球的外形、分叶、主要沟回及内部结构。

第一节 脊　髓

脊髓 spinal cord 起源于胚胎时期神经管的尾部,与脑比较是相对分化较少、功能较低级的部分,仍保持着明显的节段性。脊髓与 31 对脊神经相连,脊神经分布于躯干和四肢。脊髓的许多活动都是在脑的控制下完成的,但脊髓本身也能完成许多反射活动。

一、脊髓的位置和外形

脊髓位于椎管内,上端在枕骨大孔处与延髓相续,成人脊髓的下端平对第 1 腰椎体下缘,长约 45cm。脊髓呈前后略扁的圆柱状,外包被膜,全长粗细不等,有两个膨大,即**颈膨大** cervical enlargement 和**腰骶膨大** lumbosacral enlargement。颈膨大从第 4 颈节至第 1 胸节,腰骶膨大从第 2 腰节至第 3 骶节。这两个膨大的形成是由于四肢的出现而在脊髓内部的神经元数量相对增多所致。脊髓的末端变细称**脊髓圆锥** conus medullaris,圆锥的尖即为脊髓下端,脊髓在此处向下延为一细长的无神经组织的**终丝** filum terminale(图 17-1)。在第 2 骶椎水平以下,硬脊膜包裹终丝,向下终于尾骨的背面。

脊髓的表面有 6 条纵行的浅沟,即在前正中线上有一条较深的**前正中裂** anterior median fissure,在后正中线上有一条较浅的**后正中沟** posterior median sulcus。此外还有两对外侧沟,即**前外侧沟**

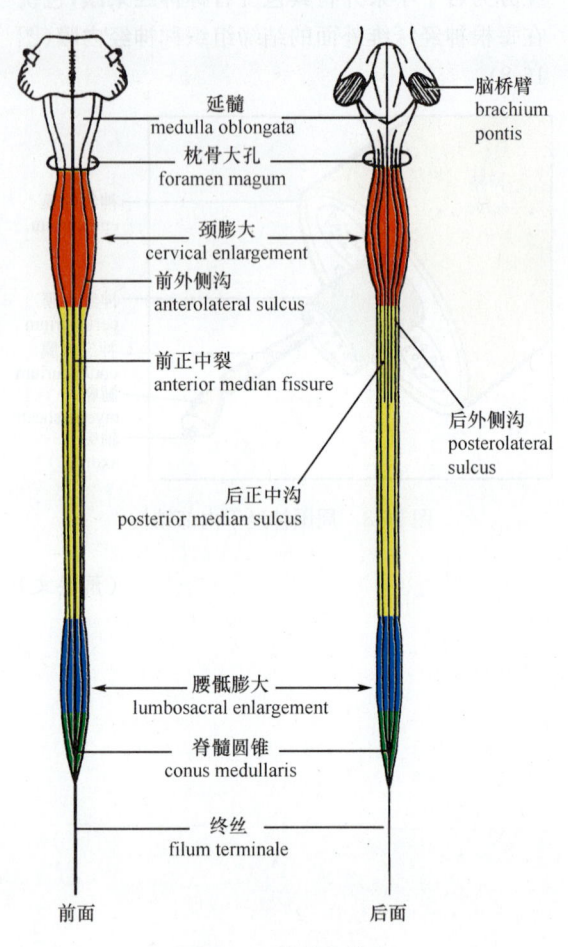

图 17-1 脊髓的外形

和**后外侧沟**,分别有脊神经前根和脊神经后根的根丝附着。在颈髓和胸髓上部,后正中沟和后外侧沟之间还有一条较浅的**后中间沟** posterior intermediate sulcus,是薄束和楔束的分界标志。

脊髓在外形上没有明显的节段性,但根据每一对脊神经根丝附着的范围即可分为一个脊髓节段(图 17-2)。由于有 31 对脊神经,故脊髓也可分为 31 个节段,即颈髓 8 个节段($C_1 \sim C_8$),胸髓 12 个节段($T_1 \sim T_{12}$),腰髓 5 个节段($L_1 \sim L_5$),骶髓 5 个节段($S_1 \sim S_5$)和尾髓 1 个节段(Co_1)。由于自胚胎第 4 个月起,脊柱的生长速度比脊髓快,因此成人脊髓和脊柱的长度不等,各椎骨与脊髓的节段在高度上并不完全对应。了解脊髓节段与椎骨的对应关系,对病变和麻醉

1. 前角 主要由运动神经元组成。根据神经元的形态和功能,把前角运动神经元分为大、小两型:大型细胞为α运动神经元,小型细胞为γ运动神经元。α运动神经元的纤维经前根至骨骼肌的梭外肌纤维,支配骨骼肌的运动。γ运动神经元的纤维经前根至骨骼肌的梭内肌纤维,其作用为调节肌张力。此外还有一种小型的Renshaw氏细胞,它接受α运动神经元轴突的侧支,而它们的轴突再反过来与α运动神经元形成突触联系,对α运动神经元起抑制作用,形成负反馈的环路(图17-6)。

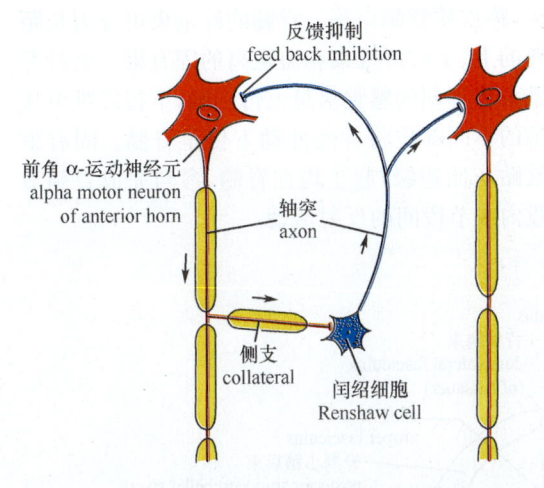

图 17-6 Renshaw 细胞的联系(模式图)

前角运动神经元的细胞群可分为内、外两群,即**前角内侧核**和**前角外侧核**。前角内侧核支配颈部、躯干的固有肌,见于脊髓全长;前角外侧核仅见于颈膨大和腰骶膨大节段,支配上、下肢肌。

临床意义 当前角运动神经元损伤时,如脊髓灰质炎(小儿麻痹症),它所支配的骨骼肌失去神经支配,表现为所支配的骨骼肌瘫痪并萎缩,肌张力降低,腱反射消失称**弛缓性瘫痪**(软瘫)。

2. 中间带 位于前、后角之间。在胸髓($T_1 \sim T_{12}$)和第1~3腰髓节段,可见明显的中间带外侧核,即**侧角**,它是交感神经的节前神经元胞体所在部位,即交感神经的低级中枢,它们发出的纤维经脊神经前根和白交通支进入交感干。在骶髓第2~4节段前角基底部,相当于侧角的位置有小型神经元组成的核团称**骶副交感核** sacral parasympathetic nuclei,是副交感神经的低级中枢(骶部),它们发出的纤维组成盆内脏神经。

3. 后角 后角细胞分群较多。在后角尖部有贯穿脊髓全长的**胶状质** substantia gelatinosa,在胶状质的背侧有少数胞体较大的**后角边缘核** posteriomarginal nucleus,在腰骶膨大处最为明显。在胶状质的腹侧有由较多的大、中型细胞组成的**后角固有核** nucleus proprius,它们接受脊神经后根的传入纤维。在后角基部有边界明确的一团大型细胞称**胸核** thoracic nucleus,也称**背核**或 **Clarke 柱**,仅见于颈8至腰2节段。

在20世纪50年代,根据Rexed对猫脊髓细胞构筑的研究,发现脊髓全长的灰质细胞构筑基本相似。在横切面上,从后角尖到前角可将灰质分为10个板层(图17-7),在人脊髓的观察中也发现有类似情况。板层 Ⅰ 相当于后角边缘区,内有后角边缘核;板层 Ⅱ 相当于胶状质;板层 Ⅲ 和 Ⅳ 相当于后角固有核;板层 Ⅴ 和 Ⅵ 相当于后角基底部;板层 Ⅶ 占中间带的大部,在颈膨大和腰骶膨大处还伸向前角,此板层含有胸核、中间带内侧核、中间带外侧核及骶副交感核;板层 Ⅷ 占据前角底部,在颈膨大和腰骶膨大处,该板层仅占前角的内侧部;板层 Ⅸ 包括前角运动神经元和中间神经元,位于前角最腹侧;板层 Ⅹ 是中央管周围的中央灰质。

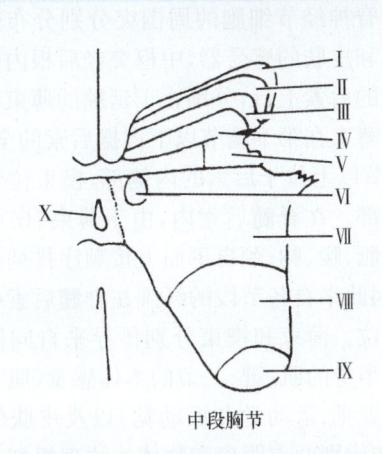

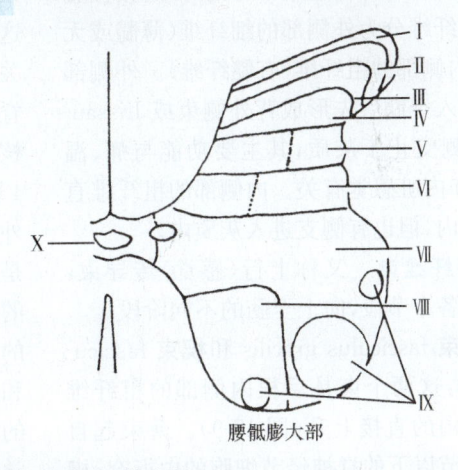

图 17-7 脊髓灰质分层(模式图)

脊髓灰质板层与核团的对应关系见表17-1。

表 17-1 脊髓灰质板层与核团的对应关系

板层	对应的核团或部位
Ⅰ	边缘层
Ⅱ	胶状质
Ⅲ、Ⅳ	后角固有核
Ⅴ	后角颈部、网状核
Ⅵ	后角的基底部
Ⅶ	中间带：胸核、中间内侧核、外侧核、骶副交感核
Ⅷ	前角底
Ⅸ	前角内、外侧核
Ⅹ	中央灰质

（二）白质

脊髓白质位于灰质周围，被脊髓表面的纵沟分为三个索，即前正中裂与前外侧沟之间为**前索** anterior funiculus；前、后外侧沟之间为**外侧索** lateral funiculus；后外侧沟与后正中沟之间为**后索** posterior funiculus。在灰质前连合的前方有纤维横越称**白质前连合** anterior white commissure。在灰质后角基底部的外侧与白质之间，灰、白质混合交织，此处称**脊髓网状结构**，尤其在颈部比较明显。

脊髓白质主要由上、下行的纤维束组成（图17-8）。凡起止、走行和功能基本相同的一束纤维称为一个纤维束。纤维束一般按照它们的起止来命名，如起于脊髓而止于丘脑的纤维束，称脊髓丘脑束；起于大脑皮质而止于脊髓的纤维束，称皮质脊髓束等。脊髓的纤维束可分为长距离的上、下行纤维束和短距离的固有束。上行纤维束将不同的感觉信息上传到脑，下行纤维束从脑的不同部位将神经冲动下传至脊髓。固有束紧贴灰质边缘，起止均在脊髓，参与完成脊髓节段内或节段间的反射活动。

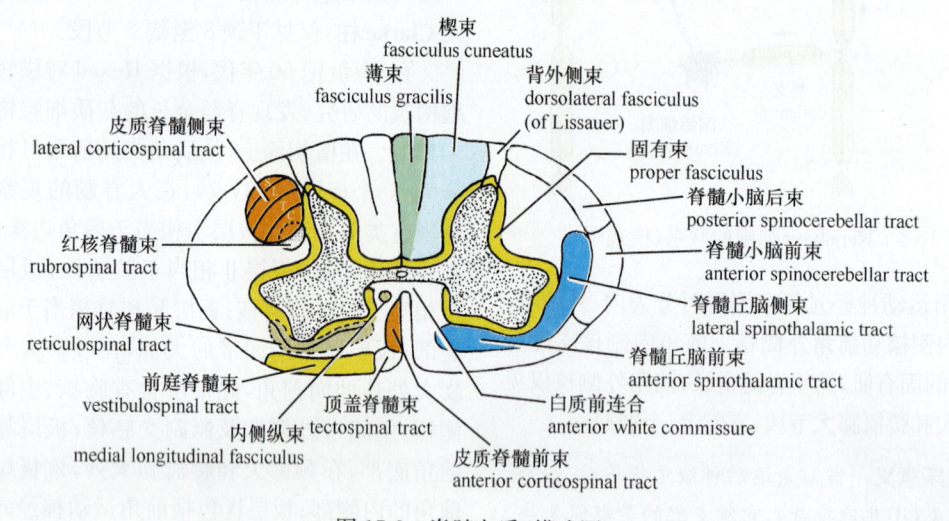

图 17-8　脊髓白质（模式图）

在后根内含有各种粗细不等的纤维，按位置可将后根的纤维分为外侧部的细纤维（薄髓或无髓纤维）和内侧部的粗纤维（有髓纤维）。外侧部的细纤维进入脊髓后先形成背外侧束或Lissauer束，发出侧支止于灰质，其主要功能与痛、温觉、触压觉和内脏感觉有关。内侧部的粗纤维直接进入后索内，但也有侧支进入灰质内。

1. 上行纤维束 又称上行（感觉）传导束，起自脊髓的各个节段，向上至脑的不同阶段。

（1）**薄束** fasciculus gracilis 和**楔束** fasciculus cuneatus：这两个束是后根内侧部的粗纤维在同侧后索内的直接上升（图17-9）。薄束起自同侧第5胸节以下的脊神经节细胞的中枢突，楔束起于同侧胸4以上的脊神经节细胞的中枢突。这些脊神经节细胞的周围突分别分布到肌、腱、关节和皮肤的感受器，中枢突经后根内侧部进入脊髓的后索上行，分别止于延髓的薄束核和楔束核。薄束在第5胸节以下占据后索的全部，在第4胸节以上位于后索的内侧部，楔束位于后索的外侧部。在脊髓后索内，由于薄束、楔束的纤维是自骶、腰、胸、颈自下而上按顺序排列进入脊髓的，因此来自各节段的纤维在脊髓后索中有明确的定位。薄束和楔束分别传导来自同侧下半身和上半身的肌、腱、关节的本体感觉（肌、腱、关节的位置觉、运动觉和振动觉）以及皮肤的精细触觉（如辨别两点距离和物体的纹理粗细）信息。

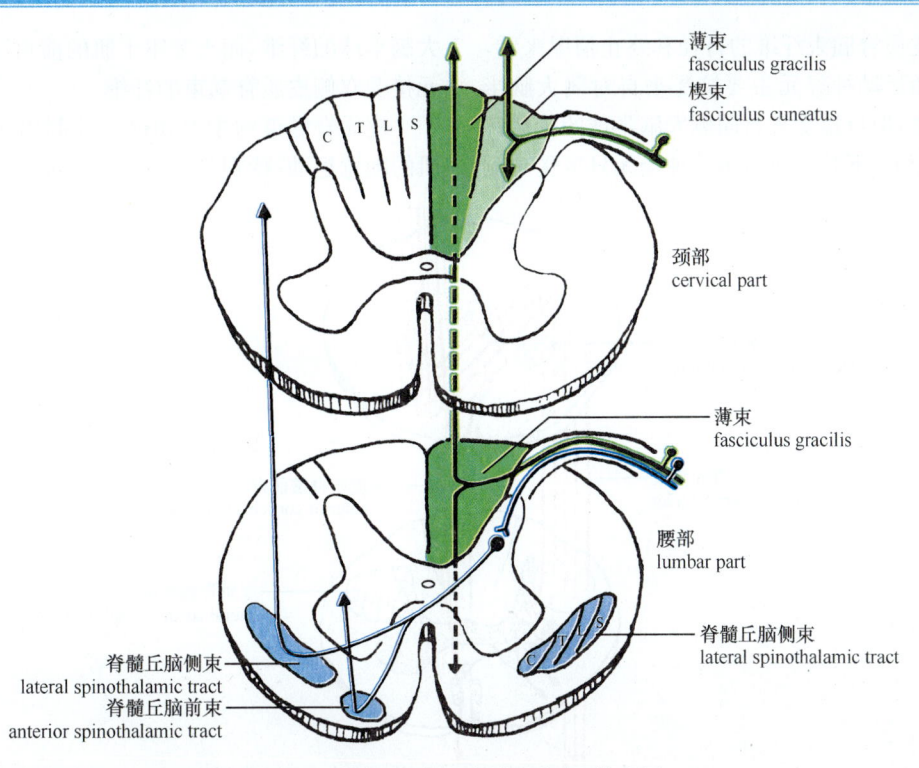

图 17-9 薄束、楔束和脊髓丘脑束（模式图）

临床意义 临床上因肿瘤或其他病变引起脊髓后索损伤时，本体觉和辨别性触觉的信息不能传入大脑皮质，表现为伤侧的本体感觉和精细触觉障碍。病人闭目时，不能确定各关节的位置，身体摇晃易跌倒，也不能辨别物体的性质、重量和纹理粗细等。

（2）**脊髓小脑束** spinocerebellar tract：包括脊髓小脑后束和脊髓小脑前束。**脊髓小脑后束** posterior spinocerebellar tract 位于外侧索的后外侧边缘，**脊髓小脑前束** anterior spinocerebellar tract 位于其前方。它们分别起自同侧胸核和双侧的中间带。脊髓小脑后束经小脑下脚进入小脑，而脊髓小脑前束经小脑上脚的背方进入小脑。此二束主要传导来自下肢和躯干下部的本体感觉信息至小脑。脊髓小脑后束传导的信息可能与肢体个别肌的精细运动和姿势的协调有关，而脊髓小脑前束传递的信息则与整个肢体的运动有关。

（3）**脊髓丘脑束** spinothalamic tract：分为**脊髓丘脑前束** anterior spinothalamic tract 和**脊髓丘脑侧束** lateral spinocerebellar tract，分别位于白质前索和侧索的前份（图17-9）。此二束主要起自后角固有核，经白质前连合斜行交叉并上升1～2个脊髓节段至对侧，在前索和外侧索内上行，经过脑干止于背侧丘脑。脊髓丘脑束的纤维在脊髓有明确的定位，即来自骶、腰、胸、颈节的纤维，由外向内依次排列。此二束纤维在脊髓内的走行中并未完全分开，而是紧密相邻并有更多重叠。脊髓丘脑侧束传递由后根细纤维传入的痛、温觉冲动，脊髓丘脑前束传递由后根粗纤维传入的粗触觉和压觉冲动。

临床意义 当一侧脊髓丘脑束损伤时，表现为损伤对侧1～2个节段以下的痛、温觉丧失。

2. 下行纤维束 亦称下行（运动）传导束，起自脑的不同部位，直接或间接止于脊髓前角或侧角细胞。

（1）**皮质脊髓束** corticospinal tract：为脊髓内最大的下行纤维束，起自大脑皮质运动中枢，下行经过脑干，在延髓下端平面，大部分（75%～90%）纤维交叉至对侧，称皮质脊髓侧束，小部分未交叉的纤维称皮质脊髓前束（图17-10）。**皮质脊髓侧束** lateral corticospinal tract 纵贯脊髓全长，在脊髓白质侧索的后部下行。下行过程中沿途发出纤维终于同侧前角运动细胞，控制前角运动细胞（主要控制前角外侧核）的活动。皮质脊髓侧束内纤维排列，由内向外依次为颈、胸、腰、骶的纤维。**皮质脊髓前束** anterior corticospinal tract 仅存在于脊髓中胸部以上。此束在前正中裂的两侧下行，下行过程中，大部分纤维经白质前连合交叉后终于对侧前角运动细胞，部分纤维不交叉而止于同侧前角运动细胞。

从皮质脊髓束纤维的行径和终止情况来看，脊髓前角运动神经元主要接受来自对侧大脑半球的纤维，但也接受来自同侧大脑半球的少量纤维。支配上、下肢的前角运动神经元只接受对侧大脑半球的纤维，而支配躯干肌的前角运动神经元接受双侧皮质脊髓束的纤维。

皮质脊髓束的主要功能是控制躯干和四肢肌的随意运动，特别是肢体远端的灵巧运动。

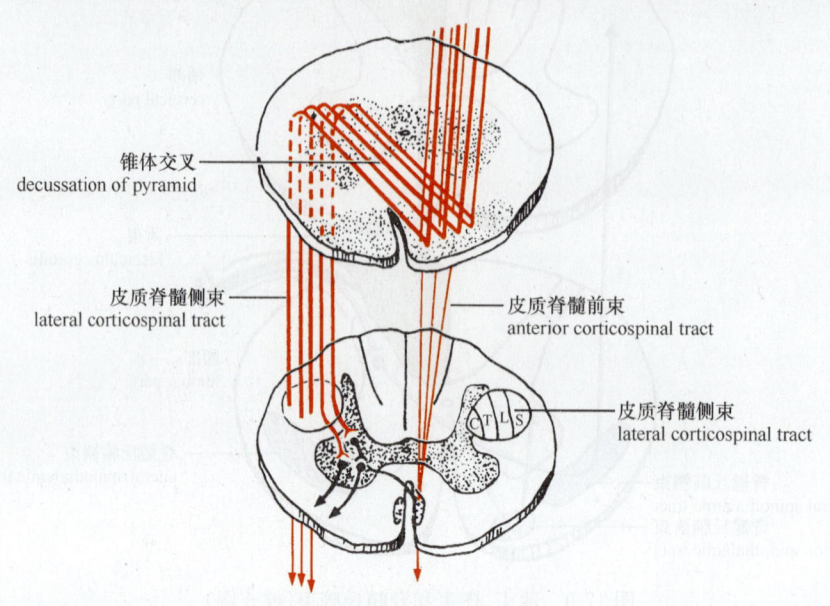

图 17-10 皮质脊髓侧束和前束（模式图）

临床意义 当一侧皮质脊髓束损伤时，由于前角运动细胞失去上运动神经元的控制，呈释放状态，出现伤侧平面以下的肢体骨骼肌痉挛性瘫痪（硬瘫），表现为肌张力增高，腱反射亢进，病理反射阳性等征，而躯干肌不瘫痪。

(2) **红核脊髓束** rubrospinal tract：起自中脑红核，纤维交叉后下行于脊髓侧索内，与皮质脊髓侧束毗邻，对支配屈肌的运动神经元有较强的兴奋作用，它与皮质脊髓束一起对肢体远端肌肉的运动发挥重要作用。

(3) **前庭脊髓束** vestibulospinal tract：起于前庭神经外侧核，在同侧前索外侧部下行，主要兴奋躯干和肢体的伸肌，在调节身体平衡中起作用。

(4) 其他下行纤维束还包括有网状脊髓束，顶盖脊髓束，内侧纵束等。

三、脊髓的功能

脊髓在结构和功能上比脑较为原始，其主要功能表现在两个方面：一是传导功能，二是反射功能。

（一）传导功能

脊髓白质就是完成传导功能的主要结构。除头面部以外，大脑皮质对躯干肌和四肢肌运动的调控以及对部分内脏运动的管理，必须通过脊髓再传到效应器，同时也将机体大部分的感觉信息通过脊髓上传到脑。

（二）脊髓反射

脊髓反射是指脊髓固有的反射，其反射弧并不经过脑，但在正常情况下，其反射活动却是在脑的控制下进行的。完成反射的结构是脊髓的固有装置，即脊髓灰质、固有束和前、后根。最简单的反射只包括一个传入神经元和一个传出神经元，组成**单突触反射**，一般只局限于一个或相邻一个脊髓节段内，也称节段内反射。大多数反射弧是由三个以上的神经元组成的**多突触反射**，即在传入神经元和传出神经元之间，还有中间神经元，其轴突在固有束内上、下行数个脊髓节段后，终于脊髓前角运动细胞，此种反射称节段间反射。

脊髓反射可分为**躯体反射**和**内脏反射**。躯体反射是指骨骼肌的反射活动，如牵张反射、屈曲反射、浅反射等。内脏反射则是指躯体内脏反射、内脏内脏反射和内脏躯体反射，如立毛反射、膀胱排尿反射、直肠排便反射等。另一些反射是在脊髓失去上运动神经元控制后表现出来的反射活动，称为病理反射（如跖反射，即 Babinski

征),具有临床诊断意义。

(萧洪文)

第二节 脑

脑 brain 位于颅腔内,起源于胚胎时期神经管的前部,形态和功能均较脊髓复杂。成年人,脑的平均重量约为1400g。一般将脑分为六个部分:即端脑、间脑、中脑、脑桥、延髓和小脑(图17-11)。延髓向下经枕骨大孔与脊髓相连。通常将中脑、脑桥和延髓合称为脑干。随着脑各部的发育,胚胎时期的神经管内腔在脑内形成一个连续的脑室系统。

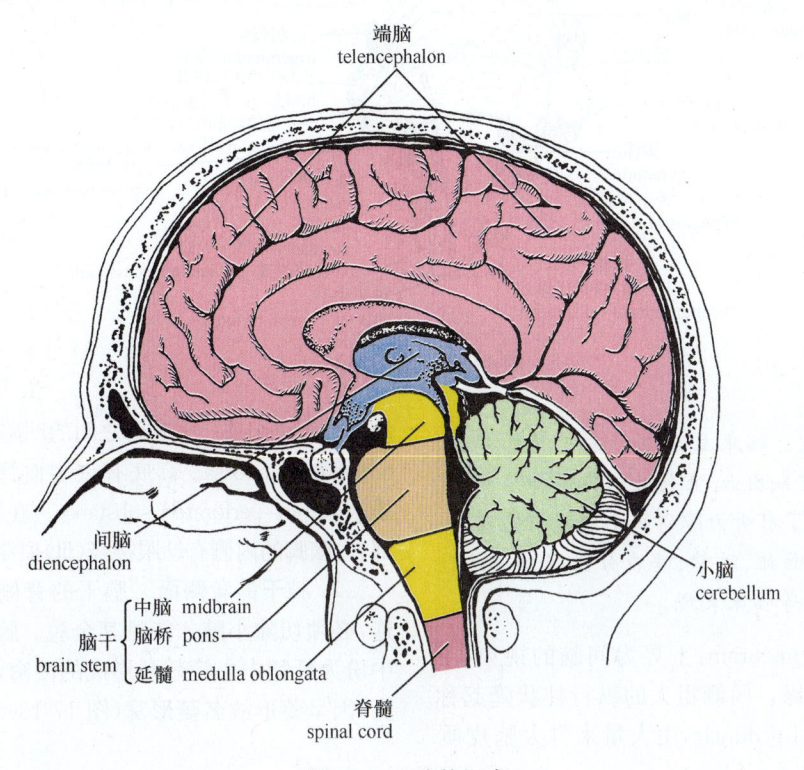

图 17-11 脑的组成

一、脑 干

脑干 brain stem 位于脊髓和间脑之间,自下而上由延髓、脑桥和中脑三部分组成。脑干位于颅后窝前部,其中延髓和脑桥的腹侧面邻接颅后窝前部的斜坡,背面与小脑相连,延髓、脑桥和小脑之间的室腔为第四脑室,向下续为延髓下部和脊髓的中央管,向上通中脑的中脑水管。脑干从上向下依次与Ⅲ~Ⅻ对脑神经相连。

(一)脑干的外形

1. 脑干的腹侧面 脑干中部膨大为脑桥,脑桥以下为延髓,以上为中脑(图17-12)。

(1) **延髓** medulla oblongata:形似倒置的圆锥体,下端平枕骨大孔处与脊髓相连续,上端以横行的**延髓脑桥沟**与脑桥分界。正中线上的纵沟为前正中裂,其两侧的纵行隆起称**锥体** pyramid,主要由皮质脊髓束纤维构成。锥体的下端,大部分皮质脊髓束纤维左、右交叉形成**锥体交叉** decussation of pyramid,部分纤维填塞了前正中裂。在延髓上部,锥体外侧的卵圆形隆起称**橄榄** olive,内含下橄榄核。在橄榄与锥体之间的前外侧沟内有舌下神经(Ⅻ)根丝穿出。在橄榄背外侧的后外侧沟内,由上至下依次排列有舌咽神经(Ⅸ)、迷走神经(Ⅹ)和副神经(Ⅺ)的根丝穿出。

(2) **脑桥** pons:中间部的宽阔隆起称**脑桥基底部**,向两侧逐渐变窄移行为**小脑中脚**(又称脑桥臂)。基底部在中线上的浅沟称**基底沟**,容纳基底动脉。在脑桥基底部与小脑中脚交界处连有粗大的三叉神经(Ⅴ)根,在延髓脑桥沟内,从内侧到外侧依次有展神经(Ⅵ)、面神经(Ⅶ)和前庭蜗神经(Ⅷ)根穿出。在延髓脑桥沟的外侧部,延髓、脑桥和小脑的结合处,临床上称**脑桥小脑三角**,前庭蜗神经和面神经恰位于此处。

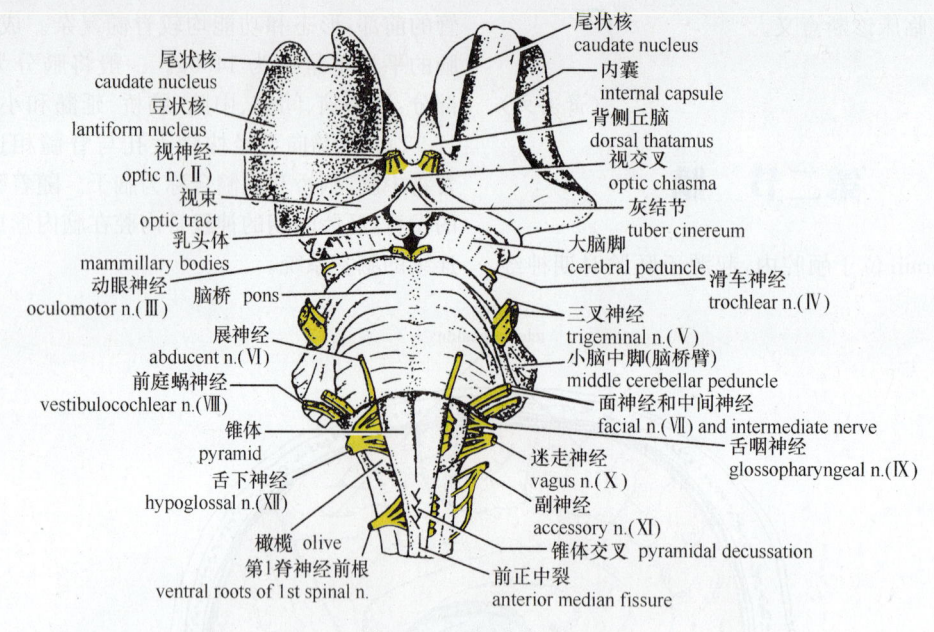

图 17-12 脑干腹侧面

临床意义 临床上,脑桥小脑三角的病变(如肿瘤、炎症或出血)常侵及前庭蜗神经和面神经,患者除了有听力障碍和小脑损伤的症状外,还可引起面瘫、眩晕、唾液分泌减少、舌前2/3味觉减退等临床表现。

(3) **中脑** midbrain:上界为间脑的视束,下界为脑桥的上缘。两侧粗大的纵行柱状隆起称**大脑脚** cerebral peduncle,由大量来自大脑皮质的下行纤维组成。大脑脚之间的凹陷称**脚间窝** interpeduncular fossa。窝底有许多血管穿入称**后穿质** posterior perforated substance。在脚间窝的下部,大脑脚的内侧有动眼神经(Ⅲ)根穿出。

2. **脑干的背侧面** 脑干的背侧面与小脑相连,必须切除小脑才能见其全貌。脑干的背侧面中份为延髓中央管敞开形成的浅窝,即第四脑室底,因呈菱形故名**菱形窝**(图 17-13)。

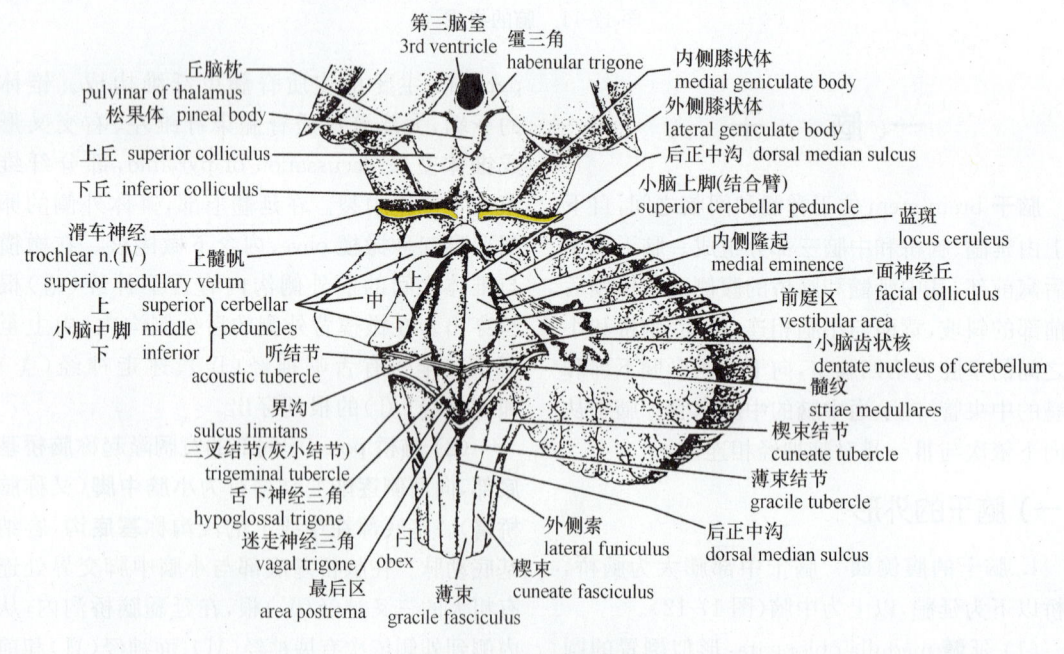

图 17-13 脑干背侧面

(1) 延髓:背面的上部中央管敞开形成菱形窝的下半,下部形似脊髓,其后正中沟的两侧各有两个膨大,内侧者为**薄束结节** gracile tubercle,薄束结节的外上方为**楔束结节** cuneate tubercle,

其深面分别为薄束核和楔束核,脊髓的薄束和楔束分别止于此二核。在楔束结节的外上方是联系小脑的粗大纤维束称**小脑下脚** inferior cerebellar peduncle(又称**绳状体**)。

(2) **脑桥**:背侧面形成菱形窝的上半部,菱形窝的上外侧界为左、右**小脑上脚** superior cerebellar peduncle(又称**结合臂**)。两个上脚间的薄层白质称**上(前)髓帆**,参与构成第四脑室顶。

(3) **中脑**:背侧面有两对圆形隆起,上一对为**上丘** superior colliculus,是视觉反射中枢;下一对为**下丘** inferior colliculus,是听觉反射中枢。上丘、下丘合称**顶盖** tectum 或**四叠体** corpora quadrigemina。上、下丘各向上外侧伸出一隆起,称**上丘臂**和**下丘臂**,分别连于间脑的外侧膝状体和内侧膝状体。在下丘的下方有滑车神经(Ⅳ)根穿出。

(4) **菱形窝** rhomboid fossa:即第四脑室底,呈菱形,位于脑桥和延髓上部的背侧面,中部有横行的髓纹,是脑桥和延髓背面的分界标志。菱形窝的下外侧界为两侧的薄束结节、楔束结节和小脑下脚;上外侧界为两侧的小脑上脚。窝底的正中有纵行的**正中沟** median sulcus,将菱形窝分为左、右对称的两半。正中沟的外侧有与之平行的**界沟** sulcus limitans。界沟的外侧是三角形的**前庭区** vestibular area,其深面有前庭神经核。前庭区的外侧角有一圆形隆起称**听结节** acoustic tubercle,内含蜗神经核。界沟与正中沟之间的部分称**内侧隆起** medial eminence,髓纹上方隆起较明显的部位称**面神经丘** facial colliculus,深面为展神经核及面神经膝;在髓纹下方,内侧隆起呈两个小的三角区,内上方者称**舌下神经三角** hypoglossal triangle,其深面有舌下神经核,外下方者称**迷走神经三角** vagal triangle,内含迷走神经背核。

3. **第四脑室 fourth ventricle** 位于延髓、脑桥和小脑之间,向上经中脑水管通第三脑室,向下通延髓和脊髓的中央管。室底为菱形窝,室顶朝向小脑。顶的前上部由两侧小脑上脚及中央的上髓帆组成,后部由下髓帆和第四脑室脉络组织构成(图17-14)。上、下髓帆都是一薄片白质,它们伸入小脑,两者以锐角相汇合。第四脑室脉络组织由上皮性的室管膜、软膜及其表面的血管组成。脉络组织的部分血管反复分支成丛,夹带着软膜和室管膜上皮突入室腔,形成第四脑室脉络丛,产生脑脊液。第四脑室借脉络组织上有三个孔:单一的**第四脑室正中孔**,位于菱形窝下角上方;一对**第四脑室外侧孔**位于第四脑室外侧角处,这三个孔将脑室系统与蛛网膜下隙连通。

(二) 脑干的内部结构

脑干的内部结构比脊髓复杂:脑干灰质不像脊髓灰质那样连贯成细胞柱贯穿脊髓全长,而是断开形成神经核;各种上、下行纤维束的穿行和交叉;延髓上部的中央管后移并敞开形成菱形窝,与小脑共同围成第四脑室;脑干中央区出现较大范围的网状结构。

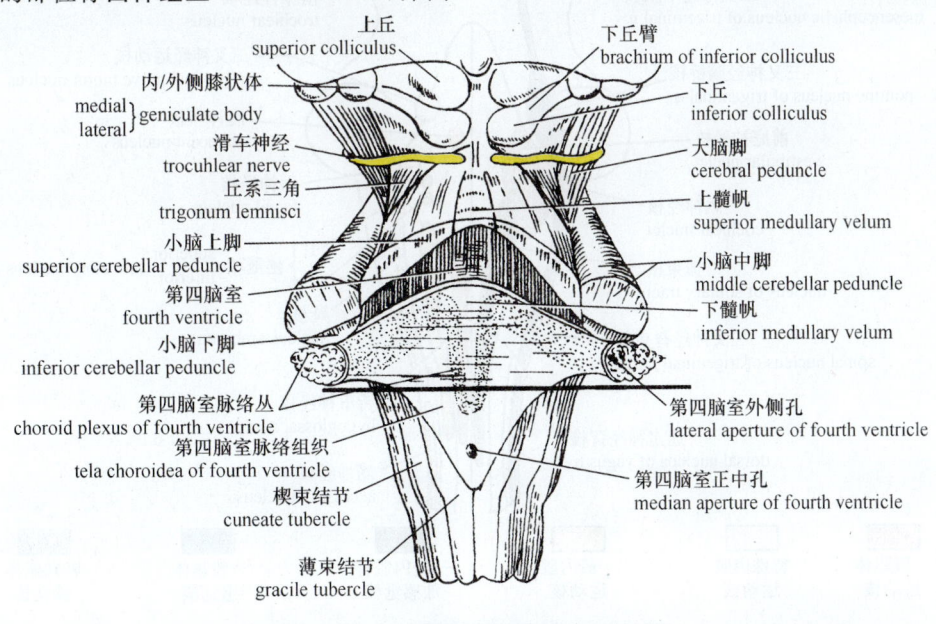

图 17-14 第四脑室脉络组织和脉络丛

1. 脑干的灰质 脑干灰质的核团,根据神经核的纤维联系和功能的不同,分为三类:①**脑神经核**:与Ⅲ～Ⅻ对脑神经联系;②**中继核**:经过脑干的上、下行纤维束在此中继换元;③**网状核**:位于网状结构中。中继核和网状核因不与脑神经联系,故二者合称非脑神经核。

(1) 脑神经核:已知脊髓灰质内含有与脊神经四种纤维成分相对应的四种核团:躯体运动纤维起于脊髓前角运动核;内脏运动纤维起于脊髓侧角的交感神经核或骶副交感核;内脏感觉纤维终于脊髓中间带内侧核;躯体感觉纤维直接或间接终于脊髓后角的有关核团。这四种功能性核团由运动至感觉呈腹背方向排列。在生物进化过程中,头部出现了高度分化的视、听、嗅和味觉感受器,以及由鳃弓演化而成的面部和咽喉部的骨骼肌。随着这些器官的发生和相应的神经支配的出现,脑神经的纤维成分也由脊神经的4种纤维成分增加为7种,脑干内部也随之出现了与其相对应的7种脑神经核团:即**一般躯体运动核、特殊内脏运动核、一般内脏运动核、一般内脏感觉核、特殊内脏感觉核、一般躯体感觉核、特殊躯体感觉核**。

以上7种脑神经核团在脑干中有规律地排列成纵行的功能柱。由于接受来自内脏、心血管感觉纤维的一般内脏感觉核和接受味觉的特殊内脏感觉核是同一个核团,即孤束核,因此,脑干内实际只存在6类功能柱。但6类功能柱并非纵贯脑干的全长,它们多数是断开的,因此每个柱可以包含若干类功能相同的脑神经核团(图17-15,图17-16)。

由于延髓中央管后移并敞开形成第四脑室,使核团由脊髓的腹、背方向排列改变成内、外侧方向排列。一般来说,以界沟为界,界沟内侧是运动性核团,界沟外侧为感觉性核团。由中线向两侧依次为一般躯体运动柱、一般内脏运动柱、一般和特殊内脏感觉柱、特殊躯体感觉柱,特殊内脏运动柱和一般躯体感觉柱则位于室底灰质(或中央灰质)腹外侧的网状结构内(图17-17)。

1) 一般躯体运动柱:位于中线的两侧,包括四对核团,它们由上而下分别是动眼神经核、滑车神经核、展神经核和舌下神经核(图17-15～图17-17),支配眼外肌和舌肌。

动眼神经核 oculomotor nucleus 位于中脑上丘平面,中脑中央灰质的腹侧,发出的纤维向腹侧经大脑脚内侧出脑加入动眼神经,支配大部分眼外肌(除外直肌和上斜肌以外)和上睑提肌。

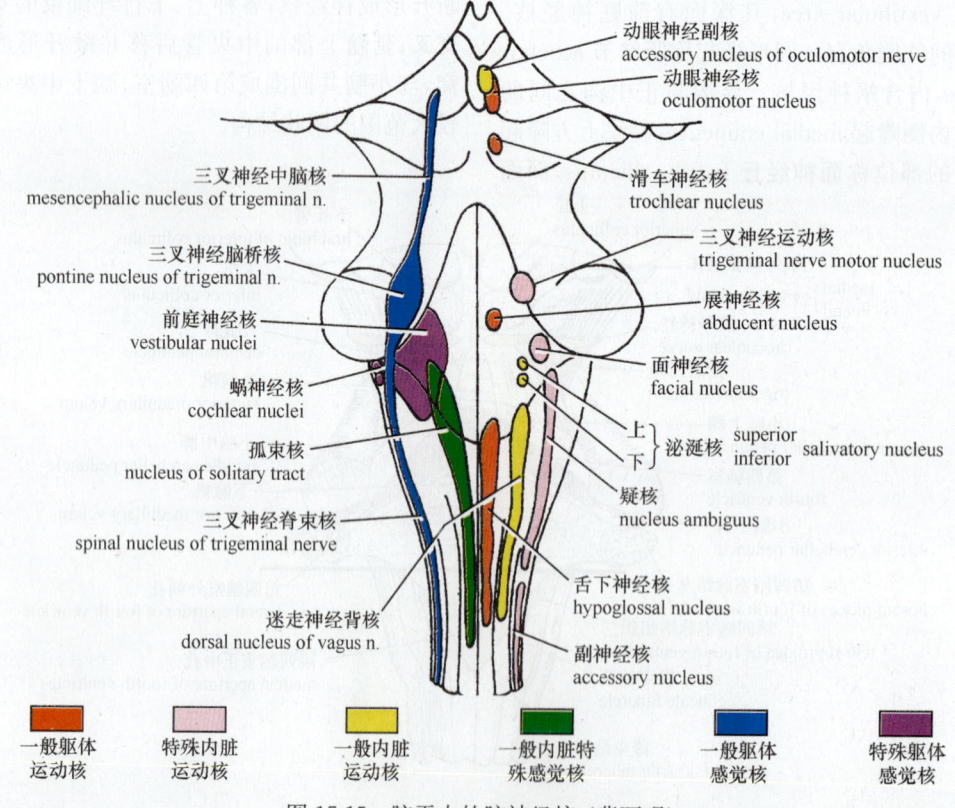

图 17-15 脑干内的脑神经核(背面观)

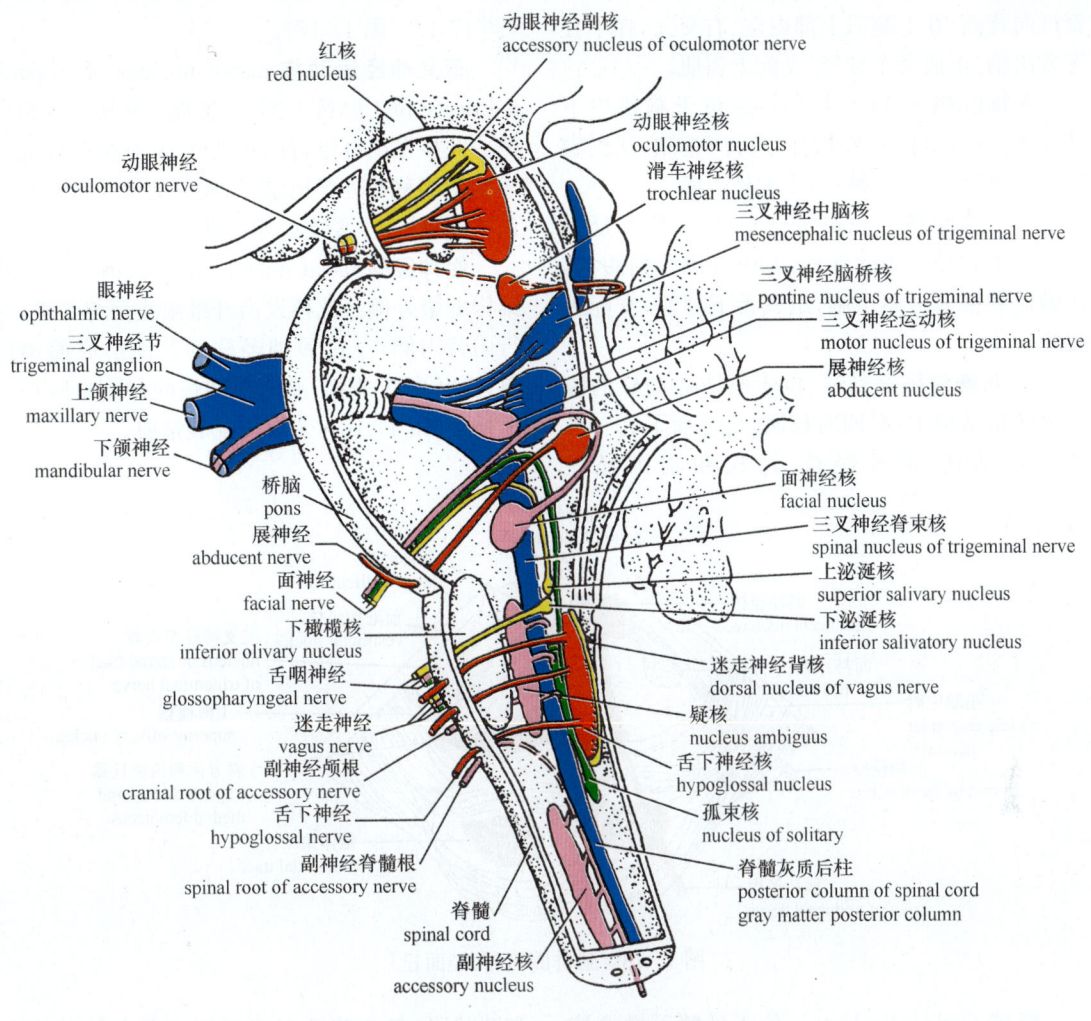

图 17-16 脑神经核模式图(侧面观)

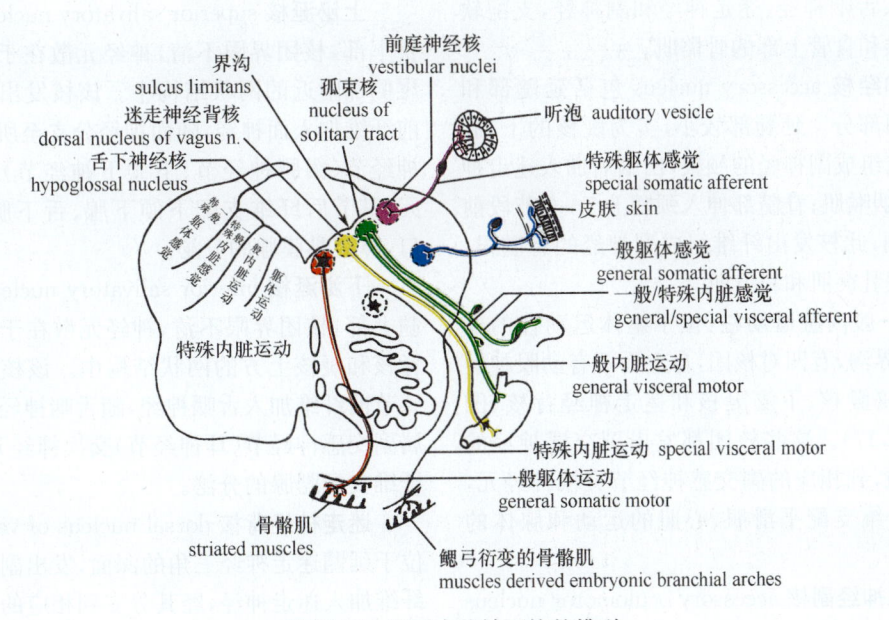

图 17-17 脑干内脑神经核的排列

滑车神经核 trochlear nucleus 位于中脑下丘平面中脑中央灰质的腹侧,发出纤维围绕中脑水管行向背侧,在上髓帆上部内左、右交叉,在下丘下方出脑,组成滑车神经,支配上斜肌。

展神经核 abducens nucleus 位于脑桥中下部面神经丘的深面,发出纤维行向腹侧,从延髓脑桥沟出脑,组成展神经,支配外直肌。

舌下神经核 hypoglossal nucleus 位于延髓上部舌下神经三角的深面,发出纤维行向腹侧,在橄榄和锥体之间出脑,组成舌下神经,支配舌肌的运动。

2) 特殊内脏运动柱:位于躯体运动柱的腹外侧网状结构中,有四对核团,自上而下为三叉神经运动核、面神经核、疑核和副神经核(图17-15～图17-17)。

三叉神经运动核 motor nucleus of trigeminal nerve 位于脑桥中部,三叉神经脑桥核的腹内侧。此核发出纤维行向腹外侧,从脑桥基底部与小脑中脚移行处穿出脑,组成三叉神经运动根加入下颌神经,主要支配咀嚼肌。

面神经核 facial nucleus 位于脑桥下部网状结构的腹外侧。此核发出纤维组成面神经根,先行向背内侧,绕过展神经核的背面形成**面神经膝**,再转向腹外侧,沿面神经核的外侧出脑加入面神经(图17-18),主要支配表情肌。

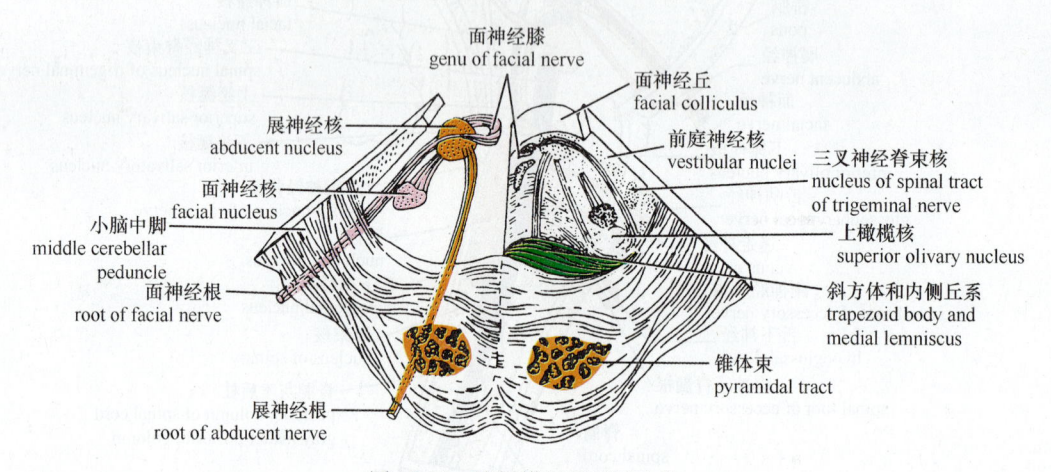

图 17-18 脑桥横切面(经面丘)

疑核 nucleus ambiguus 位于延髓下橄榄核背外侧的网状结构中,纵贯延髓全长。此核发出纤维加入舌咽神经、迷走神经和副神经,支配软腭、咽、喉和食管上部的骨骼肌。

副神经核 accessory nucleus 包括延髓部和脊髓部两部分。延髓部较小,实为疑核的下端,发出纤维组成副神经的颅根,出脑后加入迷走神经,支配咽喉肌;脊髓部伸入颈髓上5～6节段前角背外侧,此核发出纤维组成副神经的脊髓根,支配胸锁乳突肌和斜方肌。

3) 一般内脏运动柱:位于躯体运动柱的外侧,靠近界沟,有四对核团,自上而下有动眼神经副核、上泌涎核、下泌涎核和迷走神经背核(图17-15,16,17)。这些核团都发出副交感神经的节前纤维,到相应的副交感神经节交换神经元,其节后纤维支配平滑肌、心肌的运动和腺体的分泌。

动眼神经副核 accessory oculomotor nucleus 位于中脑上丘平面,在动眼神经核上部背内侧,发出副交感节前纤维加入动眼神经出脑,至睫状神经节交换神经元,其节后纤维支配瞳孔括约肌和睫状肌,参与瞳孔对光反射和晶状体的调节反射。

上泌涎核 superior salivatory nucleus 位于脑桥下部,核团界限不清,神经元散在于面神经核尾侧部附近的网状结构中。该核发出副交感节前纤维加入面神经,随面神经分支至所属副交感神经节(翼腭神经节、下颌下神经节)交换神经元,其节后纤维支配下颌下腺、舌下腺、泪腺及口、鼻腔黏膜腺的分泌。

下泌涎核 inferior salivatory nucleus 位于延髓上部,核团界限不清,神经元散在于迷走神经背核和疑核上方的网状结构中。该核发出副交感节前纤维加入舌咽神经,随舌咽神经分支至所属副交感神经节(耳神经节)交换神经元,其节后纤维支配腮腺的分泌。

迷走神经背核 dorsal nucleus of vagus nerve 位于延髓迷走神经三角的深面,发出副交感节前纤维加入迷走神经,经其分支到相应的副交感神经节(器官旁节或器官内节)交换神经元,其节后纤维支配颈部、胸腔和腹腔大部分器官(结肠左曲以下的消化管及盆腔脏器除外)的平滑肌和心肌的运动及腺体的分泌。

4) **内脏感觉柱**：此柱仅由单一的**孤束核** nucleus of solitary tract 构成。此核位于界沟外侧和迷走神经背核的腹外侧（图 17-15～图 17-17），延伸到延髓全长。孤束核是一般内脏感觉和特殊（味觉）内脏感觉纤维的终止核，其上端接受来自味蕾的传入纤维，下端接受一般内脏感觉的传入纤维。面神经、舌咽神经和迷走神经中的内脏感觉纤维进入延髓后止于孤束核（图 17-19）。

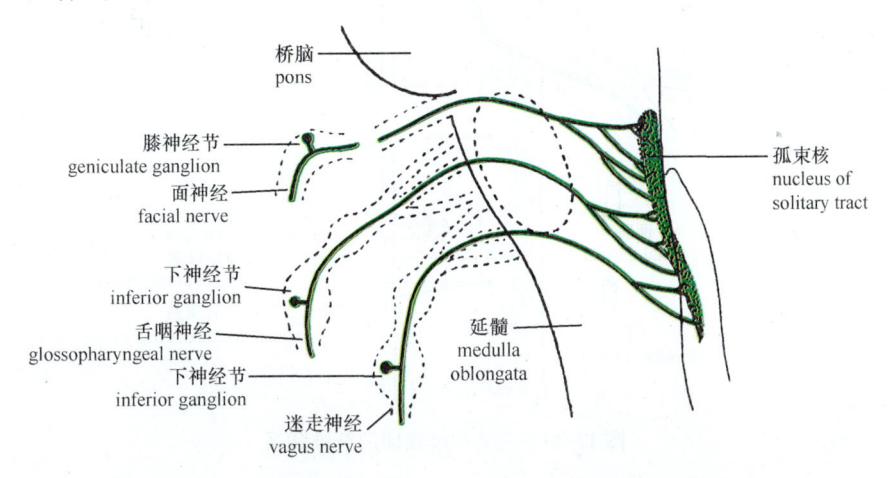

图 17-19 孤束核与面神经、舌咽神经及迷走神经的联系

5) **一般躯体感觉柱**：位于内脏感觉柱的腹外侧（图 17-15，图 17-16），包括 3 对核团。

三叉神经中脑核 mesencephalic nucleus of trigeminal nerve 位于三叉神经脑桥核上端至中脑上丘平面，中脑中央灰质的外侧缘，此核相当于脊神经节，接受咀嚼肌的本体感觉冲动。

三叉神经脑桥核 pontine nucleus of trigeminal nerve 位于脑桥中部的网状结构内，三叉神经运动核的外侧，主要接受头面部的触、压觉冲动。

三叉神经脊束核 nucleus of spinal trigeminal tract 为一细长的核团，其上端达脑桥中下部与脑桥核相续，向下延伸到第 1、2 颈段脊髓后角，此核主要接受三叉神经传入的头面部痛、温觉冲动，也接受舌咽神经和迷走神经的一般躯体感觉纤维。三叉神经中的一般躯体感觉纤维进入脑桥后，传导痛、温觉的纤维下行进入延髓，组成**三叉神经脊束**，其纤维逐渐终止于其内侧的三叉神经脊束核（图 17-20）。

6) **特殊躯体感觉柱**（图 17-15～图 17-17）：位于内脏感觉柱的外侧，包括前庭神经核和蜗神经核。

前庭神经核 vestibular nucleus 位于前庭区的深面，由前庭内侧核、外侧核、上核、下核组成。此核主要接受前庭神经传入的平衡觉纤维，发出纤维组成前庭脊髓束和内侧纵束，调节伸肌张力以及参与完成视、听反射。部分纤维组成前庭小脑束，经小脑下脚进入小脑。

蜗神经核 cochlear nucleus 位于菱形窝听结节的深面，由蜗腹侧核和蜗背侧核组成。此核接受蜗神经传入的听觉纤维，发出的纤维大部分沿脑桥被盖前部交叉到对侧上升，这些横行交叉的纤维构成**斜方体**，小部分纤维不交叉在同侧上行，与对侧交叉过来的纤维共同构成外侧丘系。

(2) **非脑神经核**

1) **延髓的非脑神经核**：**薄束核** gracile nucleus 和**楔束核** cuneate nucleus（图 17-21，图 17-22）分别位于延髓背侧薄束结节和楔束结节的深面，它们分别是脊髓薄束和楔束的终止核。此二核发出的纤维呈弓形绕过中央管的腹侧，在中线上左、右交叉称**内侧丘系交叉** decussation of medial lemniscus，交叉后的纤维在中线两侧折向上行，形成内侧丘系。因此，此二核是传导躯干和四肢本体感觉和精细触觉的重要中继核团。

下橄榄核 inferior olivary nucleus（图 17-23）位于延髓橄榄的深面。此核接受大脑皮质、网状结构、红核和脊髓的纤维，发出纤维越边至对侧，经小脑下脚止于小脑。下橄榄核是大脑皮质与小脑之间纤维联系的一个重要中继站，参与小脑对运动的控制。

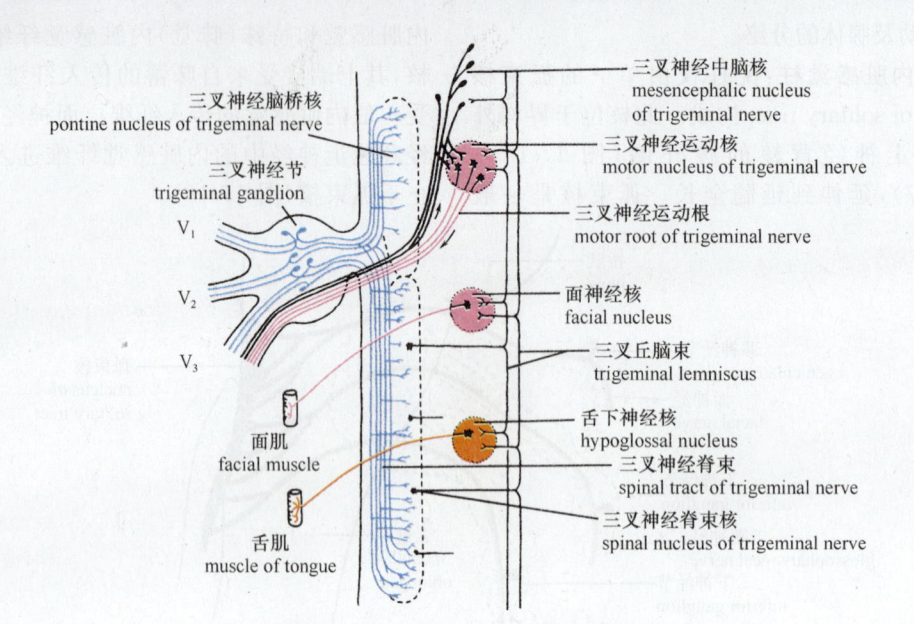

图 17-20　三叉神经核团的纤维联系

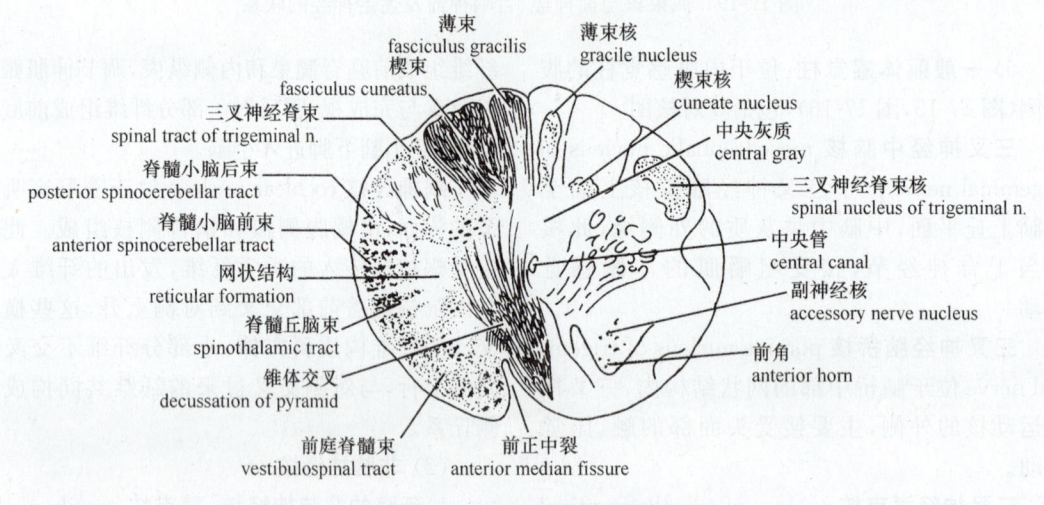

图 17-21　延髓横切面（经锥体交叉）

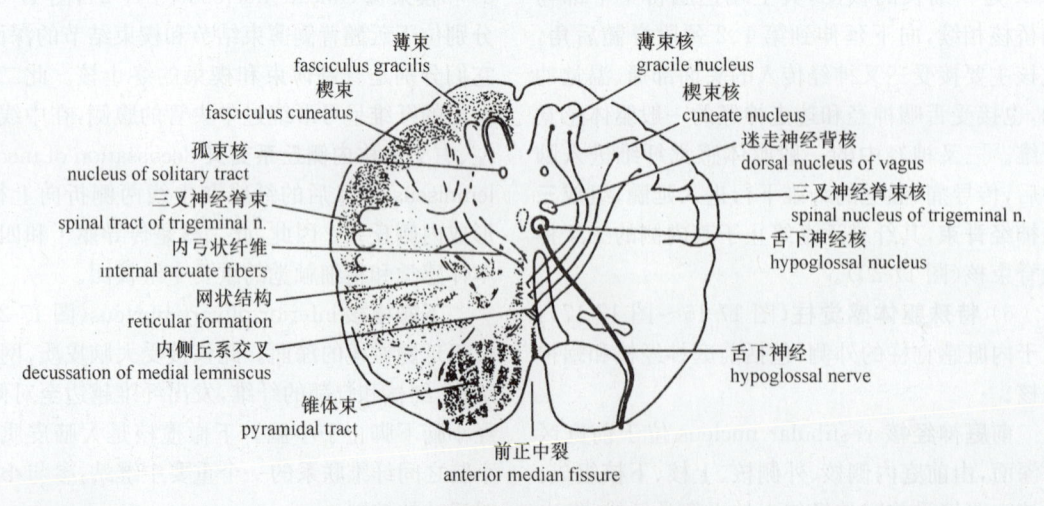

图 17-22　延髓横切面（经内侧丘系交叉）

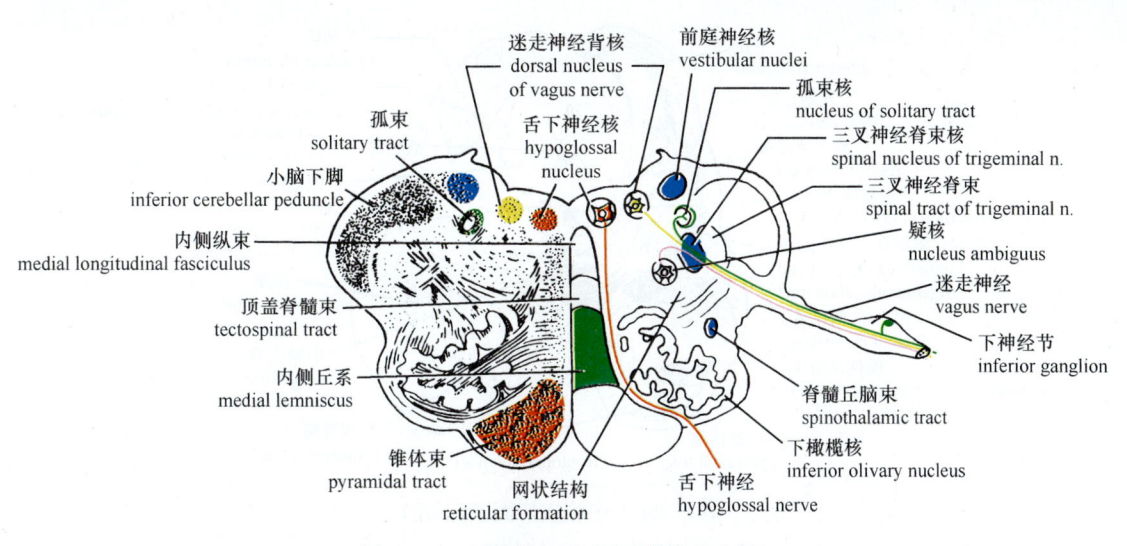

图 17-23 延髓横切面（经下橄榄核中部）

2) **脑桥的非脑神经核**：**脑桥核** pontine nucleus 位于脑桥基底部，是许多散在的灰质团块（图 17-24）。脑桥核接受大脑皮质广泛区域的皮质脑桥束纤维，发出纤维越过中线，组成粗大的小脑中脚进入小脑。因此，脑桥核是传递大脑皮质信息至小脑的重要中继站。

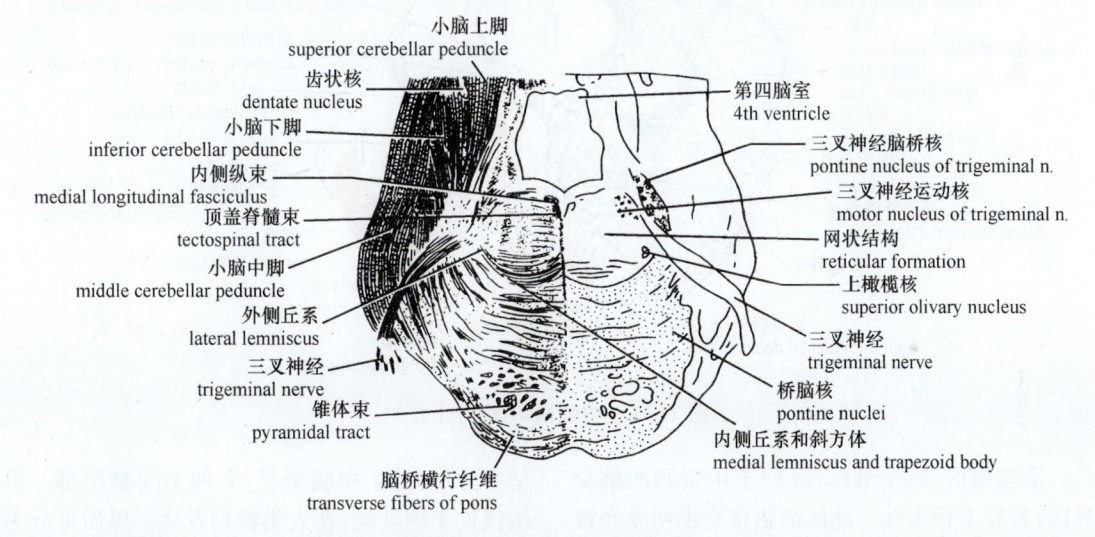

图 17-24 经脑桥中部横切面

上橄榄核位于脑桥中下部面神经的腹侧，内侧丘系的背外侧。此核接受双侧蜗神经腹侧核的传出纤维，发出纤维加入同侧和对侧的外侧丘系，参与声音的空间定位。

3) **中脑的非脑神经核**：**下丘核**位于下丘深面（图 17-25），它是听觉传导通路上的重要中继核团，外侧丘系的纤维大部分止于此核。此核的传出纤维组成下丘臂至内侧膝状体，是听觉传导路上的重要中继核。下丘也发纤维至上丘，再经顶盖脊髓束止于脑干和脊髓，参与听觉反射活动。因此，下丘也是听觉反射中枢。

上丘细胞呈灰、白质交错排列的分层结构（图 17-26），主要接受视网膜（经视束、上丘臂）、大脑皮质、下丘、脊髓等处的传入纤维，发出的纤维主要至脊髓及脑干的一些核团。发向脊髓的投射纤维向前绕过中央灰质，在中脑水管周围灰质腹侧的中线上左、右交叉，称**被盖背侧交叉**，交叉后下降构成顶盖脊髓束，至颈段脊髓中间带和前角，参与完成头、颈部的视、听反射活动，如突然的声响或闪光所引起的转头、转眼和闭眼等反应。因此，上丘是视觉和听觉的反射中枢。

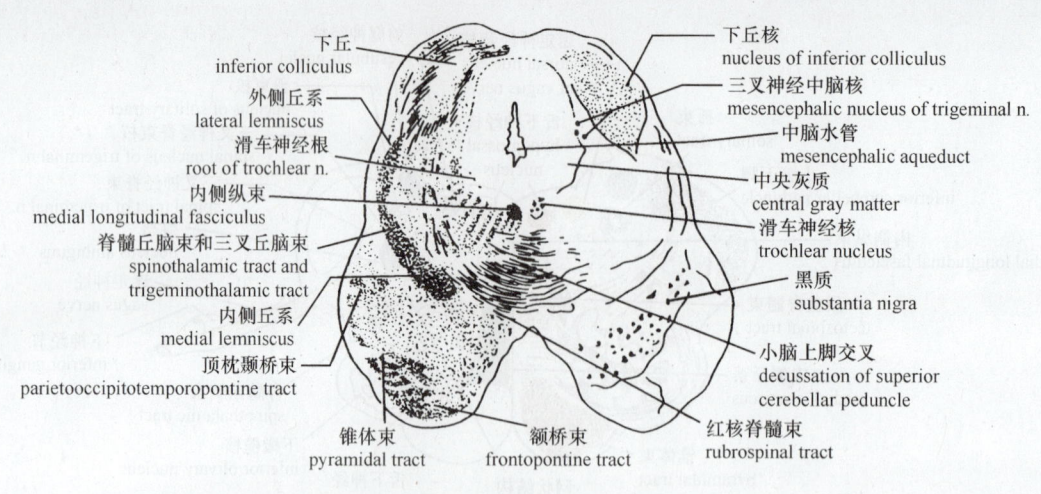

图 17-25 中脑横切面（经下丘）

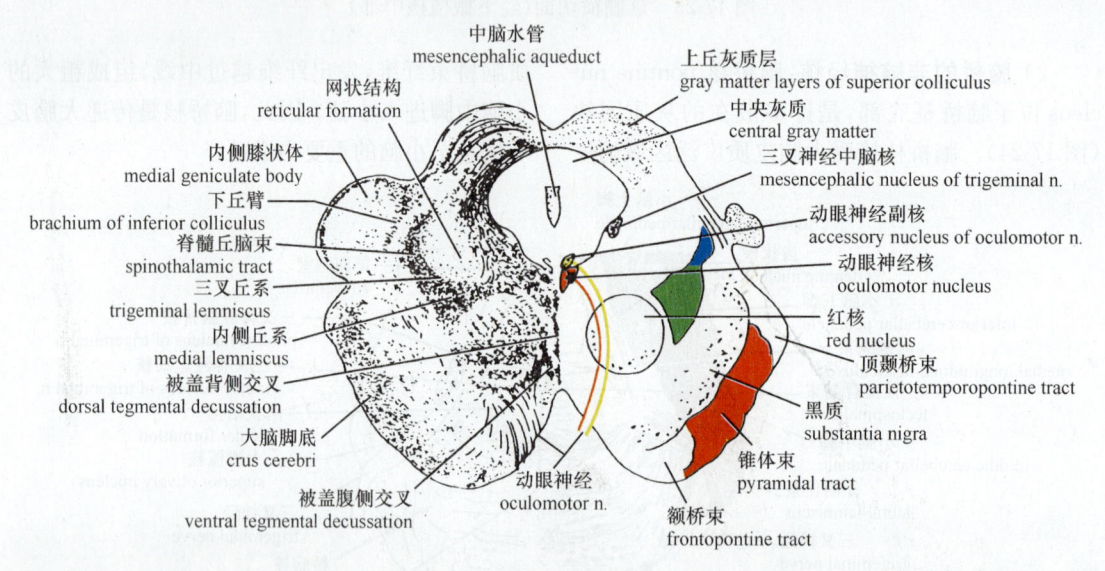

图 17-26 中脑横切面（经上丘）

顶盖前区 pretectal area 位于中脑和间脑交界区，紧靠上丘头端。此区细胞接受视网膜经视束和上丘臂传来的纤维，发出纤维止于双侧的动眼神经副核，完成瞳孔对光反射，即在光照下瞳孔缩小的反应。因此，顶盖前区是瞳孔对光反射中枢。

红核 red nucleus 为一对新鲜时呈浅粉红色的卵圆形核团，位于上丘至间脑尾部。红核主要接受来自对侧小脑和大脑皮质的纤维，传出纤维在上丘下部平面，被盖腹侧部交叉至对侧，形成**被盖腹侧交叉**，然后下行组成红核脊髓束，至脊髓颈段的前角运动细胞，以调节屈肌的张力和协调运动。

黑质 substantia nigra 主要由含有黑色素的神经元组成，位于中脑被盖和大脑脚底之间，呈半月形，见于中脑全长，并伸至间脑尾部。黑质仅见于哺乳类，在人类特别发达。黑质可分为腹侧的网状部和背侧的致密部。网状部神经元较少，致密部神经元密集，其中大部分神经元含有黑色素颗粒。致密部神经元主要为多巴胺能神经元，合成的多巴胺经黑质纹状体纤维释放到新纹状体，以调节纹状体的功能活动，因此，黑质也是参与调节躯体运动的一个重要中枢。

临床意义 临床上因黑质病变，可导致新纹状体内多巴胺水平降低，丘脑向运动皮质发放的兴奋性冲动减少，即出现**震颤麻痹**（Parkinson病），患者表现为肌肉强直、运动受限、减少，并出现震颤。

2. 脑干的白质

(1) 上行纤维束

1) 内侧丘系 medial lemniscus(图 17-23,图 17-24):在延髓中下部,由薄束核和楔束核发出的纤维在中央管的腹侧交叉,即内侧丘系交叉。交叉后的纤维上行止于丘脑称内侧丘系。内侧丘系在延髓位于中线和下橄榄核之间,锥体的后方上行;到脑桥后略转向腹外侧,位于被盖腹侧与基底部之间;到中脑则移向被盖外侧;进入间脑后止于背侧丘脑的腹后外侧核。内侧丘系传递来自对侧躯干和上、下肢的本体感觉和精细触觉冲动。

2) 脊髓丘脑束 spinothalamic tract(图 17-23):为脊髓丘脑侧束和脊髓丘脑前束的延续,两者在延髓中部合在一起称**脊髓丘系** spinal lemniscus。脊髓丘系在延髓位于下橄榄核的背外侧;在脑桥和中脑此束位于内侧丘系的背外侧,最后止于背侧丘脑的腹后外侧核。其功能是传导对侧躯干及四肢的痛温觉和粗略触压觉冲动。

3) 三叉丘系 trigeminal lemniscus(图 17-25):由三叉神经脊束核及大部分三叉神经脑桥核发出的纤维交叉至对侧组成。该纤维束行于内侧丘系的背外侧并与之毗邻上行至间脑,止于丘脑腹后内侧核。三叉丘系主要传导对侧头面部皮肤、牙及口、鼻腔黏膜的痛温觉和粗略触压觉冲动。三叉神经脑桥核尚有部分管理牙和口腔黏膜触、压觉的神经元,发出纤维直接进入同侧的三叉丘系。

4) 外侧丘系 lateral lemniscus(图 17-24,图 17-25):由双侧蜗神经核和双侧上橄榄核发出的纤维组成。这些核团发出的大部分纤维在脑桥基底部与被盖之间,横行穿过内侧丘系,越过中线交叉至对侧,这些横行的纤维称**斜方体** trapezoid body。斜方体的纤维在上橄榄核的外侧折向上行称**外侧丘系**,小部分不交叉的纤维加入同侧外侧丘系上行。外侧丘系在内侧丘系的外缘上行至中脑,大部分纤维止于下丘,下丘发出的纤维经下丘臂止于内侧膝状体,外侧丘系的小部分纤维穿过下丘和下丘臂直接到达内侧膝状体。一侧外侧丘系传导双耳的听觉冲动。

5) 脊髓小脑前、后束:此二束纤维行于延髓的外侧周边部,其中脊髓小脑后束经延髓上部的小脑下脚进入小脑,而脊髓小脑前束则继续上行到脑桥上部,经小脑上脚进入小脑。此二束主要传导非意识性本体感觉冲动。

(2) 下行纤维束

1) 锥体束 pyramidal tract:锥体束包括皮质脊髓束和皮质核束,主要起自大脑皮质运动区,经端脑的内囊进入中脑的大脑脚底中 3/5 下降至脑桥基底部,继续下行至延髓,在延髓腹侧中线的两旁聚集为锥体。**皮质核束** corticonuclear tract 又称**皮质脑干束**,在脑干下行途中,分支终止于脑干的一般躯体运动核和特殊内脏运动核。**皮质脊髓束**在延髓锥体下端,大部分(75%~90%)纤维越至对侧,形成锥体交叉。交叉后的纤维在脊髓外侧索内下行,即为皮质脊髓侧束,未交叉的纤维在脊髓前索内下行,称皮质脊髓前束,分别终止于同侧和双侧脊髓前角细胞。锥体束的功能是控制骨骼肌的随意运动。

2) 皮质脑桥束:由大脑皮质的额叶、顶叶、枕叶和颞叶广泛皮质发出的纤维下行组成**额桥束**和**顶枕颞桥束**,经内囊进入中脑的大脑脚底内侧 1/5 和外侧 1/5 部之后进入脑桥基底部,终止于脑桥核。

3) 起于脑干的下行纤维束:有起自对侧红核的**红核脊髓束**和起自对侧上丘的**顶盖脊髓束**,起自前庭神经核的**前庭脊髓束**和起自脑干网状结构的**网状脊髓束**等,这些纤维束都下行止于脊髓前角运动细胞,其功能是调节肌张力,影响骨骼肌的运动。

3. 脑干网状结构

在脑干内,除界限明确的神经核和纤维束以外,还存在着灰、白质交织的广泛区域,称网状结构。网状结构在进化上是比较古老的部分,保持着多突触联系的特点,接受各种感觉信息,直接或间接地与中枢神经系统的各级水平有往返纤维联系。

(1) 网状结构的主要核团:网状结构的核团主要包括向小脑投射的核群、中缝核群、内侧核群和外侧核群等(图 17-27)。

1) 向小脑投射的核群:包括外侧网状核、旁正中网状核和脑桥被盖网状核,它们中继脊髓、大脑运动和感觉区皮质、前庭神经核等到小脑的传入纤维。

2) 中缝核群:位于脑干中缝的两侧,主要由 5-羟色胺能神经元组成。

3) 内侧核群:靠近中线,在中缝核群的外侧,占据网状结构的内侧 2/3,有巨细胞网状核、脑桥尾侧网状核、脑桥颅侧网状核等。内侧核群主要接受外侧核群、脊髓及脑神经感觉核的传入纤维及中脑顶盖的传入纤维。发出长的上、下行投射纤维,此外还沿途发出许多侧支与脑神经核及网状结构建立突触联系,是网状结构的整合及"效应区"。

4) **外侧核群**:位于内侧核群的外侧,占据网状结构的外侧1/3,主要由小型神经元组成,接受广泛的传入纤维,包括大部分上行传导通路的侧支,发出纤维至内侧核群,是网状结构感受和联络区。

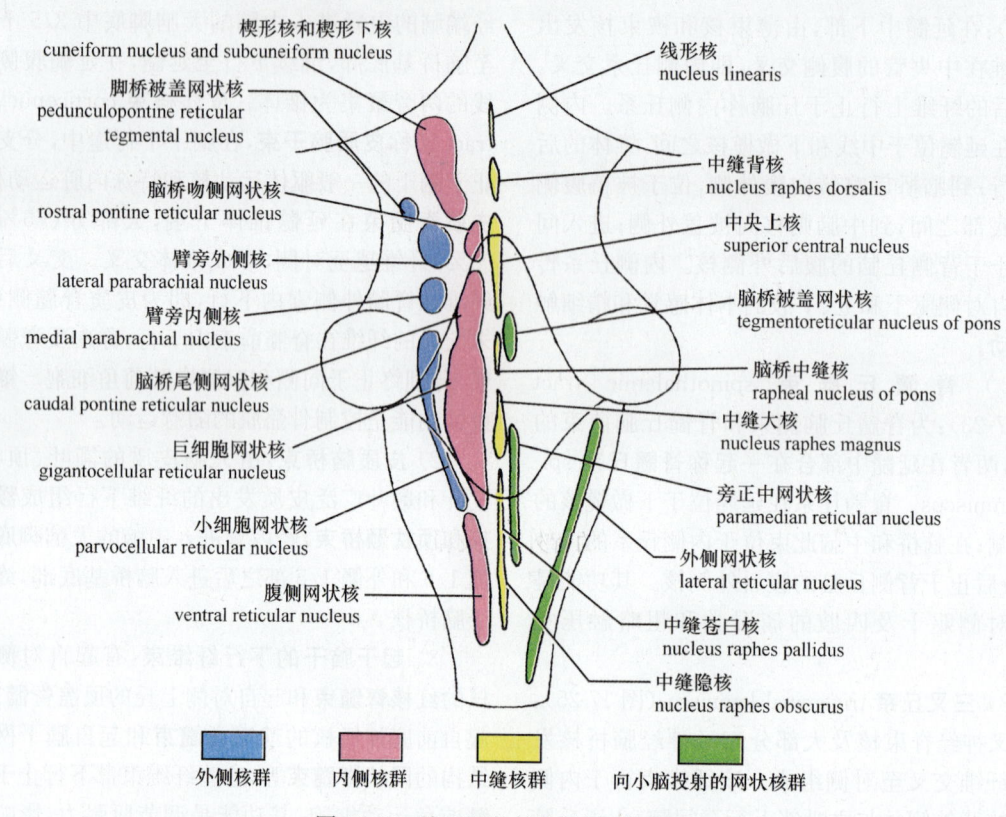

图 17-27 脑干网状结构核团(模式图)

(2) **网状结构的功能**

1) **调节肌张力**:延髓网状结构的腹内侧部,有抑制肌张力的抑制区。在延髓抑制区的外侧以及脑桥和中脑的网状结构内有增强肌张力的易化区。它们发出网状脊髓束,止于脊髓前角运动细胞,影响骨骼肌的活动。

2) **上行网状激动系统**:经脑干上行的各种特异性传导通路,均发出侧支进入网状结构的外侧核群,中继后到达内侧核群或直接进入内侧核群。再由此发出上行纤维止于背侧丘脑的非特异性核团及下丘脑。如此,各种特异性感觉(痛、温觉、视觉、听觉等)信息转化为非特异性信息,广泛地投射到大脑皮质,这种非特异性的上行投射系统称**上行网状激动系统**(图 17-28)。该系统可使大脑皮质保持觉醒状态。

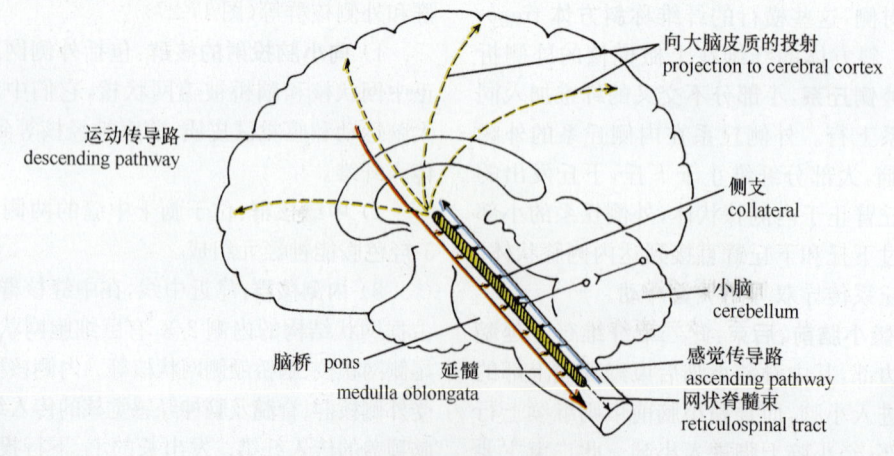

图 17-28 网状上行激活系统

临床意义 上行网状激动系统在脑桥或中脑受损时,可导致意识障碍,甚至昏迷。一些麻醉药物就是通过阻滞该系统的某个环节而起作用的。

3) **调节内脏活动**:在脑干网状结构中,特别是延髓的网状结构内有呼吸中枢和心血管中枢,它们是维持生命活动的重要部位,通常称为"生命中枢"。

4) **参与睡眠发生,抑制痛觉传导**:中缝核的许多细胞含有5-羟色胺,它们发出上、下行纤维。上行纤维直接或间接投射到大脑皮质,使大脑皮质处于抑制状态,可引起睡眠。下行纤维投射到脊髓后角,可能抑制痛觉信息向上传导。

(三)脑干各部主要横切面

1. 延髓

(1) **锥体交叉平面**(图17-21):此切面的外形和内部灰质、白质的配布与脊髓相似。切面的中央为中央管及其中央灰质。左、右锥体束的纤维在中央管的腹侧交叉越边,形成锥体交叉。在前角内出现副神经核。在后索中,在薄束和楔束深面分别可见薄束核和楔束核。楔束的外侧有三叉神经脊束,此束的内侧有半月形的三叉神经脊束核。在前角的背外方有网状结构。脊髓丘脑束,脊髓小脑前、后束和红核脊髓束仍位于相当脊髓外侧索的位置。

(2) **内侧丘系交叉平面**(图17-22):此切面通过锥体交叉的稍上方,在前正中裂的两侧,锥体束聚为锥体。后索的薄束和楔束的纤维减少,但薄束核和楔束核增大,由它们发出的纤维绕过中央灰质,在中央管的腹侧交叉越边形成内侧丘系交叉,交叉后的纤维在中线两旁上行,形成内侧丘系。

(3) **橄榄中部平面**(图17-23):在前正中裂的两侧为锥体,内含锥体束。锥体束的背外侧为下橄榄核。切面的背侧部是第四脑室底的下半部,可见菱形窝的正中沟和界沟。在室底灰质的中线两旁有舌下神经核,它发出的纤维沿内侧丘系的外侧前行,在下橄榄核与锥体束之间出脑。迷走神经背核在舌下神经核的背外侧。迷走神经背核腹外侧的一束纤维为孤束,围绕它周围的灰质为孤束核。疑核位于室底灰质腹侧的网状结构中。在界沟外侧的前庭区内含有前庭神经核。锥体束的后方依次为内侧丘系、顶盖脊髓束和内侧纵束。在下橄榄核的背外侧有脊髓小脑前束、红核脊髓束和脊髓丘脑束。在小脑下脚的腹内侧可见三叉神经脊束,后者的内侧有三叉神经脊束核。

2. **脑桥** 脑桥以斜方体为界分为腹侧的基底部和背侧的被盖部,被盖部是延髓的直接延续,最主要的变化是出现了与Ⅴ、Ⅵ、Ⅶ、Ⅷ对脑神经相联系的核团。

(1) **经面神经丘平面**(图17-18):切面可分为背、腹两部。腹侧部稍大,白质多,为脑桥基底部;背侧部较小,灰质较多,为脑桥被盖部。两部之间以横行纤维组成的斜方体腹侧缘为界。在第四脑室底中线两侧的隆起为面神经丘,内含展神经核和面神经膝。界沟的外侧有前庭神经核。横行的斜方体纤维之间有纵行的内侧丘系纤维穿过。斜方体的纤维到达上橄榄核的外缘折向上行为外侧丘系。在上橄榄核的背侧有面神经核,它发出的纤维绕过展神经核,再折向腹外侧出脑。在面神经核的背外方可见三叉神经脊束核,核的外侧有三叉神经脊束。在三叉神经脊束和核的腹内侧有红核脊髓束、脊髓小脑前束和脊髓丘脑束。内侧纵束和顶盖脊髓束仍居中线两侧的原位。脑桥基底部由纵、横两种纤维和分散在纤维之间的脑桥核组成。脑桥核发出的横行纤维越至对侧,向外聚为小脑中脚,以后折向背侧进入小脑。纵行纤维有锥体束和皮质脑桥束,锥体束被横行纤维分为若干小束。

(2) **经三叉神经根平面**(图17-24):基底部宽大,被盖部缩小,第四脑室已缩小,靠近第四脑室侧壁的纤维束是小脑上脚,三叉神经根斜穿小脑中脚进入被盖部,三叉神经根的外侧是三叉神经脑桥核,根的内侧是三叉神经运动核。其他结构与上一切面大致相似。

3. **中脑** 中脑结构可分为三部:①中央为中脑水管,下通第四脑室,周围的灰质称中央灰质;②中央灰质背方为膨隆的上丘和下丘称顶盖;③其余部分为大脑脚,大脑脚被黑质分为背侧的被盖和腹侧的脚底。中脑被盖是脑桥被盖的延续,内含神经核、纤维束和网状结构;脚底由下行传导束构成。

(1) **中脑下丘平面**(图17-25):该切面背侧部的隆起是下丘,内含下丘核。中脑内的室腔为中脑水管,其周围是中央灰质,其外侧缘可见三叉神经中脑核,腹侧中线两旁有滑车神经核。中脑水管的腹侧是大脑脚,大脑脚又被黑质分为背侧的被盖和腹侧的脚底。大脑脚底自内侧向外侧是额桥束、锥体束和顶枕颞桥束。内侧纵束的腹侧有小脑上脚交叉,交叉的外侧是内侧丘系、脊髓丘系和三叉丘系。

(2) **中脑上丘平面**(图 17-26)：背侧有一对隆起的上丘，内含上丘灰质层。中央灰质的腹侧有动眼神经核和动眼神经副核。这些核发出动眼神经根行向腹侧，经大脑脚的内侧出脑。在被盖部有一对浑圆而大的红核，它的外侧是内侧丘系、脊髓丘系和三叉丘系。中线上有交叉的纤维，为被盖背侧交叉及被盖腹侧交叉。大脑脚和黑质以及网状结构与下丘切面相同。

> **临床意义** 脑干损伤及其临床表现：引起脑干损伤的主要原因包括外伤、肿瘤和血管性因素等。血管性因素通常是由于椎-基底动脉系的栓塞或出血所致，常累及神经核和纤维束，从而导致相应的临床表现，典型的脑干损伤及临床表现如下：

1. 延髓内侧综合征 为一侧延髓内侧部的损伤(图 17-29)，亦称舌下神经交叉性偏瘫，主要受损结构及临床表现：①锥体束受损，表现为对侧上、下肢痉挛性瘫痪；②舌下神经根受损，表现为同侧半舌肌瘫痪(核下瘫)；③内侧丘系损伤，表现为对侧上、下肢及躯干意识性本体觉和精细触觉障碍。

2. 延髓外侧综合征 为一侧延髓外侧部的损伤(图 17-29)，主要受损结构及临床表现：①疑核受损，表现为同侧软腭及咽喉肌瘫痪，吞咽困难，声音嘶哑；②下丘脑至胸髓节段中间外侧核的交感下行通路受损，表现为同侧 Horner 综合征(包括瞳孔缩小、上睑下垂、面部皮肤潮红及汗腺分泌障碍)；③小脑下脚受损，表现为同侧上、下肢共济失调；④三叉神经脊束及脊束核受损，表现同侧头面部痛、温觉障碍；⑤脊髓丘脑束受损，表现为对侧上、下肢及躯干痛、温觉障碍；⑥前庭神经核受损，表现为眩晕、眼球震颤。

3. 脑桥基底部综合征 为一侧脑桥基底部的损伤(图 17-30)，亦称展神经交叉性偏瘫，主要受损结构及临床表现：①锥体束受损，表现为对侧上、下肢痉挛性瘫痪；②展神经根受损，表现为同侧眼球外直肌瘫痪。

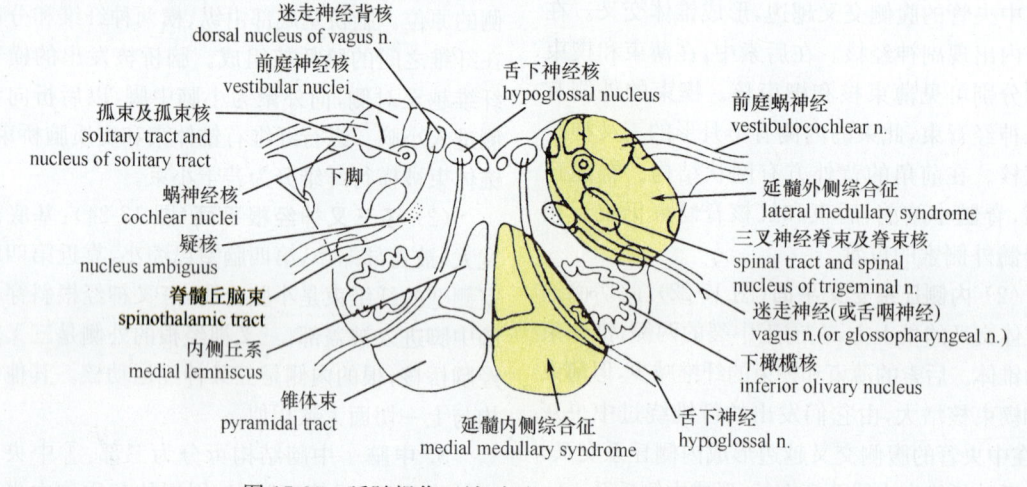

图 17-29 延髓损伤区域(灰色区)及相关的临床综合征

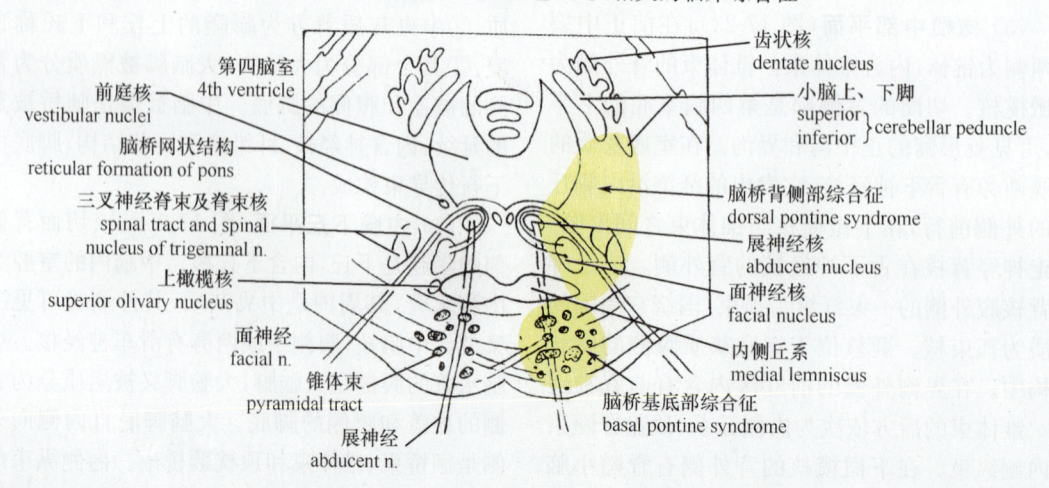

图 17-30 脑桥损伤区域(灰色区)及相关的临床综合征

4. 脑桥背侧部综合征 为一侧脑桥尾侧部被盖的损伤(图17-30),主要受损结构及临床表现:①展神经核受损,表现为同侧眼球外直肌瘫痪;②面神经核受损,表现为同侧面肌瘫痪(核下瘫);③前庭神经核受损,表现为眩晕、眼球震颤;④三叉神经脊束受损,表现为同侧头面部痛、温觉障碍;⑤脊髓丘脑束受损,表现为对侧上、下肢及躯干痛、温觉障碍;⑥内侧丘系受损,表现为对侧上、下肢及躯干意识性本体觉和精细触觉障碍;⑦下丘脑至胸髓节段中间外侧核的交感下行通路受损,表现为同侧Horner综合征;⑧小脑下脚和脊髓小脑前束受损,表现为同侧上下肢共济失调。

5. 大脑脚底综合征(图17-31) 为一侧大脑脚底的损伤,亦称动眼神经交叉性偏瘫,又称Weber综合征。主要受损结构及临床表现:①锥体束受损,表现为对侧上、下肢痉挛性瘫痪和对侧面神经和舌下神经核上瘫;②动眼神经根受损,表现为同侧除外直肌和上斜肌以外的眼外肌瘫痪和瞳孔括约肌瘫痪(瞳孔散大)。

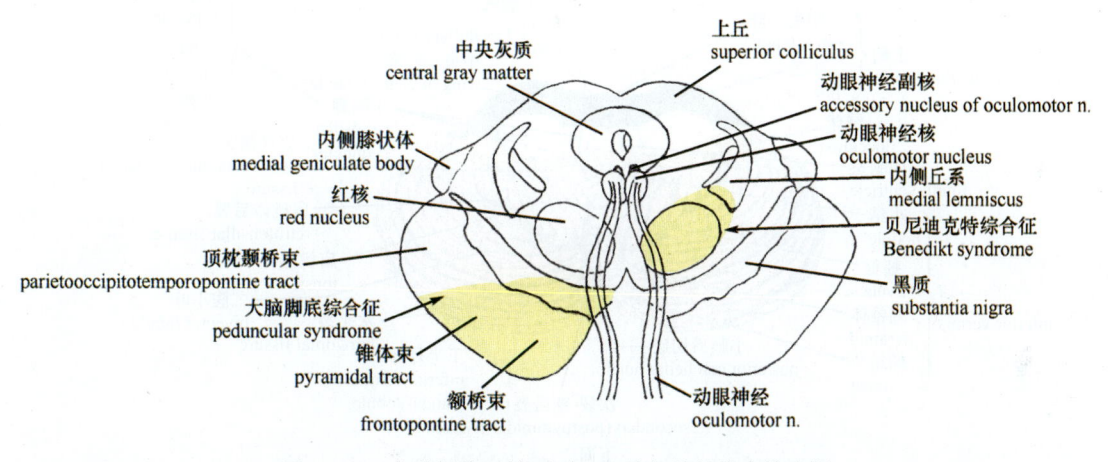

图17-31 中脑损伤区域(灰色区)及相关的临床综合征

6. 本尼迪克特综合征 为一侧中脑被盖腹内侧部的损伤(图17-31),主要受损结构及临床表现:①红核和小脑丘脑纤维(为已交叉的小脑上脚纤维)受损,表现为对侧上、下肢意向性震颤、共济失调;②动眼神经根受损,表现为同侧除外直肌和上斜肌以外的眼外肌瘫痪和瞳孔括约肌瘫痪(瞳孔散大);③内侧丘系受损,表现为对侧上、下肢及躯干意识性本体觉和精细触觉障碍。

二、小 脑

小脑 cerebellum 位于颅后窝,居脑桥和延髓的背侧,腹侧借三对小脑脚与脑干相连。

(一)小脑的外形

小脑两侧的膨大部分为**小脑半球** cerebellar hemispheres,中间的狭窄部称**小脑蚓** vermis(图17-32)。小脑上面平坦,下面膨隆,在小脑半球下面的内侧,各有一向下的膨出部分称**小脑扁桃体** tonsil of cerebellum。小脑扁桃体靠近枕骨大孔,紧邻延髓。小脑蚓的上面略高出小脑半球之上,下面凹陷于两半球之间,由前向后依次为小结、蚓垂、蚓锥体和蚓结节。小结向两侧借绒球脚与位于小脑半球前缘的绒球相连。

> **临床意义** 小脑扁桃体疝:当脑外伤或颅内肿瘤等疾病引起颅内压增高时,小脑扁桃体可被挤压而嵌入枕骨大孔,形成小脑扁桃体疝(又称枕骨大孔疝),压迫延髓,危及生命。

小脑表面有许多平行的浅沟,沟与沟之间的部分称小脑叶片。小脑上面前、中1/3交界处有一略呈"V"形的深沟称**原裂** primary fissure,它是小脑前、后叶的分界线;小脑下面绒球和小结的后方有一深沟为**后外侧裂**。

(二)小脑的分叶和功能分部

1. 小脑的分叶 根据小脑表面的沟和裂,将小脑分为三个叶:

(1)**绒球小结叶** flocculonodular lobe:在小脑下面,包括绒球和小脑蚓部的小结。绒球和小结借绒球脚相连。

(2)**前叶** anterior lobe:在小脑上面的前部,原裂以前的部分。

(3)**后叶** posterior lobe:位于原裂和后外侧裂之间,占据了小脑的大部分。

图 17-32 小脑

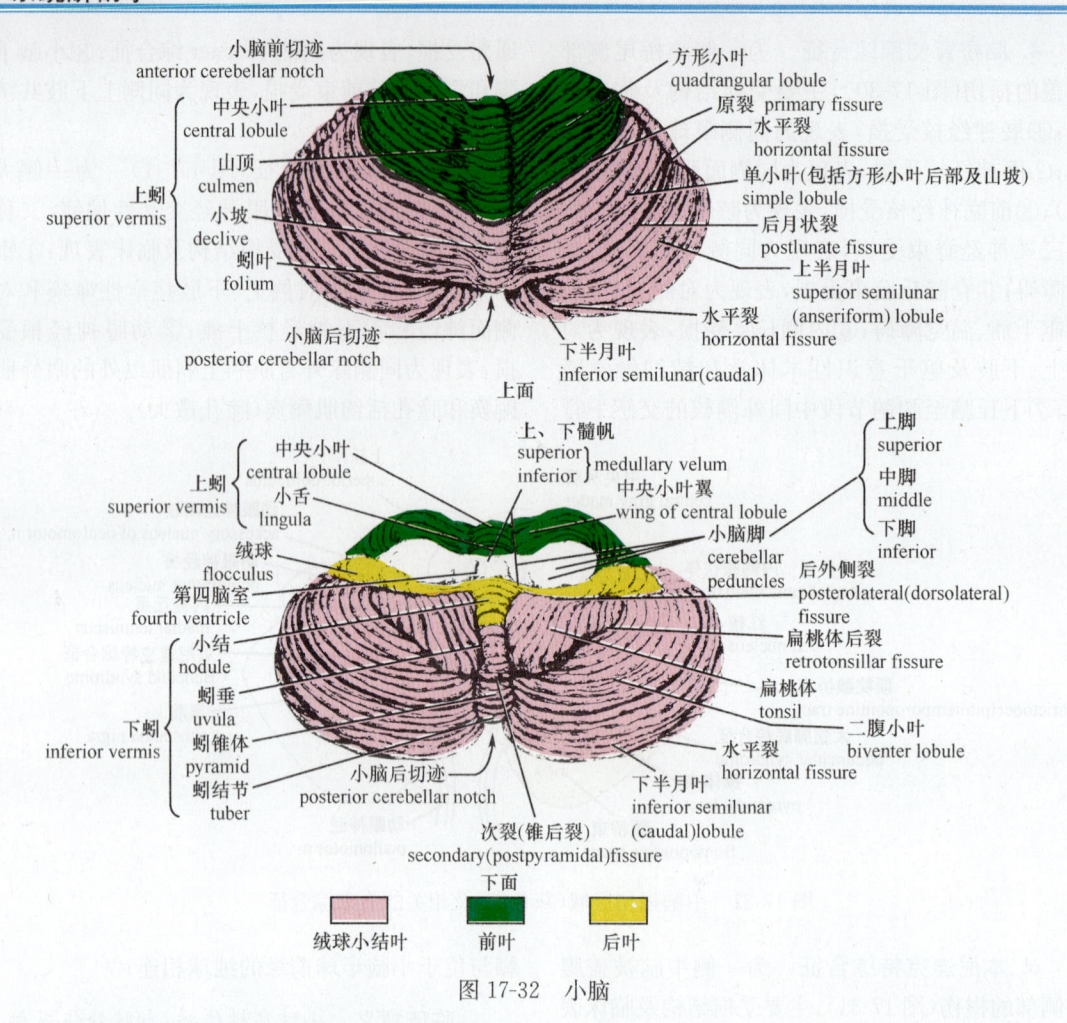

2. 小脑的功能分部 小脑的前叶和后叶合称**小脑体**，小脑体由内向外可分为三个纵区，即**蚓部、半球中间部和半球外侧部**。小脑的分区与小脑的进化、传入纤维联系和机能密切相关，由此将小脑分为三部：

(1) **古小脑** archicerebellum：又称**原小脑**，即绒球小结叶，在进化上是小脑最古老部分，主要与前庭神经和前庭神经核有纤维联系，故又称**前庭小脑**。

(2) **旧小脑** paleocerebellum：包括小脑体蚓部和中间部，在种系发生上晚于绒球小结叶，故称旧小脑，因主要接受来自脊髓的感觉信息，又称为**脊髓小脑**。

(3) **新小脑** neocerebellum：小脑体的外侧部在进化上是出现最晚、最新的部分，故称新小脑。它随着大脑皮质的发育而发展，主要接受大脑皮质经脑桥中继后的信息，又称为**大脑小脑**。

（三）小脑的内部结构

小脑表面被覆有薄层灰质，叫小脑皮质；内部是由神经纤维组成的白质，称小脑髓质，髓质内埋藏有小脑核。

1. 小脑皮质 主要由神经元的胞体组成，从浅至深可分为三层（图 17-33）：**分子层、梨状细胞层和颗粒层**。进入小脑的纤维基本上都终止于小脑皮质，直接或间接地与梨状细胞的树突形成突触。梨状细胞的轴突是小脑皮质唯一的传出通路，大部分止于小脑核，小部分止于前庭神经核。

2. 小脑髓质 主要由出入小脑皮质的纤维所构成，其中传入纤维主要是前庭小脑纤维、脊髓小脑纤维和脑桥小脑纤维；传出纤维主要起自小脑核。这些出入小脑的纤维主要组成三对小脑脚：

(1) **小脑下脚**：又称绳状体，连于小脑与延髓和脊髓之间，包含有小脑的传入纤维和传出纤维。传入纤维主要由脊髓小脑后束、橄榄小脑纤维和前庭小脑纤维组成，这些纤维分别止于小脑相应功能部位；传出纤维起于小脑绒球、部分蚓部皮质及顶核。

(2) **小脑中脚**：又称脑桥臂，最粗大，连于小脑与脑桥之间，主要成分为小脑的传入纤维，几乎全部由对侧脑桥核发出的脑桥小脑纤维组成，传递来自大脑皮质的信息，止于新小脑。

(3) **小脑上脚**：又称结合臂，连于小脑与中脑和间脑之间，是小脑的主要传出通路，由小脑核发出的传出纤维组成，出小脑后止于对侧红核和丘脑腹外侧核；传入纤维主要有脊髓小脑前束、三叉小脑束、红核小脑束和顶盖小脑束等。

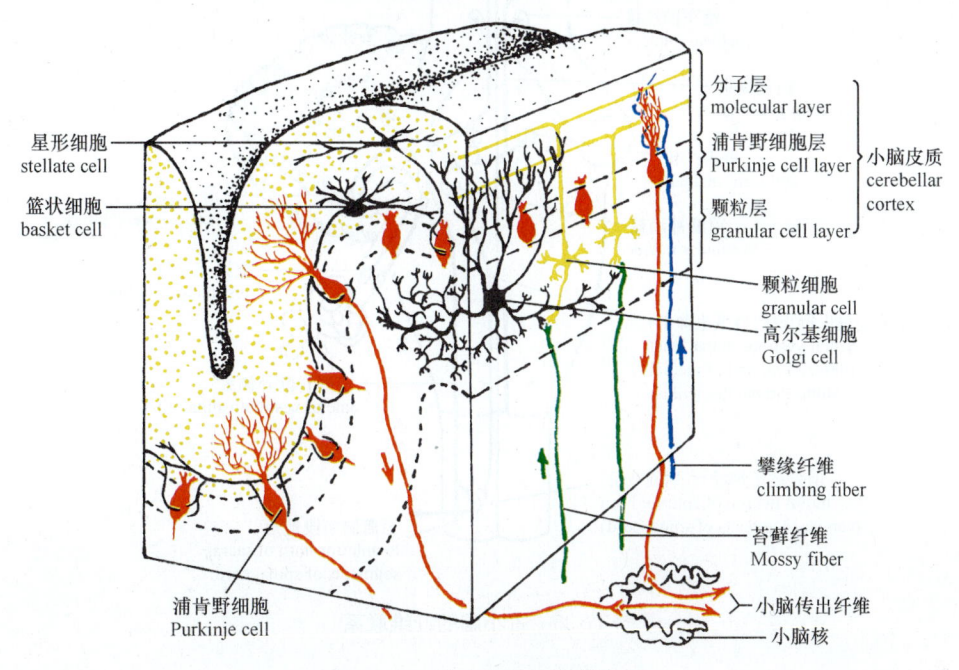

图 17-33　小脑皮质结构模式图

3. 小脑核　有 4 对，包括齿状核、顶核、栓状核和球状核（图 17-34）。**齿状核** dentate nucleus 最大，位于小脑半球的髓质内，接受新小脑皮质的纤维，属新小脑。**栓状核**和**球状核**位于齿状核的内侧，接受新、旧小脑皮质的纤维，属旧小脑。**顶核**位于第四脑室顶的上方，接受古、旧小脑皮质的纤维，属古小脑。

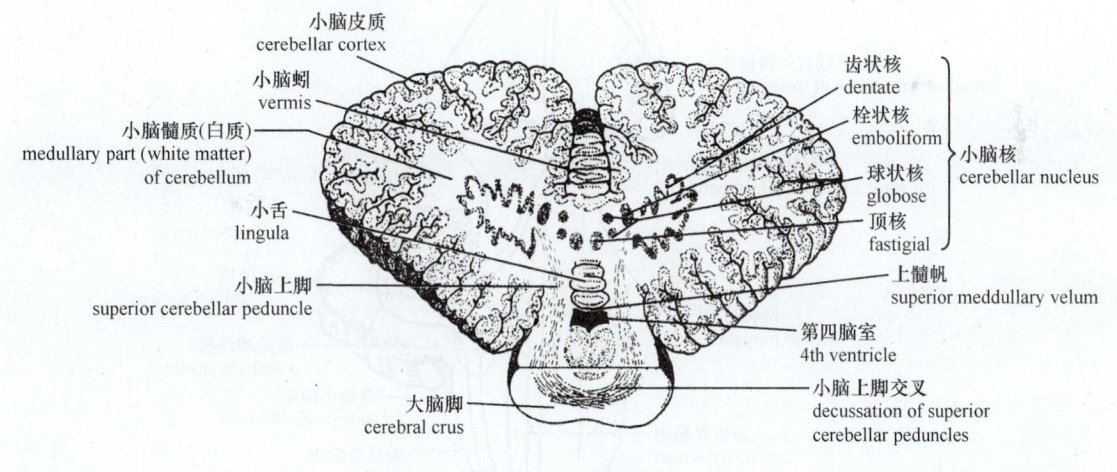

图 17-34　小脑核

（四）小脑的纤维联系与功能

1. 古小脑（前庭小脑）　来自前庭神经核和前庭神经的纤维，经小脑下脚进入绒球小结叶的皮质。由绒球小结叶发出的传出纤维，经顶核中继或直接经小脑下脚终止于同侧前庭神经核和网状结构，中继后发出前庭脊髓束和内侧纵束至脊髓前角运动细胞和脑干一般躯体运动核（图 17-35），控制躯干肌及眼外肌运动，维持身体的平衡，协调眼球运动。

2. 旧小脑（脊髓小脑）　主要接受脊髓小脑前、后束经小脑上、下脚传入的本体感觉冲动。旧小脑发出的纤维主要到球状核和栓状核中继，此二核发出的纤维止于前庭神经核、红核和脑干网状结构（图 17-36），通过红核脊髓束和网状脊髓束影响前角运动细胞，以调节肌的张力。

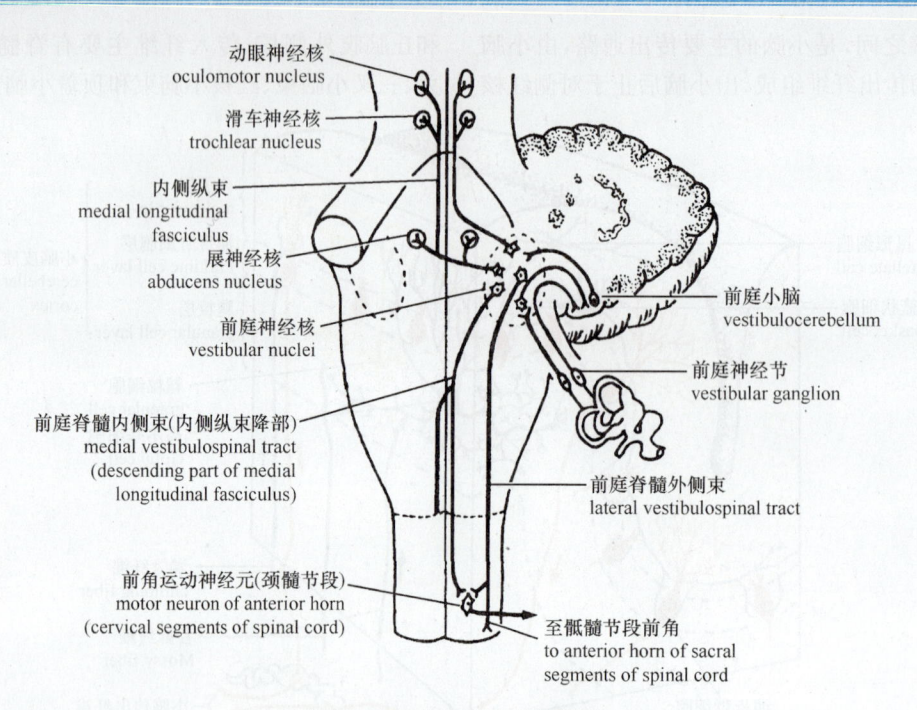

图 17-35 古小脑的纤维联系

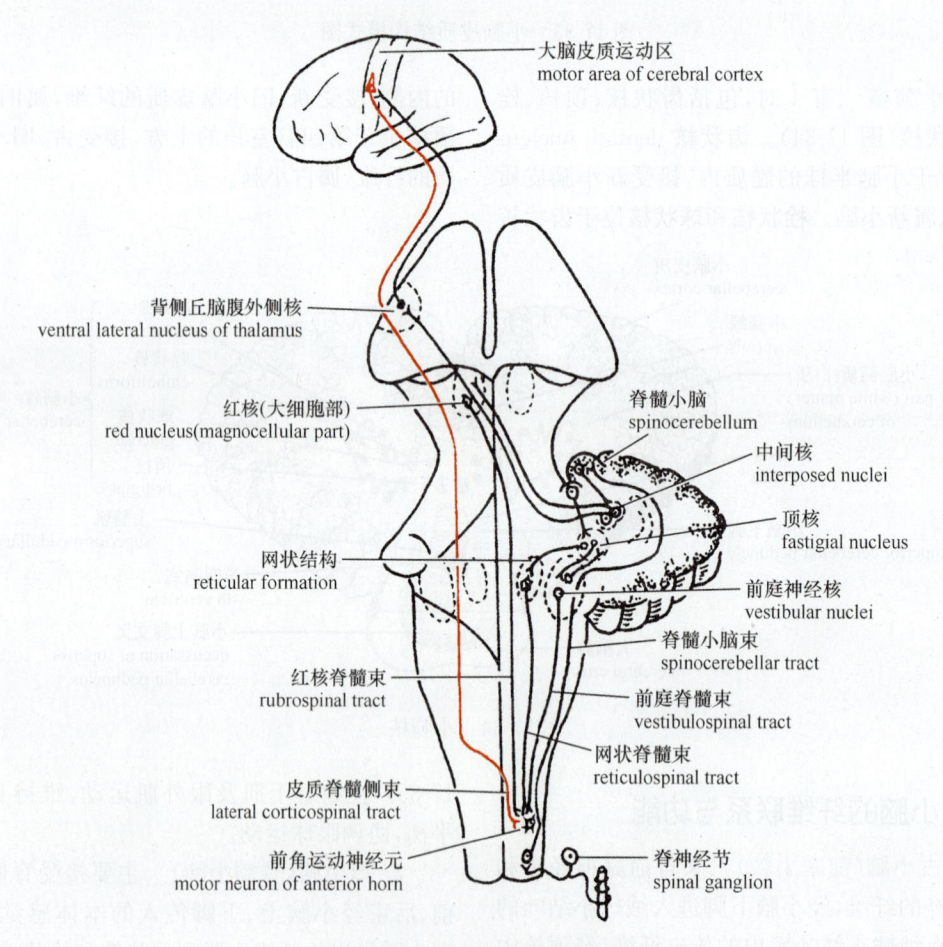

图 17-36 旧小脑的纤维联系

3. 新小脑（大脑小脑） 大脑皮质发出运动信息，经皮质脑桥束传至脑桥核中继，脑桥核发出的纤维交叉到对侧组成小脑中脚进入新小脑皮质（图 17-37）。新小脑皮质发出纤维在齿状核中继后经小脑上脚交叉后至对侧的红核和丘脑腹前核,再发出纤维投射到大脑皮质躯体运动区,最后经皮质脊髓束下行至脊髓,以调节骨骼肌的随意运动,使运动更加协调、精细和准确。

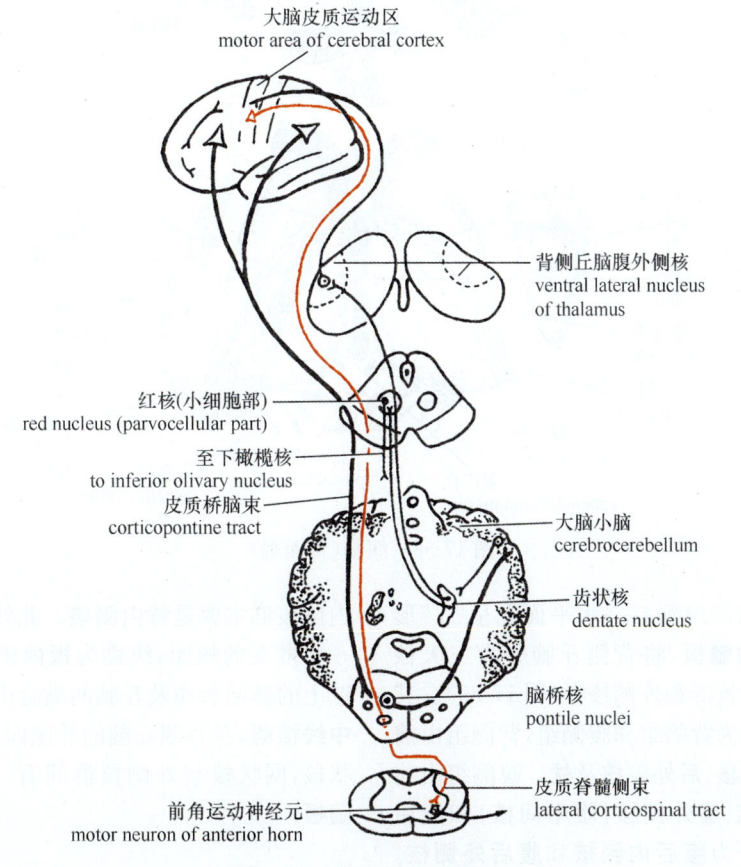

图 17-37 新小脑的纤维联系

临床意义 小脑损伤的临床表现特点:①由于小脑的功能是调节下行运动通路的活动,因此小脑损伤不引起随意运动丧失(瘫痪);②由于小脑上脚纤维是交叉的,而皮质脊髓束和红核脊髓束又反向交叉回同侧,故小脑对身体机能的影响总是同侧的,因此,小脑损伤后的运动障碍也出现在同侧。

原小脑综合征:因前庭小脑损伤所致,病人表现为:①平衡失调,站立不稳,常向前后倾倒;②眼球震颤,表现为眼球非自主地有节奏地摆动。

新小脑综合征:为小脑半球的损害,多数患者旧小脑也同时受累及。病人患侧肢体表现为:①肌张力低下,步态蹒跚;②共济运动失调,不能准确地用手指指鼻,不能做快速的交替动作;③意向性震颤,肢体运动时,产生不随意的有节奏地摆动,越接近目标时越加剧。

三、间 脑

间脑 diencephalon 位于中脑与端脑之间,两侧和背面被高度发展的大脑半球所掩盖,仅腹侧的视交叉、视束、灰结节、漏斗、垂体和乳头体露于脑底。间脑在正中矢状位上有一窄隙为第三脑室。间脑可分为五部分:背侧丘脑、上丘脑、下丘脑、后丘脑和底丘脑。

(一) 背侧丘脑

背侧丘脑 dorsal thalamus 又称**丘脑**,是一对卵圆形的灰质团块,前端较窄而隆凸称**丘脑前结节**;后端膨大称**丘脑枕**。丘脑外侧面与端脑的内囊相连,背面的外侧缘与尾状核之间隔有**终纹**,内侧面参与组成第三脑室的侧壁(图17-38)。在内侧面的中央有一灰质块为**丘脑间黏合**(又称**中间块**),它将两侧的丘脑连接起来。在丘脑间黏合的下方,有一条自室间孔延至中脑水管的浅沟称**下丘脑沟**,是背侧丘脑和下丘脑的分界线。

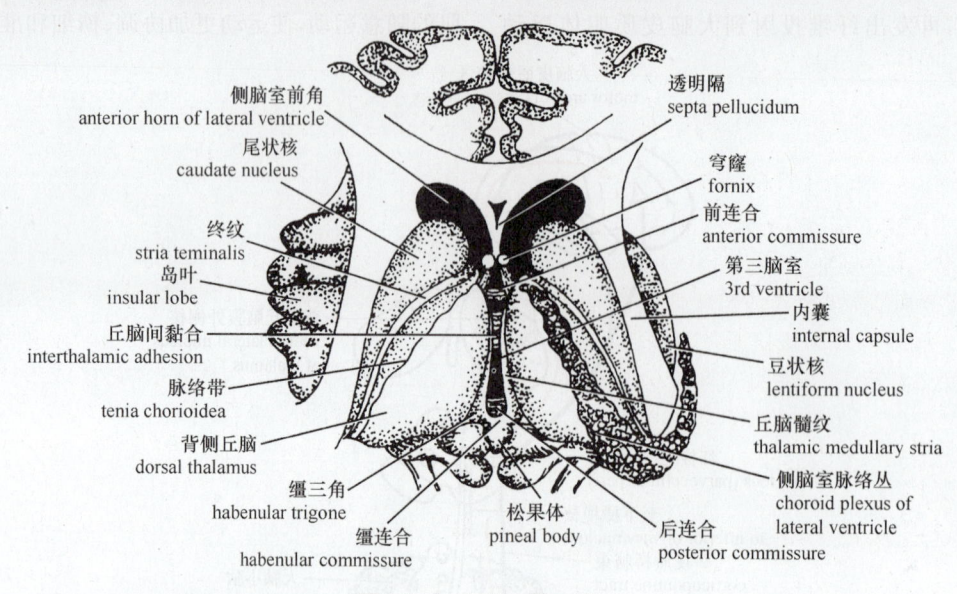

图 17-38 间脑(背面观)

在背侧丘脑的内部有一水平面上呈"Y"形的白质构成的**内髓板**,将背侧丘脑分为三大核群:前核群、内侧核群和外侧核群(图 17-39)。其中外侧核群又分为背侧组和腹侧组,背侧组由前向后分为**背外侧核、后外侧核及枕**。腹侧组由前向后分为**腹前核、腹外侧核(腹中间核)和腹后核**。腹后核又分为**腹后内侧核和腹后外侧核**。内侧核群主要是**背内侧核**。此外,在内髓板内有一些散在的核团,统称为**板内核**,在第三脑室侧壁上的薄层灰质及丘脑间黏合内的核团,合称为**中线核群**,在背侧丘脑的外侧面有薄层的丘脑网状核,网状核与外侧核群间有一薄层白质为**外髓板**。

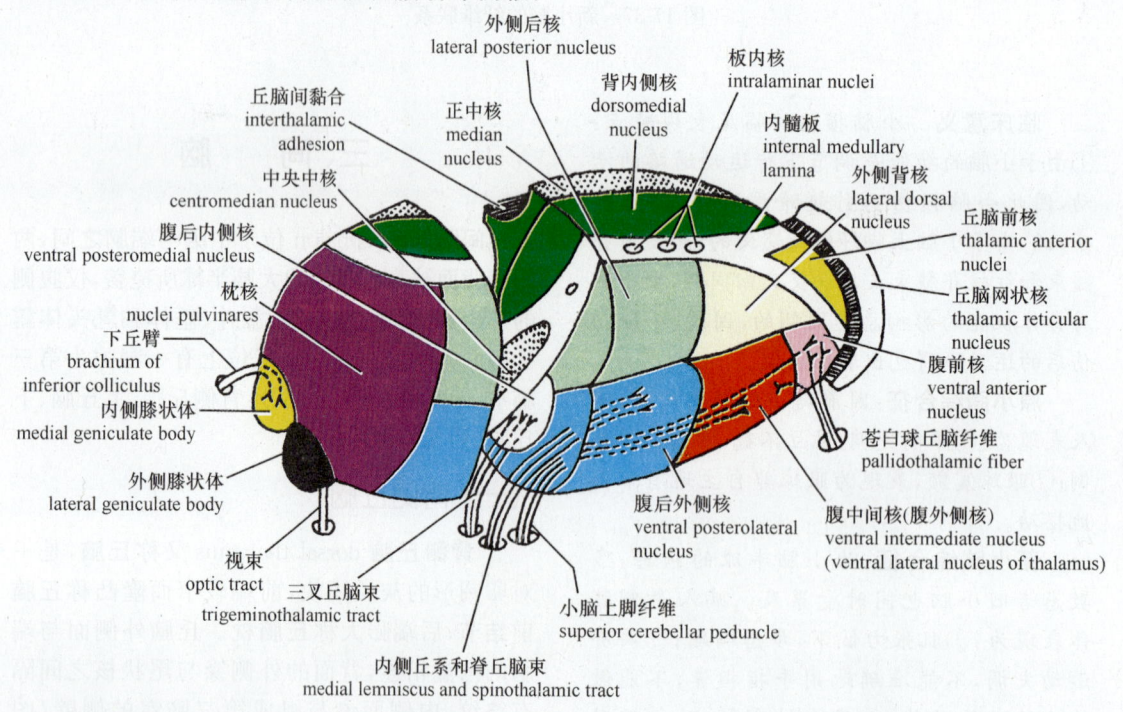

图 17-39 背侧丘脑核团模式图

背侧丘脑的众多核团,依据它们的纤维联系和功能,可分为古、旧、新三类核团。

1. 非特异性核团(古丘脑) 包括板内核、中线核和网状核等,在进化上比较古老,主要接受嗅脑、脑干网状结构的传入纤维,与下丘脑和纹状体之间有往返纤维联系。网状结构上行纤维经这些核团转接,弥散投射到大脑皮质广泛区域构成上行激动系统,维持机体的清醒状态。

2. 特异性中继核团(旧丘脑) 为背侧丘脑进化上比较新的部分,包括腹后内侧核、腹后外侧核和腹前核。它们分别接受各种上行的感觉纤维,再发出纤维投射到大脑皮质特定的感觉或运动区。如腹后内侧核接受三叉丘系和孤束核发出的味觉纤维;腹后外侧核接受内侧丘系和脊髓丘系的纤维。腹前核和腹外侧核是小脑到大脑皮质传导的中继核。由此可见,特异性中继核团发出纤维将不同的感觉及与运动有关的信息转送到大脑皮质的特定区,产生具有意识的感觉或调节躯体运动作用。

3. 联络性核团(新丘脑) 为背侧丘脑进化上最新的部分,包括前核、内侧核和外侧核的背侧组,它们不接受上行的纤维束,但与间脑的其他核团及大脑皮质之间有往返的纤维联系。在功能上进入高级神经活动领域,能汇聚躯体和内脏的感觉信息和运动信息,并参与学习记忆活动。

在大脑皮质不发达的鸟类,背侧丘脑是重要的高级感觉中枢,在人类其功能已降为皮质下感觉中枢,但仍有粗略的感觉,并伴有愉快和不愉快的情绪。

(二)后丘脑

后丘脑 metathalamus 包括**内侧膝状体** medial geniculate body 和**外侧膝状体** lateral geniculate body,位于丘脑枕的下外方,内含特异性的中继核。内侧膝状体是听觉传导通路的中继核,外侧膝状体是视觉传导通路的中继核。

(三)上丘脑

上丘脑 epithalamus 位于第三脑室顶部周围,主要包括**松果体、缰三角、缰连合和丘脑髓纹**等结构。松果体为内分泌腺,产生褪黑素,参考调节生殖腺的发育和动情周期等作用。16岁以后,松果体钙化,可作为X线诊断颅内病变的定位标志。丘脑髓纹是起于嗅皮质的一束纤维,止于缰三角内的缰核,并横过中线形成缰连合,自缰核发出的纤维间接到达脑干各内脏运动核。缰核被认为是边缘系统与中脑之间的中继站。

(四)底丘脑

底丘脑 subthalamus 位于间脑与中脑被盖的过渡区(在水平切面上方能见到),主要有底丘脑核,此核与苍白球之间有往返纤维联系。

(五)下丘脑

下丘脑 hypothalamus 位于下丘脑沟的下方,参与组成第三脑室的底和外侧壁的下部。从脑的底面观察,从前向后可见**视交叉** optic chiasma、**灰结节** tuber cinereum 和**乳头体** mammillary body。视交叉向后延伸为**视束** optic tract,灰结节向前下移行为**漏斗** infundibulum,漏斗下端与垂体相连。灰结节的后方有一对圆形的隆起,称乳头体。

1. 下丘脑的分区及主要核团(图 17-40) 下丘脑从前向后分为四个区:①视前区 preoptic region:位于视交叉前缘,主要有视前核。②视

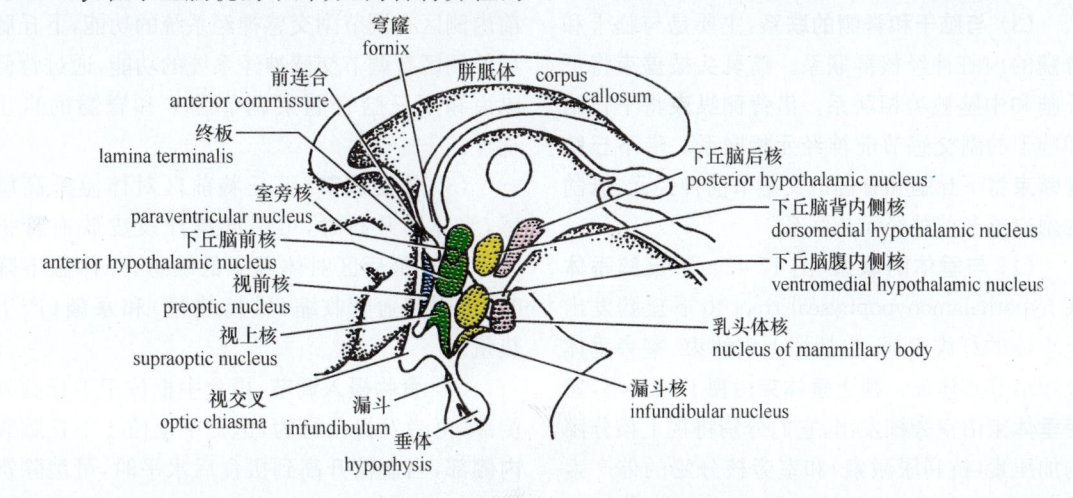

图 17-40 下丘脑核团模式图

上区 supraoptic region：位于视交叉上方，主要有视上核 supraoptic nucleus、室旁核 paraventricular nucleus 和下丘脑前核。③结节区 tuberal region：位于灰结节内及上方，主要有漏斗核（弓状核）、腹内侧核和背内侧核。④乳头区 mammillary region：位于乳头体内及上方，内有乳头体核和下丘脑后核。

每侧下丘脑由内向外分为三个带：**室周带**（为第三脑室室管膜下的薄层灰质）、**内侧带**和**外侧带**。

2. 下丘脑的纤维联系 下丘脑的纤维联系十分复杂，归纳起来有以下四个方面（图 17-41）：

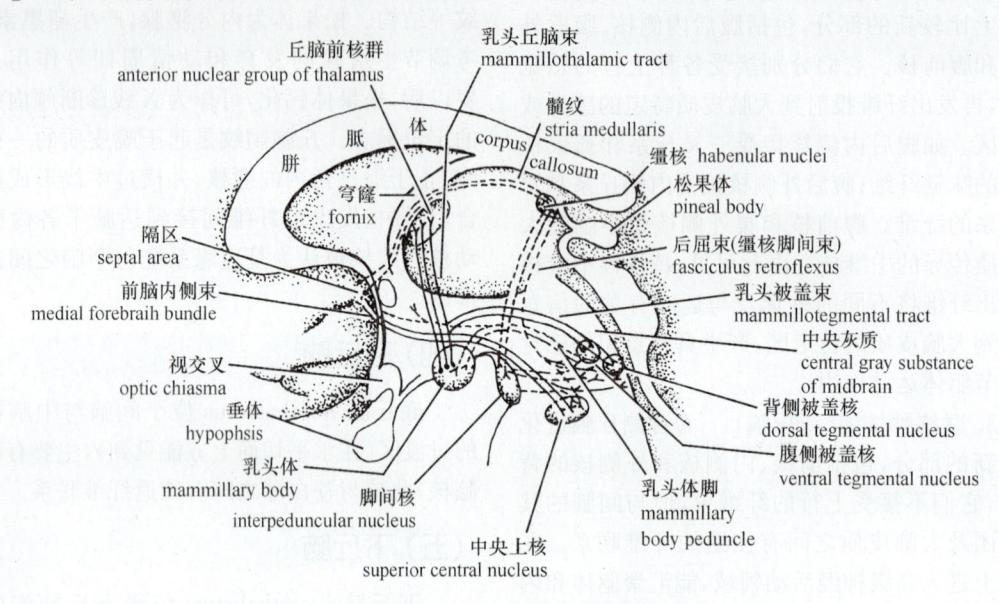

图 17-41 下丘脑的纤维联系

（1）**与背侧丘脑的联系**：主要经**乳头丘脑束**与丘脑前核群相联系。

（2）**与边缘系统的联系**：借穹窿将海马结构和乳头体核相联系；借前脑内侧束将隔核、下丘脑外侧区和中脑被盖相联系，前脑内侧束是起自隔核，终于下丘脑外侧区和中脑被盖的一大束往返纤维，此束不但是下丘脑重要的传入和传出纤维通路，也是端脑的重要出入通路之一；借终纹将隔核、下丘脑和杏仁体相联系。

（3）**与脑干和脊髓的联系**：主要是与脑干和脊髓的内脏神经核群联系。借**乳头被盖束**将下丘脑和中脑被盖相联系。借**背侧纵束**将下丘脑和脑干的副交感节前神经元相联系。借**下丘脑脊髓束**将下丘脑和脊髓的交感节前神经元、骶髓的副交感节前神经元相联系。

（4）**与垂体的联系**（图 17-42）：**下丘脑垂体束** hypothalamohypophyseal tract 由下丘脑发出至垂体的纤维组成，包括视上垂体束、室旁垂体束和结节垂体束。**视上垂体束**由视上核发出，**室旁垂体束**由室旁核发出，它们分别将视上核分泌的加压素（抗利尿激素）和室旁核分泌的催产素输送到垂体后叶；**结节垂体束**（又称结节漏斗束）由漏斗核和室旁核等发出，终于正中隆起的毛细血管丛，将神经元分泌的多种激素释放因子与抑制因子，经垂体门脉系统运送至垂体前叶，控制垂体前叶的内分泌功能。

3. 下丘脑的功能

（1）**神经内分泌中心**：下丘脑是脑控制内分泌的重要结构，通过与垂体的联系，将体液调节和神经调节联系起来，调节机体的内分泌活动。

（2）**自主神经功能调节**：一般认为，下丘脑前内侧区有调节副交感神经系统的功能，下丘脑后外侧区有调节交感神经系统的功能，通过背侧纵束和下丘脑脊髓束调节脑干和脊髓的自主神经。

（3）**体温调节**：下丘脑前区对体温升高敏感，当体温升高时，可引起排汗及皮肤血管扩张。下丘脑后区对体温降低敏感，当体温下降时，可引起血管收缩（维持热量）和寒颤（产生热量）。

（4）**食物摄入调节**：摄食中枢位于下丘脑外侧部，可激发摄食行为，饱食中枢位于下丘脑腹内侧部，当血糖升高到摄食后水平时，可消除饥饿，抑制摄食中枢。饱食中枢受损，可导致过度饮食而肥胖，摄食中枢受损，可导致禁食而消瘦。

(5) **昼夜节律调节**：下丘脑视上核接受来自视网膜的传入，具有调节机体昼夜节律的功能。

(6) **参与情感表达调节**：下丘脑与边缘系统有密切联系，参与情绪的表达。

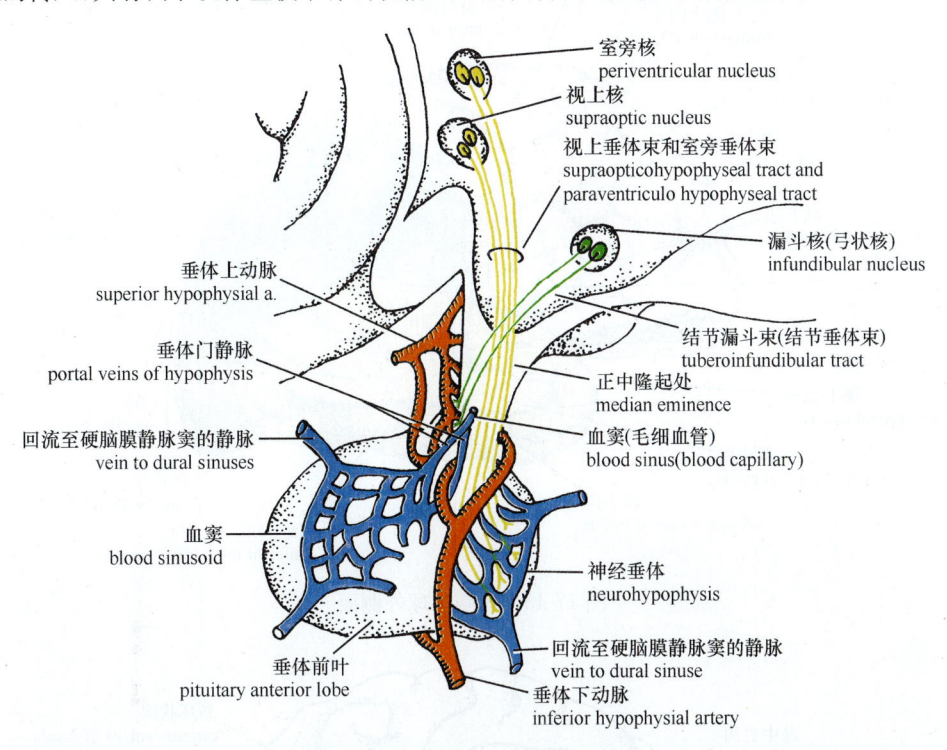

图 17-42 下丘脑与垂体的联系

（六）第三脑室

第三脑室 third ventricle 是位于两侧背侧丘脑和下丘脑之间狭窄的间隙，其前界为终板和前连合，后界为松果体，顶为第三脑室脉络组织，底由视交叉、灰结节、漏斗和乳头体组成，两侧为背侧丘脑和下丘脑。第三脑室前方借室间孔与端脑内的侧脑室相通，后下方经中脑水管与第四脑室相通。

四、端　脑

端脑 telencephalon 又称**大脑** cerebrum，是脑的最发达部分，由左、右大脑半球组成。左、右大脑半球之间被**大脑纵裂** cerebral longitudinal fissure 分开，纵裂的底部为连接两侧半球的宽厚横行纤维板，即胼胝体。在端脑和小脑之间有**大脑横裂** cerebral transverse fissure 分隔，横裂以上为端脑，以下为小脑。

（一）大脑半球的外形和分叶

每侧大脑半球分为三个面：隆凸的**上外侧面**、平坦的**内侧面**和凹凸不平的**底面（下面）**。大脑半球表面凹凸不平，半球表面凹陷的部分称**沟** sulcus，沟与沟之间的隆起部分称**回** gyrus（图 17-43），沟和回是对大脑半球进行分叶和功能定位的重要标志。在大脑半球的表面有三条重要而恒定的沟：①**外侧沟** lateral sulcus 起自半球的下面，在半球上外侧面行向后上方，是大脑半球最深的沟；②**中央沟** central sulcus 位于半球上外侧面，起自半球上缘中点稍后方，斜向前下方几乎达外侧沟；③**顶枕沟** parietooccipital sulcus 位于半球内侧面的后部，从距状沟开始，从下向上并略转至上外侧面。

每侧半球借上述三条恒定的沟分为5个叶：①在外侧沟上方和中央沟以前的部分为**额叶** frontal lobe；②外侧沟以下的部分为**颞叶** temporal lobe；③**顶叶** parietal lobe 为中央沟和顶枕沟之间、外侧沟以上的部分；④**枕叶** occipital lobe 为顶枕沟以后的部分。⑤**岛叶** insula 位于外侧沟的深面，被额、顶和颞叶所掩盖（图 17-44）。在半球的上外侧面，枕叶、顶叶和颞叶之间并没有明显的大脑沟或回作为分界线，通常是以顶枕沟至枕前切迹（在枕叶后端前方约4cm处）的连线以后为枕叶，自此线中点至外侧沟后端的连线是颞叶和顶叶的分界。

系统解剖学

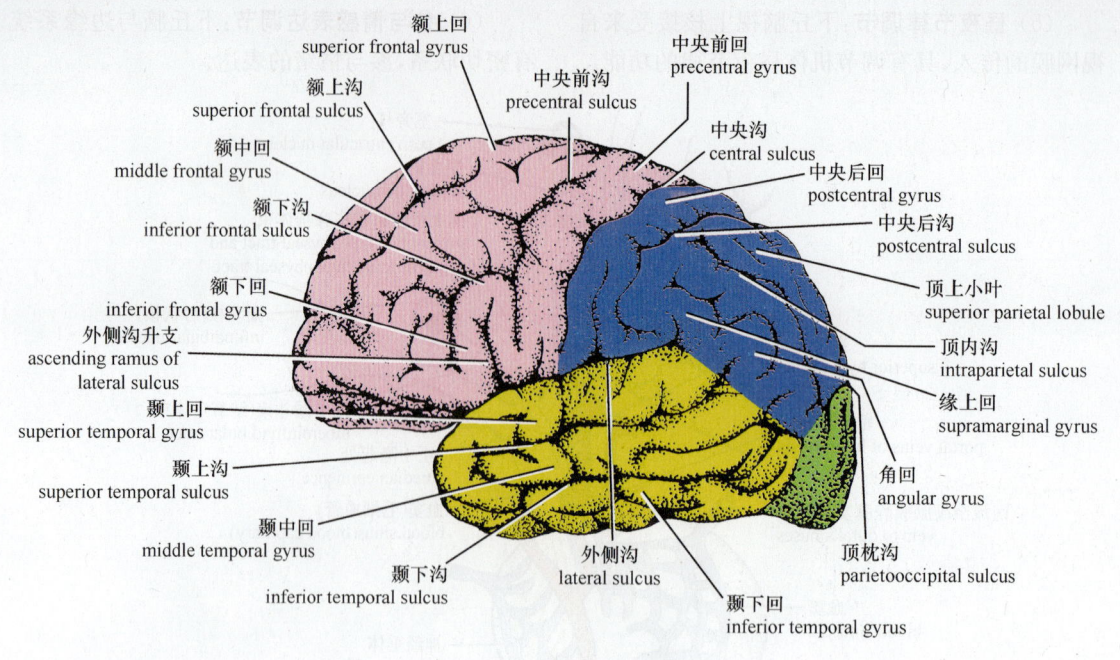

图 17-43 大脑半球外侧面

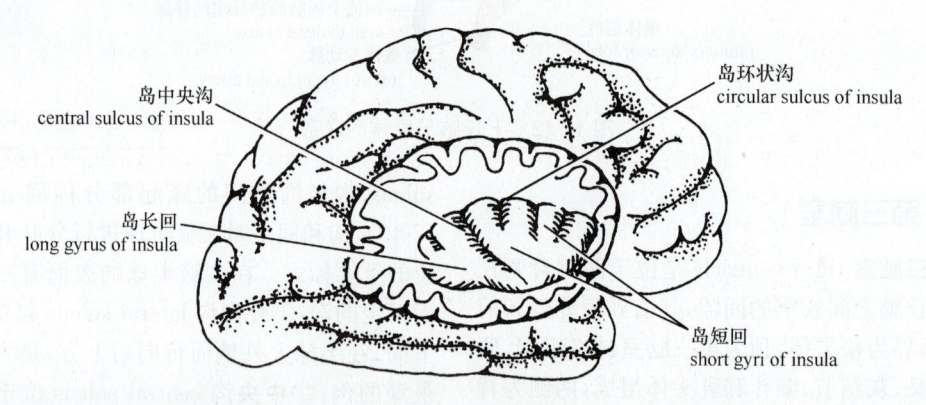

图 17-44 岛叶

（二）大脑半球的重要沟和回

1. 上外侧面的沟和回（图 17-43） 在中央沟前方，有与其平行的**中央前沟**，中央沟与中央前沟之间的脑回为**中央前回** precentral gyrus。自中央前沟向前，有两条与半球上缘平行的沟，分别为**额上沟**和**额下沟**。额上沟以上为**额上回**，额上、下沟之间为**额中回**，额下沟以下是**额下回**。在中央沟后方，有与其平行的**中央后沟**，两沟之间的脑回为**中央后回** postcentral gyrus。在中央后沟后方，有一条与半球上缘平行的**顶内沟**。顶内沟的上方是**顶上小叶**，下方为**顶下小叶**。顶下小叶又分为两部分，围绕外侧沟末端的部分为**缘上回**；围绕颞上沟末端的部分为**角回**。在外侧沟下方，有两条与之平行的颞上沟和颞下沟。外侧沟和颞上沟之间为**颞上回**。颞上回中部有卷入外侧沟底的两条脑回称**颞横回** transverse temporal gyrus。颞上、下沟之间为**颞中回**，颞下沟以下是**颞下回**。

2. 内侧面的沟和回（图 17-45） 在大脑半球内侧面的中部有前后方向呈弓形的**胼胝体** corpus callosum。在胼胝体的背侧有胼胝体沟，此沟绕过胼胝体后方，向前移行于海马沟。在胼胝体沟上方，有与之平行的扣带沟。扣带沟和胼胝体沟之间为**扣带回** cingulate gyrus。在扣带沟上方，中央前、后回延至内侧面的部分称**中央旁小叶** paracentral lobule。在胼胝体后方，有呈弓形的**距状沟** calcarine sulcus，向后至枕叶后端。距状沟与顶枕沟之间为**楔叶** cuneus，距状沟下方为**舌回** lingual gyrus。

第17章 中枢神经系统

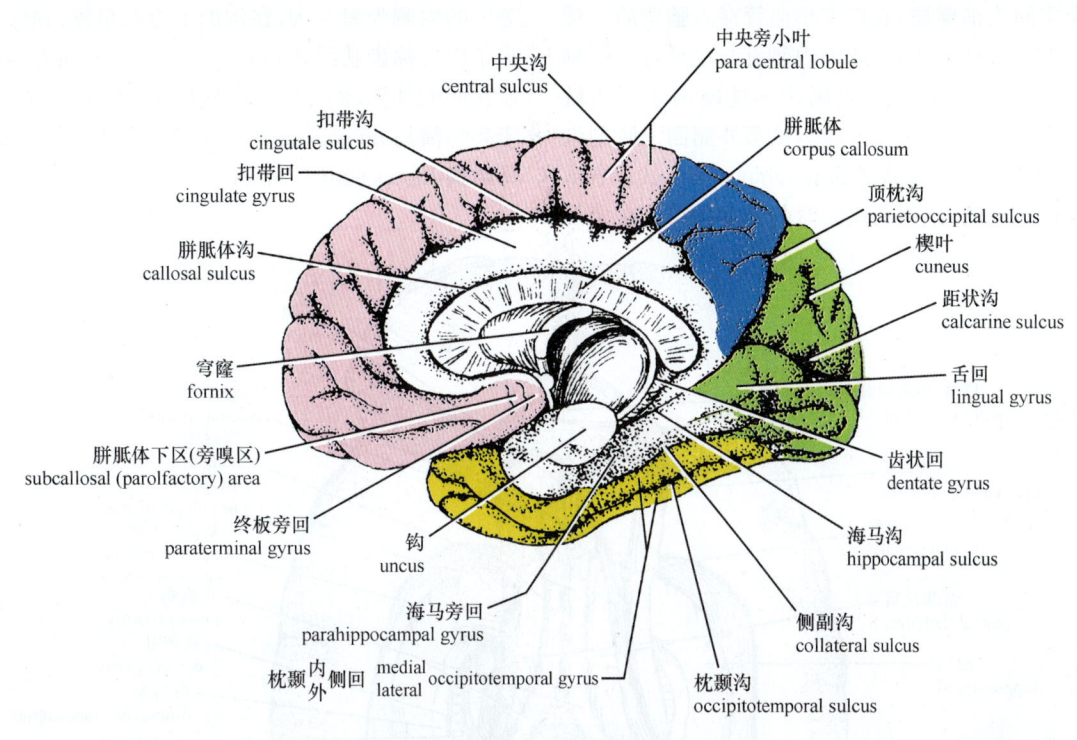

图 17-45 大脑半球内侧面

3. 下面的沟和回（图 17-46） 在半球下面，额叶内有短小的眶沟分隔为若干**眶回**。在眶回内侧有纵行的嗅束，其前端膨大为**嗅球**，与嗅神经相连。嗅束向后扩大为**嗅三角**。此三角与视

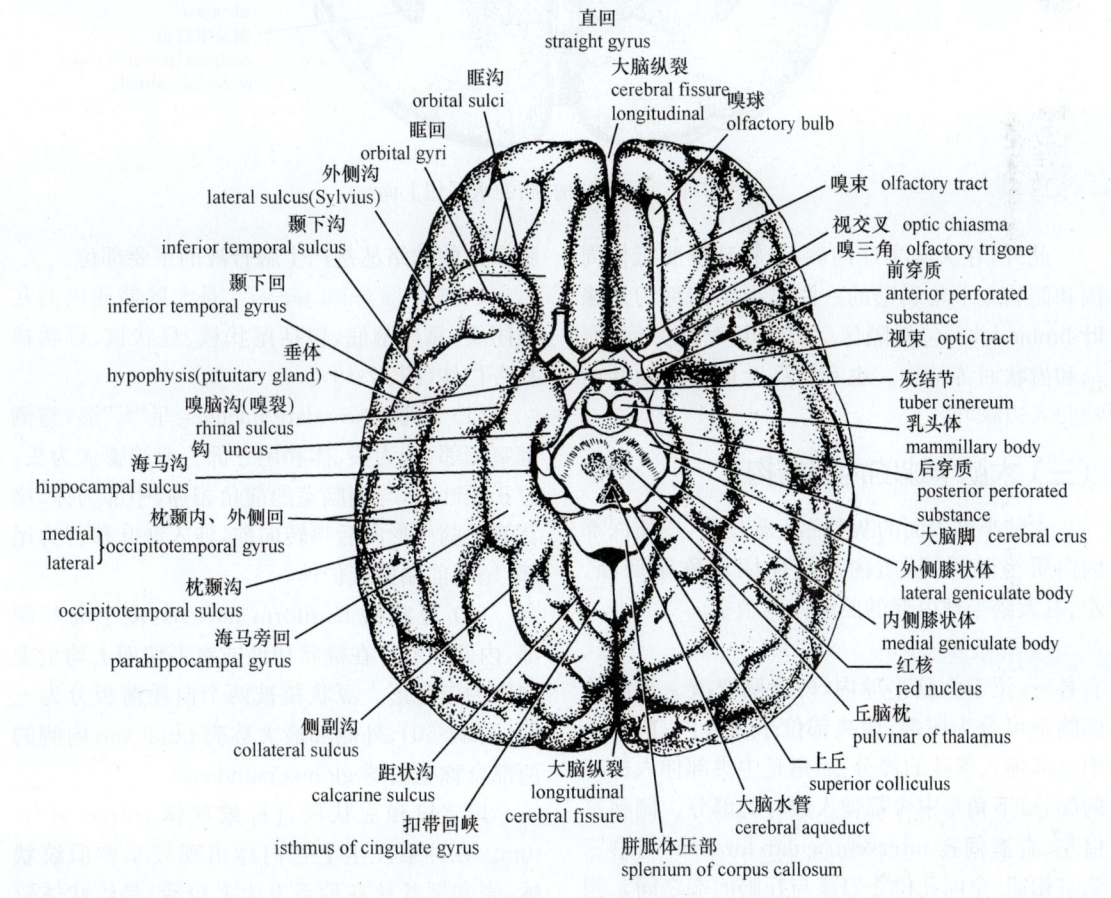

图 17-46 脑的下面

束之间为**前穿质**,有许多小血管穿入脑实质。颞叶下方有枕颞沟,在此沟内侧有与之平行的**侧副沟** collateral sulcus。侧副沟与枕颞沟之间为**枕颞内侧回**,枕颞沟的外侧为**枕颞外侧回**。侧副沟内侧的脑回称**海马旁回** parahippocampal gyrus,又称**海马回**,此回前端的弯曲突起称**钩**。在海马旁回的内侧为海马沟,在沟的上方有呈锯齿状的窄条皮质称**齿状回** dentate gyrus。从内面看,在齿状回的外侧,侧脑室下角底壁上有一呈弓形的隆起称**海马** hippocampus。海马和齿状回构成**海马结构** hippocampal formation(图 17-47)。

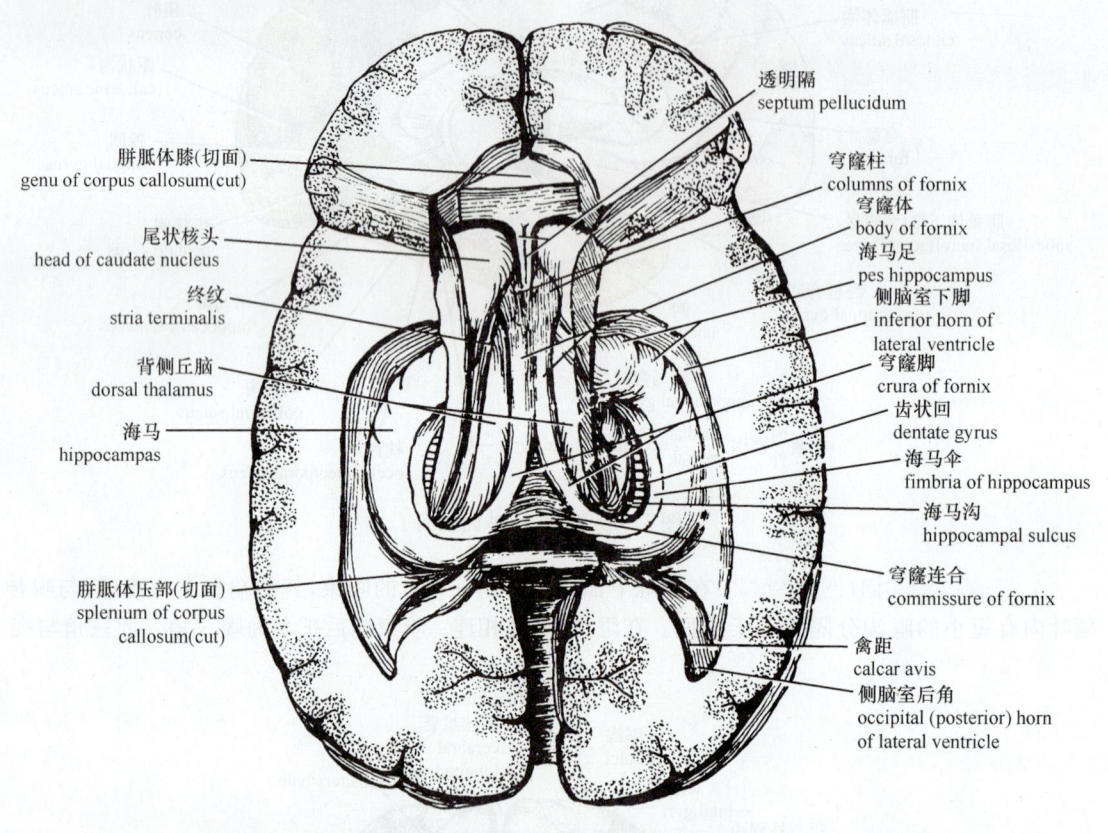

图 17-47 海马结构(脑的水平切上面)

此外,在大脑半球内侧面,将环绕胼胝体周围和侧脑室下角底壁的一圈弧形结构称为**边缘叶** limbic lobe,包括隔区、扣带回、海马旁回、海马和齿状回等结构。也有将岛叶前部和颞叶前端归入边缘叶。

(三) 大脑半球的内部结构

大脑半球表面的灰质称大脑皮质,皮质深部的白质为髓质,髓质内的灰质团块称基底核。左、右大脑半球内部的腔隙称侧脑室。

1. **侧脑室 lateral ventricle**(图 17-48) 左、右各一,位于大脑半球内,内含脑脊液。每侧的侧脑室可分为四部:**中央部**位于顶叶内;**前角**是中央部伸入额叶的部分;**后角**是中央部伸入枕叶的部分;**下角**是中央部伸入颞叶的部分。侧脑室借左、右**室间孔** interventricular foramen 与第三脑室相通,室间孔位于穹窿与丘脑前端之间。侧脑室内的脉络丛是产生脑脊液的主要部位。

2. **基底核 basal nuclei** 是大脑髓质内的灰质团块,靠近脑底,包括尾状核、豆状核、屏状核和杏仁体(图 17-49)。

(1) **尾状核** caudate nucleus:呈"C"形,与侧脑室相邻,分为头、体和尾三部。前端膨大为头,位于额叶内,与侧脑室的前角相邻;中部为体,绕背侧丘脑弓形向后再转向前,伸入颞叶移行为尾部,尾的前端接杏仁体。

(2) **豆状核** lentiform nucleus:位于岛叶深部,内邻内囊。在额状切面或水平切面上均呈尖向内的三角形。豆状核被两个白质薄板分为三部(图 17-50),外侧部最大称**壳** putamen;内侧的两部合称**苍白球** globus pallidus。

尾状核和豆状核合称**纹状体** corpus striatum。在种系发生上苍白球出现较早称**旧纹状体**,壳和尾状核在种系发生上较晚,是纹状体较新的结构称**新纹状体**。纹状体是锥体外系的重要组成部分，在调节躯体运动中起重要作用。在哺乳类以下的动物，纹状体是控制运动的高级中枢。在人类，由于大脑皮质的高度发展，纹状体退居次要地位，成为皮质下调节躯体运动的重要中枢，其主要功能是维持肌张力和调节骨骼肌的随意运动。近年来发现苍白球作为基底前脑的一部分，参与机体的学习和记忆功能。

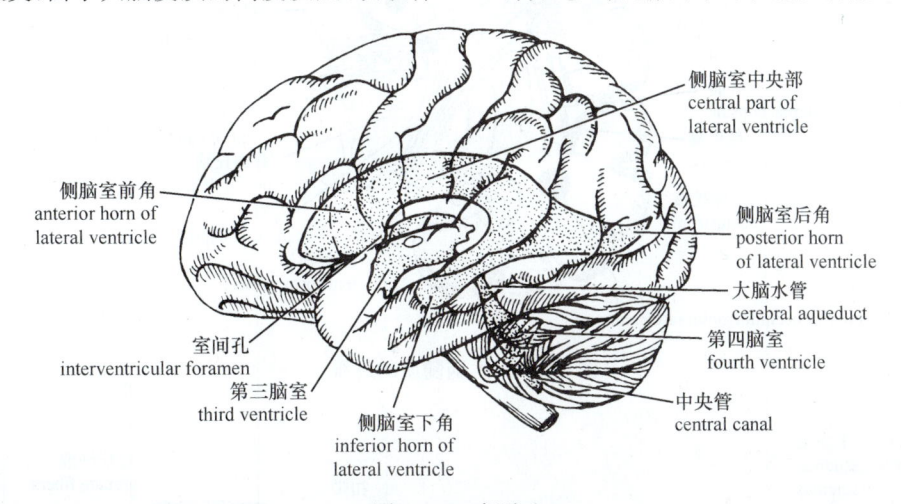

图 17-48 侧脑室

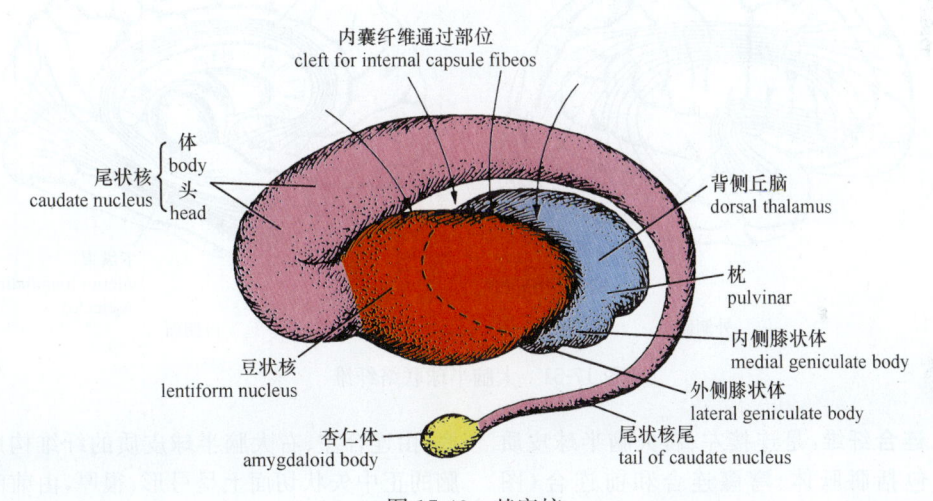

图 17-49 基底核

临床意义 临床上纹状体的病变，主要有两种表现：①运动减少综合征：病变在黑质和旧纹状体，表现为肌张力增高、运动减少、表情呆板和静止性震颤，称震颤麻痹（Parkinson病）。②运动增多综合征：病变在新纹状体，表现为肌张力低下，上肢和头面部出现无目的、不自主的运动，称舞蹈病。

（3）**屏状核** claustrum：为岛叶皮质和豆状核之间的一薄层灰质，屏状核与豆状核之间的白质称**外囊**，屏状核与岛叶皮质之间白质称**最外囊**（图 17-50）。屏状核的功能不祥。

（4）**杏仁体** amygdaloid body：位于侧脑室下角前端的上前方，海马旁回沟的深面，与尾状核的尾相连，属边缘系统，与行为、内分泌和内脏活动有关。

3. **大脑半球的髓质** 大脑半球的髓质由大量的神经纤维组成，包括联络纤维、连合纤维和投射纤维三类（图 17-50）。

（1）**联络纤维**：是联系同侧大脑半球各部分皮质的纤维，其中短纤维联系相邻脑回，称**弓状纤维**。长纤维联系同侧大脑半球的各叶，主要有：①**钩束**，呈钩状绕过外侧沟，联系额叶和颞叶的前部；②**上纵束**，位于豆状核和岛叶的上方，连接额、顶、枕和颞叶四个叶；③**下纵束**，位于半球下部，连接枕叶和颞叶；④**扣带**，位于扣带回和海马旁回的深面，连接边缘叶的各部（图 17-51）。

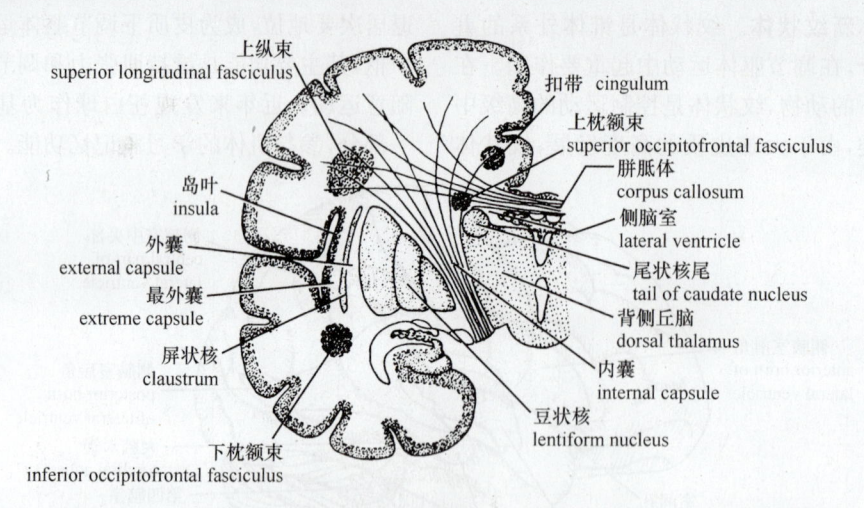

图 17-50 大脑髓质的纤维

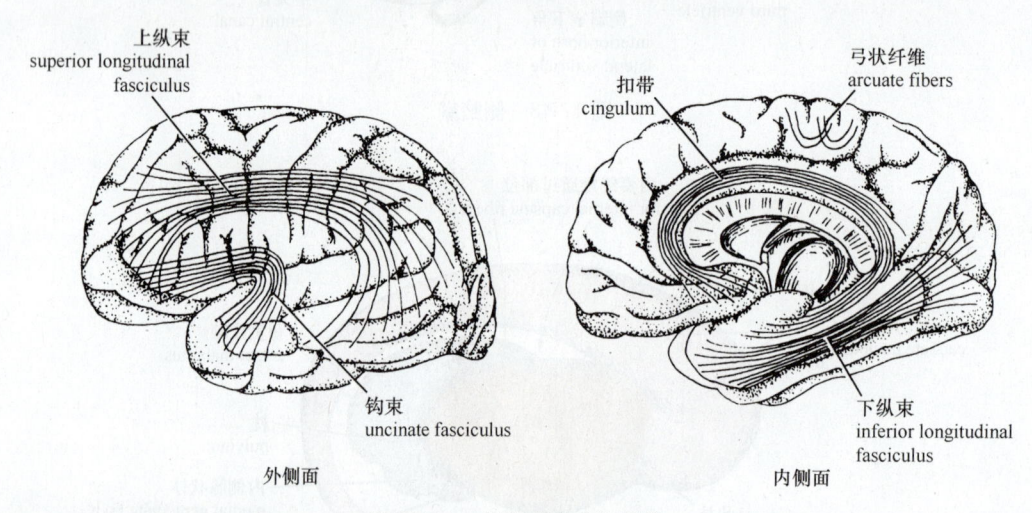

图 17-51 大脑半球联络纤维

(2) 连合纤维：是连接左、右大脑半球皮质的纤维，包括胼胝体、穹窿连合和前连合（图17-52）。

1) 胼胝体 corpus callosum：位于大脑纵裂底，由连合左、右大脑半球皮质的纤维构成。在脑的正中矢状切面上呈弓形，很厚，由前向后分为嘴、膝、干和压部四部，广泛联系额、顶、枕、颞叶。胼胝体的下面构成侧脑室顶。

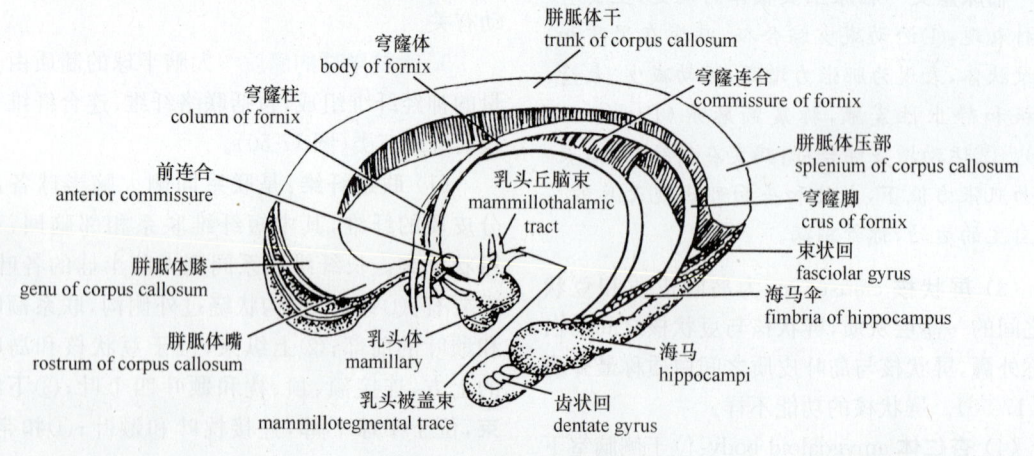

图 17-52 大脑半球连合纤维

2) **穹窿** fornix 和**穹窿连合** commissure of fornix：穹窿是起自海马止于下丘脑乳头体的弓形纤维束，两侧穹窿经胼胝体的下方前行并互相靠近，其中一部分纤维越至对侧，连接对侧的海马称穹窿连合。

3) **前连合** anterior commissure：是穹窿前方横过中线的一束连合纤维，主要连接两侧颞叶，有小部分纤维连接两侧嗅脑。

(3) **投射纤维**：由联系大脑皮质和皮质下结构的上、下行纤维组成，它们大部分经过内囊。

内囊 internal capsule 是位于背侧丘脑、尾状核和豆状核之间的白质板，在大脑半球的水平切面上，内囊呈开口向外，尖端向内的"><"形，可分为三部：①**内囊前肢**：位于尾状核头部与豆状核之间，内有额桥束和丘脑前辐射通过；②**内囊后肢**：位于背侧丘脑和豆状核之间，内有皮质脊髓束、皮质红核束、**丘脑中央辐射**、顶枕颞桥束、**视辐射**和**听辐射**通过；③**内囊膝**：位于前、后肢汇合处，有皮质核束通过(图17-53)。

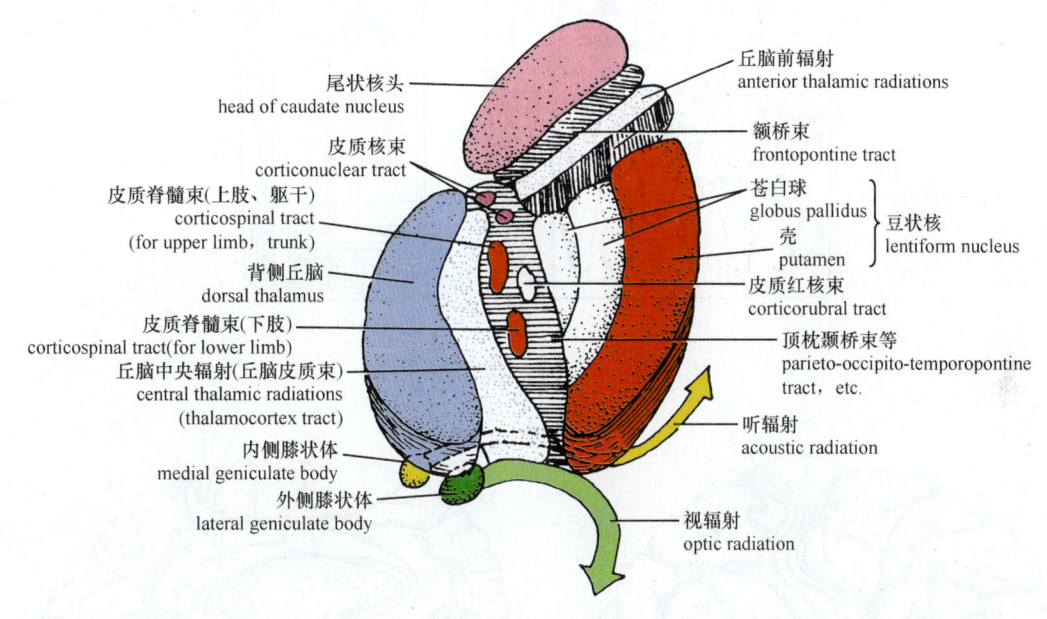

图 17-53　内囊模式图

临床意义　内囊是由大脑皮质与皮质下各中枢之间的上、下行纤维组成，当内囊损伤广泛时(如该处的脑血管栓塞、出血或颅内肿瘤压迫等)，可导致对侧半身感觉丧失(丘脑中央辐射受损)、对侧偏瘫(皮质脊髓束和皮质核束受损)和双眼视野对侧同向偏盲(视辐射受损)的"三偏综合征"。

4. 大脑皮质及功能定位　大脑皮质是大脑半球表面的灰质，是中枢神经系统发育最为复杂和完善的部位，也是运动、感觉、语言和意识思维的物质基础。

(1) **大脑皮质的细胞构筑**：人类的大脑皮质根据其发生与进化，分为**原皮质**（皮质海马和齿状回）、**旧皮质**（嗅脑）和**新皮质**（其余大部分）。原皮质和旧皮质与嗅觉和内脏活动有关，新皮质高度发展，占大脑皮质的96%以上。大脑半球表面绝大部分被新皮质所占据，将原皮质和旧皮质推向大脑半球的内侧面下部和下面。

原皮质和旧皮质有三层结构，新皮质基本为六层结构(图17-54)。如海马可分为三个基本层：分子层、锥体细胞层和多形细胞层。海马和海马旁回之间的过渡区逐渐变成4层、5层、6层。新皮质的六层结构由浅入深分别是：Ⅰ.分子层，Ⅱ.外颗粒层，Ⅲ.外锥体细胞层，Ⅳ.内颗粒层，Ⅴ.内锥体细胞层，Ⅵ.多形细胞层。新皮质的六层结构是由原皮质的三层分化来的，所以大脑新皮质亦可分为粒上层（Ⅰ～Ⅲ层）、内粒层（Ⅳ层）和粒下层（Ⅴ层、Ⅵ层）。粒上层发展最晚，在人脑最发达，接受和发出联络纤维，实现皮质内联系；内粒层主要来自间脑的特异性传入纤维；粒下层则借传出纤维联系皮质下结构，控制躯体和内脏运动。

(2) **大脑皮质的分区**：为了便于进行形态研究和功能分析，学者们根据大脑皮质各部细胞构筑和神经纤维的配布，将大脑皮质分为若干区，但分区方法各不一致，较常采用的是 Brodmann 的 52 分区法(图17-55)。

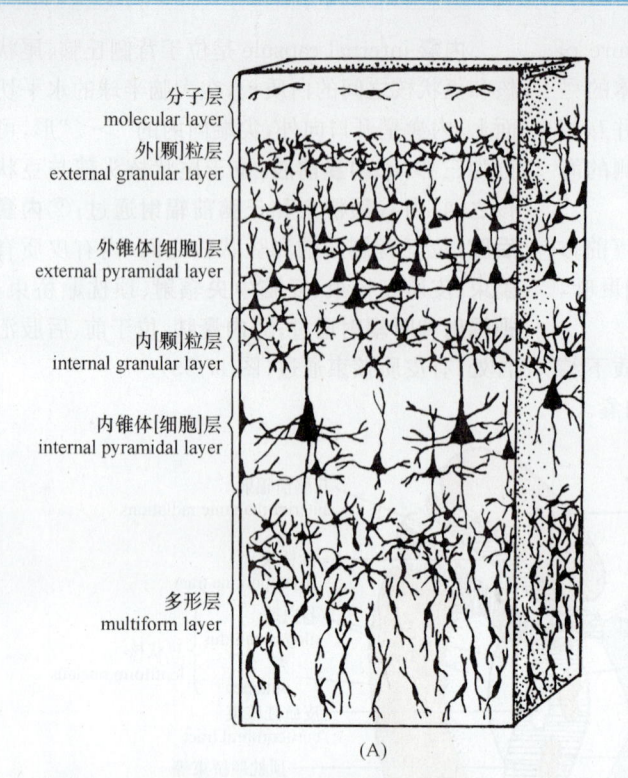

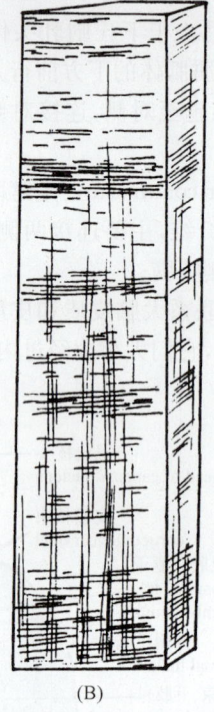

图 17-54 人大脑皮质的细胞构筑

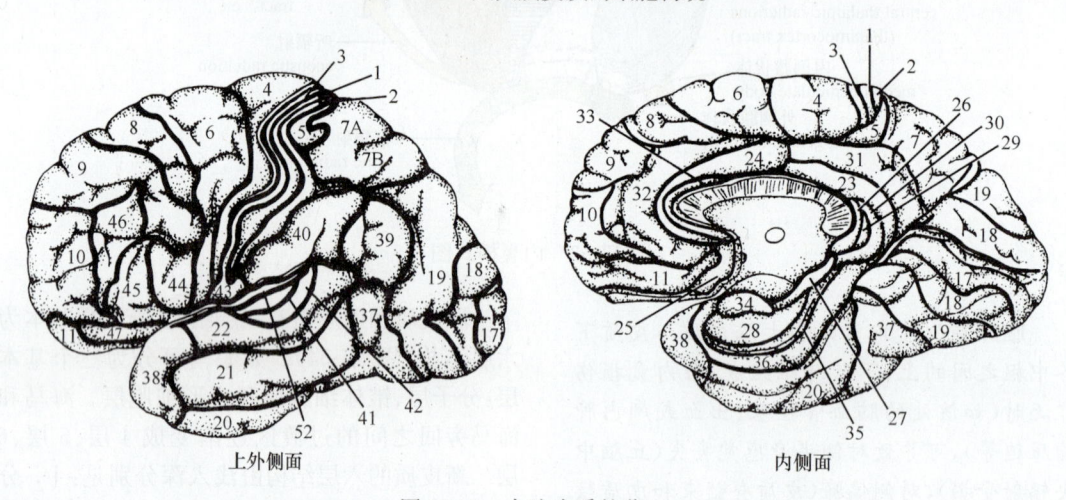

图 17-55 大脑皮质的分区

（3）**大脑皮质的功能定位**：大脑皮质是脑的最重要部分，是神经系统的物质基础。机体各种功能活动的最高中枢在大脑皮质上具有定位关系，形成许多重要中枢。这些中枢只是执行某种功能的核心部分，同时还具有其他功能，例如中央前回主要管理全身骨骼肌的运动，但也接受部分感觉冲动；中央后回主要管理全身感觉，但刺激中央后回也可产生少量运动。因此，大脑皮质功能定位概念是相对的。大脑皮质除具有特定功能的中枢以外的广泛脑区，统称联络区。联络区不局限于某种功能，而是对各种信息进行加工、整合，完成高级神经精神活动。

1）**第Ⅰ躯体运动区** first somatic motor area：又称躯体运动中枢，位于中央前回和中央旁小叶前部（Brodmann 4区和6区）。该中枢对骨骼肌运动的管理有一定的局部定位关系，其特点为：①上下倒置，但头面部是正位。中央前回的最上部和中央旁小叶前部与下肢、会阴部运动有关，中部与躯干和上肢的运动有关，下部与面、舌、咽、喉的运动有关。②左、右交叉支配，即一侧运动区支配对侧肢体的运动。但一些与联合运动有关的肌则受两侧运动区的支配，如面上部肌、眼肌、咽喉肌和咀嚼肌等，故一侧运动区损害可导致对侧肢体瘫痪，而这些与联合运动有关的肌不出现瘫痪。③身体各代表区的大小与各部形体大小无关,而与功能的重要性与复杂性有关,例如,手的代表区比躯干的代表区大(图17-56)。第 Ⅰ 躯体运动区接受中央后回、背侧丘脑腹前核和腹后核传来的纤维,发出纤维组成锥体束向下至脑干躯体运动核和脊髓前角运动细胞。

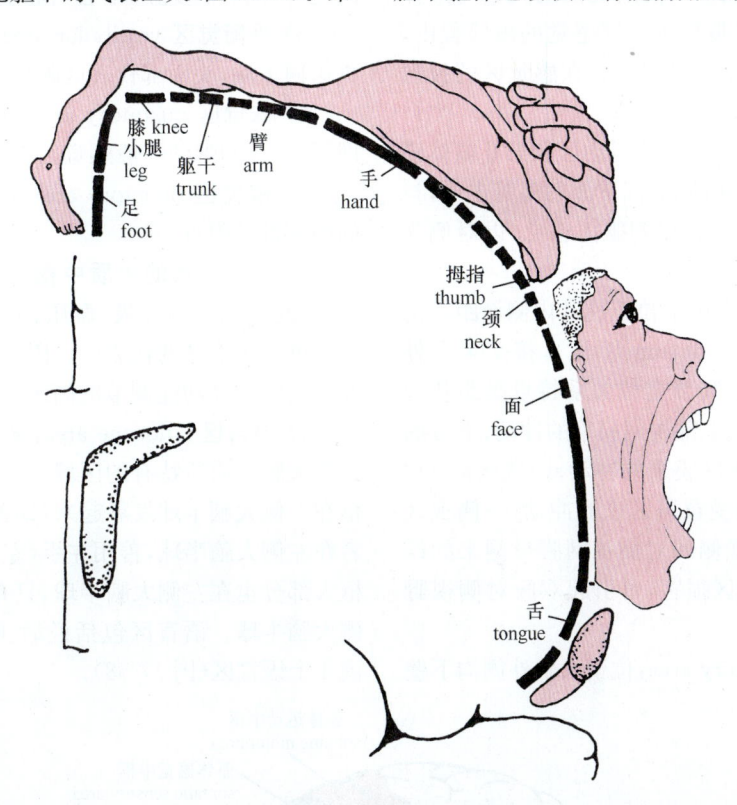

图 17-56　第 Ⅰ 躯体运动区

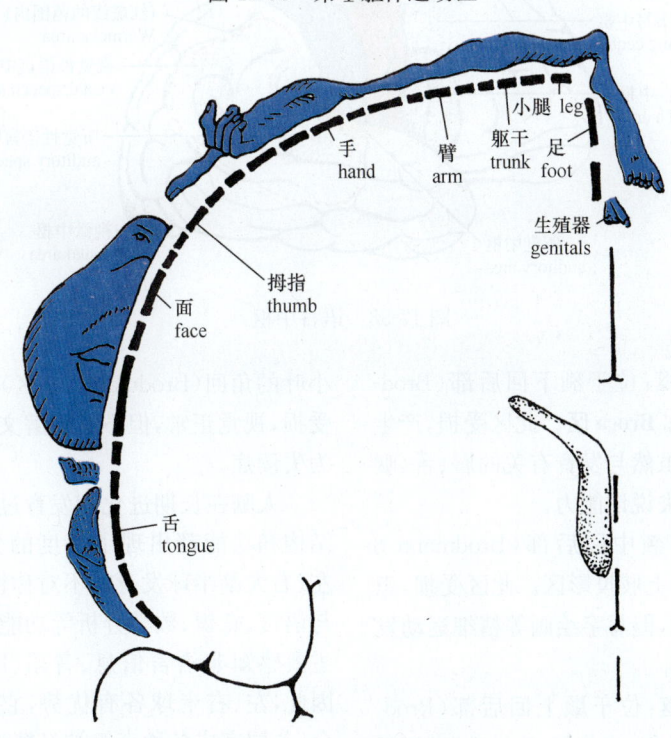

图 17-57　第 Ⅰ 躯体感觉区

2) **第 Ⅰ 躯体感觉区** first somesthetic area：又称躯体感觉中枢,位于中央后回和中央旁小叶后部(Brodmann 3、1、2区),接受背侧丘脑腹后核传来的对侧半身浅感觉和深感觉纤维。身体各部在此区的投射特点与第Ⅰ躯体运动区相似：①上下倒置，但头面部是正位。②左、右交叉管理。③身体各部在该区投射范围的大小与形体的大小无关，而是取决于该部感觉的敏感程度，例如，手指和唇的感受器最密，在感觉区的投射范围就最大（图17-57）。

在人类，还有第Ⅱ躯体运动区和第Ⅱ躯体感觉区，它们位于中央前、后回下面的岛盖皮质，与对侧上、下肢的运动和双侧躯体感觉（以对侧为主）有关。

3）**视区** visual area：位于枕叶内侧面距状沟上、下方的皮质（Brodmann 17区），接受来自外侧膝状体的纤维。局部定位关系特点是距状沟上方的视皮质接受上部视网膜来的冲动；下方的视皮质接受下部视网膜来的冲动；距状沟后1/3上、下方的皮质接受黄斑区来的冲动；一侧视区接受同侧视网膜颞侧和对侧视网膜鼻侧来的纤维。因此，一侧视区损害，可引起双眼对侧视野同向性偏盲。

4）**听区** auditory area：位于大脑外侧沟下壁的颞横回（Brodmann 41、42区），接受内侧膝状体发出的听辐射纤维，即接受两耳的神经冲动。因此，一侧听区受损，不会引起全聋。

5）**平衡觉区** vestibular area：一般认为在中央后回下端，头面部代表区附近。

6）**味觉区** gustatory area：可能位于中央后回下方，舌和咽的一般感觉区附近。

7）**嗅觉区** olfactory area：位于海马旁回沟的内侧部及附近。

8）**内脏活动的皮质中枢**：一般认为在边缘叶，在此区可找到呼吸、血压、瞳孔、胃肠和膀胱等各种内脏活动的代表区。因此有人认为，边缘叶是内脏神经功能调节的高级中枢。

9）**语言区** language area：又称语言中枢，是人类大脑皮质所特有的区域。一般认为，语言中枢在一侧大脑半球发展起来，即善用右手（右利）者在左侧大脑半球，善用左手（左利）者其语言中枢大部分也在左侧大脑半球，只有少部分人在右侧大脑半球。语言区包括说话、听话、书写和阅读4个语言区（图17-58）。

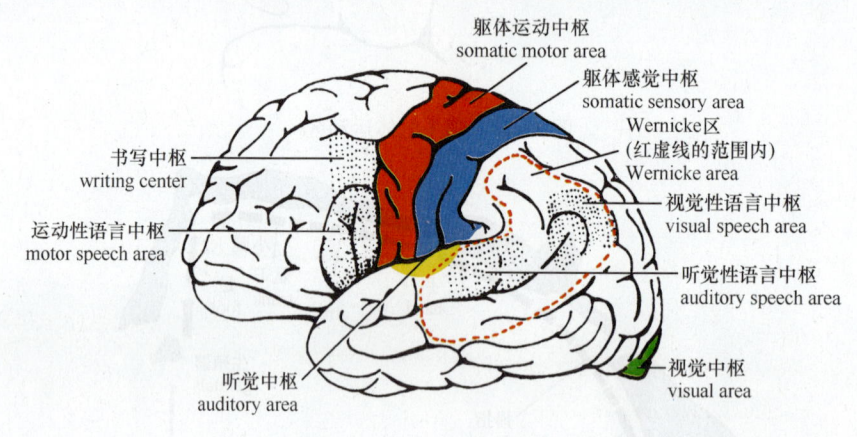

图17-58　语言中枢

运动性语言中枢：位于额下回后部（Brodmann 44、45区），又称 **Broca** 区。此区受损，产生运动性失语症，患者虽然与发音有关的唇、舌、咽喉肌未瘫痪，但却丧失说话能力。

书写中枢：位于额中回后部（Brodmann 8区），靠近中央前回的上肢投影区。此区受损，患者虽然手的运动正常，但写字绘画等精细运动发生障碍，称为失写症。

听觉性语言中枢：位于颞上回后部（Brodmann 22区）。此区受损，患者虽听力正常，但听不懂别人讲话的意思，也不能理解自己讲话的意义，称感觉性失语症。

视觉性语言中枢：又称阅读中枢，位于顶下小叶的角回（Brodmann 39区），靠近视区。此区受损，视觉正常，但不能理解文字符号的意义，称为失读症。

人脑在长期进化和发育过程中，大脑皮质的结构和功能都出现了高度的分化，从而表现为左、右大脑半球发育的不对称性。左侧大脑半球与语言、意识、数学分析等功能相关；右侧半球则主要感知非语言信息、音乐、图形和时空概念。因此，左、右半球各有优势，它们互相协调和配合，共同完成各种高级神经精神活动。

（四）边缘系统

在大脑半球内侧面，位于胼胝体周围的隔

区、扣带回、海马旁回和侧脑室下角底壁的海马、齿状回,共同组成**边缘叶** limbic lobe。边缘叶再加上与它联系密切的皮质和皮质下结构(如杏仁体、下丘脑、上丘脑、背侧丘脑前核和中脑被盖等)共同组成**边缘系统** limbic system(图17-59)。由于它与内脏活动联系密切,故又称**内脏脑**。边缘系统在进化上是脑的古老部分,从纤维联系来看,其功能除与嗅觉有关外,还与内脏活动、情绪反应、性活动、记忆(尤以近期记忆)等活动有关。这在维持个体生存(寻食、防御)和种族生存(生殖行为)方面发挥重要作用。同时,边缘系统的海马与学习、记忆密切相关。

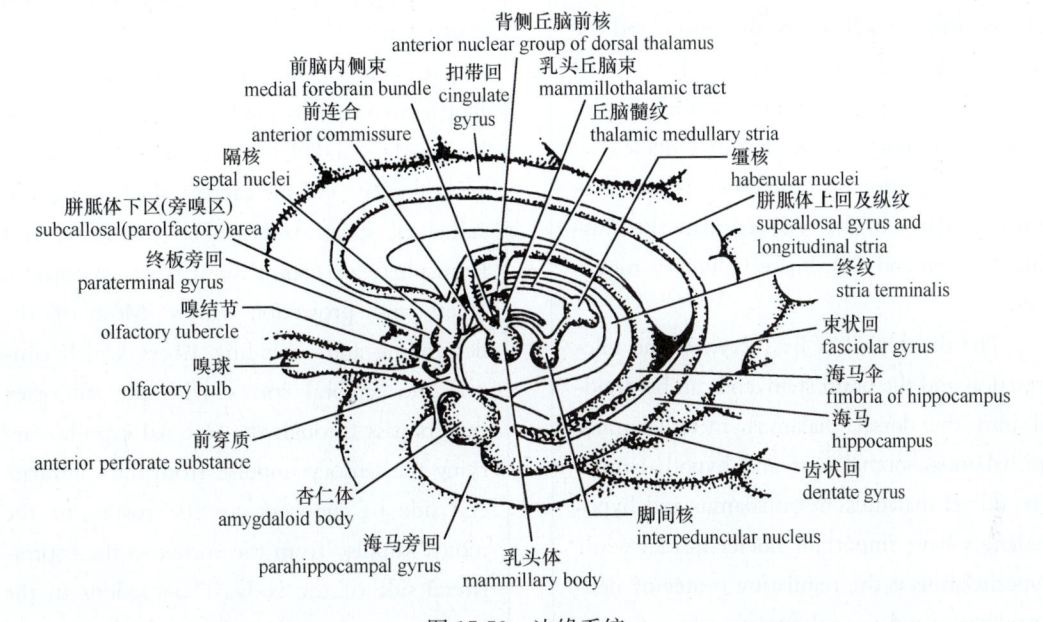

图 17-59　边缘系统

(陈金源)

Summary

The central nervous system includes the brain and the spinal cord. The spinal cord has two enlargements: the cervical and the lumbosacral enlargement. The internal structure of spinal cord is composed of the grey matter, white matter and central canal. The grey matter lying at the central part surrounding the central canal, which projects anteriorly and posteriorly on each side to form the ventral and doral horns (columns). From T_1 to L_3, the grey matter also projects laterally to form a lateral horn on each side. The neurons in the ventral horn are motor neurons innervating skeleton muscles of the trunk and limbs, while those in the dorsal horn are mainly relay neurons receiving afferent fibers of the dorsal roots. The lateral horn is the lower center of sympathetic, while parasympathetic lower center lies between S_2 to S_4, at similar location as the lateral horn. The white matter contains ascending and descending tracts: the fasciculus gracilis, fasciculus cuneatus, spinothalamic tract and corticospinal tract. The main function of spinal cord is conduction and reflection.

The brain is composed of the medulla oblongata, pons, midbrain, cerebellum, diencephalon and telecephalon. The medulla oblongata, pons and midbrain are collectively called the brain stem. It is formed by the nuclei (the cranial nucleus mainly), the fasciculuses (the medial, trigeminal, lateral, and spinal lemniscus, as well as the pyramidal tracts), the reticular formation and the 4th ventricle. The cerebellum lies within the posterior cranial fossa, which connects with the brain stem by the superior, middle and inferior peduncles respectively. It can be divided into two cerebellar hemispheres on the side and the vermis in the middle by its appearance. According to its development, function and fiberous connection, cerebellum can also be divided into archeocerebollum, palaeocerebellum and neocerebellum. The internal structures of the cerebellum are the cortex and the medulla. The medulla contains 4 pairs of nuclei(the dentate nucleus, emboliform nucleus, spherical nucleus and fastigial nucleus). The main function of cerebellum is to maintain the balance of the body, regulate the muscular tension and coordinate voluntary movement.

The diencephalon lies between the telecephalon and the brain stem, and can be divided into the dorsal thalamus, metathalamus, epithalamus, subthalamus and hypothalamus. The dorsal thalamus, metathalamus and hypothalamus have important nuclei inside, while hypothalamus is the regulating center of neuroendocrine and the subcortex center of autonomic nerve.

The telecephalon consists of the right and left cerebral hemispheres; each with 5 lobes: the frontal, parietal, occipital, temporal and insular lobes. The cerebral cortex, medulla, basal nuclei and lateral ventricles are the main parts of the cerebral hemisphere. The cortex is the base of higher nervous activity, and contains many important centers such as the somatic motor, somatic sensory, acoustic and visual centers. The basal nuclei include the lentiform nucleus, caudate nucleus, amygdaloid nucleus and claustrum nucleus. The lentiform nucleus and the caudate nucleus are also called the striate body. Fibers in the cerebral hemisphere are commissural fibers, association fibers and projection fibers. Most of the descending and ascending fibers which connect the cerebral cortex with the subcortex centers pass through the internal capsule, carrying the sensory impulse from the contralateral side of the body to the cortex, or the motor impulse from the cortex to the contralateral side of the body. Thus, lesions in the internal capsule will produce motor and sensory signs on the contralateral side of the body.

（周鸿鹰）

第 18 章 周围神经系统

> **学习目的**
> 掌握：①脊神经的组成，前后根和前后支的纤维成分和分布概况；②颈丛、臂丛、腰丛、骶丛的组成、位置和主要分支分布；胸神经前支的行程及皮支分布的节段性；③十二对脑神经的名称、纤维成分、连脑部位、出入颅腔的部位和主要分支分布；④内脏神经系统的构成、分布和功能；⑤内脏运动神经和躯体运动神经的区别；节前、节后神经元及节前、节后纤维的概念及节后纤维的分布；⑥交感和副交感神经低级中枢的位置、神经节的位置；交感和副交感神经在形态和功能上的区别；⑦牵涉性痛的概念。

周围神经系统 peripheral nervous system 是中枢神经系统以外的神经成分，由神经、神经节和神经丛等构成。周围神经系统具有向中枢神经系统传递来自躯体和内脏的信息，也具有将来自中枢神经系统的信息传至躯体和内脏，控制躯体和内脏运动。为了叙述方便，通常将周围神经系统分为三部分：①脊神经：与脊髓相连，主要分布于躯干和四肢；②脑神经：与脑相连，主要分布于头面部；③内脏神经：与脑和脊髓相连，主要分布于内脏、心血管和腺体。

第一节 脊 神 经

脊神经 spinal nerve 共31对，每对脊神经借**前根** anterior root 和**后根** posterior root 与脊髓相连（图18-1）。前根属运动性，含躯体运动纤维和内脏运动纤维。后根属感觉性，含躯体感觉纤维和内脏感觉纤维。前根和后根在椎间孔处汇合成脊神经，因此脊神经为混合性神经。脊神经后根在椎间孔附近有一卵圆形的膨大称**脊神经节** spinal ganglion，由假单极神经元构成，属感觉性神经节。31对脊神经根据出椎管部位分为5部分：**颈神经** cervical nerves 8对，**胸神经** thoracic nerves 12对，**腰神经** lumber nerves 5对，**骶神经** sacral nerves 5对和**尾神经** coccygeal nerve 1对。第1颈神经在寰椎与枕骨之间出椎管，第2~7颈神经均通过同序数颈椎上方的椎间孔穿出，第8颈神经在第7颈椎和第1胸椎之间的椎间孔出椎管，12对胸神经和5对腰神经均通过相应椎骨下方的椎间孔出椎管，第1~4骶神经通过骶前孔和骶后孔出骶管，第5骶神经和尾神经由骶管裂孔穿出。

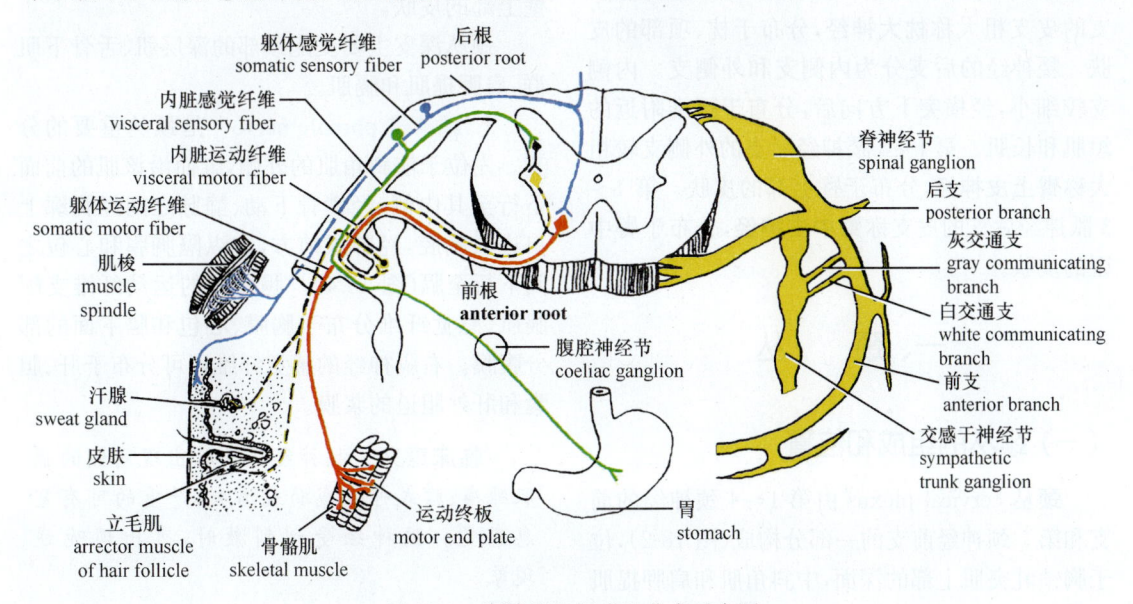

图18-1 脊神经的组成和分布示意图

277

脊神经是混合性神经，含有四种纤维成分：①**躯体运动纤维**，由脊髓灰质的前角运动神经元的轴突组成，管理躯干和四肢的骨骼肌；②**内脏运动纤维**，由脊髓灰质的胸、腰部的侧角和骶副交感核运动神经元的轴突组成，经神经节换元后，其节后纤维分布于内脏、心血管和腺体；③**躯体感觉纤维**，来自脊神经节的假单极神经元，其中枢突组成脊神经后根，经脊髓的后外侧沟入脊髓，周围突经脊神经分布于皮肤、骨骼肌和关节，将皮肤的浅感觉和肌、腱、关节的深感觉冲动传入中枢；④**内脏感觉纤维**，来自脊神经节的假单极神经元，其中枢突组成脊神经后根，经脊髓的后外侧沟入脊髓，周围突分布于内脏、心血管和腺体，将内脏的感觉冲动传入中枢。

脊神经的前根和后根在椎间孔处汇合成脊神经干后，立即分为四支：①**脊膜支** meningeal branch 细小，经椎间孔返回至椎管，分为升支、降支和横支，分布于脊髓的被膜、脊柱的韧带、椎骨的骨膜和椎间盘等处。②**交通支** communicating branch 为连于脊神经和交感干之间的细支。③**前支** anterior branch 粗大，为混合性神经，分布于躯干的前外侧和四肢的皮肤与肌肉。在人类，除胸神经的前支保持明显的节段性走行和分布外，其余各部的脊神经前支分别交织成四个神经丛，即颈丛、臂丛、腰丛和骶丛。由各丛发出分支分布于相应的区域。④**后支** posterior branch 较细，为混合性神经，经相邻椎骨的横突之间或骶后孔向后走行。肌支分布于项、背和腰骶部的深层肌。皮支分布于枕、项、背、腰和臀部的皮肤，具有明显的节段性分布特点。第 2 颈神经后支的皮支粗大称**枕大神经**，分布于枕、项部的皮肤。腰神经的后支分为内侧支和外侧支。内侧支较细小，经横突下方向后，分布于腰椎附近的短肌和长肌。第 1~3 腰神经后支的外侧支较粗大称**臀上皮神经**，分布于臀上部的皮肤。第 1~3 骶神经后支的皮支称**臀中皮神经**，分布于臀中区的皮肤。

一、颈 丛

（一）颈丛的组成和位置

颈丛 cervical plexus 由第 1~4 颈神经的前支和第 5 颈神经前支的一部分构成（图18-2），位于胸锁乳突肌上部的深面，中斜角肌和肩胛提肌起始处的前方。

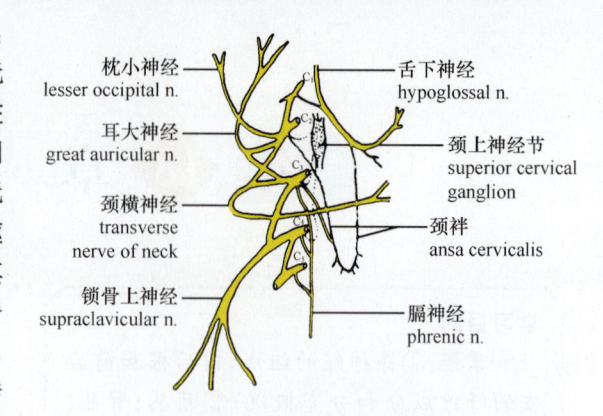

图 18-2　颈丛的组成及其分支

（二）颈丛的分支

颈丛的分支包括浅支、深支与其他神经的交通支。浅支从胸锁乳突肌后缘中点附近浅出，呈扇形分布。由于颈丛浅支在浅出部位较集中，故其胸锁乳突肌后缘中点处是颈部皮神经浸润麻醉的阻滞点。颈丛主要的分支有（图18-3）：

1. 枕小神经 lesser occipital nerve 沿胸锁乳突肌后缘上行，分布于枕部和耳郭背面上部的皮肤。

2. 耳大神经 great auricular nerve 沿胸锁乳突肌浅面行向耳垂方向，分布于耳郭及附近皮肤。

3. 颈横神经 transverse nerve of neck 经胸锁乳突肌浅面向前行，分布于颈前部皮肤。

4. 锁骨上神经 supraclavicular nerve 常有 2~4 支，行向外下方，分布于颈侧部、肩部和胸壁上部的皮肤。

颈丛深支主要支配颈部的深层肌、舌骨下肌群、肩胛提肌和膈肌。

5. 膈神经 phrenic nerve 是颈丛重要的分支。先位于前斜角肌的外侧，继而沿该肌的前面下行至其内侧，经锁骨下动、静脉之间经胸廓上口进入胸腔，经肺根前方，在纵隔胸膜和心包之间下行至膈（图18-4）。膈神经的运动纤维支配膈肌，感觉纤维分布于胸膜、心包和膈下面的部分腹膜。右膈神经的感觉纤维还可分布于肝、胆囊和肝外胆道的浆膜。

临床意义　膈神经损伤时出现同侧的膈肌瘫痪、腹式呼吸减弱或消失，严重的可有窒息感觉。膈神经受到刺激时，可出现呃逆现象。

第 18 章 周围神经系统

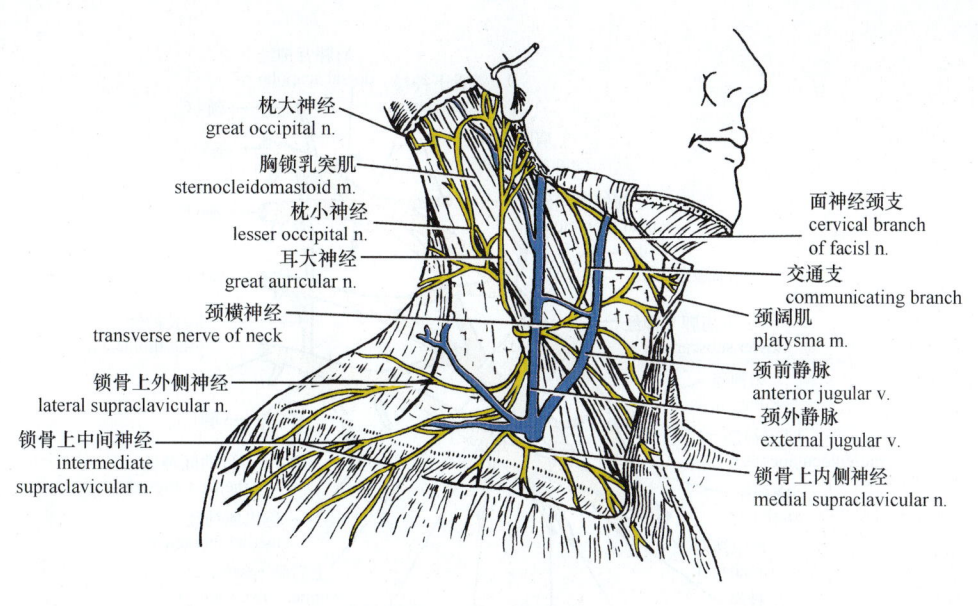

图 18-3 颈丛皮支

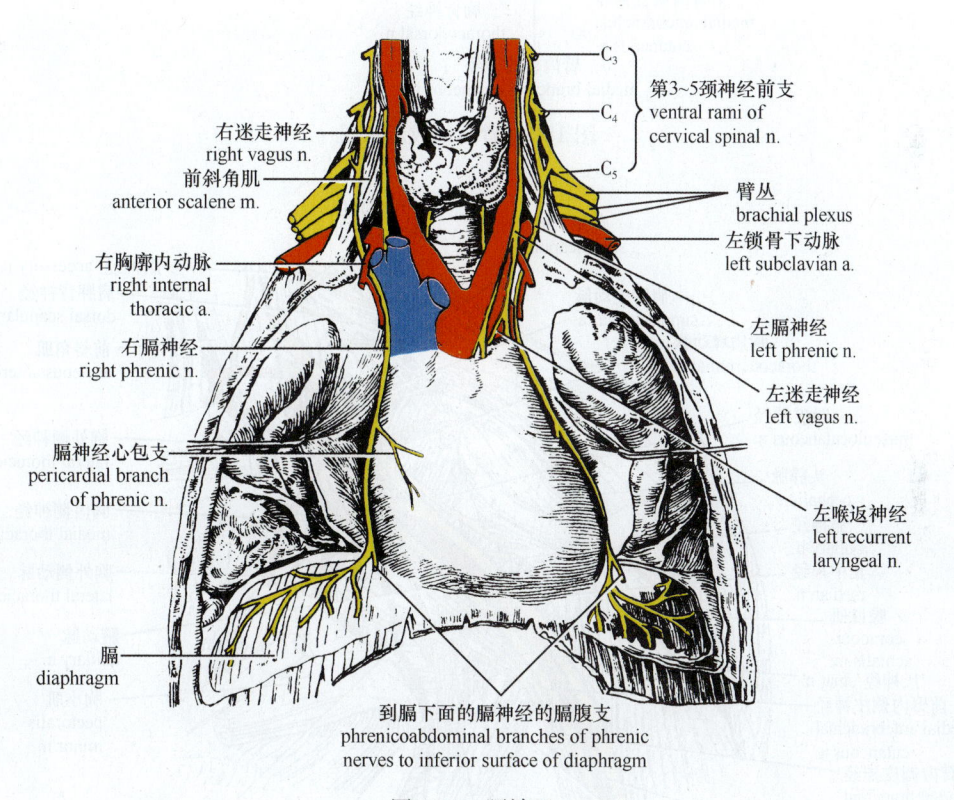

图 18-4 膈神经

二、臂　丛

（一）臂丛的组成和位置

臂丛 brachial plexus 由第 5～8 颈神经前支和第 1 胸神经前支大部分纤维组成，位于锁骨下动脉的后上方，经斜角肌间隙，向下经锁骨的后方进入腋窝。参与构成臂丛的 5 条神经根先合成上、中、下三干，每条干分为前、后两股，由上干和中干的前股合成外侧束，下干的前股为内侧束，三条干的后股合成后束（图 18-5）。在腋窝，三束分别位于腋动脉的外侧、内侧和后方（图 18-6）。

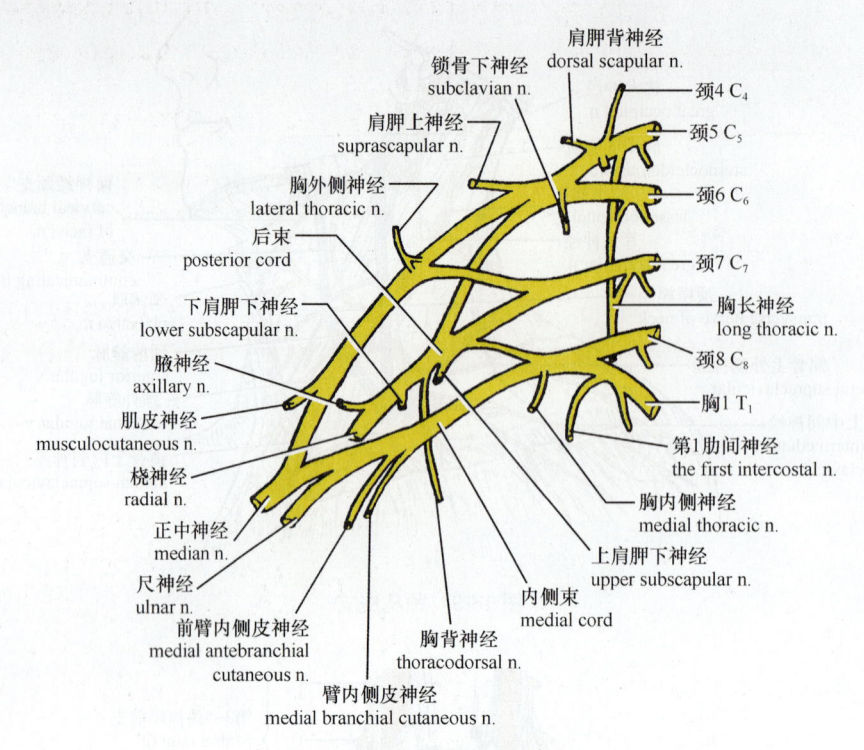

图 18-5 臂丛组成示意图

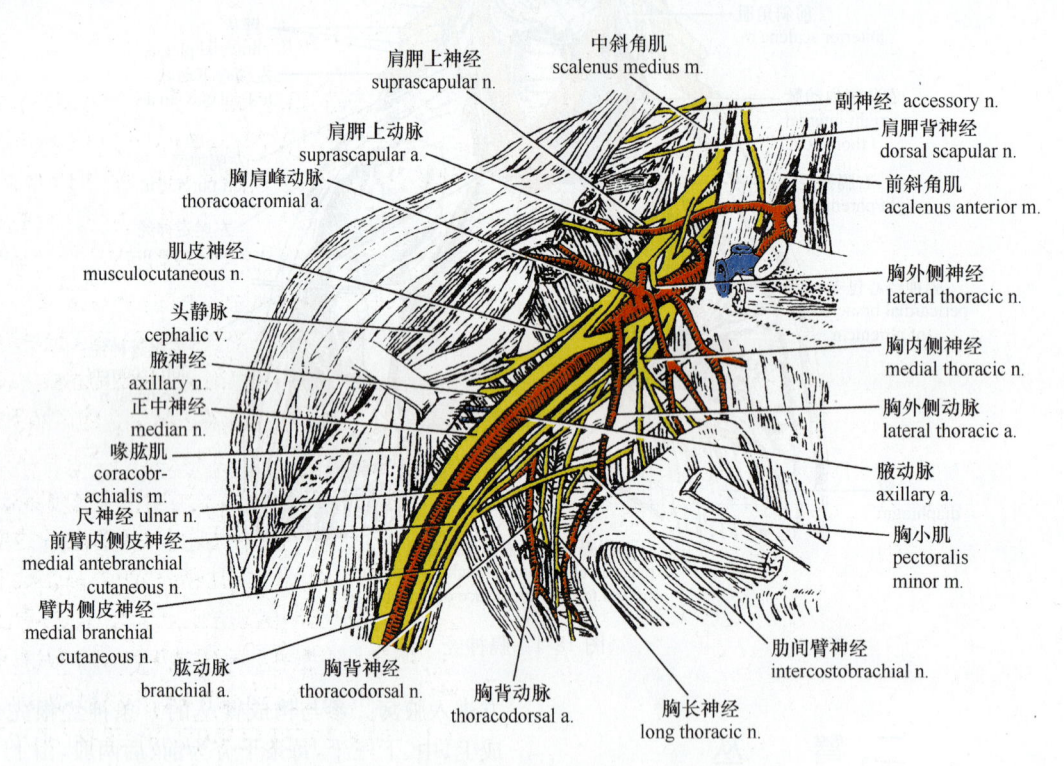

图 18-6 臂丛及分支

（二）臂丛的分支

臂丛的分支较多，依据发出的部位分为锁骨上分支和锁骨下分支。

1. 锁骨上分支 多为行程较短的肌支，分布于颈深肌、背浅肌、部分上肢肌和上肢带肌。主要分支有：

（1）胸长神经 long thoracic nerve（$C_5 \sim C_7$）：起自臂丛神经根，经臂丛后面，向下进入腋窝，伴胸外侧动脉沿前锯肌表面下行，分布于前锯肌和乳房。该神经损伤可导致前锯肌瘫痪,出现"翼状肩"体征。在乳癌根治术中,清除胸肌淋巴结时,注意勿损伤此神经。

(2) **肩胛背神经** dorsal scapular nerve(C_4、C_5):穿中斜角肌,在肩胛骨和脊柱之间下行,支配菱形肌和肩胛提肌。

(3) **肩胛上神经** suprascapular nerve(C_5、C_6):起自臂丛的上干,经肩胛上切迹至冈上窝,再转入冈下窝,支配冈上肌和冈下肌。

2. 锁骨下分支 发自臂丛的三个束,多为行程较长的分支,分布于肩、胸、臂、前臂和手等部。

(1) **肩胛下神经** subscapular nerve($C_5 \sim C_7$):发自臂丛后束,常分为上、下两支,沿肩胛下肌下行,支配肩胛下肌和大圆肌(图18-7)。

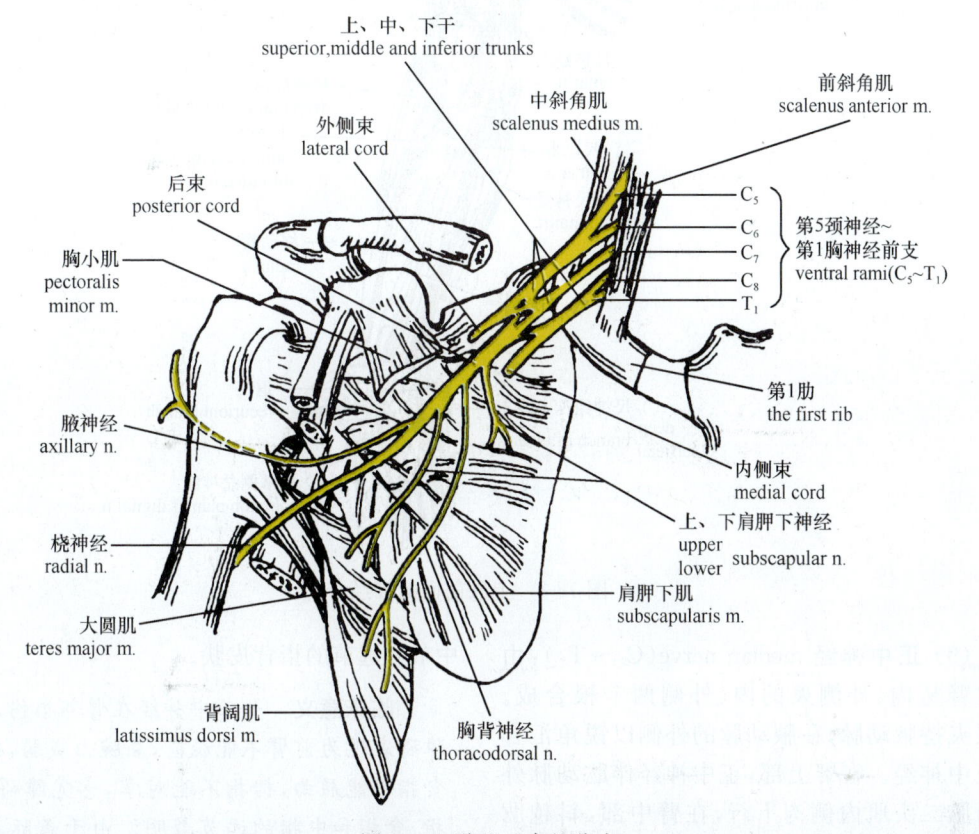

图 18-7 臂丛后束的分支

(2) **胸外侧神经** lateral pectoral nerve($C_5 \sim C_7$):发自外侧束,穿锁胸筋膜至胸大肌深面,支配胸大、小肌。

(3) **胸内侧神经** medial pectoral nerve(C_8、T_1):发自内侧束,经胸小肌下缘或穿胸小肌至胸大肌,支配胸大、小肌。

(4) **胸背神经** thoracodorsal nerve($C_6 \sim C_8$):起自后束,先伴肩胛下动脉下行,后伴胸背动脉至背阔肌,支配背阔肌(图18-7)。在乳癌根治术中,清除肩胛下淋巴结时,注意勿损伤此神经。

(5) **臂内侧皮神经** medial brachial cutaneous nerve(C_8、T_1):发自臂丛内侧束,分布于臂内侧皮肤。

(6) **前臂内侧皮神经** medial antebrachial cutaneous nerve(C_8、T_1):发自臂丛内侧束,分布于前臂内侧皮肤。

(7) **腋神经** axillary nerve(C_5、C_6):发自臂丛后束,与旋肱后血管伴行,绕肱骨外科颈至三角肌深面,发出肌支支配三角肌和小圆肌,皮支又称臂外侧上皮神经,从三角肌后缘穿出,分布于肩部和臂外侧上部的皮肤。

临床意义 肱骨外科颈骨折或肩关节脱位,可损伤腋神经,导致三角肌瘫痪,臂不能外展,三角肌区皮肤感觉障碍。

(8) **肌皮神经** musculocutaneous nerve($C_5 \sim C_7$):起自臂丛外侧束,穿喙肱肌(图18-8),经肱二头肌和肱肌之间下行。其肌支支配喙肱肌、肱二头肌和肱肌,皮支在肱二头肌下端外侧穿出深筋膜,称前臂外侧皮神经,分布于前臂外侧皮肤。

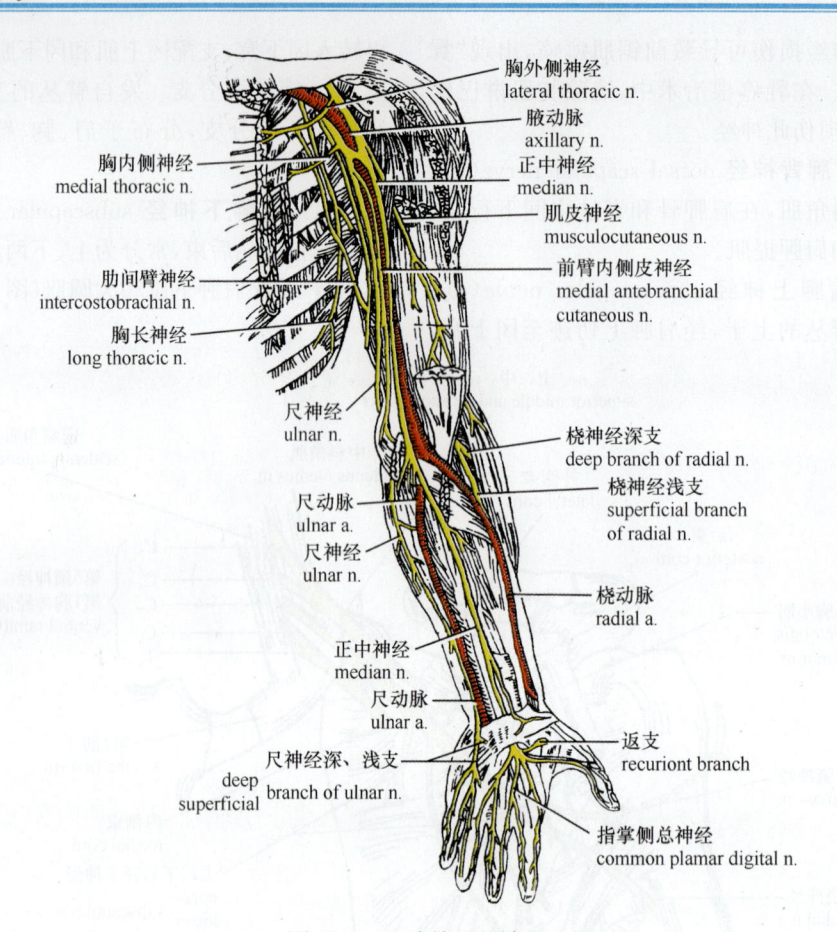

图 18-8 上肢前面的神经

(9) **正中神经** median nerve(C_6~T_1)：由发自臂丛内、外侧束的内、外侧两个根合成。两根夹持腋动脉，在腋动脉的外侧以锐角汇合成正中神经。在臂上部，正中神经伴肱动脉外侧沿肱二头肌内侧沟下行，在臂中部，斜越肱动脉浅面或深面转至肱动脉内侧下行至肘窝，穿旋前圆肌浅、深头之间，经指浅屈肌腱弓进入前臂，于指浅屈肌和指深屈肌之间下行至腕部。继而从桡侧腕屈肌肌腱和掌长肌肌腱之间穿经腕管至手掌。

正中神经在臂部一般无分支，在肘部和前臂前区发出肌支，其中以**骨间前神经**较粗大，沿前臂骨间膜前面下行。正中神经在前臂发出肌支支配除肱桡肌、尺侧腕屈肌和指深屈肌尺侧半以外的前臂前群肌。在屈肌支持带下缘，从正中神经的桡侧发出一支粗短的**返支**，在桡动脉掌浅支的外侧进入鱼际，支配除拇收肌以外的鱼际肌。在手掌，正中神经发出三条**指掌侧总神经**下行至掌骨头附近，每条指掌侧总神经又分为两支**指掌侧固有神经**，沿手指的相对缘至指尖。正中神经肌支支配第1、2 蚓状肌和鱼际肌（除拇收肌外），皮支分布于掌心、鱼际和桡侧三个半指的掌面及中节和远节的指背皮肤。

临床意义 如正中神经在臂部损伤，运动障碍表现为前臂不能旋前，屈腕力减弱，拇指、食指不能屈曲，拇指不能对掌，感觉障碍以拇指、食指和中指的远节最明。由于鱼际萎缩，手掌平坦，称"猿手"（图 18-10）。

(10) **尺神经** ulnar nerve(C_8~T_1)：发自臂丛内侧束，在肱动脉的内侧下行，至三角肌止点的高度穿内侧肌间隔进入臂后区。在臂后区下行至肱骨内上髁后方的尺神经沟向下，穿尺侧腕屈肌的起始处转至前臂前区内侧，与尺动脉伴行，在尺侧腕屈肌和指深屈肌之间下行，经豌豆骨的桡侧，从屈肌支持带的浅面进入手掌。

尺神经在臂部无分支。在前臂上部发出肌支配尺侧腕屈肌和指深屈肌尺侧半。在腕关节的上方发出**手背支**（图 18-9），分布于手背的尺侧半和尺侧两个半手指指背皮肤。尺神经在屈肌支持的浅面分为**浅支和深支**，其浅支分布于小鱼际、小指和环指尺侧半的掌侧皮肤，深支配小鱼际肌、拇收肌、骨间肌和第3、4蚓状肌。

第18章　周围神经系统

图 18-9　手背的神经

临床意义　尺神经损伤,运动障碍表现为屈腕力减弱、环指和小指的远节指间关节不能屈曲,感觉障碍以手的内侧缘为主。小鱼际肌萎缩,拇指不能内收,骨间肌萎缩,各指不能相互靠拢,各掌指关节过伸,第4、5指的指间关节弯曲,出现"爪形手"(图18-10)。

(11) **桡神经** radial nerve($C_5 \sim T_1$):是臂丛后束发出的一条最粗大的神经,在腋动脉的后方与肱深动脉伴行,经肱三头肌长头和内侧头之间进入桡神经沟行向下外(图18-11),在肱骨外上髁的上方穿外侧肌间隔至臂前区,行于肱肌和肱桡肌之间,分为浅支和深支。**桡神经浅支** superficial branch of radial nerve 为皮支,沿桡动脉外侧下行,在前臂中、下1/3交界处穿经肱桡肌肌腱深方转至背面,下行至手背,分布于手背桡侧半和桡侧两个半指的近节指背皮肤。**桡神经深支** deep branch of radial nerve 较粗,主要为肌支,经桡骨颈外侧穿旋后肌至前臂后面,称**骨间后神经**,在前臂浅、深层伸肌之间下行,沿途发出分支支配前臂的伸肌群。

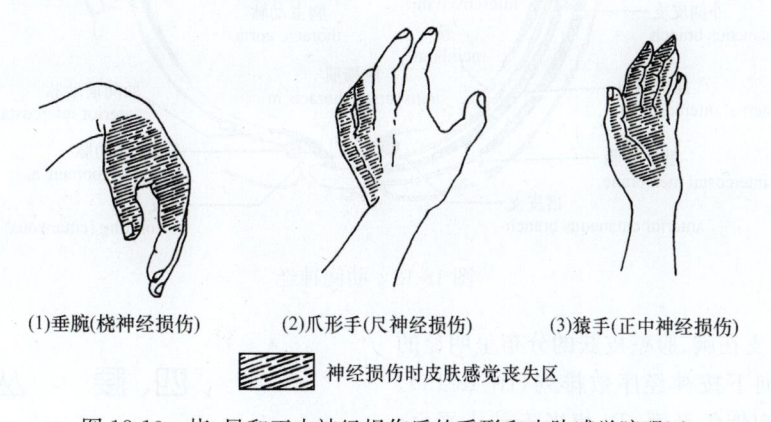

(1)垂腕(桡神经损伤)　(2)爪形手(尺神经损伤)　(3)猿手(正中神经损伤)

▨▨▨ 神经损伤时皮肤感觉丧失区

图 18-10　桡、尺和正中神经损伤后的手形和皮肤感觉障碍区

桡神经在臂部发出肌支支配肱三头肌、肱桡肌和桡侧腕长伸肌。皮支有三支:**臂后皮神经**分布于臂后区皮肤;**臂外侧下皮神经**分布于臂下外侧部皮肤;**前臂后皮神经**分布于前臂后面的皮肤。

临床意义　肱骨中段骨折易伤及桡神经,使前臂后群肌瘫痪,不能伸腕和伸指,由于重力作用,提起前臂时呈"垂腕"状。感觉障碍以第1、2掌骨间(即虎口区)背面皮肤最为明显(图18-10)。

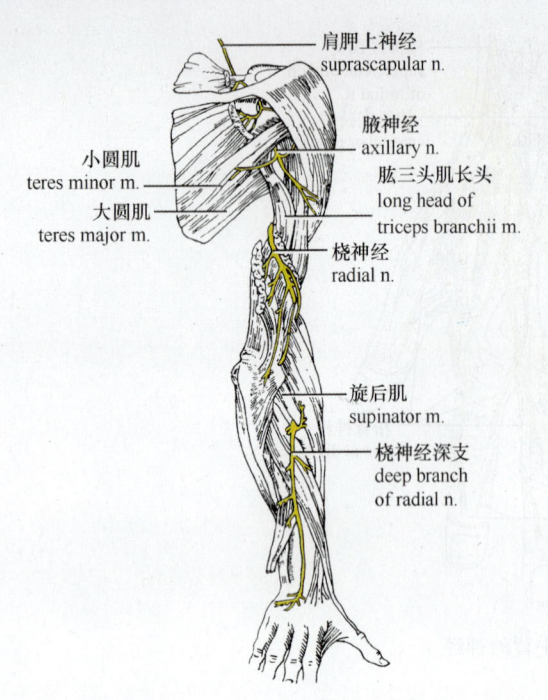

图 18-11 上肢后面的神经

三、胸神经前支

胸神经前支共有12对，第1～11对胸神经前支位于相应的肋间隙中称**肋间神经** intercostal nerve，第12对胸神经前支位于第12肋下方称**肋下神经** subcostal nerve。肋间神经位于肋间后血管的下方，沿各肋沟前行至腋前线附近行于肋间内、外肌之间，并在胸腹壁侧面发出**外侧皮支**，其本干继续前行。上6对肋间神经到达胸骨侧缘处穿至皮下称**前皮支**（图18-12）。下5对肋间神经和肋下神经斜向前下，行于腹内斜肌和腹横肌之间，进入腹直肌鞘，在腹白线附近穿至皮下成前皮支。胸神经前支的运动纤维支配肋间肌和腹肌的前外侧群，感觉纤维分布于胸、腹壁的皮肤及胸膜、腹膜的壁层。其中第2～6肋间神经的外侧皮支和第2～4肋间神经的前皮支均有分支分布于乳房。第2肋间神经的外侧皮支较粗大，横行经过腋窝至臂内侧称**肋间臂神经**，分布于腋窝和臂内侧皮肤。

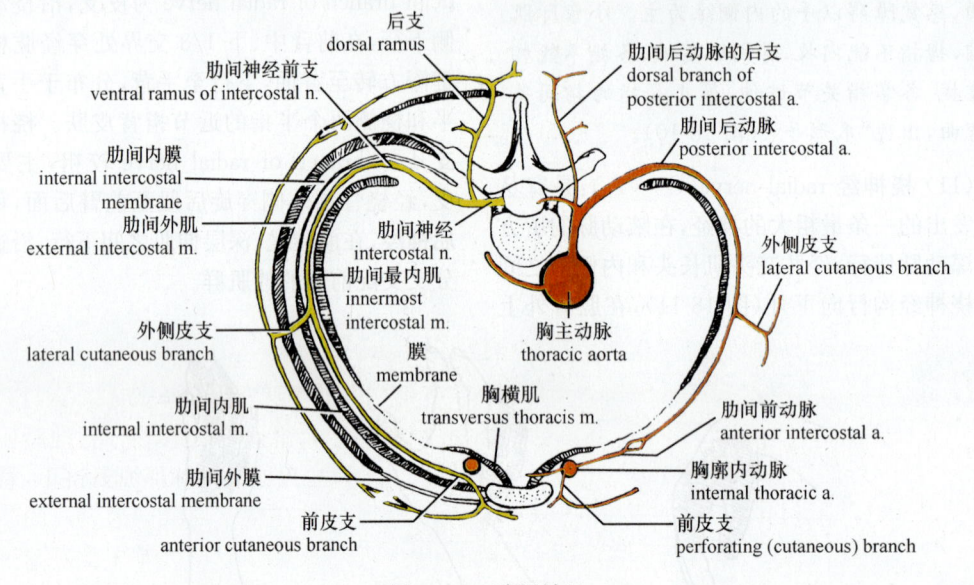

图 18-12 肋间神经

胸神经前支在胸、腹壁皮肤的分布呈明显的节段性，由上向下按神经序数排列（图18-13）。如 T_2 相当于胸骨角平面，T_4 相当于乳头平面，T_6 相当于剑突平面，T_8 相当于肋弓平面，T_{10} 相当于脐平面，T_{12} 分布于脐与耻骨联合连线中点平面。临床上常以节段性分布平面来确定麻醉平面的位置，也可据此检查感觉障碍来推断脊髓损伤的位置。

四、腰　丛

（一）腰丛的组成和位置

腰丛 lumbar plexus 由第12胸神经前支的一部分、第1～3腰神经前支和第4腰神经前支的一部分组成。第4腰神经前支的余部和第5腰神经前支合成**腰骶干**，向下加入骶丛。腰丛位于腰大肌深方，腰椎横突前方（图18-14）。

(二) 腰丛的分支

腰丛除发出肌支支配髂腰肌和腰方肌外，还发出分支至腹股沟区、大腿前区和内侧区。

1. 髂腹下神经 iliohypogastric nerve（T_{12}、L_1） 从腰大肌外侧缘穿出，经肾后面和腰方肌前面行向外下，在髂嵴上方进入腹内斜肌和腹横肌之间，行至髂前上棘内侧 2～3cm 处穿腹内斜肌，继而在腹内斜肌和腹外斜肌之间前行，至腹股沟管浅环上方穿腹外斜肌腱膜至皮下。其分支分布于臀外侧部、腹股沟区和下腹部皮肤，肌支支配腹壁肌。

2. 髂腹股沟神经 ilioinguinal nerve（L_1） 在髂腹下神经的下方从腰大肌外侧缘穿出，斜行跨过腰方肌前面，在髂嵴前端附近穿腹横肌，行于腹内斜肌和腹横肌之间，向下穿经腹股沟管，伴精索（或子宫圆韧带）下行，自腹股沟管浅环穿出。其肌支支配腹壁肌，皮支分布于腹股沟部、阴囊或大阴唇皮肤。

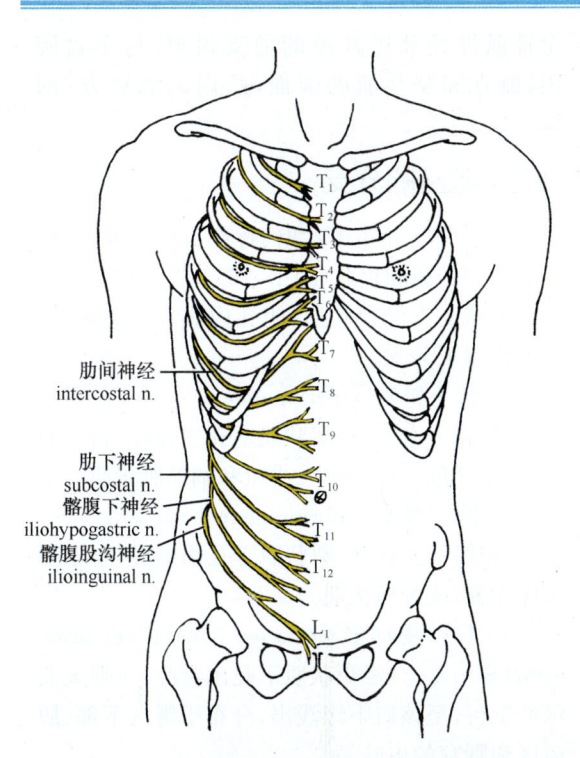

图 18-13 胸神经前支的节段分布示意图

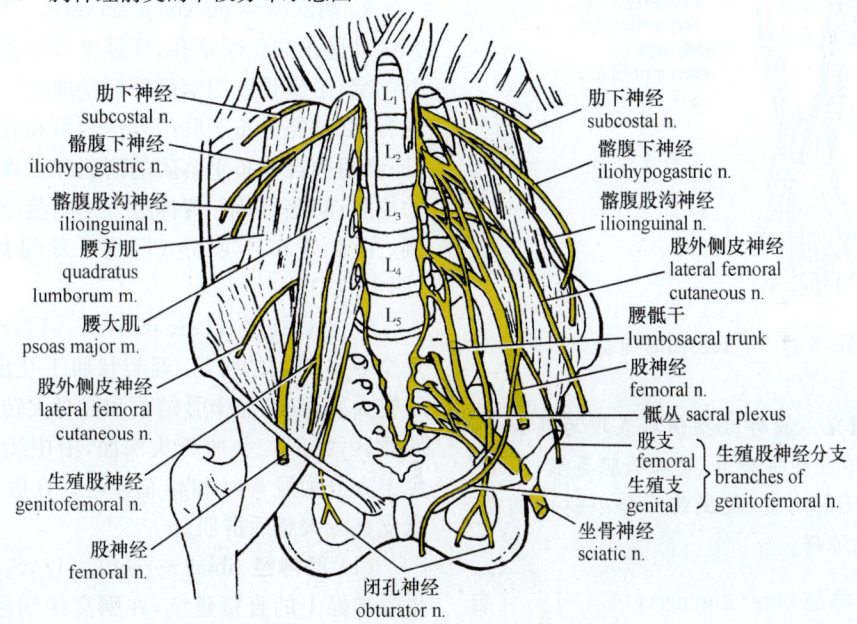

图 18-14 腰丛和骶丛组成和位置示意图

3. 股外侧皮神经 lateral femoral cutaneous nerve（L_2、L_3） 自腰大肌外侧缘穿出，在髂肌表面行向外下方，经腹股沟韧带深面至股部，在髂前上棘下方约 10cm 处穿出阔筋膜，分布于大腿外侧区皮肤。

4. 生殖股神经 genitofemoral nerve（L_1、L_2） 自腰大肌前面穿出，沿该肌前面下行，在腹股沟韧带上方分为生殖支和股支。生殖支伴精索（或子宫圆韧带）行于腹股沟管，经腹股沟管浅环穿出，分布于阴囊（或大阴唇）和提睾肌。股支分布于股三角的皮肤。

5. 股神经 femoral nerve（L_2～L_4） 是腰丛中最大的分支，于腰大肌和髂肌之间下行，在腹股沟韧带中点稍外侧，经腹股沟韧带深面至股部发出数条肌支支配股四头肌、缝匠肌和耻骨肌（图 18-15）。皮支中有数条较短的股中间皮神经和股内侧皮神经，分布于大腿和膝关节前面的皮肤。最长的皮支称隐神经 saphenous nerve，是股神经的终支，伴股动脉经收肌管下行至膝关节的内侧浅出至皮下,伴大隐静脉沿小腿内侧面下行至足的内侧缘,分布于髌下、小腿内侧面和足内侧缘的皮肤。

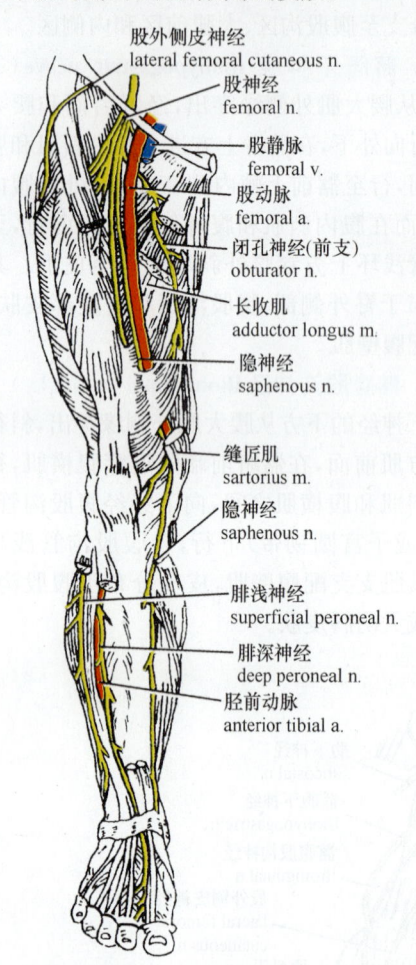

图 18-15 下肢前面的神经

临床意义 股神经损伤后表现为屈髋无力,坐位时不能伸膝关节,股四头肌萎缩,髌骨突出,膝跳反射消失,大腿前面和小腿内侧面的皮肤感觉障碍。

6. 闭孔神经 obturator nerve($L_2 \sim L_4$) 自腰大肌的内侧缘穿出,沿小骨盆内侧壁下行,伴闭孔血管穿闭膜管出盆腔(图 18-14),分为前、后两支,分别从短收肌的前、后至大腿内侧区。其肌支支配闭孔外肌和大腿内侧群肌,皮支分布于大腿内侧面的皮肤。

五、骶 丛

(一)骶丛的组成和位置

骶丛 sacral plexus 由腰骶干(L_4、L_5)以及全部骶神经和尾神经的前支组成,位于盆腔内,骶骨和梨状肌的前面,髂内动脉后方(图 18-14)。

(二)骶丛的分支

骶丛分支分布于盆壁、臀部、会阴、股后区、小腿及足的肌和皮肤(图 18-16)。骶丛除直接发出小的肌支支配梨状肌、闭孔内肌和股方肌外,还发出以下分支。

1. 臀上神经 superior gluteal nerve(L_4、L_5、S_1) 伴臀上血管,经梨状肌上孔出盆腔,行于臀中、小肌之间,支配臀中、小肌和阔筋膜张肌。

2. 臀下神经 inferior gluteal nerve(L_5、S_1、S_2) 伴臀下血管,经梨状肌下孔出盆腔,行于臀大肌深面,支配臀大肌。

3. 股后皮神经 posterior femoral cutaneous nerve($S_1 \sim S_3$) 经梨状肌下孔出盆腔,在臀大肌深面下行,至该肌下缘浅出,分布于臀区下部、股后区和腘窝的皮肤。

4. 阴部神经 pudendal nerve($S_2 \sim S_4$) 伴阴部内动脉出梨状肌下孔,穿经坐骨小孔进入坐骨肛门窝,沿坐骨肛门窝的外侧壁前行。其主要分支有:肛神经分布于肛门外括约肌和肛门部的皮肤;会阴神经分布于会阴的诸肌和阴囊或大阴唇的皮肤;阴茎(阴蒂)背神经行于阴茎(阴蒂)的背侧,主要分布于阴茎(阴蒂)海绵体和皮肤(图 18-17)。

5. 坐骨神经 sciatic nerve(L_4、L_5、$S_1 \sim S_3$) 是全身最粗大的神经,经梨状肌下孔出盆腔,位于臀大肌深面,经坐骨结节和股骨大转子之间至股后区,经股二头肌长头深面,沿中线下行至腘窝上方分为胫神经和腓总神经。在股后区发出肌支支配大腿后群肌。

(1)胫神经 tibial nerve(L_4、L_5、$S_1 \sim S_3$):是坐骨神经干的直接延续,在腘窝伴血管下行,在小腿后区比目鱼肌深面伴胫后血管下行,经内踝后方进入足底分为**足底内侧神经** medial plantar nerve 和**足底外侧神经** lateral plantar nerve(图 18-18)。胫神经在腘窝和小腿沿途分支支配小腿后群肌。在腘窝,胫神经还发出腓肠内侧皮神经伴小隐静脉下行,在小腿下部与腓肠外侧皮神经汇合成**腓肠神经**,经外踝后方向前行,分布于小腿后面、足背外侧缘和小趾外侧缘的皮肤。足底内侧神经在𝺚展肌深面、趾短屈肌内侧前行,分支分布于足底内侧群肌、足底内侧和内侧三个半趾的皮肤。足底外侧神经在𝺚展肌和趾短屈肌深面行至足底外侧，分支分布于足底中间群肌和外侧群肌以及足底外侧和外侧一个半趾的皮肤。

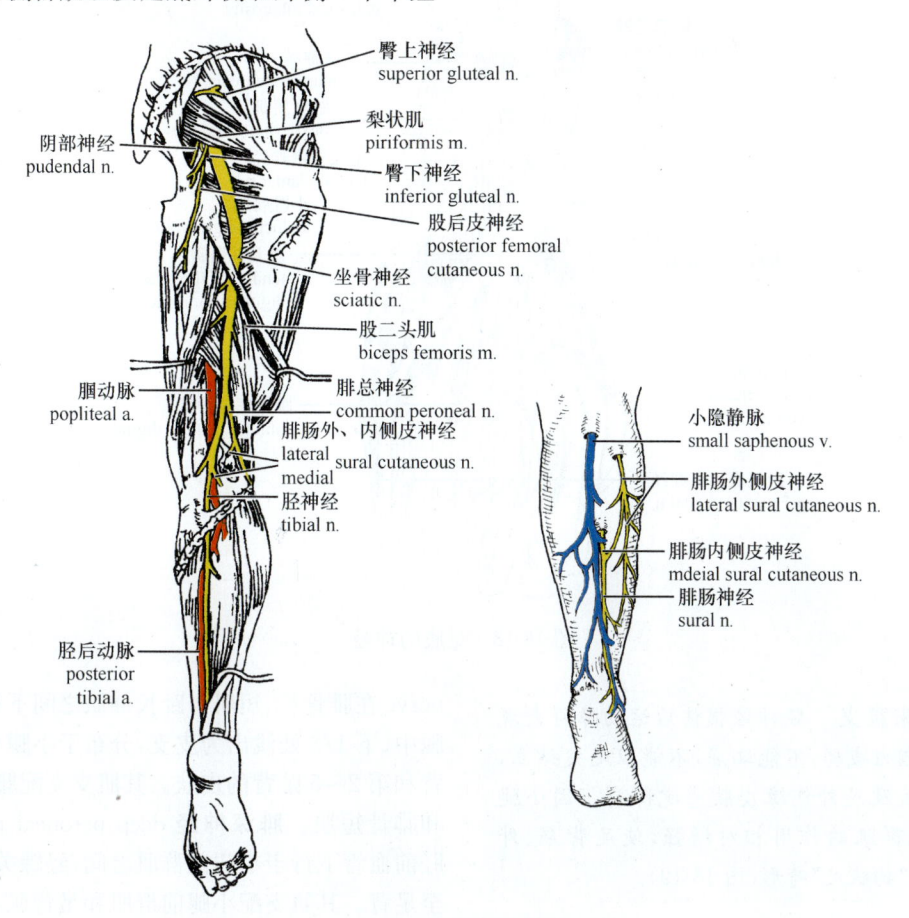

图 18-16　下肢后面的神经

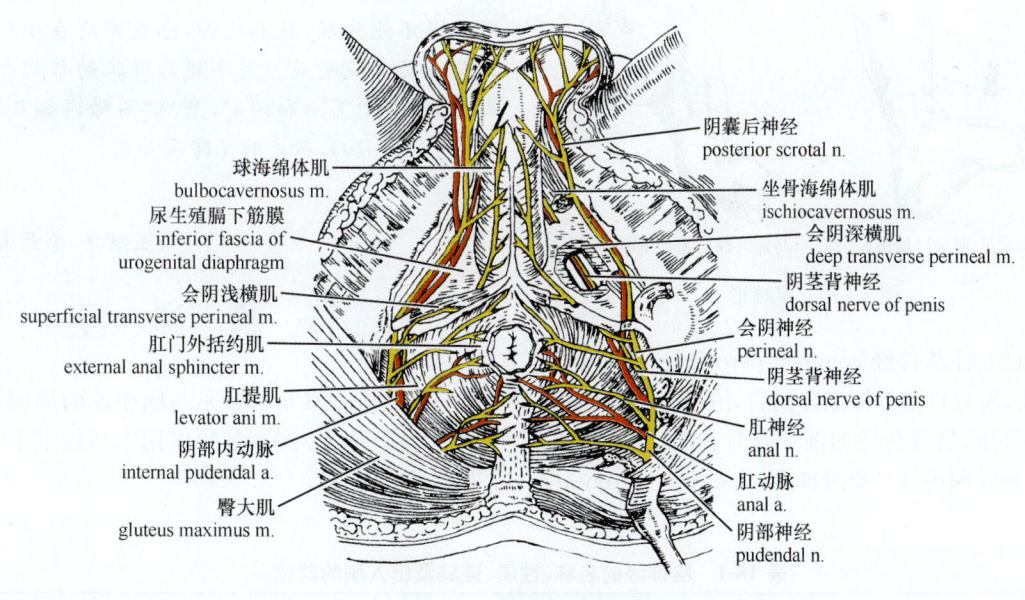

图 18-17　阴部神经（男性）

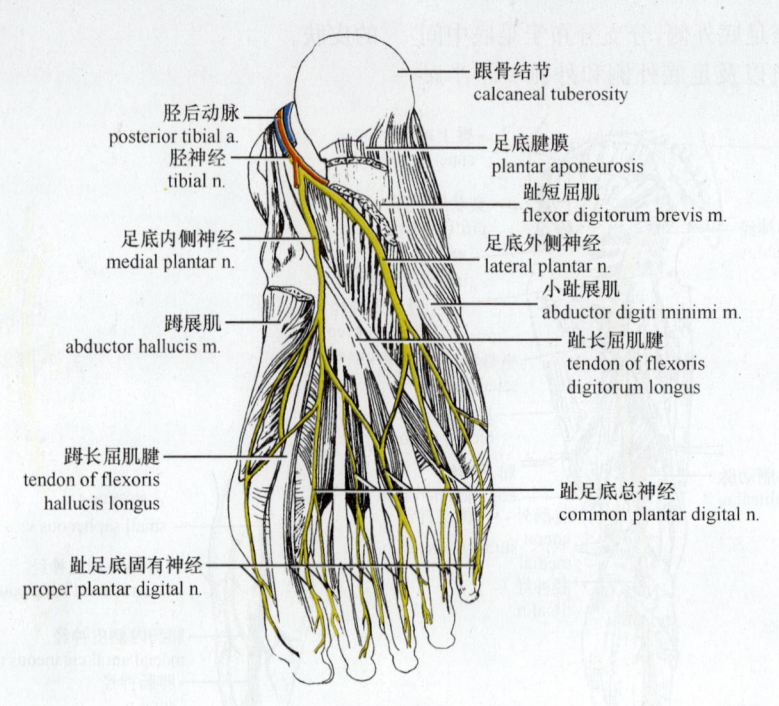

图 18-18 足底的神经

临床意义 胫神经损伤后运动障碍表现为足内翻力减弱,不能跖屈,不能以足尖站立,足底皮肤及足外侧缘皮肤感觉障碍。因小腿前、外侧群肌的作用相对增强,使足背屈、外翻,呈现"钩状足"畸形(图 18-19)。

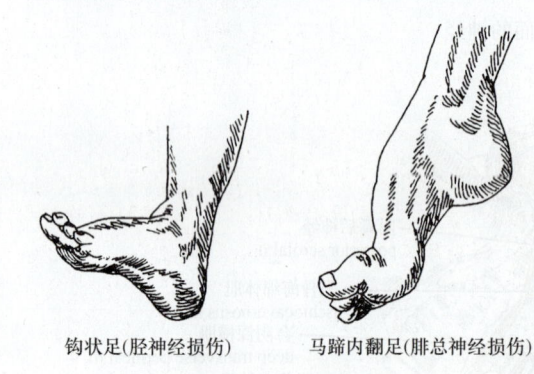

图 18-19 足畸形

(2) **腓总神经** common peroneal nerve(L_4, L_5, S_1, S_2):自坐骨神经分出后,沿股二头肌内侧行向外下,绕腓骨颈向前穿腓骨长肌,分为腓浅神经和腓深神经。**腓浅神经** superficial peroneal nerve 在腓骨长、短肌与趾长伸肌之间下行,在小腿中、下 1/3 处浅出为皮支,分布于小腿外侧、足背和第 2～5 趾背的皮肤。其肌支配腓骨长肌和腓骨短肌。**腓深神经** deep peroneal nerve 伴胫前血管下行于小腿前群肌之间,经踝关节前方至足背。其肌支配小腿前群肌和足背肌,皮支分布于第 1～2 趾相对缘的皮肤。

临床意义 腓总神经损伤后,运动障碍表现为足不能背屈,趾不能伸,感觉障碍在小腿外侧和足背较明显。因小腿后群肌的作用相对增强,使足下垂和内翻,呈现"马蹄内翻足"畸形(图 18-19),行走时呈跨阈步态。

(王继丰 李开荣)

第二节 脑 神 经

脑神经 cranial nerves 是与脑相连的周围神经,共 12 对(图 18-20),其顺序用罗马数字 Ⅰ～Ⅻ 表示,见表 18-1。

表 18-1 脑神经的名称、性质、连脑及出入颅的部位

顺序	名称	性质	连脑的部位	出入颅的部位
Ⅰ	嗅神经	感觉性	端脑	筛孔
Ⅱ	视神经	感觉性	间脑	视神经管

续表

顺序	名称	性质	连脑的部位	出入颅的部位
Ⅲ	动眼神经	运动性	中脑	眶上裂
Ⅳ	滑车神经	运动性	中脑	眶上裂
Ⅴ	三叉神经	混合性	脑桥	眼神经:眶上裂 上颌神经:圆孔 下颌神经:卵圆孔
Ⅵ	展神经	运动性	脑桥	眶上裂
Ⅶ	面神经	混合性	脑桥	内耳门→茎乳孔
Ⅷ	前庭蜗神经	感觉性	脑桥	内耳门
Ⅸ	舌咽神经	混合性	延髓	颈静脉孔
Ⅹ	迷走神经	混合性	延髓	颈静脉孔
Ⅺ	副神经	运动性	延髓	颈静脉孔
Ⅻ	舌下神经	运动性	延髓	舌下神经管

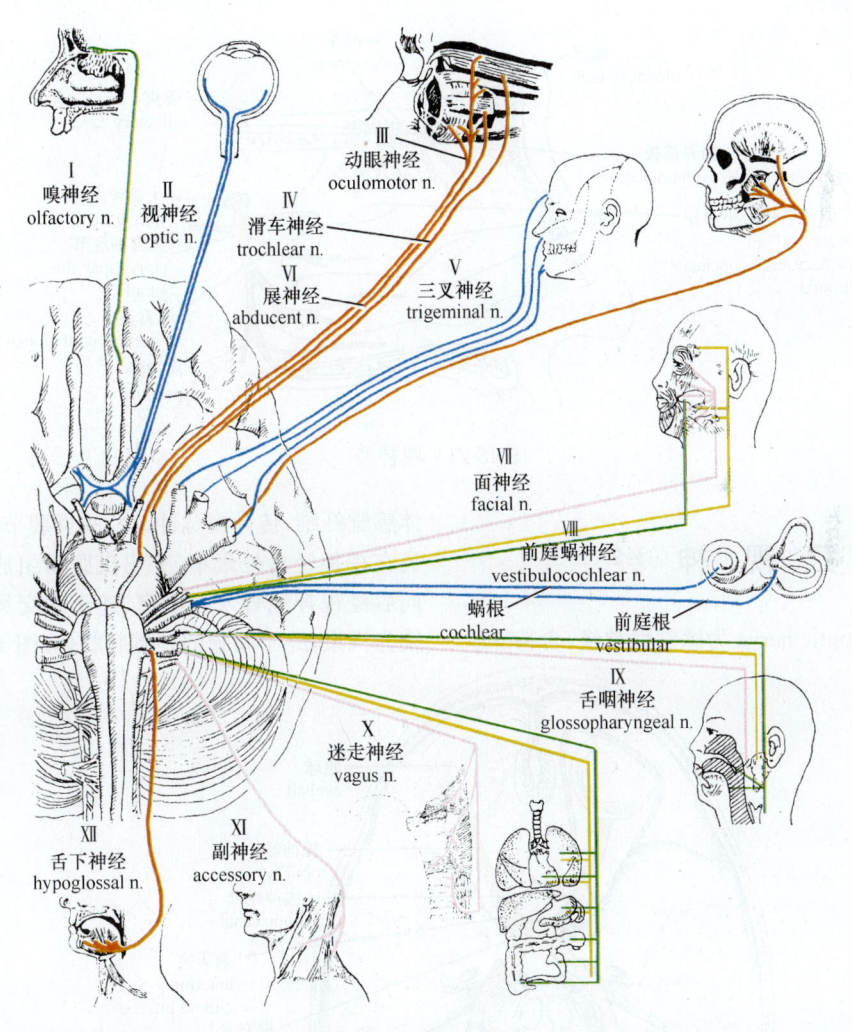

图 18-20 脑神经概况

由于头面部出现了特殊的感受器(前庭蜗器和味蕾等)以及由鳃弓衍化而来的骨骼肌,因此,脑神经的纤维成分比脊神经复杂,含有 7 种纤维成分:

1. **一般躯体感觉纤维** 分布于皮肤、肌、腱、关节及口鼻腔黏膜。

2. **特殊躯体感觉纤维** 分布于视器和前庭

3. **一般内脏感觉纤维** 分布于头、颈、胸、腹部的脏器。

4. **特殊内脏感觉纤维** 分布于味蕾和嗅器。

5. **一般躯体运动纤维** 支配眼球外肌、舌肌。

6. **一般内脏运动纤维** 支配平滑肌、心肌、腺体。

7. **特殊内脏运动纤维** 支配由鳃弓衍化而来的骨骼肌,如咀嚼肌、面肌、咽喉肌等。

每对脑神经所含的纤维成分则不尽相同,依据脑神经所含纤维成分的不同将其划分为三类:①感觉性神经:Ⅰ、Ⅱ、Ⅷ对脑神经;②运动性神经:Ⅲ、Ⅳ、Ⅵ、Ⅺ、Ⅻ对脑神经;③混合性神经Ⅴ、Ⅶ、Ⅸ、Ⅹ对脑神经。

脑神经所含的内脏运动纤维均属于副交感纤维,且只存在于Ⅲ、Ⅶ、Ⅸ、Ⅹ四对脑神经中。这四对脑神经内的副交感节前纤维由脑干相应的核团发出后,先终止于副交感神经节(器官旁节或器官内节),再由节内的神经元发出节后纤维分布于相应的平滑肌、心肌及腺体。

一、嗅 神 经

嗅神经 olfactory nerve 为感觉性神经,含特殊内脏感觉纤维,由鼻中隔上部及上鼻甲黏膜内嗅细胞的中枢突聚集为20余条嗅丝,向上穿筛孔进入颅前窝,终于嗅球(图18-21),将嗅觉冲动传入大脑。

临床意义 当颅前窝骨折累及筛板时,可撕脱嗅丝,导致嗅觉丧失,并伴有脑脊液鼻漏。

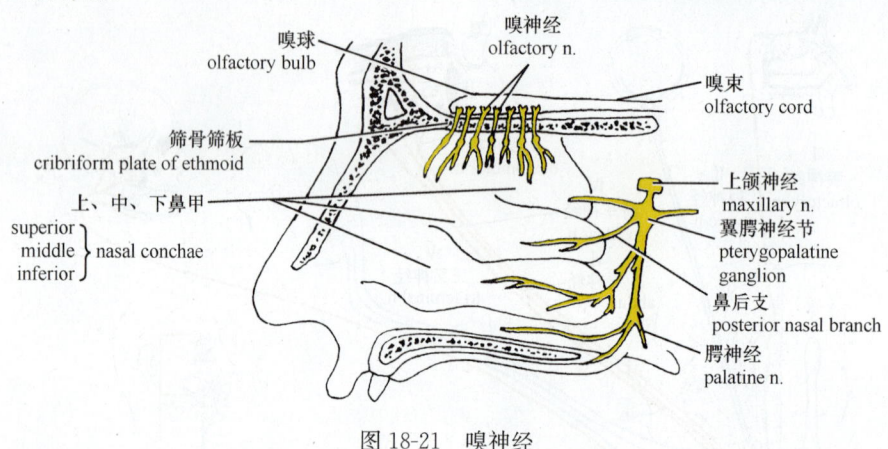

图18-21 嗅神经

二、视 神 经

视神经 optic nerve 为感觉性神经,含特殊躯体感觉纤维,传导视觉冲动。视网膜节细胞的轴突在视神经盘处聚集,穿出巩膜后组成视神经,向后经视神经管入颅中窝,连于视交叉,向后延续为视束,终于间脑的外侧膝状体(图18-22)。

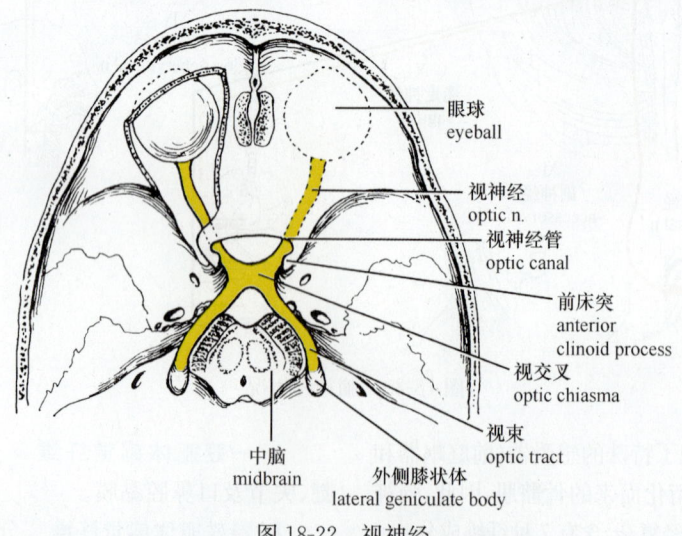

图18-22 视神经

第18章 周围神经系统

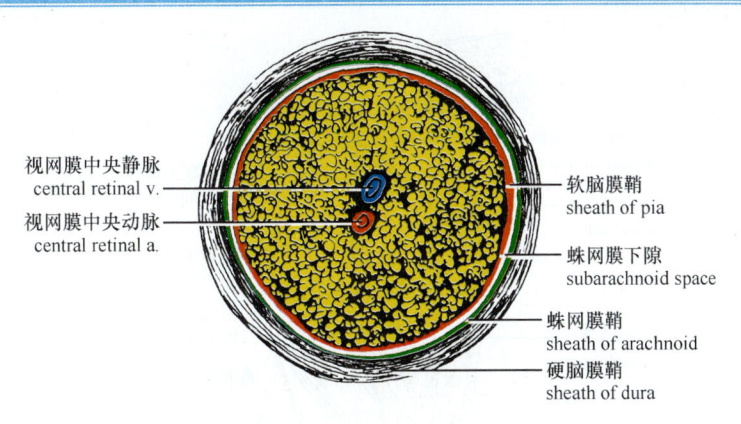

图 18-23 视神经横断面

临床意义 由于视神经外面包有三层由脑膜延续而来的被膜，脑的蛛网膜下隙也随之延伸到视神经周围，因此当颅内压增高时，导致视神经盘水肿(图18-23)。

三、动眼神经

动眼神经 oculomotor nerve 为运动性神经，含躯体运动纤维和一般内脏运动(副交感)纤维。躯体运动纤维起于**动眼神经核**，一般内脏运动纤维起自**动眼神经副核**。两种纤维组成动眼神经，经中脑腹侧脚间窝出脑，向前穿海绵窦外侧壁，再经眶上裂入眶，随即分为上、下两支：上支细小，支配上睑提肌和上直肌；下支粗大，支配下直肌、内直肌和下斜肌(图18-24)。动眼神经中的副交感纤维从下斜肌支中以小支分出，称**睫状神经节短根**，进入**睫状神经节**交换神经元，节后纤维入眼球，支配睫状肌和瞳孔括约肌，参与调节反射和瞳孔对光反射。

睫状神经节 ciliary ganglion 为副交感神经节，位于视神经与外直肌之间，与之相联系的有三种根：①副交感根：即睫状神经节短根，来自动眼神经，在此节交换神经元，发节后纤维加入睫状短神经进入眼球；②交感根：来自颈内动脉交感丛，穿过此节加入睫状短神经，入眼球分布于瞳孔开大肌和眼球血管；③感觉根：来自鼻睫神经，穿过该神经节，随睫状短神经入眼球，传导眼球的一般感觉。

临床意义 动眼神经损伤导致上睑提肌、上直肌、下直肌、内直肌和下斜肌以及虹膜的瞳孔括约肌瘫痪，出现伤侧上睑下垂、瞳孔开大及瞳孔向外下斜视，瞳孔对光反射和调节反射消失等症状。

四、滑车神经

滑车神经 trochlear nerve 为运动性神经，起于中脑滑车神经核，自中脑背侧下丘下方出脑，绕大脑脚外侧向前，穿海绵窦外侧壁，经眶上裂入眶，支配上斜肌(图18-25)。

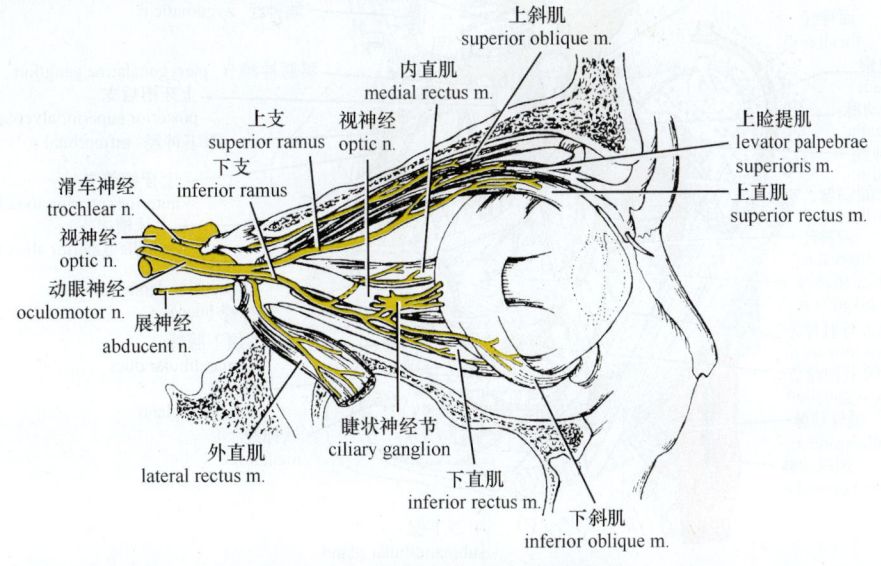

图 18-24 眶内的神经(右外侧面观)

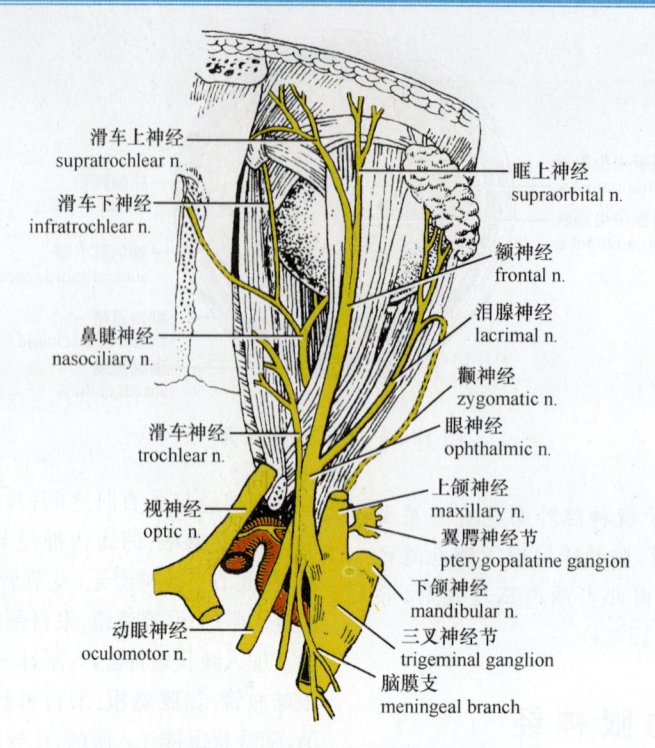

图 18-25 眶内的神经(右上面观)

五、三叉神经

三叉神经 trigeminal nerve 为混合性神经，含特殊内脏运动和一般躯体感觉两种纤维。特殊内脏运动纤维起于脑桥的**三叉神经运动核**，组成细小的三叉神经运动根，位于感觉根内下方，经脑桥基底部与小脑中脚交界处出脑，其纤维加入下颌神经，支配咀嚼肌等。一般躯体感觉纤维的胞体位于**三叉神经节** trigeminal ganglion 内，该节位于颞骨岩部尖端的三叉神经压迹处（图18-26），由假单极神经元的胞体聚集形成，其中枢突组成粗大的三叉神经感觉根，由脑桥基底部

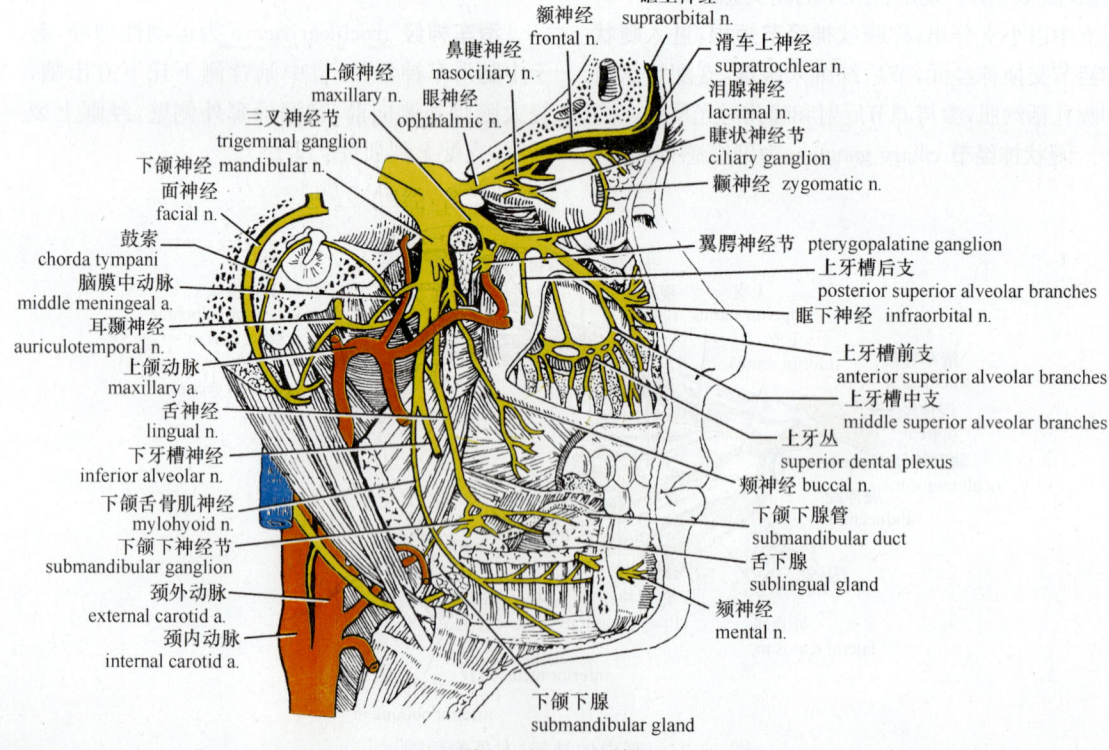

图 18-26 三叉神经

与小脑中脚交界处入脑，止于三叉神经脑桥核和三叉神经脊束核；其周围突组成三叉神经的三大分支，自上而下分别是**眼神经**、**上颌神经**和**下颌神经**，分布于面部皮肤、口鼻腔黏膜、牙与牙龈、鼻旁窦、眼球等处(图18-27)。

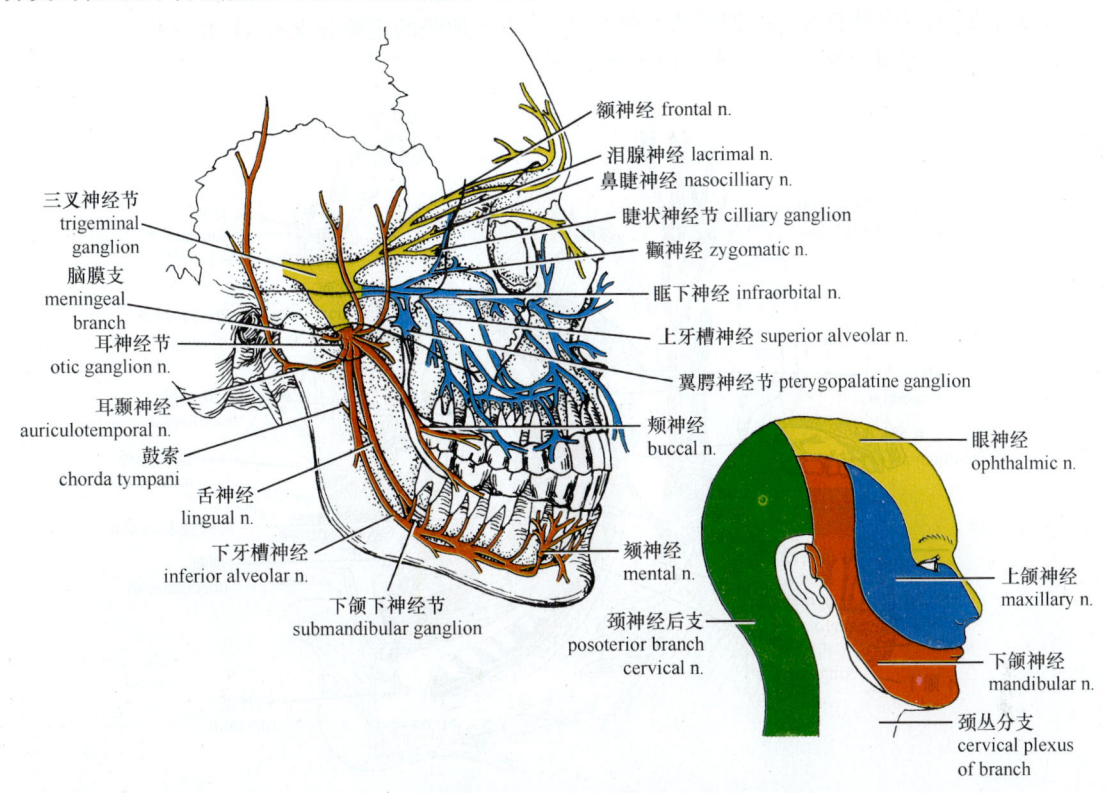

图18-27 三叉神经分支及分布示意图

（一）眼神经

眼神经 ophthalmic nerve 为感觉性神经，自三叉神经节发出后，穿海绵窦外侧壁，再经眶上裂入眶，分支分布于眼球、泪腺、结膜、部分鼻腔黏膜、额顶部与上睑及鼻背的皮肤。眼神经的主要分支有：

1. 额神经 frontal nerve 为眼神经最粗大的分支，于上睑提肌和眶上壁之间前行，分为2～3支，其中**眶上神经** supraorbital nerve经眶上切迹(孔)穿出，分布于额顶部和上睑皮肤；另一支自眶上神经内侧出眶称**滑车上神经** supratrochlear nerve，分布于鼻背及内眦附近皮肤。

2. 泪腺神经 lacrimal nerve 细小，沿眶外侧壁、外直肌上方前行，分布于泪腺、上睑及外眦处皮肤。

3. 鼻睫神经 nasociliary nerve 在上直肌和视神经之间向前内达眶内侧壁，分支分布于鼻背、上睑皮肤、筛窦及鼻腔黏膜、眼球及泪囊等处。

（二）上颌神经

上颌神经 maxillary nerve 为感觉性神经，自三叉神经节发出后，穿海绵窦外侧壁，经圆孔出颅入翼腭窝，分数支分布于上颌牙与牙龈；口鼻腔黏膜、眼裂与口裂之间的皮肤等。其主要分支有：

1. 眶下神经 infraorbital nerve 为上颌神经主干的终末支，经眶下裂入眶，经眶下沟入眶下管，出眶下孔分为数支，分布于下睑、鼻翼、上唇的皮肤和黏膜。

2. 颧神经 zygomatic nerve 细小，在翼腭窝内发出，经眶下裂入眶，穿眶外侧壁分布于颧部和颞部的皮肤。

3. 上牙槽神经 superior alveolar nerve 分为上牙槽前、中、后支，其中**上牙槽前、中神经**分别于眶下沟和眶下管内由眶下神经发出；**上牙槽后神经**在翼腭窝内由上颌神经发出，向前穿入下颌骨体。三支神经在上颌骨内互相吻合成上牙槽神经丛，由丛上分支分布于上颌牙齿、牙龈及上颌窦黏膜。

（三）下颌神经

下颌神经 mandibular nerve 是三叉神经最粗大的分支，为混合性神经。经卵圆孔出颅达颞下窝，在翼外肌深面分为前、后二干。前干细小，发出分支至咀嚼肌等；后干粗大，分支分布于下颌牙及牙龈、舌前2/3与口底黏膜、耳颞区及口裂以下皮肤，并支配下颌舌骨肌、二腹肌前腹。下颌神经的主要分支有（图18-28）：

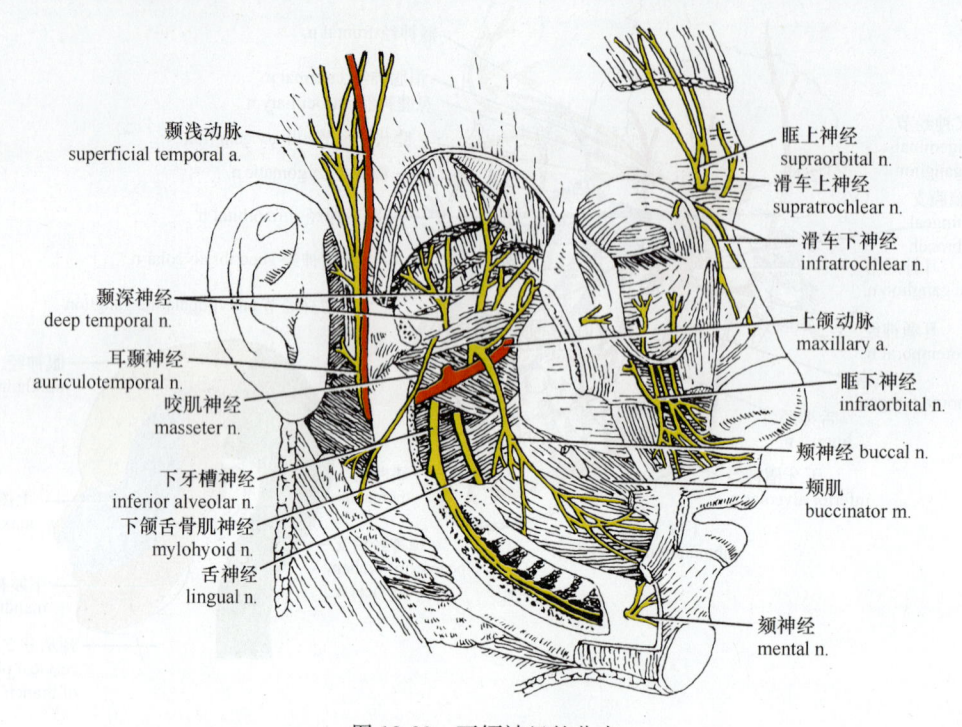

图 18-28　下颌神经的分支

1. 耳颞神经 auriculotemporal nerve　以两根起自下颌神经，其间夹持脑膜中动脉后合为一干，经下颌神经内侧转向上行，伴颞浅血管穿腮腺至颞区，分布于腮腺和颞区皮肤。

2. 颊神经 buccal nerve　贴颊肌外面行向前下，分布于颊部皮肤及黏膜。

3. 舌神经 lingual nerve　在下颌支内侧下降，沿舌骨舌肌外侧弓形向前，越过下颌下腺上方，向前达口腔黏膜深面，分布于口腔底及舌前2/3黏膜，管理一般感觉。

4. 下牙槽神经 inferior alveolar nerve　为混合性神经，在舌神经后方，沿翼内肌外侧下行，经下颌孔入下颌管，在管内分支吻合成**下牙丛**，自丛上分支分布于下颌牙及牙龈。其终支自颏孔穿出称**颏神经**，分布于颏部及下唇皮肤和黏膜。下牙槽神经中的运动纤维支配下颌舌骨肌和二腹肌前腹。

5. 咀嚼肌神经　为运动性神经，支配咀嚼肌。

临床意义　①外伤、肿瘤或脑膜感染等可导致三叉神经受损。一侧三叉神经受损时出现同侧面部皮肤及眼、口和鼻腔黏膜一般感觉丧失；角膜反射和喷嚏反射消失；咀嚼肌瘫痪，张口时下颌歪向患侧。②三叉神经痛：可发生在三叉神经的任何一支，范围与该支在面部分布区相一致，当压迫眶上孔、眶下孔或颏孔时，可加剧和诱发疼痛。

六、展　神　经

展神经 abducent nerve 为运动性神经，起于脑桥展神经核，自延髓脑桥沟中线两旁出脑，向前穿海绵窦，经眶上裂入眶，支配外直肌（图18-24）。展神经损伤引起外直肌瘫痪，产生内斜视。

七、面　神　经

面神经 facial nerve 为混合性神经，含有四种纤维成分：①**特殊内脏运动纤维**，起于脑桥面神经核，主要支配表情肌的运动；②**一般内脏运动（副交感）纤维**，起于脑桥上泌涎核，控制腮腺、下颌下腺、舌下腺及鼻腭部黏液腺的分泌；③**特殊内脏感觉（味觉）纤维**，其胞体位于面神经管内的**膝神经节** geniculate ganglion，周围突分布于舌前 2/3 的味蕾，中枢突止于孤束核；④**一般躯体感觉纤维**，传导耳部皮肤的躯体感觉和表情肌的本体感觉冲动。

面神经由粗大的运动根和细小的混合根（含特殊内脏感觉纤维和副交感纤维，又称中间神经）合成，两根自延髓脑桥沟经外侧部出脑，入内耳门后两根合为一干，穿内耳道底，进入面神经管，经茎乳孔出颅，向前穿入腮腺达面部（图 18-29）。

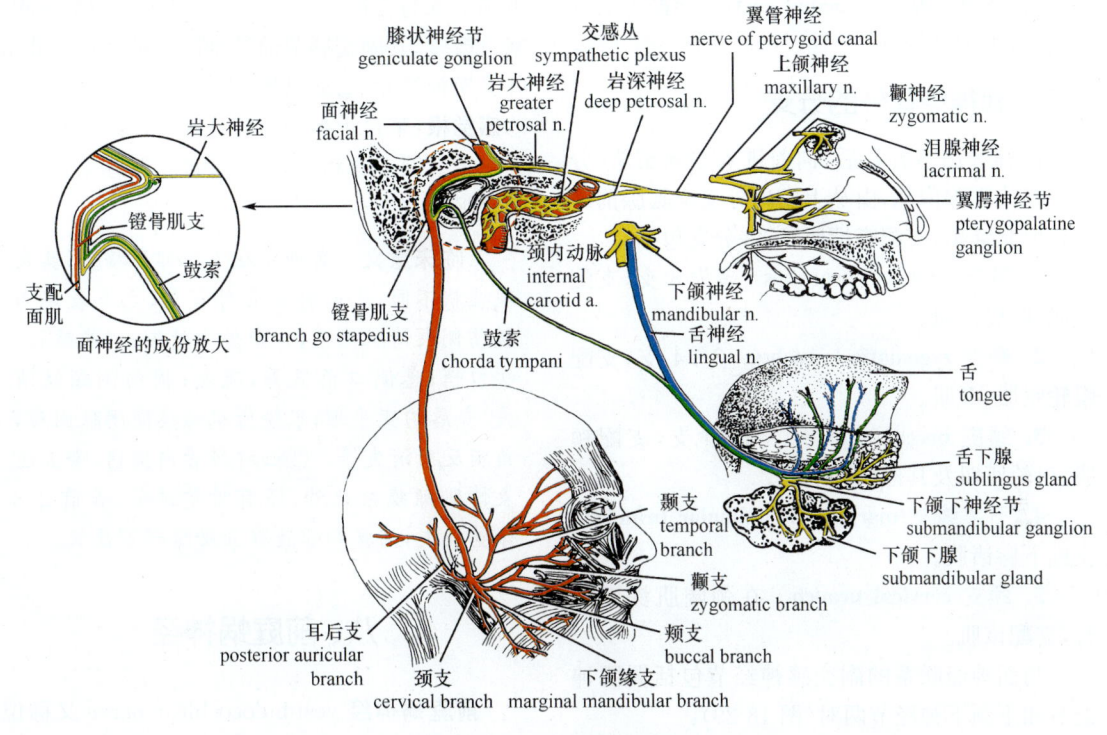

图 18-29 面神经的分布

（一）面神经管内的分支

1. 鼓索 chorda tympani 在茎乳孔上方约 6mm 处由面神经发出，向前上进入鼓室（图 18-30），经岩鼓裂出鼓室至颞下窝，向前下加入舌神经（图 18-29）。鼓索含有两种纤维成分：特殊内脏感觉（味觉）纤维，随舌神经分布于舌前 2/3 的味蕾，传导味觉冲动；一般内脏运动（副交感）纤维，由舌神经分出，至下颌下神经节交换神经元，发节后纤维分布于下颌下腺和舌下腺，控制其分泌。

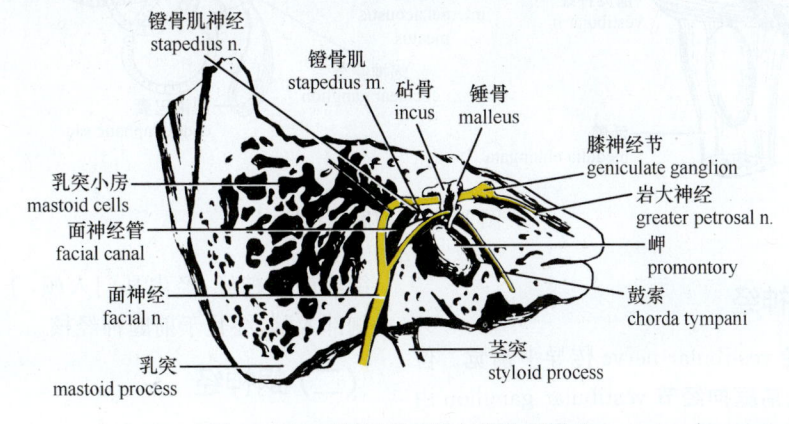

图 18-30 面神经及面神经管内的分支

2. 岩大神经 greater petrosal nerve 由副交感节前纤维组成。自膝神经节分出后，经颞骨岩部的岩大神经管裂孔穿出，再穿破裂孔至颅底，与来自颈内动脉交感丛的岩深神经合成翼管神经，向前穿翼管至翼腭窝进入翼腭神经节。副交感纤维在节内交换神经元后，发出节后纤维分布至泪腺、鼻及腭部的黏液腺，控制其分泌。

3. 镫骨肌神经 stapedial nerve 穿鼓室后壁入鼓室，支配镫骨肌。

（二）面神经管外的分支

面神经出茎乳孔后，向前进入腮腺实质，分支交织成腮腺内丛，由丛上发出分支至腮腺前缘呈辐射状穿出，支配表情肌，这些分支包括：

1. 颞支 temporal branches 多为3支，支配额肌、眼轮匝肌。

2. 颧支 zygomatic branches 3～4支，支配眼轮匝肌、颧肌。

3. 颊支 buccal branches 3～4支，支配颊肌、口轮匝肌及其他口周围肌。

4. 下颌缘支 marginal mandibular branch 支配下唇诸肌。

5. 颈支 cervical branch 在颈阔肌深面下行，支配该肌。

与面神经联系的副交感神经节包括翼腭神经节和下颌下神经节两对（图18-29）：

翼腭神经节 pterygopalatine ganglion：位于翼腭窝内，上颌神经下方，为不规则的扁平小节，有三个根：①副交感根：来自面神经的岩大神经，在节内交换神经元；②交感根：由颈内动脉交感丛随岩深神经而来；③感觉根：来自上颌神经发出的翼腭神经。由翼腭神经节发出的分支分布于泪腺、鼻、腭部的黏膜和腺体，管理黏膜的一般感觉，控制腺体的分泌。

下颌下神经节 submandibular ganglion 位于下颌下腺与舌神经之间，有三个根：①副交感根：来自鼓索，其副交感节前纤维随舌神经进入此节并交换神经元；②交感根：来自面动脉的交感丛；③感觉根：来自舌神经。自下颌下神经节发出的分支至下颌下腺和舌下腺，管理一般感觉并控制其分泌。

> **临床意义** 面神经在不同部位损伤，其表现症状不同：①面神经管外损伤，主要表现为损伤侧表情肌瘫痪，口角偏向健侧；不能鼓腮、吹口哨；患侧口角低垂，流涎；损伤侧额纹消失，鼻唇沟变平坦；眼轮匝肌瘫痪使闭眼困难，角膜反射消失等。②面神经管内损伤，除上述表情肌瘫痪症状外，还有听觉过敏，舌前2/3味觉丧失，泪腺和唾液腺分泌障碍等症状。

八、前庭蜗神经

前庭蜗神经 vestibulocochlear nerve 又称位听神经，属特殊躯体感觉性神经，由前庭神经和蜗神经组成（图18-31）。

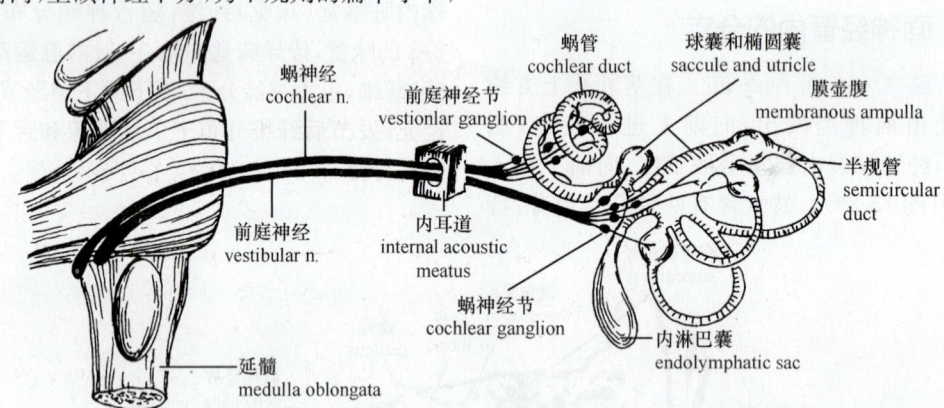

图 18-31 前庭蜗神经

（一）前庭神经

前庭神经 vestibular nerve 传导平衡觉。位于内耳道底的**前庭神经节** vestibular ganglion 由双极神经元组成，其周围突穿内耳道底分布于内耳球囊斑、椭圆囊斑和壶腹嵴的毛细胞，中枢突组成前庭神经，经内耳门入颅，于延髓脑桥沟外侧部入脑，终止于前庭神经核。

（二）蜗神经

蜗神经 cochlear nerve 传导听觉。位于耳蜗轴内的**蜗神经节** cochlear ganglion（也称螺旋神经节)由双极神经元组成,其周围突分布于内耳螺旋器的毛细胞,中枢突组成蜗神经,经内耳门入颅,于延髓脑桥沟外侧部入脑,终止于蜗神经核。

临床意义 前庭神经和蜗神经虽是独立的两条神经,但由于两者位置关系密切,在外周损伤时可同时产生两方面的症状。前庭蜗神经损伤导致的临床表现主要有耳鸣、眩晕、听觉减退或丧失等。

九、舌咽神经

舌咽神经 glossopharyngeal nerve 为混合性神经,含有五种纤维成分:①**一般内脏运动(副交感)纤维**,起于下泌涎核,在耳神经节交换神经元,节后纤维控制腮腺的分泌;②**特殊内脏运动纤维**,起于疑核,支配茎突咽肌;③**一般内脏感觉纤维**,其神经元胞体位于颈静脉孔处的下神经节内,周围突分布于舌后1/3、咽、咽鼓管、鼓室等处的黏膜及颈动脉窦、颈动脉小球等处;④**特殊内脏感觉(味觉)纤维**,其神经元胞体亦位于下神经节内,周围突分布于舌后1/3的味蕾,中枢突止于孤束核;⑤**一般躯体感觉纤维**,其神经元胞体位于舌咽神经上神经节内,周围突分布于耳后皮肤,中枢突止于三叉神经脊束核(图18-32)。

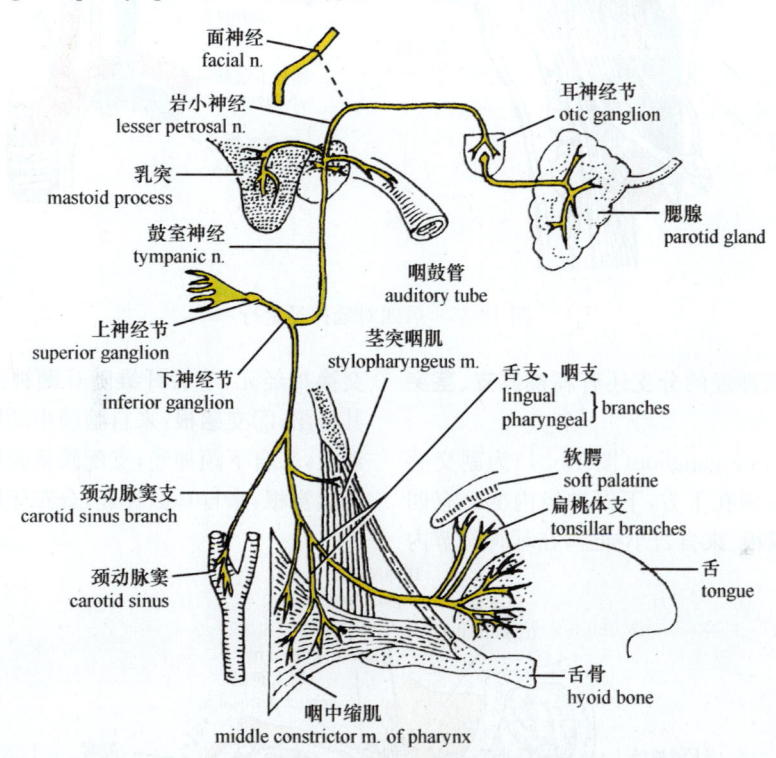

图 18-32 舌咽神经及其分支

舌咽神经的根丝自延髓橄榄后沟上部出脑,经颈静脉孔出颅,在颈静脉孔附近的神经干上有膨大的**上神经节** superior ganglion 和**下神经节** inferior ganglion。出颅后,舌咽神经在颈内动、静脉之间下降,然后呈弓状弯向前方,经舌骨舌肌内侧达舌根(图18-33)。其主要分支有:

(一)舌支

舌支 lingual branches 为舌咽神经的终支,经舌骨舌肌深面分布于舌后1/3黏膜和味蕾,传导一般内脏感觉和味觉冲动。

(二)咽支

咽支 pharyngeal branches 为3~4支,与迷走神经和交感神经的咽支在咽后侧壁交织成丛,由丛发出分支分布于咽壁。

(三)鼓室神经

鼓室神经 tympanic nerve 起自下神经节,向前进入鼓室,与交感神经纤维共同形成**鼓室丛**,由丛上分支分布于鼓室、乳突小房及咽鼓管黏膜,传导一般内脏感觉冲动。其副交感纤维组成**岩小神经**,穿出鼓室至**耳神经节**交换神经元,其节后纤维随耳颞神经分布于腮腺,控制其分泌。

(四) 颈动脉窦支

颈动脉窦支 carotid sinus branch 在颈静脉孔下方发出,沿颈内动脉下行,分布于颈动脉窦和颈动脉小球,分别感受血压和血液中二氧化碳浓度的变化,反射性调节血压和呼吸。

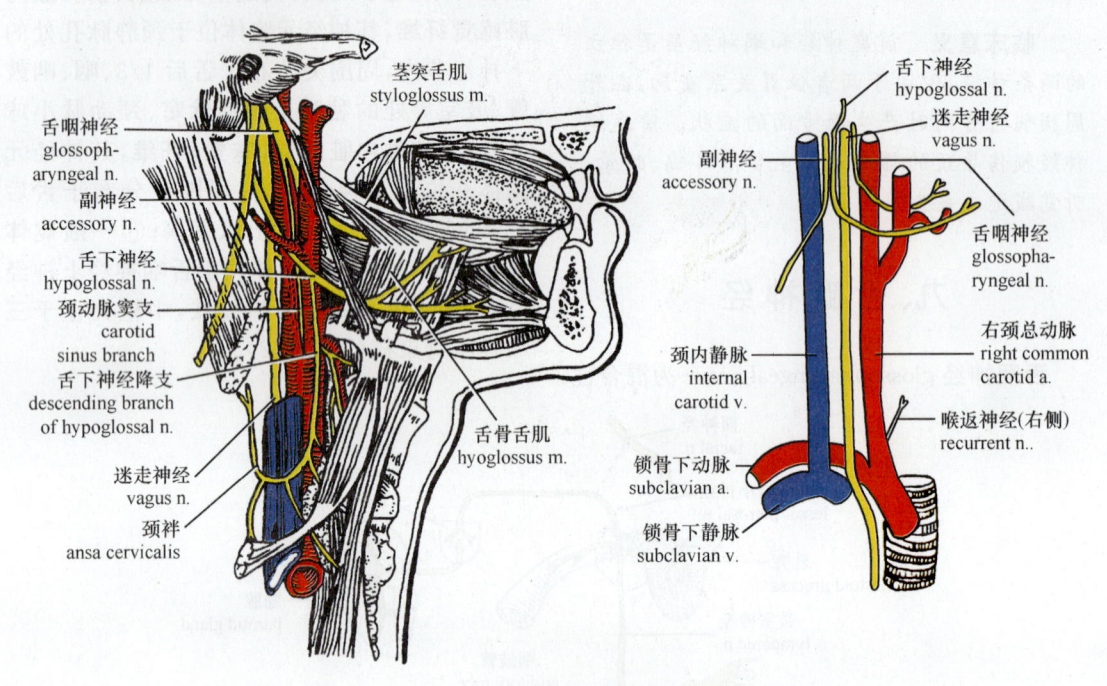

图 18-33 后四对脑神经走行

此外,舌咽神经的分支还有**扁桃体支、茎突咽肌支**等。

耳神经节 otic ganglion(图 18-34)为副交感神经节,位于卵圆孔下方,下颌神经内侧。有四个根:①副交感根:来自岩小神经,在耳神经节内交换神经元,节后纤维随耳颞神经至腮腺,控制其分泌;②交感根:来自脑膜中动脉交感丛;③运动根,来自下颌神经,支配腭帆张肌和鼓膜张肌;④感觉根:来自耳颞神经,分布于腮腺。

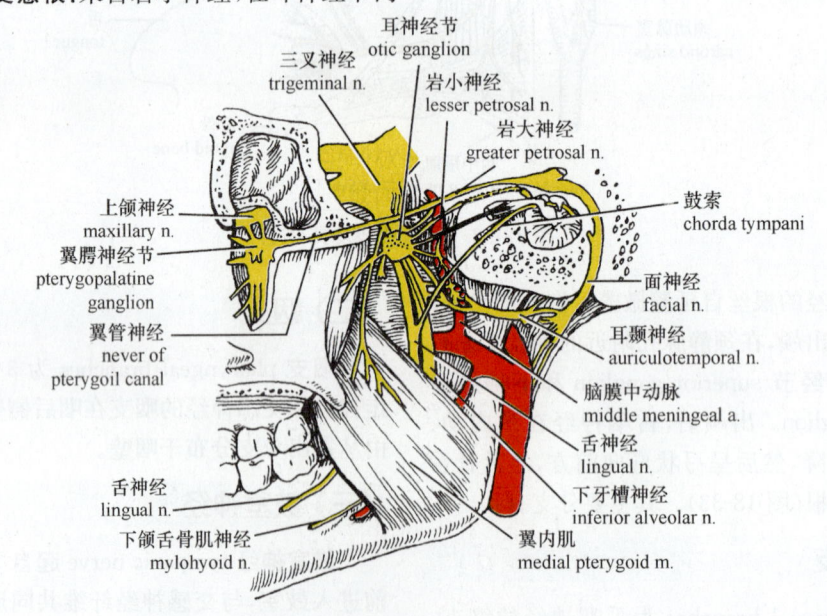

图 18-34 翼腭神经节与耳神经节

十、迷走神经

迷走神经 vagus nerve 为混合性神经,是行程最长、分布最广的脑神经。含有四种纤维成分:①**一般内脏运动(副交感)纤维**,起于延髓的迷走神经背核,其节前纤维随迷走神经走行,至颈、胸、腹部脏器的器官旁节或器官内节交换神经元,节后纤维支配平滑肌、心肌的活动和控制腺体的分泌;②**特殊内脏运动纤维**,起于疑核,支配咽喉肌;③**一般内脏感觉纤维**,其神经元胞体位于颈静脉孔下方的**下神经节** inferior ganglion 内,周围突分布于颈、胸、腹部的脏器,中枢突止于孤束核;④**一般躯体感觉纤维**,其神经元胞体位于迷走神经的**上神经节** superior ganglion 内,周围突分布于硬脑膜、耳郭及外耳道的皮肤,中枢突止于三叉神经脊束核。

迷走神经的根丝自延髓橄榄后沟中部出脑,经颈静脉孔出颅,在孔内和孔下方神经干上有膨大的迷走神经上、下神经节。在颈部,迷走神经在颈动脉鞘内,于颈内静脉、颈内动脉或颈总动脉之间的后方下行至颈根部。在胸部,左、右迷走神经的行程有所不同。左迷走神经在左颈总动脉和左锁骨下动脉之间下行,跨主动脉弓前方,经左肺根后方下行至食管前面分支交织形成**左肺丛**和**食管前丛**,在食管下段又合为一干称**迷走神经前干** anterior vagal trunk。右迷走神经越过右锁骨下动脉前方,沿食管右侧下行,经右肺根后方下行至食管后面分支交织形成**右肺丛**和**食管后丛**,在食管下段又合为一干称**迷走神经后干** posterior vagal trunk。迷走神经前、后干与食管伴行穿膈的食管裂孔进入腹腔,在贲门附近前干分为胃前支和肝支两终支,后干分为胃后支与腹腔支两终支(图18-35)。迷走神经在颈、胸、腹部发出许多分支,主要分支有:

(一)颈部的分支

1. 喉上神经 superior laryngeal nerve 起自下神经节,在颈内动脉内侧下行至舌骨大角水平分为内、外两支(图18-36)。**外支**细小,伴甲状腺上动脉下行,支配环甲肌;**内支**较粗,伴喉上动脉穿甲状舌骨膜入喉腔,分布于声门裂以上的喉黏膜及咽、舌根、会厌等处。

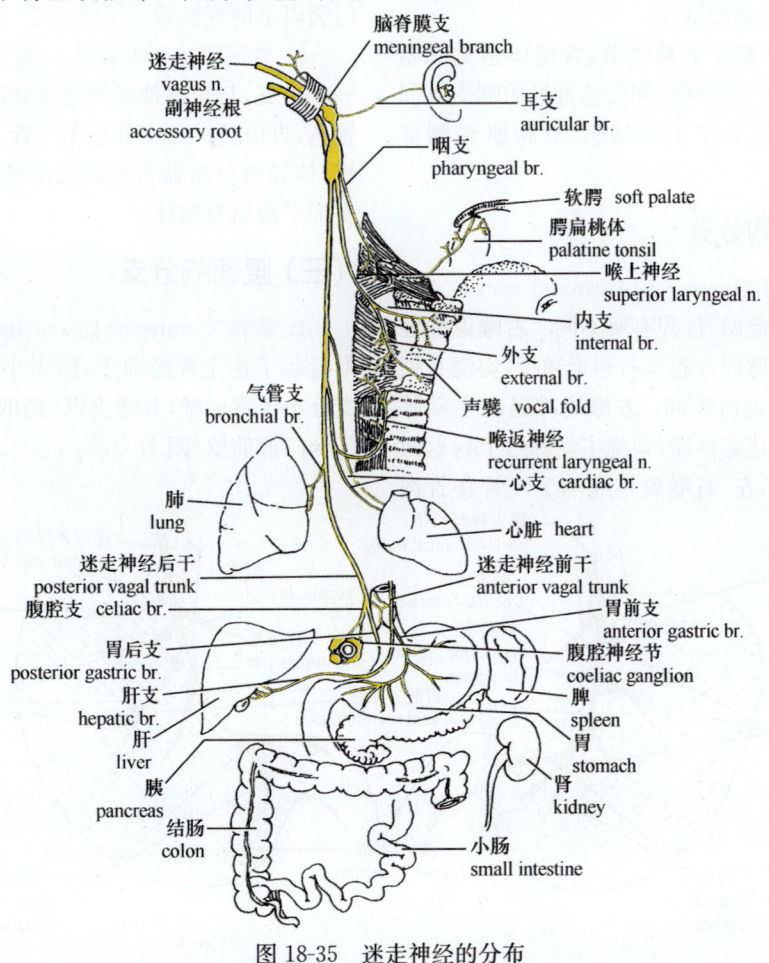

图18-35 迷走神经的分布

系统解剖学

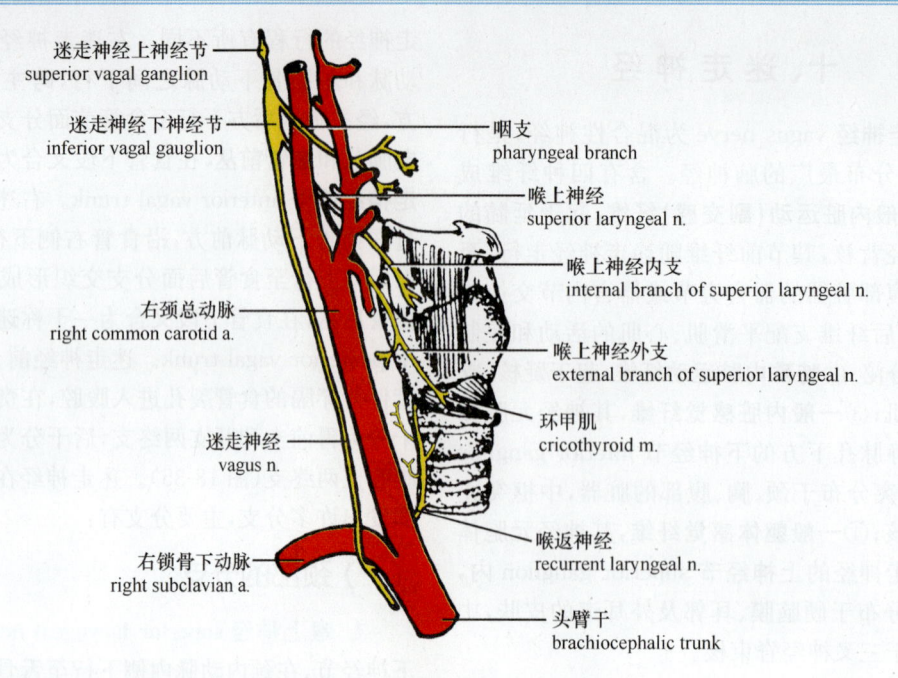

图 18-36 右迷走神经在喉部的分支

2. 耳支 起于上神经节,含躯体感觉纤维,分布于耳廓后面及外耳道皮肤。

3. 脑膜支 起于上神经节,含躯体感觉纤维,分布于颅后窝硬脑膜。

4. 咽支 起于下神经节,含躯体感觉和躯体运动纤维,与舌咽神经和交感神经的咽支共同组成咽丛,分支分布于咽缩肌、软腭肌和咽部黏膜。

(二) 胸部的分支

1. 喉返神经 recurrent laryngeal nerve 左、右喉返神经的起始、行程有所不同。右喉返神经在右锁骨下动脉前方起于右迷走神经,勾绕右锁骨下动脉上行返回颈部。左喉返神经在主动脉弓前方起于左迷走神经,勾绕主动脉弓上行返回颈部。在颈部,左、右喉返神经均于气管食管沟内上行,至咽下缩肌下缘、环甲关节后方入喉,改名为喉下神经 inferior laryngeal nerve,其运动纤维支配除环甲肌以外的喉肌,感觉纤维分布于声门裂以下的喉黏膜。

2. 支气管支和食管支 为迷走神经发出的一些小支,与交感神经的分支共同构成肺丛和食管丛,再由丛上分支分布于气管、支气管、肺及食管,传导所分布器官和胸膜的感觉冲动,同时也支配平滑肌及腺体。

(三) 腹部的分支

1. 胃前支 anterior gastric branches 在贲门附近起于迷走神经前干,沿胃小弯向右,沿途分支分布于胃前壁,其终支以"鸦爪"形的分支分布于幽门部前壁(图 18-37)。

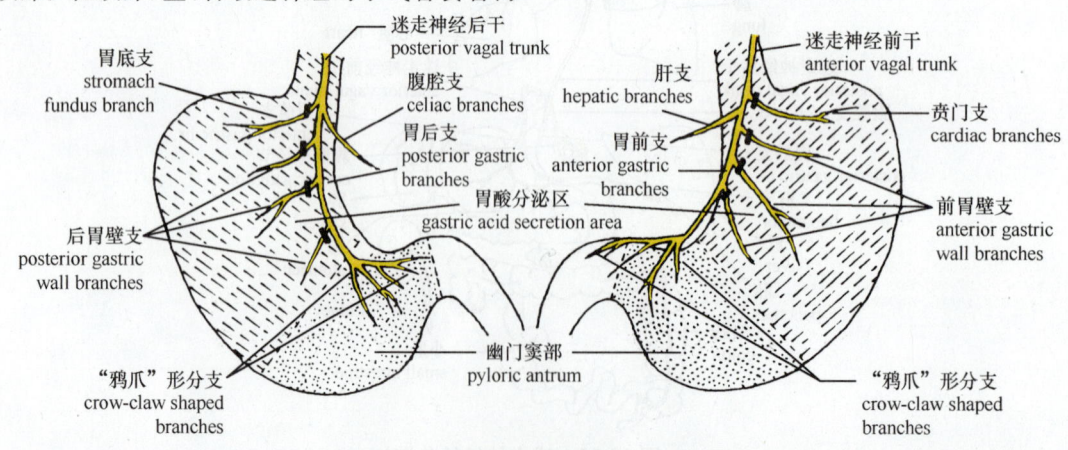

图 18-37 迷走神经腹部的分支

2. 肝支 hepatic branches 在贲门附近起于迷走神经前干，行于小网膜内，随肝固有动脉走行，参与形成肝丛，由丛分支分布于肝、胆囊等处。

3. 胃后支 posterior gastric branches 在贲门附近起于迷走神经后干，沿胃小弯右行，沿途分支分布于胃后壁，其终支也以"鸦爪"形的分支分布于幽门部后壁。

4. 腹腔支 celiac branches 为迷走神经后干的终支，向右行至腹腔干附近，与交感神经的纤维共同构成腹腔丛，伴腹腔干、肠系膜上动脉和肾动脉及其分支分布于肝、胰、脾、肾等实质性器官及结肠左曲以上的腹部消化管。

临床意义 在甲状腺手术中，可能损伤喉上神经和喉返神经。喉上神经损伤导致喉上部感觉丧失，环甲肌瘫痪，表现为发音困难，声带易于疲劳；喉返神经损伤表现为声音嘶哑，发音困难等。

十一、副 神 经

副神经 accessory nerve 为运动性神经，有两个根，**脑根**起于延髓的疑核，自橄榄后沟下部出脑；**脊髓根**起于颈髓的副神经核（C₁~C₆），自脊髓前、后根之间出脊髓，在椎管内上行，经枕骨大孔入颅腔与脑根合并，经颈静脉孔出颅后两根分开，脑根加入迷走神经并随其分支支配咽喉肌。脊髓根行向外下方，入胸锁乳突肌深面，再经该肌后缘上、中1/3交界处继续向后外下入斜方肌深面，分支支配该两肌（图18-38）。

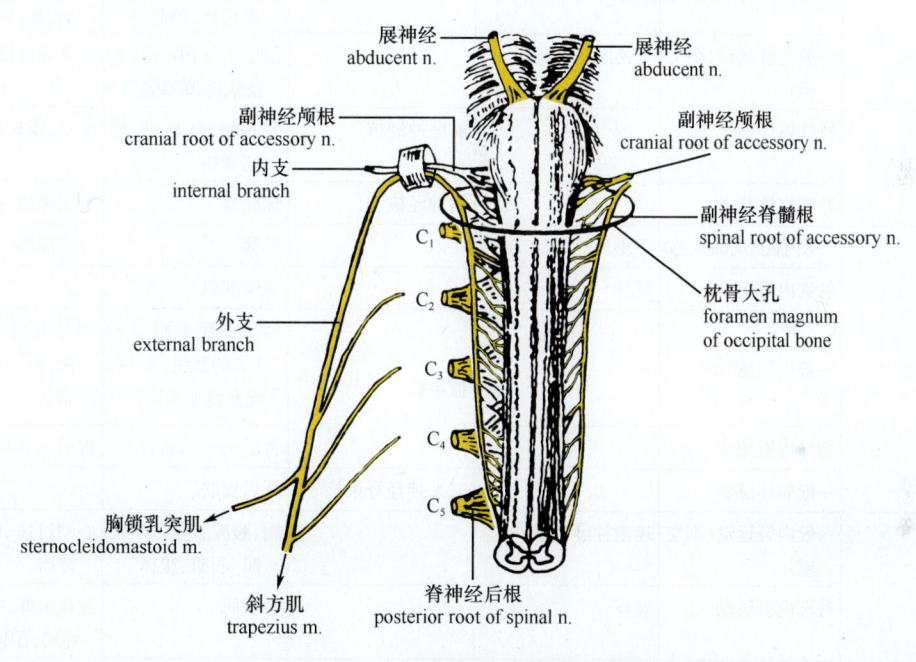

图 18-38　迷走神经的起源和分布

临床意义 副神经脊髓根损伤后，导致胸锁乳突肌瘫痪，头不能转向患侧，面不能转向健侧；斜方肌瘫痪，患侧肩下垂，提肩无力。

十二、舌下神经

舌下神经 hypoglossal nerve 为运动性神经，起自延髓舌下神经核，其根丝自延髓前外侧沟出脑，经舌下神经管出颅，于颈内动、静脉之间呈弓状向前下达舌骨舌肌浅面，穿颏舌肌入舌，支配全部舌内肌和大部分舌外肌。

临床意义 一侧舌下神经损伤后，导致伤侧舌肌瘫痪、萎缩，伸舌时舌尖偏向患侧。

12对脑神经的纤维成分、起核与止核、分布与损伤症状见表18-2。

表18-2　脑神经简表

顺序及名称	纤维成分	起核	终核	分布	损伤症状
Ⅰ嗅神经	特殊内脏感觉		嗅球	鼻腔嗅黏膜	嗅觉障碍
Ⅱ视神经	特殊躯体感觉		外侧膝状体	眼球视网膜	视觉障碍

续表

顺序及名称	纤维成分	起核	终核	分布	损伤症状
Ⅲ 动眼神经	躯体运动	动眼神经核		上、下、内直肌,下斜肌,上睑提肌	眼外斜视,上睑下垂
	一般内脏运动(副交感)	动眼神经副核		睫状肌、瞳孔括约肌	调节反射及瞳孔对光反射消失
Ⅳ 滑车神经	躯体运动	滑车神经核		上斜肌	眼不能向外下斜视
Ⅴ 三叉神经	一般躯体感觉		三叉神经中脑核,三叉神经脑桥核,三叉神经脊束核	头面部皮肤,口腔、鼻腔黏膜,牙及牙龈,眼球,硬脑膜	头面部皮肤、口鼻腔黏膜等感觉障碍
	特殊内脏运动	三叉神经运动核		咀嚼肌	咀嚼肌瘫痪
Ⅵ 展神经	躯体运动	展神经核		外直肌	眼内斜视
Ⅶ 面神经	一般躯体感觉		三叉神经脊束核	耳部皮肤	
	特殊内脏感觉		孤束核	舌前2/3的味蕾	味觉障碍
	特殊内脏运动	面神经核		表情肌、颈阔肌、茎突舌骨肌、二腹肌后腹、镫骨肌	额纹消失、眼不能闭合、口角歪向健侧、鼻唇沟变浅
	一般内脏运动(副交感)	上泌涎核		泪腺、下颌下腺、舌下腺及鼻、腭部的黏液腺	腺体分泌障碍
Ⅷ 前庭蜗神经	特殊躯体感觉		前庭神经核	壶腹嵴、球囊斑、椭圆囊斑	眩晕、眼球震颤
	特殊躯体感觉		蜗神经核	螺旋器	听觉障碍
Ⅸ 舌咽神经	一般内脏运动(副交感)	下泌涎核		腮腺	分泌障碍
	特殊内脏运动	疑核		茎突咽肌	
	一般内脏感觉		孤束核	咽、咽鼓管、软腭、舌后1/3的黏膜、颈动脉窦及颈动脉小球	咽与舌后1/3感觉障碍,咽反射消失
	特殊内脏感觉			舌后1/3的味蕾	舌后1/3味觉丧失
	一般躯体感觉		三叉神经脊束核	耳后皮肤	
Ⅹ 迷走神经	一般内脏运动(副交感)	迷走神经背核		胸、腹腔脏器的平滑肌、心肌、腺体	心动过速、内脏活动障碍
	特殊内脏运动	疑核		咽喉肌	发音困难、声音嘶哑、呛咳、吞咽困难
	一般内脏感觉		孤束核	胸、腹腔脏器及咽喉部黏膜	
	一般躯体感觉		三叉神经脊束核	硬脑膜、耳郭及外耳道皮肤	
	特殊内脏运动	疑核		咽喉肌	
Ⅺ 副神经	躯体运动	副神经核		斜方肌、胸锁乳突肌	胸锁乳突肌瘫痪,面不能转向健侧,头不能转向患侧;斜方肌瘫痪,肩下垂,提肩无力
Ⅻ 舌下神经	躯体运动	舌下神经核		舌内肌和大部分舌外肌	舌肌瘫痪、萎缩,伸舌时舌尖偏向患侧

第三节 内脏神经系统

内脏神经系统 visceral nervous system 是神经系统的重要组成部分之一，其中枢部位于脑和脊髓，周围部主要分布于内脏、心血管、平滑肌和腺体。内脏神经与躯体神经一样，也含有感觉和运动两种纤维成分。内脏运动神经调节内脏、心血管的运动，控制腺体的分泌，通常不受人的意志控制，故内脏运动神经又称**自主神经系统** autonomic nervous system；又因为它主要控制和调节动、植物共有的物质代谢活动，而不支配动物所特有的骨骼肌的运动，故也称**植物神经系统** vegetative nervous system。内脏感觉神经与躯体感觉神经相似，其第一级感觉神经元的胞体位于脑神经节和脊神经节内，周围突分布于内脏、心血管等处的内感受器，将接受的刺激上传至各级中枢，经中枢整合后，通过内脏运动神经调节相应器官的活动，从而维持体内、外环境的动态平衡和肌体的正常活动。

一、内脏运动神经

内脏运动神经 visceral motor nerve 在结构和功能上与躯体神经有较大差别，现将两者的主要差异简述如下：

1. 效应器不同 躯体运动神经支配骨骼肌，内脏运动神经支配平滑肌、心肌和腺体。

2. 纤维成分不同 躯体运动神经只有一种纤维成分，而内脏运动神经有交感和副交感两种纤维成分，多数内脏器官接受交感和副交感神经的双重支配（图 18-39）。

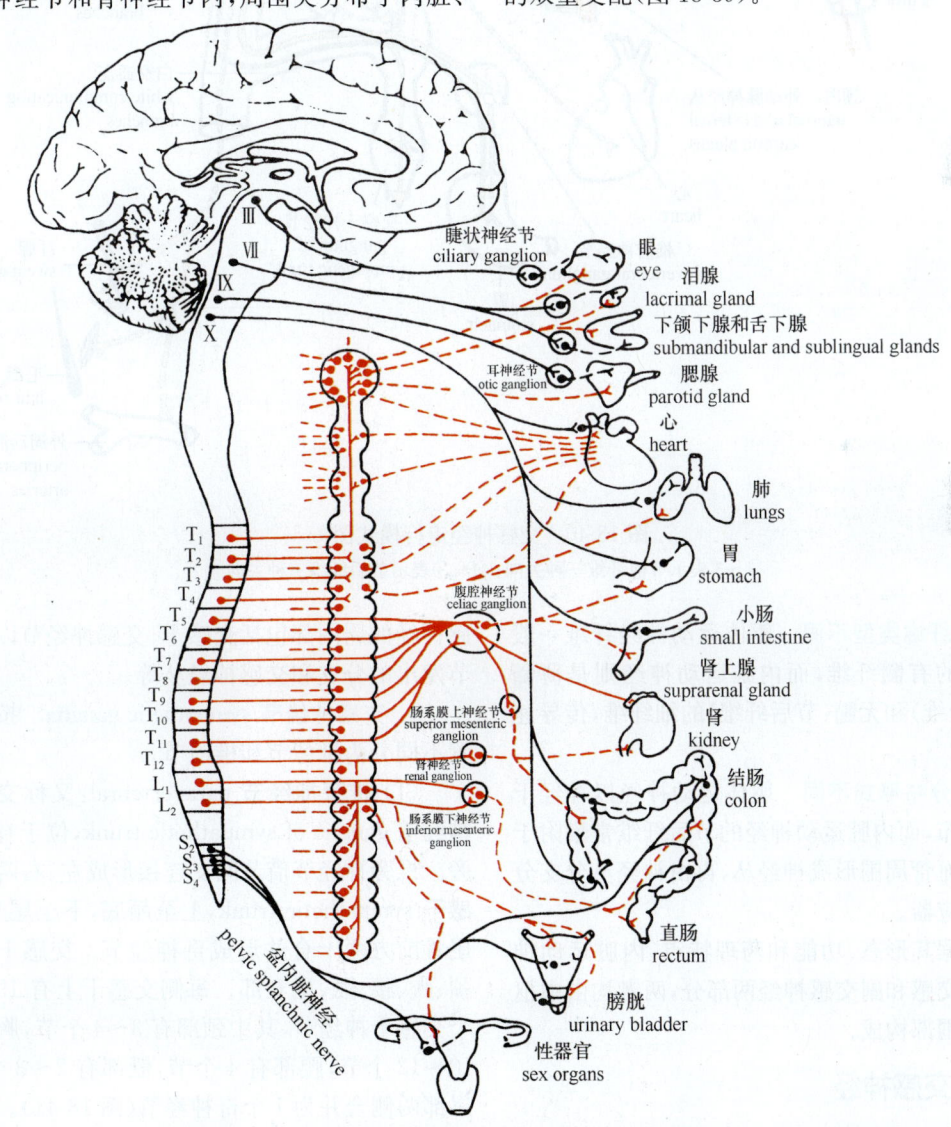

图 18-39 内脏运动神经概况示意图
（红色示交感，黑色示副交感，实线为节前纤维，虚线为节后纤维）

3. 神经元数目不同 躯体运动神经自低级中枢至骨骼肌只有一个神经元,而内脏运动神经自低级中枢发出后常需在周围部的内脏运动神经节交换神经元,再由节内神经元发出纤维到达效应器。故内脏运动神经元从低级中枢到达所支配的脏器需经过两个神经元。第一个神经元称节前神经元 preganglionic neuron,胞体位于脑干和脊髓内,其轴突称节前纤维;第二个神经元称节后神经元 postganglionic neuron,胞体位于周围部的内脏神经节内(图18-40),其轴突称节后纤维。节后神经元数目较多,一个节前神经元可以和多个节后神经元形成突触。

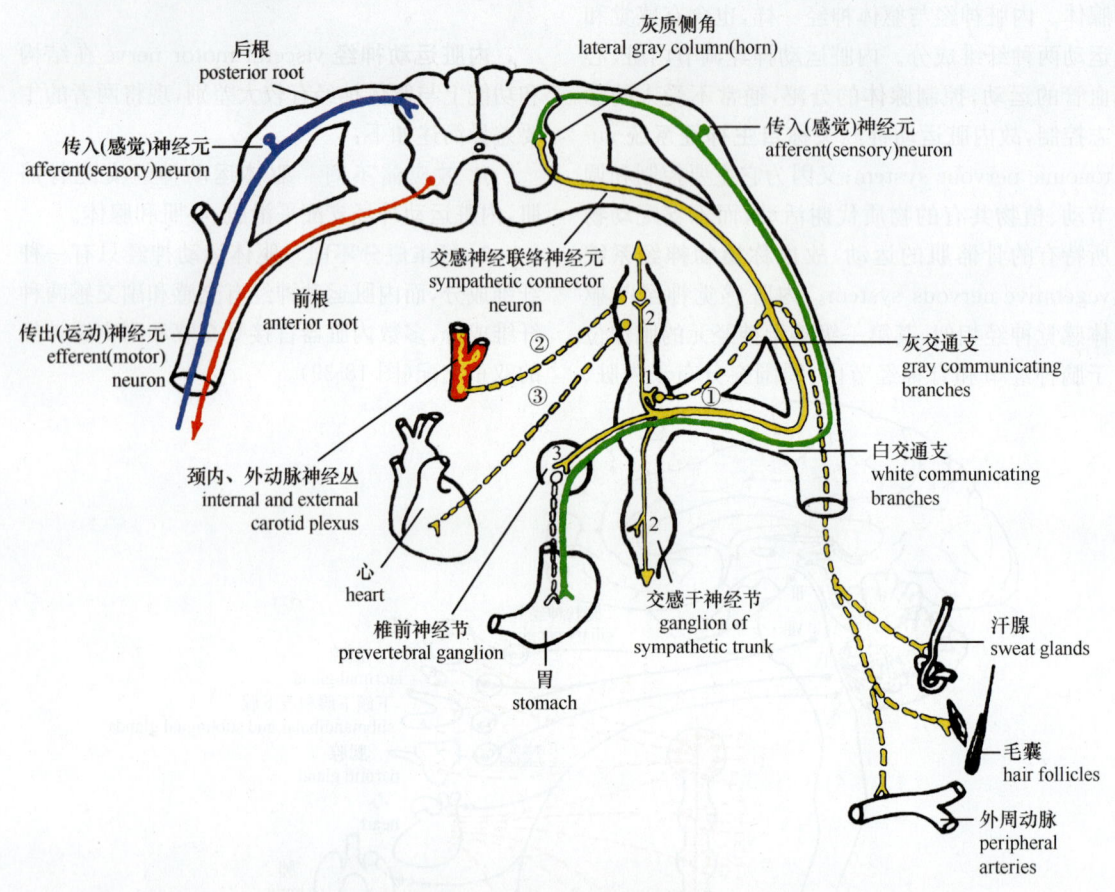

图18-40 交感神经走行模式图
1～3表示节前纤维三种去向;①～③表示节后纤维三种去向

4. 纤维类型不同 躯体运动神经纤维一般是较粗的有髓纤维,而内脏运动神经则是薄髓(节前纤维)和无髓(节后纤维)的细纤维,传导速度较慢。

5. 分布形式不同 躯体运动神经以神经干形式分布,而内脏运动神经的节后纤维常攀附于脏器或血管周围形成神经丛,再由神经丛分支分布至效应器。

根据其形态、功能和药理特点,内脏运动神经分为交感和副交感神经两部分,两者均由中枢部和周围部构成。

(一) 交感神经

交感神经 sympathetic nerve 的低级中枢位于脊髓 T_1～L_3 节段灰质侧柱的中间外侧核。交感神经的周围部包括交感干、交感神经节以及由节发出的分支和交感神经丛等。

1. 交感神经节 sympathetic ganglia 按其位置不同分为椎旁节和椎前节。

(1) **椎旁神经节** paravertebral:又称**交感干神经节** ganglia of sympathetic trunk,位于脊柱两旁。椎旁神经节借节间支连接形成左、右两条**交感干** sympathetic trunk,上至颅底,下至尾骨,在尾骨前方两干合并形成奇神经节。交感干分为颈、胸、腰、骶、尾五部。每侧交感干上有19～24个交感干神经节,其中颈部有3～4个节,胸部有10～12个节,腰部有4个节,骶部有2～3个节,尾部两侧合并为1个奇神经节(图18-41)。

(2) **椎前神经节** prevertebral ganglia:位于脊柱前方,呈不规则的团块状,包括腹腔神经节

celiac ganglia,**肠系膜上神经节** superior mesenteric ganglia,**肠系膜下神经节** inferior mesenteric ganglia 及**主动脉肾神经节** aorticorenal ganglia 等,分别位于同名动脉根部附近。

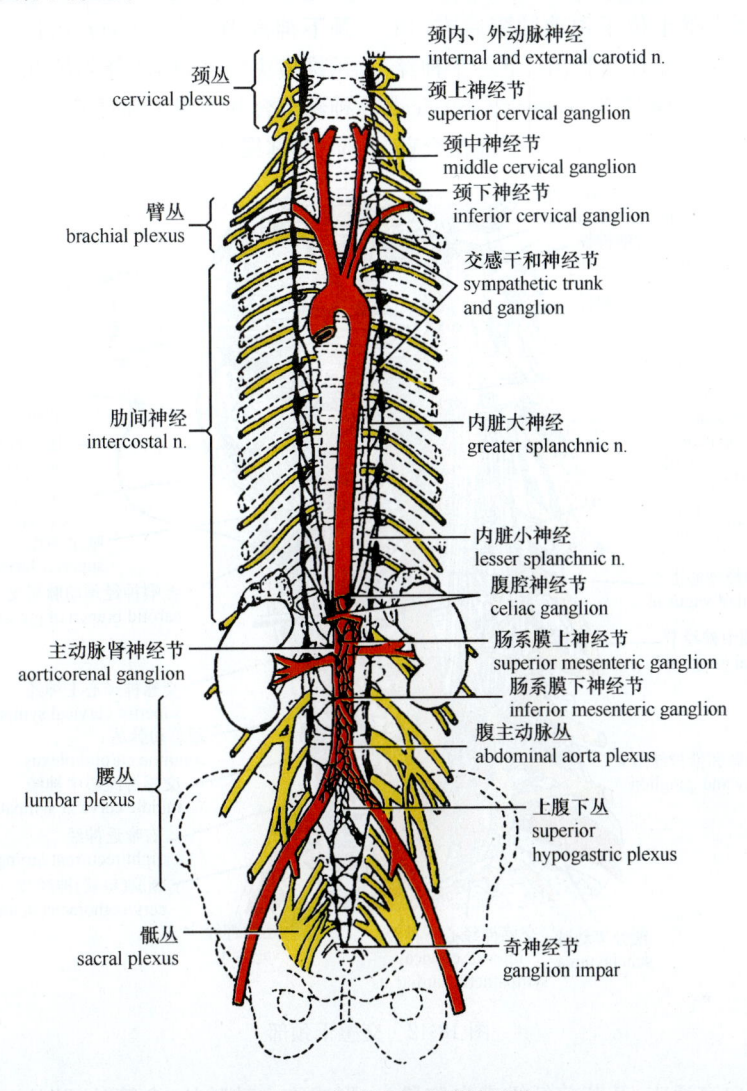

图 18-41 交感干和交感神经节

2. 交通支 communicating branches 每一交感干神经节与相应的脊神经之间都有交通支相连(图 18-40)。交通支分为白交通支和灰交通支两种。白交通支主要由有髓鞘的节前纤维组成,呈白色,其节前神经元的胞体仅存在于脊髓 $T_1 \sim L_3$ 节段侧角内,故白交通支只存在于 $T_1 \sim L_3$ 脊神经前支与相应的交感干神经节之间,共 15 对。灰交通支连于交感干与脊神经之间,共 31 对,由交感干神经节细胞发出的节后纤维组成,多无髓鞘,色灰暗。

3. 节前纤维和节后纤维 preganglionic fiber and postganglionic fiber 交感神经节前纤维由脊髓 $T_1 \sim L_3$ 节段的中间外侧核发出,经脊神经前根、脊神经、白交通支进入交感干后,有三种去向:①终止于相应的椎旁节并交换神经元。②在交感干内上升或下降,终于上方或下方的椎旁节。一般认为,来自脊髓上胸段($T_1 \sim T_5$)中间外侧核的节前纤维,在交感干上升至颈部的椎旁节交换神经元;来自中胸段($T_6 \sim T_{10}$)的节前纤维在交感干上升或下降,终止于胸部的椎旁节交换神经元;来自下胸段和上腰段($T_{11} \sim L_3$)的节前纤维在交感干内下降,在腰骶部椎旁节交换神经元。③穿过椎旁节至椎前节交换神经元。

交感神经节后纤维也有三种去向:①经灰交通支返回 31 对脊神经,并随脊神经分布于头颈部、躯干和四肢的血管、汗腺和竖毛肌等。②攀附于邻近的动脉表面形成相应的神经丛(如颈内、外动脉丛,腹腔丛等),并随动脉分布到所支配的器官。③由交感神经节发纤维直接分布到所支配的器官。

4. 交感神经的分布概况

(1) **颈部**：颈交感干位于颈动脉鞘后方，颈椎横突的前方，每侧一般有颈上、中、下三个神经节(图18-42)。**颈上神经节** superior cervical ganglion 最大，呈梭形，位于第1~3颈椎横突前方，颈内动脉后方。**颈中神经节** middle cervical ganglion 最小，有时缺如，位于第6颈椎横突处。**颈下神经节** inferior cervical ganglion 位于第7颈椎横突前方，椎动脉起始部后方，常与第1胸神经节合并为**颈胸神经节** cervicothoracic ganglion(亦称**星状神经节** stellate ganglion)。

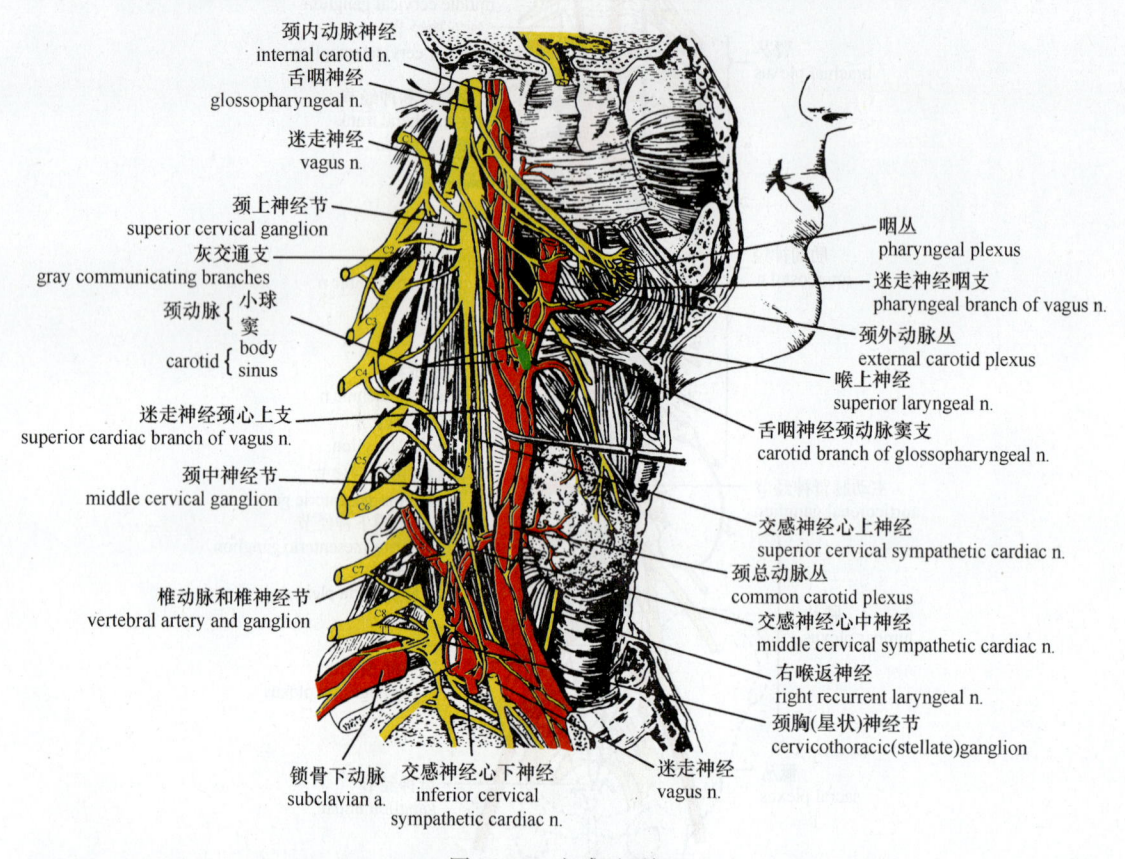

图 18-42 交感干颈部

颈交感干无白交通支，其节前纤维来自胸段脊髓的侧角，在交感干内上升至相应的交感神经节。颈交感神经节发出节后纤维的分布，可概括如下：①经灰交通支连于8对颈神经，并随颈神经分布于头颈部和上肢的血管、汗腺、竖毛肌等。②攀附于邻近的动脉形成**颈内动脉丛、颈外动脉丛、锁骨下动脉丛、椎动脉丛**等，并随动脉的分支分布于头颈部的腺体(泪腺、唾液腺、口腔和鼻腔黏膜内腺体、甲状腺等)、竖毛肌、血管、瞳孔开大肌。③发咽支与迷走神经、舌咽神经的咽支在咽壁内形成**咽丛**。④由颈上、中、下神经节分别发出**心上、心中、心下神经**，向下入胸腔，参与组成**心丛**。

(2) **胸部**：胸交感干位于肋头前方，每侧有10~12个**胸交感干神经节** thoracic ganglia，胸交感干的分支有：①经灰交通支连于12对胸神经，并随其分支分布于胸腹壁的血管、汗腺、竖毛肌等。②从上5对胸交感干神经节发出分支参与形成胸主动脉丛、食管丛、肺丛、心丛等。③**内脏大神经** greater splanchnic nerve 由穿过第5或第6~9胸交感干神经节的节前纤维组成，向前下合为一干穿过膈脚，主要终于腹腔神经节。④**内脏小神经** lesser splanchnic nerve 由穿过第10~12胸交感干神经节的节前纤维组成，向前下合为一干穿过膈脚，主要终于主动脉肾节。由腹腔神经节、主动脉肾节等发出的节后纤维随腹腔干及肠系膜上动脉的分支分布于肝、胰、脾、肾等实质性脏器和结肠左曲以上的消化管(图18-43)。

(3) **腰部**：腰交感干位于腰椎体前外侧与腰大肌内侧缘之间，约有四对腰交感干神经节。腰交感干的分支有：①经灰交通支连于5对腰神经，并随其分支分布于下肢的血管、汗腺、竖毛肌等。②**腰内脏神经** lumbar splanchnic nerve 由穿过腰交感干神经节的节前纤维组成，终于腹主动脉丛和肠系膜下丛内的椎前神经节，其节后纤维分布于结肠左曲以下的消化管及盆腔脏器,并有纤维随血管分布至下肢。

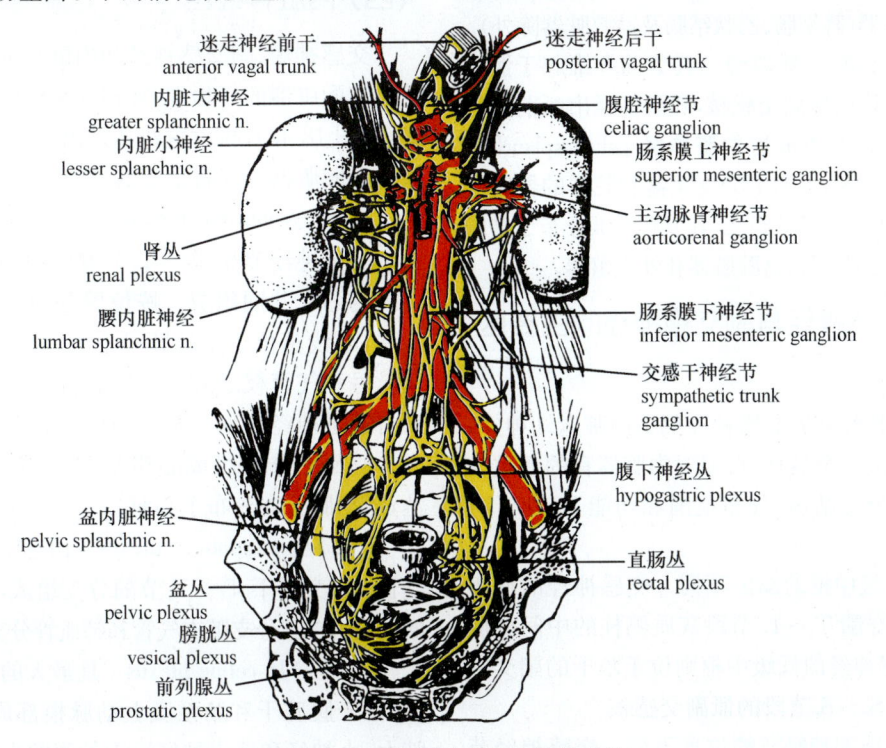

图 18-43 腹部与盆部的内脏神经丛

临床意义 下肢的某些血管性疾病(如血栓闭塞性脉管炎、灼性神经痛等),可手术切除腰交感干及左右交感干之间的交通支,以阻断支配下肢血管的交感神经节前纤维而获得缓解。

(4) 盆部:骶交感干位于骶骨前面,骶前孔内侧。有 2~3 对**骶交感干神经节** sacral ganglia 和 1 个**奇神经节** ganglion impar。其节后纤维分布如下:①经灰交通支进入骶、尾神经,分布于下肢、会阴部的血管、汗腺和竖毛肌。②发小支加入盆丛,分布于盆腔脏器。

综上所述,可见交感神经节前、节后纤维的分布有一定规律,即来自 T_1~T_5 节段中间外侧核的节前纤维交换神经元后,其节后纤维分布于头、颈、胸腔脏器和上肢的血管、汗腺和竖毛肌;来自 T_6~T_{12} 节段中间外侧核的节前纤维交换神经元后,其节后纤维分布于肝、胰、脾、肾等实质性脏器和结肠左曲以上的消化管;来自 L_1~L_3 节段中间外侧核的节前纤维交换神经元后,其节后纤维分布于结肠左曲以下的消化管、盆腔脏器及下肢的血管、汗腺和竖毛肌。

(二) 副交感神经

副交感神经 parasympathetic nerve 的低级中枢位于脑干的副交感神经核和骶髓第 2~4 节段的骶副交感核。其周围部包括副交感神经节和与此相联系的节前、节后纤维。副交感神经节多位于所支配的脏器附近或壁内,故称为**器官旁节**和**器官内节**。颅部的副交感神经节较大,肉眼可见,包括睫状神经节、下颌下神经节、翼腭神经节和耳神经节等。而位于其他部位的副交感神经节很小,只有在显微镜下才能见到。

1. 颅部的副交感神经 其节前纤维行于第Ⅲ、Ⅶ、Ⅸ、Ⅹ四对脑神经内。

(1) 随动眼神经走行的副交感神经节前纤维:起于中脑的动眼神经副核,入眶后至睫状神经节交换神经元,其节后纤维分布于瞳孔括约肌和睫状肌。

(2) 随面神经走行的副交感神经节前纤维:起于脑桥的上泌涎核,一部分节前纤维至翼腭神经节交换神经元,其节后纤维分布于泪腺、鼻腭部的黏液腺。另一部分节前纤维经鼓索加入舌神经,至下颌下神经节交换神经元,其节后纤维分布于下颌下腺和舌下腺。

(3) 随舌咽神经走行的副交感神经节前纤维:起于延髓的下泌涎核,经鼓室神经至鼓室丛,再经岩小神经至耳神经节交换神经元,其节后纤维分布于腮腺。

(4) 随迷走神经走行的副交感神经节前纤维:起于延髓的迷走神经背核,至胸、腹腔脏器的器官旁节或器官内节交换神经元,其节后纤维分布于胸、腹腔脏器(降结肠、乙状结肠及盆腔脏器除外)。

2. 骶部副交感神经 其节前纤维起于骶髓第2~4节段的骶副交感核,随骶神经出骶前孔后自骶神经分出,组成**盆内脏神经** pelvic splanchnic nerve 加入盆丛,由丛上分支至盆腔脏器的器官旁节或器官内节交换神经元,其节后纤维分布于结肠左曲以下的消化管、盆腔脏器和外生殖器。

(三)交感神经与副交感神经的主要区别

交感神经和副交感神经都是内脏运动神经,常共同支配一个器官,形成对内脏器官的双重支配。但在形态结构、分布范围和功能上,两者有明显区别。

1. 低级中枢的部位不同 交感神经的低级中枢位于脊髓 T_1~L_3 节段灰质侧柱的中间外侧核,副交感神经的低级中枢则位于脑干的副交感核和脊髓 S_2~S_4 节段的骶副交感核。

2. 周围部神经节的位置不同 交感神经节位于脊柱前方(椎前节)和脊柱两旁(椎旁节);副交感神经节位于所支配器官的附近(器官旁节)或器官壁内(器官内节)。因此交感神经节的前纤维短,节后纤维长;而副交感神经的节前纤维长,节后纤维短。

3. 节前神经元与节后神经元的比例不同 一个交感神经节前神经元的轴突可与许多节后神经元形成突触,而一个副交感神经节前神经元的轴突与较少的节后神经元形成突触。因此,交感神经的作用比副交感神经广泛。

4. 分布范围不同 交感神经的分布范围较广,除分布于头颈部、胸、腹腔脏器外,还分布于全身的血管、腺体、竖毛肌等,而副交感神经的分布范围不如交感神经广泛,一般认为大部分血管、汗腺、竖毛肌、肾上腺髓质无副交感神经分布。

5. 对同一器官所起的作用不同 交感神经和副交感神经对同一器官的作用是相互拮抗又相互统一的。例如:当机体运动时,交感神经兴奋增强,副交感神经兴奋则减弱,出现心跳加快、血压升高,支气管扩张,瞳孔开大,消化活动抑制等,以加强代谢,增加能量消耗;而当机体处于安静或睡眠状态时,副交感神经兴奋加强,交感神经则相对抑制,出现心跳减慢,血压下降,支气管收缩,瞳孔缩小,消化活动增强等,以利于体力恢复与能量储存。

(四)内脏神经丛

交感神经、副交感神经和内脏感觉神经在到达所支配脏器的行程中,常相互交织形成内脏神经丛(图18-43),再由这些丛发出分支分布于胸、腹及盆腔脏器。现将重要的神经丛简述如下:

1. 心丛 cardiac plexus 由颈交感干的颈上、中、下神经节和 T_1~T_5 节发出的心支及迷走神经的心支共同组成。按位置分为心浅丛和心深丛,心浅丛位于主动脉弓下方,心深丛位于主动脉弓和气管杈之间,心丛内有副交感神经节,来自迷走神经的副交感节前纤维在此交换神经元。心丛的分支组成心房丛和左、右冠状动脉丛,随动脉分支分布于心肌。

2. 肺丛 pulmonary plexus 由迷走神经的支气管支和交感干 T_2~T_5 节的分支组成,位于肺根的前、后方,其分支随支气管和肺血管分支入肺。

3. 腹腔丛 celiac plexus 是最大的内脏神经丛,位于腹腔干和肠系膜上动脉根部周围,由内脏大、小神经和迷走神经后干的腹腔支组成。来自内脏大、小神经的交感神经节前纤维在丛内的腹腔神经节、主动脉肾节交换神经元;来自迷走神经的副交感节前纤维则至所分布的器官旁节或器官内节交换神经元。腹腔丛及丛内的神经节发出分支伴动脉的分支形成许多副丛,如肝丛、肾丛、胃丛、脾丛等,各副丛分别沿同名血管分支到达各脏器。

4. 腹主动脉丛 abdominal aortic plexus 是腹腔丛在腹主动脉表面的向下延续部分,位于腹主动脉前面及两侧,该丛还接受第1、2腰交感神经节发出的节后纤维。由此丛分出肠系膜下丛,沿同名动脉分布于结肠左曲至直肠上段的肠管。腹主动脉丛的一部分纤维下行入盆腔参与组成腹下丛;另一部分纤维沿髂总动脉和髂外动脉形成与动脉同名的神经丛,随动脉分布与下肢的血管、汗腺、竖毛肌。

5. 腹下丛 hypogastric plexus 可分为上腹下丛和下腹下丛。**上腹下丛**位于两侧髂总动脉之间,是腹主动脉丛向下的延续部分,两侧接受下位腰神经节发出的腰内脏神经,在肠系膜下神经节交换神经元。**下腹下丛**又称**盆丛**,由上腹下丛延续到直肠两侧形成,并接受骶交感干节后纤维和盆内脏神经。此丛发分支随髂内动脉的分支组成直肠丛、膀胱丛、前列腺丛、子宫阴道丛等,随动脉的分支分布于盆腔脏器。

二、内脏感觉神经

内脏感觉神经 visceral sensory nerve 将内脏的感觉冲动传入中枢,中枢通过内脏运动神经或间接通过体液调节各内脏器官的活动。

同躯体感觉神经一样,内脏感觉神经元的胞体也位于脑神经节和脊神经节内,亦为假单极神经元。脑神经节包括膝神经节、舌咽神经下节、迷走神经下节。神经节细胞的周围突随面神经、舌咽神经和迷走神经分布于内脏器官,中枢突随上述神经入脑,终止于孤束核。脊神经节细胞的周围突随交感神经和副交感神经分布于内脏器官,中枢突随交感神经和盆内脏神经进入脊髓,止于灰质后角。在中枢内,内脏感觉纤维一方面直接或间接与内脏感觉神经元相联系,以完成内脏-内脏反射,或与躯体运动神经元联系,形成内脏-躯体反射;另一方面,内脏感觉纤维可经过复杂的传导途径,将冲动传导至大脑皮质,引起内脏感觉。

虽然内脏感觉神经在形态结构上与躯体感觉神经大致相似,但仍有其自身特点:

1. 痛阈较高 由于内脏感觉纤维的数目较少,且多为细纤维,故一般强度的刺激不引起感觉。如外科手术时,内脏对切割、烧灼或挤压不敏感,但内脏活动较强烈时,则产生内脏感觉,如饥饿时胃的收缩、直肠和膀胱的充盈均可引起相应的感觉。一般认为,这些感觉纤维伴副交感神经入脑干。另外,在病理条件或极度强烈刺激下,内脏可产生痛觉。例如,内脏受牵拉、平滑肌痉挛及缺血等,均可刺激神经末梢引起内脏痛,一般认为,内脏痛觉纤维多与交感神经伴行入脊髓。

2. 定位不准确 内脏感觉神经的传入途径比较分散,即一个脏器的感觉纤维经多个节段的脊神经进入中枢,而一条脊神经含有几个脏器的感觉纤维。因此,内脏痛往往是弥散的,而且定位不准确。

三、牵涉性痛

当某些内脏器官发生病变时,常在体表一定区域产生感觉过敏或疼痛,这种现象称**牵涉性痛** referred pain。临床上将内脏病变时体表产生感觉过敏、骨骼肌反射僵硬、血管运动与汗腺分泌等障碍的部位称为**海德带**(Head zones),该带有利于内脏疾病的定位诊断(表 18-3)。牵涉性痛有时发生在病变器官附近的皮肤,有时发生在距患病器官较远的皮肤区。例如,心绞痛时,疼痛常发生于胸前区及左臂内侧的皮肤(图 18-44)。肝、胆病变时,常出现右肩部皮肤疼痛等(图 18-45)。临床上根据牵涉痛区可帮助诊断某些内脏的疾病(图 18-46)。

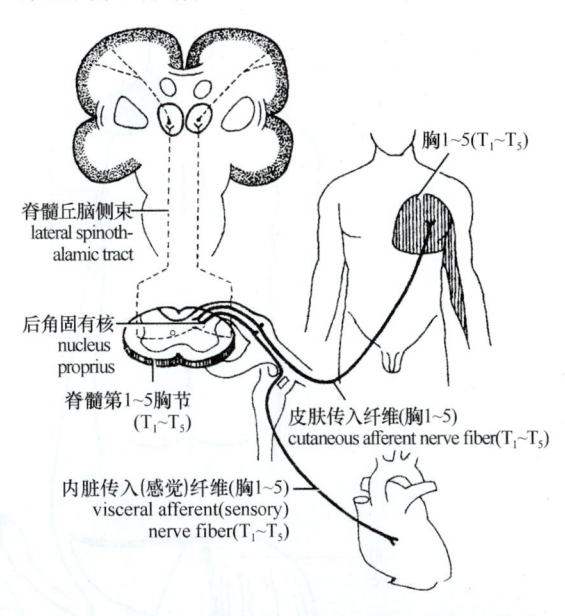

图 18-44 心传入神经与皮肤传入神经的相互关系

关于牵涉性痛的发生机制,目前尚不完全清楚。一般认为,发生牵涉性痛的体表部位与病变器官往往接受同一脊髓节段支配,体表部位和病变器官的感觉神经进入同一脊髓节段,并在脊髓后角内密切联系。因此,从患病内脏传来的冲动可以扩散或影响到邻近的躯体感觉神经元,从而产生牵涉性痛。近年来的研究表明,一个脊神经节神经元的周围突既分支到躯体,又分支到内脏器官,并认为这是牵涉痛机制的形态学基础(表 18-3)。

表 18-3 内脏牵涉性痛与脊髓节段的关系

内脏器官	产生疼痛或感觉过敏的脊髓节段
膈	C_4
心	$C_8 \sim T_5$
胃	$T_6 \sim T_{10}$
小肠	$T_7 \sim T_{10}$
阑尾	$T_{(8,9)10} \sim L_1$(右)
肝、胆囊	$T_7 \sim T_{10}$,有时也沿膈神经至 C_3,C_4
胰	T_8(左)
肾、输尿管	$T_{11} \sim L_1$
膀胱	$S_2 \sim S_4$(沿骶副交感)及 $T_{11} \sim L_2$
睾丸、附睾	$T_{12} \sim L_3$
卵巢及附件	$L_1 \sim L_3$
子宫体	$T_{10} \sim L_1$
子宫颈	$S_1 \sim S_4$(沿骶副交感)
直肠	$S_1 \sim S_4$

四、一些重要器官的神经支配

在学习内脏神经系统的基础上，总结人体一些重要器官的神经支配，不仅有利于对其生理功能的认识，而且对临床诊断和治疗也有一定的实际意义。人体重要内脏器官的神经支配见表18-4。

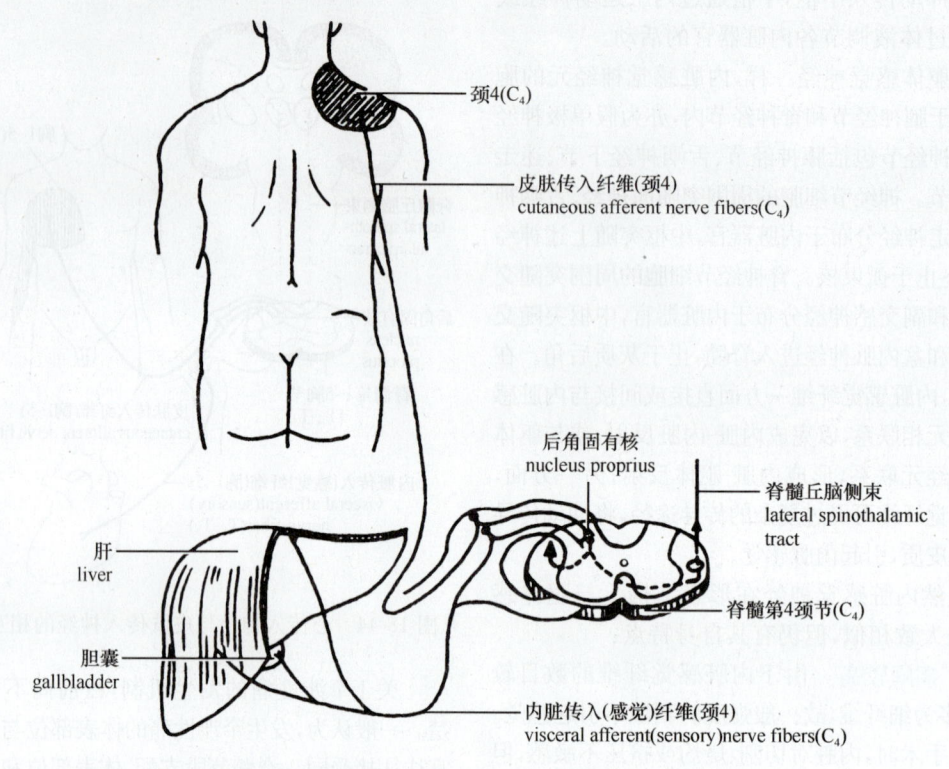

图 18-45　肝、胆传入神经与皮肤传入神经的相互关系

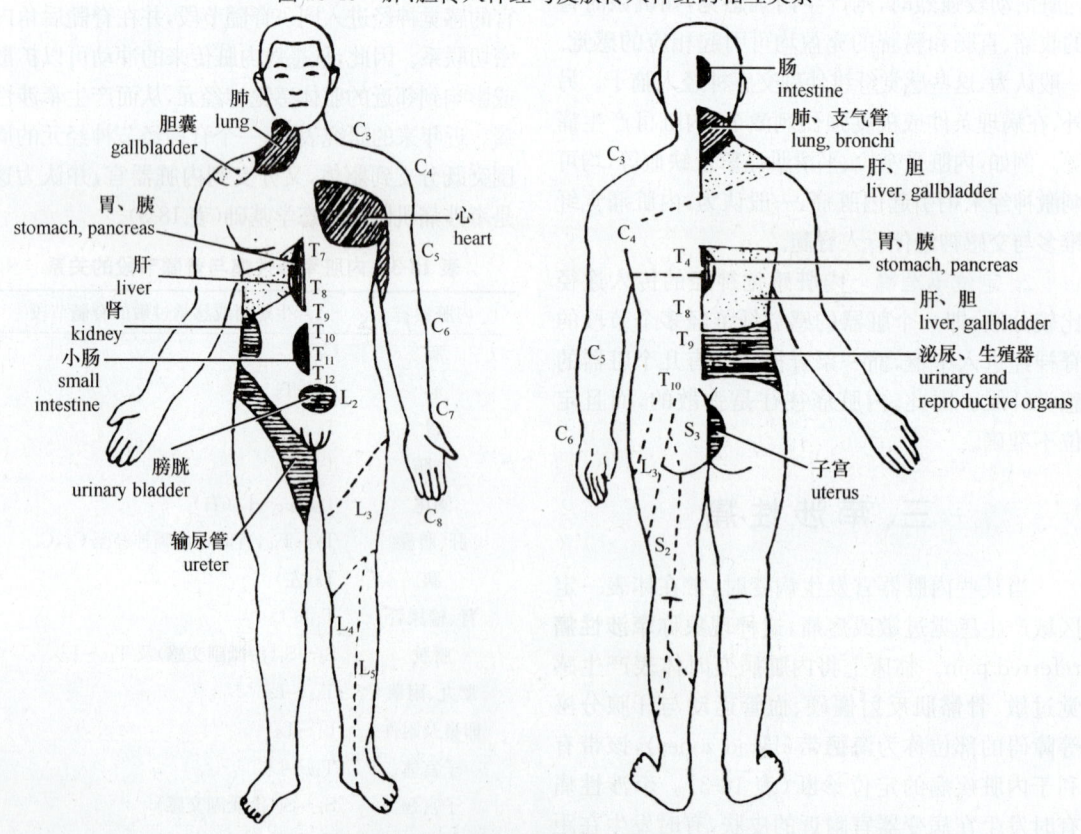

图 18-46　内脏器官病变时的牵涉性痛区

第18章 周围神经系统

表 18-4 内脏器官的神经支配

器官	神经	内脏神经传入纤维径路	节前纤维起源	节前纤维径路	节后纤维起源	节后纤维径路	功能
眼球	交感		$T_1 \sim T_2$ 脊髓侧角	经白交通支→交感干并在干内上升	颈上神经节、颈内动脉丛内神经节	经颈内动脉丛→眼神经、睫状神经节短根→眼球	瞳孔开大，血管收缩
	副交感		动眼神经副核	动眼神经→睫状神经节短根或睫状长神经	睫状神经节	睫状短神经→睫状肌与瞳孔括约肌	瞳孔缩小，睫状肌收缩
心	交感	经颈中、下心神经及胸心神经→$T_1 \sim T_{4(5)}$脊髓后角	$T_1 \sim T_{4(5)}$脊髓侧角	经白交通支→交感干并在干内上升或不上升	颈上、中、下神经节及$T_1 \sim T_5$脊神经	颈上、中、下神经节和胸神经节→心丛→冠状丛→心房与心室	心跳加快，心室收缩力增强，冠状动脉舒张
	副交感	迷走神经→延髓孤束核	迷走神经背核	经迷走神经→颈上、下支→胸心支→心丛→冠状丛→心房	心神经节、心房壁内的神经节	至心房、心室	心跳减慢，心室收缩力减弱，冠状动脉收缩
支气管和肺	交感	来自壁胸膜的传入纤维经交感神经、胸肺支→$T_2 \sim T_5$脊髓后角	$T_2 \sim T_5$脊髓侧角	经白交通支→交感干并在干内上升或不上升	颈下神经节及$T_1 \sim T_5$交感神经节	肺支→肺前、后丛→肺	支气管扩张，血管收缩，抑制腺体分泌
	副交感	来自支气管和肺的传入纤维→迷走神经→孤束核	迷走神经背核	经迷走神经支气管支→肺丛→肺	肺丛内的神经节及支气管壁内的神经节	至支气管平滑肌和腺体	支气管收缩，促进腺体分泌
胃、小肠、升结肠和横结肠	交感	经腹腔丛→内脏大、小神经→$T_6 \sim T_{12}$脊髓后角	$T_6 \sim T_{12}$脊髓侧角	经白交通支→交感干→内脏神经大、小神经及腰内脏神经	腹腔神经节、主动脉肾神经节、肠系膜上神经节	随各部分血管周围的神经丛分布	抑制蠕动，减少分泌，收缩血管，增加括约肌张力
	副交感	迷走神经→延髓孤束核	迷走神经背核	经迷走神经→食管丛→胃丛→腹腔丛→肠系膜上丛→胃肠壁	肠系膜丛及腹下丛内的神经节	至平滑肌和腺体	促进蠕动，增加张力，舒张血管，减少括约肌张力
降结肠至直肠	交感	腰内脏神经及骶交感干→$L_1 \sim L_3$脊髓后角	$T_{12} \sim L_3$脊髓侧角	经白交通支→交感干→腰内脏神经、骶内脏神经、腹主动脉丛→肠系膜下丛及腹下丛	肠系膜下丛及腹下丛内神经节，少量在腰交感神经节	随各部分血管周围的神经丛分布	抑制肠蠕动，收缩肛门内括约肌
	副交感	经肠系膜丛及、盆丛、盆内脏神经→$S_2 \sim S_4$脊髓后角	脊髓$S_2 \sim S_4$骶副交感核	经第2~4骶神经→盆内脏神经→盆丛→降结肠与直肠	肠肌间丛和黏膜下丛的神经节	至平滑肌和腺体	促进肠蠕动，松弛肛门内括约肌

续表

器官	神经	内脏神经传入纤维径路	节前纤维起源	节前纤维径路	节后纤维起源	节后纤维径路	功能
肝、胆囊、胰	交感	经腹腔丛→内脏大、小神经→T₄~T₁₀脊髓后角	T₄~T₁₀脊髓侧角	经内脏大、小神经→腹腔丛	腹腔神经节、主动脉肾神经节	随肝、胆囊、胰血管周围的神经丛分布	抑制腺体分泌
	副交感	迷走神经→延髓孤束核	迷走神经背核	经迷走神经→腹腔丛	器官内节		促进腺体分泌
肾	交感	经主动脉肾丛→内脏大、小神经→T₆~T₁₂脊髓后角	T₆~T₁₂脊髓侧角	经内脏大、小神经和腰内脏神经→腹腔丛及主动脉肾丛	腹腔神经节、主动脉肾神经节	随肾血管周围神经分布	血管收缩
	副交感	迷走神经→延髓孤束核	迷走神经背核	迷走神经→腹腔、肾丛	主动脉肾神经节		血管舒张、肾盂收缩
输尿管	交感	T₁₁~L₂脊髓后角	T₁₁~L₂脊髓侧角	经内脏神经→腹腔丛、肠系膜上、下丛、肾丛	腹腔神经节、主动脉肾神经节	输尿管丛	抑制输尿管蠕动
	副交感	盆内脏神经→延髓孤束核	脊髓S₂~S₄骶副交感核	经盆内脏神经→输尿管丛	输尿管壁内的神经节		促进输尿管蠕动
膀胱	交感	盆丛→腹下丛→腰内脏神经→L₁~L₂脊髓后角（传导膀胱颈部痛觉）	L₁~L₂脊髓侧角	经白交通支→交感干→腹主动脉丛、肠系膜下丛、腹下丛及盆丛	肠系膜下丛和腹下丛内的神经节	经膀胱丛→膀胱	收缩血管，收缩膀胱三角的肌，关闭尿道内口
	副交感	盆内脏神经→S₂~S₄脊髓后角（传导膀胱牵张感与痛觉）	脊髓S₂~S₄骶副交感核	经第2~4骶神经→盆丛→膀胱丛	膀胱丛及膀胱壁内的神经节	至膀胱平滑肌	收缩逼尿肌，松弛内括约肌
男性生殖器	交感	经盆丛→交感干→T₁₁~L₃脊髓后角	T₁₁~L₂脊髓侧角	经白交通支→交感干→腹下丛→盆丛，或自交感干下降至骶交感干	腰、骶神经节和肠系膜下神经节	经盆丛→前列腺丛或自腰内动脉神经丛发支沿精索内动脉至睾丸	收缩盆部生殖器平滑肌以配合射精；同时收缩膀胱三角肌以关闭尿道内口，防止精液返流；收缩血管
	副交感	经骶神经→盆丛和前列腺丛	脊髓S₂~S₄骶副交感核		盆丛和前列腺丛内的神经节	到前列腺和海绵体的血管	促进海绵体血管舒张，与会阴神经配合使阴茎勃起

续表

器官	神经	内脏神经传入纤维径路	节前纤维起源	节前纤维径路	节后纤维起源	节后纤维径路	功能
子宫	交感	来自子宫底和体的痛觉纤维→子宫阴道丛→腹下丛→腰内脏神经和内脏最小神经→T_{12}～L_2脊髓后角	T_{12}～L_2脊髓侧角	经白交通支→交感干→内脏最小神经和腰内脏神经→腹主动脉丛→腹下丛→子宫阴道丛或左骶交感干下行至骶交感干	腹下丛神经节、骶神经节	随子宫阴道丛至子宫壁	收缩血管，收缩妊娠子宫，舒张非妊娠子宫
	副交感	来自子宫颈的痛觉纤维→盆内脏神经→S_2～S_4脊髓后角	S_2～S_4脊髓骶副交感核	经骶神经→盆内脏神经→腹下丛→盆丛→子宫阴道丛	子宫阴道丛内的子宫颈神经节及沿子宫血管的神经节	至子宫壁内	舒张血管，对子宫作用不明
肾上腺	交感		T_{10}～L_1,L_2脊髓侧角	经白交通支→交感干→内脏小神经,内脏最小神经→肾上腺髓质	无		分泌肾上腺素
松果体	交感		脊髓交感神经中枢	经白交通支→交感干	颈上神经节	随颈内动脉及分支至松果体	促进 5-HT 转化为褪黑素，间接抑制性腺功能
上肢的血管与皮肤	交感	经血管周围丛、脊神经→T_2～T_8脊髓后角	T_2～T_8脊髓侧角	经白交通支→交感干	颈下神经节颈胸神经节上胸部神经节	经灰交通支→脊神经→上肢的血管、皮肤	收缩皮肤与肌血管（胆碱能纤维使血管舒张），汗腺分泌，竖毛
下肢的血管与皮肤	交感	经血管周围丛、脊神经→T_{10}～T_3脊髓后角	T_{10}～L_3脊髓侧角	经白交通支→交感干	腰神经节骶神经节	经灰交通支→脊神经→下肢的血管、皮肤	收缩皮肤与肌血管（胆碱能纤维使血管舒张），汗腺分泌，竖毛

（余崇林 范光碧）

Summary

The peripheral nervous system includes the cranial nerves, spinal nerves and visceral nerves. 12 pairs of cranial nerves connect with the brain, while 31 pairs of spinal nerves connect with the spinal cord. Cranial nerves are mainly distributed within the head and cervical regions. Spinal nerves are distributed over the trunk and limbs, while visceral nervous fibers innervate visceral organs, the heart, blood vessels and glands.

The 31 pairs of spinal nerves include 8 pairs of cervical nerves, 12 pairs of thoracic nerves, 5 pairs of lumbar nerves, 5 pairs of sacral nerves and 1 pair of coccygeal nerves. Each spinal nerve is a mixed nerve formed by the venral and dorsal roots which are united near the intervertebral foramen. The mixed fibers in each spinal nerve are somatic sensory, somatic motor, visceral sensory and visceral motor fibers. Each spinal nerve branches into the ventral and dorsal rami, the communicating branch and the meningeal branch. The ventral rami of thoracic nerves show a typical segmental distribution, while the ventral rami of other spinal nerves often connect with each other to form plexuses (cervical plexus, brachial plexus, lumbar plexus and sacral plexus), and branches from the plexuses innervate corresponding regions.

The fiber components in cranial nerves include 7 types: general somatic motor, special visceral motor, general visceral motor, general visceral sensory, special visceral sensory, general somatic sensory and special somatic sensory. According to the components, the 12 pairs of cranial nerves (CN) can be divided into sensory cranial nerve (CN Ⅰ, Ⅱ and Ⅷ), motor cranial nerve (CN Ⅲ, Ⅳ, Ⅵ, Ⅺ and Ⅻ) and mixed nerves (CN Ⅴ, Ⅶ, Ⅸ and Ⅹ). The CN Ⅲ, Ⅶ, Ⅸ and Ⅹ nerves contain parasympathetic fibers.

Visceral nervous fibers are part of the peripheral nerves, containing both sensory and motor fibers. Visceral motor fibers include sympathetic and parasympathetic; most of visceral organs are innervated by both nerves. Visceral sensory fibers have their cell bodies located within the cranial and spinal sensory ganglions and their peripheral processes distributed in visceral organs. Some of the central processes terminate at the solitary nucleus in the brain stem together with the facial nerve, the glossopharyngeal nerve and the vagus nerve; other central processes terminate at the dorsal horn with sympathetic fibers and pelvic splanchnic nerves.

（周鸿鹰）

第 19 章 神经系统的传导通路

学习目的

掌握：①躯干、四肢意识性本体觉和精细触觉传导通路的组成，各级神经元胞体所在位置及其纤维交叉部位，纤维束在中枢主要平面的位置及向大脑皮质投射的部位；②躯干、四肢及头面部痛、温、触觉传导通路的组成，各级神经元胞体所在位置及其纤维交叉部位，纤维束在中枢主要平面的位置及向大脑皮质投射的部位；③视觉传导通路的组成，各级神经元胞体所在位置及纤维交叉部位，投射纤维在内囊的位置和向大脑皮质投射的部位，视觉传导路不同部位损伤后的表现；④瞳孔对光反射路径。⑤皮质脊髓束在中枢主要平面的位置、纤维交叉部位及其与下运动神经元的联系；⑥皮质核束在中枢各部的位置及其对脑神经运动核的控制情况；⑦锥体外系的概念、相关的主要解剖结构及其功能；⑧上、下运动神经元的概念及其损伤后的表现。

在人体生命活动中，感受器不断地接受机体内、外环境的刺激，并将其转化为神经冲动，神经冲动经传入神经元传递至低级中枢（脊髓或脑干），再经过中间神经元传至大脑皮质产生感觉；另一方面，大脑皮质将这些感觉信息整合后，发出指令沿传出纤维经脑干和脊髓的运动神经元到达效应器，做出相应的反应，这是一个复杂的反射活动。由此可见，复杂反射活动的神经信号是经由传入神经元、中间神经元、中枢和传出神经元组成的神经元链传递的，其特点是传导路径长，有传入和传出之分，多涉及大脑皮质。这种由神经元链组成的神经传导通路，包括将神经冲动从外周传递至中枢的**感觉（上行）传导通路**以及将中枢的指令传递至效应器的**运动（下行）传导通路**。

第一节 感觉传导通路

较重要的感觉传导路有本体感觉、浅感觉、视觉和听觉传导通路。

一、本体感觉（或深感觉）传导通路

本体感觉又称深感觉，是指肌、肌腱、关节等运动器官本身在运动或静止时产生的感觉（例如，人在闭眼时能感知身体各部的位置），包括位置觉、运动觉和振动觉；该传导路还传导皮肤的精细触觉（如辨别两点距离和物体的纹理粗细等）。躯干和四肢的本体感觉传导通路有两条（因头面部者尚不明了）：一条是传至大脑皮质，产生意识性感觉，称意识性本体传导感觉通路；另一条是传至小脑，不产生意识性感觉，而是形成反射，调节肌张力和协调运动，故称非意识性本体传导通路。

（一）躯干和四肢意识性本体感觉与精细触觉传导通路

该传导通路由三级神经元组成：第Ⅰ级神经元为假单极神经元，其胞体位于脊神经节内，周围突分布于躯干和四肢的肌、腱、关节等处本体觉感受器和皮肤的精细触觉感受器；中枢突经脊神经后根的内侧部进入脊髓后索，分为长的升支和短的降支。其中，来自第4胸节以下的升支走行在后索的内侧部，形成薄束；来自第4胸节以上的升支走行于后索的外侧部，形成楔束。两束上行分别止于延髓的薄束核和楔束核。第Ⅱ级神经元的胞体位于薄束核、楔束核内，由此二核发出的纤维向前绕过中央管的腹侧，在中线上与对侧者交叉，称内侧丘系交叉，交叉后的纤维转折上行形成内侧丘系。内侧丘系在延髓位于中线两侧，锥体束背面呈前后方向排列，在脑桥居被盖的前份，在中脑被盖则居红核的后外侧，最后止于背侧丘脑的腹后外侧核。腹后外侧核为第Ⅲ级神经元的胞体，此核发出纤维组成**丘脑中央辐射** central thalamic radiation，经内囊后肢主要投射至中央后回的中、上部和中央旁小叶后部，部分纤维投射至中央前回（图 19-1）。

315

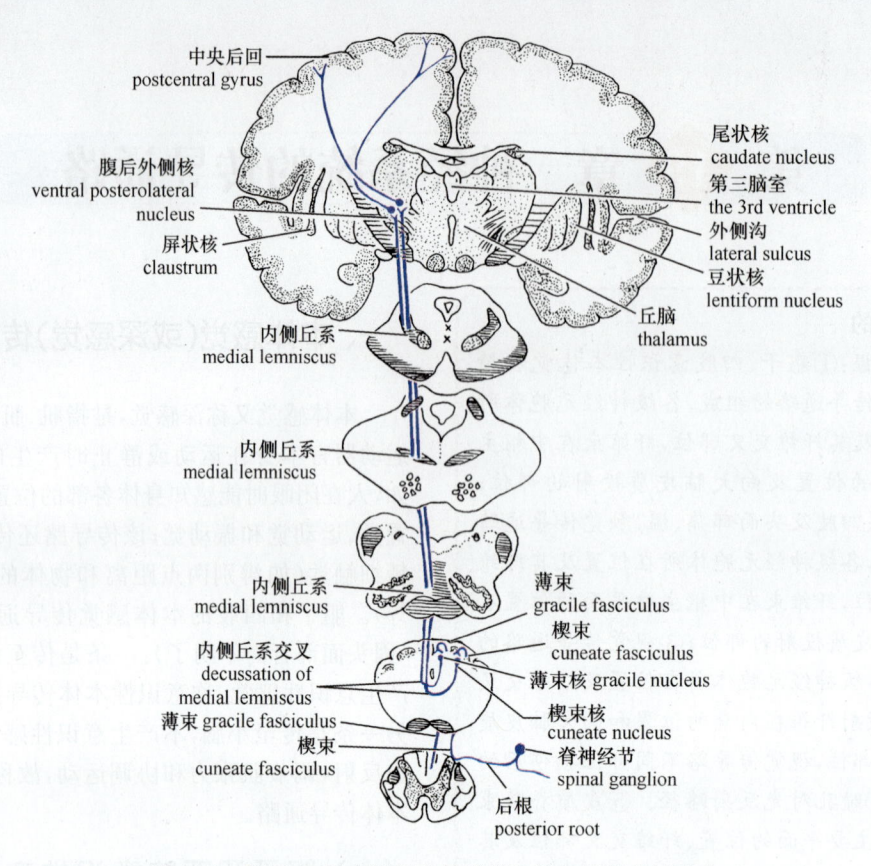

图 19-1　躯干、四肢意识性本体感觉和精细触觉传导通路

临床意义　此通路损伤时,患者在闭眼时不能确定损伤同侧(交叉下方损伤)或损伤对侧(交叉上方损伤)关节的位置和运动方向以及两点间的距离。

(二)躯干和四肢非意识性本体感觉传导通路

该传导路实际上是反射性通路的上行部分,为向小脑传入深部感觉的传导路,由两级神经元组成。第Ⅰ级神经元的胞体位于脊神经节内,其周围突分布于肌、腱、关节的本体感受器;中枢突经脊神经后根的内侧部进入脊髓,终止于 $C_8 \sim L_2$ 的胸核和腰骶膨大第Ⅴ～Ⅶ层外侧部(第Ⅱ级神经元)。由胸核发出的第Ⅱ级纤维在同侧外侧索组成脊髓小脑后束,向上经小脑下脚进入旧小脑皮质;由腰骶膨大第Ⅴ～Ⅶ层外侧部发出的第Ⅱ级纤维参与组成对侧和同侧的脊髓小脑前束,经小脑上脚止于旧小脑皮质。其第Ⅱ级神经元传导躯干(除颈部外)和下肢的非意识性本体感觉,而传导上肢和颈部本体感觉的第Ⅱ级神经元胞体在颈膨大部第Ⅵ、Ⅶ层和延髓的楔束副核,这两处神经元发出的第Ⅱ级纤维也经小脑下脚进入小脑皮质(图 19-2)。

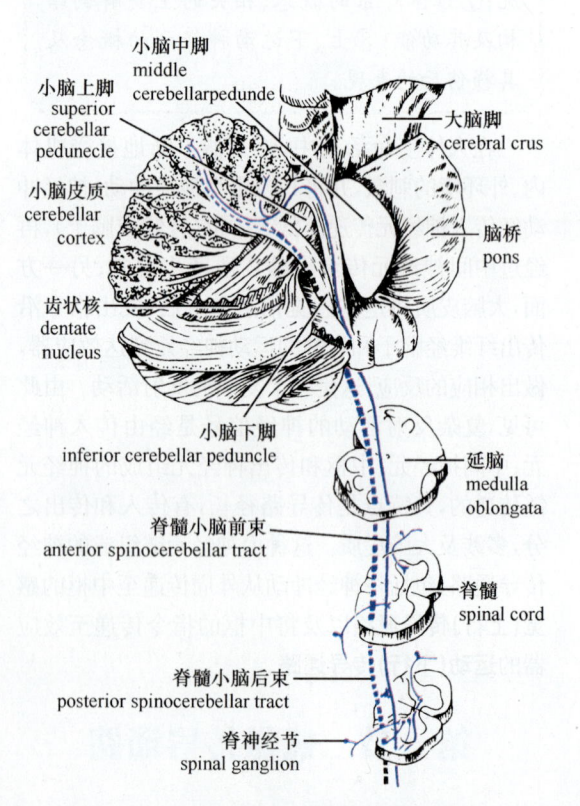

图 19-2　躯干、四肢意识性本体感觉和精细触觉传导通路

二、痛温觉和粗略触觉(或浅感觉)传导通路

痛、温觉和粗触觉传导通路又称浅感觉传导通路,传导皮肤、黏膜的痛觉、温度觉和粗略触觉冲动,由三级神经元组成。

(一) 躯干和四肢浅感觉传导通路

第Ⅰ级神经元的胞体位于脊神经节内,其周围突分布于躯干、四肢皮肤内的浅感受器;中枢突经后根外侧部纤维(细纤维)进入脊髓背外侧束(Lissauer束),在束内上升1～2脊髓节段后进入后角,终止于第Ⅱ级神经元;第Ⅱ级神经元的胞体主要位于后角固有核(第Ⅰ、Ⅳ、Ⅶ层),它们发出纤维经白质前连合交叉到脊髓对侧的外侧索(痛觉和温度觉纤维)和前索(触觉纤维)内上升,组成脊髓丘脑侧束和脊髓丘脑前束。在延髓中部两束合并成一束,称脊髓丘系或脊髓丘脑束,向上经延髓下橄榄核的背外侧,脑桥和中脑内侧丘系的外侧,终止于背侧丘脑的腹后外侧核。该核为第Ⅲ级神经元的胞体,它们发出纤维组成丘脑中央辐射,经内囊后肢投射至中央后回中、上部和中央旁小叶后部(图19-3)。

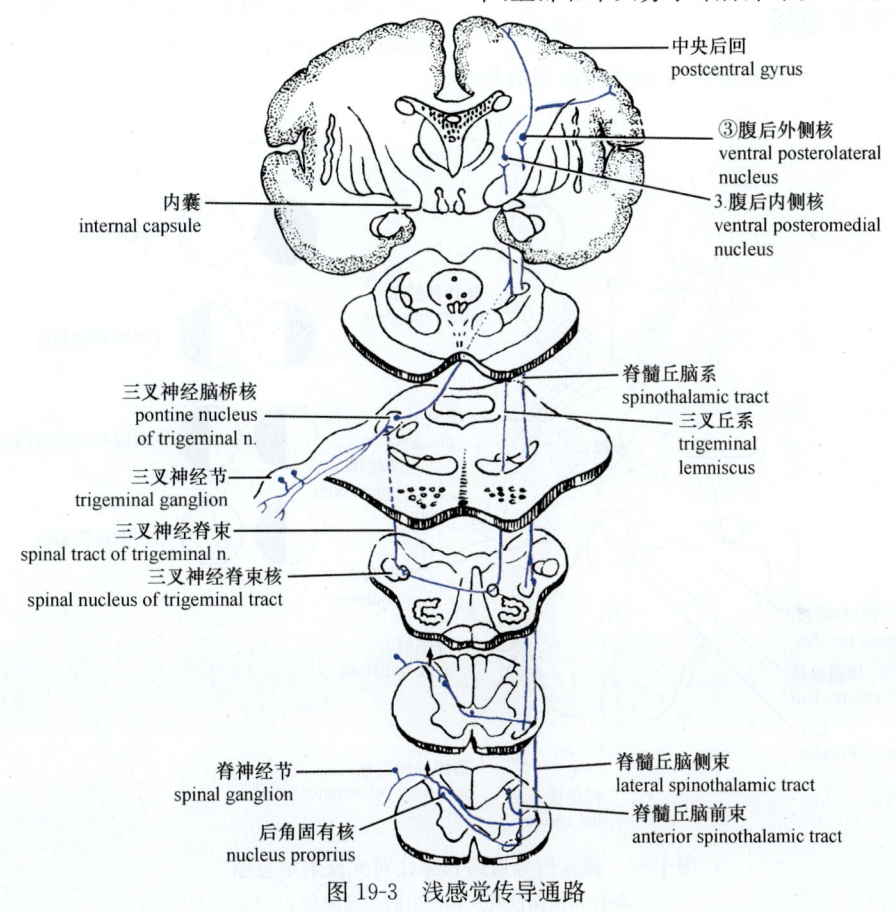

图 19-3 浅感觉传导通路

临床意义 在脊髓内,脊髓丘脑束纤维的排列有一定的次序:自外向内依次为来自骶、腰、胸、颈部的纤维。因此,当脊髓内肿瘤压迫一侧脊髓丘脑束时,痛温觉障碍首先出现在身体对侧上半部,逐渐波及下半部。若受到脊髓外肿瘤压迫,则发生感觉障碍的次序相反。此束传导较粗浅的触压觉,与体表触点的定位有关。而精细的触压觉纤维(两点辨别觉、实体感觉),则沿后索上升至延髓,在薄束核和楔束核交换神经元。故脊髓丘脑前束损伤时,只是触点定位不准确,实体感觉完好。

(二) 头面部的痛、温觉和触觉传导路

第Ⅰ级神经元的胞体位于三叉神经节内,其周围突经三叉神经分支分布于头面部皮肤及口鼻黏膜的有关感受器;中枢突经三叉神经根入脑桥,传导痛、温觉的纤维下降组成三叉神经脊束,止于三叉神经脊束核;传导触觉的纤维终止于三叉神经脑桥核。第Ⅱ级神经元的胞体位于三叉神经脊束核和三叉神经脑桥核内,它们发出纤维大部分交叉

到对侧,参与组成三叉丘系,止于背侧丘脑的腹后内侧核。第Ⅲ级神经元的胞体在背侧丘脑的腹后内侧核,此核发出纤维经加入丘脑中央辐射,经内囊后肢投射至中央后回下部(图19-3)。

临床意义 在头面部浅感觉传导通路中,若三叉丘系及以上通路受损,则导致对侧头面部痛、温觉和触觉障碍;若三叉丘系以下(包括三叉神经脊束及核、三叉神经)受损,则同侧头面部痛、温觉和触觉发生障碍。

三、视觉传导通路和瞳孔对光反射通路

(一)视觉传导路

由三级神经元组成:眼球视网膜神经部最外层的视锥细胞和视杆细胞为光感受器细胞,中层的双极细胞为第Ⅰ级神经元,最内层的节细胞为第Ⅱ级神经元,其轴突在视神经盘处集合成视神经。视神经经视神经管入颅腔,形成视交叉后延为视束。在视交叉中,来自两眼视网膜鼻侧半的纤维交叉,交叉后加入对侧视束;来自视网膜颞侧半的纤维不交叉,进入同侧视束。因此,左侧视束内含有来自两眼视网膜左侧半纤维,右侧视束内含有来自两眼视网膜右侧半的纤维。视束绕大脑脚向后,主要终止于外侧膝状体。第Ⅲ级神经元胞体位于外侧膝状体内,由外侧膝状体核发出纤维组成**视辐射** optic radiation,经内囊后肢后份投射到端脑距状沟两侧的视区,产生视觉(图19-4)。

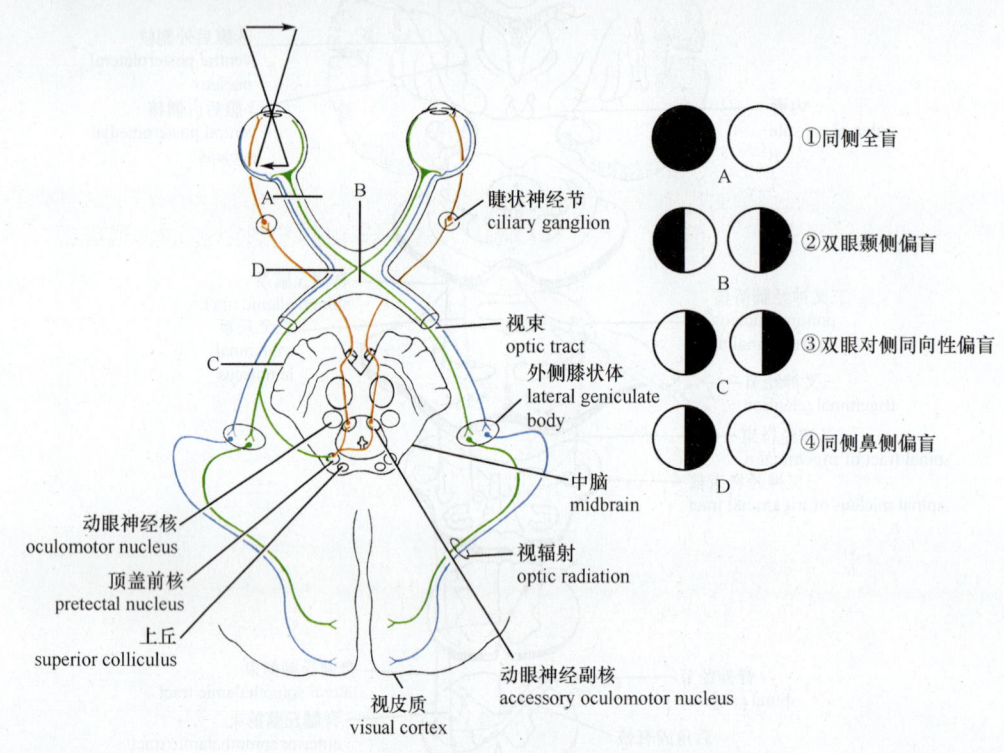

图19-4 视觉传导通路和瞳孔对光反射示意图
A-D为损伤位置及其产生的视觉障碍

在视束中,少数纤维经上丘臂终止于上丘和顶盖前区。上丘发出的纤维组成顶盖脊髓束,下行至脊髓,完成视觉反射。顶盖前区是瞳孔对光反射中枢。

视觉传导路传导两眼的视觉。当两眼向前平视所能看到的空间范围称视野。由于眼球屈光装置对光线的折射作用,鼻侧半视野的物象投射到颞侧半视网膜,颞侧半视野的物象投射到鼻侧半视网膜,上半视野的物象投射到下半视网膜,下半视野的物象投射到上半视网膜。

临床意义 当视觉传导通路在不同部位受损时,可引起不同的视野缺损:①一侧视神经损伤可导致患侧视野全盲;②视交叉中央部(交叉纤维)损伤可导致双眼视野颞侧半偏盲;③一侧视交叉外侧部的不交叉纤维损伤,则患侧视野的鼻侧半偏盲;④一侧视束以后的部位(视辐射、视区皮质)受损,可导致双眼对侧视野同向性偏盲(如右侧视束受损则右眼视野鼻侧半和左眼视野颞侧半偏盲)。

（二）瞳孔对光反射通路

光照一侧瞳孔，引起两眼瞳孔缩小的反应称**瞳孔对光反射** pupillary light reflex。光照侧的反应称**直接对光反射** direct pupillary light reflex，未照射侧的反应称**间接对光反射** indirect pupillary light reflex。瞳孔对光反射的通路如下：视网膜→视神经→视交叉→两侧视束→上丘臂→顶盖前区→双侧动眼神经副核→动眼神经→睫状神经节→节后纤维→瞳孔括约肌收缩→双侧瞳孔缩小。

临床意义 瞳孔对光反射通路中任何部位受损，都可引起瞳孔对光反射的变化，例如，一侧视神经受损时，传入信息中断，光照患侧瞳孔，两侧瞳孔均不缩小；但光照健侧瞳孔，则两眼对光反射均存在（此即患侧直接对光反射消失，间接对光反射存在）。又如，一侧动眼神经受损时，由于传出信息中断，无论光照哪一侧瞳孔，患侧对光反射都消失（患侧直接及间接对光反射消失），但健侧直接、间接对光反射都存在。

四、听觉传导通路

由四级神经元组成：第Ⅰ级神经元为蜗螺旋神经节内的双极细胞，其周围突分布于内耳的螺旋器（Corti氏器）；中枢突组成蜗神经，与前庭神经一起于延髓脑桥沟入脑，止于蜗神经前核和后核。第Ⅱ级神经元胞体在蜗神经前核和后核，由此二核发出纤维大部分在脑桥内形成斜方体并交叉至对侧至上橄榄核外侧折向上行，称外侧丘系。外侧丘系的纤维经中脑被盖的背外侧部大多数止于下丘核。第Ⅲ级神经元胞体在下丘，由此发出纤维经下丘臂止于内侧膝状体。第Ⅳ级神经元胞体在内侧膝状体，发出纤维组成**听辐射** acoustic radiation，经内囊后肢后份，止于大脑皮质的听中枢，即颞横回（图19-5）。少数蜗神经前、后核的纤维不交叉，进入同侧外侧丘系；也有少数外侧丘系的纤维直接止于内侧膝状体；还有一些蜗神经核发出的纤维在上橄榄核换元，然后加入同侧或对侧的外侧丘系。因此，听觉冲动是双侧传导的。

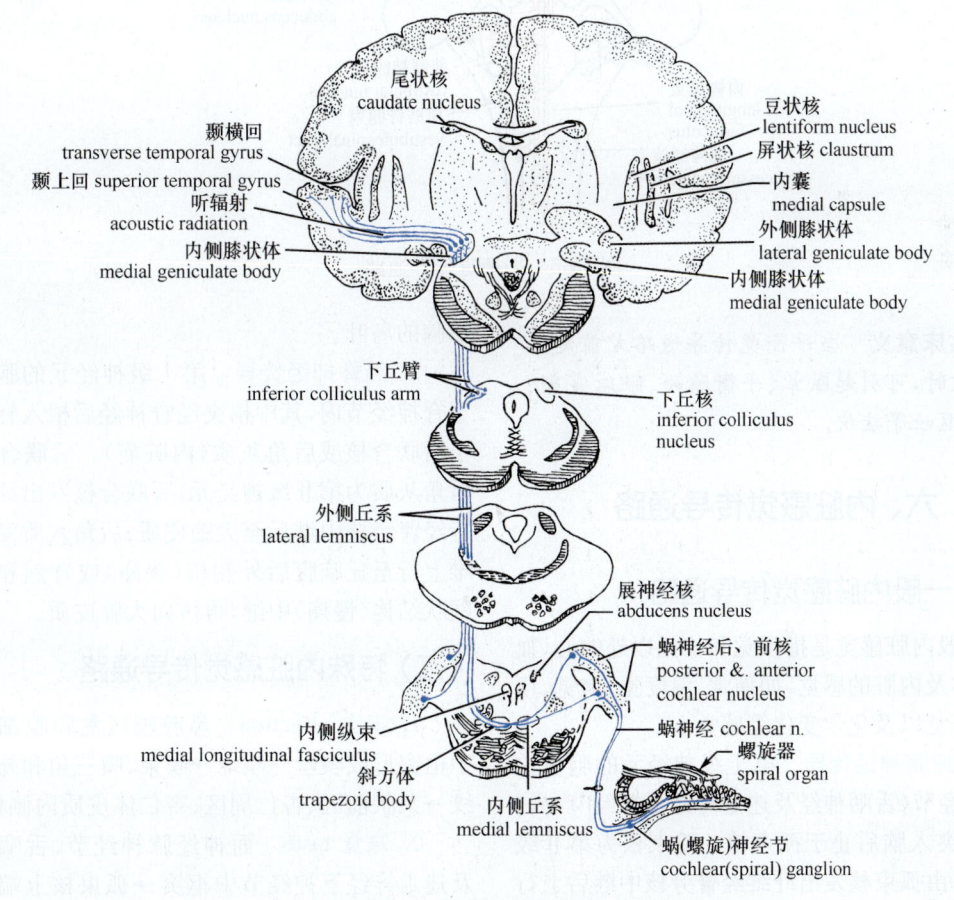

图 19-5 听觉传导通路

临床意义 由于听觉冲动是双侧传导，因此，若一侧外侧丘系或听中枢受损，不会导致患侧完全性耳聋，只产生双侧听力下降；但若损伤了一侧的蜗神经或蜗神经核，内耳或中耳，则将导致严重的听觉障碍。

听觉的反射中枢在下丘。下丘神经元发出纤维到上丘，再由上丘神经元发出纤维经顶盖脊髓束下行到脊髓，经前角运动细胞完成听觉反射。

此外，大脑皮质的听中枢还可发出下行纤维，经听觉通路上的各级神经元中继，影响内耳螺旋器的感受功能，形成听觉通路上的抑制性反馈调节。

五、平衡觉传导通路

传导平衡觉的第Ⅰ级神经元是前庭神经节内的双极细胞，其周围突分布于内耳半规管的壶腹嵴及前庭内的球囊斑和椭圆囊斑；中枢突组成前庭神经，与蜗神经一起入脑，止于前庭神经核群。由前庭神经核群发出纤维至中线两侧组成内侧纵束，其中，上升的纤维止于动眼神经核、滑车神经核和展神经核，完成眼肌的前庭反射（眼球震颤）；下降的纤维至副神经脊髓核和上段颈髓前角细胞，完成转眼、转头的协调运动（图19-6）。此外，由前庭神经外侧核发出纤维组成前庭脊髓束，完成躯干、四肢的姿势反射（伸肌兴奋、屈肌抑制）。前庭神经核群还发出纤维与部分前庭神经直接来的纤维，共同经小脑下脚进入小脑，参与平衡调节。前庭神经核群还发出纤维与脑干网状结构、迷走神经背核及疑核联系，完成前庭植物神经反射。

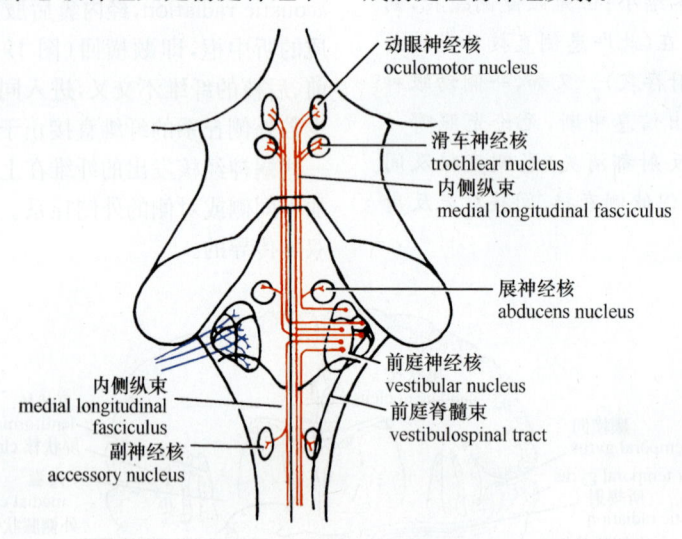

图19-6 平衡觉传导通路

临床意义 当平衡觉传导通路或前庭器受刺激时，可引起眩晕、平衡障碍、眼球震颤、恶心、呕吐等症状。

六、内脏感觉传导通路

（一）一般内脏感觉传导通路

一般内脏感觉是指嗅觉和味觉以外的心、血管、腺体及内脏的感觉，如痛觉、温度觉、饱觉、压觉、牵张觉以及化学变化等感觉。

1. 经脑神经传导 第Ⅰ级神经元的胞体位于脑神经节（舌咽神经及迷走神经下神经节）内，其中枢突入脑后止于孤束核。孤束核为第Ⅱ级神经元，由孤束核发出纤维经臂旁核中继后上行至丘脑腹后内侧核或下丘脑外侧区中继，再传向端脑的岛叶。

2. 经脊神经传导 第Ⅰ级神经元的胞体位于脊神经节内，其中枢突经脊神经后根入脊髓止于后联合核或后角灰质（内脏痛）。后联合核和后角灰质为第Ⅱ级神经元，后联合核发出纤维上行经臂旁核中继后至大脑皮质；后角灰质发出纤维上行至丘脑腹后外侧核（快痛）或脊髓和脑干网状结构（慢痛）中继，再传向大脑皮质。

（二）特殊内脏感觉传导通路

1. 嗅觉 olfaction 鼻腔嗅区黏膜嗅细胞的中枢突形成嗅丝→嗅球→嗅束、嗅三角和外侧嗅纹→梨状前区、杏仁周区、杏仁体皮质内侧核。

2. 味觉 taste 面神经膝神经节、舌咽神经及迷走神经下神经节中枢突→孤束核上端→丘脑腹后内侧核→额叶岛盖、岛叶。

第二节 运动传导通路

运动传导通路是指从大脑皮质至躯体运动效应器的神经联系,主要管理骨骼肌运动。该通路由上运动神经元和下运动神经元组成。**上运动神经元** upper motor neurons 为大脑皮质运动神经元胞体及其与脑神经运动核和脊髓前角运动神经元相连的轴突。**下运动神经元** lower motor neurons 为脑神经运动核和脊髓前角的运动神经元,它们的胞体和轴突构成传导运动冲动的"最后公路"。躯体运动传导通路包括锥体系和锥体外系两部分。

一、锥体系

锥体系 pyramidal system 主要包括上、下运动神经元。上运动神经元由位于中央前回和中央旁小叶前部的巨型锥体细胞(Betz细胞)和其他类型的锥体细胞以及位于额、顶叶部分区域的锥体细胞组成。上运动神经元的轴突共同组成锥体束,其中下行到脊髓的纤维束称皮质脊髓束;止于脑干脑神经躯体运动核和特殊内脏运动核的纤维束称皮质核束。

(一)皮质脊髓束

皮质脊髓束由中央前回上、中部和中央旁小叶前部等处锥体细胞的轴突集中而成,下行经内囊后肢的前部、大脑脚底中3/5的外侧部和脑桥基底部至延髓锥体,在锥体下端,约75%~90%的纤维交叉到对侧,形成锥体交叉,交叉后的纤维继续在对侧脊髓侧索内下行,称皮质脊髓侧束,此束在下行过程中,沿途发出侧支,逐节终止于同侧的前角细胞(可达骶节),主要支配四肢肌;在延髓锥体,小部分未交叉的纤维在同侧脊髓前索、侧索内下行,分别构成皮质脊髓前束和Barne前外侧束(图19-7)。皮质脊髓前束位于前索最内侧,靠近前正中裂下行,该束仅达上胸节,一部分纤维经白质前连合逐节交叉,终止于对侧颈髓和胸髓前角,支配躯干和四肢肌的运动。皮质脊髓前束中有一部分纤维始终不交叉而止于同侧脊髓前角细胞,主要支配躯干肌(图19-8)。Barne前外侧束始终不交叉,下降于同侧脊髓侧索腹侧部,而止于同侧脊髓前角细胞,主要支配同侧躯干肌。所以,躯干肌是受两侧大脑皮质支配,而四肢肌只受对侧大脑皮质支配。因

此,一侧皮质脊髓束在锥体交叉前受损,主要引起对侧上、下肢瘫痪,躯干肌运动没有明显影响;在锥体交叉后受损,主要引起同侧肢体瘫痪。

实际上,皮质脊髓束只有10%~20%的纤维直接终止于前角细胞,大部分纤维需经中间神经元与前角细胞联系。

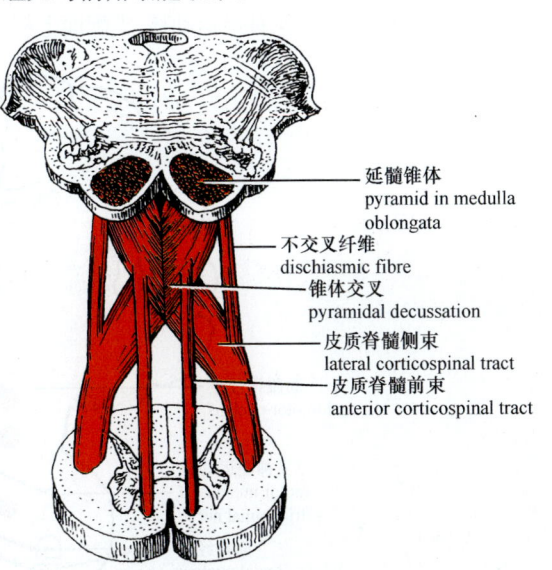

图 19-7 锥体交叉

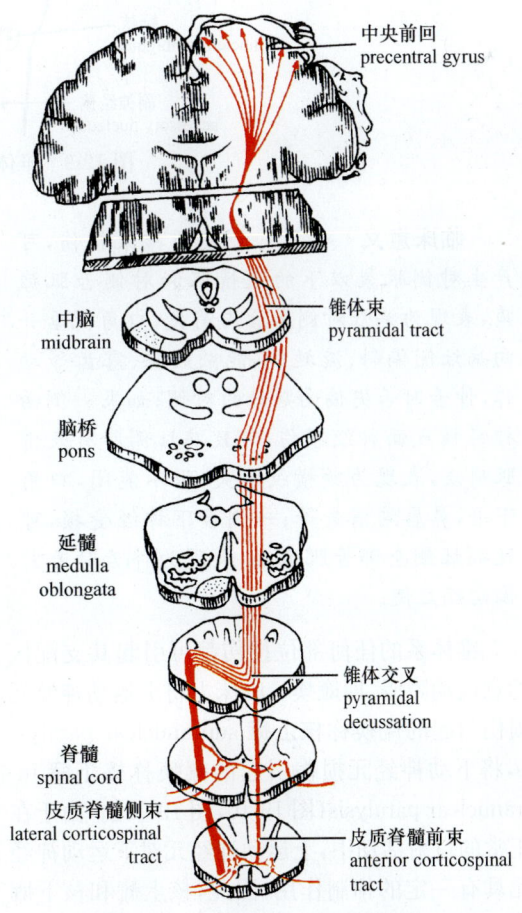

图 19-8 锥体系中的皮质脊髓束

(二) 皮质核束

皮质核束主要由中央前回下部锥体细胞的轴突集中而成，下行经内囊膝部至大脑脚底中 3/5 的内侧部，在下行纵贯脑干的过程中陆续分出纤维，大部分终止于双侧脑神经运动核（动眼神经核、滑车神经核、展神经核、三叉神经运动核、支配面上部表情肌的面神经核上部、疑核和副神经核），支配眼外肌、咀嚼肌、面上部表情肌、胸锁乳突肌、斜方肌和咽喉肌；小部分纤维完全交叉至对侧，终止于面神经运动核下部和舌下神经核，支配对侧面下部表情肌和舌肌（图 19-9）。因此，除面神经核下部和舌下神经核只接受对侧皮质核束支配外，其他脑神经运动核均接受双侧皮质核束的纤维。

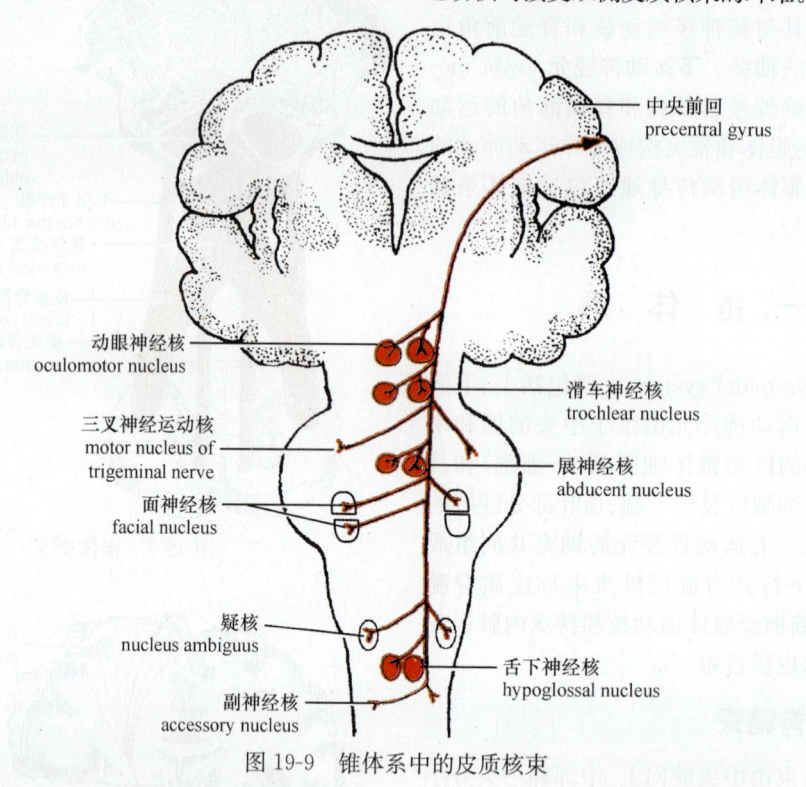

图 19-9 锥体系中的皮质核束

临床意义 如果一侧皮质核束损伤，可产生对侧眼裂以下的表情肌和对侧舌肌瘫痪，表现为病灶对侧鼻唇沟消失，口角低垂并向病灶侧偏斜、流涎，不能做鼓腮、露齿等动作，伸舌时舌尖偏向病灶的对侧；如果一侧面神经核或面神经损伤，可致病灶侧所有表情肌瘫痪，表现为额横纹消失，眼不能闭，口角下垂，鼻唇沟消失等；一侧舌下神经受损，可致病灶侧全部舌肌瘫痪，表现为伸舌时舌尖偏向病灶侧。

锥体系的任何部位损伤都可引起其支配区随意运动障碍，即瘫痪。临床上将上运动神经元损伤引起的瘫痪称**核上瘫** supranuclear paralysis，将下运动神经元损伤引起的瘫痪称**核下瘫** infranuclear paralysis（图 19-10，图 19-11）。由于在正常的反射活动中，上运动神经元对下运动神经元具有一定的抑制作用，因此，核上瘫和核下瘫其临床表现不同（表 19-1）。

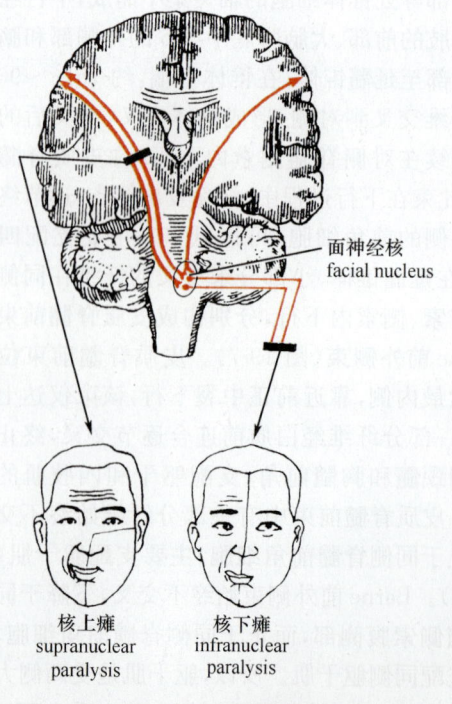

图 19-10 面肌瘫痪

第19章 神经系统的传导通路

表 19-1 上运动神经元和下运动神经元损伤的区别

临床表现	上运动神经元	下运动神经元
瘫痪范围	较广泛	较局限
瘫痪特点	痉挛性瘫痪（硬瘫、中枢性瘫）	弛缓性瘫痪（软瘫、周围性瘫）
肌张力	增高	降低
反射	腱反射亢进，浅反射消失	腱反射和浅反射均消失
病理反射	有（＋）	无（－）
肌萎缩	早期无，晚期为废用性萎缩	明显，早期即可出现萎缩

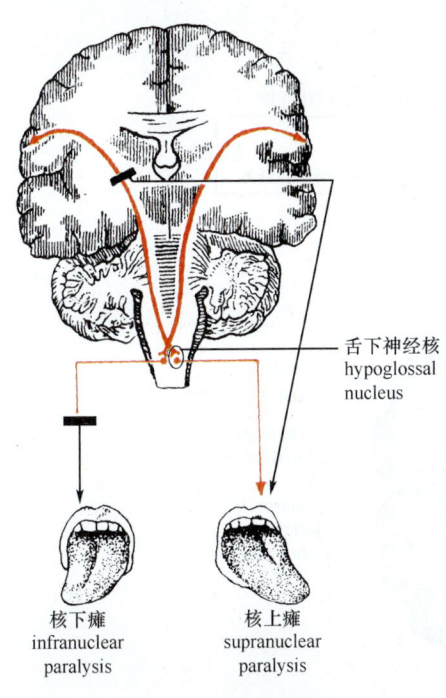

图 19-11 舌肌瘫痪

上运动神经元损伤（核上瘫）：系指脊髓前角运动细胞和脑神经运动核以上的运动传导通路损伤，即锥体细胞或其发出的轴突（皮质脊髓束和皮质核束）的损伤。表现为功能释放和活动增强，随意运动障碍：①肌张力增高，称**痉挛性瘫痪** spastic paralysis（硬瘫），这是由于下运动神经元失去了上运动神经元的抑制作用（脑神经核上瘫时肌张力增高不明显），但早期肌不萎缩（因未失去其直接神经支配）；②深反射亢进（因失去高级控制）；③浅反射（如腹壁反射、提睾反射等）减弱或消失（因锥体束的完整性受到破坏）；④出现病理反射（如 Babinski 征），这是锥体束损伤的特异体征（Babinski 征在幼儿也可出现，因为幼儿时期锥体束尚未发育完善）。

下运动神经元损伤（核下瘫）：系指脊髓前角细胞和脑神经运动核以下的运动传导通路损伤，即脊髓前角细胞和脑神经运动核或它们发出的轴突（脊神经和脑神经）的损伤。表现为因失去神经直接支配所致的随意运动瘫痪，伴肌张力降低，又称**弛缓性瘫痪** flaccid paralysis（软瘫）。由于神经营养障碍，还导致早期肌萎缩。因下运动神经元为传导运动冲动的"最后公路"，下运动神经元损伤后，所有反射弧均中断，故浅反射、深反射均消失，病理反射亦不出现。

上、下运动神经元损伤的区别见表 19-1。

二、锥体外系

在锥体系以外，影响和控制躯体运动的神经传导通路统称**锥体外系** extrapyramidal system。其结构十分复杂，包括大脑皮质、纹状体、背侧丘脑、底丘脑、中脑顶盖、红核、黑质、脑桥核、前庭核、小脑和脑干网状结构等以及它们的纤维联系。锥体外系的纤维最后经红核脊髓束、网状脊髓束等中继，最终止于脑神经运动核和脊髓前角细胞。

在种系发生上，锥体外系是较古老的结构，从鱼类开始出现，在鸟类成为控制全身运动的主要系统。但对于哺乳类，尤其是人类，由于大脑皮质和锥体系的高度发达，锥体外系逐渐退居为从属和辅助地位，主要是协调锥体系的活动。人类锥体外系的主要机能是调节肌张力、协调肌群活动、维持身体平衡，进行习惯性和节律性动作等（如走路或跑步时双臂自然协调地摆动）。锥体系和锥体外系在运动功能上是互相依赖不可分割的一个整体，只有在锥体外系保持肌张力稳定协调的前提下，锥体系才能完成一些精确的随意运动，如写字、刺绣等。另一方面，锥体外系对锥体系也有一定的依赖性，例如，有些习惯性动作开始是由锥体系发起的，然后才处于锥体外系的管理之下，如骑车、游泳等。下面简单介绍主要的锥体外系通路。

（一）皮质-新纹状体-背侧丘脑-皮质环路

大脑皮质额叶和顶叶发出的纤维，终止于新纹状体（尾状核和壳），新纹状体的传出纤维主要终于苍白球。苍白球发出的纤维，主要至丘脑腹外侧核和腹前核，再由它们发出纤维投射至大脑皮质运动区（图 19-12）。此环路对发出锥体束的皮质运动区有重要的反馈调节作用。

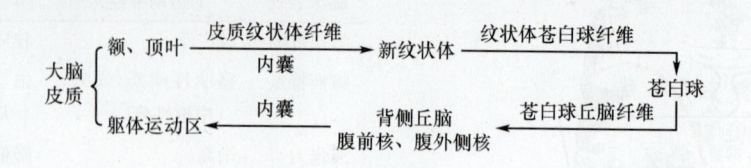

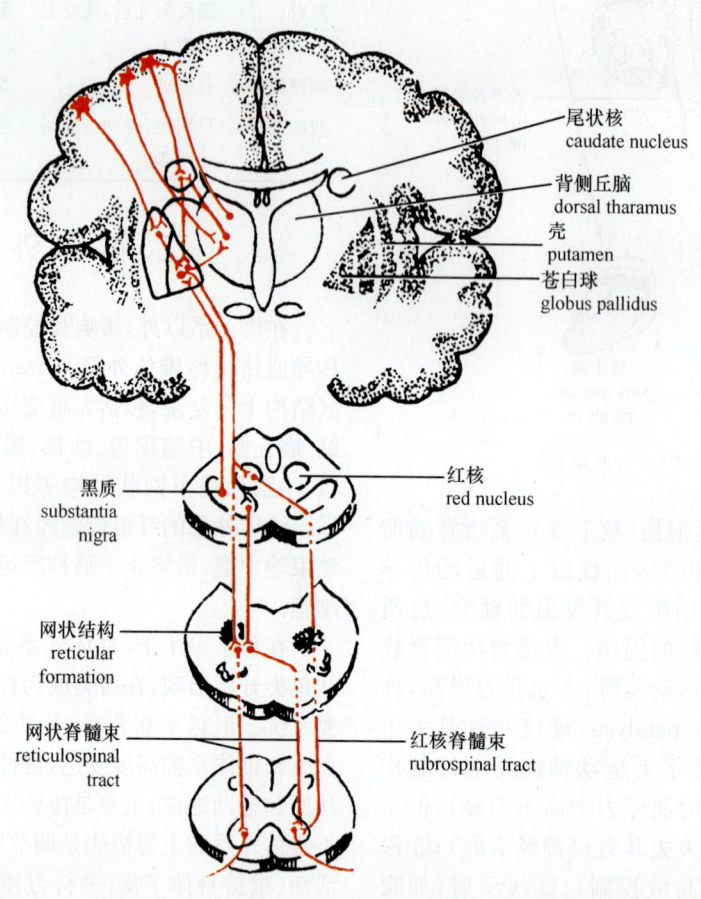

图 19-12 皮质-新纹状体-背侧丘脑-皮质环路

(二) 新纹状体-黑质环路

自尾状核和壳发出纤维止于黑质,再由黑质发出纤维返回尾状核和壳。黑质神经细胞能产生和释放多巴胺,沿黑质纹状体纤维输送并储存于尾状核和壳核内。当黑质变性后,释放到纹状体内的多巴胺含量降低,这是导致 Parkinson 病(震颤麻痹)的主要原因。

(三) 苍白球-底丘脑核环路

苍白球发出纤维止于丘脑底核,后者的纤维再返回苍白球,对苍白球发挥抑制性或调整性的影响,故底丘脑核受损后发生苍白球的释放,对侧肢体出现大幅度地强力颤搐。

(四) 皮质-脑桥-小脑-皮质环路

此环路是锥体外系中又一重要的反馈环路,人类最为发达。该环路将大脑和小脑联系起来(图 19-13),对随意运动的协调起重要作用。由于小脑还接受来自脊髓的深感觉纤维,因而能更好地协调共济运动。上述环路的任何部位损伤,都会导致共济失调,如行走蹒跚和醉汉步态。

第19章 神经系统的传导通路

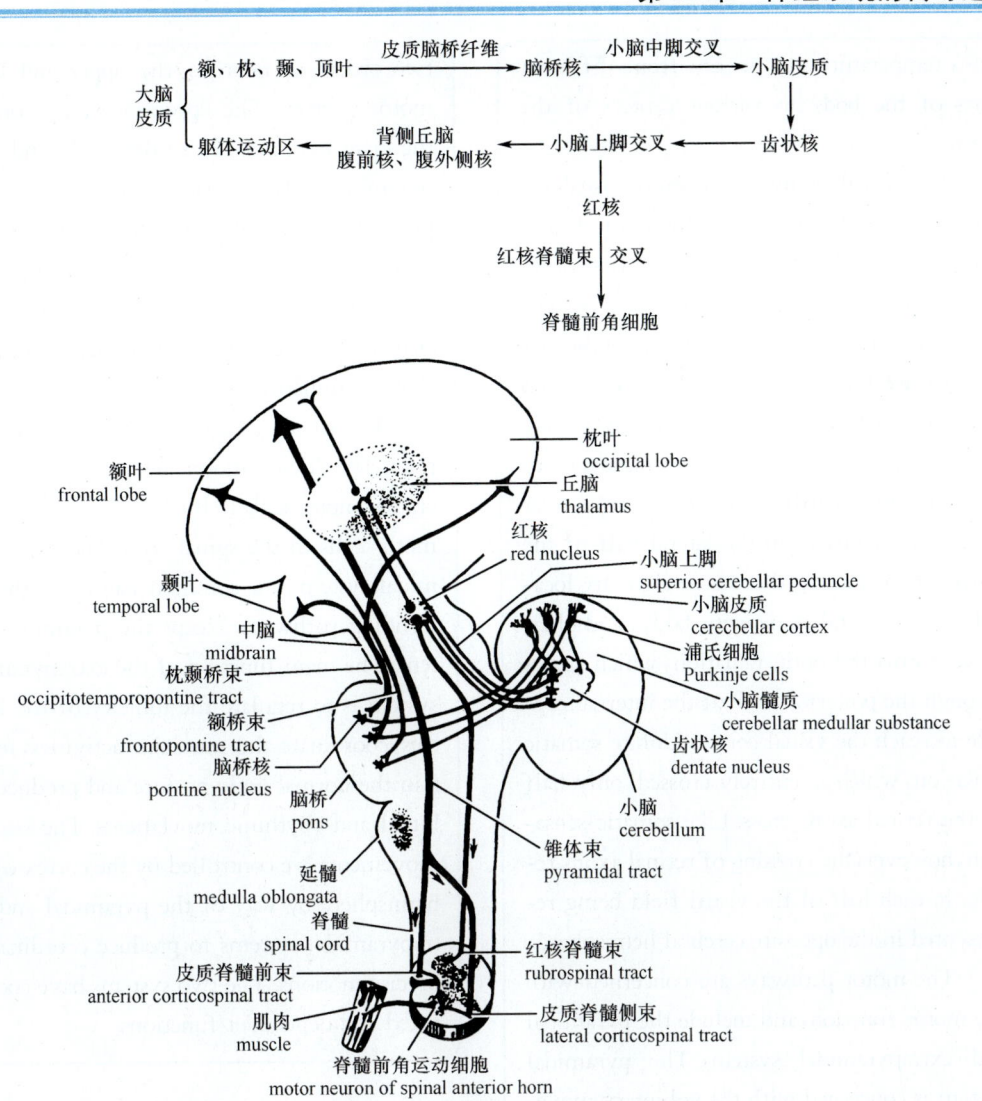

图 19-13 皮质-脑桥-小脑-皮质环路

（贺桂琼　孙善全）

Summary

The nervous pathways are the routes formed by chains of neurons, through which sensory awareness reaches the cerebral cortex and a motor response is initiated. For convenience of study, the nervous pathways are commonly classified into the sensory (ascending) pathways and the motor (descending) pathways.

The sensory pathways carry afferent impulses from peripheral sensory receptors to the brain. Three orders of neurons are involved in most sensory pathways: (ⅰ) the first-order neurons, located in the ganglia, and their peripheral and central processes; (ⅱ) the second-order neurons in the spinal cord (or brain stem) and their processes; (ⅲ) the third-order neurons, which are neurons in the thalamus and the fibers passing from them to the cerebral cortex. All of the ascending pathways cross to the other side of the central nervous system. As a result, sensory information that is received by receptors on the right side of the body is interpreted in the left cerebral cortex and vice versa. The main function of the sensory pathways is to convey different sensory information, such as touch, pressure, proprioception, pain, temperature and so on, from different parts of the body to various centers of the brain.

The visual pathway transmits visual information from the retina to the brain. It also consists of 3 orders of neurons. The first-order neurons are the bipolar cells and their peripheral and central processes. The second-order neurons are the ganglionic cells, whose axons aggregate to form the optic nerve, optic chiasm and optic tract. At the optic chiasm, axons from the medial half of one retina cross over to join the axons from the lateral half of the other retina. The third-order neurons are located in the lateral geniculate body, and their axons forms the optic radiation, which passes through the posterior limb of the internal capsule to reach the visual cortex. Unlike somatic sensation, which is entirely crossed, only half of the retinal axons cross. Like somatic sensation, however, the crossing of retinal axons results in each half of the visual field being represented in the opposite cerebral hemisphere.

The motor pathways are concerned with the motor function, and include the pyramidal and extrapyramidal systems. The pyramidal system is concerned with the voluntary movement of skeletal muscles and is composed of two orders of neurons: the upper and lower motor neurons. The upper motor neurons are the giant pyramidal cells(Betz cells) and other pyramidal cells of various sizes, located in the precentral gyrus and paracentral lobule. Their axons form the descending pyramidal tracts. The tract whose fibers end in the cranial motor nucleiis designated as the corticonuclear tract and those terminating in the anterior horn of the spinal cord designated as the corticospinal tract. The lower motor neurons include the cranial motor cells in the brain stem and spinal motor cells in the spinal cord. The extrapyramidal system is a common name for the descending pathways except the pyramidal system. The main function of the extrapyramidal system is to regulate the tonicity of the muscles, coordinate the muscular activities, maintain the normal body posture and produce habitual and rhythmic movements. The skeletal movements are controlled by the cortex of the hemisphere by way of the pyramidal and extrapyramidal systems to produce coordinated, precise motions. The two systems have coordinated and dependent functions.

（贺桂琼　孙善全）

第 20 章 脑和脊髓的被膜、血管和脑脊液循环

学习目的
掌握：①脑和脊髓被膜的组成、结构特点和形成的主要结构；②脑和脊髓的血供；③脑脊液的产生、循环途径和作用。

第一节 脑和脊髓的被膜

脑和脊髓的表面包有三层被膜，由外向内依次为硬膜、蛛网膜和软膜，对脑和脊髓有保护、支持和营养的作用。

一、脊髓的被膜

脊髓的被膜自外向内依次为硬脊膜、蛛网膜和软脊膜。

（一）硬脊膜

硬脊膜 spinal dura mater 厚而坚韧，由致密结缔组织构成，呈管状包裹脊髓（图 20-1）。硬脊膜的上端附于枕骨大孔边缘，与硬脑膜相延续；

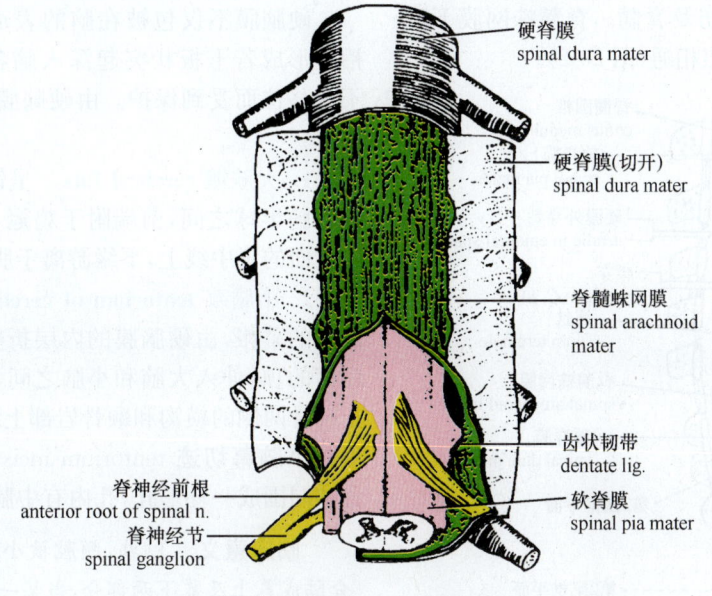

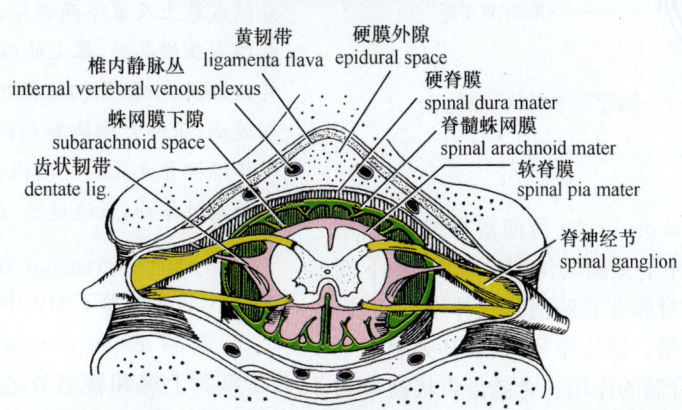

图 20-1 脊髓的被膜

下部在第2骶椎水平逐渐变细，包裹终丝，末端附于尾骨。硬脊膜与椎管内面的骨膜之间的间隙称**硬膜外隙** epidural space，内含疏松结缔组织、脂肪、淋巴管和椎内静脉丛等，由于硬脊膜在枕骨大孔边缘与骨膜紧密愈着，故硬膜外隙不与颅内相通。此间隙略呈负压，有脊神经根通过。临床上进行硬膜外麻醉，就是将药物注入此隙，以阻滞脊神经根内的神经传导。在硬脊膜与脊髓蛛网膜之间有潜在的**硬膜下隙**。硬脊膜在椎间孔处与脊神经的外膜相延续。

（二）脊髓蛛网膜

脊髓蛛网膜 spinal arachnoid mater 为半透明的薄膜，位于硬脊膜与软脊膜之间，与脑蛛网膜相延续。脊髓蛛网膜与软脊膜之间有较宽阔的间隙称**蛛网膜下隙** subarachnoid space，两层间有许多结缔组织小梁相连，隙内充满脑脊液。此隙的下部，自脊髓下端至第2骶椎水平扩大称**终池** terminal cistern，内有马尾。临床上常在第3、4或第4、5腰椎间进行腰椎穿刺，以抽取脑脊液或注入药物而不伤及脊髓。脊髓蛛网膜下隙向上与脑蛛网膜下隙相通（图20-2）。

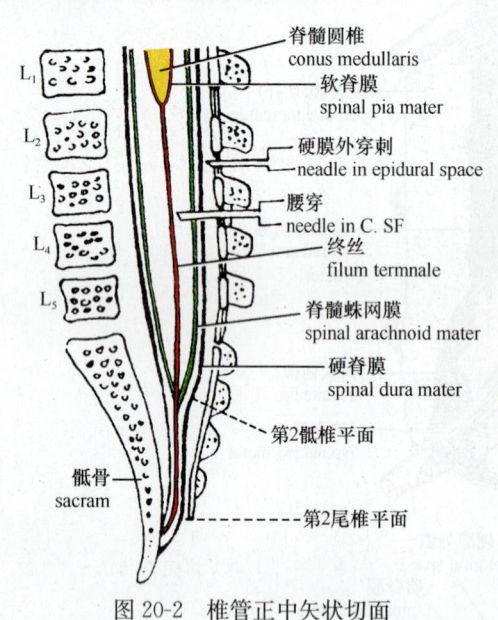

图20-2 椎管正中矢状切面

（三）软脊膜

软脊膜 spinal pia mater 薄而富有血管，紧贴脊髓表面，并延伸至脊髓的沟裂中，在脊髓下端移行为**终丝**。软脊膜在脊髓两侧脊神经前、后根之间形成**齿状韧带**。该韧带呈齿状，其尖端附于硬脊膜，起固定脊髓的作用。脊髓借齿状韧带和脊神经根固定于椎管内，浸泡于脑脊液中，加之硬膜外隙内的脂肪组织和椎内静脉丛的弹性垫作用，使脊髓不易受到外界震荡的损伤。

二、脑的被膜

脑的被膜由外向内依次为硬脑膜、蛛网膜和软脑膜。

（一）硬脑膜

硬脑膜 cerebral dura mater（图20-3）厚而坚韧，有光泽，由内、外两层构成，外层即颅骨内面的骨膜，内层较外层坚厚，两层之间有丰富的血管和神经。硬脑膜与颅盖骨连接疏松，易于分离，当硬脑膜血管损伤时，可在硬脑膜与颅骨之间形成硬膜外血肿。硬脑膜在颅底处则与颅骨结合紧密，故颅底骨折时，易将硬脑膜与脑蛛网膜同时撕裂，使脑脊液外漏。如颅前窝筛板骨折时，脑脊液可流入鼻腔形成鼻漏。硬脑膜在脑神经出颅处移行为神经外膜，在枕骨大孔的周围与硬脊膜相延续。

硬脑膜不仅包被在脑的表面，而且其内层褶叠形成若干板状突起深入脑各部之间，使脑不致移位而受到保护。由硬脑膜形成的主要结构有：

1. 大脑镰 cerebral falx 呈镰刀形，伸入两侧大脑半球之间，前端附于鸡冠，后端连于小脑幕上面的正中线上，下缘游离于胼胝体上方。

2. 小脑幕 tentorium of cerebellum 形似半月形的幕帐，由硬脑膜的内层折叠而成，作为颅后窝的顶，伸入大脑和小脑之间，其后外侧缘附于枕骨两侧的横沟和颞骨岩部上缘，前内缘游离形成**小脑幕切迹** tentorium incisure。切迹与鞍背共同围成一环形孔，孔内有中脑通过。

> **临床意义** 脑疝：颅腔被小脑幕不完全地分隔成幕上及幕下两部分，当某一部分有病变引起颅内压增高时，幕上的脑组织（颞叶的海马回、钩回）通过小脑幕切迹被挤向幕下，形成小脑幕切迹疝，压迫大脑脚和动眼神经；幕下的小脑扁桃体经枕骨大孔被挤向椎管，形成枕骨大孔疝或小脑扁桃体疝，压迫延髓，危及生命。

3. 小脑镰 cerebellar falx 位于枕骨大孔后方，短小，自小脑幕下面正中伸入两小脑半球之间。

4. 鞍膈 diaphragma sellae 位于蝶鞍上方，张于鞍背上缘和鞍结节之间，封闭垂体窝，中央有一小孔容垂体柄通过，鞍膈的下面为脑垂体。

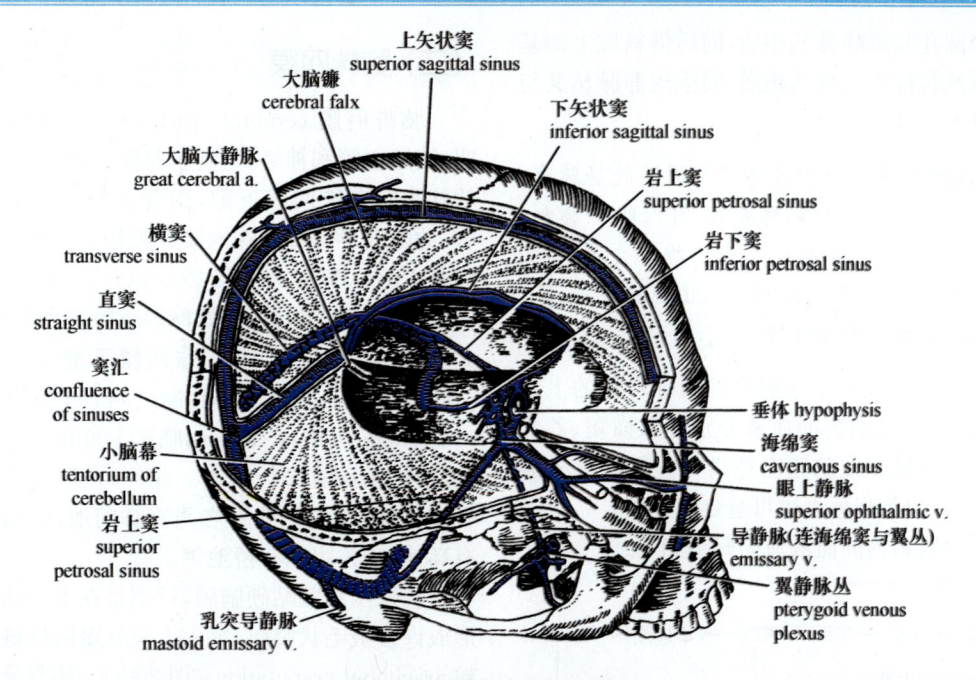

第20章 脑和脊髓的被膜、血管和脑脊液循环

图20-3 硬脑膜及硬脑膜窦

硬脑膜在某些部位两层分开，内面衬以内皮细胞构成**硬脑膜窦** dural sinuses，内含静脉血，窦壁无平滑肌不能收缩，故损伤时出血难止，容易形成颅内血肿。主要的硬脑膜窦有：

上矢状窦 superior sagital sinus 位于大脑镰的上缘，前细后粗，前方起自盲孔，向后流入窦汇。

窦汇 confluence of sinuses 是上矢状窦与直窦在枕内隆凸处汇合而成，向两侧与横窦相通。

下矢状窦 inferior sagital sinus 位于大脑镰下缘，其走向与上矢状窦一致，向后汇入直窦。

直窦 straight sinus 位于大脑镰与小脑幕连接处，由大脑大静脉和下矢状窦汇合而成，向后通窦汇，窦汇向两侧分出左、右横窦。

横窦 transverse sinus 成对，位于小脑幕后外侧缘附着处的枕骨横沟内，连于窦汇与乙状窦之间。

乙状窦 sigmoid sinus 成对，位于乙状沟内，是横窦的延续，向前内于颈静脉孔处出颅，延续为颈内静脉。

海绵窦 cavernous sinus 成对，位于蝶鞍两侧，为硬脑膜两层间的不规则腔隙，形似海绵，两侧海绵窦借横支相连。窦内有颈内动脉和展神经由后向前穿过，展神经位于颈内动脉的外侧。在窦的外侧壁内，自上而下有动眼神经、滑车神经、眼神经和上颌神经通过（图20-4）。

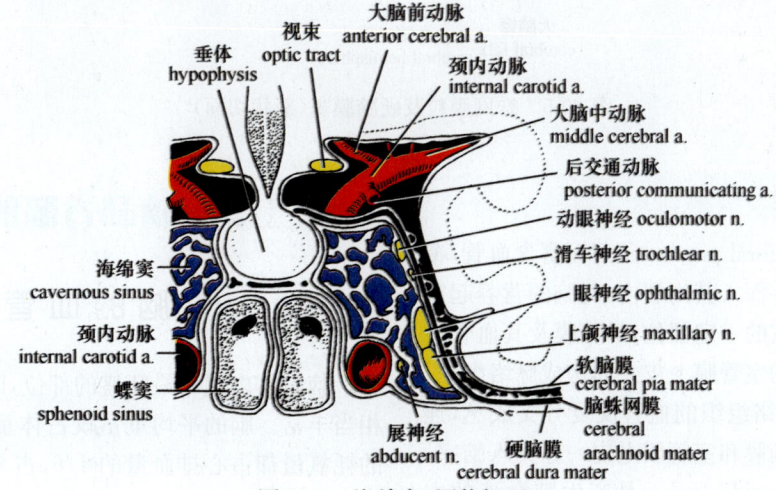

图20-4 海绵窦（冠状切面）

海绵窦与周围的静脉有广泛联系和交通，前方接受眼静脉，两侧接受大脑中静脉，向后外经岩上窦、岩下窦连通横窦、乙状窦或颈内静脉。海绵窦向前借眼静脉与面静脉交通，向下借小静

脉经卵圆孔与翼静脉丛相通,向后借斜坡上的基底静脉丛与椎内静脉丛相通,而椎内静脉丛又与腔静脉系交通。

临床意义 由于海绵窦与周围的静脉有广泛交通,因此当面部感染时,可经眼静脉和翼静脉丛蔓延至海绵窦,引起海绵窦炎或血栓形成,累及穿过海绵窦的神经,出现神经痛、眼肌瘫痪、眼睑下垂等症状。

岩上窦和岩下窦分别位于颞骨岩部的上缘和后缘处,将海绵窦的血液分别导入横窦、乙状窦或颈内静脉。硬脑膜窦还借导静脉与颅外静脉相交通,故头皮感染也可蔓延至颅内。

硬脑膜窦内的血液流向归纳如下:

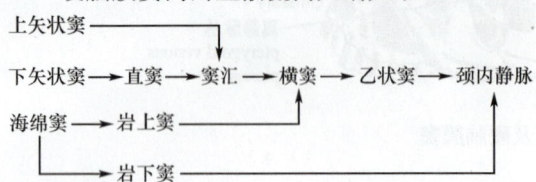

上矢状窦 ┐
下矢状窦 → 直窦 → 窦汇 → 横窦 → 乙状窦 → 颈内静脉
海绵窦 → 岩上窦 ┘
       → 岩下窦 ┘

(二)脑蛛网膜

脑蛛网膜 cerebral arachnoid mater 薄而透明,缺乏血管和神经,与硬脑膜间有硬膜下隙,与软脑膜间有蛛网膜下隙,内含脑脊液和脑的血管,此隙向下与脊髓蛛网膜下隙相通。脑蛛网膜除在大脑纵裂和大脑横裂处以外,均跨越脑的沟、裂而不伸入沟内,故蛛网膜下隙的大小不一,此隙在某些部位扩大称**蛛网膜下池** subarachnoid cisterns。在小脑与延髓之间有**小脑延髓池** cerebellomedullary cistern,临床上可在此进行穿刺,抽取脑脊液进行检查。此外,在视交叉前方有**交叉池**,两侧大脑脚之间有**脚间池**,中脑周围有**环池**,脑桥腹侧有**桥池**等。

脑蛛网膜紧贴硬脑膜,特别是在上矢状窦处形成许多绒毛状突起,突入上矢状窦内称**蛛网膜粒** arachnoid granulations(图20-5)。脑脊液经蛛网膜粒渗入硬脑膜窦内,回流入静脉。

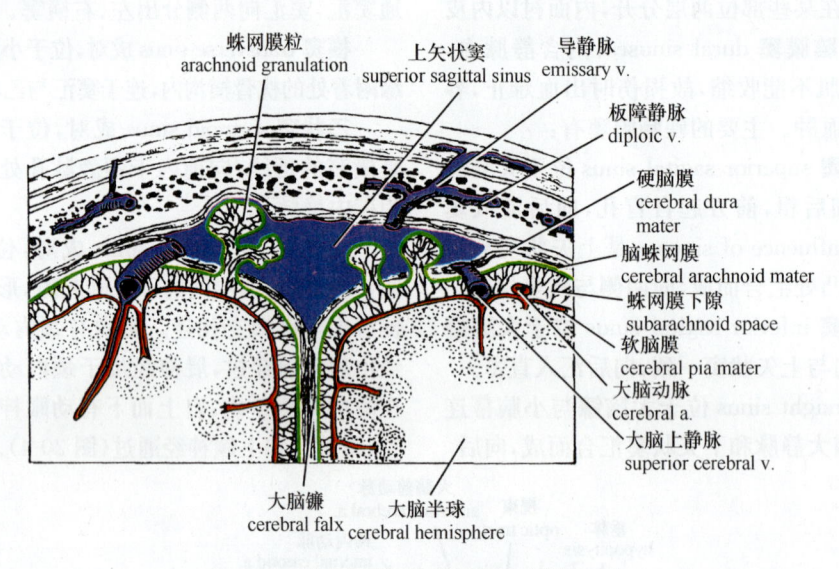

图 20-5 蛛网膜粒及硬脑膜窦(额状切面)

(三)软脑膜

软脑膜 cerebral pia mater 薄而富含血管,覆盖于脑的表面并深入其沟裂内,对脑的营养起重要作用。在脑室的一定部位,软脑膜及其血管与该部位脑室壁的室管膜上皮共同构成脉络组织,在某些部位,脉络组织的血管反复分支成丛,连同其表面的软脑膜和室管膜上皮一起突入脑室,形成**脉络丛** choroid plexus,是产生脑脊液的主要结构。

第二节 脑和脊髓的血管

一、脑的血管

脑是体内代谢最旺盛的部位,因此血液供应相当丰富。脑的平均重量仅占体重的2%,但脑的耗氧量却占心排血量的1/6,占全身总耗氧量的20%。因此,脑细胞对缺血、缺氧非常敏感,一旦脑血流减少或中断,可导致脑细胞缺氧甚至坏死,即使短暂的脑组织缺血也会引起严重的神经精神障碍。

(一)脑的动脉

脑的动脉来源于颈内动脉和椎动脉(图20-6)。以顶枕沟为界,大脑半球的前 2/3 和部分间脑由颈内动脉分支供应,大脑半球后 1/3 及部分间脑、脑干和小脑由椎动脉供应。故可将脑的动脉归纳为颈内动脉系和椎-基底动脉系。此两系动脉在大脑的分支可分为皮质支和中央支,前者营养大脑皮质及其深面的髓质,后者供应基底核、内囊及间脑等。

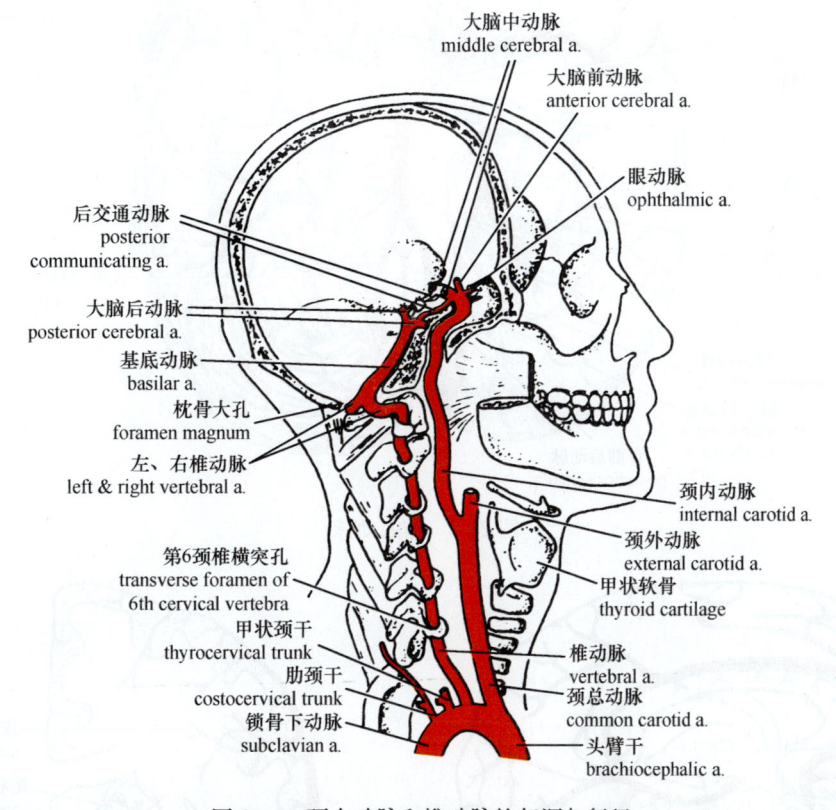

图 20-6 颈内动脉和椎动脉的起源与行经

1. 颈内动脉 起自颈总动脉,自颈部向上至颅底,经颞骨岩部的颈动脉管进入颅内,紧贴海绵窦的内侧壁向前上至前床突的内侧,又向上后弯转并穿出海绵窦而分支。故颈内动脉按其行程分为4段:颈部、岩部、海绵窦部和前床突上部。其中海绵窦部和前床突上部合称虹吸部,常呈"U"形或"V"形弯曲,是动脉硬化的好发部位。颈内动脉的主要分支有:

(1) **大脑前动脉** anterior cerebral artery:为颈内动脉的两终支之一,在视神经上方向前内行,进入大脑纵裂,与对侧的同名动脉借**前交通动脉** anterior communicating artery 相连(图20-7),然后沿胼胝体沟向后行(图20-8)。皮质支分布于顶枕沟以前的半球内侧面、额叶底面的一部分和额、顶两叶上外侧面的上部,中央支自大脑前动脉的近侧段发出,经前穿质进入脑实质,供应尾状核、豆状核前部和内囊前肢。

(2) **大脑中动脉** middle cerebral artery:是颈内动脉的直接延续,向外行进入外侧沟内(图20-9),分成数支皮质支,营养大脑半球上外侧面的大部分和岛叶,其中包括躯体运动中枢、躯体感觉中枢和语言中枢。若该动脉发生阻塞,将出现严重的功能障碍。大脑中动脉途经前穿质时,发出一些细小的中央支(图20-10)称**豆纹动脉**,垂直向上进入脑实质,营养尾状核、豆状核、内囊膝和后肢的前部。豆纹动脉行程呈"S"形弯曲,因血流动力学关系,在高血压动脉硬化时容易破裂(故又名出血动脉),从而导致脑溢血,出现严重的功能障碍。

(3) **脉络丛前动脉** anterior choroidea arery:沿视束下面向后外行,经大脑脚与海马旁回钩之间进入侧脑室下角,参与侧脑室脉络丛的组成。沿途发出分支供应外侧膝状体、内囊后肢的后下部、大脑脚底的中 1/3 及苍白球等结构。此动脉细长,易被血栓阻塞。

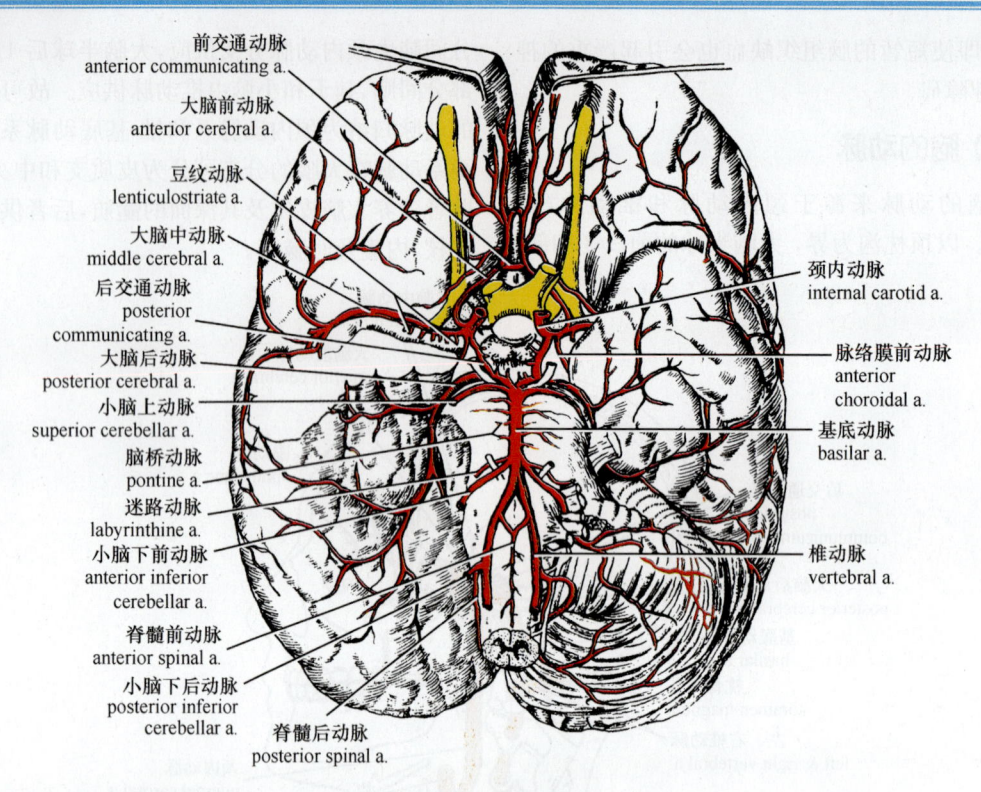

图 20-7 脑的动脉

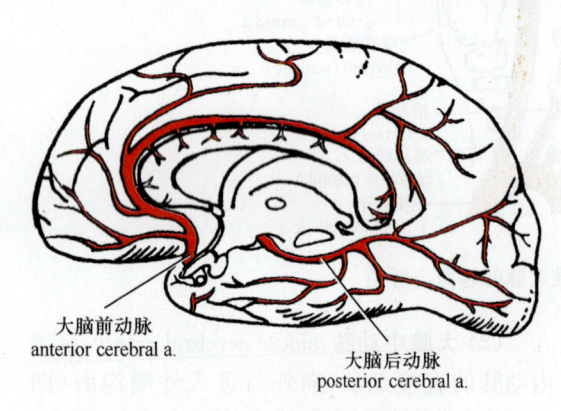

图 20-8 大脑前、后动脉

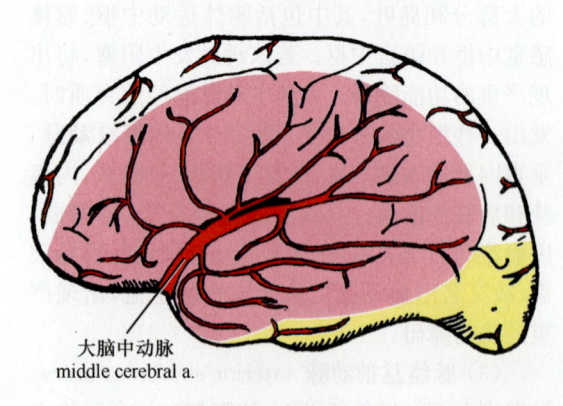

图 20-9 大脑中动脉

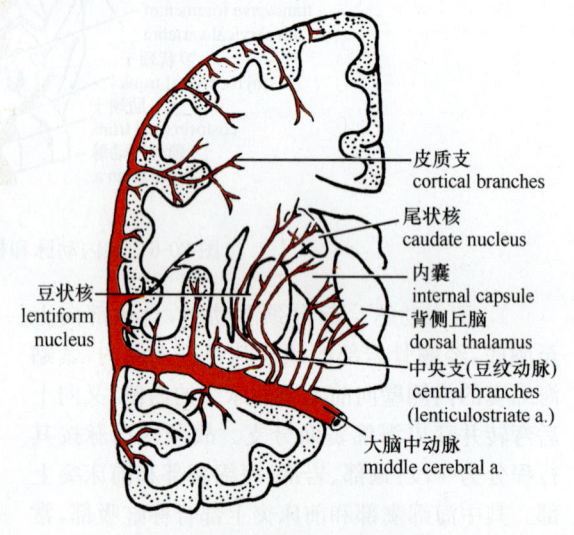

图 20-10 大脑中动脉的皮质支和中央支

(5) **眼动脉** ophthalmic artery：由颈内动脉在穿出海绵窦处发出，见第 14 章第三节。

2. 椎动脉 起自锁骨下动脉第 1 段，穿第 6 至第 1 颈椎横突孔，经枕骨大孔进入颅腔，入颅后，左、右椎动脉逐渐靠拢，在脑桥与延髓交界处合成一条**基底动脉** basilar artery，后者沿脑桥腹侧的基底沟上行，至脑桥上缘分为左、右大脑后动脉两大终支。

(1) **椎动脉的主要分支**

1) **脊髓前、后动脉**（见脊髓的血管）。

(4) **后交通动脉** posterior communicating artery：在视束下面行向后与大脑后动脉吻合，是颈内动脉系与椎-基底动脉系的吻合支。

2) **小脑下后动脉** posterior inferior cerebellar artery：是椎动脉颅内段最大的分支，通常平橄榄下端附近发出，向后外行经延髓与小脑扁桃体之间，分支供应小脑下面后部和延髓后外侧部（图20-7）。该动脉行程弯曲，易发生栓塞。

(2) 基底动脉的主要分支

1) **小脑下前动脉** anterior inferior cerebellar artery：自基底动脉起始段发出，经展神经、面神经和前庭蜗神经的腹侧达小脑下面（图20-7），供应小脑下面的前部。

2) **迷路动脉**（内听动脉）：细长，伴随面神经和前庭蜗神经进入内耳门，供应内耳迷路。约有80%以上的迷路动脉发自小脑下前动脉。

3) **脑桥动脉**：为一些细小分支，供应脑桥基底部。

4) **小脑上动脉** superior cerebellar artery：近基底动脉的末端发出，绕大脑脚向后，供应小脑上部。

5) **大脑后动脉** posterior cerebral artery：是基底动脉的终末分支，在脑桥上缘附近发出，在小脑上动脉的上方与之平行向外，绕大脑脚向后，沿海马旁回钩转至颞叶和枕叶内侧面（图20-7）。其皮质支分布于颞叶的内侧面、底面及枕叶；中央支由起始部发出，经脚间窝穿入脑实质，供应背侧丘脑，内、外侧膝状体，下丘脑和底丘脑等。大脑后动脉借后交通动脉与颈内动脉末端相交通。

临床意义 大脑后动脉起始部与小脑上动脉根部之间夹有动眼神经，当颅内压增高时，颞叶海马旁回钩移至小脑幕切迹下方，使大脑后动脉向下移位，压迫并牵拉动眼神经，从而导致动眼神经麻痹。

3. **大脑动脉环** cerebral arterial circle 又称Willis环，由两侧大脑前动脉起始段、颈内动脉末端、大脑后动脉借前、后交通动脉连接而成（图20-11）。该环位于脑底下方，蝶鞍上方，围绕在视交叉、灰结节及乳头体周围，将颈内动脉系与椎-基底动脉系连在一起。在正常情况下，大脑动脉环两侧的血液不相混合，而是作为一种代偿的潜在装置。当此环的某一处发育不良或被阻断时，可在一定程度上通过大脑动脉环使血液重新分配和代偿，以维持脑的血液供应和机能活动。

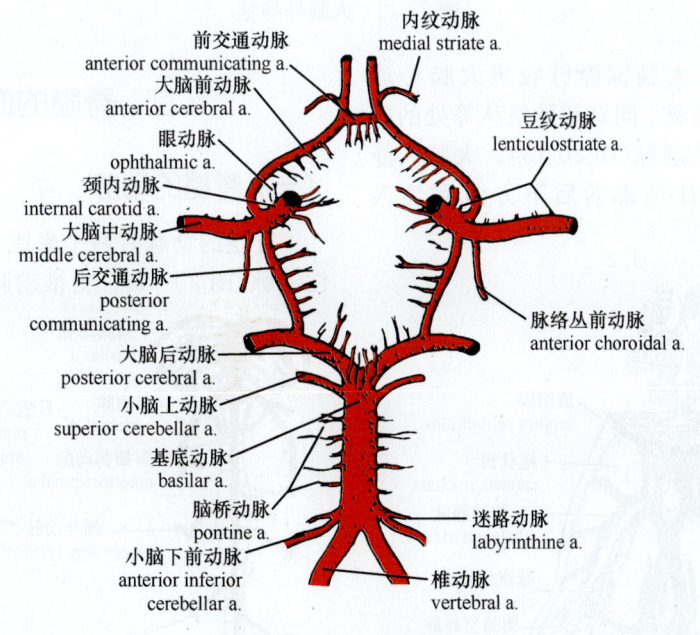

图20-11 大脑动脉环

据统计，中国人约有48%的大脑动脉环发育不全或异常，不正常的动脉环易出现动脉瘤。前交通动脉和大脑前动脉的连接处是动脉瘤的好发部位。

（二）脑的静脉

脑的静脉不与动脉伴行，管壁薄而无瓣膜，分为浅、深两组，两组间互相吻合。浅静脉组收集脑皮质及皮质下髓质的静脉血，并直接注入临近的硬脑膜窦。深静脉组收集大脑深部髓质、基底核、间脑、脑室脉络丛等处的静脉血，最后汇合成一条**大脑大静脉** great cerebral vein，于胼胝体后下方向后注入直窦。浅、深两组静脉最终经硬脑膜窦回流至颈内静脉。

1. 浅静脉 大脑浅静脉分为大脑上、中、下静脉,三者互相吻合成网(图20-12)。**大脑上静脉**(外侧沟以上)收集大脑半球上外侧面和内侧面上部的静脉血,注入上矢状窦;**大脑下静脉**(外侧沟以下)收集大脑半球上外侧面下部和半球下面的血液,主要注入横窦和海绵窦。**大脑中静脉**又分为浅、深两组:大脑中浅静脉收集半球上外侧面近外侧沟的静脉血,本干沿外侧沟向前下注入海绵窦;大脑中深静脉收集脑岛的静脉血,与大脑前静脉和纹状体静脉汇合成**基底静脉** basilar vein,注入大脑大静脉。

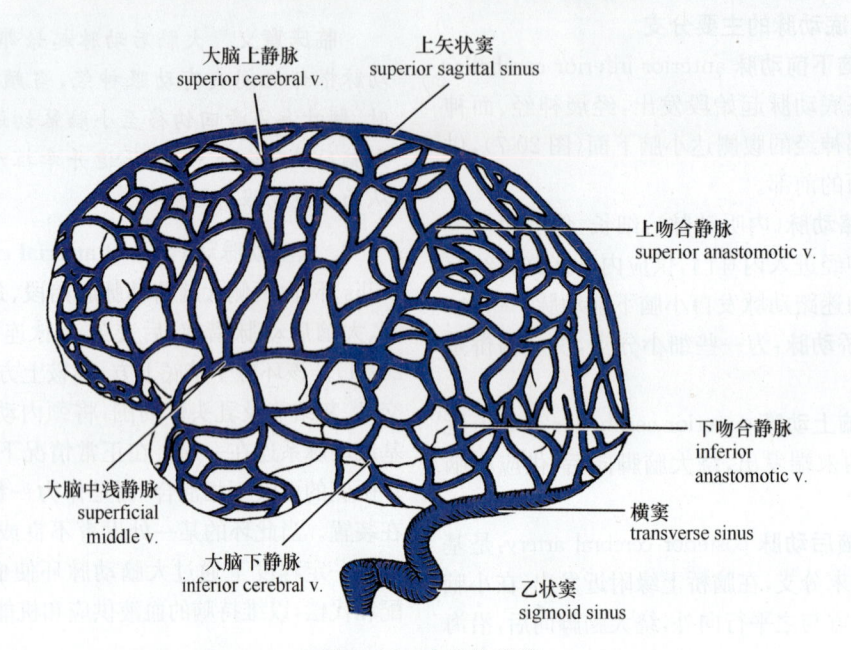

图 20-12 大脑外静脉

2. 深静脉 大脑深静脉收集大脑半球深部的髓质、基底核、间脑和脉络丛等处的静脉血,注入大脑大静脉(图20-13)。大脑大静脉很短,在胼胝体压部的后下方向后注入直窦。

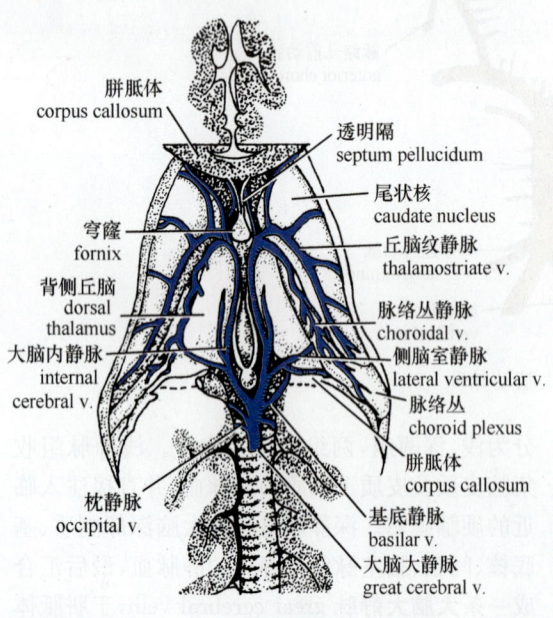

图 20-13 大脑大静脉及其属支

二、脊髓的血管

(一)脊髓的动脉

脊髓的动脉有两个来源,即椎动脉和节段性动脉(图20-14)。由椎动脉发出的脊髓前、

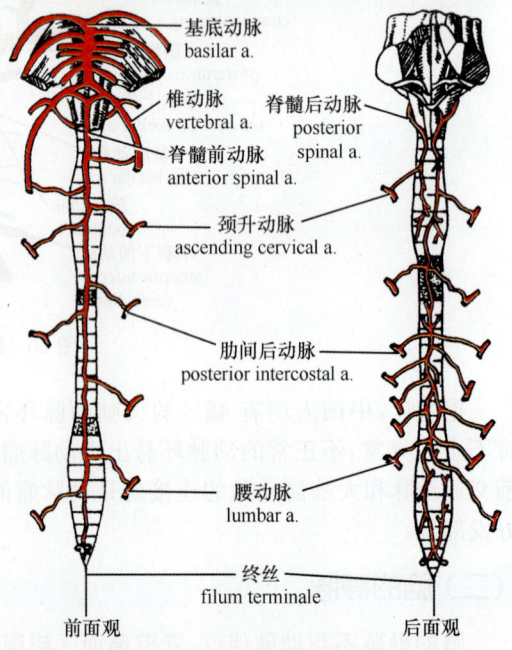

图 20-14 脊髓的动脉

第 20 章　脑和脊髓的被膜、血管和脑脊液循环

后动脉在下行过程中,不断得到节段性动脉分支的增补,以保障脊髓有足够的血液供应。

1. 脊髓前动脉 arterior spinal artery 和脊髓后动脉 posterior spinal artery　由椎动脉发出的左、右脊髓前动脉在起始处合成一条,沿前正中裂下行至脊髓末端,左、右脊髓后动脉分别沿后外侧沟下降至脊髓末端。脊髓前、后动脉之间借环绕脊髓表面的吻合支互相交通,形成**动脉冠**(图 20-15),由动脉冠再发分支进入脊髓内部。脊髓前动脉的分支主要分布于脊髓前角、侧角、灰质连合、后角基部、前索和侧索;脊髓后动脉的分支则分布于脊髓后角的其余部分、后索和侧索后部。

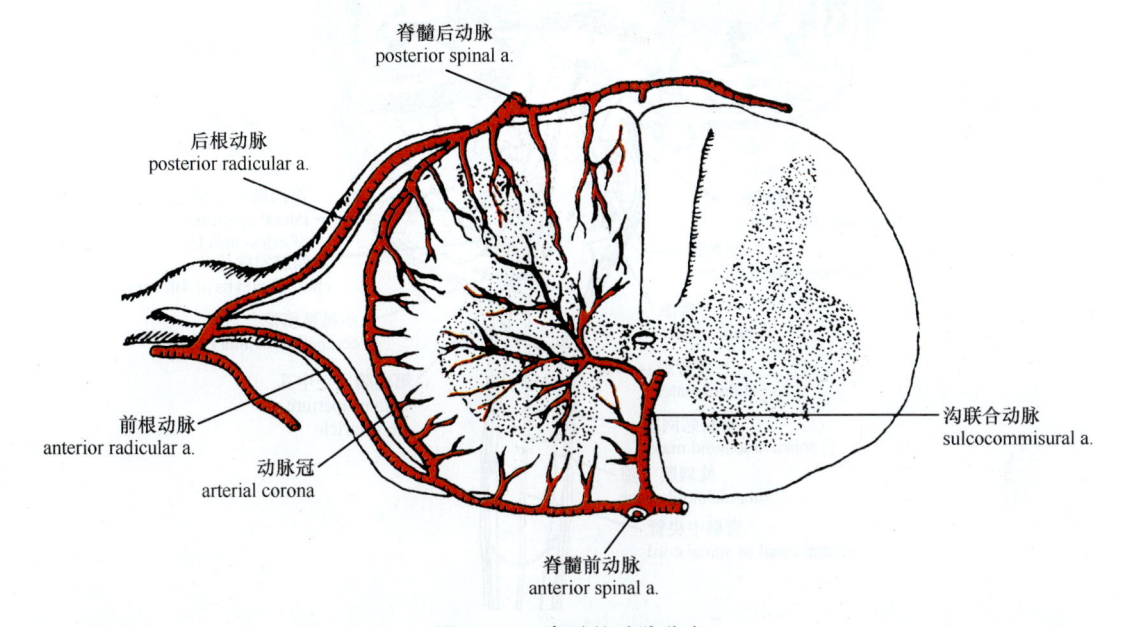

图 20-15　脊髓的动脉分布

2. 节段性动脉　由颈升动脉、肋间后动脉、腰动脉发出的脊膜支,伴脊神经进入椎管与脊髓前、后动脉吻合,使脊髓前、后动脉不断得到增补加强而延续至脊髓末端。

由于脊髓的动脉有不同的来源,在某些部位如脊髓第 1~4 胸节(特别是第 4 胸节)和第 1 腰节的腹侧面,两个来源的动脉吻合薄弱,血供较差,脊髓容易受到缺血损伤。

(二) 脊髓的静脉

脊髓的静脉较动脉多而粗,收集脊髓内的小静脉,最后汇集成脊髓前、后静脉,注入硬膜外隙的椎内静脉丛。

第三节　脑脊液及其循环

脑脊液 cerebral spinal fluid(CSF)是充满脑室系统、蛛网膜下隙和脊髓中央管内的无色透明液体,内含各种浓度不等的无机离子、葡萄糖、微量蛋白和少量淋巴细胞,功能上相当于外周组织中的淋巴,对中枢神经系统起缓冲、保护、营养、运输代谢产物和维持正常颅内压的作用。脑脊液总量在成人平均约 150ml,它处于不断产生、循环和回流的平衡状态,其循环途径如图 20-16。

脑脊液主要由脑室脉络丛产生。由侧脑室脉络丛产生的脑脊液经室间孔流至第三脑室,与第三脑室脉络丛产生的脑脊液一起,经中脑水管流入第四脑室,再汇合第四脑室脉络丛产生的脑脊液一起经第四脑室正中孔和两个外侧孔流入蛛网膜下隙,再流向大脑背面的蛛网膜下隙,经蛛网膜粒渗透到硬脑膜窦(主要是上矢状窦)内,最终回流入静脉。

临床意义　若脑脊液在循环途径中发生阻塞,可导致脑积水和颅内压升高,使脑组织受压移位,甚至形成脑疝而危及生命。

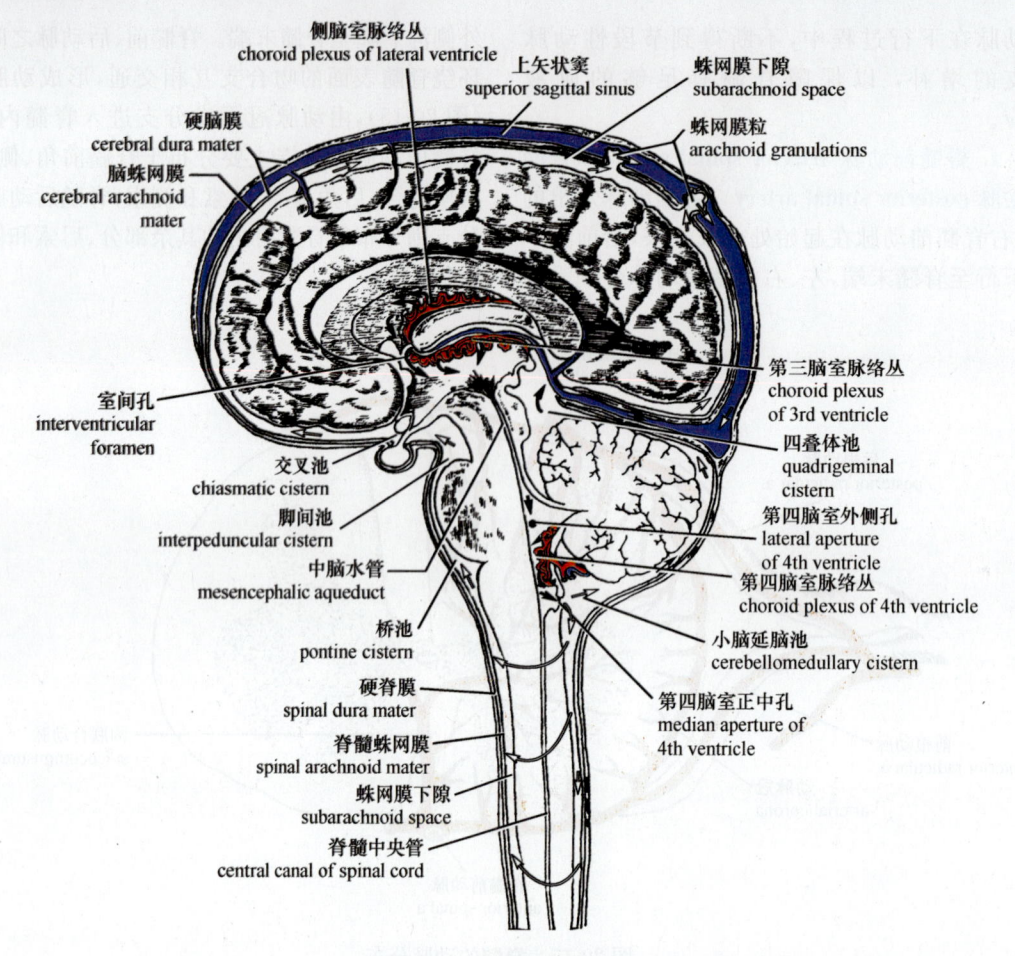

图 20-16 脑脊液循环

第四节 脑 屏 障

中枢神经系统内神经元的正常活动,需要保持稳定的微环境,这个微环境(如氧、有机物及无机离子浓度)的轻微变化,都可影响神经元的正常活动,而维持这种微环境稳定性的结构称**脑屏障**,它能选择性地允许某些物质通过,限制或阻止另一些物质通过。脑屏障由三部分组成(图 20-17),即血-脑屏障、血-脑脊液屏障和脑脊液-脑屏障。

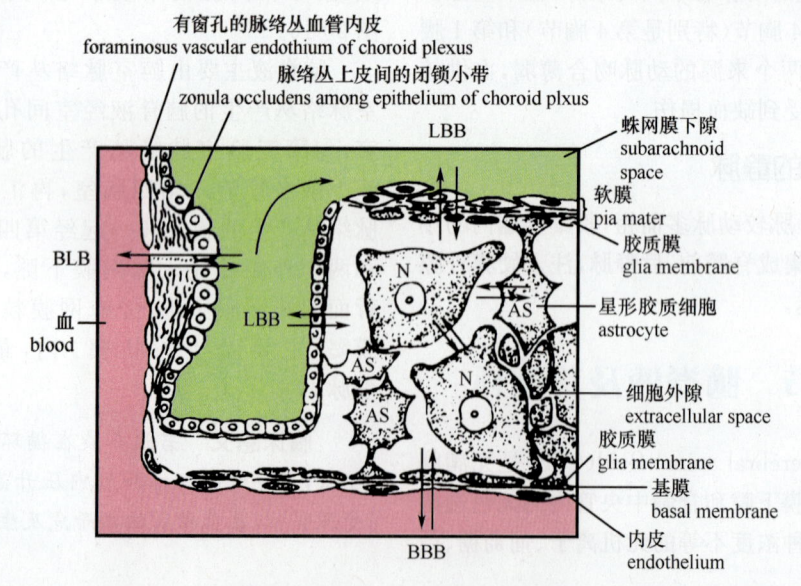

图 20-17 脑屏障的组成(AS 为星形胶质细胞,N 为神经元)

一、血-脑屏障

血-脑屏障 blood-brain barrier(BBB)位于血液与脑、脊髓的神经细胞之间，其结构基础是：①脑和脊髓内的毛细血管内皮细胞无窗孔，内皮细胞之间为紧密连接，使大分子物质难以通过；②完整而连续的毛细血管基膜；③毛细血管基膜外有星形胶质细胞突起形成的胶质膜。其中毛细血管内皮细胞之间的紧密连接是构成血-脑屏障的主要结构基础。

二、血-脑脊液屏障

血-脑脊液屏障 blood-CSF barrier 位于脑室脉络丛的血液与脑脊液之间，由脉络丛部的毛细血管内皮、基膜和脉络丛的上皮共同构成。其结构基础主要是脉络丛上皮细胞之间有闭锁小带相连(属紧密连接)。但脉络丛的毛细血管内皮细胞有窗孔，因此该屏障仍有一定的通透性。

三、脑脊液-脑屏障

脑脊液-脑屏障 CSF-brain barrier 位于脑室和蛛网膜下隙的脑脊液与脑、脊髓的神经细胞之间，其结构基础为：室管膜上皮、软脑膜和软膜下胶质膜。但室管膜上皮之间主要为缝隙连接，不能有效地限制大分子物质通过，软脑膜的屏障作用也很低，因此，脑脊液的化学成分与脑组织细胞外液的成分大致相同。

在正常情况下，脑屏障能使脑和脊髓免受内、外环境各种物理、化学因素的影响，以维持脑内微环境的相对稳定。脑屏障损伤时(如炎症、外伤、血管病)，脑屏障的通透性发生改变，使脑和脊髓的神经细胞受到各种致病因素的影响，导致脑水肿、脑出血、免疫异常等严重后果。然而无论从结构上还是功能上，脑屏障都只是相对的，在脑的某些部位(如松果体、神经垂体等)没有血-脑屏障，这些部位的毛细血管内皮细胞上有窗孔，因而具有一定的通透性，使脑脊液-脑屏障也不完整，脑脊液和脑内神经元的细胞外液能相互交通。脑屏障的相对性使人体内的三大调节系统(免疫、神经和内分泌)的物质之间的交流，在中枢神经系内同样存在，即免疫-神经-内分泌网络，它在全面调节人体的各种功能活动中起着重要作用。

(张　潜)

Summary

The meninges of the brain and spinal cord are the dura mater, arachnoid mater and pia mater from outer layer to inner layer, which support and protect the brain and spinal cord.

The internal carotid artery supplies the anterior 2/3 of the brain and part of the diencephalon, and the vertebral artery supplies the posterior 1/3 of the brain and part of the diencephalon, brain stem and cerebellum. The cerebral veins are not accompanied by the arteries; the superficial and deep veins drain back to the vicinal dura venous sinuses. The spinal arteries arise from the verterbral artery and some segmental arteries. The spinal veins join to form the anterior and posterio spinal veins and drain to the internal vertebral venous plexus.

The cerebrospinal fluid is produced by the choroid plexus, and is finally reabsorbed by the arachnoid granulations into the superior sagital sinus. The cerebral barriers protecting the brain and spinal cord include the blood-brain barrier, blood-cerebrospinal fluid barrier and cerebrospinal fluid-brain barrier.

(周鸿鹰)

第 21 章 内分泌系统

学习目的
掌握：①内分泌系统的组成及作用；②体内主要内分泌腺的位置、形态及功能。

内分泌系统 endocrine system 是神经系统以外的另一个重要调节系统，与神经系统相辅相成，共同维持机体内环境的平衡和稳定，对机体的新陈代谢、生长发育和生殖活动等进行体液性调节。

内分泌系统由内分泌腺和内分泌组织组成。**内分泌腺** endocrine gland 是独立存在于体内的内分泌器官，如垂体、甲状腺、甲状旁腺、肾上腺、松果体等。**内分泌组织**是以细胞团块的形式分散存在于其他器官内，如胰腺内的胰岛，睾丸内的间质细胞，卵巢内的卵泡和黄体等（图 21-1）。另外，还有分散存在于胃肠道、肺、脑、肝、心肌、泌尿生殖管道、血管等处的内分泌细胞。

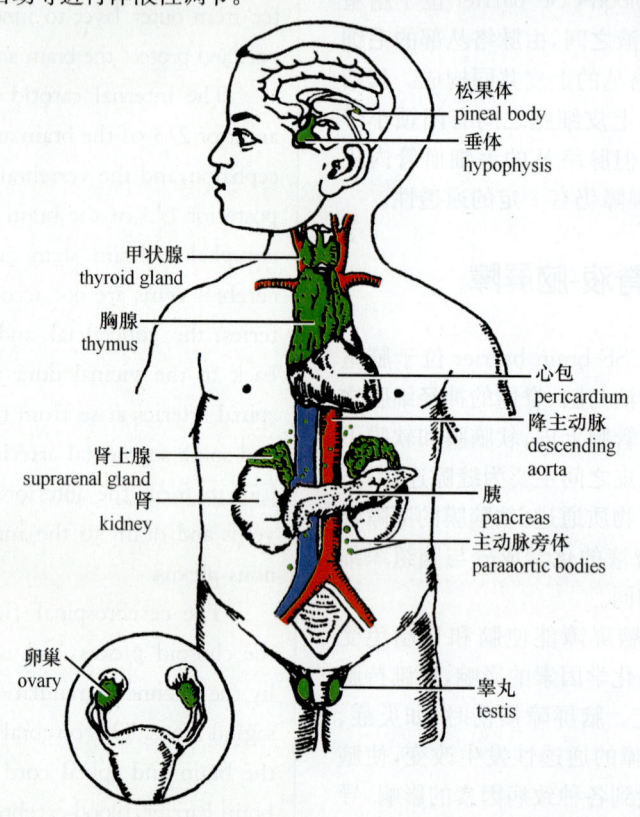

图 21-1 内分泌腺分布概况

内分泌腺无导管，其分泌物为**激素** hormone，激素直接进入血液或淋巴液，经血液循环运送至全身，作用于特定的靶器官或靶细胞。内分泌腺的体积和重量都很小，但对人体的新陈代谢、生长、发育、生殖等发挥重要的调节作用。内分泌腺的血液供应非常丰富，这与其旺盛的新陈代谢和激素的运送有关。激素的作用具有特异性，一种激素通常只作用于某种特定的细胞或组织，才能实现其功能。如垂体产生的生长激素作用于骨，促进骨的生长。内分泌腺的功能亢进或低下，都能影响机体的正常功能，甚至产生疾病。

内分泌系统与神经系统的关系密切，内分泌系统的活动是在神经系统的调节下进行的，神经系统通过对内分泌腺的作用，间接地调节人体各器官的功能，这种调节称为神经体液性调节。另一方面，内分泌系统也可影响神经系统的功能，如甲状腺分泌的激素可影响脑的发育和正常功能。

一、甲状腺

甲状腺 thyroid gland 红褐色，呈"H"形，分左、右两个侧叶和中间连接两个侧叶的峡部（图 21-2）。侧叶位于喉下部与气管上部的两侧，上平甲状软骨中部，下至第6气管软骨的前外侧，后方平对第5~7颈椎高度，甲状腺峡位于第2~4气管软骨环前方。少数人甲状腺峡缺如，半数人有一锥状叶，从峡部伸向上方，长者可达舌骨平面。

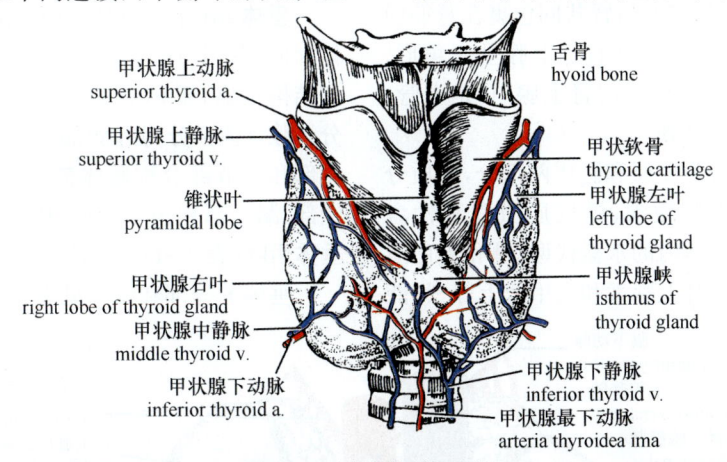

图 21-2 甲状腺（前面观）

甲状腺的表面有两层被膜，内层为**纤维囊**，是甲状腺的真被膜，包裹甲状腺表面，并随血管和神经伸入腺实质内，将腺分为若干大小不等的小叶。外层为**甲状腺鞘**，即假被膜（临床称外科囊），由气管前筋膜形成。纤维囊与甲状腺鞘之间有一间隙，内有丰富的血管吻合和上、下甲状旁腺等。甲状腺与甲状软骨、环状软骨和气管软骨环之间有韧带相连，故吞咽时甲状腺可随喉上下移动。

甲状腺分泌甲状腺素，调节机体的基础代谢，促进机体的生长发育等。

> **临床意义** 如甲状腺素分泌过多时，可引起突眼性甲状腺肿，病人常有心跳加速、神经过敏、体重减轻及眼球突出等症状。而甲状腺素分泌不足时，成人可出现黏液性水肿，患者皮肤变厚，毛发脱落并伴有性功能减退；小儿则出现身材矮小，智力低下，称呆小症。

二、甲状旁腺

甲状旁腺 parathyroid glands（图 21-3）为上下两对扁椭圆形小体，大小如黄豆，其位置、大小均有个体和年龄差异。活体上呈棕黄色或淡红色，表面有光泽。上一对甲状旁腺位置比较恒定，一般位于甲状腺侧叶后缘上、中 1/3 交界处，纤维囊和甲状腺鞘之间的间隙中；下一对甲状旁腺位置变异较大，多位于甲状腺侧叶后缘近下端的甲状腺下动脉附近。甲状旁腺也可位于鞘外或埋入甲状腺实质中。甲状旁腺分泌甲状旁腺素，调节钙磷代谢，维持血钙平衡。

> **临床意义** 如甲状腺手术不慎误将甲状旁腺切除，则引起血钙降低、手足搐搦，肢体呈对称性疼痛与痉挛；若甲状旁腺功能亢进，则引起骨质过度吸收而易发生骨折。

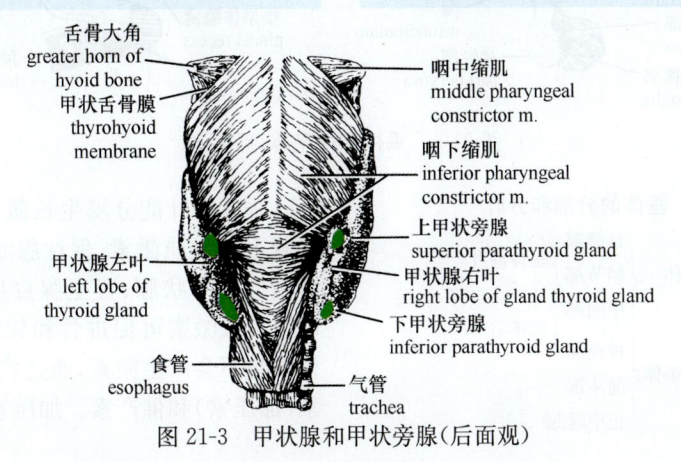

图 21-3 甲状腺和甲状旁腺（后面观）

三、肾上腺

肾上腺 suprarenal glands 是人体重要的内分泌腺之一，左、右各一，分别位于左、右肾上极的上内方(图21-4)，它们与肾共同包裹在肾筋膜内。左肾上腺近似半月形，右肾上腺呈三角形。肾上腺的前面有不太明显的肾上腺门，是血管、神经和淋巴管进出之处。

肾上腺实质分为皮质和髓质两部分，皮质分泌多种激素(盐皮质激素、糖皮质激素和性激素)，主要参与调节体内的水盐代谢、糖和蛋白质代谢等。髓质分泌肾上腺素和去甲肾上腺素，能使心跳加快、心收缩力加强、小动脉收缩，维持血压和调节内脏平滑肌的活动。

四、垂体

垂体 hypophysis 位于颅中窝蝶骨体上面的垂体窝内(图21-5)，呈椭圆形，灰红色。根据其发生和结构特点，垂体分为**腺垂体**和**神经垂体**两部分。腺垂体又分为远侧部、结节部和中间部。远侧部和结节部合称**垂体前叶**。神经垂体分为神经部、漏斗部和正中隆起，中间部和神经部合称**垂体后叶**(表21-1)。垂体借漏斗与下丘脑相连。

垂体的分部和分叶见表21-1。

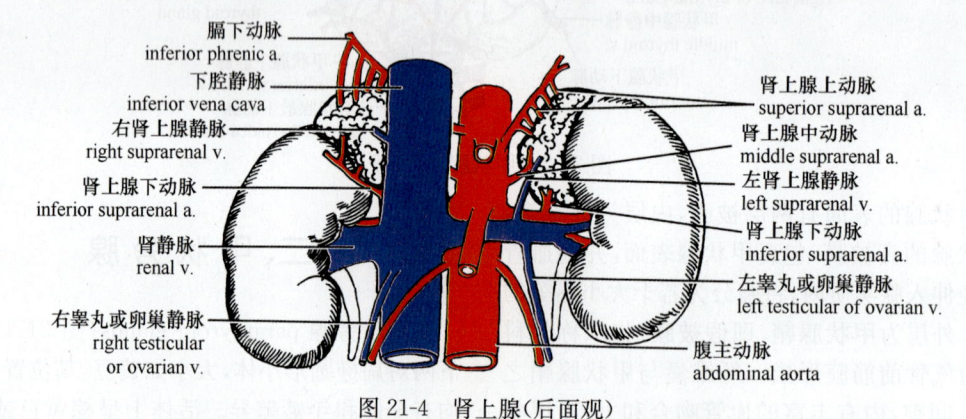

图 21-4 肾上腺(后面观)

图 21-5 垂体和松果体(后面观)

表 21-1 垂体的分部和分叶

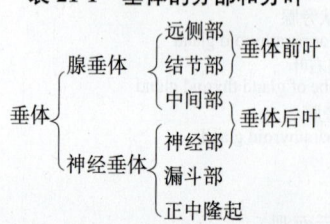

垂体前叶能分泌生长激素、促甲状腺激素、促肾上腺皮质激素、促性腺激素等，后三种激素分别促进甲状腺、肾上腺皮质和性腺的分泌活动。生长激素可促进骨和软组织生长。神经垂体本身不会产生激素，而是贮存和释放抗利尿激素(加压素)和催产素。加压素作用于肾，增加对水的重吸收,减少水分由尿排出;催产素有促进子宫收缩和乳腺泌乳的功能。

临床意义 幼年时,如果生长激素分泌不足,可引起侏儒症,如果激素分泌过剩,在骨骼发育成熟前可引起巨人症;在骨骼发育成熟后可引起肢端肥大症。

五、松 果 体

松果体 pineal body 为一灰红色的椭圆形小体,重约120~200mg,位于上丘脑的缰连合后上方,以柄附于第三脑室顶的后部(图21-5)。松果体在儿童期比较发达,一般自7岁后开始退化,成年后松果体可部分钙化形成钙斑。

松果体可合成和分泌褪黑素等多种活性物质,参与调节生殖系统的发育及动情周期、月经周期等。

临床意义 在儿童期,松果体病变引起功能不全时,可出现性早熟或生殖器官过度发育;若分泌功能过盛,可导致青春期延迟。

六、胸 腺

胸腺属淋巴器官(见第12章第五节)。此外,胸腺还有内分泌功能,分泌**胸腺素**和**促胸腺生成素**。胸腺素可将来自骨髓、脾等处的原始淋巴细胞转化为具有免疫能力的T淋巴细胞,参与细胞免疫反应。促胸腺生成素可使包括胸腺细胞在内的淋巴细胞分化为参与免疫反应的细胞成分。

七、胰 岛

胰岛 pancreatic islets 是胰的内分泌部分,为许多大小不等和形状不一的细胞团,散在于胰实质内,以胰尾为最多。胰岛分泌激素有胰岛素和胰高血糖素,主要调节血糖浓度,如胰岛素分泌不足可引起糖尿病。

八、生 殖 腺

生殖腺男、女性不同。男性睾丸内的间质细胞产生雄性激素,经毛细血管进入血液循环,其作用是激发男性第二性征的出现,并维持正常的性功能。女性卵巢内的卵泡细胞和黄体可产生**雌激素**和**孕激素**。雌激素可刺激子宫、阴道和乳腺的生长发育,出现并维持第二性征。孕激素能使子宫内膜增厚,准备受精卵的种植,同时使乳腺逐渐发育,为授乳做准备。

(张 潜)

Summary

The endocrine system contains endocrine glands and endocrine cells distributing in some organs and tissues, with close relationship with the nervous system and immune system. They jointly regulate the functional activities of the body and maintain a dynamic stable internal environment. The main endocrine glands are the thyroid gland, parathyroid gland, pituitary gland, adrenal gland, pineal body, thymus, islet of the pancreas and genital glands; they play an important role of regulation in the development, growth, reproduction and metabolism of the body.

(周鸿鹰)

参 考 文 献

柏树令.2008.系统解剖学.第7版.北京:人民卫生出版社
陈启明,梁国得,秦岭等主译.2001.骨科基础科学(骨关节肌肉系统生物学和生物力学).北京:人民卫生出版社
顾晓松.2006.人体解剖学.第2版.北京:科学出版社
基思·L·莫尔,阿瑟·F·达利.2006.《临床应用解剖学》.第4版.郑州:河南科学技术出版社
蒋文华.2002.神经解剖学.上海:复旦大学出版社
刘执玉,应大君.2005.系统解剖学(双语版).北京:科学出版社
全国自然科学名词审定委员会.1991.人体解剖学名词.第5版.北京:科学出版社
孙善全.2009.人体大体形态学实验.北京:科学出版社
王炜.1999.整形外科学.杭州:浙江科学技术出版社
于频.1996.系统解剖学.第4版.北京:人民卫生出版社
钟世镇.2007.系统解剖学.第2版.北京:高等教育出版社
Carpenter MB.,Sutin J. 1976. reprinted April 1981. Human Neuroanatomy. Seventh Edition. Baltimore, Maryland 21202, USA
Fang Xiubin, Hu Haitao. 2005. A textbook of human anatomy. Fourth Edition. JiLin Science And Technology Publishing House
Peter L. Williams et al. 1989. Gray's Anatomy. Thirty-seventh Edition. New York:Churchill Livingstone
Susan Standring. 2008. 格氏解剖学. 第39版. 北京:北京大学医学出版社

中英文名词对照索引

A

鞍膈 diaphragma sellae 328
鞍状关节 sellar joint or saddle joint 36
凹 fovea 7

B

白膜 tunica albuginea 132
白线 linea alba 69
白线 white line 104
白质 white matter 234
白质前连合 anterior white commissure 240
板障 diploë 7
板障静脉 diploic vein 191
半腱肌 semitendinosus 81
半膜肌 semimembranosus 81
半奇静脉 hemiazygos vein 193
半月板 meniscus 50
膀胱 urinary bladder 129
膀胱底 fundus of bladder 129
膀胱尖 apex of bladder 129
膀胱颈 neck of bladder 129
膀胱三角 trigone of bladder 129
膀胱上动脉 superior vesical arteries 187
膀胱上窝 supravesical fossa 158
膀胱体 body of bladder 129
膀胱下动脉 inferior vesical artery 187
膀胱子宫陷凹 vesicouterine pouch 159
包皮系带 frenulum of prepuce 138
背侧 dorsal 2
背侧丘脑 dorsal thalamus 261
背阔肌 latissimus dorsi 63
背屈 dorsiflexion 35
贲门 cardia 98
贲门部 cardiac part 98
贲门切迹 cardiac incisure 98
本体感受器 proprioreceptor 212
鼻 nose 111
鼻唇沟 nasolabial sulcus 91,112
鼻道 nasal meatus 22
鼻骨 nasal bone 18
鼻后孔 choanae 112
鼻睫神经 nasociliary nerve 293
鼻孔 nostril 112
鼻泪管 nasolacrimal canal 22
鼻泪管 nasolacrimal duct 218
鼻旁窦 paranasal sinuses 22

鼻前庭 nasal vestibule 112
鼻腔 nasal cavity 112
鼻咽 nasopharynx 95
鼻翼 nasal ala 112
鼻阈 nasal limen 112
鼻中隔 nasal septum 112
比目鱼肌 soleus 82
闭孔 obturator foramen 29
闭孔动脉 obturator artey 187
闭孔膜 obturator membrane 47
闭孔内肌 obturator internus 79
闭孔神经 obturator nerve 286
闭孔外肌 obturator externus 80
闭膜管 obturator canal 47
壁腹膜 parietal peritoneum 153
壁胸膜 parietal pleura 121
臂丛 brachial plexus 279
臂内侧皮神经 medial brachial cutaneous nerve 281
边缘系统 limbic system 275
边缘叶 limbic lobe 268,275
扁骨 flat bone 5
扁桃体小窝 tonsillar fossulae 96
杓肌 arytenoid muscle 117
杓状软骨 arytenoid cartilage 115
髌骨 patella 29
髌韧带 patellar ligament 49
玻璃体 vitreous body 216
薄束 fasciculus gracilis 240
薄束核 gracile nucleus 249
薄束结节 gracile tubercle 244
不规则骨 irregular bone 7

C

苍白球 globus pallidus 268
侧副沟 collateral sulcus 268
侧角（柱）lateral horn(column) 237
侧脑室 lateral ventricle 268
侧支循环 collateral circulation 162
长骨 long bone 5
踇长屈肌 flexor hallucis longus 83
踇长伸肌 extensor hallucis longus 82
长收肌 adductor longus 81
肠系膜 mesentery 156
肠系膜上动脉 superior mesenteric artery 185
肠系膜上静脉 superior mesenteric vein 197
肠系膜上淋巴结 superior mesenteric lymph node 208
肠系膜上神经节 superior mesenteric ganglia 305

343

肠系膜下动脉 inferior mesenteric artery 186
肠系膜下静脉 inferior mesenteric vein 197
肠系膜下淋巴结 inferior mesenteric lymph node 208
肠系膜下神经节 inferior mesenteric ganglia 305
肠脂垂 epiploicae appendices 101
车轴关节 trochoid joint 36
弛缓性瘫痪 flaccid paralysis 323
迟牙 wisdom tooth 92
尺侧 ulnar 2
尺侧副韧带 ulnar collateral ligamen 45
尺侧腕屈肌 flexor carpi ulnaris 72
尺侧腕伸肌 extensor carpi ulnaris 73
尺动脉 ulnar artery 181
尺骨 ulna 27
尺骨粗隆 ulnar tuberosity 27
尺骨茎突 styloid process 27
尺骨头 head of ulna 27
尺神经 ulnar nerve 282
齿突 dens of axis 10
齿突凹 dental fovea 10
齿状核 dentate nucleus 259
齿状回 dentate gyrus 268
齿状线 dentate line 104
耻股韧带 pubofemoral ligament 49
耻骨 pubis 29
耻骨肌 pectineus 81
耻骨嵴 pubic crest 29
耻骨结节 pubic tubercle 29
耻骨联合 pubic symphysis 47
耻骨联合面 symphysial surface 29
耻骨梳 pecten pubis 29
处女膜 hymen 145
垂体 hypophysis 340
垂体窝 hypophysial fossa 14, 19
垂直轴 vertical axis 2
锤骨 malleus 224
粗隆 tuberosity 7
粗线 linea aspera 29

D

大肠 large intestine 101
大多角骨 trapezium bone 27
大胶质细胞 macroglia 234
大结节 greater tubercle 26
大结节嵴 26
大脑 cerebrum 265
大脑大静脉 great cerebral vein 333
大脑动脉环 cerebral arterial circle 333
大脑横裂 cerebral transverse fissure 265
大脑后动脉 posterior cerebral artery 333
大脑脚 cerebral peduncle 244
大脑镰 cerebral falx 328
大脑前动脉 anterior cerebral artery 331
大脑中动脉 middle cerebral artery 331

大脑纵裂 cerebral longitudinal fissure 265
大收肌 adductor magnus 81
大体解剖学 gross anatomy 1
大唾液腺 major salivary glands 94
大网膜 greater omentum 155
大阴唇 greater lip of pudendum 145
大隐静脉 great saphenous vein 194
大圆肌 teres major 71
大转子 greater trochanter 29
胆囊 gallbladder 107
胆囊底 fundus of gallbladder 107
胆囊管 cystic duct 108
胆囊颈 neck of gallbladder 108
胆囊静脉 cystic vein 197
胆囊体 bady of gallbladder 107
胆囊窝 fossa for gallbladder 105
胆总管 common bile duct 108
弹性圆锥 conus elasticus 115
岛叶 insula 265
道 meatus 7
镫骨 stapes 224
镫骨肌神经 stapedial nerve 296
底丘脑 subthalamus 263
骶丛 sacral plexus 286
骶粗隆 sacral tuberosity 12
骶副交感核 sacral parasympathetic nuclei 239
骶骨 sacrum 11
骶管裂孔 sacral hiatus 11
骶棘韧带 sacrospinous ligament 47
骶交感干神经节 sacral ganglia 307
骶角 sacral cornu 11
骶结节韧带 sacrotuberous ligament 47
骶淋巴结 sacral lymph node 206
骶髂关节 sacroiliac joint 47
骶神经 sacral nerves 277
第Ⅰ躯体感觉区 first somesthetic area 273
第Ⅰ躯体运动区 first somatic motor area 272
第二肝门 secondary porta of liver 105
第三脑室 third ventricle 265
第四脑室 fourth ventricle 245
电突触 electrical synapse 232
蝶窦 sphenoidal sinus 22
蝶骨 sphenoid bone 14
顶盖 tectum 245
顶盖前区 pretectal area 252
顶骨 parietal bone 15
顶叶 parietal lobe 265
顶枕沟 parietooccipital sulcus 265
动脉 artery 160
动脉韧带 arterial ligament 176
动脉圆锥 conus arteriosus 167
动眼神经 oculomotor nerve 291
动眼神经副核 accessory oculomotor nucleus 248

动眼神经核 oculomotor nucleus　246
豆状核 lentiform nucleus　268
窦 sinus　7
窦房结 sinuatrial node　170
窦汇 confluence of sinuses　329
端脑 telencephalon　265
短骨 short bone　5
短收肌 adductor brevis　81

E

额窦 frontal sinus　22
额骨 frontal bone　14
额肌 frontal muscle　58
额鳞 frontal squama　21
额神经 frontal nerve　293
额突 frontal process　17
额叶 frontal lobe　265
额状面 frontal plane　3
腭 palate　91
腭扁桃体 palatine tonsil　96
腭垂 uvula　91
腭帆 velum palatinum　91
腭骨 palatine bone　18
腭舌弓 palatoglossal arch　91
腭突 palatine process　17
腭咽弓 palatopharyngeal arch　91
耳大神经 great auricular nerve　278
耳郭 auricle　222
耳后动脉 posterior auricular artery　177
耳后淋巴结 retroauricular lymph node　203
耳颞神经 auriculotemporal nerve　294
耳神经节 otic ganglion　298
耳蜗 cochlea　226
二腹肌 digastric　61
二尖瓣 bicuspid valve　167
二尖瓣复合体 mital complex　167
二尖瓣环 bicuspid annulus　167

F

反射 reflex　234
反射弧 reflex arch　234
方形膜 quadrangular membrane　115
方叶 quadrate lobe　105
房 antrum　7
房间隔 interatrial septum　169
房间沟 interatrial groove　165
房室交点 crux　165
房室交界区 atrioventricular nodal region　171
房室结 atrioventricular node　170
房室束 atrioventricular bunde　171
房水 aqueous humor　216
腓侧 fibular　2
腓侧副韧带 fibular collateral ligament　49
腓肠肌 gastrocnemius　82

腓动脉 peroneal artery　188
腓骨 fibula　30
腓骨长肌 peroneus longus　82
腓骨短肌 peroneus brevis　82
腓骨颈 neck of fibula　30
腓骨头 fibular head　30
腓浅神经 superficial peroneal nerve　288
腓深神经 deep peroneal nerve　288
腓总神经 common peroneal nerve　288
肺 lungs　119
肺丛 pulmonary plexus　308
肺底 base of lung　119
肺动脉瓣 pulmonary valve　167
肺动脉瓣环 annulus of pulmonary valve　167
肺动脉干 pulmonary trunk　176
肺动脉口 orifice of pulmonary trunk　167
肺段 pulmonary segments　120
肺段支气管 segmental bronchi　120
肺根 root of lung　119
肺尖 apex of lung　119
肺静脉 pulmonary vein　191
肺淋巴结 pulmonary lymph node　206
肺门 hilum of lung　119
肺韧带 pulmonary ligament　121
肺循环 pulmonary circulation　161
缝 suture　34
缝匠肌 sartorius　80
跗骨 tarsal bones　30
跗骨间关节 intertarsal joint　51
跗横关节 transverse tarsal joint　51
跗跖关节 tarsometatarsal joint　52
浮肋 floating ribs　13
附睾 epididymis　132
附脐静脉 paraumbilical vein　197
副半奇静脉 accessory hemiazygos vein　193
副交感神经 parasympathetic nerve　307
副脾 accessory spleen　211
副神经 accessory nerve　301
副神经核 accessory nucleus　248
副胰管 accessory pancreatic duct　109
腹侧 ventral　2
腹股沟管 inguinal canal　69
腹股沟管浅（皮下）环 superficial inguinal ring　67
腹股沟管浅（皮下）环 superficial inguinal ring　69
腹股沟管深（腹）环 deep inguinal ring　69
腹股沟镰 inguinal falx　68
腹股沟内侧窝 medial inguinal fossa　158
腹股沟浅淋巴结 superficial inguinal lymph node　206
腹股沟韧带 inguinal ligament　67
腹股沟三角 inguinal triangle　69
腹股沟深淋巴结 deep inguinal lymph node　206
腹股沟外侧窝 lateral inguinal fossa　158
腹横肌 transversus abdominis　68

腹膜 peritoneum　153
腹膜腔 peritoneal cavity　153
腹内斜肌 internal oblique muscle of abdomen　68
腹腔 abdominal cavity　154
腹腔丛 celiac plexus　308
腹腔干 celiac trunk　184
腹腔淋巴结 celiac lymph nodes　208
腹腔神经节 celiac ganglia　304
腹腔支 celiac branches　301
腹外斜肌 external oblique muscle of abdomen　67
腹下丛 hypogastric plexus　308
腹直肌 rectus abdominis　68
腹直肌鞘 sheath of rectus abdominis　69
腹主动脉 abdominal aorta　183
腹主动脉丛 abdominal aortic plexus　308

G

干骺端 metaphysis　5
肝 liver　104
肝蒂 hepatic pedicle　105
肝固有动脉 proper hepatic artery　184
肝静脉 hepatic vein　196
肝裂 hepatic fissure　106
肝门 porta hepatis　105
肝门静脉 hepatic portal vein　196
肝肾隐窝 hepatorenal recess　157
肝十二指肠韧带 hepatoduodenal ligament　154
肝胃韧带 hepatogastric ligament　154
肝胰壶腹 hepatopancreatic ampulla　108
肝胰壶腹括约肌 sphincter of hepatopancreatic ampulla　108
肝右叶 right lobe of liver　104
肝圆韧带 ligamentum teres hepatis　105
肝圆韧带裂 fissure for ligamentum teres hepatis　105
肝支 hepatic branches　301
肝总动脉 common hepatic artery　184
肝总管 common hepatic duct　108
肝总管 left and right hepatic duct and common hepatic　108
肝左叶 left lobe of liver　104
感觉器 sensory organ　212
感受器 receptor　212
橄榄 olive　243
冈上肌 supraspinatus　71
冈上窝 supraspinous fossa　24
冈下肌 Infraspinatus　71
冈下窝 infraspinous fossa　24
肛瓣 anal valves　103
肛窦 anal sinuses　103
肛管 anal canal　103
肛门 anus　104
肛门内括约肌 sphincter ani internus　104
肛门外括约肌 sphincter ani externus　104
肛梳 anal pecten　104
肛提肌 levator ani　149
肛柱 anal columns　103

睾丸 testis　132
睾丸动脉 testicular artery　184
睾丸静脉 testicular vein　196
睾丸鞘膜 tunica vaginalis of testis　136
睾丸小叶 lobules of testis　132
睾丸纵隔 mediastinum testis　132
隔缘肉柱 septomarginal trabecula　166
膈 diaphragm　66
膈结肠韧带 phrenicocolic ligament　157
膈脾韧带 phrenicosplenic ligament　157
膈上淋巴结 superior phrenic lymph node　205
膈神经 phrenic nerve　278
膈胸膜 diaphragmatic pleura　121
跟骨 calcaneus　31
跟骨结节 calcaneal tuberosity　31
跟腱 tendo calcaneus　83
弓状线 arcuate line　28,69
肱尺关节 humeroulnar joint　45
肱动脉 brachial artery　180
肱二头肌 biceps brachii　71
肱骨 humerus　26
肱骨滑车 trochlea of humerus　26
肱骨小头 capitulum of humerus　26
肱骨头 head of humerus　26
肱肌 brachialis　71
肱桡关节 humeroradial joint　45
肱桡肌 brachioradialis　72
肱三头肌 triceps brachii　71
肱深动脉 deep brachial artery　180
巩膜 sclera　214
巩膜静脉窦 sinus venosus sclerae　214
沟 sulcus　7,265
钩骨 hamate bone　27
孤立淋巴滤泡 solitary lymphatic follicles　101
孤束核 nucleus of solitary tract　249
古小脑 archicerebellum　258
股凹 femoral fossa　158
股薄肌 gracilis　81
股动脉 femoral artery　188
股二头肌 biceps femoris　81
股方肌 quadratus femoris　80
股骨 femur　29
股骨颈 neck of femur　29
股骨头 femoral head　29
股骨头韧带 ligament of head of the femur　49
股后皮神经 posterior femoral cutaneous nerve　286
股静脉 femoral vein　194
股内侧肌 vastus medialisf　80
股三角 femoral triangle　85
股深动脉 deep femoral artery　188
股神经 femoral nerve　285
股四头肌 quadriceps femoris　80
股外侧肌 vastus lateralis　80

中英文名词对照索引

股外侧皮神经 lateral femoral cutaneous nerve 285
股直肌 rectus femoris 80
股中间肌 vastus intermedius 80
骨 bone 5
骨半规管 bony semicircular canal 226
骨干 diaphysis shaft 5
骨骼肌 skeletal muscle 55
骨间背侧肌 dorsal interossei 77
骨间肌 interosseous muscles 77
骨间掌侧肌 palmar interossei 77
骨间总动脉 common interosseos artery 181
骨迷路 bony labyrinth 225
骨密质 compact bone 7
骨膜 periosteum 7
骨内膜 endosteum 8
骨盆 pelvis 47
骨松质 spongy bone 7
骨髓 bone marrow 8
骨质 bony substance 7
鼓部 tympanic part 15
鼓膜 tympanic membrane 223
鼓室 tympanic cavity 223
鼓室神经 tympanic nerve 297
鼓索 chorda tympani 295
固有鼻腔 nasal cavity proper 112
固有腹腔 proper abdominal cavity 154
固有口腔 oral cavity proper 91
固有心房 atrium proper 165
关节 articulation 34
关节唇 articular labrum 35
关节结节 articular tubercle 15
关节面 articular surface 34
关节囊 articular capsula 34
关节盘 articular disc 35
关节腔 articular cavity 35
关节软骨 articular cartilage 34
关节突 articular process 9
关节突关节 zygapophysial joint 38
关节盂 glenoid cavity 26
冠突 coronoid process 16,27
冠状窦 coronary sinus 174
冠状窦口 orifice of coronary sinus 165
冠状缝 coronal suture 18
冠状沟 coronary sulcus 165
冠状面 coronal plane 3
冠状韧带 coronary ligament：157
冠状轴 coronal axis 2
管 canal 7
贵要静脉 basilic vein 193
腘动脉 popliteal artery 188
腘肌 popliteus 83
腘静脉 popliteal vein 194
腘淋巴结 popliteal lymph node 206

腘窝 popliteal fossa 85
腘斜韧带 oblique popliteal ligament 50

H

海马 hippocampus 268
海马结构 hippocampal formation 268
海马旁回 parahippocampal gyrus 268
海绵窦 cavernous sinus 329,330
海绵体部 cavernous part 139
含气骨 pneumatic bone 7
核上瘫 supranuclear paralysis 322
核下瘫 infranuclear paralysis 322
黑质 substantia nigra 252
恒牙 permanent teeth 92
横窦 transverse sinus 329
横结肠 transverse colon 102
横结肠系膜 transverse mesocolon 157
横切面 transverse plane 3
横突 transverse process 9
横突间韧带 intertransverse ligament 38
横突孔 transverse foramen 9
横突肋凹 transverse costal fovea 10
红骨髓 red bone marrow 8
红核 red nucleus 252
红核脊髓束 rubrospinal tract 242
虹膜 iris 214
喉 larynx 114
喉返神经 recurrent laryngeal nerve 300
喉结 laryngeal prominence 114
喉口 aditus laryngis 117
喉前庭 laryngeal vestibule 117
喉腔 laryngeal cavity 117
喉软骨 laryngeal cartilages 114
喉上神经 superior laryngeal nerve 299
喉室 ventricle of larynx 118
喉下神经 inferior laryngeal nerve 300
喉咽 laryngopharynx 96
喉中间腔 intermedial cavity of larynx 117
骺 epiphysis 5
骺软骨 epiphysial cartilage 5
骺线 epiphysial line 5
后 posterior 2
后穿质 posterior perforated substance 244
后交叉韧带 posterior cruciate ligament 50
后交通动脉 posterior communicating artery 332
后角(柱) posterior horn(column) 237
后角边缘核 posteriomarginal nucleus 239
后角固有核 nucleus proprius 239
后丘脑 metathalamus 263
后乳头肌 posterior papillary muscles 167
后室间沟 posterior interventricular groove 165
后室间支 posterior interventricular branch 173
后索 posterior funiculus 240
后斜角肌 scalenus posterior 61

后囟 posterior fontanelle 24
后正中沟 posterior median sulcus 236
后正中线 posterior median line 88
后支 posterior branch 278
后中间沟 posterior intermediate sulcus 236
后纵隔 posterior mediastinum 123
后纵韧带 posterior longitudinal ligament 37
呼吸系统 respiratory system 111
滑车切迹 trochlear notch 27
滑车上神经 supratrochlear nerve 293
滑车神经 trochlear nerve 291
滑车神经核 trochlear nucleus 247
滑膜 synovial membrane 35
滑膜襞 synovial bursa 35
滑膜关节 synovial joint 34
滑膜囊 synovial fold 35
滑液 synovial fluid 35
化学突触 chemical synapse 232
踝关节 ankle joint 51
环杓侧肌 lateral cricoarytenoid muscle 116
环杓关节 cricoarytenoid joint 115
环杓后肌 posterior cricoarytenoid muscle 116
环甲关节 cricothyroid joint 115
环甲肌 cricothyroid muscle 116
环甲正中韧带 median cricothyroid ligament 115
环转 circumduction 36
环状软骨 cricoid cartilage 114
环状软骨气管韧带 cricotracheal ligament 116
寰枢关节 atlantoaxial joints 38
寰枕关节 atlantooccipital joints 38
寰椎 atlas 10
黄斑 macula lutea 215
黄骨髓 yellow bone marrow 8
黄韧带 ligamenta flava 37
灰结节 tuber cinereum 263
灰质 gray matter 234
灰质后连合 posterior gray commissure 238
灰质前连合 anterior gray commissure，238
回 gyrus 265
回肠 ileum 101
回肠动脉 ileal arteries 185
回结肠动脉 ileocolic artery 185
回盲瓣 ileocecal valve 102
回盲口 ileocecal orifice 102
会厌 epiglottis 115
会厌谷 epiglottic vallecula 96
会厌软骨 epiglottic cartilage 115
会阴 perineum 148
会阴浅横肌 superficial transverse muscle of perineum 150
会阴浅筋膜 superficial fascia of perineum 150
会阴深横肌 deep transverse muscle of perineum 150
会阴体 perineal body 150
会阴中心腱 perineal central tendon 150

喙肱肌 coracobrachialis 71
喙肩韧带 coracoacromial ligament 44
喙突 coracoid process 25

J

肌 muscle 55
肌腹 muscle belly 55
肌腱 tendon 55
肌腱袖 muscle tendinous cuff 71
肌皮神经 musculocutaneous nerve 281
肌突 muscular process 115
基底动脉 basilar artery 332
基底核 basal nuclei 268
基底静脉 basilar vein 334
激素 hormone 338
棘 spine 7
棘间韧带 interspinal ligament 37
棘孔 foramen spinosum 14
棘上韧带 supraspinal ligament 38
棘突 spinous process 9
集合淋巴滤泡 aggregated lymphatic follicles 101
脊膜支 meningeal branch 278
脊神经 spinal nerve 277
脊神经节 spinal ganglion 277
脊髓 spinal cord 236
脊髓后动脉 posterior spinal artery 335
脊髓前动脉 arterior spinal artery 335
脊髓丘脑侧束 lateral spinocerebellar tract 241
脊髓丘脑前束 anterior spinothalamic tract 241
脊髓丘脑束 spinothalamic tract 241
脊髓丘系 spinal lemniscus 253
脊髓小脑后束 posterior spinocerebellar tract 241
脊髓小脑前束 anterior spinocerebellar tract 241
脊髓小脑束 spinocerebellar tract 241
脊髓圆锥 conus medullaris 236
脊髓蛛网膜 spinal arachnoid mater 328
脊柱 vertebral column 37
嵴 crest 7
岬 promontory 11
颊 cheek 91
颊肌 buccinator 58
颊神经 buccal nerve 294
颊支 buccal branches 296
甲杓肌 thyroarytenoid muscle 116
甲状颈干 thyrocervical trunk 178
甲状旁腺 parathyroid glands 339
甲状软骨 thyroid cartilage 114
甲状舌骨肌 thyrohyoid 61
甲状舌骨膜 thyrohyoid membrane 115
甲状腺 thyroid gland 338
甲状腺上动脉 superior thyroid artery 177
甲状腺下动脉 inferior thyroid artery 178
假肋 false ribs 13
尖淋巴结 apical lymph node 204

尖牙 canine teeth 92
间接对光反射 indirect pupillary light reflex 319
间脑 diencephalon 261
肩峰 acromion 25
肩关节 shoulder joint 44
肩胛背神经 dorsal scapular nerve 281
肩胛冈 spine of scapula 24
肩胛骨 scapula 24
肩胛上神经 suprascapular nerve 281
肩胛舌骨肌 omohyoid 61
肩胛提肌 levator scapulae 63
肩胛下动脉 subscapular artery 179
肩胛下肌 subscapularis 71
肩胛下淋巴结 subscapular lymph node 204
肩胛下神经 subscapular nerve 281
肩胛下窝 subscapular fossa 24
肩胛线 scapular line 88
肩锁关节 acromioclavicular joint 43
睑板 tarsus 217
剑突 xiphoid process 13
腱滑膜鞘 synovial sheath of tendon 57
腱划 tendinous intersection 68
腱膜 aponeurosis 56
腱鞘 tendinous sheath 57
腱索 tendinous cords 166
腱系膜 mesotendon 57
腱纤维鞘 fibrous sheath of tendon 57
浆膜心包 serous pericardium 174
降部 descending port 99
降结肠 descending colon 102
交感干 sympathetic trunk 304
交感干神经节 ganglia of sympathetic trunk 304
交感神经 sympathetic nerve 304
交感神经节 sympathetic ganglia 304
交通支 communicating branch 278
交通支 communicating branches 305
胶状质 substantia gelatinosa 239
角膜 cornea 214
角切迹 angular incisure 98
脚间窝 interpeduncular fossa 244
节后神经元 postganglionic neuron 304
节前神经元 preganglionic neuron 304
节前纤维节后纤维 preganglionic fiber postganglionic fiber 305
节制索 moderator band 166
结肠 colon 102
结肠带 colic bands 101
结肠袋 haustra of colon 101
结肠右曲 right colic flexure 102
结肠左曲 left colic flexure 102
结间束 internodal tract 170
结节 tubercle 7
结膜 conjunctiva 217
睫状神经节 ciliary ganglion 291

睫状体 ciliary body 214
解剖颈 anatomical neck 26
解剖学姿势 anatomical position 2
界沟 sulcus limitans 245
界沟 sulcus teminalis 165
界沟 terminal sulcus。 93
界嵴 crista terminalis 165
筋膜 fascia 56
近侧 proximal 2
近节指骨 27
茎乳孔 stylomastoid foramen 15
茎突 styloid process 15,26
茎突舌骨肌 stylohyoid 61
晶状体 lens 216
精囊 seminal vesicle 134
精索 spermatic cord 134
精索内筋膜 internal spermatic fascia 136
精索外筋膜 external spermatic fascia 136
精液 seminal fluid 135
颈 neck 7
颈丛 cervical plexus 278
颈动脉窦 carotid sinus 177
颈动脉窦支 carotid sinus branch 298
颈动脉沟 carotid sulcus 20
颈动脉管 carotid canal 15
颈动脉结节 carotid tubercle 9
颈动脉小球 carotid body 177
颈横神经 transverse nerve of neck 278
颈静脉孔 jugular foramen 20
颈静脉切迹 jugular notch 13
颈阔肌 platysma 60
颈内动脉 internal carotid artery 178
颈内静脉 internal jugular vein 191
颈膨大 cervical enlargement 236
颈上神经节 superior cervical ganglion 306
颈神经 cervical nerves 277
颈外侧浅淋巴结 superficial lateral cervical lymph node 203
颈外侧上深淋巴结 superior deep lateral lymph node 204
颈外侧深淋巴结 deep lateral cervical lymph node 203
颈外侧下深淋巴结 inferior deep lateral lymph node 204
颈外动脉 external carotid artery 177
颈外静脉 external jugular vein 192
颈下神经节 inferior cervical ganglion 306
颈胸神经节 cervicothoracic ganglion 306
颈支 cervical branch 296
颈中神经节 middle cervical ganglion 306
颈椎 cervical vertebrae 9
颈总动脉 common carotid artery 177
胫侧 tibial 2
胫侧副韧带 tibial collateral ligament 49
胫骨 tibia 30
胫骨粗隆 tibial tuberosity 30
胫骨后肌 tibialis posterior 83

胫骨前肌 tibialis anterior 82
胫后动脉 posterior tibial artery 188
胫前动脉 anterior tibial artery 188
胫神经 tibial nerve 286
痉挛性瘫痪 spastic paralysis 323
静脉 vein 161, 190
静脉瓣 venous valve 190
静脉角 venous angle 193
静脉韧带 ligamentum venosum 105
静脉韧带裂 fissure for ligamentum venosum 105
旧小脑 paleocerebellum 258
局部解剖学 regional anatomy 1
局部淋巴结 regional lymph node 201
距骨 talus 31
距小腿关节 talocrural joint 51
距状沟 calcarine sulcus 266
菌状乳头 fungiform papillae 93

K

颏孔 mental foramen 16
颏舌骨肌 geniohyoid 61
颏舌肌 genioglossus 93
颏下淋巴结 submental lymph node 203
髁 condyle 7
髁间隆起 intercondylar eminence 30
髁间窝 intercondylar fossa 29
髁突 condylar process 16
壳 putamen 268
空肠 jejunum 101
空肠动脉 jejunal arteries 185
孔 foramen 7
口 aperture 7
口唇 oral lips 91
口轮匝肌 orbicularis oris 58
口腔 oral cavity 90
口腔前庭 oral vestibule 90
口咽 oropharynx 96
扣带回 cingulate gyrus 266
髋骨 hip bone 27
髋关节 hip joint 49
髋臼 acetabulum 29
髋臼唇 acetabular labrum 49
髋臼切迹 acetabular notch 29
髋臼窝 acetabular fossa 29
眶 orbit 21
眶上裂 superior orbital fissure 15
眶上神经 supraorbital nerve 293
眶下孔 infraorbital foramen 17
眶下裂 inferior orbital fissure 22
眶下神经 infraorbital nerve 293
阔筋膜张肌 tensor fasciae latae 78

L

阑尾 vermiform appendix 102

阑尾动脉 appendicular artery 185
阑尾系膜 mesoappendix 157
肋 ribs 13
肋膈隐窝 costodiaphragmatic recess 121
肋弓 costal arch 40
肋沟 costal groove 13
肋骨 costal bone 13
肋间后动脉 posterior intercostal artery 183
肋间淋巴结 intercostal lymph node 205
肋间内肌 intercostal interni 65
肋间神经 intercostal nerve 284
肋间外肌 intercostal externi 65
肋间最内肌 intercostal intermi 66
肋角 costal angle 13
肋结节 costal tubercle 13
肋颈 costal neck 13
肋面 costal surface 119
肋软骨 costal cartilage 13
肋体 shaft of rib 13
肋下神经 subcostal nerve 284
肋胸膜 costal pleura 121
肋头 costal head 13
泪点 lacrimal punctum 218
泪骨 lacrimal bone 18
泪囊 lacrimal sac 218
泪器 lacrimal apparatus 218
泪腺 lacrimal gland 218
泪腺神经 lacrimal nerve 293
泪小管 lacrimal canaliculus 218
梨状肌 piriformis 79
梨状肌上孔 suprapiriformis foramen 85
梨状肌下孔 infrapiriformis foramen 85
梨状隐窝 piriform recess 96
犁骨 vomer 18
联合腱 conjoint tendon 68
镰状韧带 falciform ligament of liver 157
裂孔 hiatus 7
淋巴导管 lymphatic ducts 201
淋巴干 lymphatic trunk 201
淋巴管 lymphatic vessel 201
淋巴结 lymph node 201
淋巴系统 lymphatic system 200
鳞部 squamous part 15
菱形肌 rhomboideus 63
菱形窝 rhomboid fossa 245
隆起 eminence 7
隆椎 vertebral prominens 10
漏斗 infundibulum 263
颅 skull 14
颅侧 cranial 2
颅顶肌 epicranius 58
颅盖 calvaria 14
颅后窝 posterior cranial fossa 20

颅前窝 anterior cranial fossa 19
颅囟 cranial fontanelles 24
颅中窝 middle cranial fossa 19
卵巢 ovary 140
卵巢动脉 ovarian artery 184
卵巢固有韧带 proper ligament of ovary 141
卵巢静脉 ovarian vein 196
卵巢门 hilum of ovary 141
卵巢伞 ovarian fimbria 142
卵巢悬韧带 suspensory ligament of ovary 141
卵圆孔 foramen ovale 14
卵圆窝 fossa ovalis 165
轮廓乳头 vallate papillae 93
螺旋襞 spiral fold 108
裸区 bare area 104

M

马尾 cauda equina 237
脉管系统 vascular system 160
脉络丛 choroid plexus 330
脉络丛前动脉 anterior choroidea arery 331
脉络膜 choroid 214
盲肠 caecum 102
盲肠后隐窝 retrocecal recess 158
毛细淋巴管 lymphatic capillary 201
毛细血管 capillary 160
帽状腱膜 galea aponeurotica 58
门 hilum 88
迷走神经 vagus nerve 298
迷走神经背核 dorsal nucleus of vagus nerve 248
迷走神经后干 posterior vagal trunk 299
迷走神经前干 anterior vagal trunk 299
迷走神经三角 vagal triangle 245
泌尿系统 urinary system 124
面 surface 7
面动脉 facial artery 177
面静脉 facial vein 192
面颅 facial cranium 14
面深静脉 deep facial vein 192
面神经 facial nerve 294
面神经核 facial nucleus 248
面神经丘 facial colliculus 245
膜半规管 membranous semicircular ducts 227
膜部 membranous part 139
膜迷路 membranous labyrinth 227
膜内成骨 intramembranous ossification 8
磨牙 molars 92
拇长屈肌 flexor pollicis longus 73
拇长伸肌 extensor pollicis longus 74
拇长展肌 abductor pollicis longus 74
拇短屈肌 flexor pollicis brevis 75
拇短伸肌 extensor pollicis brevis 74
拇短展肌 abductor pollicis brevis 75
拇对掌肌 opponens pollicis 75

拇收肌 abductor pollicis 75
拇指腕掌关节 carpometacarpal joint of thumb 47

N

男性尿道 male urethra 138
脑 brain 243
脑干 brain stem 243
脑脊液 cerebral spinal fluid 335
脑脊液-脑屏障 CSF-brain barrier 337
脑颅 cerebral cranium 14
脑膜中动脉 middle meningeal artery 177
脑桥 pons 243
脑桥核 pontine nucleus 251
脑神经 cranial nerves 288
脑蛛网膜 cerebral arachnoid mater 330
内 internal 2
内侧 medial 2
内侧半月板 medial meniscus 50
内侧髁 medial condyle 29
内侧隆起 medial eminence 245
内侧丘系 medial lemniscus 253
内侧丘系交叉 decussation of medial lemniscus 249
内侧韧带 medial ligament 51
内侧膝状体 medial geniculate body 263
内侧楔骨 medial cuneiform bone 31
内耳 internal ear 225
内耳道 internal acoustic meatus 228
内耳门 internal acoustic pore 15
内分泌系统 endocrine system 338
内分泌腺 endocrine gland 338
内感受器 enteroceptor 212
内踝 medial malleolus 30
内囊 internal capsule 271
内上髁 medial epicondyle 26,29
内收 adduction 35
内脏大神经 greater splanchnic nerve 306
内脏感觉神经 visceral sensory nerve 308
内脏神经系统 visceral nervous system 302
内脏小神经 lesser splanchnic nerve 306
内脏学 splanchnology 87
内脏运动神经 visceral motor nerve 303
内直肌 medial rectus muscle 219
内眦静脉 angular vein 192
尿道 urethra 130
尿道海绵体 cavernous body of urethra 137
尿道括约肌 sphincter of urethra 150
尿道内口 internal urethral orifice 129
尿道球 bulb of urethra 137
尿道球腺 bulbourethral gland 134
尿道外口 external urethral orifice 130
尿道阴道括约肌 urethrovaginal sphincter 150
尿道舟状窝 navicular fossa of urethra 139
尿生殖膈 urogenital diaphragm 151
颞骨 temporal bone 15

颞横回 transverse temporal gyrus 266
颞肌 temporalis 59
颞浅动脉 superficial temporal artery 177
颞浅静脉 superficial temporal vein 192
颞窝 temporal fossa 21
颞下颌关节 temporomandibular joint 42
颞下窝 infratemporal fossa 21
颞叶 temporal lobe 265
颞支 temporal branches 296
女性尿道 female urethra 130
女阴 female pudendum 145

P

盆膈 pelvic diaphragm 151
盆膈上筋膜 superior fascia of pelvic diaphragm 151
盆膈下筋膜 inferior fascia of pelvic diaphragm 151
盆内脏神经 pelvic splanchnic nerve 308
盆腔 pelvic cavity 154
皮质 cortex 234
皮质核束 corticonuclear tract 253
皮质脊髓侧束 lateral corticospinal tract 241
皮质脊髓前束 anterior corticospinal tract 241
皮质脊髓束 corticospinal tract 241
脾 spleen 210
脾动脉 splenic artery 185
脾结肠韧带 splenocolic ligament 157
脾静脉 splenic vein 197
脾门 splenic hilum 211
脾切迹 splenic notch 211
脾肾韧带 splenorenal ligament 157
胼胝体 corpus callosum 266,270
平衡觉区 vestibular area 274
平面关节 plane joint 36
屏状核 claustrum 269
破骨细胞 7
破裂孔 foramen lacerum 20

Q

奇静脉 azygos vein 193
奇神经节 ganglion impar 307
脐动脉 umbilical artery 187
脐内侧襞 medial umbilical fold 158
脐外侧襞 lateral umbilical fold 158
脐正中襞 median umbilical fold 158
气管 trachea 118
气管杈 bifurcation of trachea 118
气管隆嵴 carina of trachea 118
气管旁淋巴结 paratracheal lymph node 206
气管支气管淋巴结 tracheobronchial lymph node 206
起点 origin 56
髂耻隆起 iliopubic eminence 29
髂腹股沟神经 ilioinguinal nerve 285
髂腹下神经 iliohypogastric nerve 285
髂股韧带 iliofemoral ligament 49

髂骨 ilium 27
髂后上棘 posterior superior iliac spine 28
髂肌 iliacus 78
髂嵴 iliac crest 28
髂结节 tubercle of iliac crest 28
髂内动脉 internal iliac artery 186
髂内静脉 internal iliac vein 195
髂内淋巴结 internal iliac lymph node 208
髂前上棘 anterior superior iliac spine 28
髂外动脉 external iliac artery 187
髂外静脉 external iliac vein 196
髂外淋巴结 external iliac lymph node 208
髂窝 iliac fossa 28
髂腰肌 iliopsoas 78
髂腰韧带 iliolumbar ligament 47
髂总动脉 internal iliac artery 186
髂总静脉 common iliac vein 196
髂总淋巴结 common iliac lymph node 208
牵涉性痛 referred pain 309
前 anterior 2
前臂骨间膜 interosseous membrane of forearm 46
前臂内侧皮神经 medial antebrachial cutaneous nerve 281
前交叉韧带 anterior cruciate ligament 50
前交通动脉 anterior communicating artery 331
前角(柱)anterior horn(column) 237
前锯肌 serratus anterior 65
前连合 anterior commissure 271
前列腺 prostate 134
前列腺部 prostatic part 139
前磨牙 premolars 92
前乳头肌 anterior papillary muscle 167
前室间沟 anterior interventricular groove 165
前室间支 anterior interventricular branch 173
前索 anterior funiculus 240
前庭 vestibule 225
前庭襞 vestibular fold 117
前庭大腺 greater vestibular gland 145
前庭脊髓束 vestibulospinal tract 242
前庭裂 rima vestibuli 117
前庭球 bulb of vestibule 146
前庭区 vestibular area 245
前庭韧带 vestibular ligament 115
前庭神经 vestibular nerve 296
前庭神经核 vestibular nucleus 249
前庭神经节 vestibular ganglion 296
前庭蜗器 vestibulocochlear organ 222
前庭蜗神经 vestibulocochlear nerve 296
前斜角肌 scalenus anterior 61
前囟 anterior fontanelle 24
前正中裂 anterior median fissure 236
前正中线 anterior median line 88
前支 anterior branch 278
前纵隔 anterior mediastinum 123

前纵韧带 anterior longitudinal ligament　37
浅 superficial　2
浅筋膜 superficial fascia　56
腔 cavity　7
腔静脉窦 sinus venarum cavarum　165
腔静脉沟 sulcus for vena cava　105
腔静脉孔 vena caval foramen　66
鞘膜腔 vaginal cavity　136
切迹 notch　7
切牙 incisors　92
穹窿 fornix　271
穹窿连合 commissure of fornix　271
丘脑中央辐射 central thalamic radiation　315
球海绵体肌 bulbocavernosus　150
球囊 saccule　227
球窝关节 spheroidal joint　36
屈 flexion　35
屈戌关节 hinge joint　36
躯干部 trunk　2
躯干骨 bones of trunk　9
颧弓 zygomatic arch　15
颧骨 zygomatic bone　18
颧神经 zygomatic nerve　293
颧突 zygomatic process　17
颧支 zygomatic branches　296

R

桡侧 radial　2
桡侧副韧带 radial collateral ligament　45
桡侧腕长伸肌 extensor carpi radialis longus　73
桡侧腕短伸肌 extensor carpi radialis brevis　73
桡侧腕屈肌 flexor carpi radialis　72
桡尺近侧关节 proximal radioulnar joint　45
桡尺远侧关节 distal radioulnar joint　46
桡动脉 radial artery　180
桡骨 radius　26
桡骨粗隆 radial tuberosity　26
桡骨环状韧带 annular ligament of radius　45
桡骨颈 neck of radius　26
桡骨头 head of radius　26
桡神经 radial nerve　283
桡神经沟 sulcus for radial nerve　26
桡神经浅支 superficial branch of radial nerve　283
桡神经深支 deep branch of radial nerve　283
桡腕关节 radiocarpal joint　46
人中 philtrum　91
人字缝 lambdoid suture　18
韧带 ligament　35
韧带连结 syndesmosis　34
肉膜 dartos coat　136
肉柱 trabeculae carneae　166
乳房 mamma, breast　146
乳房悬韧带 suspensory ligaments of breast　147
乳糜池 cisterna chyli　202

乳突 mastoid process　15
乳突窦 mastoid sinus　225
乳突小房 mastoid cells　225
乳腺小叶 lobules of mammary gland　147
乳腺叶 lobes of mammary gland　147
乳牙 deciduous teeth　92
乳晕 areola of breast　147
乳头 mammary papilla　147
乳头肌 papillary muscles　166
乳头孔 papillary foramina　126
乳头体 mammillary body　263
软腭 soft palate　91
软骨内成骨 endochondral ossification　8
软脊膜 spinal pia mater　328
软脑膜 cerebral pia mater　330

S

腮腺 parotid gland　94
腮腺管乳头 papilla of parotid duct　91
腮腺淋巴结 parotid lymph node　203
三边孔 trilateral formen　78
三叉丘系 trigeminal lemniscus　253
三叉神经 trigeminal nerve　292
三叉神经脊束核 nucleus of spinal trigeminal tract　249
三叉神经节 trigeminal ganglion　292
三叉神经脑桥核 pontine nucleus of trigeminal nerve　249
三叉神经运动核 motor nucleus of trigeminal nerve　248
三叉神经中脑核 mesencephalic nucleus of trigeminal nerve　249
三尖瓣 tricuspid valve　166
三尖瓣复合体 tricuspid valve complex　166
三尖瓣环 tricuspid annulus　166
三角骨 triquetral bone　27
三角肌 deltoid　70
三角肌粗隆 deltoid tuberosity　26
筛窦 ethmoidal sinuses　22
筛骨 ethmoid bone　14
筛骨迷路 ethmoidal labyrinth　14
上 superior　2
上鼻甲 superior nasal concha　14
上部 superior port　99
上颌动脉 maxillary artery　177
上颌动脉 maxillary artery　177
上颌窦 maxillary sinus　24
上颌骨 maxilla　17
上颌静脉 maxillary vein　192
上颌神经 maxillary nerve　293
上睑提肌 levator palpebrae superioris　219
上髁 epicondyle　7
上泌涎核 superior salivatory nucleus　248
上腔静脉 superior vena cava　193
上腔静脉口 orifice of superior vena cava　165
上丘 superior colliculus　245
上丘脑 epithalamus　263
上神经节 superior ganglion　297,299

上矢状窦 superior sagital sinus 329
上狭窄 superior stricture 129
上斜肌 superior oblique muscle 219
上牙槽神经 superior alveolar nerve 293
上运动神经元 upper motor neurons 321
上肢 upper limb 2
上直肌 superior rectus muscle 219
上纵隔 superior mediastinum 123
舌 tongue 93
舌扁桃体 lingual tonsil 93
舌动脉 lingual artery 177
舌根 root of tongue 93
舌骨 hyoid bone 16
舌回 lingual gyrus 266
舌会厌正中襞 median glossoepiglottic fold 96
舌尖 apex of tongue 93
舌盲孔 foramen cecum of tongue 93
舌内肌 intrinsic lingual muscles 93
舌乳头 papillae of tongue 93
舌神经 lingual nerve 294
舌体 body of tongue 93
舌外肌 extrinsic lingual muscles 93
舌系带 frenulum of tongue 93
舌下襞 sublingual fold 93
舌下阜 sublingual caruncle 93
舌下神经 hypoglossal nerve 301
舌下神经核 hypoglossal nucleus 248
舌下神经三角 hypoglossal triangle 245
舌下腺 sublingual gland 94
舌咽神经 glossopharyngeal nerve 297
舌支 lingual branches 297
射精管 ejaculatory duct 134
伸 extension 35
深 deep 2
深筋膜 deep fascial 57
神经 nerve 235
神经递质 neurotransmitter 232
神经核 nucleus 234
神经胶质 neuroglia 232
神经节 ganglion 235
神经系统 nervous system 230
神经细胞 nerve cell 231
神经纤维 nerve fiber 231
神经元 neuron 231
肾 kidney 124
肾大盏 major renal calices 126
肾蒂 renal pedicle 125
肾动脉 renal artery 127,184
肾窦 renal sinus 125
肾段 renal segment 128
肾后筋膜 retrorenal fascia 127
肾筋膜 renal fascia 127
肾静脉 renal vein 196

肾门 renal hilus 124
肾皮质 renal cortex 126
肾前筋膜 prerenal fascia 127
肾区 renal region 125
肾乳头 renal papillae 126
肾上腺 suprarenal glands 340
肾上腺静脉 suprarenal vein 196
肾髓质 renal medulla 126
肾小管 renal tubulus 126
肾小体 renal corpuscles 126
肾小盏 minor renal calices 126
肾盂 renal pelvis 126
肾柱 renal columns 126
肾锥体 renal pyramids 126
升部 ascending portion 100
升结肠 ascending colon 102
升主动脉 ascending aorta 176
生殖股神经 genitofemoral nerve 285
生殖系统 reproductive system 132
声襞 vocal fold 117
声带 vocal cord 117
声带突 vocal process 115
声门 glottis 117
声门裂 rima glottidis 117
声门下腔 infraglottic cavity 118
声韧带 vocal ligament 115
十二指肠 duodenum 99
十二指肠大乳头 major duodenal papilla 100
十二指肠空肠曲 duodenojejunal flexure 100
十二指肠球 duodenal bulb 99
十二指肠上襞 superior duodenal fold 157
十二指肠上曲 superior duodenal flexure 99
十二指肠上隐窝 superior duodenal recess 157
十二指肠下襞 inferior duodenal fold 158
十二指肠下曲 inferior duodenal flexure 99
十二指肠下隐窝 inferior duodenal recess 158
十二指肠小乳头 minor duodenal papilla 100
十二指肠悬韧带 suspensory ligament of duodenum 100
十二指肠纵襞 longitudinal fold of duodenum 100
食管 esophagus 97
食管裂孔 esophageal hiatus 66
矢状缝 sagittal suture 18
矢状面 sagittal plane 3
矢状轴 sagittal axis 2
示指伸肌 extensor indicis 74
视辐射 optic radiation 318
视交叉 optic chiasma 263
视器 visual organ 213
视区 visual area 274
视上核 supraoptic nucleus 264
视神经 optic nerve 290
视神经管 optic canal 15,20
视神经盘 optic disk 215

中英文名词对照索引

视束 optic tract 263
视网膜 retina 214
视网膜中央动脉 central artery of retina 219
视网膜中央静脉 retinal central vein 220
室间隔 interventricular septum 169
室间孔 interventricular foramen 268
室旁核 paraventricular nucleus 264
室上嵴 supraventricular crest 166
收肌管 adductor canal 85
收肌腱裂孔 adductor hiatus 81
收肌结节 adductor tubercle 29
手舟骨 scaphoid bone 27
枢椎 axis 10
梳状肌 pectinate muscles 165
输精管 ductus deferens 133
输精管壶腹 ampulla ductus deferentis 133
输卵管 uterine tube 141
输卵管腹腔口 abdominal orifice of uterine tube 141
输卵管壶腹 ampulla of uterine tube 142
输卵管漏斗 infundibulum of uterine tube 142
输卵管伞 fimbriae of uterine tube 142
输卵管峡 isthmus of uterine tube 141
输卵管子宫部 uterine part 141
输卵管子宫口 uterine orifice of uterine tube 141
输尿管 ureter 128
输尿管间襞 interureteric fold 129
输尿管口 ureteric orifice 129
输乳管 lactiferous ducts 147
输乳管窦 lactiferous sinuses 147
竖脊肌 erecto spinae 64
水平部 horizontal port 100
水平裂 horizontal fissure 120
水平面 horizontal plane 3
丝状乳头 filiform papillae 93
四边孔 quadrilateral foramen 78
四叠体 corpora quadrigemina 245
松果体 pineal body 341
髓核 nucleus pulposus 37
髓腔 medullary cavity 5
髓腔 pulp cavity 92
髓鞘 myelin sheath 231
髓质 medulla 234
锁骨 clavicle 24
锁骨上淋巴结 supraclavicular lymph node 204
锁骨上神经 supraclavicular nerve 278
锁骨下动脉 subclavian artery 178
锁骨下静脉 subclavian vein 192
锁骨中线 midclavicular line 88
锁切迹 clavicular notch 13

T

提睾肌 cremaster 68,136
体循环 systemic circulation 161
听辐射 acoustic radiation 319

听结节 acoustic tubercle 245
听区 auditory area 274
瞳孔 pupil 214
瞳孔对光反射 pupillary light reflex 319
瞳孔开大肌 dilator pupillae 214
瞳孔括约肌 sphincter pupillae 214
头臂干 brachiocephalic trunk 177
头臂静脉 brachiocephalic vein 193
头部 head 2
头静脉 cephalic vein 192
头状骨 capitate bone 27
骰骨 cuboid bone 31
透明软骨结合 synchondrosis 34
突 process 7
突触 synapse 232
臀大肌 gluteus maximus 79
臀上动脉臀下动脉 superior and inferior gluteal artery 187
臀上神经 superior gluteal nerve 286
臀下神经 inferior gluteal nerve 286
臀小肌 gluteus minimus 79
臀中肌 gluteus medius 79
臀肌粗隆 gluteal tuberosity 29
椭圆关节 ellipsoidal joint 36
椭圆囊 utricle 227
唾液腺 salivary glands 94

W

外 external 2
外鼻 external nose 111
外侧 lateral 2
外侧半月板 lateral meniscus 50
外侧沟 lateral sulcus 265
外侧髁 lateral condyle 29
外侧淋巴结 lateral lymph node 204
外侧丘系 lateral lemniscus 253
外侧韧带 lateral ligament 51
外侧索 lateral funiculus 240
外侧膝状体 lateral geniculate body 263
外侧楔骨 lateral cuneiform bone 31
外耳 external ear 222
外耳道 external acoustic meatus 223
外感受器 exteroreceptor 212
外踝 lateral malleolus 30
外科颈 surgical neck 26
外上髁 lateral epicondyle 26,29
外展 abduction 35
外直肌 lateral rectus muscle 219
豌豆骨 pisiform bone 27
腕骨 carpal bones 27
腕骨间关节 intercarpal joint 47
腕关节 wrist joint 46
腕管 carpal canal 78
腕掌关节 carpometacarpal joint 47
网膜 omentum 154

网膜孔 foramen 155
网膜囊 omental bursa 155
网状结构 reticular formation 234
尾侧 caudal 2
尾骨 coccyx 13
尾骨肌 coccygeus 149
尾神经 coccygeal nerve 277
尾状核 caudate nucleus 268
尾状叶 caudate lobe 105
味觉 taste 320
味觉区 gustatory area 274
胃 stomach 97
胃大弯 greater curvature of stomach 98
胃底 fundus of stomach 98
胃短动脉 short gastric artery 185
胃膈韧带 gastrophrenic ligament 157
胃后支 posterior gastric branches 301
胃结肠韧带 gastrocolic ligament 155
胃脾韧带 gastrosplenic ligament 157
胃前支 anterior gastric branches 300
胃穹隆 fornix of stomach 98
胃十二指肠动脉 gastroduodenal artery 185
胃体 body of stomach 98
胃网膜右动脉 right gastroomental artery 185
胃网膜左动脉 left gastroomental artery 185
胃小弯 lesser curvature of stomach 97
胃右动脉 right gastric artery 185
胃右静脉 right gastric vein 197
胃左动脉 left gastric artery 184
胃左静脉 left gastric vein 197
纹状体 corpus striatum 268
窝 fossa 7
蜗管 cochlear duct 227
蜗神经 cochlear nerve 296
蜗神经核 cochlear nucleus 249
蜗神经节 cochlear ganglion 296

X

膝关节 knee joint 49
膝交叉韧带 cruciate ligament 50
膝神经节 geniculate ganglion 295
系膜 mesentery 156
系统解剖学 systematic anatomy 1
系统解剖学 systemic anatomy 1
下 inferior 2
下鼻甲 inferior nasal concha 18
下橄榄核 inferior olivary nucleus 249
下关节突 superior and inferior articular process 9
下颌骨 mandible 16
下颌管 mandibular canal 16
下颌后静脉 retromandibular vein 192
下颌角 angle of mandible 16
下颌颈 neck of mandible 16
下颌切迹 mandibular notch 16

下颌舌骨肌 mylohyoid 61
下颌神经 mandibular nerve 294
下颌体 body of mandible 16,26,47
下颌窝 mandibular fossa 15
下颌下淋巴结 submandibular lymph node 203
下颌下神经节 submandibular ganglion 296
下颌下腺 submandibular gland 94
下颌缘支 marginal mandibular branch 296
下颌支 ramus of mandible 16
下颌头 head of mandible 16
下肋凹 superior and inferior costal fovea 10
下泌涎核 inferior salivatory nucleus 248
下腔静脉 inferior vena cava 196
下腔静脉瓣 valve of inferior vena cava 165
下腔静脉口 orifice of inferior vena cava 165
下丘 inferior colliculus 245
下丘脑 hypothalamus 263
下丘脑垂体束 hypothalamohypophyseal tract 264
下神经节 inferior ganglion 297,299
下矢状窦 inferior sagital sinus 329
下狭窄 inferior stricture 129
下斜肌 inferior oblique muscle 219
下牙槽神经 inferior alveolar nerve 294
下运动神经元 lower motor neurons 321
下肢 lower limb 2
下直肌 inferior rectus muscle 219
下纵隔 inferior mediastinum 123
纤维环 anulus fibrosus 37
纤维环 fibrous rings 168
纤维膜 fibrous membrane 34
纤维囊 fibrous capsule 127
纤维软骨联合 symphysis 34
纤维束 fasciculus 234
纤维心包 fibrous pericardium 174
线 line 7
项韧带 ligamentum nuchae 38
消化管 digestive canal 90
消化系统 digestive system 90
消化腺 alimentary gland 90
小凹 foveola 7
小肠 small intestine 99
小肠系膜根 radix of mesentery 156
小多角骨 trapezoid bone 27
小房 cellules 7
小胶质细胞 microglia 234
小结节 lesser tubercle 26
小结节嵴 26
小脑 cerebellum 257
小脑半球 cerebellar hemispheres 257
小脑扁桃体 tonsil of cerebellum 257
小脑镰 cerebellar falx 328
小脑幕 tentorium of cerebellum 328
小脑幕切迹 tentorium incisure 328

中英文名词对照索引

小脑上动脉 superior cerebellar artery　333
小脑上脚 superior cerebellar peduncle　245
小脑下后动脉 posterior inferior cerebellar artery　333
小脑下脚 inferior cerebellar peduncle　245
小脑下前动脉 anterior inferior cerebellar artery　333
小脑延髓池 cerebellomedullary cistern　330
小脑蚓 vermis　257
小腿三头肌 triceps surae　82
小唾液腺 minor salivary glands　94
小网膜 leser omentum　154
小阴唇 lesser lip of pudendum　146
小隐静脉 small saphenous vein　195
小鱼际 hypothenar　76
小圆肌 teres minor　71
小指短屈肌 flexor digiti minimi brevis　76
小指对掌肌 opponens digiti minimi　76
小指伸肌 extensor digiti minimi　73
小指展肌 abductor digiti minimi　76
小转子 lesser trochanter　29
小头 capitulum　7
楔束 fasciculus cuneatus　240
楔束核 cuneate nucleus　249
楔束结节 cuneate tubercle　244
楔叶 cuneus　266
斜方肌 trapezius　63
斜方体 trapezoid body　253
斜角肌间隙 scalene space　61
斜裂 oblique fissure　120
斜坡 clivus　20
心 heart　160
心包 pericardium　174
心包横窦 transverse pericardial sinus　174
心包前下窦 anterior inferior sinus of pericardium　174
心包腔 pericardial cavity，　174
心包斜窦 oblique sinus of pericardium　174
心丛 cardiac plexus　308
心大静脉 great cardiac vein　174
心底 cardiac base　164
心肌层 myocardium　169
心尖 cardiac apex　164
心尖切迹 cardiac apical incisure　165
心内膜 endocardium　169
心前静脉 anterior cardiac vein　174
心切迹 cardiac notch　120
心外膜 epicardium　169
心小静脉 small cardiac vein　174
心中静脉 middle cardiac vein　174
心最小静脉 smallest cardiac vein　174
新小脑 neocerebellum　258
星状神经节 stellate ganglion　306
杏仁体 amygdaloid body　269
胸背神经 thoracodorsal nerve　281
胸长神经 long thoracic nerve　280

胸大肌 pectoralis major　65
胸导管 thoracic duct　202
胸骨 sternum　13
胸骨柄 manubrium sterni　13
胸骨甲状肌 sternothyroid　61
胸骨角 sternal angle　13
胸骨旁淋巴结 parasternal lymph node　205
胸骨旁线 parasternal line　88
胸骨舌骨肌 thyrohyoid　61
胸骨体 body of sternum　13
胸骨线 sternal line　88
胸核 thoracic nucleus　239
胸肌淋巴结 pectoral lymph node　204
胸肩峰动脉 thoracoacromial artery　179
胸交感干神经节 thoracic ganglia　306
胸廓 thoracic cage　40
胸廓内动脉 internal thoracic artery　178
胸肋关节 sternocostal joint　40
胸膜 pleura　121
胸膜顶 cupula of pleura　121
胸膜腔 pleural cavity　121
胸膜隐窝 pleural recesses　121
胸内侧神经 medial pectoral nerve　281
胸上动脉 superior thoracic artery　179
胸神经 thoracic nerves　277
胸锁关节 sternoclavicular joint　43
胸锁乳突肌 sternocleidomastoid　60
胸外侧动脉 lateral thoracic artery　179
胸外侧神经 lateral pectoral nerve　281
胸腺 thymus　210
胸小肌 pectoralis minor　65
胸腰筋膜 thoracolumbar fascia　64
胸主动脉 thoracic aorta　183
胸椎 thoracic vertebrae　10
嗅觉 olfaction　320
嗅觉区 olfactory area　274
嗅区 olfactory region　112
嗅神经 olfactory nerve　290
腘动脉 popliteal artery　188
腘肌 popliteus　83
腘静脉 popliteal vein　194
腘淋巴结 popliteal lymph node　206
腘窝 popliteal fossa　85
腘斜韧带 oblique popliteal ligament　50
旋肱后动脉 posterior circumflex humeral artery　180
旋肱前动脉 anterior circumflex humeral artery　180
旋后 supination　36
旋后肌 supinator　73
旋内 medial rotation　35
旋前 pronation　36
旋前方肌 pronator quadratus　73
旋前圆肌 pronator teres　72
旋外 lateral rotation　36

旋支 circumflex branch　173
旋转 rotation　35
血-脑脊液屏障 blood-CSF barrier　337
血-脑屏障 blood-brain barrier(BBB)　337
血管吻合 vascular anastomoses　161
血液循环 blood circulation　161

Y

压迹 impression　7
牙 teeth　91
牙槽骨 alveolar bone　93
牙槽突 alveolar process　17
牙根 root of tooth　91
牙根管 root canal　92
牙根尖孔 apical foramen。　92
牙骨质 cement　92
牙冠 crown of tooth　91
牙冠腔 pulp chamber　92
牙颈 neck of tooth　92
牙腔 dental cavity　92
牙髓 dental pulp　92
牙龈 gingiva　93
牙质 dentine　92
牙周膜 periodontal membrane　93
咽 pharynx　95
咽扁桃体 pharyngeal tonsil　96
咽鼓管 auditory tube　225
咽鼓管扁桃体 tubal tonsil　96
咽鼓管咽口 pharyngeal opening of auditory tube　96
咽鼓管圆枕 tubal torus　96
咽后淋巴结 retropharyngeal lymph node　204
咽升动脉 ascending pharyngeal artery　177
咽峡 isthmus of fauces　91
咽隐窝 pharyngeal recess　96
咽支 pharyngeal branches　297
延髓 medulla oblongata　243
岩部 petrous part　15
岩大神经 greater petrosal nerve　296
眼动脉 ophthalmic artery　332
眼睑 tarsus　216
眼轮匝肌 orbicularis oculi　58
眼球 eyeball　213
眼球鞘 fasciae sheath of eyeball　219
眼神经 ophthalmic nerve　293
腰丛 lumbar plexus　284
腰大肌 psoas major　78
腰骶膨大 lumbosacral enlargement　236
腰方肌 quadratus lumborum　68
腰淋巴结 lumbar lymph node　208
腰内脏神经 lumbar splanchnic nerve　306
腰神经 lumber nerves　277
腰椎 lumbar vertebrae　11
咬肌 masseter　59

叶状乳头 foliate papillae　93
腋动脉 axillary artery　178
腋后线 posterior axillary line　88
腋静脉 axillary vein　192
腋淋巴结 axillary lymph node　204
腋前线 anterior axillary line　88
腋神经 axillary nerve　281
腋窝 axillary fossa　78
腋中线 midaxillary line　88
胰 pancreas　108
胰岛 pancreatic islets　341
胰管 pancreatic duct　109
胰颈 neck of pancreas　109
胰体 body of pancreas　109
胰尾 tail of pancreas　109
胰头 head of pancreas　108
疑核 nucleus ambiguus　248
乙状窦 sigmoid sinus　329
乙状结肠 sigmoid colon　103
乙状结肠动脉 sigmoid arteries　186
乙状结肠间隐窝 intersigmoid recess　158
乙状结肠系膜 sigmoid mesocolon　157
翼丛 pterygoid venous plexus，　192
翼点 pterion　21
翼腭神经节 pterygopalatine ganglion　296
翼腭窝 pterygopalatine fossa　21
翼管 pterygoid canal　15
翼内肌 medial pterygoid　59
翼突 pterygoid process　15
翼外肌 lateral pterygoid　59
翼状襞 alar folds　51
阴部内动脉 internal pudendal artery　187
阴部神经 pudendal nerve　286
阴道 vagina　145
阴道口 vaginal orifice　145
阴道前庭 vaginal vestibule　146
阴道穹 fornix of vagina　145
阴蒂 clitoris　146
阴阜 mons pubis　145
阴茎 penis　136
阴茎包皮 prepuce of penis　138
阴茎海绵体 cavernous body of penis　137
阴茎脚 crus of penis　137
阴茎头 glans penis　137
阴囊 scrotum　136
阴囊中隔 septum of serotum　136
蚓状肌 lumbricales　77
隐神经 saphenous nerve　285
鹰嘴 olecranon　27
硬腭 hard palate　91
硬脊膜 spinal dura mater　327
硬膜外隙 epidural space　328
硬脑膜 cerebral dura mater　328

硬脑膜窦 dural sinuses　329
硬脑膜窦 sinus of dura mater　190
幽门 pylorus　98
幽门瓣 pyloric valve　99
幽门部 pyloric part　98
幽门窦 pyloric antrum　98
幽门管 pyloric canal　98
幽门括约肌 pyloric sphincter　99
右房室瓣 right atrioventricular valve　166
右房室口 right atrioventricular orifice　165
右肺动脉 right pulmonary　176
右冠状动脉 right coronary artery　173
右结肠动脉 right colic artery　186
右淋巴导管 right lymphatic duct　203
右束支 right bundle branch　171
右纤维三角 right fibrous trigone　168
右心耳 right auricle　165
右心房 right atrium　165
右心室 right ventricle　166
右缘支 ritht marginal branch　173
右主支气管 right principal bronchus　119
釉质 enamel　92
鱼际 thenar　75
语言区 language area　274
原裂 primary fissure　257
　anterior lobe　257
　flocculonodular lobe　257
　posterior lobe　257
圆孔 foramen rotundum　14
缘 border　7
远侧 distal　2
远节指骨　27
月骨 lunate bone　27
月状面 lunate surface　29
运动系统 locomotor system　5

Z

脏腹膜 visceral peritoneum　153
脏胸膜 visceral pleura　121
展神经 abducent nerve　294
展神经核 abducens nucleus　248
掌长肌 palmris longus　72
掌骨 metacarpal bones　27
掌骨间关节 intermetacarpal joint　47
掌浅弓 superficial palmar arch　181
掌深弓 deep palmar arch　181
掌指关节 metacarpophalangeal joints　47
枕动脉 occipital artery　177
枕骨 occipital bone　15
枕骨大孔 foramen magnum　15
枕肌 occipital muscle　58
枕淋巴结 occipital lymph node　203
枕内隆凸 internal occipital protuberance　20
枕外隆凸 external occipital protuberance　19

枕小神经 lesser occipital nerve　278
枕叶 occipital lobe　265
真肋 true ribs　13
砧骨 incus　224
正中沟 median sulcus　245
正中神经 median nerve　282
正中矢状面 median plane　3
支气管 bronchi　119
支气管肺段 bronchopulmonary segments　120
支气管肺门淋巴结 bronchopulmonary lymph node　206
脂肪囊 fatty renal capsule　127
直肠 rectum　103
直肠膀胱陷凹 rectovesical pouch　159
直肠骶曲 sacral flexure of rectum　103
直肠横襞 transverse plica of rectum　103
直肠壶腹 ampulla of rectum　103
直肠会阴曲 perineal flexure of rectum　103
直肠上动脉 superior rectal artery　186
直肠下动脉 inferior rectal artery　187
直肠子宫襞 rectouterine fold　145
直肠子宫陷凹 rectouterine pouch　159
直窦 straight sinus　329
直接对光反射 direct pupillary light reflex　319
植物神经系统 vegetative nervous system　303
跖骨 metatarsal bones　32
跖骨间关节 intermetatarsal joint　52
跖屈 plantarflexion　35
跖趾关节 metatarsophalangeal joint　52
止点 insertion　56
指骨 phalanges of fingers　27
指骨间关节 interphalangeal joint　47
指浅屈肌 flexor digitorum superficialis　72
指伸肌 extensor digitorum　73
指深屈肌 flexor digitorum profundus　73
趾长屈肌 flexor digitorum longus　83
趾长伸肌 extensor digitorum longus　82
趾骨 phalanges of toes　32
趾骨间关节 interphalangeal joint　52
痔环 haemorrhoidal ring　104
中鼻甲 inferior nasal concha　14
中耳 middle ear　223
中间带 intermediate zone　237
中间楔骨 intermediate cuneiform bone　31
中节指骨　27
中结肠动脉 middle colic artery　186
中脑 midbrain　244
中枢神经系统 central nervous system　230
中狭窄 middle stricture　129
中斜角肌 scalenus medius　61
中心腱 central tendon　66
中心纤维体 central fibrous body　168
中央沟 central sulcus　265
中央管 central canal　237

中央后回 postcentral gyrus 266
中央淋巴结 central lymph node 204
中央旁小叶 paracentral lobule 266
中央前回 precentral gyrus 266
中纵隔 middle mediastinum 123
终池 terminal cistern 328
终动脉 end artery 162
终室 terminal ventricle 237
终丝 filum terminale 236
周围神经系统 peripheral nervous system 230,277
肘关节 elbow joint 44
肘淋巴结 cubital lymph node 204
肘窝 cubital fossa 78
肘正中静脉 median cubital vein 193
蛛网膜粒 arachnoid granulations 330
蛛网膜下池 subarachnoid cisterns 330
蛛网膜下隙 subarachnoid space 328
主动脉 aorta 176
主动脉瓣 aortic valve 168
主动脉窦 aortic sinus 168
主动脉弓 aorta arch 176
主动脉口 aortic orifice 168
主动脉裂孔 aortic hiatus 66
主动脉前庭 aortic vestibule 168
主动脉肾神经节 aorticorenal ganglia 305
主动脉小球 aortic glomera 177
椎动脉 vertebral artery 178
椎动脉沟 groove for vertebral artery 10
椎弓 vertebral arch 9
椎弓板 lamina of vertebral arch 9
椎弓根 pedicle of vertebral arch 9
椎骨 vertebrae 9
椎管 vertebral canal 9
椎间孔 intervertebral foramina 9
椎间盘 intervertebral disc 37
椎孔 vertebral foramen 9
椎内静脉丛 external vertebral plexus 193
椎旁神经节 paravertebral 304
椎前神经节 prevertebral ganglia 304
椎体 vertebral body 9
椎体钩 uncus of vertebral body 9
椎外静脉丛 internal vertebral plexus 193
锥体 pyramid 243
锥体交叉 decussation of pyramid 243
锥体束 pyramidal tract 253
锥体外系 extrapyramidal system 323
锥体系 pyramidal system 321
滋养孔 nutrient foramen 5
子宫 uterus 142
子宫底 fundus of uterus 142
子宫骶韧带 uterosacral ligament 145

子宫动脉 uterine artery 187
子宫颈 neck of uterus 142
子宫颈管 canal of cervix of uterus 144
子宫颈阴道部 vaginal part of cervix 142
子宫颈阴道上部 supravaginal part of cervix 142
子宫口 orifice of uterus 144
子宫阔韧带 broad ligament of uterus 144
子宫腔 cavity of uterus 144
子宫体 body of uterus 142
子宫峡 isthmus of uterus 142
子宫圆韧带 round ligament of uterus 144
子宫主韧带 cardinal ligament of uterus 145
籽骨 sesamoid bone 7
自主神经系统 autonomic nervous system 303
纵隔 mediastinum 122
纵隔后淋巴结 posterior mediastinal lymph node 206
纵隔面 mediastinal surface 119
纵隔前淋巴结 anterior mediastinal lymph node 206
纵隔胸膜 mediastinal pleura 121
足背动脉 dorsal artery of foot 190
足底内侧动脉 medial plantar artery 188
足底内侧神经 medial plantar nerve 286
足底外侧动脉 lateral plantar artery 188
足底外侧神经 lateral plantar nerve 286
足弓 arches of foot 52
足关节 joints of foot 51
足舟骨 navicular bone 31
左、右三角韧带 left、right triangular ligament 157
左房室瓣 left atrioventricular valve 167
左房室口 left atrioventricular orifice 167
左肺动脉 left pulmonary 176
左肺小舌 lingula of left lung 120
左冠状动脉 left coronary artery 173
左结肠动脉 left colic artery 186
左束支 left bundle branch 171
左纤维三角 left fibrous trigone 168
左心耳 left auricle 167
左心房 left atrium 167
左心室 left ventricle 167
左主支气管 left principal bronchus 119
坐股韧带 ischiofemoral ligament 49
坐骨 ischium 29
坐骨大孔 greater sciatic foramen 47
坐骨大切迹 greater sciatic notch 28
坐骨肛门窝 ischioanal fossa 150
坐骨海绵体肌 ischiocavernosus 150
坐骨棘 ischial spine 29
坐骨结节 ischial tuberosity 29
坐骨神经 sciatic nerve 286
坐骨小孔 lesser sciatic foramen 47
坐骨小切迹 lesser sciatic notch 29